ŒUVRES

DE

LÉON LE FORT

PROFESSEUR DE CLINIQUE CHIRURGICALE A LA FACULTÉ DE MÉDECINE
DE PARIS
VICE-PRÉSIDENT DE L'ACADÉMIE DE MÉDECINE
CHIRURGIEN DE L'HÔTEL-DIEU

Publiées par le Dr FÉLIX LEJARS
Professeur agrégé à la Faculté de médecine,
Chirurgien des hôpitaux de Paris.

TOME DEUXIÈME

CHIRURGIE MILITAIRE. — ENSEIGNEMENT

AVEC UNE PRÉFACE DE M. LE MÉDECIN-INSPECTEUR GÉNÉRAL
DUJARDIN-BEAUMETZ

PARIS
ANCIENNE LIBRAIRIE GERMER BAILLIÈRE ET Cie
FÉLIX ALCAN, ÉDITEUR
108, BOULEVARD SAINT-GERMAIN, 108

1896

ŒUVRES

DE

LÉON LE FORT

ŒUVRES

DE

LÉON LE FORT

PROFESSEUR DE CLINIQUE CHIRURGICALE A LA FACULTÉ DE MÉDECINE
DE PARIS
VICE-PRÉSIDENT DE L'ACADÉMIE DE MÉDECINE
CHIRURGIEN DE L'HÔTEL-DIEU

Publiées par le Dr **FÉLIX LEJARS**
Professeur agrégé à la Faculté de médecine,
Chirurgien des hôpitaux de Paris.

TOME DEUXIÈME

CHIRURGIE MILITAIRE. — ENSEIGNEMENT

AVEC UNE PRÉFACE DE M. LE MÉDECIN-INSPECTEUR GÉNÉRAL
DUJARDIN-BEAUMETZ

PARIS

ANCIENNE LIBRAIRIE GERMER BAILLIÈRE ET Cie
FÉLIX ALCAN, ÉDITEUR
108, BOULEVARD SAINT-GERMAIN, 108

—

1896

PRÉFACE

S'il est vrai que les hommes et les livres ont leur destinée,
celle de Léon Le Fort était d'être chirurgien militaire de
vocation, non de carrière ; celle des écrits, que la reconnaissance et la piété filiales font réimprimer en tête de ce second
volume de ses OEuvres, était de contribuer très utilement à
la réorganisation du service de santé militaire dans tous ses
éléments : personnel, matériel ou service auxiliaire. On a
déjà vu dans l'éloge prononcé par M. Ch. Monod à la Société
de chirurgie quelles circonstances ont contraint L. Le Fort
à abandonner, bien malgré lui, la voie qui l'eût assurément
conduit au premier rang dans notre état : il est, jusqu'à
son dernier jour, resté nôtre de cœur et d'âme. Aussi pendant toute sa vie n'avait-il cessé de lutter pour faire triom-
pher les idées auxquelles le service de santé militaire doit
sa constitution actuelle.

Ce n'est pas qu'à l'exemple de Percy et de Michel Lévy,
qui, à deux époques bien différentes, ont été les courageux
précurseurs de l'autonomie de ce service, Le Fort n'eût su,
s'il avait suivi la carrière qu'ils ont illustrée, concilier le
respect de la discipline avec la nécessité de soumettre aux
chefs de l'armée les observations et les projets qu'il eût

jugés indispensables au bien de l'Etat. Mais il a eu le grand et rare mérite de « ne reculer jamais, quand il s'agis- « sait d'être utile, devant l'expression de ce qu'il croyait « être la vérité ». Il avait à cœur de « payer à son pays et « aussi à la chirurgie militaire une dette d'amitié et de « reconnaissance, en cherchant à mettre en lumière les prin- « cipes qui doivent présider à sa réorganisation ».

La rectitude de son jugement, la droiture de son carac- tère, l'indépendance de son esprit, son expérience et sa grande autorité scientifique, son dévouement à une profes- sion éminemment secourable aux victimes de la guerre, ont imprimé à sa polémique le caractère de bonne foi, de sagesse, de prévoyance, de vigueur, de patriotisme, d'amour du bien public que l'on se plaît à retrouver dans chacun de ses écrits. Qu'il s'agisse de la comparaison entre les résultats des amputations dans les guerres de Crimée et d'Amérique et de leurs conséquences logiques, de la campagne d'Italie, de la réorganisation du service de santé, du fonctionnement de l'ambulance qu'il avait créée et dirigée à Metz; qu'il discute les principes et l'application de la convention de Genève, le projet de loi sur l'administration de l'armée, ou les conditions du recrutement du Corps de Santé, qu'il cri- tique les institutions particulières aux sociétés de secours aux blessés, partout et toujours on retrouve la même liberté dans la discussion, la même conviction, la même énergie dans sa lutte en faveur de la raison pour l'organisation pratique du service des malades et des blessés. Tel il était déjà, en 1859, à l'armée d'occupation en Italie, où nous étions employés tous deux, moi, simple élève en médecine, en qua- lité de sous-aide requis, lui dans une situation analogue, bien que le doctorat et la position d'Aide d'anatomie à la

Faculté de médecine de Paris légitimassent un grade moins modeste ou tout au moins des fonctions supérieures. Il avait obtenu de prendre du service et fut attaché aux hôpitaux de Milan. Il avait adressé à cet effet au baron H. Larrey, médecin en chef de l'armée, la lettre suivante :

« Paris, le 16 juin 1859.

« Monsieur le baron, lorsque j'eus l'honneur de vous « voir à Paris avant votre départ, vous m'avez annoncé, à « mon grand regret, qu'il m'était dès cette époque impos- « sible de prendre part aux travaux de la chirurgie militaire « en Italie. La demande faite par le Ministère de la Guerre, « de chirurgiens sous-aides auxiliaires me faisait espérer « que cette impossibilité pouvait maintenant être levée. J'ai « vu, il y a quelques jours, à ce sujet, M. l'Intendant mili- « taire Barbier qui a bien voulu me donner à cet égard « quelques renseignements.

« … Il m'a annoncé que vous aviez requis directement « quelques chirurgiens italiens et m'a engagé à solliciter « auprès de vous la même faveur; c'est ce que je viens faire « aujourd'hui, ne demandant que le droit de me rendre utile « dans la mesure de mes forces en quelque qualité que ce « puisse être, soit dans les ambulances, comme l'aide ou « l'interne, si je puis ainsi parler, de quelque chirurgien, « soit dans les hôpitaux rapprochés du champ de bataille, « car, outre le désir de remplir un devoir en aidant dans « leurs travaux d'anciens camarades qui servent sous vos « ordres, j'ai encore celui d'étudier les plaies par armes à « feu, désir plus égoïste, mais que je crois légitime.

« Les années que j'ai passées dans la chirurgie militaire « vous sont un garant de mes habitudes de discipline, la

« démarche que je tente auprès de vous est une garantie de
« mon zèle. »

Le Fort, tout en cherchant alors l'occasion de se rendre
utile en étendant ses connaissances professionnelles, n'ignorait pas que ce devait être dans ces circonstances terribles
où le chirurgien d'armée, pendant comme après le fracas des
batailles, domine les horreurs des mutilations sanglantes
et les angoisses des blessés auxquels il apparaît comme le
génie de l'humanité et la suprême espérance.

On verra, dans le cours de ce volume, quels services il a
rendus aux blessés de l'armée de Metz, soit en dirigeant la
première ambulance de « la Société de secours aux Blessés
militaires », soit en créant l'hôpital Faber. Son courage, sa
ténacité, son énergie, au milieu de nos désastres, étaient
d'autant plus méritoires qu'il ne rencontrait que des difficultés de toutes sortes, et qu'engageant résolument sa responsabilité, il lui fallait lutter contre le pouvoir et l'incompétence d'administrateurs doués assurément de plus de
dévouement que d'expérience et de sens pratique. On ne lira
pas sans émotion le récit des peines, des inquiétudes, des
soucis, des tribulations incessantes qu'il a subies pour
accomplir l'œuvre de patriotisme et d'humanité qui l'avait
conduit à l'armée. Leur enseignement du moins n'a pas été
perdu pour l'organisation des relations à établir entre les
sociétés d'assistance et le Service de santé militaire. Le décret
du 19 octobre 1892, en définissant nettement le rôle de ces
sociétés, tant sur le territoire national que dans la zone de
l'arrière des opérations de guerre, a consacré les principes
défendus par L. Le Fort ; ce décret a fait cesser cette confusion d'attributions et de pouvoirs, cette situation équivoque

et irrationnelle, dont Le Fort signalait depuis plus de vingt ans les inconvénients et le danger. « A l'armée » avait-il dit, « plus que partout ailleurs, il faut, pour arriver à un résul- « tat, l'unité dans la direction, le respect du commande- « ment, *un chef qui ordonne et des subordonnés qui obéissent.* » Dans ces conditions nouvelles les sociétés d'assistance seront des auxiliaires éminemment utiles pour le service de santé militaire qui fait entrer leurs ressources particulières et leur patriotique dévouement dans l'organisation et la mise en œuvre des secours dont l'ensemble incombe à sa respon- sabilité.

Le Fort n'a pas été moins utile au Corps de santé mili- taire en étudiant jusque dans ses moindres détails, et dans leur pays même, l'organisation et le fonctionnement de ce service dans les armées étrangères, en le comparant au nôtre, en définissant le rôle respectif des divers éléments dont ce service doit être inévitablement composé ; il a été conduit ainsi à ramener tout à l'unité de direction, à l'autorité du chef et à établir par d'irréfutables arguments que ce chef ne peut être que le médecin militaire : ces principes ont enfin prévalu, et le parlement a, par les lois du 16 mars 1882 et du 1er juillet 1889, doté l'armée de l'autonomie complète du service de santé sous l'autorité du commandement.

Dans le moment où tant de personnes pensent encore que les médecins de la réserve ou de la territoriale pourront aisément, en campagne, suppléer à l'insuffisance numérique des médecins du cadre actif, il n'est pas indifférent de se souvenir des considérations pleines de ce bon sens pratique qui se dégage de toute l'œuvre de Le Fort, par lesquelles il établissait « que le chirurgien militaire, habitué aux choses « de l'armée et de la guerre, était le véritable médecin du

« champ de bataille qui lui appartenait, du droit de son expé-
« rience spéciale, en raison de l'organisation des premiers
« secours et des soins à donner pendant le combat. » La
nécessité de constituer fortement, eu égard au nombre, le
cadre actif « dont l'insuffisance augmente à mesure que la cam-
« pagne se prolonge » n'est pas moins mise en pleine lumière
que tous les desiderata du service en garnison, comme aux
armées. S'agit-il de la réorganisation de l'enseignement à
instituer pour la jeunesse qui se destine à la chirurgie d'armée, même rectitude de jugement, même netteté dans
l'expression de sa pensée : la création de l'Ecole du Service
de Santé militaire de Lyon, et les dispositions adoptées pour
le programme des études sont en parfaite concordance avec
les idées dont Le Fort s'était fait le défenseur.

Et de quelle prévoyance ne faisait-il pas preuve au sujet
des conséquences désastreuses, qu'aurait pour l'armée la multiplicité des démissions et des retraites anticipées, motivées
par le peu de chances d'avancement et les déconvenues dans
la carrière, quand il écrivait : « Il ne suffit pas de recruter
« un nombre suffisant de médecins militaires; il faut savoir
« les garder et prévenir les démissions. L'autonomie accor-
« dée au corps de santé, l'affranchissement du joug de l'in-
« tendance, une assimilation complète aux grades de l'armée,
« une augmentation d'appointements tous les cinq ans,
« lorsque pendant cette période le défaut de vacances n'a
« pas permis la promotion au grade supérieur, retiendront
« dans le corps beaucoup de ceux qui, aujourd'hui, l'aban-
« donnent pour la carrière civile. »

C'était cette autonomie et cette assimilation qu'après le
siège de Dantzig, Percy demandait à l'Empereur Napoléon
en lui soumettant son projet d'organisation de la chirurgie

de bataille. « Les chirurgiens, disait-il, ne sont pas moins
« nécessaires sur le *territoire* que les médecins et pharma-
« ciens qui ne doivent jamais aller au delà ; mais ils appar-
« tiennent plus spécialement à l'armée qui se rend sur le
« terrain pour se battre, et ils doivent l'y suivre comme
« dans ses camps et ses bivouacs. C'est donc une chirurgie
« toute militaire qu'il faut avoir en avant... mais cette chi-
« rurgie de bataille doit être tellement composée qu'elle se
« suffise à elle-même en tout et partout ; qu'elle puisse se
« charger de tout ce qui concerne la chose sanitaire de l'ar-
« mée active ; qu'elle ait son administration indépendante,
« et qu'elle soit pourvue de soldats infirmiers assez bons et
« en assez grand nombre pour escorter les évacuations des
« blessés, garder les parcs des voitures d'ambulances, relever
« les blessés sur le champ de bataille, faire enterrer les
« morts, soigner les malades dans les hospices de campagne,
« exécuter des ordres relatifs à l'assainissement, la propreté
« et la salubrité des camps, hôpitaux, etc.

« En établissant ainsi la chirurgie de bataille, Votre
« Majesté sera sûre de conserver dans la ligne tous les sol-
« dats, qui ne pourront pas quitter le feu sous le prétexte
« trop souvent invoqué de conduire leurs camarades blessés
« à l'ambulance. Elle fera disparaître cette confusion, ce
« désordre que le concours de plusieurs administrations, la
« pluralité et le conflit d'autorités différentes jettent dans
« un service qui, pour bien marcher, doit avoir ses chefs
« naturels, être soumis à une seule volonté, et formé de
« parties similaires agissant sous un même guide, et par
« une impulsion directe et immédiate. Dans le sein de la
« chirurgie de la Grande Armée, de cette chirurgie ennoblie
« par vos bontés, illustrée par vos honorables récom penses

« vous trouverez, Sire, des hommes qui, à de grands talents
« dans leur état, joignent le caractère et les qualités néces-
« saires pour conduire avec succès et administrer avec ordre
« la nouvelle chirurgie de bataille. Mais pour en tirer tout
« le parti convenable et l'élever au degré de considération
« qui lui est indispensable, je crois qu'il est à la fois juste
« et indispensable d'en former un corps tout à fait militaire,
« à l'instar du génie. »

Depuis cette époque, le Corps de santé a conquis l'autonomie demandée par le chirurgien en chef de la Grande
Armée dans un si magnifique langage, mais quatre-vingt-dix
ans d'épreuves et de sacrifices, de dévouement et d'abnégation, l'excès de leur mortalité, par les épidémies en campagne, leurs pertes par le feu de l'ennemi, dans toutes les
guerres, sous tous les climats, n'ont pas encore assuré aux
médecins de l'armée ces droits militaires que Percy demandait
pour eux, et qu'il semble si naturel et si nécessaire de
concéder à ceux qui, indissolublement liés à la vie des
combattants, meurent ou sont tués, comme eux et pour eux,
victimes comme eux des événements de guerre.

Que n'a-t-on pas, depuis trente ans, espéré de la
Convention de Genève? Le Fort nous a fait le tableau des
difficultés, des impossibilités matérielles, auxquelles sa réalisation est exposée pendant comme après les batailles; il a
fait voir la fausse situation qu'elle crée au personnel des
ambulances. Les modifications qu'il propose de faire subir à
son texte sont judicieuses et pratiques. On eût évité tous ces
embarras si, laissant aux hommes de guerre le soin exclusif
de régler les choses de la guerre, on s'en fût simplement
tenu au projet que Percy, renouvelant la convention inter-
venue en 1743 entre le général Stairs et le maréchal de

AVANT-PROPOS

Le touchant hommage que l'on vient de lire, sous la plume du chef éminent et respecté de la médecine militaire française, aurait été au cœur de Léon Le Fort. Il avait gardé un vivant souvenir de ses deux années d'études à l'École de Lille, et il avait voué à cette carrière, qu'il abandonna malgré lui, un attachement qui ne se démentit jamais et auquel se mêlait peut-être quelque regret.

Aussi nous a-t-il paru utile de reproduire, cette fois encore, sous leur forme intégrale, malgré quelques redites inévitables, et dans leur ordre chronologique, les nombreux travaux de Léon Le Fort ayant trait aux questions de médecine militaire. Leur succession même permettra de suivre les différentes phases de cette longue et ardente lutte, qui devait aboutir à l'émancipation du corps de santé.

Pourtant nous avons dû laisser de côté quelques publications d'importance moindre [1], et nous nous contenterons de rappeler ici la large part que prit Léon Le Fort au Congrès international sur le service médical des armées en campagne, tenu en 1878, et dont il avait été l'un des initiateurs [2].

---

(1) Entre autres, une série de lettres sur la Société française de Secours aux blessés, publiées par le *Républicain Orléanais* en 1891, et un discours, rempli de faits, à l'Assemblée générale de l'Union des femmes de France, en 1891.

(2) Les comptes rendus ont été publiés en 1879, par l'Imprimerie nationale; la plupart des puissances militaires de l'Europe étaient représentées officiellement à ce Congrès, dont Legouest était président et Léon Le Fort secrétaire général.

La lettre-programme, signée de Legouest, Maurice Perrin, Trélat, Le Fort, mettait à l'étude les questions suivantes :

« 1° Organisation des secours sur le champ de bataille : soldats brancar-

La même méthode et le même esprit se retrouvent dans les travaux d'ENSEIGNEMENT, groupés dans la seconde partie du volume.

C'était, ici encore, à l'étude précise, documentaire, raisonnée, de ce qui se fait à l'étranger, que Léon Le Fort avait recours, cherchant toujours les solutions pratiques et le progrès par la liberté. La lecture de ses *Lettres sur la liberté de la pratique et de l'enseignement de la médecine*, publiées en 1866, et qui soulèvent tant de problèmes, encore en suspens, permettra de s'en convaincre. Il en sera de même de ses principaux Rapports au Conseil de la Faculté, sur la *création de chaires cliniques spéciales*, sur la *participation des agrégés à l'enseignement*, sur la *réforme des études médicales*, qui tous, riches de documents, sont autant d'œuvres personnelles, quelquefois très développées, comme son *Rapport sur l'organisation de la médecine en France et à l'étranger*.

On trouvera, de plus, dans ces Rapports, sous une forme achevée et définitive, les idées que Léon Le Fort aimait tant à exposer et qu'il a maintes fois défendues, les questions d'enseignement étant, avec les questions d'hygiène publique, celles qui l'avaient, dans ses dernières années, le plus vivement préoccupé.

Ces pages suffiront-elles à montrer, en Léon Le Fort, le professeur [1], l'homme d'enseignement? — Non, sans doute. — Il faudrait

diers, places de secours, matériel servant au transport des blessés et des objets de pansement;

« 2° Dans quelle mesure l'hospitalisation sur place des blessés chirurgicalement intransportables peut-elle se substituer au système des évacuations? Existe-t-il des types de tentes-hôpitaux, de lits spéciaux, permettant cette hospitalisation ?

« 3° Quel est le meilleur mode d'utilisation des voies ferrées et du matériel des chemins de fer pour le transport des malades et des blessés?

« 4° Quel doit être le rôle des sociétés civiles de secours aux blessés? Comment leur action peut-elle se combiner utilement avec le fonctionnement du service médical de l'armée? »

L'un des vœux émis par le Congrès, à l'unanimité, fut le suivant :

« La subordination de la chirurgie militaire à une autre autorité que celle des médecins en chef, ainsi que l'existence de services parallèles ne relevant pas des médecins militaires en chef, sont incompatibles avec une bonne organisation des services médicaux et avec la protection que l'État doit aux soldats malades ou blessés. Par conséquent, la direction du service médical militaire doit, comme cela existe dans presque toutes les armées modernes, appartenir exclusivement au médecin en chef de l'armée, sous la haute autorité du commandement. »

(1) Il avait une haute idée du *professeur*, de ses devoirs et de sa responsabilité, et maintes fois il y revient. « On ne s'improvise pas professeur, écrit-il, p. 716; il faut, pour mériter ces fonctions, une éducation spéciale, de longues années données au travail en dehors de toute préoccupation de pratique professionnelle; il faut se tenir au courant de ce qui se dit et s'écrit autour de soi et dans les pays voisins... »

en appeler aux nombreuses générations d'élèves qui ont suivi son
cours de médecine opératoire ou ses cliniques hospitalières.

Mais il existe des témoignages muets, plus intimes et plus tou-
chants : les notes, les dossiers, les planches et les photographies,
toutes sorties de ses mains, et les matériaux d'enseignement, si je
puis dire, accumulés depuis tant d'années et chaque jour enrichis.
Ceux que la mort surprend se livrent tout entiers : ils laissent
toutes vives les traces de leur activité.

C'est avec émotion que l'on recueille et que l'on inventorie ces
instruments de labeur, et les expressions multiples, souvent ébau-
chées, d'une longue vie intellectuelle. On y acquiert un respect
plus sincère, pour ces maîtres, qui ont si vaillamment fourni
leur tâche. Libre à d'autres de juger leur œuvre, d'un trait de
plume. Qu'importe? Le sillon qu'ils ont creusé, et creusé au prix
de tant d'efforts, est trop profond et trop large, pour se refermer
jamais.

Félix Lejars.

PREMIÈRE PARTIE

CHIRURGIE MILITAIRE

« Donner à la médecine militaire l'autonomie qui lui manque, cette autonomie que
possèdent les corps spéciaux, comme le génie
et l'artillerie, que possède en France le corps
de santé de la marine, que possède aujour-
d'hui la médecine militaire dans les armées
autrichienne, prussienne, anglaise, russe,
américaine, et dont, plus que partout ailleurs
elle est si digne en France ; donner aux médecins, non pas seulement le droit si souvent
illusoire de donner à l'administration militaire des conseils qu'elle peut, du reste, ne
pas lui demander, dont elle peut aussi ne
pas apprécier la portée et l'importance ; lui
donner le droit de prescrire, de faire exécuter
les mesures sanitaires qui peuvent sauvegarder la vie de nos soldats : telle est la principale réforme à accomplir. » (LÉON LE FORT.
Congrès de Bordeaux, 1872, p. 72.)

I

GUERRES DE CRIMÉE ET D'AMÉRIQUE

EXAMEN COMPARATIF DE LA MORTALITÉ, APRÈS LES AMPUTATIONS
DANS LES ARMÉES FRANÇAISE, ANGLAISE ET FÉDÉRALE
AMBULANCES INTERNATIONALES [1].

Pour un trop grand nombre de Français, le patriotisme consiste à ne voir, et surtout à ne mettre en relief que les choses, au sujet desquelles nous avons lieu de nous enorgueillir, et à cacher soigneusement les faits qui pourraient laisser soupçonner que nous sommes, sur quelques points, dans un certain état d'infériorité. Un fils, disent-ils, doit cacher à tous les yeux les défauts, les infirmités qu'il constate avec douleur chez ses parents ; or, les devoirs d'un citoyen envers sa patrie étant ceux d'un fils envers sa mère, dévoiler les faiblesses, les défauts de la nation, c'est faire acte de mauvais citoyen. Rien n'est plus faux, rien n'est plus dangereux qu'une pareille doctrine, qui conduit tout droit à l'immobilité dans l'imperfection. Si, par rapport au passé, nous sommes les fils, les enfants, les héritiers de la patrie, telle que nos pères nous l'ont constituée, nous partageons, avec nos concitoyens du même âge ou plus âgés que nous, le devoir de fonder pour nos enfants la patrie de l'avenir, de la maintenir à la hauteur des progrès qui se font partout autour de nous, et nous avons envers elle, ne serait-ce que pour une trente-six millionième part, les droits et

(1) *Gazette hebd. de méd. et de chir.*, 1868, nᵒˢ 29, 31, 34.

les devoirs de la paternité. Sans doute, lorsque nous nous apercevons que personnellement nous avons quelques défauts, loin de les proclamer partout, nous les cachons à tous les yeux et nous cherchons à nous en corriger. Mais, si chacun de nous possède individuellement, à l'égard de sa propre personnalité, et sans qu'il soit besoin du secours de personne, la puissance de combattre ses défauts par une attention persévérante et une ferme volonté, il n'en est plus de même lorsqu'il s'agit de la patrie.

Une cause d'infériorité existe, nous la constatons ; mais pouvons-nous seuls et sans mettre personne dans la confidence, y porter remède et la faire disparaître ? Nul homme au monde ne saurait y prétendre, car cela serait à peine possible au souverain le plus despotiquement absolu. Il faut donc d'abord montrer à ceux qui forment avec nous l'être collectif qu'on appelle la patrie, que, loin d'avoir sujet de s'enorgueillir, la France a, sur certains points, de sérieuses réformes à accomplir : tâche ingrate, car, si nul n'aime à voir ce qui lui manque, il aime encore moins ceux qui le lui montrent. Qu'importe, après tout ! Je crois avoir été utile en montrant, le premier, je crois, en 1859, par l'étude comparée du résultat des opérations en France et en Angleterre, que les malades guérissaient en plus grand nombre dans les hôpitaux de Londres que dans ceux de Paris ; je crois qu'il est également utile aujourd'hui de revenir sur un sujet qui a déjà préoccupé plusieurs chirurgiens, et de montrer, par le rapprochement des documents officiels français, anglais et américains, par l'examen comparatif de la mortalité après les opérations pratiquées en Crimée et en Amérique, combien est fâcheuse, désolante, excessive, l'infériorité de nos résultats. Une fois de plus, il faut signaler le mal à ceux qui peuvent seuls y appliquer le remède.

Trois publications des plus importantes nous donnent des renseignements précis sur le sujet qui nous occupe. Ce sont : en France, le rapport de M. Chenu au conseil de santé des armées ; en Angleterre, l'Histoire médicale et chirurgicale de l'armée anglaise en Turquie et en Crimée, rapport présenté aux chambres du Parlement anglais par le gouvernement de la reine ; en Amérique, les circulaires n°s 6 et 7 du chirurgien général des Etats-Unis, M. Barnes, publiées par le département de la guerre à Washington.

Si, au début de ces recherches comparatives, nous examinons ce qu'ont coûté à l'humanité ces deux grandes guerres, dont l'une a eu pour but de défendre ce qu'on appelle l'équilibre européen et dont l'autre a eu pour résultat d'affranchir toute une race d'hommes et de supprimer l'esclavage, nous voyons que le sacrifice a été véritablement effrayant.

		TUÉS	MORTS A LA SUITE de blessures ou de maladies.	TOTAL
Armée française . . .	1854-1856	10,240	85,375	95,615
Armée anglaise. . . .	1854-1856	2,755	19,427	22,182
Armée piémontaise. .	1855-1856	12	2,182	2,194?
Armée turque	1853-1856	10,000?	25,000?	35,000?
Armée russe	1853-1856	30,000?	600,000?	630,000?
		53,007	731,894	784,991
Armée fédérale. . . .	1862-1863	?	71.192	

Ainsi, sans connaître du côté des fédéraux le chiffre exact des hommes tués à l'ennemi, c'est-à-dire sur le champ de bataille ; sans connaître le chiffre des pertes de l'armée confédérée, nous voyons que ces guerres ont coûté à la famille, à l'humanité, 856,183 existences, et si nous ajoutions à ce chiffre celui des pertes subies par les Français et les Autrichiens en 1859, par les armées prussiennes, italiennes et autrichiennes dans la campagne de 1866, pertes non encore exactement connues, nous verrions que *plus d'un million d'hommes ont été sacrifiés en dix ans aux passions politiques ou au progrès par la guerre.*

Laissant de côté les amputations que nous qualifions de « petites » pour n'envisager que les grandes amputations, celles de la hanche, de la cuisse, de la jambe, de l'épaule, du bras et de l'avant-bras, nous trouvons que 12,291 grandes amputations ont été pratiquées. Elles se répartissent ainsi :

Armée anglaise.	721
Armée française	4,703
Armée fédérale.	12,291

Examinons, maintenant, le détail de ces opérations :

ARMÉE FRANÇAISE

	AMPUTATIONS PRIMITIVES			AMPUTATIONS SECONDAIRES			AMPUTATIONS INDÉTERMINÉES			TOTAL		
	Nombre.	Morts.	Mortalité p. 100.	Nombre.	Morts.	Mortalité p. 100.	Nombre.	Morts.	Mortalité p. 100.	Nombre.	Morts.	Mortalité p. 100.
Désarticulation de l'épaule. .	139	94	67,6	50	31	62,0	33	12	36,3	222	137	61,7
Amputation du bras.	753	467	62,0	140	83	59,2	255	88	34,5	1,148	638	55,5
Amputation de l'avant-bras. .	123	34	27,6	91	55	60,4	109	57	52,2	323	146	45,2
Désarticulation de la hanche.	12	12	100,0	8	8	100,0	»	»	»	20	20	100,0
Amputation de la cuisse . . .	1,449	1,337	92,2	197	179	90,8	20	15	75,0	1,666	1,521	91,8
Désarticulation du genou. . .	33	28	84,8	7	6	85,7	29	29	100,0	69	63	91,3
Amputation de la jambe. . .	399	193	48,3	207	137	66,1	647	573	88,5	1,255	903	71,9
										4,703	3,428	72,8

ARMÉE ANGLAISE

(SOUS-OFFICIERS ET SOLDATS, DEPUIS LE 1er AVRIL 1855 JUSQU'A LA FIN DE LA GUERRE)

	AMPUTATIONS PRIMITIVES			AMPUTATIONS SECONDAIRES			TOTAL		
	Nombre.	Morts.	Mortalité p. 100.	Nombre.	Morts.	Mortalité p. 100.	Nombre.	Morts.	Mortalité p. 100.
Désarticulation de l'épaule.	33	9	27,2	6	4	66,6	39	13	33,3
Amputation du bras.	96	22	22,9	6	3	50,0	102	25	24,5
Amputation de l'avant-bras	52	1	1,9	7	2	28,5	59	3	5,0
Désarticulation de la hanche.	7	7	100,0	»	»	»	7	7	100,0
Amputation de la cuisse.	140	87	62,1	24	18	75,0	164	105	64,0
Désarticulation du genou	6	3	50,0	1	1	100,0	7	4	57,1
Amputation de la jambe	89	28	30,3	12	8	66,6	101	36	35,6
							479	193	40,2

| | ARMÉE FÉDÉRALE | | |
	TOTAL	MORTS	MORTALITÉ P. 100
Désarticulation de l'épaule. . . .	237	93	39,2
Amputation du bras.	1,949	414	22,2
Amputation de l'avant-bras . . .	599	99	16,5
Désarticulation de la hanche. . .	21	18	85,7
Amputation de la cuisse. . . .	1,597	1,029	64,4
Désarticulation du genou . . .	116	64	55,1
Amputation de la jambe.	2,348	611	26,0
	6,867	2,328	33,9

Si maintenant nous comparons la mortalité dans les trois armées, nous voyons qu'une effrayante infériorité dans les résultats revient à l'armée française.

| | ARMÉE ANGLAISE | ARMÉE FÉDÉRALE | ARMÉE FRANÇAISE |
	Mortalité p. 100.	Mortalité p. 100.	Mortalité p. 100.
Désarticulation de l'épaule . .	33,3	39,2	61,7
Amputation du bras	24,5	21,2	55,5
Amputation de l'avant-bras. .	5,0	16,5	45,2
Désarticulation de la hanche .	100,0	85,7	100,0
Amputation de la cuisse . . .	64,0	64,4	91,8
Désarticulation du genou . . .	57,1	55,1	91,3
Amputation de la jambe . . .	35,6	26,0	71,9
Moyenne	40,2	33,9	72,8

Ainsi, pour les amputations de la cuisse, tandis que les Anglais et les Américains perdent 64 amputés sur 100, les Français en perdent 91,8, près de 92. Pour les amputations de la jambe, tandis que les premiers perdent 35 ou même seulement 26 amputés pour 100, nous en perdons nous 71,9, près de 72. Un pareil résultat est accablant ; il faut absolument en rechercher les causes, car un tel état de choses ne saurait subsister ; il faut qu'il disparaisse, il y va du salut de nos soldats, de l'honneur de la chirurgie française, et ce n'est pas en faisant le silence sur cette grave question que nous ferons acte de vrai patriotisme.

Les chiffres produits de part et d'autre sont-ils exacts, sont-ils l'expression de la vérité, ne sont-ils pas faussés par des erreurs involontaires ? Telle est la première question à examiner. La statistique anglaise, faite avec cette rigueur qu'apportent nos voisins dans les travaux de ce genre, émane du gouvernement anglais lui-même, et l'Angleterre est un des pays où le mot *officiel* est resté synonyme de véridique. Cette statistique ne comprend, il est vrai, que les opérations faites du 1er avril 1855 jusqu'à la fin de la guerre, sur les sous-officiers et les soldats ; mais loin d'être aggravée, elle serait, au contraire, améliorée, si nous ajoutions les opérations pratiquées sur les officiers et celles qui ont été faites dans les hôpitaux du Bosphore, du 26 septembre au 27 novembre 1854, les premières ayant donné 15 morts sur 45 amputés, les secondes 58 morts seulement sur 214.

La statistique américaine ne comprend pas encore *tous* les cas, mais seulement ceux dont la mention était parvenue au bureau médical lors de la publication de la circulaire n° 6 ; ces cas sont assez nombreux malheureusement pour annihiler les causes d'erreurs tenant aux faibles nombres. Quant à la manière sérieuse dont ils sont recueillis, personne de ceux qui connaissent les magnifiques travaux publiés par l'état-major médical de l'armée des États-Unis ne la mettra en doute.

La statistique française est également probante. Elle n'est pas, comme celle d'Angleterre et d'Amérique, le résultat du concours de tous, elle n'a pas été faite avec les registres d'observations que tient avec soin chaque chirurgien ; mais elle est l'œuvre d'un homme qui, avec une patience et une énergie remarquables, a mis en œuvre les documents innombrables que possède le ministère de la guerre. Les relevés mortuaires, les registres des hôpitaux, les états des pensions, des retraites, des réformes, ont permis à M. Chenu de reconstituer dans son magnifique rapport toute l'histoire numérique de la chirurgie française en Crimée. Les chiffres ne pouvant être incriminés, il nous faut bien regarder comme réelle l'infériorité de nos résultats. A quelles causes l'attribuer ?

« La chair anglaise supporte mieux les opérations que la chair française, » disait familièrement M. Velpeau lors de la discussion sur l'hygiène hospitalière, soulevant ainsi la grave et difficile question de la puissance et de la résistance physiques des deux races. Cette question mérite d'attirer toute l'attention des anthropologistes et des médecins, et il y aurait à faire sur ce point des études de chirurgie comparée. Cette étude ne peut être encore abordée avec fruit ; mais il nous faudra dorénavant, dans toutes nos recherches sur les résultats thérapeutiques fournis par telle ou telle opération, comparer l'une à l'autre les grandes races française, anglaise et allemande. Plusieurs faits cependant nous frappent dès aujourd'hui et tendent à me faire croire que l'influence de la race pourrait être plus considérable que je ne le croyais il y a dix ans. Lorsque j'étudiais à cette époque la chirurgie anglaise dans les hôpitaux de Londres, je fus plusieurs fois étonné de voir renvoyer chez eux, après leur avoir pratiqué (au traitement externe, ce que nous appelons la consultation) des opérations d'une certaine gravité, des malades auxquels à Paris nous n'oserions pas permettre de retourner à pied dans leur demeure et qui, du reste, ne se croiraient pas la force d'y retourner. Il n'est pas rare de lire dans des observations anglaises ou américaines que des malades, après s'être soumis à des opérations aussi graves qu'une ligature de la carotide pour une tumeur vasculaire, une résection du maxillaire inférieur, une amputation partielle du membre supérieur, sont retournés en voiture ou même à cheval dans leur maison éloignée de plusieurs lieues ; or, le moral a, tout le monde le sait, une grande influence sur l'état physique des blessés, et j'ai été souvent frappé de l'énergie du caractère de beaucoup d'opérés et de malades anglais.

Notre peu de résistance relative aux mutilations, aux blessures, aux opérations, traduirait-elle cette dégénérescence de la race qu'on peut soupçonner, mais non point affirmer ? Cela est bien possible. Un peuple qui, depuis le commencement de ce siècle, a vu mourir sur d'innombrables champs de bataille plus d'un million de ses plus robustes enfants ; qui, depuis la même époque et grâce à la conscription, impose, pendant la période de la plus grande activité génératrice, à la meilleure, à la plus saine partie de sa population virile l'infécondité temporaire, tandis qu'il livre la libre reproduction de l'espèce aux bossus, aux scrofuleux, aux rachitiques, à tous ceux qui présentent un défaut physique, un tel peuple est sûr d'arriver peu à peu à la diminution numérique et à la dégénérescence physique de sa population. Notre développement numérique ne s'est encore que ralenti, d'une façon, il est vrai, terriblement inquiétante ; la dégénérescence physique se fait-elle déjà sentir par quelques effets, alors que nous ne pouvons que la soupçonner et la craindre ? c'est une question sur laquelle je n'ose me prononcer.

Toutefois, quelque influence que l'on puisse donner à la différence des races, nul ne saurait prétendre qu'elle suffise pour rendre compte de l'écart considérable qui existe entre les résultats obtenus de part et d'autre ; car, la vérité (et non l'amour-propre national) ne permet pas d'admettre que la race française soit à ce point inférieure à la race anglo-américaine en énergie morale et en résistance physique.

La chirurgie française, représentée en Crimée par nos collègues de l'armée, était-elle inférieure en talents, en connaissances, en dévouement, à la chirurgie anglaise ? C'est une question qu'il n'est besoin que de poser pour y répondre tout de suite par la négative.

La thérapeutique suivie dans la chirurgie anglaise est-elle préférable à celle que suivaient les chirurgiens français ? Les détails nous manquent absolument sous ce rapport, mais il est plus que probable que les chirurgiens anglais ont continué à employer après les amputations les moyens excitants et toniques dont ils font usage dans les hôpitaux civils, tandis que la pratique de nos collègues de l'armée était sensiblement la même que celle que nous suivons dans nos services hospitaliers de l'intérieur et de Paris. Nous n'employons pas, il est vrai, ces moyens, précieux suivant moi, avec la même énergie que nos voisins ; mais ce n'est pas à cette cause, même quand on en exagérerait outre mesure l'influence, que l'on peut attribuer la différence si grande qui existe dans la mortalité des amputés anglais et français en Crimée. Cette différence me paraît tenir à d'autres causes qui ont agi avec une grande énergie et qu'il est possible de faire disparaître. Ces causes sont, de notre côté, l'insuffisance numérique du personnel médical, aussi bien des médecins que des infirmiers, l'insuffisance du matériel hospitalier, pénurie qui a amené et, si l'on veut, nécessité, l'abus des évacuations, loin du théâtre de la lutte, des blessés et des amputés de la campagne de Crimée.

Nul n'ignore qu'au début de la guerre d'Orient l'armée française seule s'est trouvée suffisamment pourvue de tout ce que nécessitait le service médical, tandis que l'armée anglaise s'est trouvée dépourvue de tout et dans une pénurie des plus déplorables ; mais ce que l'on a trop laissé ignorer, c'est qu'après quelques mois de campagne les rôles étaient tout à fait intervertis. Les journaux anglais avaient librement et hautement signalé le mal, l'initiative individuelle était venue en aide au gouvernement, de nombreux médecins civils, largement rétribués, avaient été envoyés en Orient ; miss Nightingale et ses dignes compagnes étaient arrivées en Crimée, apportant avec elles, outre leur précieux concours, le secours matériel de vêtements chauds, de vin, de conserves, de médicaments, que renouvelèrent et augmentèrent de nombreux convois ultérieurs, de telle sorte que, vers la fin de la campagne, ce fut l'armée française qui, à son tour, fut heureuse de trouver parfois pour ses blessés les secours de l'armée anglaise.

« Les épreuves cruelles de la première période de la campagne, dit M. Chenu, ont bientôt valu à cette petite armée (l'armée anglaise) un bien-être inusité et remarquable surtout dans ses établissements hospitaliers. Il nous suffira de rappeler les soins si précieux de miss Nightingale et son active influence pour ne laisser aucun doute sur la situation favorable des hôpitaux de nos alliés. »

L'insuffisance numérique du personnel médical français atteignit, en Orient, les proportions d'un malheur public. « L'encombrement des blessés en Crimée était souvent tel qu'il fallait les grouper autour des baraques de l'ambulance, et Dieu sait alors ce qu'a de pénible la mission de quelques chirurgiens se multipliant pour secourir des centaines, des milliers de blessés, implorant à la fois leur secours. » Et pour ne citer qu'un exemple entre plusieurs donnés par M. Chenu, « M. Pillet, lieutenant au 80ᵉ de ligne, reçoit, dans la nuit du 23 au 24 mai 1855, un biscaïen à l'avant-bras droit ; la section du membre est complète, le poignet ne tient que par quelques lambeaux de chairs meurtries. L'amputation ne peut être mise un seul instant en doute, et cependant, en *prenant son tour* au milieu d'un grand nombre de blessés, *cet officier ne put être amputé que le surlendemain, à cause de l'insuffisance du personnel médical.* » Et l'auteur ajoute : « Ces faits multipliés suffiraient pour faire reconnaître que le personnel des ambulances doublé serait encore au-dessous des prétentions bien naturelles des blessés. »

Ce qui existait pour les ambulances existait aussi pour les hôpitaux établis à Varna et à Constantinople ; partout insuffisance numérique du personnel, à laquelle venait se joindre, dans une proportion bien autrement grave, l'insuffisance du matériel. On emplit de malades et de blessés des bâtiments publics, une vieille caserne de janissaires ; mais le nombre des entrants dépassant le nombre des sortants, on entasse des lits dans les salles, puis dans les corridors, et l'encombrement produit bientôt ses funestes effets : gangrène, pourriture d'hôpital, infection purulente, forcent souvent le chirurgien à s'abstenir de toute opération.

Que faire pour remédier à pareil état de choses? On recourut alors aux évacuations, moyen détestable, homicide par la manière dont il a été mis en œuvre, et auquel j'attribue, pour ma part, la plus grande partie de la mortalité des opérés français. J'ai vu les évacuations, je les ai vues fonctionner en Italie, lorsque à Gênes nous recevions, pour les embarquer pour la France, de malheureux blessés venant de Brescia, de Milan, d'Alexandrie ; j'ai vu, sous prétexte d'éviter l'encombrement, sous l'un des plus beaux ciels de l'Europe, pendant l'été et dans des conditions atmosphériques excellentes, dans un pays ami et abondamment fourni de tout, faire voyager à de grandes distances des malheureux atteints de fractures par coups de feu et les envoyer mourir çà et là, quand il eût été facile de les sauver et de leur éviter l'horrible supplice des longs transports, en créant en plein air des hôpitaux-baraques.

Mais c'est en Crimée que le fléau des évacuations atteignit les limites de l'horrible. Écoutons le rapport officiel de M. Chenu : « Les entrants blessés, diarrhéiques, dysentériques, cholériques, qui arrivent pour occuper les lits vacants, débarquent sur un des points du Bosphore ; on les apporte sur des brancards ; ils viennent de Kamiesch, ils ont eu une traversée de trois, quatre ou cinq jours ; ils sont dans un état pitoyable, couverts de vermine, affaiblis de toute manière. Quelques-uns peuvent à peine parler et dire que leur vêtement contient leurs déjections depuis le moment de leur embarquement. La situation des blessés est bien plus cruelle encore, ils n'ont pas été pansés depuis leur départ de Crimée, l'appareil s'est dérangé et gêne plus qu'il ne sert, le gonflement des parties a rencontré trop de résistance dans le linge qui s'est durci, la gangrène, la vermine même, ont envahi les plaies ; l'odeur qu'elles répandent est affreuse et infecterait les salles, si l'on n'arrêtait ces blessés en plein air, sur le seuil de l'hôpital, pour défaire les appareils infects, laver les plaies et faire un pansement provisoire, avant de porter ces malheureux au lit qui, le matin encore, était occupé par un camarade évacué sur Gallipoli, sur France ou mort pendant la nuit... Nos hôpitaux n'étaient, en quelque sorte, que des hôtels garnis où les malades arrivant de Crimée se reposaient pendant quatre à cinq jours, quelquefois plus, quelquefois moins, étaient de nouveau embarqués pour aller se reposer à Gallipoli, à Nagara et de là en France. »

« Au contraire, dit encore M. Chenu (que je cite d'autant plus volontiers que son autorité est plus grande), les Anglais opérés ont pu être soignés en Crimée, dans des ambulances et dans des hôpitaux dont l'organisation était aussi bonne que possible, et n'ont été évacués sur Constantinople et sur l'Angleterre qu'après cicatrisation. Les chirurgiens anglais ont pu garder, souvent jusqu'à cicatrisation complète, la plus grande partie de leurs blessés et amputés aux hôpitaux du camp, de Balaklava et du monastère de Saint-George, et ils ne les ont dirigés sur les hôpitaux du Bosphore et les Dardanelles que lorsqu'ils étaient en état de supporter les fatigues d'une évacuation sur mer. »

Pourquoi avons-nous été forcés d'évacuer nos blessés quand les Anglais conservaient les leurs? L'armée française, répond M. Chenu, avait un effectif six fois plus considérable que l'armée anglaise et, par conséquent, des besoins six fois plus grands. Cette excuse est inadmissible. Quand on veut faire la guerre, quand on veut envoyer des armées nombreuses plus ou moins loin de la mère patrie, il faut, sous peine d'être accusé d'une imprévoyance coupable, proportionner les ressources aux besoins, et celui qui ne prévoit pas toutes les éventualités fait acte d'imprudence ou d'insuffisance. Nous avions six fois plus de soldats, il nous fallait six fois plus de ressources. Voilà à quoi se réduit la question. A qui la faute? est-elle à nos collègues de l'armée? Certes, non. Les chirurgiens militaires français ont payé de la vie de quatre-vingt-deux de leurs camarades les dangers que leur faisait courir l'aggravation des épidémies par l'encombrement et la mauvaise hygiène, dangers qu'ils ont bravés avec ce courage et cette abnégation qui caractérisent le médecin partout où il se trouve. Mais, en France, le corps de santé militaire n'est pas dirigé par des médecins, et des hommes comme MM. Michel Lévy, Larrey, Scrive, Legouest, ne peuvent régler par eux-mêmes les conditions matérielles, indispensables au salut de nos soldats. Le médecin en chef de l'armée d'Orient sent-il la nécessité de faire élever des hôpitaux-baraques, il faut qu'il s'épuise à en démontrer la nécessité à des gens intelligents et bien intentionnés, mais incapables d'apprécier ses raisons, et qui, suivant leur appréciation personnelle, suivront ou ne suivront pas l'avis qu'on leur donne. L'exemple de l'Amérique va nous montrer ce que peut le corps médical affranchi d'une injuste tutelle.

Plus heureuse que la chirurgie française, la chirurgie américaine ne connaît pas l'intendance militaire; aussi, quoiqu'elle ait été aux prises avec des difficultés bien autrement grandes que celles que nous avons rencontrées en Crimée, quoique la guerre eût pour théâtre un pays plus grand que la France tout entière, bien que l'armée ait compté, pendant deux années seulement, le chiffre énorme de 2,247,403 malades et de 143,318 blessés, la chirurgie américaine, livrée à elle-même et pouvant déployer toute son énergie, toute son initiative, et mettre à profit ses connaissances spéciales, sut ouvrir aux soldats malades 202 hôpitaux, renfermant 136,894 lits, et les soigner de telle sorte qu'elle ne perdit que 33 p. 100 de ses opérés, tandis que la médecine française, en tutelle de l'intendance, n'eut à sa disposition que des hôpitaux insuffisants, des ressources dérisoires, et perdit en Crimée 72 p. 100 de ses opérés.

Et cependant! tandis que la France était censée posséder par avance un matériel et un personnel suffisants, nos collègues américains eurent tout à créer, matériel et personnel.

Les États-Unis avaient le bonheur de ne posséder d'armée permanente que les quelques mille hommes nécessaires à la protection des frontières du *Far-West;* aussi, lorsque les États du Sud se soulevèrent pour défendre l'esclavage menacé par l'attitude du congrès, la grande république se trouva prise au dépourvu. Sans doute, les volontaires affluèrent aux armées; mais si l'amour de la patrie et de la liberté suffit pour faire un soldat de tout citoyen armé, il n'improvise pas les services sanitaires et administratifs, et pendant plusieurs mois ce ne fut qu'un immense chaos qui se prolongea jusqu'au désastre de Bull's-Run. Bientôt la nation, mise au courant de l'état vrai des choses par la large publicité d'une presse absolument libre, vint en aide aux efforts du bureau médical. Alors se forma la commission sanitaire, société composée de médecins, de ministres du culte, de dames charitables; les dons affluèrent de toutes parts, et pendant la campagne, 46 millions, dus à la charité privée, furent mis à la disposition de la commission.

Le rôle de la commission sanitaire a été mal compris en France et a suscité des objections sans fondement. La direction du service médical est toujours restée d'une manière absolue entre les mains du gouvernement et du département de la guerre ; aucun médecin n'a figuré aux armées qui ne fût nommé, désigné par le bureau médical de l'armée, à la tête duquel fut d'abord le Dr Hammond et, plus tard, le Dr Barnes. Ce n'est pas, comme l'ont écrit sans connaître les besoins réels d'une armée en campagne, ceux qui croient pouvoir substituer les ambulances civiles libres, indépendantes, aux ambulances militaires, ce n'est pas à la commission sanitaire que revient la gloire d'avoir organisé le plus remarquable et le plus important service de santé qui fut jamais. Tel qu'il est, et nous le montrerons plus loin, son rôle est bien assez grand pour qu'on lui laisse ses véritables proportions..

Grâce au concours de la commission et du gouvernement, les ambulances furent bientôt largement pourvues du matériel nécessaire. Pour n'en donner qu'un exemple, nous dirons qu'il sortit du dépôt de New-York 12,867 brancards, et de celui de Philadelphie 5,548. De nombreux hôpitaux temporaires, la plupart construits en bois, au nombre de 202 et contenant 136 894 lits, furent élevés le plus près possible du théâtre de la guerre. Si l'on fit des évacuations, on n'y procéda que lorsqu'on avait à sa disposition les voies ferrées qui, après avoir joué un si grand rôle dans l'attaque et la défense, continuaient à être largement utilisées pour réparer les malheurs de la guerre et sauver les victimes de la lutte. Des navires, remontant les grands fleuves de l'Amérique, furent transformés en hôpitaux, mais en hôpitaux salubres et non en foyers d'infection, et l'on n'y entassait pas, comme en Crimée, de malheureux malades trop souvent abandonnés sans avoir de médecins pour les secourir. Mais au-dessus de tout, et cela il faut le dire, le répéter sans cesse, le crier bien haut jusqu'à ce qu'on l'entende, heureusement pour eux, les blessés de l'armée fédérale furent soignés par leurs médecins, dans des hôpitaux construits sur l'avis et sur les plans de leurs médecins, érigés sous la surveillance de leurs médecins, administrés par leurs médecins. Si l'armée française a perdu la moitié plus d'opérés que l'armée fédérale et que l'armée anglaise, la faute n'en est pas aux chirurgiens militaires français ; c'est sur d'autres, c'est sur ceux qui, sans le droit que donnent les capacités et les connaissances spéciales, dominent sur la médecine militaire, sur ceux qui lui donnent des ordres quand ils devraient recevoir des conseils, que retombe tout entière la responsabilité de désastres qui seraient une honte s'ils n'étaient pas un immense malheur.

Oui, c'est avec un légitime orgueil, c'est avec l'autorité d'une grande expérience, c'est avec la preuve évidente, palpable, que renferment les faits accomplis, que notre éminent collègue, le Dr Barnes, montre ce que peut faire le corps médical débarrassé de nuisibles entraves : « Jamais auparavant, dit-il, jamais dans l'histoire du monde un si vaste ensemble d'hôpitaux ne fut créé en aussi peu de temps ; jamais on ne vit, en temps de guerre, d'hôpitaux si peu encombrés et si largement fournis de tout ; mais ils différaient des hôpitaux des autres nations en ce qu'ils étaient dirigés par des médecins. *Au lieu de placer à la tête d'établissements consacrés au soulagement des malades et des blessés des officiers de l'armée qui, quelles que puissent être leurs autres qualités, ne sauraient comprendre ce que réclame la science médicale, et qui, avec les meilleures intentions du monde, peuvent gravement compromettre le succès des soins du chirurgien,* COMME CE FUT MALHEUREUSEMENT LE CAS DANS LA GUERRE DE CRIMÉE, et comme cela s'est vu depuis dans les hôpitaux anglais, notre gouvernement, avec une plus sage confiance, fit du chirurgien le chef, le commandant de l'hôpital, et tandis qu'il le rendait responsable de ses mesures organisatrices, il lui mettait entre les mains le pouvoir de rendre les résultats favorables. Le corps médical peut montrer avec orgueil les effets de cette libérale mesure. Jamais auparavant, dans l'histoire du monde, la mortalité des hôpitaux militaires ne fut si faible en temps de guerre, et jamais ces hôpitaux ne furent aussi complètement garantis des maladies qui y prennent naissance. » (Circulaire n° 6.)

La voilà jugée par des hommes compétents et impartiaux, cette institution qui, au dire des flatteurs de la puissance, ou des gens qui ne savent que répéter ce qu'ils entendent dire, fait l'admiration du monde entier et que le monde entier nous envie ; la voilà jugée, non plus seulement par les hommes, mais aussi par les faits ? A chacun son rôle. La médecine ne doit pas passer des marchés, l'intendant doit encore moins diriger la partie la plus importante du traitement des malades. Dans cette confusion des rôles, est le secret de nos désastres. Que la triste expérience du passé

ne soit pas perdue pour la France, assez de victimes ont été sacrifiées ; *caveant consules!*

Il y a longtemps que l'opinion publique s'est émue de l'insuffisance des secours donnés en campagne aux soldats blessés ou malades, et c'est à un louable sentiment d'humanité que nous devons
la création des ambulances internationales, institution sur laquelle
semble s'être assez peu portée jusqu'à présent l'attention du corps
médical français. Il nous paraît utile d'examiner brièvement cette
importante question.

En 1859, un honorable citoyen de Genève, voyageant en Italie,
eut l'occasion de visiter le champ de bataille de Solférino. Peu
habitué à la vue des blessures et des opérations chirurgicales et
moins encore au spectacle, terrible pour tous, qu'offrent après
une bataille des champs dévastés, parsemés de cadavres d'hommes
et de chevaux, les églises, les fermes, les chaumières, les ambulances, regorgeant de blessés et de mourants, M. Dunant consigna,
dans un livre intitulé *Souvenirs de Solferino* (Genève, 1862), les
vives impressions qu'il avait ressenties à l'aspect de tant de
misères. Ce qui surtout avait frappé l'auteur, c'était la disproportion entre les ressources administratives et médicales et des
besoins urgents et considérables. De retour à Genève, M. Dunant,
aidé de quelques-uns de ses compatriotes, chercha, avec un zèle et
un dévouement que l'on ne saurait trop louer, les moyens de
remédier à cette insuffisance de secours, insuffisance que personne
ne peut nier, qui, jusqu'à l'époque actuelle a existé dans toutes
les armées, dans toutes les grandes guerres, et dont nous recher-
cherons plus loin les causes et le remède. Deux moyens surtout
leur parurent efficaces : empêcher avant et après la bataille la
désorganisation des services sanitaires de l'armée vaincue, en
mettant les blessés et ceux qui leur donnent des soins sous la
protection de la neutralité ; créer, avec des éléments civils, un
corps de médecins et d'infirmiers volontaires, concourant avec
l'administration et les médecins de l'armée à relever et à soigner
les soldats blessés.

Pour arriver à accomplir l'œuvre projetée, pour atteindre le but
poursuivi, il fallait l'adhésion et le concours des gouvernements
européens. Le comité suisse convoqua à Genève, dans un congrès,
les délégués de toutes les nations de l'Europe. Presque toutes les

puissances répondirent à cet appel, et le résultat des délibérations fut la rédaction d'une convention internationale qui est
acceptée aujourd'hui par tous les gouvernements. Le plus grand
pas était fait. Des comités particuliers se formèrent dans la plupart des capitales, la convention de Genève reçut, il y a deux ans,
pendant la guerre d'Allemagne, sa première application, et l'année
dernière un nouveau congrès réunissait à Paris les délégués de la
Prusse, de l'Autriche, de la France, de la Russie, de la Belgique,
de l'Angleterre, des États-Unis, de la Bavière, de l'Italie, de la
Suisse, de la Hollande, etc., afin de reviser sur certains points
les articles de la convention de Genève, et pour rechercher par
une communauté d'efforts les meilleurs moyens d'atteindre le but
que se propose la Société.

Ces moyens sont très complexes, et peuvent se diviser sous
deux chefs distincts : les uns, tels que la neutralisation des
blessés, sont applicables à toutes les armées actuelles, indépendamment de l'existence ou de la non-existence des Sociétés
de secours ; les autres, tels que l'organisation des infirmiers,
des médecins, des ambulances volontaires, concernant surtout
les Sociétés de secours, soit qu'elles agissent sous la direction
du service sanitaire officiel de l'armée ou concurremment
avec lui, soit qu'elles fonctionnent indépendamment de l'administration et du corps de santé militaires. Cette distinction est
nécessaire si l'on veut apprécier à sa valeur et déterminer le
rôle et l'intervention possibles ou désirables des Sociétés de
secours.

La neutralisation des blessés et des ambulances n'est pas un
principe de droit international dont la conférence de Genève et
les Sociétés de secours puissent réclamer la promulgation et la
première application. Le général Stain et le maréchal de Noailles,
en 1743 ; le général Moreau et le général Kray, sous la République,
avaient déjà proclamé, pour leurs armées, la neutralisation des
blessés et des hôpitaux ; enfin, le 29 mai 1859, le *Moniteur de
l'Empire français* publiait le décret suivant, signé quelques jours
après la bataille de Montebello.

« L'empereur Napoléon III, voulant diminuer autant qu'il
dépend de lui les maux que la guerre entraîne avec elle, et donner l'exemple de la suppression des rigueurs qui ne sont pas
nécessaires, a décidé, à partir du 28 mai, que tous les prisonniers

blessés seraient rendus à l'ennemi, *sans échange, dès que leur état leur permettrait de rentrer dans leur pays.* »

Ce décret ne resta pas lettre morte, et reçut largement sa philanthropique application. J'eus une fois, en 1859, la bonne fortune d'avoir à ramener à Vérone des blessés autrichiens soignés dans nos hôpitaux de Milan et de Brescia; témoin fort ému, je l'avoue, des scènes attendrissantes que provoquait le retour de ces malheureux au milieu de leurs compatriotes et de leurs amis, j'ai pu, dès ce moment, apprécier *de visu* combien était grand le bienfait réalisé par l'initiative impériale.

C'est donc à la France et à son gouvernement que revient légitimement l'honneur d'avoir proclamé la neutralisation des blessés, et cet honneur est assez grand pour que nous le revendiquions; mais il est juste de reconnaître que c'est au comité de Genève, à ses efforts incessants que l'on doit d'avoir vu ce principe, étendu dans son application au personnel et au matériel sanitaires, être officiellement accepté par tous les gouvernements de l'Europe.

Dans leur légitime désir de soulager efficacement les maux inséparables de la guerre, les sociétés de secours ne pouvaient se contenter de ce résultat, quelque grand qu'il puisse être; elles veulent encore concourir directement et matériellement au soulagement des blessés et des malades. Comment? Tel est le difficile problème dont la solution a pu paraître facile à des esprits excellents, mais que l'inexpérience de la pratique expose à des illusions dangereuses pour l'avenir de l'œuvre à laquelle ils consacrent leurs efforts.

Le rôle qui tout d'abord paraîtrait convenir à des Sociétés composées d'hommes, et surtout de dames du monde, serait de provoquer, de réunir, de concentrer les dons patriotiques, dont aucun pays n'est avare, quand il s'agit de secourir ceux qui sont tombés et souffrent pour sa défense, de les faire parvenir à ceux auxquels ils sont destinés en cherchant à en multiplier la valeur par une bonne et intelligente répartition. De la charpie, des compresses, des bandes, du linge de toute espèce, des matelas, du vin, des médicaments, des conserves alimentaires, des fruits, du tabac, etc., tels sont les objets dont les ambulances ont toujours besoin, qu'elles n'ont jamais en trop grande quantité, et aux dons en nature je dois ajouter l'argent avec lequel on se procure sur place bien des choses qu'on ne peut faire voyager à de grandes distances, ou dont on ne prévoyait pas d'abord le besoin.

Le rôle des sociétés de secours, rôle modeste en apparence, très important en réalité, est complètement dans la limite des moyens dont elles peuvent disposer; ce rôle est si bien dans leur nature que, bien longtemps avant que l'idée n'en vînt au comité de Genève, l'Angleterre, pendant la guerre de Crimée, avait par ses comités de secours, si bien représentés en Orient par miss Nightingale, abondamment fourni l'armée anglaise, privée d'abord des ressources nécessaires, de tout ce qui pouvait contribuer, non seulement au soulagement, mais encore au confort des blessés et même des soldats. Si en France nous n'avons jamais eu de comités de secours organisés comme ceux de l'Angleterre, de la Prusse et des États-Unis, nous avons vu, lors des sanglantes journées de juin, des guerres de Crimée et d'Italie, la charpie, le linge et les dons patriotiques affluer de tous les points au ministère de la guerre. Une bonne organisation multiplie les ressources et une bonne répartition en centuple les bienfaits; sous ce rapport, la guerre de la sécession nous a fourni un merveilleux spectacle de ce que peut l'initiative privée excitée par la charité et le patriotisme, dirigée par un grand sens pratique. Tous les comités des États du Nord fusionnant leurs efforts et leurs ressources, qui venaient se concentrer dans un comité central chargé de les répartir, avec la participation et le concours du gouvernement, suivant les besoins des différentes armées, parvinrent à réunir des sommes considérables. Jusqu'au 1er octobre 1864, les dons en nature étaient évalués à une valeur de 46 millions de francs, à laquelle il faut ajouter 18.330,000 francs d'offrandes en espèces. Le comité central avait donc pu consacrer au soulagement des blessés et des malades la somme énorme de 64 millions de francs.

Il en fut de même en Prusse pendant la guerre de Bohême, en tenant compte toutefois de la durée très limitée de la campagne et du chiffre des troupes engagées; le comité central de Berlin reçut à lui seul 2 millions de francs et près de 6 millions de dons en nature.

Réunir des ressources de toute espèce, acheter avec les offrandes pécuniaires les objets les plus utiles, les faire parvenir par des trains spéciaux de chemins de fer, par tous les moyens de transdort possibles, jusque sur le théâtre de la guerre; aider ainsi efficacement le service sanitaire officiel de l'armée, mettre même à sa disposition des médecins, des élèves, des infirmiers volontaires, tel est le rôle éminemment utile que peuvent et doivent remplir les sociétés de secours; car il est, je ne saurais trop le répéter, complètement dans la nature et la limite de leurs aptitudes et de leur action.

Mais tel n'est pas le but que désignaient à leurs adhérents les fondateurs du comité de Genève, tel n'est pas le but que poursuivent aujourd'hui la plupart des Sociétés de secours aux blessés militaires. Venir *directement* en aide aux services sanitaires de l'armée, concourir *parallèlement avec eux et au même titre* au traitement des blessés, posséder *son* personnel particulier; avoir *ses* ambulances, *ses* hôpitaux, telles sont les inspirations que ne dissimulent aucun des comités; se substituer même aux services officiels, tel est le désir avoué de quelques-uns d'entre eux.

L'argument le plus puissant est toujours celui qu'on tire de l'expérience des faits accomplis. La preuve, dit-on, que les comités de secours peuvent soulager, non seulement aussi bien, mais encore mieux que les services sanitaires de l'armée, les blessés militaires, c'est qu'ils se sont substitués avec le plus grand avantage à l'administration militaire pendant la guerre d'Amérique, et qu'ils ont avec non moins d'avantage fonctionné parallèlement avec elle pendant les dernières guerres de la Prusse. Cet argument est basé sur une erreur de fait et une appréciation inexacte de l'état réel des choses. Presque tous ceux qui ont écrit sur l'organisation médicale de l'armée fédérale pendant la guerre ont assez singulièrement attribué à la commission sanitaire des États-Unis, c'est-à-dire au comité central des Sociétés de secours, un rôle qu'elle n'a jamais exercé. C'est le département médical de l'armée (*War's medical Department*), dirigé d'abord par le Dr Hammond, et plus tard par le Dr Barnes, comme chirurgien en chef; c'est, en définitive, le ministère de la guerre, confié alors à M. E. Stanton, qui fit construire en Amérique 202 hôpitaux généraux renfermant 136,894 lits, qui furent successivement occupés par plus de 2 millions de malades ou de blessés; c'est le département de la guerre qui fit aménager en infirmeries et hôpitaux de transport des navires et des trains de chemins de fer, qui fit exécuter et rassembler un matériel immense de brancards et de voitures d'ambulance; c'est le département de la guerre qui a fait mouvoir, pendant toute la campagne, les hommes et les choses, et pas un médecin de l'armée ou des hôpitaux militaires n'y fut nommé par d'autre autorité que par le ministère de la guerre.

Si la commission sanitaire des États-Unis n'est pas venue en aide aux blessés par des soins médicaux directs, elle a puissamment contribué à la bonne organisation des ambulances et des hôpitaux par ses conseils et par une action, qui, pour être *indirecte*, n'en a pas moins été puissante. Lorsqu'on sut, par les journaux, l'effroyable insuffisance d'un service médical en voie de formation, la commission sanitaire réunit autour d'elle les hommes les plus compétents, fit des enquêtes, sollicita de partout des renseignements précis, souleva publiquement les graves questions de l'organisation des hôpitaux, du matériel d'ambulance, des approvisionnements ; elle s'adressa surtout aux médecins, demanda leurs avis sur les besoins des armées en campagne, sur les précautions hygiéniques à conseiller aux soldats, et grâce à l'énergie de ses membres, à ses appels incessants à l'opinion publique sur laquelle elle s'appuyait et qui lui donnait une incontestable puissance, elle imposa *moralement* (mais elle imposa, il faut le reconnaître) au département de la guerre des mesures excellentes, et elle obtint ce qu'elle n'eût probablement pas obtenu d'un gouvernement européen : avoir des inspecteurs attachés aux différents corps d'armée pour la renseigner sur les besoins du soldat. Elle obtint plus encore : pour faire parvenir aux armées les objets qui faisaient défaut et pour envoyer les secours là où ils devenaient urgents par suite de batailles, il fallait connaître à l'avance les mouvements des troupes ; le ministère eut assez de confiance dans le patriotisme du conseil supérieur de la commission sanitaire pour les lui faire connaître en temps utile, c'est-à-dire d'avance, et il est à peine besoin de dire que ce secret, dont la divulgation eût été une trahison infâme, fut toujours religieusement gardé. Tel fut le rôle éminemment utile, et certainement très puissant, de la commission sanitaire ; il n'a pas consisté, on le voit, à avoir ses médecins, ses infirmiers, ses ambulances, ses hôpitaux, et l'argument si volontiers et si souvent reproduit n'a aucune valeur, puisqu'il s'appuie sur un fait erroné et sur une méprise.

En Prusse, l'action des sociétés de secours a été plus directe. Pendant la guerre du Schleswig-Holstein, les chevaliers de Saint-Jean de Jérusalem, sous la direction de leur grand maître M. le comte de Stolberg, avaient converti une des plus gracieuses habitations de Flensbourg en un petit hôpital destiné aux officiers de l'armée prussienne, et ils avaient établi, près de l'église de Nubel, une ambulance qui recevait les militaires blessés dans la tranchée devant Duppel. J'ai pu, dans les quelques jours, qu'accompagné de mon ami H. Liouville, j'ai passé au milieu de l'armée prussienne pendant le siège de Duppel, constater par moi-même quels services a rendus cette ambulance, dont l'établissement était dû à l'initiative privée, et que dirigeait le professeur Klopsk (de Breslau). Mais, que fussent devenus les blessés, si nombreux après l'assaut et la prise de cette ville, s'ils n'avaient eu aussi pour les secourir les ambulances officielles de l'armée, si bien et si facilement organisées en Prusse, grâce aux compagnies de santé. D'ailleurs, sauf pendant les derniers jours de siège, la guerre du Schleswig-Holstein n'a guère été meurtrière, et si, dans la campagne de 1866, les sociétés de secours sont venues, quelques heures après Langensalza et quelques jours après Sadowa, par l'envoi de médecins, d'étudiants, puissamment en aide au service médical et régulier de l'armée, toujours et partout insuffisant après de telles batailles, leur rôle a consisté à soigner les blessés dans les hôpitaux temporaires, dans des maisons converties en hôpitaux, mais non à prendre part aux opérations actives de la campagne, à figurer sur le champ de bataille au moment de l'action. Aussi, en Prusse comme en Amérique, les sociétés de secours sont-elles restées dans les limites où peut avec succès s'exercer leur action.

Pour ma part, je ne crois pas que les sociétés de secours puissent jamais *se substituer* à la chirurgie militaire dans les pays où il existe des armées permanentes. Les gouvernements européens entretiennent à grands frais de trop nombreux soldats parce qu'ils savent qu'une armée ne se forme pas en quelques jours ; le service de santé, composé d'hommes spéciaux, est encore plus long et plus difficile à organiser qu'un régiment ; il doit, comme l'armée, préexister à la guerre, et un gouvernement serait coupable s'il exposait le soldat à marcher à l'ennemi sans être certain qu'il trouvera, s'il est blessé pour la patrie qui l'appelle à sa défense, les secours et les soins auxquels il a doublement droit comme homme et comme citoyen.

Confier à l'initiative privée, hors de tout contrôle, de toute direction officielle, l'organisation des secours médicaux, serait s'exposer à une déception si grave dans ses conséquences, qu'il me paraît inutile de discuter l'hypothèse de la substitution des comités de secours à la chirurgie militaire.

Ces sociétés ayant leurs ambulances, leur personnel de médecins et d'infirmiers, leurs voitures, leur matériel de transport, peuvent-elles avoir l'accès du champ de bataille pendant le combat? peuvent-elles fonctionner au même titre que la chirurgie d'armée et *parallèlement* avec elle? Telle est la question que résolvent par l'affirmative la plupart des membres des sociétés de secours, et que, pour ma part, je crois devoir résoudre par la négative.

MM. Moynier et Appia, dans leur ouvrage intitulé : *La guerre et la charité*, font ainsi le tableau d'un champ de bataille, sur lequel figure le personnel des sociétés de secours : « Les porteurs, disent-ils (il s'agit d'infirmiers militaires), ont couru bravement jusque sous le canon ennemi pour enlever les blessés, les chirurgiens sont à leur poste, réunis dans la place de pansement. Mais le combat se prolonge, les porteurs ont à franchir une distance d'un quart ou même d'une demi-lieue de la ligne de combat à la première ambulance. Combien feront-ils de ces courses fatigantes? leurs bras commencent à défaillir. Mais voici : des jeunes gens accourent, forts, vigoureux, *modestes*, entraînés par un généreux enthousiasme et par quelques nobles chefs qu'anime une chevaleresque bravoure. Ce ne sont ni des soldats, ni des employés du corps sanitaire. C'est à nous de vous aider, leur crient-ils ; de grâce, plus de distinction entre l'officiel et l'inofficiel, ou bien, si vous nous demandez nos titres, nos droits, nous sommes les délégués officiels de l'humanité, nous sommes les secoureurs volontaires ; officiers, chirurgiens, laissez-nous passer ! »

Tout cela est, sans doute, ingénieusement pensé et vivement dit ; mais si nous restons dans le terre à terre de la pratique, je ne crois pas que personne de ceux ayant l'expérience de la guerre accepte la présence sur la ligne de bataille d'un corps nombreux, personnel et matériel, manquant non pas de bravoure, nul n'en manque en ces circonstances, mais (si l'on peut joindre ces deux mots), de ce sang-froid dans l'exaltation que le soldat déjà aguerri possède, et qu'il communique, par une saine contagion, au jeune soldat incorporé dans les rangs. Entraîné, surexcité par l'action, le combattant s'enivre de courage ; cette surexcitation fébrile manque, et il faut qu'elle manque, au médecin, qui doit conserver tout son calme dans l'accomplissement de sa difficile mission. Que l'ambulance du comité de secours se trouve imprudemment engagée trop près du lieu de la lutte ; que des manœuvres, qu'une retraite à quelques cents mètres en arrière pour reformer des colonnes d'attaque la laisse un instant exposée, est-on suffisamment certain que les infirmiers volontaires seront à l'abri d'une panique, contagieuse dans toutes les armées ? Est-on assuré que les voitures d'ambulance n'iront pas inconsidérément encombrer le sentier qui tout à l'heure devra livrer passage à une batterie d'artillerie, à des caissons de munitions ? D'ailleurs, pendant le combat, sur la ligne de bataille, les chirurgiens militaires suffisent à leur noble, difficile et périlleuse mission. C'est après la lutte surtout que le rôle du chirurgien commence, et, si les blessés restent trop souvent pendant de longues heures sur le champ de bataille, ce n'est pas faute de bras pour les transporter, car on pourra toujours, lorsqu'on le voudra, employer à cette tâche les hommes des régiments laissés en réserve pendant le combat, et mettre à leur disposition, à l'exemple des chirurgiens américains, un nombre suffisant de brancards.

Ce n'est pas tout encore. Un chirurgien civil, quelque expérimenté qu'il soit, peut manquer des qualités indispensables au chirurgien d'armée. J'ai souvent entendu soutenir cette thèse : qu'il ne devrait pas exister de corps spécial de santé militaire ; que la médecine est une, et qu'un médecin civil peut, aussi bien qu'un médecin militaire, donner ses soins aux soldats blessés. Un peu d'expérience pratique montre que cette opinion est complètement erronée, Les fonctions de médecin militaire exigent des qualités spéciales, qu'on acquiert sans doute assez vite, mais qu'on n'acquiert que par l'expérience. Connaître le soldat tel qu'il est, avec ses préjugés, ses qualités et ses défauts, s'en faire connaître et apprécier, savoir tirer parti de toutes les ressources, s'habituer aux fatigues du campement et des marches forcées, s'identifier avec les habitudes et les règlements militaires, pouvoir conserver au milieu du tumulte de la bataille le plus inaltérable sang-froid, tout cela ne s'acquiert que par la pratique. Le chirurgien militaire habitué aux choses de l'armée et de la guerre, est le véritable médecin du champ de bataille ; à lui appartient, du droit de l'expérience spéciale, l'organisation des premiers secours, les soins à donner pendant le combat. Les ambulances internationales ne peuvent donc pas se substituer à la chirurgie d'armée, elles ne peuvent pas davantage agir parallèlement avec elle dans toutes les circonstances ; mais, si l'accès du champ de bataille ne saurait leur être donné pendant le combat, elles peuvent pendant la campagne rendre d'immenses services en devenant la chirurgie de seconde et de troisième ligne, et en permettant ainsi à la médecine militaire de se consacrer uniquement à son rôle de chirurgie de bataille.

Le nombre des chirurgiens militaires, suffisant pendant le combat, est toujours insuffisant même après la victoire, et cette insuffisance, qui augmente à mesure que la campagne se prolonge, s'est montrée chez tous les peuples, dans toutes les armées, dans toutes les grandes guerres ; c'est une vérité qu'il faut savoir reconnaître, si l'on veut porter un remède au mal. Pour que cette insuffisance soit aussi faible que possible, il faut, dans les pays où les soins à donner aux troupes en campagne sont exclusivement attribués à un corps spécial, que le nombre de médecins militaires soit le même ou à peu près le même en temps de paix qu'en temps de guerre ; mais il en résulte fatalement que le nombre des médecins militaires est en temps de paix supérieur aux besoins ; de là un sérieux inconvénient. Le médecin de régiment envoie à l'hôpital les malades graves du corps auquel il appartient ; mais ces malades (du moins en France, car il n'en est pas de même en Prusse), ce n'est pas lui qui les soigne, c'est un collègue spécialement attaché à l'hôpital ou même un médecin civil, dans les petites villes où il n'y a pas d'hôpitaux militaires. De sorte que le médecin de régiment reste parfois assez longtemps sans avoir à soigner autre chose que des indispositions, et il est fort exposé à perdre ainsi de l'expérience déjà acquise.

Qu'arrive-t-il en temps de guerre ? L'armée entre en campagne, les services sanitaires sont au complet et chaque régiment a son chirurgien-major et ses aides-majors. Bientôt une bataille a lieu ; les chirurgiens de l'ambulance du quartier général et des ambulances divisionnaires, aidés de leurs collègues des régiments, prodiguent leurs soins aux blessés, en même temps qu'ils évacuent

sur les hôpitaux des villes voisines ceux qui sont transportables,
L'armée marche en avant, mais son personnel médical, suffisant
au début, est déjà affaibli par ce fait seul qu'il a fallu laisser en
arrière des chirurgiens pour soigner les victimes de la première
bataille. Au fur et à mesure que les combats se multiplient, l'insuffisance se prononce, et elle ne devient que trop évidente si une
nouvelle bataille laisse plusieurs milliers de blessés à la charge
de médecins dont le nombre a déjà été réduit par les nécessités
amenées par les luttes précédentes. Si cependant la campagne se
prolonge, l'armée ne peut marcher en avant sans être exposée à
cette alternative : ou d'être accompagnée d'un nombre de médecins absolument insuffisant ou de laisser en arrière, sans pouvoir
recevoir les soins indispensables, un grand nombre de malheureux
blessés, et ces soins leur feraient défaut si le corps médical officiel
n'appelait alors à son aide soit des médecins civils du pays où se
fait la guerre, soit des médecins nationaux auxiliaires. C'est ainsi
que, dans la campagne d'Italie, plus de deux cents médecins italiens concoururent à soigner nos blessés dans les hôpitaux de Milan,
Alexandrie, Gênes, Brescia, ce qui n'empêcha pas d'appeler des
étudiants en médecine français à venir, sous le nom de sous-aides
requis, augmenter pour la durée de la campagne le cadre de nos
médecins militaires.

Or, voici quel doit être, suivant moi, le rôle éminemment utile
des sociétés de secours. Des services sanitaires de cette importance
ne s'organisent pas en quelques jours ; aussi, comme les ambulances officielles, les ambulances internationales, personnel et
matériel, doivent-elles préexister à la guerre, et je dirai tout à
l'heure de quelle manière peut être conçue leur organisation.
Pour l'instant, supposons-les munies de toutes leurs ressources.
L'armée entre en campagne, elle est suivie par les ambulances
internationales, placées, comme tout le reste, sous les ordres
directs du général en chef, mais ne relevant d'aucun autre service officiel et conservant son autonomie sous les ordres du général
en chef. Tout se prépare pour un combat ; l'ambulance internationale, placée à une ou deux lieues du champ de bataille, et
sans prendre part à la lutte, décharge ses fourgons, monte ses
brancards, dresse les tentes qui deviendront les hôpitaux temporaires, prépare, en un mot, personnel et matériel à remplir
quelques heures après le rôle important qui leur est dévolu.

La bataille terminée, le personnel des ambulances civiles arrive sur le lieu de la lutte et concourt avec les services sanitaires de l'armée à relever et à secourir les blessés. Si l'armée marche en avant, le corps de santé militaire l'accompagne, car il peut laisser derrière lui les blessés et les malades aux soins des médecins civils attachés aux ambulances internationales, et il reste ainsi tout prêt pour un nouveau combat puisqu'il n'a pas été obligé d'affaiblir outre mesure son personnel. C'est encore aux médecins des sociétés de secours que peuvent être confiés les hôpitaux des villes sur lesquels les blessés ont été évacués. Mais, pour compléter cette difficile et glorieuse mission, il faut un personnel nombreux composé de chirurgiens en possession déjà d'une instruction pratique suffisante. L'administration de la guerre a fait en Italie l'expérience des sous-aides auxiliaires, et j'ai tout lieu de croire qu'elle ne serait pas disposée à la recommencer. Des étudiants en médecine de troisième et même de quatrième année ne peuvent être employés que sous la direction de chefs de service auxquels ils servent d'aides pour les pansements et quelques-uns pour les opérations ; à ce titre ils sont utiles, mais on ne peut leur confier des malades à titre de médecins traitants. Or, ce qu'il faut en campagne, c'est de pouvoir laisser dans un village, dans un hameau, un ou plusieurs médecins chargés du traitement complet des blessés qui s'y trouvent recueillis; c'est de pouvoir leur confier ces petits hôpitaux temporaires, que, même dans les grandes villes, on établit parfois en grand nombre en transformant en ambulances des édifices publics ou des maisons particulières. Les élèves en médecine peuvent être utiles, les médecins expérimentés sont indispensables.

Mais ici se dresse la partie la plus difficile du problème : comment se procurer un nombreux personnel médical? La réponse est simple, peut-être la trouvera-t-on un peu brutale; on trouvera ce personnel en le payant et en le payant cher, c'est-à-dire à sa valeur. Dans les questions de cette nature, il faut se garder des illusions et du sentimentalisme. Le dévouement à la patrie, à l'humanité, n'est pas affaire d'argent, mais un docteur en médecine, excellent patriote, ne quitte pas sa famille, s'il n'est pas suffisamment indemnisé honorifiquement et pécuniairement du sacrifice qu'il fait à sa patrie et à ses concitoyens. Quand le pays est directement menacé, s'il était envahi, nul doute que les volontaires, soldats ou médecins, afflueraient à l'armée ; mais il n'est pas tout à fait de même quand il ne s'agit que de guerres offensives, ou purement politiques et dont on ne comprend pas toujours exactement les motifs. C'est ici le cas de se rappeler que l'argent est le nerf de la guerre ; les sociétés de secours sont admirablement placées pour faire appel au patriotisme, à la charité et aussi à la bourse des citoyens, et cet appel serait, le cas échéant, entendu en France, comme il l'a été en Angleterre, en Allemagne et en Amérique.

Il ne suffit pas toutefois de posséder un personnel suffisant de médecins, d'élèves et d'infirmiers, il faut encore réunir un matériel considérable, et nous touchons ici à une des plus importantes questions, car je crois qu'une révolution complète doit s'opérer dans le mode de secours à donner aux blessés et dans l'organisation des ambulances.

Lorsqu'une bataille a eu lieu, autant que faire se peut et aussitôt que leur état le permet, souvent même, je l'ai montré, sans que leur état le permette, les blessés sont évacués sur les villes voisines, surtout lorsque ces villes possèdent de grands hôpitaux ; on transporte le blessé là où se trouvent le plus de ressources matérielles, et ces ressources ne tardant pas à être insuffisantes, on entasse dans des hôpitaux, dans des bâtiments publics transformés en hôpital, deux ou trois fois plus de malades qu'ils ne peuvent ou ne devraient en contenir ; puis, lorsque l'encombrement est manifeste et exerce ses terribles ravages, on évacue plus loin encore les blessés les plus transportables. *Faire venir l'hôpital vers le malade et non plus diriger coûte que coûte le malade vers l'hôpital*, telle est la révolution qu'il appartient à notre époque d'accomplir, et non seulement elle est possible et désirable, elle est encore indispensable et facile.

L'année dernière l'exposition universelle avait rassemblé au Champ-de-Mars les spécimens du matériel d'ambulance des États-Unis et de presque tous les grands États de l'Europe. Ce matériel fut soumis à de nombreux essais par la commission des ambulances internationales, et non seulement parce que j'ai pris part à ses travaux, mais surtout parce j'ai vu à l'œuvre en Italie et au Schleswig le matériel des armées françaises, autrichiennes et prussiennes, j'ai acquis la conviction absolue que, sauf peut-être la voiture américaine, nous ne possédons aucun moyen de transport irréprochable. Les sociétés de secours, notre ministre de la guerre, se sont occupés de cette difficile question, et jusqu'à présent on ne possède ni modèle de brancard, ni modèle de voiture à l'abri de tout reproche grave. Du reste, ce matériel, quelque complet, quelque nombreux qu'on le suppose, sera toujours d'une insuffisance absolue lorsqu'on devra, sans l'aide des chemins de fer, transporter à une distance parfois considérable les milliers de blessés qui tombent après des batailles comme Magenta, Solferino ou Sadowa. Que fait-on dans ces circonstances? On met en réquisition toutes les voitures, de quelque nature qu'elles soient, et l'on peut imaginer quelle est la situation d'un malheureux atteint d'une fracture de cuisse par coup de feu, auquel on fait faire cinq ou dix lieues, couché sur de la paille jeté sur un chariot non suspendu.

Au lieu de chercher à améliorer les moyens de transport, il faut chercher à les rendre inutiles. Jusqu'en 1859, les blessés tombés entre les mains de l'ennemi étant regardés comme prisonniers de guerre, l'armée devait se préoccuper de placer ses hôpitaux à l'abri des vicissitudes de la campagne ; et cette raison était une de celles qui rendaient nécessaire l'évacuation sur les grandes villes voisines. Aujourd'hui il n'en est plus de même ; le décret de Montébello est devenu un des articles les plus importants de la convention de Genève, convention acceptée par tous les États européens, et à l'avenir la neutralisation des ambulances, personnel et matériel, s'étend aux malades qui y sont recueillis ; ils ne sont plus prisonniers, et sont rendus sans échange au fur et à mesure qu'ils entrent en convalescence. Donc rien n'empêche que les hôpitaux soient créés à l'endroit ou près de l'endroit où s'est donnée la bataille.

Ici s'élève une autre objection. Créer des hôpitaux, cela est aisé à dire ; mais on ne crée pas un hôpital en quelques heures ; d'ailleurs où trouver les matériaux pour le construire? Ici encore la réponse est facile. J'ai dit que l'hôpital devait aller vers le malade et non le malade vers l'hôpital ; il ne s'agit pas, bien entendu, d'hôpitaux construits en pierres, de fastueux monuments ; des tentes, voilà tout ce qu'il faut. Or, on transporte plus facilement une pièce de toile et des pieux que des blessés ; il ne faut pas pour cela s'ingénier à trouver des voitures bien suspendues, munies de banquettes élastiques ou de lits à l'abri des secousses, et, puisque de toute façon l'ambulance doit avoir ses charrois, je soutiens qu'il faudrait moins de voitures pour transporter une tente pour trente hommes que de transporter ces trente hommes plus ou moins grièvement blessés.

Vous n'y songez pas, répondra le préjugé, donner de simples tentes pour abri à de malheureux malades ; les exposer aux courants d'air, au froid de la nuit, à la pluie, aux intempéries de l'atmosphère, cela n'est pas sérieux. A cela je réponds encore : les faits sont plus forts que les théories et les raisonnements, et les faits ont prononcé. Dans son remarquable discours de 1861 sur l'hygiène hospitalière, M. Michel Lévy nous a montré quels services avaient rendus en Orient les hôpitaux sous la tente et les baraques, et combien ils avaient été supérieurs aux hôpitaux établis dans des bâtiments destinés ou non antérieurement à cet usage. Pendant la guerre d'Amérique, la plupart des grands hôpitaux créés par le département de la guerre, hôpitaux dont nous avons vu les spécimens à l'exposition, et dont les plans sont donnés dans la circulaire n° 6, n'étaient autre chose qu'une agglomération de pavillons baraqués construits en planches. Ce n'est pas tout encore, la tente, la véritable tente, est employée aujourd'hui en Allemagne, non plus seulement comme pis-aller, mais comme étant préférable, l'été, aux bâtiments de pierre, et cela dans l'enceinte même des grands établissements hospitaliers. J'ai vu ces tentes établies à Leipzig, à Berlin elles avaient déjà rendu de grands services, on en attendait de plus grands encore ; mais il y a quatre ans déjà de cela, et il serait très important de savoir par une statistique exacte si, comme tout me porte à le croire, elles se sont montrées supérieures aux salles ordinaires ; pour l'été, cela va sans dire. A Bethanian, par exemple, dès les premiers jours de l'été le service de chirurgie de M. Wilms avait été transféré sous une tente à double toile (précaution indispensable) placée dans le jardin de l'hôpital, et, ce que je puis affirmer, c'est que les malades s'y trouvaient parfaitement, et préféraient le séjour de la tente à celui des salles.

Cette année, j'aurais désiré ne pas voir plus longtemps Paris en arrière de Berlin dans la voie du progrès, et j'avais demandé, il y a quelques mois, au directeur général de l'assistance publique de transférer mon service, à l'hôpital Cochin, sous une tente qu'il était facile d'élever dans une vaste prairie renfermée dans l'enceinte de l'hôpital. M. Husson, par un sentiment de défiance que je regrette, mais que je ne saurais blâmer, n'a pas cru pouvoir accéder à mon désir, et il a craint d'engager trop fortement sa responsabilité dans une tentative qui heurte de front nos habitudes et nos préjugés. J'espère cependant que nous pourrons voir bientôt les hôpitaux d'été, en vigueur depuis longtemps en Russie et depuis quelques années en Allemagne, s'introduire à Paris.

Cette révolution dans l'hospitalisation des blessés militaires peut être accomplie aussi bien par le gouvernement que par les sociétés de secours, et elle sera, j'en suis convaincu, amenée par la meilleure des raisons : la nécessité. Les modifications survenues dans l'armement des troupes font prévoir que les grandes batailles futures jetteront sur le sol quarante à cinquante mille blessés, qu'on transportera d'autant plus difficilement dans les hôpitaux des villes voisines du lieu de la lutte, qu'à l'imperfection du matériel de transport se joindra son insuffisance absolue.

Pour remplir le rôle que leur dévouement à l'humanité leur fait ambitionner, les sociétés de secours ne doivent pas oublier que la guerre, à notre époque, commence vite et dure peu ; que la première bataille suit de près l'ouverture des hostilités ; que l'on n'organise pas en quelques jours un service médical de cette importance, et qu'il faut, pour que cette organisation soit satisfaisante, s'y prendre longtemps à l'avance. Elles doivent donc avoir toujours prêt un matériel suffisant, des infirmiers instruits et des médecins sur lesquels elle puisse compter en cas de besoin, et, sous ce dernier rapport, il faut au moins que son personnel supérieur, médical et administratif soit désigné et organisé d'avance, ne serait-ce que sur le papier, puisque son intervention tout éventuelle ne peut heureusement avoir lieu qu'à de longs intervalles.

On arguerait à tort que les efforts faits pour rendre possible cette organisation, les appels énergiques qu'elle nécessite à la générosité publique pourraient, dans les circonstances actuelles, prendre une signification pronostique exagérée et fâcheuse. *Si vis pacem, para bellum* est un précepte que l'on suit avec trop de rigueur pour ce qui concerne les moyens de destruction, hommes et choses, pour qu'il ne soit pas non seulement logique, mais indispensable, de préparer aussi les moyens de pouvoir, en cas de besoins proches ou éloignés, réparer autant que faire se peut les terribles conséquences de la guerre.

Les ambulances internationales sont appelées, j'en suis convaincu, à rendre d'immenses services ; elles sont aujourd'hui en Europe le sujet de préoccupations plus ou moins vives, mais très variables suivant les pays, et leur destinée chez les différents peuples ne me paraît pas devoir être uniforme. Comparons seulement la France et la Prusse : en Prusse, tout le monde étant ou ayant été soldat, il n'y a aucune distinction entre l'armée et la nation ; il n'y a pas d'armée nationale; il y a la nation armée ; les ambulances civiles y sont assurées d'avance des sympathies militaires. En France, il n'en est pas de même. Pour les officiers, avec ou sans troupes, la carrière des armes est une profession qu'on exerce toute sa vie, et il y a une distinction profonde entre la population civile et la population militaire : aussi les sympathies en faveur des ambulances civiles sont et seront plus apparentes que réelles, et leur intervention paraîtra même à beaucoup une usurpation. Je puis me tromper, mais tel est mon sentiment.

En Prusse, la direction des choses médicales appartenant aux médecins, les ambulances civiles, à la tête desquelles se trouvent placés deux éminents chirurgiens : MM. Langenbeck et Gurlt, dont les efforts sont puissamment secondés par une femme intelligente, dévouée, non en apparence et pour satisfaire aux convenances, mais par un sentiment profond de ses devoirs comme femme et comme souveraine, sont aujourd'hui organisées et prêtes à fonctionner.

En France, où prime toujours l'esprit administratif, les sociétés de secours sont dirigées par M. le comte de..., M. le marquis..., M. le duc..., braves gens du reste, pleins de bonnes intentions, très dignes d'éloges sous ce rapport, prenant même très au sérieux la mission qu'ils se sont donnée, mais qui, n'entendant rien à la pratique des choses médicales, peuvent très bien organiser un bal à l'Opéra, un musée, une exposition, mais se trouveraient fort embarrassés s'il leur fallait, demain, faire passer en huit jours les ambulances internationales du rôle de passe-temps à celui d'une œuvre sérieuse et utile, rassembler cent médecins et un immense matériel, car rien de tout cela n'est prêt. La direction imprimée aux ambulances internationales françaises est des plus fâcheuses. Si un médecin civil, par dévouement au pays menacé,

pourrait encore à la rigueur se placer momentanément sous les
ordres de l'intendance militaire, composée du moins d'hommes
ayant appris par une longue pratique un peu de ce que les médecins
seuls peuvent savoir suffisamment, jamais il ne consentira à recevoir l'impulsion d'hommes animés des meilleurs sentiments, mais
complètement, absolument incapables de deviner ce qu'est et doit
être un service médical et qui ne pourraient que paralyser et
annihiler ses efforts.

Il ne faudrait donc pas juger l'œuvre importante, admirable des
ambulances internationales avec ce que nous pouvons avoir sous
les yeux ; l'avenir nous montrera ce qu'elle est chez quelques peuples et ce qu'elle pourrait ou devrait être partout.

II

LA CAMPAGNE D'ITALIE

EN 1859 [1]

AU POINT DE VUE CHIRURGICAL ET ADMINISTRATIF

Il y a quatre ans, M. Chenu, dans un magnifique ouvrage, publiait, sous les auspices du ministère de la guerre, l'histoire médico-chirurgicale de la campagne d'Orient; aujourd'hui, dans un ouvrage plus magnifique encore, il nous trace l'histoire de la campagne d'Italie. Mais, cette fois, la publication ne paraît pas s'être faite sous les auspices de l'administration, et l'on dit même que notre collègue a dû attendre, pour faire paraître son livre, que l'âge de la retraite lui eût rendu, non son indépendance d'esprit, mais sa liberté d'action. C'est que, dans notre beau pays de France, le militaire ne doit connaître qu'une vertu : l'obéissance passive, qu'une chose digne de respect : la hiérarchie; aussi n'a-t-il pas le droit de publier une ligne sans l'approbation de messieurs ses supérieurs. Or, comme le supérieur d'un médecin n'est pas un autre médecin, mais un administrateur, et comme M. Chenu nous montre une fois de plus que l'administration, c'est-à-dire l'intendance, a la responsabilité morale d'effroyables désastres, il n'est pas difficile de deviner que celle-ci se soit empressée d'autoriser formellement M. Chenu... à se taire.

(1) *Gazette hebd. de méd. et de chir.*, 1869.

Heureusement notre confrère a pu cesser d'être muet par ordre ; son livre a paru il y a quelques semaines, et nous pouvons maintenant analyser et étudier les faits si nombreux et si intéressants qu'il porte aujourd'hui à la connaissance de tous.

Parmi les questions chirurgicales, celle qui, dans un pareil sujet, prime toutes les autres, est l'étude des résultats obtenus dans le traitement des plaies par armes à feu, et tout d'abord celle de la mortalité après les amputations. Mais pour ceux qui prennent en suspicion les déductions les mieux fondées dès qu'elles se basent sur des chiffres et que la vue seule d'une statistique irrite, disons tout de suite comment sont établies celles de M. Chenu.

Un soldat amputé par suite d'une blessure reçue dans un service commandé a droit à une pension ; cette pension ne s'obtient qu'après un sérieux examen, appuyé de pièces fort nombreuses (on sait qu'en France on ne ménage pas les écritures) ; par conséquent, pour les amputés guéris, les résultats sont connus exactement, etc. Tout soldat amputé figure sur les relevés de l'hôpital, de l'ambulance où il a été recueilli. S'il meurt des suites de l'opération, le décès est constaté, l'acte est transmis au régiment auquel il appartient, au ministère, à sa famille, etc. ; donc aucune erreur n'est possible, si, comme l'a fait M. Chenu, on dresse un état nominatif de tous les amputés et si on les suit d'hôpital en hôpital, dans les cas trop nombreux où l'on a cru devoir leur faire faire ces promenades meurtrières qu'on appelle des évacuations. Les chiffres contenus dans ce tableau (p. 40), dressé avec les documents consignés en détail dans le livre de M. Chenu, ont donc au premier chef les caractères de l'exactitude. Malheureusement ils n'ont rien dont nous ayons sujet de nous réjouir comme hommes et encore moins de nous enorgueillir comme chirurgiens français.

La mortalité après les amputations a été excessive. Plus de la moitié des amputés du bras, à peu près la moitié des amputés de l'avant-bras, plus des trois quarts des amputés de la cuisse, les deux tiers des amputés de la jambe, sont morts. En revanche, la proportion des blessés guéris après la désarticulation de la hanche est considérable, 3 sur 7 ; mais un seul d'entre eux a été opéré en Italie ; les deux autres malades ont subi l'opération assez longtemps après et dans les hôpitaux de la marine, à Toulon. Ces derniers faits sont connus déjà depuis longtemps par la publication du mémoire de M. Jules Roux (de Toulon).

La conservation du membre a-t-elle donné de meilleurs résultats que l'amputation ? Telle est la question qu'on est amené tout de suite à se poser ; malheureusement les renseignements contenus dans le livre de M. Chenu, quelque nombreux qu'ils soient, ne peuvent permettre d'aborder avec fruit cette étude.

A côté du chiffre des pensionnés et de celui des morts, s'en place un troisième, celui des malades sortis guéris ou évacués ; or, ce dernier chiffre est si considérable, comme nombre, à côté des deux autres, qu'il empêche toute appréciation rigoureuse, c'est-à-dire vraiment scientifique. Un soldat amputé et guéri est réformé et pensionné ; on connait donc tous les guéris en prenant la liste des pensions ; on connaît également tous les morts ; mais un blessé guéri sans amputation ne recevant pas de pension peut rentrer dans son régiment sans laisser d'autre trace de son passage à l'hôpital que la présence de son nom sur les états des hôpitaux où il a été admis. Si l'on n'avait pas imaginé les évacuations, la recherche serait facile et les rapports partiels de chaque hôpital seraient suffisamment probants ; mais il n'en est pas ainsi. Un blessé est transporté du champ de bataille dans un hôpital ; il y meurt ; tout est dit, et il compte comme un au chiffre des blessés. Au contraire, il résiste ; il entre, je suppose, à l'hôpital de Brescia, puis il est, quelques jours après, évacué sur Milan ; il figure pour un, à la colonne des guéris ou évacués, sur la liste de Brescia, comme cas de conservation. De Milan il passe à Alexandrie, d'Alexandrie à Gênes, de Gênes à Marseille ; il a pu ainsi compter quatre fois sur quatre listes comme guéri ou évacué ; de telle sorte que le nombre des succès par la conservation pourrait être multiplié involontairement, plus que ne le comporte la vérité.

La seconde question à examiner serait celle de la gravité relative des amputations primitives et secondaires. Là encore nous devons nous abstenir, et pour deux raisons. La première, c'est que cette distinction n'est établie que pour un petit nombre de cas, fort dépassé par le chiffre de ceux où cette distinction n'a pu être faite. La seconde, c'est que le mot amputation primitive n'a, dans la chirurgie militaire, ni l'acception réelle qui lui appartient, ni une signification toujours la même. L'amputation primitive, c'est-à-dire celle qui est faite quelques heures après la blessure, semble offrir des chances de succès ; l'amputation faite après

CAMPAGNE D'ITALIE (1859). — MORTALITÉ DES AMPUTATIONS ET DES DÉSARTICULATIONS

	NOMBRE des OPÉRATIONS	PRIMITIVES		SECONDAIRES		INDÉTERMINÉES		TOTAL		MORTALITÉ p. 100
		Guéris.	Morts.	Guéris.	Morts.	Guéris.	Morts.	Guéris.	Morts.	
Désarticulation de l'épaule.	75 ¹	6	5	18	16	11	18	35	39	52,7
Amputation du bras ².	314 ¹	»	»	»	»	»	»	138	175	55,8
Désarticulation du coude ².	6	»	»	»	»	»	»	1	5	83,3
Amputation de l'avant-bras ².	61	»	»	»	»	»	»	52	39	42,8
Désarticulation de la hanche ².	7	»	»	3 ³	»	»	4	3	4	57,1
Amputation de la cuisse.	336	8	58	16	73	55	126	79	257	76,4
Désarticulation du genou ².	4	»	»	»	»	»	»	1	3	75,0
Amputation de la jambe.	317	5	13	13	58	86	160	116	231	66,5
	1,180							425	753	63,9

(1) L'écart entre ce chiffre et celui du total des guérisons et des morts est dû à ce que, pour deux malades évacués, le résultat final est incertain.
(2) Le caractère de l'amputation n'a été établi que pour quelques malades.
(3) Deux des trois malades guéris ont été opérés à Toulon dans les hôpitaux de la marine.

l'apparition de la fièvre traumatique est des plus graves. Or, dans la chirurgie militaire, comme on n'a relevé les blessés qu'après vingt-quatre, trente-six, quarante-huit heures, quelquefois plus, on ne les ampute trop souvent qu'après trois ou quatre jours, et cette amputation, qu'on qualifie alors de primitive, parce qu'elle a été faite lors de la première visite du chirurgien, n'est en réalité qu'une opération intermédiaire, retardée, pendant la fièvre (peu importe le nom qu'on choisisse), c'est-à-dire une amputation faite au moment où elle a le plus de gravité. Il n'est donc pas étonnant que les amputations appelées à tort primitives figurent dans ce tableau pour une mortalité plus grande que les amputations secondaires, puisque ces soi-disant amputations primitives ont été faites pendant la fièvre traumatique.

Il est une autre question fort importante qu'il nous faut maintenant examiner, c'est celle de la comparaison des résultats obtenus en Italie, après les amputations, avec ceux qui ont suivi les mêmes opérations faites en Crimée, dans les armées anglaise et française, et, en Amérique, dans l'armée fédérale. A mon point de vue, cette question est peut-être la plus importante ; car, de même qu'en montrant, il y a dix ans passés, que nous perdions plus d'amputés dans nos hôpitaux de Paris que dans ceux de Londres, j'ai été amené à rechercher les causes de cette différence et à réveiller la question de l'hygiène hospitalière, aujourd'hui étudiée partout ; de même, en appliquant cette comparaison aux amputés militaires, on est amené à rechercher, comme on le fait depuis plusieurs années, quelles sont les modifications que l'on doit apporter à l'organisation des ambulances et des hôpitaux militaires pour améliorer une situation dont nous allons une fois de plus, avec l'aide toute-puissante des faits révélés par la statistique et par les recherches de M. Chenu, montrer la déplorable gravité.

Dans un travail, publié l'année dernière dans la *Gazette hebdomadaire* (Voy. le chap. précédent), j'avais le regret de montrer par les chiffres l'effrayante infériorité des résultats obtenus par nos chirurgiens militaires pendant la campagne de Crimée ; j'en cherchai les causes, et parmi les principales, j'en signalai deux qui primaient toutes les autres : l'insuffisance du matériel et du personnel médical ; l'abus des évacuations, corollaire obligé de la précédente, et enfin une cause capitale : la suprématie, que dis-je, l'omnipotence de l'intendance militaire. Cette omnipotence réduit à néant les efforts de nos confrères de l'armée, et place nos chirurgiens militaires dans un état d'incapacité légale, pour laisser toute l'autorité à un corps administratif qui, au point de vue de la médecine, est au contraire dans un état d'incapacité réelle, quels que puissent être, quels que soient le zèle, le dévouement indéniables des officiers de l'intendance. J'attaque l'institution, parce qu'elle entraîne fatalement des désastres qui la rendent plus meurtrière que le feu de l'ennemi ; je respecte, dans la personne des intendants, des hommes qui, sincèrement, complètement dévoués au salut du soldat, usent leur énergie, leur santé, leur vie, sans pouvoir contre-balancer les funestes effets d'une insuffisance collective, résultat fatal de l'organisation du corps auquel ils appartiennent.

Nous avons été plus que malheureux en Crimée ; mais on était loin de la France, en pays ennemi, sans ressources à tirer de la contrée, par un hiver rigoureux ; quels ont été nos résultats en Italie ? Hélas ! ils ne furent guère plus satisfaisants, qu'on en juge !

	ARMÉE AMÉRICAINE	ARMÉE ANGLAISE	ARMÉE FRANÇAISE	
	Guerre de la sécession.	Guerre de Crimée.	Guerre de Crimée.	Guerre d'Italie.
Désarticulation de l'épaule. .	39,2	33,3	61,7	52,7
Amputation du bras.	21,2	24,5	55,5	55,1
Amputation de l'avant-bras .	16,5	5,0	45,2	42,8
Désarticulation de la hanche.	85,7	100,0	100,0	57,1
Amputation de la cuisse. . .	64,4	64,0	91,8	76,4
Désarticulation du genou . .	55,1	57,1	91,3	75,0
Amputation de la jambe. . .	26,0	35,6	71,9	66,5
	40,2	33,9	72,8	63,9

Ainsi, dans un pays ami, au milieu des ressources de toute espèce, l'été et sous un des plus beaux ciels de l'Europe, à six heures de nos frontières, pendant une campagne où nous fûmes toujours victorieux et qui ne dura que deux mois, entourés de villes et de villages où nous pouvions laisser nos blessés, la mortalité générale après les amputations fut encore de 63,9, près de 64 p. 100 ; 9 p. 100 seulement de moins qu'en Crimée, où tout était conjuré contre nous, climat, privations, fatigues d'une longue campagne, choléra, typhus, pourriture d'hôpital, etc. Nous perdions 63 p. 100 de nos opérés en Italie, quand les Anglais, sur ce champ de mort de la Crimée, ne perdirent que 33 p. 100 ; quand les Américains, dans leur lutte gigantesque à travers un territoire dévasté par la guerre, au milieu de toutes les difficultés, n'en perdirent que 40 p. 100, et cette différence désastreuse, nous la retrouvons pour chaque amputation en particulier.

C'est qu'en Italie, nous retrouvons les mêmes causes de mort que nous avons déjà trouvées en Crimée : insuffisance de personnel, insuffisance de matériel, impuissance des médecins devant l'omnipotence administrative, et enfin le fléau des évacuations.

Je ne dirai qu'un mot sur ce dernier point; car j'ai montré en détail, l'année dernière, dans ce journal même, quel est le rôle des évacuations dans ce chiffre élevé de nos pertes. Ces évacuations peuvent être une nécessité dans une campagne d'hiver, dans un pays peu habité, sans végétation, sans forêts où l'on puisse trouver du bois pour construire des baraques, sans ressources en vivres, en logements, mais dans lequel des chemins de fer, un fleuve ou de grands cours d'eau permettent, comme en Amérique, le transport facile dans des *wagons* ou dans des *navires-hôpitaux*. En dehors de ces circonstances, recourir aux évacuations pour les amputés, pour les soldats atteints de fractures, c'est, aujourd'hui que l'expérience a prononcé, se rendre coupable d'homicide par imprudence. On craint que l'agglomération des blessés ne produise le typhus; le typhus ne naît que quand on veut bien le laisser naître. Est-ce que les Anglais, en Crimée, est-ce que les fédéraux ont eu le typhus comme nous l'avons eu en Crimée? Les médecins anglais et américains ont pu disséminer leurs malades dans des hôpitaux-barques, et nous aurions pu le faire en Crimée, si l'intendance eût écouté les conseils, les réclamations, les plaintes isolées de Michel Lévy, de Scrive, de Baudens.

En Italie, les évacuations, telles qu'elles furent faites, sont injustifiables. J'ai reçu plusieurs fois, pendant le mois de juillet, à Gênes, de malheureux blessés de Solferino atteints de fractures par coup de feu? Combien sont morts qui eussent été sauvés, si le transport n'avait pas amené des accidents qu'on eût évités en les traitant sur place.

On craignait, dit-on, le typhus! mais était-il donc si difficile

d'éviter l'encombrement, et fallait-il pour cela recourir à ces évacuations meurtrières dont on avait vu les résultats en Crimée?
Comment! on est en pays ami, sous le beau ciel de l'Italie, dans
la plus belle saison de l'année, par une température si élevée que
nous avons plusieurs fois 37 et 38° de chaleur; on est dans ces
magnifiques plaines de la Lombardie, entouré de ressources de
toute espèce, et l'on ne trouve pas moyen d'établir des hôpitaux
sous tente ! on est au milieu de villages riches, de villes pleines
de ressources, et Solferino, Cavriana, Volta, Desenzano, Castiglione, Medole, Rivoltella, sont évacués le plus tôt possible,
quand on pouvait y guérir nos blessés les plus graves ; quand on
pouvait disséminer les hommes blessés légèrement dans les villages plus éloignés et sur les bords enchanteurs et salubres du lac
de Garde !

Qui décidait de ces graves mesures exclusivement du domaine
légitime du médecin ?

27 mai. *Le major général à l'intendant général.*— Les derniers blessés
de Voghera, transportables jusqu'ici par le chemin de fer, *seront tous
évacués d'urgence, si grave que soit leur situation...* — VAILLANT.

Et le même jour nous trouvons cette lettre :

Grand quartier général. Alexandrie, 27 mai. — M. l'intendant
général,
Les évacuations de malades ou de blessés ont été faites jusqu'à ce jour
avec tant de précipitation qu'elles ont besoin d'être régularisées pour le
service médical des hôpitaux... — Baron LARREY.

Ah ! il faut que l'intendance soit bien puissante, puisque rien
n'a pu être obtenu, alors que le médecin en chef de l'armée était
en même temps chirurgien ordinaire de l'empereur, était investi
de la confiance du Souverain et pouvait à toute heure lui communiquer directement les impressions et les regrets dont nous trouvons la preuve dans sa correspondance officielle avec l'intendance.
Il faut que l'intendance ait été bien puissante pour que les réclamations incessantes, énergiques que M. Larrey ne peut manquer
d'avoir faites, n'aient pas été plus efficaces.

L'insuffisance de matériel, le manque de vivres, de fourrages,
d'objets de pansement éclatent dès le début de la campagne, avant
même qu'aient eu lieu les batailles de Magenta et de Solferino.

Cependant l'empereur écrivait le 16 mai à l'intendant général Paris cette lettre remarquable :

« Depuis quarante-cinq ans, *nous n'avons plus eu de guerre;* et dans toutes les *petites guerres* qui se sont faites, l'intelligence des intendants n'a pu être mise à l'épreuve, car tout consistait, pour l'intendance, à avoir de l'argent et à faire des marchés avec les fournisseurs.

« Tout cela peut être bon pour une guerre partielle et maritime, tout cela peut être utile dans une guerre continentale comme réserve ; mais, pour les grandes guerres en Europe, il n'y a qu'un seul principe efficace à appliquer en général, c'est de faire vivre l'armée avec les ressources du pays où elle se trouve, et, pour cela, il n'y a qu'un seul moyen, la réquisition payée comptant, quand on est en pays ami, *prise sans payer* quand on est en pays ennemi. Ce système, le seul efficace, demande beaucoup d'intelligence et d'activité. Il est bien plus facile naturellement d'écrire au ministre de la guerre : Envoyez-moi tant de millions de rations...

« On dira peut-être, et c'est là le prétexte de tous ceux qui ne veulent pas se donner la peine de chercher, que le pays ne peut pas fournir les ressources nécessaires..., c'est là une erreur capitale... ; il est reconnu qu'un pays pourrait toujours nourrir pendant deux ou trois mois le double de sa population. Ainsi le Piémont, qui a près de cinq millions d'habitants, pourrait nourrir pendant deux ou trois mois une armée de cinq millions d'hommes... Ordonnez que, dans chaque commune, on cuise tant de rations de pain, qu'on enverra également au chef-lieu ou à des points désignés d'avance. Prenez enfin des mesures analogues..., etc.

Signé : « NAPOLÉON. »

Les mesures sans doute furent mal prises, ou les intentions du souverain mal comprises, car « on fit venir de France à Gênes des farines, du riz (comme si le Piémont et la Lombardie n'en produisaient pas assez pour toute l'Europe), du café, du sucre, et l'on a encombré cette place d'approvisionnements de toute sorte, à tel point que cette abondance, forcément immobilisée dans les magasins par l'absence de moyens de transport, a renouvelé pour l'armée le supplice de Tantale ».

Je ne fais que citer les correspondances officielles rendues publiques par le livre de **M.** Chenu.

Valeggio, 7 juillet. — Les distributions de biscuit sont très fréquentes ; *depuis quinze jours*, quelques régiments n'ont reçu qu'*une ou deux fois* du pain de très mauvaise qualité et présentant des moisissures... Le vin manque complètement ; c'est à peine si, en quinze jours, une distribution a été faite... — MERY, médecin en chef de la garde.

Montebello, 24 mai. — Je vous informe à regret que, par suite de l'inexpérience ou des préoccupations nombreuses de l'intendance, près de huit cents blessés ont été nourris pendant quatre jours par la commisération publique. Les régiments et les ambulances continuent à manquer de médicaments... — CHAMPOUILLON, médecin en chef du 1er corps.

Castiglione, 2 juin. — Sire, les blessés de Solferino, entassés à Castiglione, n'ont pas même encore été pansés, faute de moyens suffisants. Nous avons de la charpie, mais pas de linge, pas de chemises, pas de sucre, pas de vivres... — LORRET, hydrographe de la marine.

Nous voyons ce manque du matériel nécessaire pour les pansements ou pour les transports dénoncé dans un grand nombre de rapports. Citons-en quelques-uns.

Quartier général du 2e corps. Sale, 17 mai. — Vous jugerez de notre embarras et de nos craintes quand vous saurez qu'il n'existe pour toute ressource en matériel dans ce corps d'armée qu'un caisson d'ambulance... Nous faisons faire cinquante brancards, car nous en sommes complètement dépourvus. Nous manquons également de couvertures...—PÉRIER, médecin en chef du 2e corps.

Alexandrie, 19 mai. — Pas de litières, pas de cacolets, pas de fourgons ; j'ai demandé avec instance du chloroforme, du perchlorure de fer, rien ne m'a encore été livré... — MERY, médecin en chef de la garde.

Voghera, 23 mai.— Le 1er corps ne possède pas un seul infirmier militaire. L'ambulance du quartier général du 1er corps est dépourvue de caissons... — CHAMPOUILLON, médecin en chef du 1er corps.

Montebello, 26 mai. — Jusqu'ici aucun des régiments compris dans le 1er corps n'a reçu les cantines d'ambulance ; il en est quelques-uns dont le personnel de santé est réduit à un seul aide-major... — CHAMPOUILLON, médecin en chef du 1er corps.

Ce qui, suivant les règles salutaires qui donnent à l'intendance la direction des choses médicales, aboutit non à une mesure énergique et pratique, mais à une seconde édition de la réclamation.

Alexandrie, 27 mai. — Monsieur l'intendant général. Le 1er corps n'avait pas de caisson à la date du 24 courant... Un fait *bien regrettable*, exprimé dans le rapport de M. Champouillon, c'est que près de huit cents blessés de Montebello ont été nourris pendant quatre jours par la commisération publique... — Baron LARREY, médecin en chef de l'armée.

Continuons :

Livourne, 31 mai. — La plupart des régiments arrivent de France dépourvus des ressources médico-chirurgicales que doivent contenir les cantines d'ambulance régimentaires et quelquefois des cantines elles-mêmes... — LEGOUEST, médecin en chef du 5e corps.

San Zeno, 19 juin. — Vous savez que nous n'avons toujours pas de cantine de pharmacie... — PÉRIER, médecin en chef du 2e corps.

Castelnuovo, 5 juillet. — Depuis l'ouverture de la campagne, les médecins des régiments se plaignent de n'avoir reçu de la pharmacie centrale aucun des médicaments qu'ils ont demandés... — CHAMPOUILLON.

Soyons juste cependant. Les réclamations ont porté leur fruit. et les cantines ont fini par arriver seulement...

Valenza, 30 mai. — Les régiments ont reçu des cantines, MAIS ELLES SONT VIDES ! !... CHAMPOUILLON, médecin en chef du 1er corps.

S'il faut une preuve plus nette, le médecin en chef nous la fournit lui-même dans une lettre qui met le mal dans tout son jour.

Milan, 9 juin. — Monsieur l'intendant général. Une nouvelle bataille semble imminente du côté de Lodi, et il serait bien regrettable que nous fussions *encore* pris au dépourvu, comme à Magenta, pour assurer et régulariser l'assistance et le transport des blessés...— Baron LARREY.

Ainsi, la médecine a été, à Magenta, au-dessous de sa tâche, elle a été réduite à l'impuissance ; nos soldats ont souffert ; plusieurs sont morts faute de soins suffisants, et M. Larrey n'a pas le droit de donner des ordres directs, ne peut prendre les mesures nécessaires, il ne peut que se borner à dire à l'intendant : « Ne soyons plus pris au dépourvu. »

Enfin, il est quelques lettres d'un piquant intérêt, car elles nous montrent que si les soldats n'avaient pas oublié d'emporter leurs fusils, l'intendance avait oublié de mettre à la disposition des chirurgiens militaires les instruments les plus nécessaires à l'accomplissement de leur mission.

Alexandrie, 17 mai. — L'imminence d'une grande bataille rendra nécessaires toutes les ressources matérielles de la chirurgie; et, en fait d'instruments, je tiens beaucoup à ce que la boîte à résections soit fournie d'urgence à chaque ambulance divisionnaire... Veuillez, je vous prie, nous en assurer l'envoi immédiat... — Baron LARREY.

« En conséquence, le conseil de santé *demanda au ministre de la guerre de vouloir bien* faire ajouter la boîte régimentaire n° 16 à l'arsenal chirurgical des ambulances... » — *Correspondance*, p. 39.

La boîte à résection des os, réclamée par M. Larrey, est expédiée du magasin central des hôpitaux militaires... *A l'avenir, toute demande de matériel nécessaire au service de l'armée devra être transmise* DIRECTEMENT *par l'intendant général...* — *Correspondance*, p. 66.

Traduction libre : Parce que vous manquiez des instruments indispensables, vous avez osé les réclamer directement du ministre; que cela ne vous arrive plus! à l'avenir, n'oubliez pas que c'est à l'intendance à laquelle vous devez vous adresser d'abord, car c'est elle qui doit apprécier s'il vous faut ou non des boîtes à résection.

Cette autre lettre est bonne à méditer.

Brescia, 26 juillet. — Nous avons tenté la conservation des restes du colonel, mais comme il nous a été impossible de nous procurer à Brescia, même l'apparence d'une seringue à injection cadavérique, sa conservation par ce moyen est devenue impossible... — ISNARD, médecin principal.

Heureusement pour la science, nos collègues des États-Unis n'avaient pas besoin de demander à des intendants s'ils pouvaient ou non emporter tel ou tel instrument, car s'ils avaient dû compter sur les seringues à injection égarées dans les forêts de l'Amérique, nous n'aurions pas eu le splendide musée de l'armée à Washington, musée qui est peut-être, à l'heure qu'il est, le plus riche du monde.

Au manque de ressources matérielles vient s'ajouter, comme en Crimée, grâce aux sages prévisions de l'intendance, le manque de personnel. Ici encore nous arrivons à un véritable défilé de plaintes, de réclamations, à un chassé-croisé de demandes. Chaque médecin en chef court par lettres à la recherche de ses auxiliaires, et chacun cherche à s'approprier le plus grand nombre possible de collaborateurs, dans l'espoir de ne pas voir se stériliser, faute de médecins, les efforts faits pour sauver les malades.

Voghera, 22 mai. — Le service est mal organisé; nous n'avons pas d'infirmiers; quelques musiciens que personne ne commande ont été désignés pour remplacer les infirmiers absents, et ne nous sont pas utiles parce qu'ils ne savent rien. Les malades sont mal couchés, mal nourris, mal soignés... — MARTENOT DE CORDOUX, médecin-major.

Puis, toujours suivant la voie hiérarchique, qui certes n'abrège ni les distances ni les délais.

Alexandrie, 23 mai. — Monsieur l'intendant général. Le service médical de l'ambulance de Voghera n'est pas suffisamment assuré. Les officiers de santé sont exténués de fatigue ; ils n'ont pas d'infirmiers, et se plaignent de ne pouvoir donner à leurs malades des soins plus complets... — Baron LARREY.

L'intendant général prend le lendemain une mesure que l'éloignement, on va le voir, rend efficace.

Alexandrie, 24 mai. — J'ai approuvé la désignation de MM. Lhonneur et Gaujot pour aller momentanément à l'ambulance de Voghera. — PARIS, intendant général. (Cette réponse, *arrivée* après l'évacuation des blessés, ces médecins ne sont pas partis)...

Alexandrie, 28 mai. — Il y a déjà 150 hommes, blessures légères; mais il n'y a personne pour les visiter, il n'y a rien pour les soigner... — CAZALAS, médecin en chef à Alexandrie.

COROLLAIRE. — *Alexandrie*, 28 mai. — Monsieur l'intendant général. Il n'y a jusqu'ici aucun service médical ou administratif; cette fâcheuse situation que vient de me faire connaître M. le médecin principal Cazalas, ne peut se prolonger sans de graves inconvénients...— Baron LARREY.

Valenza. — Le personnel de quelques ambulances du 1er corps est toujours incomplet... — CHAMPOUILLON.

Montechiaro, 22 juin. — L'insuffisance du nombre des infirmiers à Novarre rend le service des hôpitaux de plus en plus difficile... — Baron LARREY.

La campagne avance, les besoins augmentent, Solferino a jeté sur le sol plus de blessés qu'on n'en peut soigner; enfin l'intendance, le *deus ex machina*, dans un moment de désespoir, confesse son incompétence, et réclame elle-même des secours à celui qui, d'après les lois antinaturelles de la hiérarchie militaire, ne peut agir que d'après ses ordres.

Cavriana, 25 juin 1859. — Monsieur le médecin en chef de l'armée. Un rapport qui m'arrive à l'instant m'apprend qu'il y a énormément de blessés à Castiglione et que les médecins manquent; *veuillez, je vous prie, en envoyer sur-le-champ...* — PARIS, intendant général.

Cette insuffisance du personnel, une des causes les plus graves de nos revers et de la fâcheuse infériorité des résultats obtenus par la médecine militaire française, éclate par tout son jour par le rapprochement de quelques chiffres que nous empruntons à M. Chenu.

En Afrique, en 1830, pour une armée de 30,000 hommes, 180 médecins d'ambulances et hôpitaux de première ligne ou 6 médecins pour 1,000 hommes d'effectif.

En Crimée, mai 1855, pour une armée de 108,000 hommes, 78 médecins ou 0,72 médecin pour 1,000 hommes d'effectif.

En Italie, juin 1859, pour une armée de 160,000 hommes, 132 médecins ou 0,82 médecin pour 1,000 hommes d'effectif.

L'armée d'Italie n'avait que 132 médecins, combien en manquait-il? D'après le général Roguet, aide de camp de l'empereur, qui les réclame au ministre de la guerre, 300 ; deux fois plus que le nombre existant.

M. Larrey n'eût pas demandé mieux, je me plais à le croire, d'avoir un tel nombre d'auxiliaires ; s'il se contente de beaucoup moins, c'est sans doute dans l'espoir qu'une demande plus modeste sera mieux accueillie.

Alexandrie, 26 mai.— A monsieur le maréchal Vaillant. Le supplément de 300 médecins militaires demandé par M. le général Roguet à S. Exc. le ministre de la guerre serait effectivement trop considérable...; mais il devient indispensable et urgent d'obtenir au moins 150 médecins ou chirurgiens détachés des hôpitaux et de régiments de France et d'Algérie... ; mais ce personnel resterait même insuffisant s'il n'était secondé activement, dans les hôpitaux surtout, par un nombre égal de sous-aides provisoires ou auxiliaires empruntés aux élèves des Facultés... — Baron LARREY.

Quel était le nombre des médecins attachés à l'armée prussienne pendant la campagne de 1866 ?... 1,953.

Ce qu'il y a de grave dans cette insuffisance numérique du personnel médical de l'armée, c'est qu'elle n'est pas seulement l'effet du manque accidentel de prévoyance de la part de l'administration. Le nombre des médecins attachés à l'armée en campagne aurait, sans nul doute, été plus grand si l'intendance avait pu, sans trop désorganiser les services, emprunter aux régiments et aux hôpitaux de l'intérieur les chirurgiens indispensables au fonctionnement des ambulances. Malheureusement elle ne le pouvait pas, car l'administration de la guerre ne peut plus, depuis longues années, arriver à remplir le cadre des officiers de santé militaires. C'est un point sur lequel M. Chenu attire vivement l'attention, et il a consacré à l'examen de cette question quelques-unes des plus éloquentes pages de ce livre. L'insuffisance numérique du personnel médical tient, d'une part, au nombre considérable des démissions, et, d'autre part, à la difficulté de recruter de nouveaux candidats.

Jeune, sans expérience, on entre dans la chirurgie militaire avec l'intention bien arrêtée d'y faire une honorable carrière. Bientôt, avec la maturité de l'esprit, avec la science vient un sentiment plus vif de la dignité personnelle et professionnelle; la situation déplorable faite aux chirurgiens militaires, les froissements de toute nature amènent les démissions; elles se succèdent sans interruption, et, comme le prouve M. Chenu, aucun corps de l'armée ne présente un pareil exemple de désertion et de décadence dans le personnel.

Les pertes annuelles des différents corps d'officiers de l'armée française pour cause de démission sont en moyenne : pour l'infanterie, de 0,20 p. 100; pour la cavalerie, 0,39; pour l'état-major, 0,31; pour l'artillerie, 0,22; pour le génie, 0,12; elle fut pour le corps de santé de 1,67 p. 100 de 1846 à 1852; de 2,14 p. 100 de 1852 à 1859; de 1,13 de 1859 à 1865.

C'est encore bien pis pour le recrutement. A une époque où toutes les carrières sont encombrées, où les candidats se pressent en foule aux concours de Saint-Cyr et de l'École polytechnique, la chirurgie militaire, même en acceptant tous les candidats *admissibles*, même en « faisant appel à la misère, à la besoigneuse anxiété des parents pauvres », en créant, contrairement à la loi, des docteurs en médecine reçus après quatre années seulement d'études y compris la période des examens, ne parvient pas à compléter ses cadres. Sur 100 élèves entrés à l'école de médecine militaire en 1868, 80,4 p. 100 ont été admis avec bourse et demi-bourse, et sur ce nombre la moitié reçurent bourse entière et trousseau.

Après avoir supprimé les hôpitaux d'instruction, on crut pouvoir assurer le recrutement en alléchant de jeunes docteurs par le grade d'aide-major obtenu après une année de séjour au Val-de-Grâce. Mais lorsqu'un élève a pu, à l'aide des sacrifices que s'est

imposée sa famille, arriver au doctorat, il est fort peu disposé à
aliéner sa liberté en embrassant une carrière qui ne lui promet
guère que des ennuis, quand il a la certitude d'arriver, par la pratique civile, à l'indépendance, à une honorable aisance, à la considération et à l'estime publique. Mais la pratique civile, c'est l'*alea*,
la lutte, le *struggle for life*; beaucoup, dans notre bon pays, lui
préfèrent, même à vingt-cinq ans, la douce quiétude que donne l'assurance d'avoir à signer tous les mois une feuille d'émargements,
et d'arriver par l'ancienneté à avoir le droit d'aller, vieux garçons,
vieillir en dépensant sa solde de retraite dans quelque petite ville
de province. A côté de ceux-ci se trouvaient d'anciens internes des
hôpitaux civils, quelques jeunes confrères instruits, qui n'embras-
saient la carrière militaire que parce qu'ils avaient l'espoir fondé de
conquérir, par leurs habitudes de travail et d'étude, une situation
exceptionnelle, à côté de l'élite d'hommes distingués qui, dans
les hôpitaux militaires, honorent à la fois le corps auquel ils
appartiennent et la profession tout entière. Ceux-ci malheureusement sont en fort petit nombre, et beaucoup, quand ils le peuvent, donnent leur démission lorsque l'expérience leur apprend
ce que vaut la carrière dans laquelle ils sont entrés. A l'insuffisance numérique se joint trop souvent l'insuffisance scientifique,
et si j'appelle l'attention sur ce point, ce n'est pas seulement parce
que c'est pour moi une vérité et que je professe que toute vérité
est bonne à dire, quoi qu'il arrive, mais surtout parce que cette
insuffisance est le résultat fatal d'une organisation défectueuse,
qui est le fait de l'administration, et contre laquelle s'élèvent à
bon droit beaucoup de nos collègues de l'armée.

En France, les médecins militaires sont partagés en deux classes:
ceux qui sont attachés aux hôpitaux, ceux qui sont attachés aux
corps de troupe. Le médecin de régiment fait chaque jour la visite
des hommes qui se présentent à l'infirmerie; il y retient et y
soigne ceux qui n'ont qu'une légère indisposition, puis il envoie
à l'hôpital ceux qui sont réellement malades; mais ceux-là il ne
les soigne pas, le service de l'hôpital n'étant pas dans ses attributions, et, quand il a pendant plusieurs années vécu de cette existence, on peut être sûr que ses connaissances médicales ont été
en s'affaiblissant.

Sans doute, le médecin de régiment peut devenir médecin d'hôpital; mais il faut pour cela qu'il subisse un concours, et s'il se

contente d'avancer à l'ancienneté, il peut presque indéfiniment rester éloigné des hôpitaux. Cependant, qu'une guerre survienne, et la nécessité forcera de donner à ce médecin un service d'hôpital qu'on ne croyait pas devoir lui confier en temps de paix. C'est là une situation grave qui réclame une réforme radicale. En Russie, en Autriche, en Prusse, chaque régiment a son hôpital, et les soldats du régiment y sont soignés par le médecin du corps. Lorsque l'hôpital est important, lorsqu'il est affecté à plusieurs régiments, comme le Garnison-Lazareth de Berlin, la direction générale est confiée à un médecin militaire d'un grade supérieur. Celui-ci a le titre et les fonctions de médecin en chef, mais des salles particulières sont affectées aux malades de chacun des régiments placés dans le ressort de l'hôpital, et ces malades y sont traités par leur propre médecin.

Il ne nous appartient pas de nous étendre davantage sur ce sujet, mais nous avons la conviction profonde que l'organisation qui affecte à chaque régiment, sous le nom de *compagnie de santé*, un service médical complet comme personnel et matériel, est de beaucoup préférable à notre organisation actuelle.

Revenons à l'examen des faits médicaux de la campagne d'Italie.

L'administration de la guerre pouvait-elle remédier à cette insuffisance du personnel médical ? Le doute n'est pas permis à cet égard. Rien n'était plus facile que d'envoyer à l'armée d'Italie les médecins militaires attachés aux hôpitaux de l'intérieur, et de les faire remplacer par des médecins civils. Il y a plus, on pouvait, comme l'ont fait ailleurs les Prussiens, les Anglais, les Américains, envoyer dans les hôpitaux de Gênes, Milan, Alexandrie, Brescia, Turin, des médecins civils capables de rendre les plus grands services ; mais le moyen eût été trop simple, et l'administration se fût bien donné de garde d'y avoir recours. A ce sujet, mon histoire personnelle peut servir d'exemple.

Ancien chirurgien militaire, ancien interne des hôpitaux de Paris, aide d'anatomie à la Faculté, ayant le droit de croire que je pouvais être utile, ayant la volonté de l'être, j'offris mes services gratuits à l'administration de la guerre dès le début de la campagne. On refusa, cela va sans dire, et ce ne fut que beaucoup plus tard, et je puis dire trop tard, que l'on me fit l'honneur de me permettre d'offrir aux blessés mon temps, mes fatigues et mon argent, alors que depuis plus d'un mois on était réduit à implorer le secours, non pas seulement de nos confrères d'Italie, mais d'élèves en médecine italiens, dont la plupart n'avaient fait que s'asseoir quelques mois sur les bancs de l'école. Du reste, il faut bien que je le dise pour ceux qui, dans de pareilles circonstances, seraient tentés de se dévouer, ils sont sûrs de ne rencontrer qu'un médiocre accueil; et ils feront bien de méditer cette lettre, non plus cette fois d'un intendant, mais d'un médecin.

Paris, 31 mai 1859. — A monsieur le médecin en chef de l'armée... Mais le conseil vous prie instamment, très cher collègue, de ne pas perdre de vue que les médecins militaires doivent se suffire à eux-mêmes sur les champs de bataille, dans les ambulances et les hôpitaux temporaires..., et que les médecins étrangers à l'armée ne devront figurer dans leurs rangs qu'à titre tout à fait exceptionnel et temporaire, *même pour les fonctions subalternes, les seules qui puissent leur être confiées...* — VAILLANT, président du conseil de santé.

J'ai eu l'honneur de rencontrer au siège de Düppel les professeurs Klopsk (de Breslau), Esmarch (de Kiel), Langenbeck (de Berlin); peut-être, dans l'armée française, eût-on daigné leur confier la tenue des cahiers de visite de quelque aide-major novice. Mais de ce que la chirurgie militaire française n'est pas aussi hospitalière qu'elle pourrait l'être et que ne l'est la chirurgie étrangère, cela ne nous empêche pas de montrer que ses désastres ne sont pas de son fait, mais du fait d'une mauvaise organisation qui pèse sur elle, paralyse ses efforts et la met dans l'impuissance de rendre les services qu'on pourrait attendre de l'activité, du dévouement et de la science de ceux qui la composent. La responsabilité remonte de droit à l'intendance militaire; chercher à le prouver, c'est chercher, par cela même, à sauver dans l'avenir la vie de nos soldats.

Au nombre insuffisant des médecins venait s'ajouter l'insuffisance des moyens mis à leur disposition, et la bonne volonté de l'administration fut telle à leur égard, que, sur les 10,206 chevaux de l'armée d'Italie, on ne put en trouver quelques-uns pour permettre aux chirurgiens militaires l'accomplissement de leur mission.

Valenza, 22 mai. — MM. Lefebvre, Alix et Vital, n'ayant encore pu obtenir de chevaux, sont arrivés en tenue et perchés sur un caisson d'ambulance. — FENIN, médecin en chef du 4e corps.

Travagliato, 17 juin. — Plusieurs médecins de l'ambulance du grand quartier général ne sont pas montés; ils font des étapes à pied ou perchés sur des caissons. Cela n'est pas digne d'une part, et de l'autre cela est nuisible au service. — BERTHERAND, médecin en chef du grand quartier général.

En Amérique, le médecin ayant droit de réquisition n'eût eu besoin de s'adresser à personne; dans l'armée française, la réclamation suit la voie ordinaire : l'ordre hiérarchique et la voie épistolaire, alors même qu'il s'agit de faits qui se passent dans le village où séjournent momentanément le médecin qui réclame, le médecin en chef qui transmet la réclamation et l'intendant général qui l'accueille... à la façon ordinaire.

Travagliato, 17 juin. — Monsieur l'intendant général. Plusieurs médecins de l'ambulance du grand quartier général... sont obligés de faire la route à pied ou sur des caissons. Cette situation n'est pas seulement peu convenable pour eux..., etc. Ne serait-il pas possible d'obvier à cet inconvénient par telle mesure qu'il ne m'appartient pas d'indiquer? — Baron LARREY.

Du reste, comment s'étonner de l'insuccès des demandes du chirurgien en chef de l'armée, quand on voit sa situation si bien caractérisée par cette lettre?

Alexandrie, 20 mai 1859. — Monsieur l'intendant général. Je n'ai personne auprès de moi, pas même un planton ou un soldat d'ordonnance, et je suis obligé de suffire seul à l'expédition des dépêches, que je fais porter par un domestique civil... — Baron LARREY.

Mais le corps médical sait facilement souffrir sans se plaindre; trop facilement peut-être; car si, en présence de l'inutilité des réclamations, alors qu'il s'agissait de la vie des blessés et des malades, quelques démissions éclatantes eussent été données, la voix publique eût forcé les obstacles. Hélas! il n'en eût pas été ainsi, et j'ai tort d'écrire cette phrase, qui ressemble à un blâme; j'oublie que je parle de faits qui se sont passés en 1854, que c'est en Angleterre seulement, dans la grande nation, que la presse, libre dans un pays libre, a pu porter remède aux funestes effets de la mauvaise organisation des ambulances de Crimée; j'oublie que la démission d'un de nos éminents collègues de l'armée n'aurait pour résultat que de briser sa carrière, sans utilité pour personne; que la démission, dans quelques cas, est comme le suicide, et qu'au lieu de préférer le repos dans la mort, il est plus courageux et plus digne, quand il s'agit de sauver ses semblables, de consumer sa vie dans la lutte, cette lutte dût-elle être stérile.

L'état des médecins n'est pas meilleur en Crimée qu'il ne fut plus tard en Italie.

Gallipoli, 4 mai 1854. — Monsieur le président du conseil de santé, J'ai trouvé les médecins qui m'ont précédé dans une situation morale peu satisfaisante, par suite de la position qui leur a été faite... On leur a refusé des ordonnances, et ils ont été obligés d'aller eux-mêmes aux magasins chercher leurs rations de vivres, de faire leur cuisine, et même de panser leurs chevaux et d'aller aux fourrages... — SCRIVE, médecin en chef de l'armée d'Orient.

Quel exemple nous donne la Crimée ! Là, deux armées amies sont en présence, soumises aux mêmes misères atmosphériques, se heurtant aux mêmes difficultés matérielles, exposées aux mêmes risques, menacées des mêmes fléaux : le choléra, le typhus ; quel fut le sort de l'une et de l'autre ?

L'armée française a sur les armées anglaise et américaine l'avantage d'être toujours prête à entrer en campagne; avantage qui, malheureusement pour le pays tout entier, se compense par le fléau de la conscription, par l'oisiveté imposée chaque année et pour sept ans à 80,000 travailleurs, par l'interdiction du mariage à la partie la plus solide de la population, par une dégénérescence physique de la race, par un affaiblissement dans l'accroissement de la population, par des dépenses improductives. Mais si une guerre éclate à l'improviste, les services administratifs et médicaux sont à peu près organisés, et dans les premiers jours la situation est tolérable.

En Angleterre, en Amérique, la guerre n'est qu'un état anormal, une éventualité dont on a d'autant moins à se préoccuper, qu'elle ne peut se présenter qu'avec l'assentiment du pays. L'Angleterre ne conserve d'armée que ce qui est nécessaire à la défense. L'Amérique, plus heureuse encore, n'a guère d'autre armée que celle de ses énergiques et audacieux travailleurs, et sitôt la guerre finie, elle a licencié les onze cent mille défenseurs de l'Union américaine et vendu presque tout son matériel de guerre. Mais comme on n'improvise pas facilement les services des subsistances, celui des ambulances, l'Amérique, jusqu'à la bataille de Bulls-Run, a souffert de cruelles pertes, et l'armée anglaise en Crimée a été bien heureuse de trouver auprès d'elle les secours de l'armée française.

Pendant le premier hiver passé devant Sébastopol, l'armée française trouvait dans ses approvisionnements antérieurs des ressources qui manquaient à nos alliés ; aussi l'armée anglaise souffrant davantage, le chiffre de sa mortalité devait, en s'élevant, témoigner de ces souffrances. En effet, de novembre 1854 à avril 1855, dans une période de six mois, l'armée anglaise perdit 10,889 hommes, et l'armée française 10,934 ; mais comme l'effectif moyen de la première (31,000) était moins de la moitié moins fort que celui de la seconde (79,000), l'armée anglaise subit une perte relativement plus de deux fois plus grande que celle de l'armée française.

Mais en Angleterre, comme je l'ai déjà dit, rien ne peut échapper au salutaire contrôle de la presse. Ces désastres furent signalés, l'opinion publique s'émut ; la plus grande latitude fut donnée par le gouvernement à l'action du corps médical ; miss Nightingale partit pour l'Orient, officiellement accréditée auprès du général en chef ; 50,000 chemises de flanelle et de coton, 23,000 paires de bas, 6,843 caleçons de laine, 1,004 robes de chambre, des gants, des cache-nez, des vivres frais, 253 caisses de conserves furent mis à la disposition des malades.

Le fort de Malakoff est pris au mois de septembre ; mais les forts du Nord résistent encore, la paix n'est pas faite, un second hivernage est probable, l'expérience du passé a parlé. Que va-t-il arriver ?

Les Anglais, à l'instigation du corps médical et de miss Nightingale, imaginent cette baraque si bien conçue sous le rapport de l'hygiène, et qui est depuis connue en hygiène sous le nom de *Crimean Hut*. Toute l'infanterie anglaise, chaudement logée, bien nourrie, bien vêtue, passe l'hiver à l'abri de toutes ces causes de mort qui avaient si puissamment et si malheureusement agi sur elle pendant l'hiver précédent.

L'administration française, omnipotente dans son incompétence, imprévoyante à l'extrême, malgré les avertissements réitérés de Scrive, de M. Michel Lévy, ne veut pas comprendre qu'elle n'a plus à diriger une armée fraîchement débarquée, ayant en quelque sorte apporté avec elle une provision de santé aujourd'hui épuisée, mais des hommes affaiblis, harassés par les fatigues d'un long siège, débilités par les privations, privés de ce ressort que la lutte donne au soldat français ; des hommes enfin qui sont tous plus ou moins en imminence morbide, tout prêts à être la proie de cette maladie qu'engendre la misère et l'encombrement : le typhus des camps. Et alors! dans les six mois d'hiver 1855-1856, pendant que les Français ont 323 blessés et les Anglais 165 ; les Anglais, grâce aux précautions prises, perdent 606 hommes, les Français, grâce à l'imprévoyance, à l'obstination d'une administration, qu'au dire de certaines gens d'un patriotisme niais, toute l'Europe nous envie, perdent 21,190 hommes !!

Veut-on des preuves de cette incapacité de l'intendance? elles abondent.

Le corps médical français conseille des mesures, l'intendance les rejette ; les Anglais les adoptent et ne laissent à nos médecins que le regret de leur impuissance.

Gallipoli, 3 juin. — Monsieur l'intendant en chef de l'armée. J'ai déjà eu plusieurs fois l'honneur de vous entretenir des diverses mesures qui me paraissent pouvoir assurer le service de l'armée d'Orient... Il est indispensable d'avoir à sa disposition au moins trois grands centres hospitaliers...; l'autre enfin devrait être à Smyrne, où se trouve une grande caserne qu'il serait facile de transformer (*ce projet n'ayant pas été adopté, les Anglais ont immédiatement établi un de leurs hôpitaux à Smyrne*)... — Scrive, médecin en chef de l'armée d'Orient.

Varna, 9 août 1854. — Dans le premier moment de l'encombrement si soudain, si considérable de tant de malades et de cholériques, dont beaucoup ont expiré en débarquant et pendant leur translation, j'avais proposé de transformer, pour douze ou quinze jours, deux navires de la flotte en hôpitaux flottants ; cette idée n'a pu être mise à exécution par suite de considérations que j'ignore ; *j'ai appris depuis que les Anglais ont établi deux hôpitaux flottants...* Je ne puis que regretter que mon initiative n'ait pu obtenir autant d'efficacité que celle de l'inspecteur général du service de santé anglais... — Michel Lévy, inspecteur du service de santé.

Varna, 31 août 1854. — Monsieur le maréchal... Dans ce pays de torpeur et d'inertie, il existe une industrie, la construction des baraques... J'ai conseillé l'établissement d'hôpitaux en baraques. M. l'intendant adopte ce parti. A quand l'exécution? — Michel Lévy.

Varna, 18 septembre. — Monsieur le maréchal... Mais ce qu'il importe d'obtenir au plus tôt ce sont des baraques; l'hiver approche, et je vois avec inquiétude que nulle mesure n'est encore prise pour assurer les quartiers d'hiver. *Les Anglais ont déjà fait construire* à Gallipoli d'excellentes et vastes baraques, qui, avec les immenses bâtiments dont ils ont pris possession à Scutari et sur le Bosphore, suffiront probablement à leur casernement d'hiver... — MICHEL LÉVY.

N° 61. — Le service hospitalier des Anglais profite de l'influence favorable d'une direction absolue par le corps médical, qui a le droit d'exprimer les besoins éprouvés, en même temps que celui d'y satisfaire largement sous sa responsabilité : aussi devons-nous convenir que, réduits au strict nécessaire, nous sommes bien pauvres dans notre hospitalisation, *devant le luxe et le confort* des établissements de nos voisins et alliés... — SCRIVE, médecin en chef de l'armée d'Orient.

N° 62. — Dans le camp anglais... l'alimentation ne laisse rien à désirer... Etait-il possible de faire jouir l'armée française de si magnifiques avantages? Je réponds négativement, parce que les règles fondamentales du système que la France a adopté s'y refusent formellement... — SCRIVE.

N° 73. — L'installation plus que médiocre de nos infirmeries contrastait désavantageusement avec celle des infirmeries anglaises, qui étaient luxueusement constituées... Les Anglais qui avaient reçu une terrible leçon au début de la guerre avaient, au second hivernage, pris une superbe revanche. — SCRIVE, médecin en chef.

Constantinople, 5 février 1856. — Pendant ce temps nos alliés les Anglais nous offrirent des ressources de toute nature en personnel et en matériel. Le général Storks nous proposait d'aller installer dans un de nos camps un hôpital complet pour mille malades, de nourrir même et de traiter les malades si on le désirait. Quoi que nous fassions, disait-il, nous ne nous acquitterons jamais de ce que les Français ont fait pour nous l'an dernier... — BAUDENS, inspecteur du service de santé.

Mais, en voilà assez sur ce point; j'ai dit que le corps médical français n'était pas responsable de l'effroyable désastre de la Crimée, de la mort de 75,000 malades; il ne me sera pas difficile, avec les preuves contenues dans le livre de M. Chenu, de montrer à qui incombe la responsabilité.

Deux épidémies terribles frappèrent l'armée française en Turquie et en Crimée, en 1854, le choléra, en 1855, le typhus; l'une dont on peut arrêter l'extension par des mesures de précaution; l'autre dont on peut empêcher le développement, et à tout le moins diminuer les ravages, puisque l'on savait depuis longtemps pourquoi le typhus se développe et comment il se propage. On le savait; aussi les chefs médicaux de l'armée, privés de toute initiative, firent-ils un incessant appel à l'action de cette intendance militaire qui s'est approprié le droit exclusif d'agir; mais en vain Scrive, Baudens, M. Michel Lévy réclament l'érection de tentes, de baraques, signalent le danger de ces évacuations qui augmentent le péril, le font naître là où il n'était pas et sèment la mort et le deuil partout où elles passent ; rien ne se fait, ou tout se fait trop tard. Cette correspondance dont nous ne citons que de courts extraits est navrante ; mais elle doit être la condamnation d'une organisation dont la nocuité éclate à chaque ligne.

Constantinople, 12 juillet 1854. — ... Que Votre Excellence me permette cet aveu : je suis effrayé de la fixation de 2,100 malades pour l'hôpital de Péra, le bel édifice... ne sera bientôt qu'un vaste foyer d'infection. 500 à 600 malades par hôpital, tel est le chiffre que l'expérience autorise... — MICHEL LÉVY, inspecteur du service de santé.

Résultat :

Constantinople, 29 novembre 1854. — Depuis que l'hôpital de Péra compte plus de 1,200 malades, l'infection purulente s'y multiplie chez les blessés... Si je n'étais pas un directeur purement nominal du service de santé, j'aurais les droits et l'initiative nécessaires pour prévenir de pareils dangers ; mais j'ai dû me borner à les notifier à M. l'intendant, *qui me répond placidement : Je les déplore avec vous, mais le moment ne me paraît pas venu d'y apporter le remède que vous indiquez.* — MICHEL LÉVY.

Autre exemple.

Constantinople, 29 novembre 1854. — Monsieur le maréchal. L'hôpital Daoud-Pacha aura 1,200 lits de malades au premier étage ; son rez-de-chaussée loge 1,500 soldats convalescents ; sa cour est encombrée de tentes-abris qu'habitent d'autres militaires sortis de convalescence. Voilà un hôpital créé contre mon avis et *malgré mes résistances*... La suite édifiera Votre Excellence sur les résultats de cette expérience. — MICHEL LÉVY.

Résultat :

Le 20 janvier 1857, 1,140 malades présents à l'hôpital Daoud-Pacha : mortalité du mois jusqu'à ce jour, 100. C'est précisément à dater de ce moment que le typhus a commencé à sévir ; il avait fallu rapprocher les lits... Le mal s'accroît rapidement, suivant pas à pas le progrès de l'encombrement dans les salles. — GARREAU, médecin en chef de l'hôpital de Daoud-Pacha.

Michel Lévy, Baudens réclament l'érection de baraques.

Constantinople, 5 février 1856. — J'insistai vivement auprès de l'intendant militaire pour qu'on plaçât les typhiques dans des salles spéciales où l'on pût distribuer l'air libéralement : c'était en même temps soustraire les autres malades aux dangers de la contagion. Il fallait ainsi créer de nouveaux hôpitaux sous baraques pour empêcher l'encombrement, trouver 5,000 places... — BAUDENS, inspecteur du service de santé.

Constantinople, 11 février 1856. — Votre Excellence sait qu'il y a à petite distance de Constantinople des baraques pour loger environ 25,000 hommes, et qu'en vingt-quatre heures il est facile de convertir ces baraques en bons hôpitaux. — BAUDENS.

Constantinople, 28 février. — Nous avons des baraques pour loger 25,000 soldats, *elles attendent une population!* Hâtons-nous de les occuper... Pourquoi n'allons-nous pas plus vite?... Votre Excellence prescrit d'envoyer à Constantinople les soldats malingres des régiments de Crimée. Cette mesure, monsieur le maréchal, pouvait être bonne quand je l'ai conseillée; *ces malingres sont aujourd'hui des malades...* — BAUDENS.

Constantinople, 3 mars 1856. — La contagion continue ses progrès... Des 5,000 places que je réclame j'en ai obtenu 1,000... J'ai beaucoup de peine à détruire, dans l'esprit du commandement et de l'administration. une sécurité grosse de dangers... — BAUDENS.

Enfin! une haute intervention mit fin à ces atermoiements homicides.

Paris, 15 mars 1856. — Monsieur l'inspecteur... L'empereur m'a écrit ce matin... « Ce qui est essentiel, c'est d'établir le plus vite possible les ambulances sous baraques que réclame M. Baudens »; donnez des ordres pressants en conséquence... — Maréchal VAILLANT.

Veut-on une dernière preuve de l'efficacité du rôle du médecin dans l'armée française, qu'on médite cette lettre si digne de M. Michel Lévy.

Constantinople, 20 novembre 1854. — Monsieur le maréchal, ministre de la guerre. L'épuisement de ma santé par cinq mois de luttes au milieu des circonstances les plus pénibles et les plus critiques me fait désirer que Votre Excellence veuille bien mettre un terme à ma mission. Celle-ci d'ailleurs devient chaque jour plus difficile à concilier avec l'action de l'intendance, telle qu'elle entend l'exercer, en vertu de la législation existante, jusque dans un ordre de faits qui échappe à son appréciation. Tant que les circonstances ont commandé l'abnégation, je me suis tu... L'inspecteur médical de l'armée d'Orient est contraint pour donner force exécutoire à ses désignations, de les soumettre à la sanction de M. l'intendant... Qu'il me soit donc permis d'exposer à Votre Excellence l'état de ma santé, qui ne me laisse pas la force de continuer une sorte d'expérience où j'ai épuisé, sous les enseignes d'une direction purement nominale, ce que j'ai de prudence, de réserve et d'humilité... — MICHEL LÉVY.

Ce n'est pas assez pour le médecin militaire français de voir ses efforts paralysés par l'intendance, il faut encore qu'il soit sous sa dépendance directe, à tel point qu'un sous-intendant militaire peut infliger une punition disciplinaire à un docteur en médecine.

Constantinople, 23 novembre 1854. — Monsieur le maréchal. Il était réservé à M. l'intendant de Constantinople de multiplier ici pour moi les froissements et les difficultés. Après avoir adressé par écrit de dures menaces de punition à un éminent vétéran de la chirurgie, M. Scoutetten, qui a tout quitté pour accourir en Orient, il se hâte d'établir sa supériorité hiérarchique devant un inspecteur qui... — MICHEL LÉVY.

S'il n'y eut ici que des menaces, il m'a été donné d'assister à leur réalisation.

C'était à Milan, en 1859. Le médecin en chef des hôpitaux de Milan, M. Cuveiller, avait cru devoir écrire à la fin de la campagne une lettre de remercîments aux confrères de la ville qui nous avaient apporté leurs services dans les soins à donner aux blessés. Un beau matin, on convoque à l'hôpital San Ambrogio tous les médecins militaires présents à Milan, les sous-aides requis, parmi lesquels je comptais, et sans doute pour que la gloire de l'intendance fût mieux établie, les médecins civils italiens attachés aux divers hôpitaux. Le motif de cette réunion devait bientôt être expliqué. M. le sous-intendant de Laval... se présente et commence la lecture d'une lettre commençant à peu près ainsi : « Un médecin militaire a cru pouvoir adresser une circulaire... — Pardon, répond notre éminent confrère, cette lettre, écrite de ma main, n'est pas une circulaire... — Vous ferez quinze jours d'arrêts, pour cette observation... » Telle fut la réplique de ce monsieur.

Or, je le demande, quel est le médecin soucieux de sa dignité professionnelle, qui, n'ayant pas à y poursuivre une carrière commencée, voudrait entrer dans un corps auquel est faite une telle situation. Quant à moi, je le déclare bien haut, jeune, sans expérience, j'ai débuté par la chirurgie militaire. Heureusement ma situation d'élève ne me mit en rapport qu'avec mes chefs naturels, mes premiers maîtres, pour lesquels j'ai conservé les meilleurs sentiments de respect, d'amitié et de reconnaissance ; par devoir et dans l'espoir d'être utile, j'ai sollicité comme une faveur de faire partie de l'armée d'Italie ; l'expérience, cette fois, m'a éclairé. Si la France devait entrer dans de nouvelles luttes, je partirais encore,

seul ou avec mes élèves, mais je ne le ferais que si, sous la pression toute-puissante de besoins immenses, **un** changement radical
avait lieu ; mais tant que les choses resteront dans l'état où elles
sont, je continuerai à regarder comme un devoir d'honneur, de
détourner tous ceux qui me demandent conseil, du dessein d'entrer dans une carrière où le médecin, à côté de désavantages personnels, de déboires de toutes sortes, ne trouve même pas la consolation de pouvoir être utile dans la mesure de sa volonté et de son
savoir.

La suprématie de l'intendance militaire ne saurait se tolérer
plus longtemps ; assez de victimes ont été sacrifiées. Les désastres de la Crimée, les tristes résultats de la campagne d'Italie,
la comparaison avec ce qui se passe et s'est passé à l'étranger,
ne permet pas l'hésitation. Il faut un changement et un changement radical d'autant plus nécessaire, d'autant plus urgent,
que la faute est non dans les hommes, mais dans l'institution.
Ce ne sont pas les intendants qui sont coupables, c'est l'intendance, et il lui est injustement attribué un rôle prédominant dans
l'organisation des secours médicaux. Personne ne songe à accuser
les administrateurs ; mais plus leur zèle et leur dévouement
ont été grands, plus leurs fatigues ont été extrêmes (et celles de
la campagne de Crimée n'ont pas été étrangères à la mort de
l'intendant en chef Blanchot, comme celles de la campagne d'Italie ont envoyé mourir à Amélie-les-Bains l'intendant en chef
Paris), plus cela prouve que le système est mauvais, puisque
malgré l'intelligence, l'activité des intendants, les résultats sont
déplorables.

Il s'agit ici du salut de l'armée. Une mauvaise organisation est
plus meurtrière que les balles de l'ennemi. Les Russes nous ont
tué 20,000 hommes, le choléra, le typhus, les misères, les besoins
de toute nature, la mauvaise alimentation, le manque de vêtements et d'abris convenables, ont coûté la vie à 75,000 de nos
soldats ! Qui oserait dire que la campagne d'Italie n'aurait pas
eu de pareils malheurs, si, au lieu de durer trois mois, elle se fût
prolongée six mois encore !

Je ne puis que répéter ce que je disais, il y a un an, dans ce
journal, en rendant compte des résultats chirurgicaux de la guerre
d'Amérique. Plus heureuse que la chirurgie française, la chirurgie américaine ne connaît pas l'intendance militaire ; aussi,

quoique l'armée fédérale ait compté, pendant deux années seulement, ce chiffre énorme de 2,247,403 malades et de 143,318 blessés, la chirurgie américaine, livrée à elle-même et pouvant déployer toute son énergie, toute son initiative et mettre à profit ses connaissances spéciales, sut ouvrir aux soldats blessés et malades 202 hôpitaux, renfermant 136,894 lits, et les soigner de telle sorte qu'elle ne perdit que 33 p. 100 de ses opérés, tandis que la médecine française, en tutelle de l'intendance, paralysée par elle, n'eut à sa disposition que des hôpitaux insuffisants, des ressources dérisoires, et perdit en Crimée 72 p. 100, et en Italie 63 p. 100 de ses opérés.

Aussi, c'est avec un légitime orgueil, c'est avec l'autorité d'une grande expérience, c'est avec la preuve évidente, palpable, que renferment les faits accomplis, que notre éminent confrère le D\u02b3 Barnes, chirurgien général de l'armée américaine, montre ce que peut faire le corps médical, débarrassé de nuisibles entraves : « Jamais dans l'histoire du monde un si vaste ensemble d'hôpitaux ne fut créé en aussi peu de temps ; jamais on ne vit en temps de guerre d'hôpitaux si peu encombrés et si largement fournis de tout ; mais ils différaient des hôpitaux des autres nations en ce qu'ils étaient dirigés par des médecins. *Au lieu de placer à la tête d'établissements consacrés au soulagement des malades et des blessés, des officiers de l'armée qui, quelles que puissent être leurs autres qualités, ne sauraient comprendre ce que réclame la science médicale, et qui, avec les meilleures intentions du monde, peuvent gravement compromettre le succès des soins du chirurgien, comme ce fut malheureusement le cas dans la guerre de Crimée* et comme cela s'est vu depuis dans les hôpitaux anglais, notre gouvernement, avec la plus sage confiance, fit du chirurgien le chef, le commandant de l'hôpital, et tandis qu'il le rendait responsable de ses mesures organisatrices, il lui mettait entre les mains le pouvoir de rendre les résultats favorables. Le corps médical peut montrer avec orgueil les effets de cette libérale mesure ; jamais auparavant, dans l'histoire du monde, la mortalité des hôpitaux militaires ne fut si faible en temps de guerre, et jamais ces hôpitaux ne furent aussi complètement garantis des maladies qui y prennent naissance. (*Circulaire* n° 6.)

Le corps médical, libre en Amérique, en Russie, en Prusse,

doit être, en France, délivré de l'esclavage qui pèse sur lui ; il y
va du salut de nos soldats, de l'avenir de la médecine militaire.
La multiplicité, la diversité de ses attributions ont pour seul effet
de rendre l'intendance incapable de remplir aucun des rôles
qui lui sont attribués. Elle doit veiller aux subsistances : partout,
en Italie, le pain a manqué ; bien des régiments ont dû pendant
de longs jours ne vivre que de biscuit ; partout le vin a fait
défaut dans un pays couvert de vignes ; les distributions de riz
n'ont pu être faites au milieu d'une contrée qui fournit la plus
grande partie du riz qui se consomme en Europe. La viande
seule a été abondante et de bonne qualité ; mais la fourniture
de la viande avait été enlevée à l'intendance et donnée à l'industrie privée.

L'intendance doit s'occuper du matériel : partout, en Crimée
comme en Italie, le matériel a fait défaut ; pas de cantines, pas
de linge, pas de médicaments, tel est le cri qui se répète dans
toutes les ambulances.

L'intendance a la direction du personnel médical : partout le
personnel a été insuffisant.

L'intendance a la mission de faire relever les blessés, tous
ceux de Solferino n'étaient pas encore relevés le 29 juin, QUATRE
JOURS après la bataille ! Il est temps qu'on mette fin à un pareil
état de choses.

C'est au développement de cette pensée qu'est consacré le livre
de M. Chenu. On lira avec un grand intérêt les premiers chapitres
dans lesquels il traite avec détail, avec autorité, un sujet que
je n'ai pu qu'ébaucher. L'un de ces chapitres est consacré à
l'étude d'une science qu'il appartient au médecin d'approfondir
et de mettre en pratique. La science de la conservation des armées
importe à la nation tout entière, puisqu'elle protège et défend
la vie des citoyens appelés sous les drapeaux ; elle importe au
général, car pour vaincre il faut une armée de soldats et non une
armée de malades.

———

III

RÉFORME

DE NOTRE CHIRURGIE MILITAIRE[1]

Bien qu'elle eût vu deux fois au début de ce siècle son territoire envahi par l'ennemi, bien qu'elle eût connu deux fois les
douleurs de la défaite et de l'invasion, on pouvait jusqu'en 1870
dire que la France n'avait point connu dans toute leur étendue,
sauf toutefois dans la courte campagne de 1814, les malheurs que
la guerre entraine avec elle. En effet, lorsque plus de vingt ans de
luttes eurent lassé la victoire, lorsque la fortune, jusque-là fidèle,
eut trahi nos armes, ce fut hors de France, sur le champ de
Waterloo, sous les neiges de la Russie et dans les plaines de
Leipzig plutôt que dans celles de la Champagne et sous les murs
de Paris, que se décida le sort du pays. C'est sur le sol étranger,
en Belgique, en Allemagne, en Italie, en Espagne, en Crimée;
c'est au delà des mers, c'est sur d'autres continents, en Égypte,
en Syrie, en Afrique, en Chine, au Mexique, que les soldats de la
monarchie, de la république et des deux empires, irresponsables
des desseins politiques, portèrent presque toujours avec succès,
mais toujours avec honneur, un drapeau dont la couleur, dont
les emblèmes purent varier, mais pour la défense duquel ils
furent toujours prêts à donner leur sang, à sacrifier leur vie, car

---

(1) Lecture faite au Congrès de l'Association française pour l'avancement
des sciences, réuni à Bordeaux en 1872 (Séance générale du 11 septembre,
p. 87 des Comptes rendus).

il n'en était pas moins pour eux comme pour l'ennemi le drapeau de la France. Ceux-là seuls qui pleuraient un fils, un époux, un père, savaient de quel prix se paye même la victoire ; les autres pouvaient, sans que rien l'assombrît, se livrer à la joie que donne légitimement le bonheur et la gloire de la patrie.

Aujourd'hui il n'en est plus de même ; c'est pendant de longs mois, c'est sur son propre territoire que la France a connu tout à la fois les douleurs de la défaite, les malheurs, les misères et les désastres inséparables de la lutte ; beaucoup ont eu sous les yeux le spectacle lugubre des champs de bataille ; beaucoup ont pu voir les longs convois de blessés errant dans les campagnes dévastées, et il est peu de nos concitoyens qui n'aient eu l'occasion de prodiguer leurs soins à de malheureux soldats au-devant desquels les portait un sentiment de douloureuse sympathie. On ne saurait donc s'étonner si l'opinion publique, en France, se préoccupe aujourd'hui à un haut degré de tout ce qui peut contribuer au soulagement des blessés, de tout ce qui a rapport à la chirurgie d'armée.

Cette préoccupation n'est malheureusement que trop justifiée, et si nos malheurs ont montré la nécessité de réformes nombreuses de notre système militaire, il n'était pas besoin des derniers événements pour montrer combien l'organisation de notre chirurgie d'armée était défectueuse, car les campagnes de Crimée et d'Italie avaient déjà mis hors de toute contestation la nécessité de sa transformation.

Faute d'un service spécial fonctionnant pendant le combat, le blessé reste de longues heures sur le champ de bataille sans être relevé. Transporté à l'ambulance, il n'y trouve que des secours précaires malgré l'infatigable dévouement de nos chirurgiens militaires. Les ambulances en trop petit nombre, trop souvent dépourvues des choses indispensables, ne tardent pas à s'encombrer outre mesure, et lorsque la nécessité force, comme toujours, à évacuer les blessés les moins graves pour faire face aux nécessités créées par de nouveaux combats, on constate avec douleur et avec étonnement qu'il n'existe dans notre armée aucun service d'arrière-ligne ; là tout est à créer sur place, tout est abandonné au hasard. Pour transporter les blessés, on met en réquisition les chariots du pays, chariots presque toujours non suspendus, et l'on accumule les blessés dans les villes voisines, dont on transforme en hôpitaux presque tous les édifices publics. Puis, lorsque l'encombrement fait là aussi sentir ses ravages, lorsqu'il se traduit par l'apparition d'épidémies et par une excessive mortalité, on impose au blessé de nouveaux transports, de nouveaux supplices, de nouveaux dangers. Mais ce n'est pas tout encore. Le nombre des médecins, insuffisant déjà dans les ambulances au début de la guerre, ne peut suffire à l'aggravation des besoins. On réclame alors, quand on le peut, le concours des médecins civils des pays où l'on fait la guerre, comme cela s'est fait en Italie; mais par ce recrutement fait à la hâte on abandonne un peu au hasard la vie si précieuse de nos soldats. Tel est, à grands traits, le sombre mais fidèle tableau de ce qui existe dans la chirurgie militaire française, de ce que j'ai pu observer en 1859 en Italie, en 1870 à Metz et sur la Loire.

Une pareille organisation ne peut donner que des résultats désastreux, car la mortalité des blessés, et surtout la mortalité plus exactement comparable des amputés, est en rapport avec l'organisation bonne, médiocre ou défectueuse des secours qui leur sont donnés. Rien n'est plus instructif, sous ce rapport, que le rapprochement des résultats obtenus dans les guerres de Crimée, d'Italie et dans la guerre de la Sécession. Mais, pour ne pas vous fatiguer par l'énumération aride de chiffres, je borne ma comparaison à quelques amputations. En Crimée, les armées anglaise et française se trouvent exposées aux mêmes besoins, aux mêmes vicissitudes atmosphériques, et cependant quelle différence dans la mortalité des opérés? Les Anglais perdent 24 p. 100 de leurs amputés du bras, nous en perdons plus du double, 55 sur 100; il en est de même pour l'amputation de la jambe : 35 contre 71 p. 100, et si, sur 100 amputés de cuisse, il en succombe dans les ambulances anglaises 64, il en meurt dans les nôtres 91. La différence reste la même si nous prenons la totalité des amputations, car nous nous trouvons en présence des chiffres suivants :

Guerre d'Amérique, armée fédérale, 40 p. 100 de mortalité. — Guerre de Crimée, armée Anglaise, 33 p. 100. — Guerre de Crimée, armée française, 72 p. 100. — Guerre d'Italie, armée française, 63 p. 100.

Ainsi en Italie même, en pays ami, au milieu des ressources de toute espèce, pendant l'été et sous un des plus beaux ciels de l'Europe, à six heures de nos frontières, dans une campagne où nous fûmes toujours victorieux et qui ne dura que deux mois, la mortalité générale après les amputations fut encore de 63 p. 100 ; quand les Anglais, dans ce champ de mort de la Crimée, n'en perdirent que 33 p. 100 ; quand les Américains, dans leur lutte gigantesque à travers un territoire dévasté par la guerre, n'en perdirent que 40 p. 100. A quelles causes peut-on attribuer cette différence désastreuse.

Avant de rechercher ces causes, avant de pousser plus loin cette étude, permettez-moi d'ouvrir une courte parenthèse.

L'ordonnance de 1832, qui règle l'organisation de la chirurgie militaire française, avait servi de base à l'organisation de la chirurgie de la plupart des armées européennes ; mais tandis que nous nous immobilisions dans l'imperfection, tandis que celui qui porte aujourd'hui si justement la responsabilité de nos désastres restait sourd à cette voix de l'expérience, qui avait si énergiquement parlé en Crimée et en Italie, la Prusse profitait de nos fautes pour améliorer l'organisation de son armée. En 1855, elle établissait sur de nouvelles bases son service médical ; puis, éclairée par les faits qui s'étaient passés en Italie, elle modifiait en 1863 son organisation, et l'expérience de la guerre de Bohême amenait en 1868 de nouvelles et importantes réformes ; quant à l'Autriche, éclairée par le désastre de 1866, elle n'hésitait pas à faire subir en 1870 à sa chirurgie d'armée, réorganisée en 1864, une nouvelle transformation, en prenant cette fois pour base et pour modèle l'organisation prussienne.

Ces réformes, je les ai étudiées en 1864, pendant la guerre du Schleswig, dans les armées autrichienne, prussienne et danoise, et pendant la paix, à Berlin, à Vienne, à Saint-Pétersbourg. Ce sont des réformes semblables que je veux obtenir pour mon pays ; mais je ne puis atteindre mon but qu'en mettant surtout en lumière ce qui, dans notre organisation, est défectueux ou mauvais, tandis que, pour ce qui regarde l'étranger, je n'ai à montrer que ce qui est bon et utile, que ce que nous pourrions ou devrions nous approprier. J'ai donc à faire, Messieurs, non seulement la critique de la France, mais aussi l'éloge de l'étranger, que dis-je, l'éloge de l'ennemi, ou du moins de son organisation militaire. Mon rôle est donc à la fois difficile, pénible et dangereux. Mais devant vous, Messieurs, le danger est conjuré, et vous ne verrez dans ces critiques, dans ces éloges dont mon cœur voudrait inter-vertir la répartition, que le désir ardent d'être utile à mon pays, qu'un acte de sincère et vrai patriotisme.

On pourrait se demander si cette différence dans les résultats ne tiendrait pas à l'infériorité scientifique de nos médecins militaires? La réponse est facile. Je ne suis point suspect de flatterie; or, j'ai vu à l'œuvre dans les ambulances ou dans les hôpitaux les chirurgiens militaires anglais, prussiens, autrichiens, italiens et russes, et je ne crois pas qu'on puisse trouver nulle part un corps de santé militaire qui, pour la valeur scientifique, pour l'étendue des connaissances cliniques, puisse être comparé à notre chirurgie d'armée, à celle qui constitue le service hospitalier.

Mais, si nos médecins ne manquent ni de connaissances, ni de dévouement, il y a dans notre armée insuffisance dans le nombre des médecins. L'armée française en Crimée comptait 78 médecins, elle en possédait en Italie 132; or, savez-vous quel était le chiffre des médecins militaires attachés à l'armée prussienne pendant la guerre de Bohême? 1953. En 1868, le nombre des médecins jugés nécessaires au service de la Confédération du Nord, en temps de guerre, c'est-à-dire de la Prusse augmentée de la Saxe, de la Hesse et du Hanovre, était évalué à 3,292. L'armée allemande en comptait en 1870 environ 5,000. C'est à peu près le chiffre qu'il nous faut obtenir.

Le chiffre total de nos médecins militaires est de 1,020, comment combler cet énorme déficit? La difficulté n'est pas aussi grande qu'on pourrait le croire tout d'abord. Il faut dans la chirurgie militaire, pour en constituer les cadres, des médecins en service actif et permanent. La Prusse, au 1er janvier 1868, n'en comptait que 971, nous en possédons 1,020, et ce chiffre s'augmenterait facilement si l'autonomie donnée au corps de santé militaire faisait à nos collègues de l'armée la situation qu'ils méritent. Là n'est point la difficulté. Ce qu'il faut créer, c'est le service auxiliaire, c'est une réserve venant en temps de guerre fournir au service de santé le contingent qui lui manque. La nouvelle loi militaire, malgré ses défectuosités, nous en laisse encore le moyen, et il serait à désirer que les jeunes docteurs soumis au service obligatoire fussent, au moment où ils terminent leurs études, attachés pendant six mois à un de nos grands hôpitaux militaires, et pendant six mois à un régiment comme médecins volontaires d'un an. Quant aux médecins non soumis à la loi militaire, il leur est toujours possible de s'engager pour la durée de la guerre. Toutefois il est une institution particulière à la Prusse, et qu'il serait désirable de voir adoptée par la France, c'est celle des médecins consultants. En temps de guerre, les illustrations de la médecine et de la chirurgie, un certain nombre de professeurs des facultés de médecine, figurent dans l'armée avec le titre de médecins consultants. Leur rôle en rapport avec leurs aptitudes n'est que scientifique; ils aident de leurs conseils les médecins de l'armée qui les appellent en consultation dans les cas difficiles; veillent au collationnement des observations, des pièces anatomiques, etc. Cette institution, qui a pour elle l'expérience des guerres de 1866 et de 1870, a rendu les plus grands services.

Mais il est une cause générale et puissante, commune à la chirurgie militaire et à la chirurgie civile hospitalière, qui, mieux encore que l'insuffisance du nombre des chirurgiens, peut rendre compte de cette infériorité des résultats, c'est l'impuissance dans laquelle se trouve trop souvent le médecin de placer ses malades dans les conditions nécessaires à leur guérison, c'est l'impuissance d'éloigner d'eux tout ce qui peut contribuer à aggraver leur état; et cette impuissance tient surtout à ce que le médecin ne jouit pas de la plénitude de son action et à ce que, dans l'armée comme dans les hôpitaux civils, l'élément administratif prime, sans raison aucune, alors qu'il s'agit des choses de la médecine, l'élément médical.

Donner à la médecine militaire l'autonomie qui lui manque, cette autonomie que possèdent les corps spéciaux, comme le génie et l'artillerie, que possède en France le corps de santé de la marine, que possède aujourd'hui la médecine militaire dans les armées autrichienne, prussienne, anglaise, russe, américaine, et dont, plus que partout ailleurs, elle est si digne en France; donner aux médecins non pas seulement le droit si souvent illusoire de donner à l'administration militaire des conseils qu'elle peut, du reste, ne pas lui demander, dont elle peut aussi ne pas apprécier la portée et l'importance; lui donner le droit de prescrire, de faire exécuter les mesures sanitaires qui peuvent sauvegarder la vie de nos soldats : telle est la principale réforme à accomplir.

Un exemple que j'emprunte au rapport de M. le D\u1d63 Chenu vous en fera saisir toute l'importance.

Pendant le premier hiver passé devant Sébastopol, l'armée française trouvait dans ses approvisionnements antérieurs à la guerre des ressources qui manquaient à nos alliés d'alors; l'armée anglaise prise au dépourvu souffrait davantage, et le chiffre de sa mortalité devait, en s'élevant, témoigner de ces souffrances. En effet, de novembre 1854 à avril 1855, dans une période de six mois, elle perd 10,889 hommes, et l'armée française un nombre à peu près égal, 10,934; mais comme l'effectif moyen de l'armée anglaise (31,000) était de plus de moitié moins fort que l'effectif de l'armée française (79,000), on voit que les pertes de cette armée furent plus du double des nôtres.

Mais, en Angleterre, ce fâcheux état de choses fut immédiatement signalé, l'opinion publique s'émut et le gouvernement donna toute latitude au corps médical pour arrêter le mal et en prévenir le retour; car, si le fort de Malakoff avait été pris au mois de septembre, les forts du nord résistaient encore, la paix n'était pas faite et il fallait s'attendre à un hivernage. Miss Nightingale partit pour la Crimée, des baraques furent construites, des vêtements chauds furent donnés aux soldats, on accumula les provisions, les conserves de toute nature, et l'armée anglaise chaudement logée, bien vêtue, bien nourrie, passa l'hiver à l'abri de ces causes de mort qui l'année précédente avaient si puissamment agi sur elle.

Il n'en fut pas de même pour notre armée; malgré les avertissements réitérés de Scrive et de Michel Lévy, l'administration française ne veut pas comprendre qu'elle n'a plus à diriger une armée fraîchement débarquée, ayant en quelque sorte apporté avec elle une provision de santé, mais des hommes affaiblis par les privations, par les fatigues d'un siège. Dans ses lettres aujourd'hui publiées, Michel Lévy réclame la construction de baraquements, prévoit, signale le danger; sa voix n'est point écoutée et alors, dans ces six mois d'hiver 1855-1856, alors qu'il n'y a plus guère d'hostilités, alors que les Anglais ont seulement en six mois 163 blessés, et les Français 323, l'armée anglaise grâce aux précautions prises, n'a que peu de malades et ne perd que 606 hommes; l'armée française voit éclater au milieu d'elle le typhus, qu'on eût pu éviter, et perd par les maladies seules 21,190 hommes. Voilà ce que peut l'oubli des règles de l'hygiène, voilà le désastre qu'on eût pu éviter, si le corps médical libre en France comme il l'est dans les armées anglaise, prussienne, autrichienne et russe, avait pu, comme le réclamait si vivement Michel Lévy, obéir aux injonctions de la science et prendre contre la maladie les mesures préventives que lui enseignait l'expérience.

Le service médical en temps de guerre doit faire face à des besoins toujours nombreux, mais qui au jour d'une bataille atteignent de formidables proportions. Il faut, même pendant la lutte, relever les blessés et les porter hors de l'atteinte des projectiles, examiner soigneusement toutes les plaies, pratiquer les opérations urgentes, appliquer des appareils provisoires qui permettront le transport du blessé jusqu'au lieu où il recevra des soins définitifs. Les ambulances de première ligne ont leur caractère principal d'être mobiles et de se déplacer suivant les vicissitudes de la bataille. Plus en arrière, à quelques kilomètres du lieu du combat, sont établis des hôpitaux temporaires où le blessé reçoit une hospitalisation passagère. Ces ambulances, ces hôpitaux provisoires, seraient bientôt encombrés si l'on n'évacuait sur les hôpitaux fixes des villes les plus voisines la plupart des blessés et même jusque dans la mère patrie les convalescents incapables de reprendre du service pendant la durée de la campagne et les blessés pouvant supporter sans danger un assez long voyage.

Le but à atteindre, les difficultés à surmonter étant les mêmes pour toutes les armées, on conçoit qu'il y ait une sorte de conformité dans le plan général d'organisation ; mais quand on entre dans le détail de la pratique, on constate de grandes différences dans la composition, la répartition et le fonctionnement des groupes qui constituent le service de santé.

La première tâche à remplir consiste à relever le blessé et à le conduire à l'ambulance où il doit recevoir des soins. L'ambulance que nous pourrons appeler la place de pansement est toujours plus ou moins éloignée du lieu même de la lutte; aussi, à un endroit intermédiaire, le plus souvent sur le bord d'un chemin, d'une route, s'établit ce qu'on pourrait appeler, ce qu'on appelle à l'étranger une place de secours; elle est située le plus souvent à l'extrême limite du point où, par la disposition du terrain, peuvent arriver les voitures d'ambulance, les cacolets et les litières, et où se rassemblent les blessés du régiment ou des régiments qui combattent à peu de distance. En France, il y a en général une ambulance par division. Le blessé relevé pendant la bataille ou celui qui peut marcher a donc depuis l'endroit où il a été frappé, jusqu'au point où il recevra des secours chirurgicaux, deux étapes à parcourir, la première pour atteindre d'abord le point de rassemblement des moyens de transport ou place de secours, la seconde pour atteindre l'ambulance ou la place de pansement. La principale difficulté est, on le comprend facilement, de faire accomplir au blessé la première partie du trajet, de l'amener à la place de secours.

Or, je regrette de le dire, cette partie du service, qui, en France, échappe complètement à l'autorité du médecin, est dans notre armée déplorablement organisée. Le soin de relever les blessés est laissé à quelques soldats du train conduisant des mulets chargés de cacolets. Rien n'est admirable comme le courage tranquille de ces hommes qui n'ont point pour les exciter l'entraînement de la lutte. Mais le mulet ne peut aller jusqu'à l'endroit même où est tombé le blessé lorsque celui-ci tombe dans le rang, et si la blessure est de telle nature que la marche soit impossible, le soldat blessé reste jusqu'après la bataille au point où il est tombé, à moins qu'une marche en avant, en déplaçant le lieu de la lutte, permette au soldat du train d'arriver jusqu'à lui. Pendant la campagne d'Italie, on a cru pouvoir confier ce service aux musiciens de régiment, mais outre que ces hommes sont en nombre insuffisant, ils n'ont aucune aptitude pour ce service, et malgré leur incontestable dévouement, nous pouvons en dire autant des soldats du train. C'est chose plus délicate qu'on ne pense de relever un blessé. Percy, Larrey, avaient voulu organiser un corps spécial de brancardiers; mais ils ont échoué devant une objection dont j'examinerai plus loin la valeur. Ce que Percy et Larrey n'avaient pu réaliser, ce que réclament vainement nos chirurgiens militaires, existe et fonctionne avec grand avantage dans les armées autrichienne et prussienne. Il existe dans ces armées deux corps de brancardiers : les infirmiers brancardiers et les soldats brancardiers ou brancardiers de renfort (*Hülfs-Krankenträger*). Je dirai peu de chose des premiers, qui, sauf le nombre, se rapprochent de nos infirmiers (dits d'exploitation) et qui ne fonctionnent guère que de la place de secours à la place de pansement.

Les soldats brancardiers ou brancardiers de renfort ne forment pas un corps spécial et permanent. Dans chaque compagnie d'infanterie, quatre soldats sont d'avance désignés pour relever les blessés; on les choisit, comme le voulait Larrey, parmi les plus braves, car il faut un véritable courage pour remplir absolument sous le feu de l'ennemi une mission qui réclame du calme et du sang-froid. Ils portent l'uniforme de leur régiment, et rien ne les distinguerait de leurs camarades s'ils ne portaient au bras gauche un brassard qui indique leur fonction, brassard jadis de couleur jaune, mais qui est aujourd'hui celui de la convention de Genève.

Au moment où la bataille va s'engager et sur l'ordre du chef de corps, ils sortent des rangs, déposent dans la voiture d'ambulance attachée au service de chaque bataillon leur sac et leur fusil, y prennent les brancards et les attelles et se réunissent derrière leur bataillon respectif en groupes de trois hommes. Deux portent un brancard, le troisième des attelles; tous ont une sacoche renfermant des objets de pansement et une gourde spéciale pour désaltérer le blessé. Au fur et à mesure qu'un soldat est frappé, ils lui indiquent, s'il peut marcher, l'endroit où est installée la place de secours et ils y transportent sur leur brancard ceux qui ne peuvent se soutenir. Arrivés à la place de secours, ils laissent le blessé aux mains des infirmiers brancardiers, qui le transportent à la place de pansement, et retournent au feu continuer leur dangereux mais si utile service.

Pourquoi n'avons-nous pas adopté une organisation dont l'invention est toute française? C'est qu'on a fait cette objection que pendant la bataille il faut vaincre, que pour cela il faut des hommes et ne pas multiplier les non-valeurs. Eh bien! je dois le dire, cette objection n'a qu'une valeur théorique et dans la pratique elle n'est pas soutenable.

Aujourd'hui, faute d'un personnel spécial, le soldat ne peut être relevé que par ses camarades et ceux-ci poussés par le dévouement, mais stimulés aussi par ce sentiment de conservation dont personne n'est exempt, s'empressent de venir à son secours, L'un saisit le corps, l'autre les jambes, un troisième soutient la tête, d'autres suivent avec le sac et le fusil, et il n'est pas rare de voir quatre ou cinq soldats accompagner un blessé qui pourrait parfaitement marcher et se rendre seul à l'ambulance. Or, il est bien difficile de revenir de sang-froid prendre place dans le rang, quand on a pu s'éloigner de l'atteinte des balles, et l'on peut dire que l'effectif des compagnies est bien autrement diminué par cette absence d'organisation qu'il ne le serait par la création des soldats brancardiers.

Disons enfin que, même en réduisant à sa juste valeur le roman de Solférino, publié par M. Dunant, il n'est pas rare de voir dans notre armée des blessés rester plus de vingt-quatre heures sur le champ de bataille ; lorsqu'au contraire quelques heures après Borny je parcourus le terrain de la lutte et visitai ensuite les ambulances prussiennes pour y réclamer nos blessés, qui du reste nous furent tous rendus, je pus constater que tous étaient déjà relevés et avaient reçus dans les ambulances ennemies les soins que réclamaient leur état.

Le matériel consacré en France à cette partie du service sanitaire est des plus défectueux. Le cacolet est un détestable moyen de transport. Les mouvements du mulet impriment au blessé assis dans l'espèce de fauteuil formé par le cacolet, des secousses qui retentissent douloureusement dans la blessure, et s'il est couché sur une des deux litières que porte l'animal, il éprouve, outre les secousses, des oscillations semblables à celles que procure le tangage d'un navire pendant une tempête. Le mulet a pu être un bon moyen de transport dans les pays où, comme en Algérie à l'époque de la conquête, il n'existait pas de routes carrossables ; en Europe, sauf dans les guerres ayant pour théâtre des pays de montagne, l'emploi du mulet portant des litières et des cacolets n'a d'autre raison d'être que la routine, et pour relever le blessé sur le champ de bataille, pour l'amener au travers des terres cultivées et d'obstacles de toute nature, il n'y a d'autre moyen de transport acceptable que le brancard.

Pour ce qui concerne le brancard, je serai bref, car sur ce point nous sommes loin d'avoir rien à emprunter aux autres. Le modèle employé dans notre armée pendant la campagne de 1870 est bien supérieur à tous les autres au point de vue de sa légèreté, de sa solidité et de la réductibilité de son volume.

Quelque bien organisé que puisse être le service de l'enlèvement des blessés, il arrive fatalement que beaucoup d'entre eux ne peuvent être ni relevés, ni secourus aussitôt après qu'ils ont été blessés, et, faute de soins donnés en temps utile, une hémorragie qu'un simple pansement eût facilement arrêtée peut devenir sérieuse ou mortelle. Il serait donc à désirer que chaque soldat put avoir sur lui le moyen d'arrêter l'écoulement du sang, de se faire ou de faire faire par un camarade un pansement provisoire. En 1864, un industriel français, M. Sadon, nous en fournit les moyens en inventant et en fabriquant un pansement rendu hémostatique par l'adjonction d'un morceau de toile imprégné de perchlorure de fer. L'administration de la guerre repoussa l'invention de notre compatriote; les Prussiens, au contraire s'emparèrent de l'idée et, en vertu de l'article 3 de l'ordonnance de 1869 sur le service de santé, chaque soldat prussien porte dans la poche gauche de son pantalon une cartouche à pansement renfermant une bande, de la charpie et un peu de linge. Les cavaliers portent ce pansement dans la poche de la tunique. Pour les uhlans elle doit être cousue à l'intérieur de l'habit au niveau du plastron.

Il est une autre mesure ne concernant cette fois que les malheureux tués sur le champ de bataille ou succombant à leurs blessures, mais qui n'en a pas moins une extrême importance.

Pendant la guerre de la Sécession, chaque soldat de l'armée des États-Unis portait au cou une carte de parchemin indiquant son identité et l'endroit où l'on doit faire parvenir la nouvelle de sa mort. Dans l'armée prussienne la carte est remplacée par un petit carré de fer-blanc. Si le blessé porté à l'ambulance est privé de sa connaissance et s'il meurt sans l'avoir recouvrée, ou lorsque après une bataille il faut procéder à l'enterrement des morts, on détache ces fiches individuelles, on les rassemble et l'on établit ainsi très facilement et très sûrement l'identité de chaque cadavre. Cette mesure de précaution a été comme tant d'autres repoussée et négligée en France; or, lorsqu'on se trouve, comme je l'ai été après Borny, chargé de diriger cet attristant service et que l'on constate que les morts ont été dévalisés, que les sacs ont été vidés, que les livrets ont été enlevés ou dispersés par ces pillards qui suivent toutes les armées et surtout, cela est triste à dire, par les gens du pays, on ne peut établir les bulletins nominatifs des pertes et les fiches d'état civil. Combien de mères, de veuves, sont aujourd'hui encore dans les plus cruelles incertitudes sur le sort de leurs fils ou de leurs maris et ne peuvent régulariser leur position, par ce seul fait, que l'absence de tout document n'a pas permis de faire ce qu'on fait si facilement en Prusse avec le petit carré de fer blanc.

Il est enfin une dernière précaution en rapport direct avec l'organisation des services chirurgicaux et que nous devons cette fois encore emprunter à la Prusse : le soldat blessé sur le champ de bataille, transporté à l'ambulance divisionnaire, puis à l'ambulance du quartier général, évacué sur les hôpitaux plus ou moins éloignés, est exposé à deux inconvénients sérieux, mais tout à fait contradictoires. Les différents médecins entre les mains desquels il passe successivement défont le pansement, réexaminent la blessure, et par un motif louable imposent au malade un accroissement de douleurs, ou en déplaçant une fracture déjà réduite, en ramenant une hémorragie, l'exposent à un surcroît de danger. D'autres fois au contraire le pansement qui à l'extérieur parait intact reste plusieurs jours sans être renouvelé. En vertu de l'article 16 de l'instruction sur le service en campagne, les médecins prussiens ont un carnet imprimé dont ils détachent un feuillet qu'ils attachent sur la poitrine du malade qu'ils ont examiné ou pansé, et ils inscrivent sur ce feuillet le diagnostic de la blessure, la date et la nature de l'opération pratiquée, l'époque probable où le pansement devra être renouvelé et le degré de transportabilité du blessé. C'est encore là un exemple à suivre.

Relevé plus ou moins rapidement sur le champ de bataille, transporté à la place de secours et de là à la place de pansement ou l'ambulance divisionnaire où il reçoit des soins et subit les opérations urgentes, le blessé est amené plus tard à l'ambulance du quartier général du corps d'armée. Je ne puis ici entrer dans le détail, montrer l'utilité qu'il y aurait à créer en France ce que les Autrichiens et les Prussiens appellent les compagnies de santé ; je me borne à dire que tandis que nous n'avons qu'une seule ambulance de corps d'armée, les Autrichiens en ont trois et les Prussiens douze ; que là où notre service médical ne comprend que dix médecins, l'armée prussienne en compte soixante. J'ai hâte d'arriver à un point plus important : le service d'arrière-ligne.

Ce service n'existe en aucune façon dans notre organisation militaire. Après l'ambulance du quartier général il n'y a plus rien et tout est livré au hasard. Les Autrichiens ont à l'arrière de l'armée des hôpitaux de réserve, qui suivent l'armée dans ses mouvements, marchent avec elle et viennent, lorsque l'armée marche en avant, prendre la place des ambulances ayant fonctionné dans les premières batailles. Les Prussiens ont tout un service intermédiaire d'une importance considérable et qu'on appelle le service d'étapes. Tout le territoire intermédiaire entre le territoire prussien et le lieu même où combat l'armée forme ce qu'on appelle le territoire d'étapes ; ce territoire est subdivisé en arrondissements d'étapes (*Etappen-Rayon*) dont le commandement appartient à un officier supérieur, qui autant que possible établit le centre de ses opérations et de son bureau (*Commandantur*) dans une station de chemin de fer. Chaque corps d'armée prussien est, vous le savez, recruté dans une circonscription territoriale. Au début de la guerre, une des plus importantes stations de chemin de fer de cette circonscription est désignée d'avance comme lieu de rassemblement et comme point de départ pour tout ce qui de la circonscription va vers l'armée et pour tout ce qui en revient, c'est la tête d'étape (*Etappen-Anfangs-Ort*). La station de chemin de fer à laquelle se termine sur les derrières de l'armée le chemin d'étapes constitue le chef-lieu d'étapes (*Etappen-Haupt-Ort*). Ce dernier change nécessairement suivant les progrès des opérations militaires. Entre les deux sont établies les étapes de chemin de fer (*Eisenbahn-Etappen*); ou, quand il n'existe pas de voies ferrées, les étapes de terre (*Land-Etappen*). Dans chacune de ces stations d'étapes se trouve un hôpital d'étapes (*Etappen-Lazareth*) où l'on reçoit les malades de la circonscription, les soldats de passage, ou les blessés et malades qui ne peuvent continuer leur route avec le convoi d'évacuation dont ils font partie.

Ce service d'arrière-ligne, ce service d'évacuation est complètement à créer en France, et cela ne présente pas de grandes difficultés. La création des hôpitaux ambulants circulant sur les voies ferrées est également facile à réaliser. En 1867, le ministre du commerce en Prusse décida que 200 wagons à voyageurs de quatrième classe seraient transformés en wagons-lits pour le transport des blessés. Cette transformation consiste à appliquer des crochets à l'intérieur de la voiture pour y suspendre 12 lits, à percer des portes à l'extrémité du wagon et à placer au même endroit des ponts volants qui restent relevés, tant que le wagon ne sert en temps de paix qu'au service ordinaire de l'exploitation. On voit que rien n'est plus facile que de faire subir une pareille transformation à un certain nombre de nos wagons de troisième classe, les seuls qui puissent se prêter à cet usage, en rendant facilement démontables les bancs qui s'y trouvent placés.

Mais là ne se bornent pas les besoins du service médical : il faut, pour éviter l'encombrement et pour que la tâche qu'ont à remplir les chirurgiens de l'armée n'excède ni leur nombre, ni leurs ressources, ramener dans les hôpitaux de la mère patrie et plus ou

moins loin du théâtre de la guerre les blessés facilement transportables. Ici la tâche nous incombe à tous. Il faut que les médecins civils viennent en aide à leurs collègues de l'armée, et en
cela je ne puis parler de l'avenir sans parler du passé.

En 1870, la France, ayant perdu ses armées de Sedan et de Metz,
créa de toutes pièces une nouvelle armée. Grâce aux ambulances
volontaires parmi lesquelles compte si honorablement l'ambulance
girondine, grâce au dévouement des médecins civils dont un grand
nombre s'engagèrent volontairement pour la durée de la guerre,
grâce aux sociétés de secours, et je ne puis passer sous silence la
société de Bordeaux, cette armée nouvelle eut son service médical
et nos blessés ne furent pas abandonnés sans secours. Je n'ai pas à
examiner si partout l'organisation fut ce qu'elle aurait dû être, si
les services rendus ont été en rapport avec les sommes dépensées ;
méconnaître ces services serait à la fois une injustice et une
ingratitude ; mais ce qu'il importe de dire, c'est que le rôle des
sociétés de secours ne saurait être le même dans une armée régulièrement, normalement organisée. L'Etat ne doit pas, ne peut pas
abandonner à l'initiative individuelle l'organisation des secours
médicaux, pas plus qu'il ne saurait lui abandonner le soin de compléter pour la guerre le nombre de ses canons ou de ses soldats.
Personne à l'armée ne doit avoir son existence, son action indépendante, car, là plus que partout ailleurs, il faut un chef qui commande, des subordonnés qui obéissent, et si l'initiative individuelle est utile, nécessaire en arrière du théâtre des opérations,
elle ne saurait s'exercer au milieu de l'armée elle-même, au milieu
d'une armée fonctionnant régulièrement. C'est au ministre de la
guerre qu'appartient le devoir et le droit d'organiser le service
médical de l'armée ; c'est au général en chef qu'appartiennent le
droit et le devoir de régler son fonctionnement sous la direction
du chirurgien en chef de l'armée. Et si, en 1870, les ambulances
volontaires ont, par suite de nos malheurs, rendu d'incontestables
services, on ne saurait les faire figurer dans l'organisation normale d'une armée régulière, préparée de longue main à la lutte, à
la victoire. Quant aux sociétés de secours, elles peuvent rendre
d'immenses services en restant dans la sphère normale de leur
action, en fournissant aux blessés un superflu qui pour eux est
trop souvent le nécessaire ; en fournissant aux ambulances de
l'armée active des conserves, des couvertures, du vin, des objets

de pansement ; en élevant, sur le sol national et dans les villes en rapport par les voies ferrées avec le théâtre de la guerre, des hôpitaux temporaires, en fournissant enfin, avec le dévouement dont la France a donné tant de preuves en 1870, le personnel indispensable à leur fonctionnement.

Comme vous le voyez, bien qu'en n'abordant que les points principaux de la question, de nombreuses réformes sont nécessaires. Il s'agit tout à la fois de l'honneur du pays, de la vie de nos concitoyens, de nos enfants. De funestes désastres ont montré sur bien des points la nécessité des réformes, nous saurons les accomplir. Mais pour les rendre plus efficaces et plus sûres, sachons profiter de l'expérience de tous. Etudions ce qui se fait au delà de nos frontières, si nous ne voulons pas être égalés et surpassés par ceux qui joignent aux progrès dus à leur travail national la connaissance des progrès réalisés en France, en Angleterre, en Amérique, en Russie. Si nous avons aujourd'hui des rivaux, ce n'est point parce que la France a baissé, c'est parce que les autres se sont élevés et s'élèvent par le travail. C'est à la science qu'appartient aujourd'hui l'empire du monde, et dans cette guerre funeste entreprise par une ignorance criminelle des forces de l'ennemi, c'est la science, ce n'est pas le courage qui nous a vaincus... C'est la science qui apprend comment on peut, sans épuiser un pays, tenir prêts pour la guerre plus d'un million d'hommes ; c'est la science qui enseigne les moyens de les rassembler rapidement dans des lieux déterminés d'avance ; qui montre comment on peut nourrir, vêtir, approvisionner, faire mouvoir une formidable armée ; c'est la science qui apprend à se servir de l'électricité pour transmettre les nouvelles et les ordres, de la vapeur pour transporter rapidement les troupes, et, si malheureusement pour nous la science, par la découverte des armes à longue portée, a opposé les machines meurtrières à l'irrésistible élan des baïonnettes françaises, secondé, guidé, protégé par la science, le courage retrouvera son invincible puissance. C'est au nom de la science, c'est parce qu'elle est le salut du pays que nous sommes réunis ; nous donnerons à tous l'exemple du travail, car le travail en rendant à notre pays le calme, l'union, la concorde, ses compagnes inséparables, nous aura rendu la force et le devoir de faire appel à ce droit qu'on invoque aujourd'hui si durement contre nous.

IV

LA CHIRURGIE MILITAIRE

ET

LES SOCIÉTÉS DE SECOURS

EN FRANCE ET A L'ÉTRANGER [1]

───────

PRÉFACE

« *La puissance d'une nation dépend du nombre d'hommes
qu'elle peut mettre sous les armes.* » Ces paroles, prononcées
par l'Empereur, dans son discours aux députés réunis en 1867
dans la salle des États, au moment où l'on allait discuter la nouvelle loi militaire et la voter, en la rendant plus inefficace encore
par des restrictions et des économies mal entendues, ne pouvaient
laisser prévoir que, trois ans plus tard, celui-là même qui la procla-
mait si hautement, donnerait à cette vérité la plus terrible consécration, et que, poussant l'illusion jusqu'au point où elle devient
un crime, sans avoir rien prévu, sans avoir rien préparé, il com-
mencerait une guerre insensée, dans laquelle il ne pouvait opposer aux forces combinées de l'Allemagne qu'une armée numériquement insuffisante.

Cependant, l'inégalité de nombre ne saurait seule rendre compte
de l'étendue et de la constance de nos désastres ; il ne faut pas
que l'amour-propre national puisse se consoler avec de pareilles
explications, il ne faut pas aller à la ruine complète en répétant

───────

(1) 1 vol. chez Germer-Baillière, 1872.

les fautes du passé. Nos malheurs n'ont que trop démontré la nécessité d'une réforme de notre système militaire. Aux masses d'hommes que l'empire d'Allemagne peut en quelques jours accumuler sur ses frontières et jeter sur les territoires voisins, nous devons opposer, non plus une armée composée en grande partie de remplaçants, c'est-à-dire de mercenaires, mais une véritable armée nationale, nombreuse, aguerrie, sobre et disciplinée, conduite par des officiers instruits, commandée par des généraux ayant, à défaut du génie que la Providence accorde seulement à quelques élus, la science que donnent à tout homme intelligent l'expérience et le travail.

L'augmentation considérable du nombre des combattants, les changements apportés dans les moyens d'attaque et de défense par la portée plus grande des armes, par l'utilisation dans l'art de la guerre des découvertes scientifiques et des progrès industriels, doivent amener des modifications profondes dans toutes les branches du service militaire. Le service de santé échappe d'autant moins à cette loi qu'il n'était pas besoin des derniers événements pour montrer combien son organisation était défectueuse, car, depuis longtemps, les campagnes de Crimée et d'Italie avaient mis hors de toute contestation la nécessité de sa transformation. Mais, si la France est de tous les pays (à l'exception de l'Espagne et de ses colonies) celui où l'on fait le plus volontiers des révolutions, c'est l'un de ceux où l'on aime le moins les réformes, et notre service de santé est resté à peu près tel qu'il fut organisé par cette ordonnance du 6 février 1836, qui, en consacrant la subordination des médecins militaires aux officiers de l'intendance, vouait par avance à la mort des milliers de blessés. Malheureusement ce n'est point seulement dans l'armée que nous retrouvons cette injuste et injurieuse exclusion du corps médical de ce qui est compris dans la sphère rigoureuse de ses aptitudes spéciales. Partout, nous voyons dominer dans notre pays cette idée, fatale au salut des malades, que le médecin ne saurait être admis à diriger même un service médical, et nous venons d'assister au triste spectacle d'une Assemblée votant une loi qui place trois ministres du culte dans les commissions hospitalières, mais qui en exclut les médecins ! ! ! Ces erreurs funestes, *homicides*, doivent être énergiquement combattues.

Si je combats vivement l'ingérence et la suprématie de l'intendance dans les choses purement médicales, je ne suis pas de ceux qui voudraient purement et simplement intervertir les rôles et transférer au médecin toutes les attributions de l'intendant et du comptable. Je réclame pour le médecin le droit de direction, parce que partout il faut un chef, et que, dans l'organisation des secours médicaux, les questions médicales primant les questions administratives, ce chef doit être le médecin et non le représentant de l'intendance ou de l'administration. Cependant, disons-le dès aujourd'hui pour éviter plus tard toute fausse appréciation : quelque légitime, quelque nécessaire que soit cette réforme, on peut prévoir que lorsqu'elle aura été effectuée, le service de santé fonctionnera *pendant quelque temps* un peu plus mal peut-être que par le passé. Que nos collègues ne se blessent pas, que leurs adversaires ne triomphent pas de cet aveu que le respect de la vérité impose à ma sincérité. On ne sait bien que ce qu'on a appris, et une loi ne peut faire du jour au lendemain d'un bon médecin, un administrateur suffisant, et d'un homme n'ayant eu jusque-là qu'à obéir, un chef exercé au commandement et à la direction. Mais, loin de tirer argument de cette prévision pour reculer le moment des réformes, j'y vois au contraire un motif de le hâter, car il est important que cette période d'éducation, d'apprentissage et de transformation se fasse pendant ces quelques années où la paix est pour nous une nécessité.

Il appartiendrait sans doute à nos collègues de l'armée de traiter cette difficile question de la réorganisation du service de santé ; malheureusement ils ne pourraient l'aborder sans faire porter la critique sur l'intendance militaire, c'est-à-dire sur leurs supérieurs hiérarchiques. Le respect de la discipline, la prudence même leur conseillent le silence. Ce n'est pas seulement parce que je suis à cet égard dégagé de toute préoccupation, de tout parti pris, de tout intérêt personnel, que je crois pouvoir intervenir dans le débat ; j'ai pensé que chacun de nous était tenu d'apporter à l'œuvre commune de la régénération française le tribut de ses études et de son expérience.

Chirurgien militaire au début de ma carrière en 1848, chirurgien volontaire à l'armée d'Italie en 1859, chirurgien en chef d'une ambulance volontaire à l'armée du Rhin en 1870, ayant pu, en 1864, alors que j'étais chargé par l'administration de l'assistance publique d'une mission scientifique en Allemagne et en Russie, étudier sur

place le fonctionnement des ambulances autrichienne, prussienne
et danoise pendant la guerre du Schleswig-Holstein, et poursuivre
à Vienne, à Berlin, à Saint-Pétersbourg des études sur le service
médical militaire en temps de paix, j'ai espéré pouvoir fournir
d'utiles renseignements sur l'importante question de la réorganisation de notre chirurgie d'armée.

Dans les conditions actuelles de la guerre, le corps de santé
militaire ne saurait seul suffire à la tâche immense que lui impose
le chiffre considérable des blessés ; il doit accepter et même réclamer le concours de médecins auxiliaires, et il est impossible d'étudier la réorganisation de la chirurgie d'armée sans tenir compte
de cette adjonction nécessaire, et sans rechercher les moyens de
faire concorder l'action de l'élément civil avec celle de l'élément
militaire. Pour la première fois nous avons vu, dans la guerre
de 1870, les sociétés de secours fonctionner à côté de la chirurgie
militaire officielle, et nous avons à nous demander quel est le
rôle qui leur convient légitimement. Or, si nous mettons à part la
société (dite) des ambulances de la Presse, et toutes celles qui,
dans des villes assiégées, se sont trouvées plutôt dans les conditions de la pratique civile que dans celles du service médical
d'une armée en campagne, il faut, hélas ! avouer que les espé-
rances qu'avait fait naître la mise en activité de la *Société internationale de secours aux blessés militaires* ne se sont pas réalisées. La campagne de 1870 a été pour l'institution un échec dont
on ne saurait se dissimuler ni la réalité ni l'importance. Cet échec
a été si grave, le désordre a été si grand, que, si l'on mettait en
parallèle les sommes dépensées et les services rendus, on arriverait, non pas même à la justification, mais à la glorification *relative* de l'intendance militaire ; on arriverait à légitimer cette conclusion : que l'émancipation tant réclamée pour et par les médecins
militaires ne saurait leur être accordée, puisque des ambulances
dirigées par des médecins ont laissé tant de *desiderata*.

Il ne faut pas que cela puisse être dit !

J'ai à montrer que la direction des ambulances a échappé, dès
les premiers jours, à l'action du corps médical, et qu'une sorte
d'intendance civile volontaire, n'ayant même pas pour elle cette
expérience des choses de la guerre que possède du moins l'intendance militaire, a neutralisé les efforts des médecins. J'ai à montrer que, si l'on ne peut sans injustice et sans ingratitude mécon-

naître les incontestables services rendus à nos soldats par les
médecins civils constituant les nombreuses ambulances disséminées sur tous les points de la France, on ne saurait méconnaître
non plus que ces services eussent été bien autrement nombreux
et considérables, si ces médecins avaient été incorporés dans la
chirurgie militaire, et si leur dévouement n'avait été trop souvent
paralysé par une organisation vicieuse et une direction bien autrement déplorable que ne le fut jamais, dans ses plus mauvais
jours, celle de l'intendance militaire.

J'ai à montrer que, sans la liberté, sans l'initiative, auxquelles
il a droit, le corps médical est réduit à une impuissance relative ;
j'ai à montrer que son autonomie est la meilleure sauvegarde de
la vie de nos blessés ; j'ai à montrer surtout, en m'appuyant sur
l'expérience et sur l'étude des réformes effectuées dans les principales armées étrangères, quels sont les principes qui doivent
actuellement en France présider à la réorganisation de la chirurgie
militaire.

Quelque difficile, quelque étendue que soit la tâche que j'ai cru
devoir entreprendre, les circonstances l'ont encore rendue pour
moi plus étendue, plus difficile et surtout beaucoup plus ingrate.
Chirurgien en chef des ambulances internationales au début de la
campagne, ayant, en cette qualité, fait appel au dévouement des
médecins français, je perdrais toute autorité pour discuter des
questions qui ont fait, depuis le début de ma carrière médicale, le
sujet de mes préoccupations et de mes études, si je ne dégageais
ma responsabilité d'actes auxquels je suis resté complètement
étranger, d'actes qui sont en contradiction formelle avec les idées
que j'ai défendues dans plusieurs publications antérieures à la
dernière guerre, et qui ne sont pas moins éloignés de la manière
dont je comprends l'emploi des sommes considérables souscrites
par la charité publique, dans le but précis et unique de venir en
aide aux blessés de nos armées. Il est probable que la société de
secours aux blessés militaires est fière du rôle qu'elle a joué ; il
est possible même que le public soit de son avis ; quant à moi,
mon opinion est si différente, que j'éprouve, je dois le confesser
en toute sincérité, le besoin de me justifier, en prouvant qu'à partir du 5 août mon action s'est limitée à l'ambulance attachée à
l'armée de Metz, et que j'ai le droit de décliner toute participation aux actes ultérieurs de la Société internationale de secours

aux blessés militaires. Cette situation toute particulière me fera pardonner, je l'espère, de me mettre trop souvent en scène et d'abuser du *je* et du *moi* qu'on déclare à bon droit haïssables sous la plume de l'écrivain.

Malheureusement ce n'est pas tout encore. Dans notre France si durement éprouvée, on ne passe pour vraiment patriote que si l'on déclare que nous sommes à tous les points de vue la première nation du monde et que rien à l'étranger ne pourrait nous être comparé....., si le gouvernement (quel qu'il puisse être) ne venait constamment faire ombre à ce tableau de notre idéale perfection. Défendre l'autorité, c'est faire acte de vénalité ; attaquer le gouvernement, l'administration, les services officiels, l'enseignement officiel, les corps officiels, c'est faire preuve d'indépendance, c'est faire acte de bon citoyen, on pourrait presque dire, c'est faire une bonne spéculation, puisqu'à défaut du travail et du mérite personnels, qui cependant ouvrent toutes les carrières officielles, attaquer le gouvernement et tout ce qui y touche est à peu près la meilleure manière de parvenir, dans un pays où la politique, qui domine tout, est devenue une profession et l'opposition une carrière. Si au lieu de s'attaquer au gouvernement on se borne à signaler les défectuosités ou les *desiderata* de quelques institutions n'ayant rien de politique, les choses vont déjà moins bien, et quel que puisse être votre caractère dans la vie privée, on vous regarde alors comme un de ces esprits chagrins, moroses, frondeurs, comme un de ces êtres désagréables, toujours mécontents, difficiles à vivre, qu'il faut le plus possible laisser à l'écart.

Mais si, pour montrer la voie du progrès, on est obligé de prendre ses exemples hors de France ; si l'on s'attaque aux préjugés, à l'orgueil, à l'amour-propre, aux défauts de la nation ; si l'on cherche non à flatter ses concitoyens, mais à leur être utile ; si, après avoir acquis la connaissance des langues étrangères, on s'impose les fatigues et les sacrifices matériels d'un séjour hors de France, non pour se donner le plaisir égoïste de contempler, dans leur infinie variété, les splendeurs de la nature, ou d'admirer les œuvres des hommes, mais pour rechercher et étudier chez les peuples voisins les améliorations applicables à la patrie ; si, au retour, on ne craint pas de démontrer que nous avons à emprunter à l'étranger bien des choses capables d'atténuer les défec-

tuosités d'une partie quelconque de notre organisation ; si, par
amour pour son pays on se dévoue à ce rôle ingrat, non pas d'exposer le tableau de la France en présentant les qualités à côté
des défauts, mais de montrer seulement les défauts qu'il faudrait
corriger afin de faire davantage encore prédominer les qualités,
oh, alors ! on n'est plus patriote, et suivant qu'on a, sur quelques
points, vanté l'Allemagne ou l'Angleterre, on est Allemand, Anglais,
mais on n'est plus Français.

Nos devoirs envers la patrie étant ceux d'un fils envers sa mère,
dévoiler les faiblesses, les défauts de la nation, c'est, dit-on, faire
acte de mauvais citoyen. Rien n'est plus faux, rien n'est plus dangereux qu'une pareille doctrine qui conduit tout droit à l'immobilité dans l'imperfection. Si par rapport au passé nous sommes
les fils, les héritiers de la patrie telle que nos pères nous l'ont
constituée, nous partageons avec nos concitoyens du même âge,
ou plus âgés que nous, le devoir de fonder pour nos enfants la
patrie de l'avenir, de la maintenir à la hauteur des progrès qui se
font partout autour de nous, et nous avons envers elle les droits
et les devoirs de la paternité. J'aime la France du passé comme
un fils aime sa mère, j'aime la France actuelle, la France de l'avenir comme j'aime mes enfants, et je ne crois pas être mauvais
père parce que j'appelle plus volontiers leur attention sur les
défauts qu'ils doivent corriger que sur les qualités qu'ils doivent
développer, et parce que, redoutant au-dessus de tout l'orgueil,
je leur signale plus volontiers les bons exemples à suivre que les
mauvais exemples à éviter. C'est ainsi, depuis que j'ai l'âge
d'homme, que j'ai compris mes devoirs de citoyen, et, depuis de
longues années, je sais par expérience ce que rapporte de chagrins et d'inimitiés le patriotisme tel que je le comprends. Aussi,
lorsque je fus sur le point d'entreprendre ce travail, je me suis
demandé si je n'allais pas inutilement au-devant de nouveaux
périls personnels.

Je ne pouvais être utile à mon pays, si légitimement aigri par
le malheur, sans lui montrer que ce n'était pas seulement à
l'étranger, mais que c'était surtout chez notre ennemi d'hier, de
demain, que nous trouverons des exemples à suivre ; je ne pouvais
être vrai, sans adresser aux sociétés de secours des critiques assez
vives dont on ne manquerait pas de suspecter l'impartialité, et
qui auraient infailliblement pour résultat de m'aliéner quelques

amitiés que je ne perdrai pas sans regrets; n'était-il pas plus sage, plus prudent pour moi de garder le silence et de me réfugier dans l'égoïsme? Puis lorsque ce travail fut terminé, je me demandai de nouveau avec anxiété si l'on comprendrait, qu'en interrompant mes travaux scientifiques, mes seuls titres dans ma carrière, les seuls qui me soient utiles, pour m'occuper d'une question dans laquelle je n'ai aucun intérêt personnel, je prouvais une fois de plus mon dévouement à la France; je me suis demandé si l'on comprendrait ce que renferme d'ardent et de vrai patriotisme ce livre dans lequel, par amour pour mon pays, je ne crains pas même aujourd'hui, d'être juste envers ses ennemis. Hélas! pourquoi ne pas le dire? J'ai douté; j'ai craint que notre esprit national ne fût resté le même; j'ai eu, j'ai encore la conviction que ce travail ne prévaudra pas contre le respect aveugle du passé, qu'inutile aux autres, il n'aura d'autre résultat que d'être nuisible à son auteur, et, dans un moment où le découragement m'avait plus accablé qu'à l'ordinaire, je fus sur le point de détruire le manuscrit déjà terminé. Un souvenir de famille[1] m'a rappelé au sentiment du devoir. J'ai compris que moi aussi j'étais à mon poste de combat et que je ne devais pas déserter devant l'erreur, devant le faux orgueil national, ces ennemis intérieurs plus terribles pour la France que toutes les armées étrangères. C'est à nos propres défauts que nous devons faire la guerre, et quand nous les aurons vaincus, nul n'empêchera la France de reprendre dans le monde la place glorieuse qui lui appartient.

Dans ce travail où je dois, cette fois encore, montrer que nous devons emprunter à l'étranger bien des améliorations, je n'ai pas à faire, je le répète, le tableau de notre situation. Je ne décris pas, par le détail, tout ce qui se fait dans la chirurgie militaire, tout ce qu'ont fait les Sociétés de secours. N'ayant d'autre but que celui d'améliorer ce qui existe en provoquant des réformes, je n'ai pas à louer, à faire ressortir ce qui est bien, mais seulement à

(1) En 1792, Lille, ma ville natale, bombardée à boulets rouges par les Autrichiens, n'avait d'autre artillerie que le corps des canonniers sédentaires composé de bourgeois de la ville que commandait mon aïeul maternel. Il dirigeait le feu des batteries lorsqu'on vint lui dire : « *Citoyen Ovigneur, ta maison brûle et ta femme accouche! — Tu vois l'ennemi, je suis à mon poste, j'y reste : rendons-leur feu pour feu!* » (*Le siège de Lille*, p. 8.) Telle fut la réponse de mon grand-père en apprenant ainsi la naissance de son premier-né. Malgré l'incendie de sept cents maisons, Lille à moitié détruit ne capitula pas.

montrer, à faire ressortir ce qui est, en France, défectueux ou mauvais; tandis que, pour ce qui concerne l'étranger, je n'ai à mettre en évidence que les choses que nous pourrions avec avantage nous approprier. J'attaque vivement l'intendance militaire, je mets en lumière son insuffisance, ses fautes, dans tout ce qui regarde son ingérence et son illogique suprématie dans le domaine de la médecine ; mais, si j'avais à tracer le tableau du fonctionnement de l'intendance, j'aurais bien des éloges à donner à l'activité, à l'intelligence, au dévouement des intendants dans l'accomplissement de leurs difficiles et trop multiples fonctions. J'appelle l'attention sur les *desiderata* si nombreux de la chirurgie militaire ; mais je n'ai pas à parler et je ne parle pas du talent, de l'abnégation, du savoir de nos collègues de l'armée ; je n'ai pas à montrer et je ne montre pas que les médecins militaires français, ceux du moins qui forment le corps médical des hôpitaux, ont sur leurs collègues des armées étrangères une incontestable supériorité, tandis que je m'attache à prouver que l'organisation du corps est inférieure à ce qu'elle est chez d'autres nations, puisque cette organisation vicieuse rend trop souvent impuissants le zèle, le savoir et l'inaltérable dévouement de nos chirurgiens. J'aurais malheureusement peu de bien à dire des sociétés de secours; mais je me contenterais de m'étendre sur les actes personnels de dévouement accomplis par tant de personnes, sur les services immenses rendus individuellement par les médecins, si je n'avais le devoir de profiter de l'expérience acquise pour empêcher le renouvellement des désordres dont j'ai été témoin, pour sauvegarder la vie de nos blessés et le bon emploi de l'argent souscrit par la charité publique. Ce qui explique, ce qui justifierait, s'il était nécessaire, la vivacité de mes critiques à l'égard de ces Sociétés, c'est que j'ai la conviction profonde, absolue, que leur intervention au milieu de nos armées désorganiserait d'une manière fatale tout le service de santé militaire. Dans tout ce que j'ai dû dire, j'ai cherché à être juste, équitable et vrai, et jaurais cru indigne de moi, lorsque j'avais à parler de l'ennemi, d'oublier, à dessein, tout ce dont j'avais été témoin, et de sacrifier la vérité à mes sentiments légitimes de Français à l'égard de ceux qui nous ont vaincus.

Après avoir regardé la France comme une nation sans rivale, il est de mode aujourd'hui de répéter partout que la France est perdue, qu'il n'y a plus ni désintéressement, ni moralité, ni patriotisme, et que nous n'allons pas tarder à tomber au rang de puissance de quatrième ordre. Gardons-nous de ces exagérations qui nous sont si familières. Impatients du progrès, mais ayant perdu l'habitude de le chercher et de l'atteindre par des améliorations longuement et froidement étudiées, cédant à des entraînements généreux, mais presque toujours irréfléchis, nous manquons trop souvent de mesure, trop souvent aussi nous dépassons le but. C'est ainsi que, dans l'impatience de ne pas obtenir assez vite l'adjonction des capacités sur les listes électorales, nous allons brusquement et d'un seul bond jusqu'à l'adjonction universelle de l'ignorance. Craignant de voir la moindre réforme aboutir à un bouleversement complet de ce qui serait seulement à modifier, les uns, imprudents par l'excès même de leur prudence, se refusent à toutes les améliorations; les autres, au contraire, surexcités par une résistance absolue, renversent tout l'édifice dont une seule pierre eût dû être changée. Pour que notre patrie reprenne dans le monde la place que nos malheurs et nos fautes lui ont pour un instant fait perdre, faisons moins de révolutions, plus de réformes et commençons par nous réformer nous-mêmes. Oui, la moralité laisse à désirer dans un pays où le peuple ne lit plus guère que des romans dans lesquels le vol, l'adultère, l'assassinat sont les premiers éléments de l'action ; où certaines prostituées ont leurs historiens et leurs panégyriques, mais où l'on ignore jusqu'au nom des hommes qui ont doté l'humanité des plus grandes découvertes; dans une capitale où sur cent enfants qui naissent, il en naît vingt-huit illégitimes, alors que cette proportion n'est à Londres que de 4 p. 100. Oui, nous manquons de cette fermeté dans la défense *légale* et *pacifique* de nos droits, nous manquons de cette rigoureuse observation de nos devoirs, qui, seules, font les grandes nations, en réalisant au suprême degré l'alliance féconde de l'ordre et de la liberté, et ce n'est point en courbant la tête tantôt sous le despotisme d'un homme, tantôt sous la violence des masses populaires, qu'on fonde la grandeur de son pays.

Il n'est point de liberté sans le respect des droits de tous; il n'est point d'ordre sans le respect de la loi, sans le respect de l'autorité. Ce n'est pas en acclamant servilement tous les gouvernements, tant qu'ils disposent des places et des faveurs; ce n'est pas en les traînant successivement aux gémonies, quand une émeute les a renversés, qu'un peuple apprend le respect de la loi et se montre digne de la liberté. Nous avons au plus haut degré le courage du soldat, sachons avoir enfin le courage du citoyen. Il n'aime point son pays celui qui regarde comme une vertu l'abstention de tout acte politique ; mais ils l'aiment moins encore, ceux qui, mettant au-dessus de tout l'intérêt du parti auquel ils appartiennent, ont presque autorisé un éminent publiciste à dire que si, en Angleterre, en Allemagne, on trouve des Anglais, des Allemands, on ne trouve en France que des légitimistes, des orléanistes, des papalins, des républicains de toutes nuances, des socialistes, des communistes et même des bonapartistes, mais pas de Français. Méconnaissant la puissance du sentiment national, nous avons cru que notre intervention en Allemagne serait le signal d'un soulèvement contre le vainqueur de Sadowa ; la Saxe, la Hesse, le Hanovre, annexés à la Prusse, le Wurtemberg, Bade, la Bavière, vaincus en 1866, menacés d'annexion, ne se sont plus souvenus que d'une chose : c'est que nous menacions l'intégrité de la patrie allemande. Que cet exemple ne soit pas perdu pour nous ! Les membres divisés d'une même famille, frappés par un malheur commun, oublient leurs dissensions et, unissant leurs larmes, unissent de nouveau leurs cœurs ; que le malheur de la patrie soit le signal de notre union ! Sans doute, *la force prime le droit* est une maxime odieuse dans sa brutalité, mais qu'est-ce que la guerre, sinon l'appel à ce droit barbare, mais éternel comme l'humanité ? Pour que nous puissions posséder la force, sachons acquérir ce qui la donne : l'union, l'énergie, la moralité, l'instruction, le respect de la loi et de l'autorité, l'amour sincère et désintéressé du pays.

Après avoir montré une excessive confiance en nous-mêmes, gardons-nous du découragement. Ce qui nous a manqué, ce qui nous manque encore, c'est surtout la connaissance de ce qui se fait à l'étranger. L'étude attentive des peuples qui nous entourent n'a pas seulement pour effet de nous montrer les dangers que nous avons à redouter, les précautions que nous avons à prendre ; elle nous donne, par le contraste, une connaissance plus exacte des qualités que nous devons développer, des défauts que nous devons corriger, et l'on peut dire qu'un Français ne connaît bien son pays que lorsqu'il a étudié sérieusement, chez elles, l'Allemagne et

l'Angleterre. Nos malheurs nous ont fait connaître la Prusse ; il
est un autre pays dont le rapide développement m'a frappé d'étonnement et presque d'inquiétude, c'est la Russie. Gardons-nous des
illusions. Nous ne sommes pas les seuls qui aient payé fort cher
leur confiance exagérée en eux-mêmes[1]. Quelle que soit notre
valeur intellectuelle, nous ne pouvons avoir le monopole du progrès, car chaque peuple y prend aujourd'hui une part plus ou
moins grande. Dédaignant l'étude des langues étrangères, ignorant ou n'apprenant que fort tard les découvertes faites au delà
de nos frontières, ayant une grande répugnance pour les voyages
sérieux et de quelque durée, vivant scientifiquement sur notre
propre fonds, nous serions bientôt égalés et surpassés par ceux
qui joignent aux progrès dus à leur travail national, la connaissance des progrès réalisés en Angleterre, en Amérique, en Allemagne, en France, en Russie. Si nous avons aujourd'hui des
rivaux, ce n'est point parce que la France a baissé, c'est parce
que les autres se sont élevés et s'élèvent. Il y a quelques années
nous n'avions presque rien à emprunter à l'étranger, et, sans
sortir du domaine de la médecine, quels hommes pouvaient opposer l'Allemagne, l'Angleterre, l'Amérique, à ceux qui s'appelaient
ou s'appellent Dupuytren, Chomel, Rostan, Louis, Laënnec, Andral, Bouillaud, Blache, Civiale, Ricord, Velpeau, Malgaigne,
Roux, Cloquet, Gerdy, Lisfranc, Nélaton, etc., et aux maîtres
autour desquels se presse aujourd'hui encore notre génération
médicale. Il y avait à l'étranger quelques brillantes individualités,

---

(1) Je ne saurais oublier un fait qui jadis me frappa vivement. C'était
en 1864, l'Autriche et la Prusse, alliées alors, avaient fait la guerre pour délivrer le Holstein, pays allemand, de la tyrannie danoise (je regrette de heurter ici un préjugé français), mais elles venaient de spolier à leur tour le
Danemark en lui enlevant une province toute danoise, le Schleswig. Si les
Prussiens étaient encore arrêtés devant Düppel, l'armée autrichienne avait
pour le moment terminé sa tâche. En attendant une nouvelle attaque sur
Düppel, j'allai à Kolding (en compagnie de mon ami M. Liouville) visiter les
ambulances autrichiennes. Le général en chef Gablentz nous fit l'honneur de
nous inviter à sa table, où se trouvaient de nombreux convives. Si le général en chef autrichien gardait, à l'égard de ses alliés d'alors, la plus grande
réserve, il n'en était pas de même de son état-major. Les Prussiens étaient
l'objet de toutes les récriminations ; ils ne sortaient pas d'affaire, ils seraient
incapables de prendre Düppel, il faudrait les aider, c'était une mauvaise
armée, etc., etc. Il est vrai qu'en raison de ces sentiments de dédain, on
s'était peu préoccupé d'étudier le fonctionnement de l'armée prussienne,
Autrichiens et Prussiens ayant opéré à peu près séparément. Quinze jours
après, Düppel était pris ; deux ans plus tard, cette « détestable » armée fou-
droyait l'Autriche à Sadowa.

il n'y avait nulle part d'école comparable à celle de Paris. Nos
maîtres n'avaient pas alors à se préoccuper de ce qui se faisait
ailleurs ; toute découverte importante venait se faire consacrer
devant nos Académies, et la littérature classique à l'étranger ne
se composait guère que de traductions d'ouvrages français. Aujourd'hui il n'en est plus de même, et ce n'est qu'en luttant énergiquement que nous conserverons la suprématie. Partout des
hôpitaux, des écoles, des laboratoires se fondent ; partout les
gouvernements étrangers dotent la science avec une libéralité qui
ne fait que mieux ressortir la désastreuse et sordide avarice avec
laquelle on traite en France les savants, les écoles de haut enseignement, les facultés et les établissements d'instruction. Aujour-
d'hui, l'Angleterre, l'Amérique, l'Allemagne, la Russie, la Hollande, la Suède, l'Italie, l'Espagne, le Portugal, même la Grèce et
la Roumanie, ont leur littérature scientifique nationale. Nos
maîtres ont pu ignorer les langues étrangères, mais cette ignorance, qu'on pourrait dire glorieuse puisqu'ils avaient, par leur
talent, par leurs travaux, su annexer à la France le monde scientifique tout entier, ne serait plus pour nous, pour ceux de ma
génération, pour nos successeurs, qu'une ignorance désastreuse
et fatale, car elle ferait tomber notre pays au-dessous du niveau
des nations qui sont devenues nos émules.

Et cependant combien il nous serait facile de conserver la supériorité ! Notre vivacité d'impressions, notre faculté d'assimilation,
notre remarquable tendance vers la synthèse et les déductions
sont telles, qu'il nous suffit souvent de lire, dans une traduction,
la simple analyse d'un travail étranger, pour voir mieux et plus
loin que l'auteur lui-même et tirer de son œuvre des déductions
qu'il n'avait point aperçues. Chaque peuple a ses défauts, mais il
a aussi ses qualités et son génie spécial. La nature d'esprit de
l'Allemand, et, il faut aussi le dire, l'organisation de ses universités, poussent de préférence nos voisins vers les travaux de laboratoire, vers les recherches bibliographiques, vers l'analyse ; nous
avons au contraire plus de tendance vers la pratique, la clinique,
l'observation, la synthèse ; ils aiment l'expérimentation, nous
préférons l'expérience. Suivons notre voie, cultivons, améliorons
nos qualités, atténuons nos imperfections, créons des laboratoires,
livrons-nous aux recherches expérimentales ; mais ne sacrifions
pas l'hôpital au laboratoire, car nous sommes plus faits pour la

clinique que pour le laboratoire. Si, malheureusement, nous
devons avouer que nous ne sommes ni aussi savants, ni aussi éru-
dits que nous devrions l'être, nous avons le droit de dire avec un
orgueil, cette fois légitime, que l'on ne trouve en aucun lieu du
monde un corps médical et chirurgical comparable, au point de
vue de la solidité des connaissances cliniques, à celui que constituent les médecins et les chirurgiens des hôpitaux de Paris, et
nous pouvons dire également que l'internat de nos hôpitaux main
tient le corps médical français à un niveau qu'on n'atteint nulle
part. Aussi, non plus seulement pour la médecine, mais pour
toute chose, le jour où, connaissant les langues étrangères, sachant
lire ce qui s'écrit hors de France, nous comprendrons de plus que,
tout ne s'écrivant pas, il faut aussi aller étudier sur place ce qui
se dit, ce qui se fait, nul peuple au monde ne pourra lutter avec
nous sur le terrain de la science. Travaillons donc, car le travail
seul donne la science, et c'est à la science qu'appartient aujour-
d'hui l'empire du monde. C'est la science, ce n'est pas le courage
qui nous a vaincus ; c'est la science qui apprend comment on
peut, sans épuiser un pays, tenir prêts pour la guerre plus d'un
million d'hommes ; c'est la science qui enseigne les moyens de les
rassembler rapidement dans des lieux déterminés d'avance, qui
montre comment on peut nourrir, vêtir, approvisionner, faire
mouvoir une formidable armée ; c'est la science qui apprend à se
servir de l'électricité pour transmettre les nouvelles et les ordres,
de la vapeur pour transporter rapidement les troupes. Par la
découverte de la poudre à canon, la science a désarmé les chevaliers du moyen âge ; par la découverte des armes à tir rapide et à
longue portée, la science a, malheureusement pour nous, opposé
les machines meurtrières à l'irrésistible élan des baïonnettes
françaises. Fécondé, guidé par la science, le courage retrouvera
son invincible puissance. Si tous n'ont pas besoin d'être savants,
tous nous avons besoin d'être instruits ; travaillons donc, travaillons toujours, travaillons tous, et quand le travail nous aura
rendu la moralité, le calme, l'union, la concorde, ses compagnes
inséparables, il nous aura rendu la force et le devoir de faire
appel à ce droit qu'aujourd'hui on invoque si durement contre
nous.

Paris, 25 juin 1872.

Léon Le Fort.

PREMIÈRE PARTIE

ORGANISATION GÉNÉRALE ET SERVICE EN TEMPS DE PAIX

En étudiant, en 1858, les résultats obtenus en Angleterre pour certaines opérations que j'espérais introduire dans la pratique chirurgicale française, je fus amené à rechercher quelle pouvait être comparativement, dans les hôpitaux de Londres et dans ceux de Paris, la mortalité aux principales amputations.

A mon grand étonnement, car c'était la première fois qu'une pareille comparaison était tentée, j'acquis la preuve de l'infériorité de nos résultats[1]. Cette triste découverte ne trouva d'abord que des incrédules, et il fallut plusieurs années pour que ce fait, contrôlé par les recherches ultérieures d'autres chirurgiens, fût enfin accepté en France comme une attristante mais indéniable vérité. Il ne suffisait pas de constater une pareille situation, il fallait en découvrir les causes, et, s'il était possible, le remède. De nouvelles études, poursuivies à ce point de vue dans les principaux hôpitaux de l'Angleterre, de l'Écosse, de l'Irlande, de l'Italie, de la Belgique et de la Hollande, me permirent de prouver que nos revers devaient être attribués à l'infériorité de notre hygiène hospitalière, et que les hôpitaux étrangers, dans la direction desquels l'élément médical intervient puissamment, présentaient sur les nôtres, dirigés uniquement par l'élément administratif, une supériorité réelle[2].

Depuis 1862, de nombreuses améliorations ont été introduites dans nos hôpitaux par l'ancien directeur de l'Assistance publique, M. Husson, et il y aurait injustice à ne pas rendre hommage à ses sérieux efforts; mais si le mal a été un peu atténué, il est loin d'avoir disparu, et ses causes productrices subsistent avec la même énergie. Les médecins de nos hôpitaux civils n'ont point sur la

---

(1) *De la résection du genou*, Soc. de chir., 1859 (Voy. t. III.)

(2) *Note sur l'hygiène hospitalière en France et en Angleterre*, 1862, t. I, p. 3.

direction des services, dont ils sont spécialement chargés, l'influence à laquelle ils ont légitimement droit, et, même lorsqu'il s'agit de leurs malades, ils restent trop souvent impuissants devant l'omnipotence administrative. Tous nous réclamons contre un pareil état de choses ; aussi, ce n'est pas sans étonnement que j'ai vu récemment un sous-intendant militaire, M. Chapplain[1], défendre comme légitime la suprématie de l'intendance sur la chirurgie militaire, en citant à l'appui de sa thèse l'exemple des hôpitaux civils, « où l'on voit, dit-il, les médecins les plus en renom se disputer l'honneur d'être employés, et non seulement ne pas se croire atteints dans la dignité ou la liberté de leur profession, parce qu'ils n'ont aucune action directe sur la partie matérielle du service, *mais encore la repousser* ».

Il était intéressant de rechercher si notre infériorité dans le chiffre proportionnel des guérisons existait dans la chirurgie militaire aussi bien que dans la chirurgie civile hospitalière. Les résultats chirurgicaux obtenus par l'armée française en Orient, consignés dans l'importante publication faite au nom du ministère de la guerre par M. Chenu, rapprochés des faits constatés par les rapports officiels anglais et américains pour les guerres de Crimée et d'Amérique, ont malheureusement prouvé et m'ont permis de montrer[2] que, dans la chirurgie militaire comme dans la chirurgie civile, nous perdons beaucoup plus d'opérés que n'en perdent nos collègues étrangers. Ici encore j'ai cherché à découvrir les causes du mal et à les mettre en lumière. Ces causes, j'ai cru les trouver dans l'abus du transport des malades à de grandes distances, dans l'encombrement des hôpitaux et des établissements publics transformés en hôpitaux, dans l'insuffisance numérique du personnel médical, et dans une cause qui domine toutes les autres et qui les résume parce qu'elle empêche tout progrès : la subordination de la chirurgie militaire à l'intendance, c'est-à-dire à l'élément administratif, subordination contraire à toutes les règles du bien, du vrai et du juste, subordination qu'on ne trouve ni en Autriche, ni en Prusse, ni en Amérique, ni en Russie. J'ai attaqué, je dois encore attaquer l'intendance militaire, je dois

(1) *De l'intendance, du corps médical militaire et de la mortalité dans l'armée.* Paris, 1872.

(2) *Examen comparatif de la mortalité, après les amputations, dans les armées française, anglaise et fédérale*, I, p. 1.

montrer tout ce que le rôle qui lui est attribué a de funeste; mais ma critique ne doit pas atteindre la personne des intendants. Je les ai vus à l'œuvre, et l'on est forcé de rendre justice à des hommes pleins de zèle et de dévouement, victimes tous les premiers d'une situation telle qu'ils ne sauraient, malgré tous leurs efforts, accomplir une mission au-dessus des forces humaines : se charger à eux seuls du soin de nourrir, d'abriter, de vêtir une armée et pourvoir en outre aux nécessités multiples qu'exigent le transport et le traitement des blessés et des malades.

J'ajoute cependant, car il faut avant tout être juste, que l'intendance, en tant que corps spécial, n'a pas toujours la responsabilité entière des fautes que j'aurai à lui reprocher. Souvent c'est à l'administration de la guerre, quelquefois c'est au commandement qu'appartient la plus grande part de la culpabilité. Toutefois, dans la plupart des cas où l'intendance peut invoquer, à titre de circonstances atténuantes, la pénurie des ressources matérielles mises à sa disposition, l'insuffisance des allocations budgétaires, on peut lui opposer avec raison que, si elle eût mieux connu les véritables besoins du service médical, elle eût fait pour obtenir le nécessaire des efforts dont elle s'est abstenue parce qu'elle n'en appréciait pas l'urgente nécessité. L'intendance a voulu et veut encore avoir la direction suprême du service de santé militaire, elle est par cela même responsable de la manière dont il fonctionne, et elle continuera à l'être tant qu'elle conservera l'autorité suprême sur la chirurgie militaire. Cependant, chose toute naturelle, l'intendance ne veut pas se laisser déposséder; elle ne veut pas perdre le plus beau fleuron de sa couronne; elle renoncerait avec douleur au droit de donner directement des ordres aux Larrey, aux Michel Lévy; elle croit d'ailleurs de très bonne foi qu'elle n'a aucune action sur la mortalité des blessés, et que du moment où elle n'empêche pas le médecin de pratiquer l'opération qu'il croit nécessaire, on ne saurait sans injustice l'accuser d'intervenir dans le domaine des choses de la médecine. Oublie-t-elle donc qu'on ne peut panser un blessé si l'on n'a pas d'objets de pansement, qu'on ne peut le nourrir, si l'on n'a pas d'aliments, qu'on ne peut l'opérer, si l'on manque d'instruments, et qu'on perd les malades en grand nombre, quand on les accumule dans des locaux insuffisants ou insalubres. Puisque l'intendance réclame le droit de diriger le service médical, c'est à elle par conséquent qu'incombe le devoir de fournir à l'armée des médecins en nombre suffisant, de les répartir suivant les besoins, de mettre à leur disposition les instruments, les médicaments, les objets de pansement nécessaires, de fournir aux blessés des hôpitaux salubres et des moyens de transport qui ne soient pas une cause d'aggravation de leurs blessures. Or je vais lui montrer une fois de plus, avec les documents officiels, qu'il y a eu en Crimée, en Italie, manque de medecins, d'instruments, d'objets de pansement, de moyens de transport, tout cela par la faute de l'administration, car les réclamations du corps médical ont été incessantes[1].

Le 16 mai, au début de la campagne, l'Empereur écrivait à l'intendant général Paris la lettre suivante :

« Depuis quarante-cinq ans, *nous n'avons plus eu de guerre ;* et dans toutes les *petites guerres* qui se sont faites, l'intelligence des intendants n'a pu être mise à l'épreuve, car tout consistait, pour l'intendance, à avoir de l'argent et à faire des marchés avec les fournisseurs.

« Tout cela peut être bon pour une guerre partielle et maritime, tout cela peut être utile dans une guerre continentale comme réserve ; mais, pour les grandes guerres en Europe, il n'y a qu'un seul principe efficace à appliquer en général, c'est de faire vivre l'armée avec les ressources du pays où elle se trouve, et, pour cela il n'y a qu'un seul moyen : la réquisition payée comptant quand on est en pays ami, PRISE SANS PAYER, *quand on est en pays ennemi.* Ce système, le seul efficace, demande beaucoup d'intelligence et d'activité. Il est bien facile naturellement d'écrire au ministre de la guerre : Envoyez-moi tant de millions de rations...

____

(1) Les lettres dont je cite des extraits sont tirées du livre de M. Chenu sur la campagne d'Italie. Ces correspondances ont été communiquées à l'auteur par M. Larrey, qui, ainsi qu'il le dit lui-même, « les avait recueillies comme médecin en chef de l'armée ». Elles ont donc tous les caractères d'authenticité désirables, mais elles sont aussi des documents officiels qui sont de droit dans le domaine public dès qu'ils sont publiés; c'est ce qui m'autorise à les citer. Ils ne figurent du reste dans la statistique de la campagne d'Italie que suivant leur ordre chronologique et comme pièces justificatives. Quant aux documents concernant la Crimée, ils n'avaient point trouvé place dans le compte rendu de la campagne d'Orient; M. Chenu étant encore alors en activité de service, ne pouvait sans imprudence s'exposer, en les publiant, à la vindicte puissante de l'intendance, mais ils ont pu figurer plus tard, à titre d'appendice et sans péril pour l'écrivain, dans l'ouvrage sur la campagne d'Italie. C'est aussi comme documents officiels que j'ai cru avoir le droit de les citer.

« On dira peut-être, et *c'est là le prétexte de tous ceux qui ne veulent pas se donner la peine de chercher*, que le pays ne peut pas fournir les ressources nécessaires..., c'est là une erreur capitale...; il est reconnu qu'un pays pourrait toujours nourrir pendant deux ou trois mois le double de sa population, Ainsi le Piémont, qui a près de cinq millions d'habitants, pourrait nourrir pendant deux ou trois mois une armée de cinq millions d'hommes... Ordonnez que, dans chaque commune, on cuise tant de rations de pain, qu'on enverra également au chef-lieu ou à des points désignés d'avance. Prenez enfin des mesures analogues,... etc.

« Napoléon. »

Les intentions du souverain furent mal comprises ou les mesures mal prises, car on manqua de pain pendant presque toute la campagne, et, oubliant sans doute que le Piémont et la Lombardie produisent du riz plus qu'il n'en faudrait pour nourrir la France, c'est de France que l'intendance fit venir à Gênes des farines et du riz, et qu'on les accumula inutilement au port de débarquement. Trop souvent nos blessés furent laissés sans pain, ou n'eurent guère que du biscuit.

Valeggio, 7 juillet.— Les distributions de biscuit sont très fréquentes; *depuis quinze jours*, quelques régiments n'ont reçu qu'*une ou deux fois* du pain de très mauvaise qualité et présentant des moisissures... Le vin manque complètement; c'est à peine si, en quinze jours, une distribution a été faite... — Méry, médecin en chef de la garde.

Montebello, 24 mai. — Je vous informe à regret que, par suite de l'inexpérience ou des préoccupations nombreuses de l'intendance, près de 800 blessés ont été nourris pendant quatre jours par la commisération publique. Les régiments et les ambulances continuent à manquer de médicaments... — Champouillon, médecin en chef du 1er corps.

Que peut faire le médecin en chef de l'armée? rien autre chose que de transmettre à l'intendance une deuxième édition de la plainte ou de la réclamation.

Alexandrie, 27 mai. — Monsieur l'intendant général, le 1er corps n'avait pas de caisson à la date du 24 courant... Un fait *bien regrettable*, exprimé dans le rapport de M. Champouillon, c'est que près de 800 blessés de Montebello ont été nourris pendant quatre jours par la commisération publique... — Baron Larrey, médecin en chef de l'armée.

Mais passons rapidement sur ce point, je n'ai point à faire le procès de l'Intendance, en tant que corps administratif chargé des subsistances ; or, pourvoir à la nourriture du soldat, qu'il soit valide ou malade, est dans le rôle de l'administration et non dans celui du médecin ; je veux seulement prouver qu'elle usurpe, pour ne pas les remplir, des fonctions qui ne sont point de sa compétence et qui seraient mieux remplies par d'autres.

J'ai dit qu'on manquait de matériel, ces lettres font foi :

Quartier général du 2ᵉ corps. Sale, 17 mai. — Vous jugerez de notre embarras et de nos craintes quand vous saurez qu'il n'existe pour toute ressource en matériel dans ce corps d'armée qu'un caisson d'ambulance... Nous faisons faire cinquante brancards, car nous en sommes complètement dépourvus. Nous manquons également de couvertures... — PÉRIER, médecin en chef du 2ᵉ corps.

Alexandrie, 19 mai. -- Pas de litières, pas de cacolets, par de fourgons ; j'ai demandé avec instance du chloroforme, du perchlorure de fer, rien ne m'a encore été livré... — MÉRY, médecin en chef de la garde.

Voghera, 23 mai. — Le 1ᵉʳ corps ne possède pas un seul infirmier militaire. L'ambulance du quartier général du 1ᵉʳ corps est dépourvue de caissons... -- CHAMPOUILLON, médecin en chef du 1ᵉʳ corps.

Montebello, 26 mai. — Jusqu'ici aucun des régiments compris dans le 1ᵉʳ corps n'a reçu les cantines d'ambulance ; il en est quelques-uns dont le personnel de santé est réduit à un seul aide-major...— CHAMPOUILLON, médecin en chef du 1ᵉʳ corps.

Livourne, 31 mai. — La plupart des régiments arrivent de France dépourvus des ressources médico-chirurgicales que doivent contenir les cantines d'ambulance régimentaires et quelquefois des cantines elles-mêmes... — LEGOUEST, médecin en chef du 5ᵉ corps.

San Zeno, 19 juin. — Vous savez que nous n'avons toujours pas de cantine de pharmacie... — PÉRIER, médecin en chef du 2ᵉ corps.

Castelnuovo, 5 juillet. — Depuis l'ouverture de la campagne, les médecins des régiments se plaignent de n'avoir reçu de la pharmacie centrale aucun des médicaments qu'ils ont demandés...— CHAMPOUILLON.

On comprend qu'il soit difficile de soigner les malades quand les cantines contenant du linge et les médicaments font défaut ; tout cela sans doute parce que l'intendance, préoccupée d'acheter des vivres, de rassembler des voitures, des tentes, etc., a oublié qu'on ne fait pas la guerre sans avoir des malades et des blessés. Soyons juste cependant, s'il y eut un retard, du moins les réclamations portèrent fruit et les cantines finirent par arriver, seulement...

Les régiments ont reçu des cantines, MAIS ELLES SONT VIDES!! — CHAM-POUILLON, médecin en chef du 1er corps. Valenza, 30 mai.

Le médecin en chef peut-il du moins porter lui-même remède à un pareil état de choses? qu'on en juge!

Milan, 9 juin. — Monsieur l'intendant général. Une nouvelle bataille semble imminente du côté de Lodi, et il serait bien regrettable que nous fussions *encore* pris au dépourvu, comme à Magenta, pour assurer et régulariser l'assistance et le transport des blessés... —Baron LARREY.

Ainsi, la médecine a été, à Magenta, au-dessous de sa tâche, elle a été réduite à l'impuissance; nos soldats ont souffert, plusieurs sont morts faute de soins suffisants, et M. Larrey n'a pas le droit de donner des ordres directs, ne peut prendre les mesures nécessaires, il ne peut que se borner à dire à l'intendance : « Ne soyons plus pris au dépourvu. »

M. Larrey avait cependant tenté de remédier à l'imprévoyance de l'intendance. Dès le début de la campagne, voyant que le matériel, les médicaments, les instruments, faisaient défaut, il écrit à Paris au conseil de santé, il réclame des instruments de chirurgie.

Alexandrie, 17 mai. — L'imminence d'une grande bataille rendra nécessaires toutes les ressources matérielles de la chirurgie; et, en fait d'instruments, je tiens beaucoup à ce que la boîte à résection soit fournie d'urgence à chaque ambulance divisionnaire... Veuillez, je vous prie, nous en assurer l'envoi immédiat... — Baron LARREY.

Le conseil de santé relevant, lui aussi, de l'administration, ne peut envoyer des couteaux ou des scies à amputation sans en référer au ministre ; il demande en conséquence au ministre de la guerre, représenté par le directeur de l'administration, c'est-à-dire par un intendant, « *de vouloir bien faire ajouter la boîte réglementaire n° 16 à l'arsenal chirurgical des ambulances* ».

Le directeur n'ose pas refuser, mais il a soin d'ajouter dans la lettre d'envoi : « *la boîte à résection des os, réclamée par M. Larrey, est expédiée du magasin central des hôpitaux militaires.....* A L'AVENIR, TOUTE DEMANDE DE MATÉRIEL NÉCESSAIRE AU SERVICE DE L'ARMÉE DEVRA ÊTRE TRANSMISE DIRECTEMENT PAR L'INTENDANT GÉNÉRAL..... » Ce qui veut dire : « Comment! des médecins qui sont nos subordonnés ont osé faire savoir à M. Larrey qu'ils manquaient d'instruments de résection, et celui-ci n'a pas

craint d'en réclamer l'envoi à ses collègues du conseil siégeant à
Paris : que cela n'arrive plus ! Si ces médecins manquent de
quelque chose, qu'ils s'adressent directement à l'intendance ! »
Mais l'intendant ne se doutait certainement pas qu'envisagée dans
ses conséquences, sa lettre revient à dire : Si l'intendance n'a pas
le temps de s'occuper des réclamations des médecins et de leur
envoyer des instruments qui leur permettraient par une résection
de conserver au soldat le membre blessé, qu'ils l'amputent ? mieux
vaut qu'on perde ou qu'on mutile cent Français que de laisser
violer et compromettre une seule de nos prérogatives !... Certes,
il n'est pas un seul intendant auquel pourrait venir pareille
pensée ainsi formulée ; mais, malgré eux, c'est là le résultat de la
conduite qu'ils croient devoir tenir sans pouvoir en apprécier les
conséquences fatales.

Au manque de ressources matérielles vient s'ajouter, grâce aux
sages prévisions de l'intendance, le manque de personnel. Ici
encore nous arrivons à un véritable défilé de plaintes, de réclamations, à un chassé-croisé de demandes. Chaque médecin en chef
court par lettres à la recherche de ses auxiliaires, et chacun
cherche à s'approprier le plus grand nombre possible de collaborateurs, dans l'espoir de ne pas voir se stériliser, faute de médecins, les efforts faits pour sauver les malades.

Voghera, 22 mai. — Le service est mal organisé ; nous n'avons pas
d'infirmiers ; quelques musiciens que personne ne commande ont été
désignés pour remplacer les infirmiers absents, et ne nous sont pas utiles
parce qu'ils ne savent rien. Les malades sont mal couchés, mal nourris,
mal soignés... — MARTENOT DE CORDOUX, médecin-major.

Puis, toujours suivant la voie hiérarchique, qui certes n'abrège
ni les distances ni les délais :

Alexandrie, 25 mai. — Monsieur l'intendant général. Le service médical de l'ambulance de Voghera n'est pas suffisamment assuré. Les officiers de santé sont exténués de fatigue ; ils n'ont pas d'infirmiers et se
plaignent de ne pouvoir donner à leurs malades des soins plus complets...
— Baron LARREY.

L'intendant général prend le lendemain la mesure que M. Larrey
n'avait pas le droit de prendre ; on va voir comme l'éloignement
et la perte de temps la rendent efficace.

Alexandrie, 24 mai. — J'ai approuvé la désignation de MM. Lhonneur et Gaujot pour aller momentanément à l'ambulance de Voghera. — Paris, intendant général. (Cette réponse étant *arrivée* après l'évacuation des blessés, ces médecins ne sont pas partis.)

Alexandrie, 28 mai. — Il y a déjà 150 hommes, blessures légères; mais il n'y a personne pour les visiter, il n'y a rien pour les soigner... — Cazalas, médecin en chef à Alexandrie.

Corollaire. — *Alexandrie*, 28 mai. — Monsieur l'intendant général. Il n'y a jusqu'ici aucun service médical ou administratif; cette fâcheuse situation que vient de me faire connaître M. le médecin principal Cazalas, ne peut se prolonger sans de graves inconvénients... — Baron Larrey.

Valenza. — Le personnel de quelques ambulances du 1er corps est toujours incomplet... — Champouillon.

Montechiaro, 22 juin. — L'insuffisance du nombre des infirmiers à Novarre rend le service des hôpitaux de plus en plus difficile... — Baron Larrey.

Au nombre insuffisant des médecins venait s'ajouter encore l'insuffisance des moyens mis à leur disposition, et la bonne volonté de l'administration fut telle à leur égard que, sur les 10,206 chevaux de l'armée d'Italie, on ne put en trouver pour permettre aux chirurgiens militaires l'accomplissement d'une mission qui exige fréquemment de longs déplacements qu'il faut rendre le plus rapides possible.

Valenza, 22 mai. — MM. Lefebvre, Alix et Vital, n'ayant encore pu obtenir de chevaux, sont arrivés en tenue et perchés sur un caisson d'ambulance. — Fenin, médecin en chef du 4e corps.

Travagliato, 17 juin. — Plusieurs médecins de l'ambulance du grand quartier général ne sont pas montés; ils font les étapes à pied ou perchés sur les caissons. Cela n'est pas digne d'une part, et de l'autre cela est nuisible au service. — Bertherand, médecin en chef du grand quartier général.

Ces plaintes sont adressées à M. Larrey; mais que peut-il faire en vertu des règlements, sinon de les transmettre à l'intendant général, qui les accueille... à la façon ordinaire?

Travagliato, 17 juin. — Monsieur l'intendant général. Plusieurs médecins de l'ambulance du grand quartier général... sont obligés de faire les routes à pied ou sur des caissons. Cette situation n'est pas seulement peu convenable pour eux..., etc. Ne serait-il pas possible d'obvier à cet inconvénient par telle mesure qu'il ne m'appartient pas d'indiquer? — Baron Larrey.

Du reste, comment s'étonner de l'insuccès des demandes du chirurgien en chef de l'armée quand on voit sa situation si bien caractérisée par cette lettre ?

Alexandrie, 20 mai 1859. — Monsieur l'intendant général. Je n'ai personne auprès de moi, pas même un planton ou un soldat d'ordonnance, et je suis obligé de suffire seul à l'expédition des dépêches que je fais porter par un domestique civil... — Baron LARREY.

La situation des médecins n'était pas meilleure en Crimée qu'elle ne fut plus tard en Italie.

Gallipoli, 4 mai 1854. — Monsieur le président du conseil de santé. J'ai trouvé les médecins qui m'ont précédé dans une situation morale peu satisfaisante, par suite de la position qui leur a été faite... On leur a refusé des ordonnances, et ils ont été obligés d'aller aux magasins chercher leurs rations de vivres, de faire leur cuisine, et même de panser leurs chevaux et d'aller aux fourrages... — SCRIVE, médecin en chef de l'armée d'Orient.

Quel exemple nous donne la Crimée ! Là, deux armées amies sont en présence, soumises aux mêmes misères atmosphériques, se heurtant aux mêmes difficultés matérielles, exposées aux mêmes risques, menacées des mêmes fléaux, le choléra, le typhus ; quel fut le sort de l'une et de l'autre ?

En Angleterre, en Amérique, la guerre n'est qu'un état anormal, une éventualité dont on a d'autant moins à se préoccuper qu'elle ne peut se présenter qu'avec l'assentiment du pays. L'Angleterre ne conserve d'armée que ce qui est nécessaire à sa défense. L'Amérique, plus heureuse encore, n'a pour ainsi dire aucune armée, aussi a-t-elle licencié, dès la fin de la guerre de Sécession, les onze cent mille défenseurs de l'Union américaine et vendu presque tout le matériel de guerre. Mais comme on n'improvise pas facilement ni le service des subsistances ni celui des ambulances, l'Amérique, jusqu'à la bataille de Bulls-Run, a souffert de cruelles pertes, et l'armée anglaise en Crimée a été bien heureuse, dans le début, de trouver auprès d'elle les secours de l'armée française. En France, si une guerre éclate à l'improviste, les services administratifs et médicaux sont à peu près organisés, et dans les premiers jours la situation est tolérable.

Pendant le premier hiver passé devant Sébastopol, l'armée française trouvait dans ses approvisionnements antérieurs des ressources qui manquaient à nos alliés ; l'armée anglaise souffrait davantage et le chiffre de sa mortalité devait, en s'élevant, témoigner de ces souffrances. En effet, de novembre 1854 à avril 1855, dans une période de six mois, l'armée anglaise perdit 10,889 hommes, et l'armée française 10,934 ; mais comme l'effectif moyen de la première (31,000) était plus de moitié moins fort que celui de la seconde (79,000), l'armée anglaise subit une perte qui était relativement de plus de moitié plus forte que celle de l'armée française.

Heureusement en Angleterre on n'est pas obligé, pour divulguer le mal, de laisser passer dix ans et d'attendre que la retraite ait émancipé ceux qui en ont été les témoins. Les désastres furent immédiatement signalés, l'opinion publique s'émut et le gouvernement donna toute latitude à l'action du corps médical.

Le fort de Malakoff est pris au mois de septembre ; mais les forts du Nord résistent encore, la paix n'est pas faite et un second hivernage est probable. L'expérience du passé a parlé ; que va-t-il arriver ?

Les Anglais, à l'instigation du corps médical et de miss Nightingale, imaginent cette baraque si bien conçue sous le rapport de l'hygiène et qui est depuis connue en hygiène sous le nom de *Crimean Hut*. Toute l'infanterie anglaise, chaudement logée, bien nourrie, bien vêtue, passe l'hiver à l'abri de toutes ces causes de mort qui avaient si puissamment et si malheureusement agi sur elle pendant l'hiver précédent.

L'administration française, omnipotente dans son incompétence, imprévoyante à l'extrême, malgré les avertissements réitérés de Scrive, de Michel Lévy, ne veut pas comprendre qu'elle n'a plus à diriger une armée fraîchement débarquée, ayant en quelque sorte apporté avec elle une provision de santé aujourd'hui épuisée, mais des hommes affaiblis, harassés par les fatigues d'un long siège, débilités par les privations, privés de ce ressort que la lutte donne au soldat français ; des hommes enfin qui sont tous plus ou moins en imminence morbide, tout prêts à être la proie de cette maladie qu'engendre la misère et l'encombrement : le typhus des camps. Et alors, dans ces six mois d'hiver 1855-1856, pendant que les Français ont 323 blessés et les Anglais 165, les Anglais, grâce aux précautions prises, perdent 606 hommes, les Français, grâce à l'imprévoyance, à l'obstination d'une administration, qu'au dire de certaines gens d'un patriotisme niais toute l'Europe nous envie, perdent par les maladies 21,190 hommes ! ! !

Veut-on des preuves de cette incapacité professionnelle de l'intendance ? elles abondent.

Le corps médical français conseille des mesures, l'intendance les rejette ; les Anglais les adoptent et ne laissent à nos médecins que le regret de leur impuissance.

Gallipoli, 3 juin. — Monsieur l'intendant en chef de l'armée. J'ai déjà eu plusieurs fois l'honneur de vous entretenir des diverses mesures qui me paraissent pouvoir assurer le service de l'armée d'Orient... Il est indispensable d'avoir à sa disposition au moins trois grands centres hospitaliers... ; l'autre enfin devrait être à Smyrne, où se trouve une grande caserne qu'il serait facile de transformer (*ce projet n'ayant pas été adopté, les Anglais ont immédiatement établi un de leurs hôpitaux à Smyrne*)... — SCRIVE, médecin en chef de l'armée d'Orient.

Varna, 9 août 1854. — Dans le premier moment de l'encombrement si soudain, si considérable de tant de malades et de cholériques, dont beaucoup ont expiré en débarquant et pendant leur translation, j'avais proposé de transformer pour douze ou quinze jours, deux navires de la flotte en hôpitaux flottants; cette idée n'a pu être mise à exécution par suite de considérations que j'ignore ; *j'ai appris depuis que les Anglais ont établi deux hôpitaux flottants...* Je ne puis que regretter que mon initiative n'ait pu obtenir autant d'efficacité que celle de l'inspecteur général du service de santé anglais... — MICHEL LÉVY, inspecteur du service de santé.

Varna. 31 août 1824. — Monsieur le maréchal... Dans ce pays de torpeur et d'inertie, il existe une industrie, la construction des baraques... J'ai conseillé l'établissement d'hôpitaux en baraques. M. l'intendant adopte ce parti. A quand l'exécution ? — MICHEL LÉVY.

Varna, 18 septembre.— Monsieur le maréchal... Mais ce qu'il importe d'obtenir au plus tôt ce sont des baraques; l'hiver approche, et je vois avec inquiétude que nulle mesure n'est encore prise pour assurer les quartiers d'hiver. *Les Anglais ont déjà fait construire* à Gallipoli d'excellentes et vastes baraques, qui, avec les immenses bâtiments dont ils ont pris possession à Scutari et sur le Bosphore, suffiront probablement à leur casernement d'hiver... — MICHEL LÉVY.

N° 61. — Le service hospitalier des Anglais profite de l'influence favorable d'une direction absolue par le corps médical, qui a le droit d'exprimer les besoins éprouvés, en même temps que celui d'y satisfaire largement sous sa responsabilité : aussi devons-nous convenir que, réduits au strict nécessaire, nous sommes bien pauvres dans notre hospitalisation, *devant le luxe et le confort* des établissements de nos voisins et alliés... — SCRIVE, médecin en chef de l'armée d'Orient.

N° 62. — Dans le camp anglais... l'alimentation ne laisse rien à désirer... Était-il possible de faire jouir l'armée française de si magnifiques avantages ? Je réponds négativement, parce que les règles fondamentales du système que la France a adopté s'y refusent formellement... — SCRIVE.

N° 73. — L'installation plus que médiocre de nos infirmeries contrastait désavantageusement avec celle des infirmeries anglaises, qui étaient luxueusement constituées... Les Anglais, qui avaient reçu une terrible leçon au début de la guerre, avaient, au second hivernage, pris une superbe revanche. — SCRIVE, médecin en chef.

Constantinople, 5 février 1856. — Pendant ce temps, nos alliés, les Anglais, nous offrirent des ressources de toute nature en personnel et en matériel. Le général Storks nous proposait d'aller installer dans un de nos camps un hôpital complet pour mille malades, de nourrir même et de traiter les malades si on le désirait. Quoi que nous fassions, disait-il, nous ne nous acquitterons jamais de ce que les Français ont fait pour nous l'an dernier... — BAUDENS, inspecteur du service de santé.

Mais en voilà assez sur ce point ; j'ai dit que le corps médical français n'était pas responsable de l'effroyable désastre de la Crimée, de la mort de 75,000 malades ; il ne me sera pas difficile, avec les preuves contenues dans le livre de M. Chenu, de montrer à qui incombe la responsabilité.

Deux épidémies terribles frappèrent l'armée française en Turquie et en Crimée : en 1854 le choléra, en 1855 le typhus ; l'un dont on peut arrêter l'extension par des mesures de précaution ; l'autre dont on peut empêcher le développement, et à tout le moins diminuer les ravages, puisque l'on sait depuis longtemps pourquoi le typhus se développe et comment il se propage. On le savait ; aussi les médecins de l'armée, privés de toute initiative, firent-ils un incessant appel à l'action de cette intendance militaire qui s'est appropriée le droit exclusif d'agir. En vain Scrive, Baudens, Michel Lévy, réclament l'érection de tentes, de baraques ; en vain ils signalent le danger de ces évacuations qui augmentent le péril, le font naître là où il n'était pas et sèment la mort et le deuil partout où elles passent ; rien ne se fait ou se fait trop tard. Cette correspondance dont nous ne citons que de courts extraits est navrante ; mais elle doit être la condamnation d'une organisation dont la nocuité éclate à chaque ligne.

Constantinople, 12 juillet 1854. — ... Que Votre Excellence me permette cet aveu : je suis effrayé de la fixation de 2,100 malades pour l'hôpital de Péra, le bel édifice... ne sera bientôt qu'un vaste foyer d'infection. 500 à 600 malades par hôpital, tel est le chiffre que l'expérience autorise... — MICHEL LEVY, inspecteur du service de santé.

Résultat :

Constantinople, 29 novembre 1854. — Depuis que l'hôpital de Péra compte plus de 1,200 malades, l'infection purulente s'y multiplie chez les blessés. Si je n'étais pas un directeur purement nominal du service de santé, j'aurais les droits et l'initiative nécessaires pour prévenir de pareils dangers ; mais j'ai dû me borner à les notifier à M. l'intendant, *qui me répond placidement : Je les déplore avec vous, mais le moment ne me paraît pas venu d'y apporter le remède que vous indiquez.* — MICHEL LÉVY.

Autre exemple.

Constantinople, 29 novembre 1854. — Monsieur le maréchal. L'hôpital Daoud-Pacha aura 1,200 lits de malades au premier étage ; son rez-de-chaussée loge 1,500 soldats convalescents ; sa cour est encombrée de tentes-abris qu'habitent d'autres militaires sortis de convalescence. Voilà un hôpital créé contre mon avis *et malgré mes résistances...* La suite édifiera Votre Excellence sur les résultats de cette expérience. — MICHEL LÉVY.

Résultat :

Le 20 janvier 1856, 1,140 malades présents à l'hôpital Daoud-Pacha ; mortalité du mois jusqu'à ce jour, 100. C'est précisément à dater de ce moment que le typhus a commencé à sévir ; il avait fallu rapprocher les lits... Le mal s'accroit rapidement, suivant pas à pas le progrès de l'encombrement dans les salles. — GARREAU, médecin en chef de l'hôpital de Daoud-Pacha.

Michel Lévy, Baudens, réclament l'érection de baraques.

Constantinople, 5 février 1856. — J'insistai vivement auprès de l'intendant militaire pour qu'on plaçât les typhiques dans des salles spéciales où l'on pût distribuer l'air libéralement ; c'était en même temps sous-traire les autres malades aux dangers de la contagion. Il fallait ainsi créer de nouveaux hôpitaux sous baraques pour empêcher l'encombrement, trouver 5,000 places... — BAUDENS, inspecteur du service de santé.

Constantinople, 11 février 1856.. — Votre Excellence sait qu'il y a à petite distance de Constantinople des baraques pour loger environ 25,000 hommes et qu'en vingt-quatre heures il est facile de convertir ces baraques en bons hôpitaux. — BAUDENS.

Constantinople, 28 février. — Nous avons des baraques pour loger 25,000 soldats, *elles attendent une population !* Hâtons-nous de les occuper... Pourquoi n'allons-nous pas plus vite ?... Votre Excellence prescrit d'envoyer à Constantinople les soldats malingres des régiments de Crimée. Cette mesure, monsieur le maréchal, pouvait être bonne quand je l'ai conseillée; *ces malingres sont aujourd'hui des malades...* — Baudens.

Constantinople, 3 mars 1856. — La contagion continue ses progrès... Des 5,000 places que je réclame j'en ai obtenu 1,000... J'ai beaucoup de peine à détruire, dans l'esprit du commandement et de l'administration, une sécurité grosse de dangers... — Baudens.

Enfin? une haute intervention mit fin à ces atermoiements homicides.

Paris, 25 mars 1856. — Monsieur l'inspecteur... L'empereur m'a écrit ce matin... « Ce qui est essentiel, c'est d'établir le plus vite possible les ambulances sous baraques que réclame M. Baudens »; donnez des ordres pressants en conséquence... — Maréchal Vaillant.

Veut-on une dernière preuve de l'efficacité du rôle du médecin dans l'armée française, qu'on médite cette lettre si digne de Michel Lévy.

Constantinople, 20 novembre 1854. — Monsieur le maréchal, ministre de la guerre. L'épuisement de ma santé par cinq mois de luttes au milieu des circonstances les plus pénibles et les plus critiques me fait désirer que Votre Excellence veuille bien mettre un terme à ma mission. Celle-ci d'ailleurs devient chaque jour plus difficile à concilier avec l'action de l'intendance, telle qu'elle entend l'exercer, en vertu de la législation existante, jusque dans un ordre de faits qui échappe à son appréciation. Tant que les circonstances ont commandé l'abnégation, je me suis tu... L'inspecteur médical de l'armée d'Orient est contraint, pour donner force exécutoire à ses désignations, de les soumettre à la sanction de M. l'intendant... Qu'il me soit donc permis d'exposer à Votre Excellence l'état de ma santé, qui ne me laisse pas la force de continuer une sorte d'expérience où j'ai épuisé, sous les enseignes d'une direction purement nominale, ce que j'ai de prudence, de réserve et d'humilité... — Michel Lévy.

Ce n'est pas assez pour le médecin militaire français de voir ses efforts paralysés par l'intendance, il faut encore qu'il soit sous sa dépendance directe, à tel point qu'un sous-intendant militaire peut infliger une punition disciplinaire à un docteur en médecine.

Constantinople, 23 novembre 1854. — Monsieur le maréchal. Il était réservé à M. l'intendant de Constantinople de multiplier ici pour moi les froissements et les difficultés. Après avoir adressé par écrit de dures menaces de punition à un éminent vétéran de la chirurgie, M. Scoutetten, qui a tout quitté pour accourir en Orient, il se hâte d'établir sa supériorité hiérarchique devant un inspecteur qui... — MICHEL LÉVY.

S'il n'y eut ici que des menaces, il m'a été donné d'assister à leur réalisation.

C'était à Milan, en 1859. Le médecin en chef des hôpitaux de Milan, M. Cuveiller, aujourd'hui inspecteur du service de santé, avait cru devoir écrire à la fin de la campagne une lettre de remercîments aux confrères de la ville qui nous avaient apporté leur concours dans les soins à donner aux blessés. Un beau matin, on convoque à l'hôpital San Ambrogio tous les médecins militaires présents à Milan, les sous-aides requis, parmi lesquels je comptais, et sans doute pour que la gloire de l'intendance fût mieux établie, les médecins civils italiens attachés aux divers hôpitaux. Le motif de cette réunion devait bientôt être expliqué. M. le sous-intendant de Lavalette se présente et nous donne lecture d'une lettre commençant à peu près ainsi : « Un médecin militaire a cru pouvoir adresser une circulaire... — Pardon, répond notre éminent confrère, cette lettre, écrite de ma main, n'est pas une circulaire. — Vous ferez quinze jours d'arrêts pour cette observation... » Telle fut la réplique de monsieur le sous-intendant.

Or, je le demande, quel est le médecin soucieux de sa dignité professionnelle, qui, n'ayant pas à y poursuivre une carrière commencée, voudrait rester et surtout entrer dans un corps auquel est faite une telle situation. Quant à moi, je le déclare bien haut : jeune, sans expérience, j'ai débuté par la chirurgie militaire ; heureusement ma situation d'élève ne me mit en rapport qu'avec mes chefs naturels, mes premiers maîtres, pour lesquels j'ai conservé les meilleurs sentiments de respect, d'amitié et de reconnaissance ; par devoir et dans l'espoir d'être utile, j'ai sollicité comme une faveur de faire partie de l'armée d'Italie, mais en qualité de sous-aide, bien que je fusse docteur en médecine et prosecteur à la Faculté ; dans la campagne dernière, débarrassé par un licenciement qui nous fut imposé, d'une intendance volontaire (celle de la société de secours), celle-là non plus seulement incompétente, mais absolument incapable, j'ai sollicité, comme c'était mon devoir alors que le pays était envahi, l'honneur de reprendre une place, quelque modeste qu'elle pût être, parmi mes anciens collègues de l'armée; mais tant que les choses resteront dans l'état où elles sont, tant que l'intendance dominera la médecine militaire, je continuerai à regarder comme un devoir d'honneur de détourner tous ceux qui me demandent conseil, du dessein d'entrer, pour y faire leur carrière, dans un corps où le médecin, à côté de désavantages personnels, de déboires de toutes sortes, n'est même pas certain de trouver la consolation de pouvoir être utile dans la mesure de sa volonté et de son savoir.

Si j'ai emprunté à la guerre d'Orient et aux documents mis à la disposition de M. Chenu par M. Larrey et Michel Lévy, les faits prouvant les obstacles que l'incompétence administrative peut apporter à l'œuvre du salut de nos blessés; si j'ai puisé dans la correspondance afférente à la campagne d'Italie ceux qui montrent jusqu'où peut aller cette imprévoyance qui laisse si souvent nos soldats sans médecins, et nos médecins sans matériel, sans instruments, sans médicaments, je ne dirai rien de la campagne dernière. L'intendance militaire formée d'hommes intelligents, instruits et éminemment honorables, n'est pas responsable des désordres et de la nullité de l'intendance révolutionnaire. Quant à l'armée du Rhin et à l'armée de Châlons, elles se sont trouvées dans des circonstances exceptionnelles, et ce n'est pas, il faut le reconnaître, uniquement à l'intendance qu'il faut s'en prendre, si rien ou presque rien n'avait été prévu à Metz pour l'arrivée d'une nombreuse armée; ce n'est pas non plus à l'intendance seule qu'il faut faire le reproche d'avoir été placer si singulièrement dans des villes ouvertes les principaux dépôts d'approvisionnements. Toutefois il est un fait dont l'intendance est responsable, c'est d'avoir fait hommage aux Prussiens d'un immense matériel qu'elle pouvait sauver, et qu'il était de son devoir strict de conserver à la France.

La convention de Genève, de 1864, ainsi que nous le verrons plus tard, établit dans son article 1, expliqué par l'article 3 additionnel du 2 octobre 1868, que les *ambulances*, c'est-à-dire « les hôpitaux de campagne et autres établissements temporaires qui suivent les troupes sur les champs de bataille pour y recevoir des malades et des blessés, sont neutralisés et respectés, *aussi longtemps qu'il s'y trouvera des malades et des blessés*, et par l'article 4 que ces ambulances, tombées au pouvoir de l'ennemi, *conservent leur matériel* ». Mais par une opposition très logique, ce même article 4 spécifie que le matériel des *hôpitaux militaires*, c'est-à-dire des hôpitaux fixes des villes, *reste soumis aux lois* de la guerre.

Pendant toute la durée du blocus de Metz, les ambulances des quartiers généraux des corps avaient établi des hôpitaux temporaires dans les maisons et dans les hameaux les plus rapprochés de leurs campements respectifs ; on y soignait un assez grand nombre de malades, ce qui avait pour avantage de multiplier les ressources en personnel et d'atténuer un peu l'encombrement des hôpitaux de Metz. Caissons d'ambulances, voitures Masson, litières, cacolets, chevaux, mulets et voitures se groupaient autour de ces ambulances. Le moment fatal de la capitulation approchant, que fallait-il faire ? Faire sortir des hôpitaux fixes de Metz tout le matériel n'appartenant pas en propre à ces établissements, mettre au grand complet le matériel des ambulances des corps, et au jour de l'entrée des Prussiens leur dire : Voici le matériel des hôpitaux de Metz, il vous appartient ; mais ceci est le matériel des ambulances et des hôpitaux temporaires destinés à suivre les blessés sur les champs de bataille ; en vertu de la convention de Genève, il est neutralisé comme le personnel, veuillez nous donner les saufs-conduits nécessaires pour que nous puissions rejoindre une de nos armées. Voilà ce qu'il y avait à faire. Au lieu de cela, que fit l'intendance ?

Oubliant que, d'après la convention, la neutralisation n'existe pour les ambulances et hôpitaux temporaires *qu'aussi longtemps qu'il s'y trouvera des malades et des blessés*, on prit soin de les évacuer de tous les malades et blessés qu'ils renfermaient ; on fit rentrer ces malheureux à Metz, on rangea les voitures Masson en bon ordre sur le terre-plein du rempart placé devant l'intendance militaire, comme si l'on voulait éviter aux Prussiens la peine de les rechercher et de les rassembler, et l'on abandonna à l'ennemi chevaux, voitures, brancards, litières, cacolets, mulets, fourgons d'ambulance, richesses immenses qu'on eût pu sauver, ressources précieuses dont le défaut a coûté la vie à tant de malheureux soldats des armées de la Loire et de l'Est. L'intendance objectera-t-elle que le commandement l'a laissée sans ordres, ou même lui a donné des ordres contraires ? Je lui répondrai qu'un général en chef ne peut pas tout savoir, tout prévoir (c'est pour cela qu'il y a dans chaque armée un intendant général et des généraux, chefs de service, pour le génie et l'artillerie), et que si elle eût prévenu le maréchal Bazaine de la portée de la convention, des ordres protecteurs lui eussent été donnés. L'intendance prétendrait-elle que sa revendication n'eût été suivie d'aucun effet? A cela je puis répondre qu'elle eût dû tenter cette revendication, tandis qu'elle s'interdisait tout droit à une réclamation en évacuant les malades sur Metz, puisqu'elle renonçait ainsi d'elle-même et d'avance à neutraliser les ambulances qui abritaient ces malades et qu'à leur tour ces malades protégeaient.

Il y a plus, cette réclamation, je l'ai faite, bien que mon ambulance se trouvât placée dans un hôpital, installée dans l'enceinte même de la ville, et je dois déclarer qu'immédiatement, sans aucune discussion, avec la plus complète urbanité, le médecin en chef et le général prussiens signèrent au-dessous du contrôle nominatif de mes médecins et de mes infirmiers l'ordre de nous laisser passer librement; et lorsque je demandai le trajet qu'il m'était permis de suivre, il me fut répondu que je pouvais rejoindre soit l'armée de la Loire, soit l'armée en formation dans le Nord ; Paris seul m'était interdit. Que des délégués de la Société de secours aux blessés militaires aient été assez... intelligents pour annihiler ce sauf-conduit et pour vendre à vil prix, à Metz même, le matériel que je pouvais sauver, cela ne justifie pas l'intendance, à laquelle je ne veux pas faire l'injure de pareilles comparaisons. La seule excuse de l'intendance, et elle est triste, mais je crois fort qu'elle est vraie, c'est qu'elle ignorait les dispositions de la Convention de Genève!!!

Si cette incapacité à remplir le rôle qui lui est dévolu — et ce mot d'incapacité s'applique à l'institution et à son fonctionnement et non aux hommes ; car, ce qui fait la force de résistance de l'intendance, c'est qu'elle est en général composée d'hommes éminemment intelligents — ne se traduisait que par des souffrances et des dépenses inutiles, les réclamations seraient moins vives; mais c'est la vie de nos soldats qui paye la rançon de l'intendance, c'est la vie de nos concitoyens qu'il s'agit de sauver, et j'ai à montrer maintenant quelle est sous ce rapport l'étendue de nos désastres.

L'influence d'une bonne organisation se fait sentir dans les armées en campagne de deux façons différentes : 1° par la faible proportion des malades et une faible mortalité générale par rapport à la totalité de l'effectif ; ce qui prouve que l'armée a été convenablement traitée sous le rapport de l'hygiène, c'est-à-dire de la nourriture, du logement, de l'habillement, du choix du campement, etc. ; 2° par la proportionnalité plus ou moins grande des guéris par rapport au chiffre total des malades ou blessés, ce qui prouve la bonne tenue des hôpitaux et des ambulances, le plus ou moins de soins dont on entourait ces malades et ces blessés.

Nous avons déjà vu ce qui était survenu en Crimée : nous perdions pendant le second hiver 21,190 hommes pendant que les Anglais en perdaient 606. Comparons maintenant l'armée française en Italie avec l'armée prussienne en Bohême. Les pertes, à l'exclusion des hommes tués à l'ennemi, rapprochées du chiffre total de l'effectif, sont égales : 4,698 Français sur un effectif de 200,000 hommes; 6,674 Prussiens sur un effectif de 280,000 hommes; de part et d'autre 2,3 p. 100 de mortalité. Mais les Prussiens furent décimés par le choléra, ils perdirent de ce fait 4,529 malades ; de telle sorte que si nous retranchons le chiffre de soldats victimes du choléra du nombre total des morts, la perte, par rapport à l'effectif, n'est plus pour l'armée prussienne en Bohême que de 0,76 p. 100, un tiers seulement de ce qu'elle fut pour l'armée française en Italie.

2° Si nous voulons étudier avec le moins de chance possible d'erreur la question de l'efficacité des secours donnés aux blessés, nous n'avons pas de meilleur terme de comparaison que l'examen comparatif de la mortalité après les grandes amputations.

Le rapprochement nous donne les résultats suivants :

MORTALITÉ POUR CENT OPÉRÉS

NATURE DES OPÉRATIONS	ARMÉE AMÉRICAINE Guerre de la sécession.	ARMÉE ANGLAISE Guerre de Crimée.	ARMÉE FRANÇAISE	
			Guerre de Crimée.	Guerre d'Italie.
Désarticulation de l'épaule. .	39,2	33,3	61,7	52,7
Amputation du bras.	21,2	24,5	55,5	55,8
Amputation de l'avant-bras. .	16,5	5,0	45,2	42,8
Désarticulation de la hanche.	85,7	100,0	100,0	57,1
Amputation de la cuisse. . .	64,4	64,0	91,8	76,4
Désarticulation du genou. . .	55,1	57,1	91,3	75,0
Amputation de la jambe. . .	26,0	35,6	71,9	66,5
	40,2	33,9	72,8	63,9

Si nous avons été plus que malheureux en Crimée, on pourrait objecter que l'on était loin de la France, en pays ennemi, sans ressources à tirer de la contrée et par un hiver rigoureux ; mais que peut-on dire pour ce qui concerne la campagne d'Italie ? Là, dans un pays ami, au milieu des ressources de toute espèce, pendant l'été et sous un des plus beaux ciels de l'Europe, à six heures de nos frontières, dans une campagne où nous fûmes toujours victorieux et qui ne dura que deux mois, entourés de villes et de villages où nous pouvions laisser nos blessés, la mortalité générale après les amputations fut encore de 63,9, près de 64 p. 100 ; 9 p. 100 seulement de moins qu'en Crimée, où tout était conjuré contre nous, climat, privations, fatigues d'une longue campagne, choléra, typhus, pourriture d'hôpital, etc. Nous perdions 63 p. 100 de nos opérés en Italie, quand les Anglais, sur ce champ de mort de la Crimée, ne perdirent que 33 p. 100 ; quand les Américains, dans leur lutte gigantesque à travers un territoire dévasté par la guerre, au milieu de toutes les difficultés, n'en perdirent que 40 p. 100, et cette différence désastreuse, nous la retrouvons pour chaque amputation en particulier. A quelle cause peut-on l'attribuer ?

« La chair anglaise supporte mieux les opérations que la chair française, » disait familièrement M. Velpeau lors de la discussion sur l'hygiène hospitalière, soulevant ainsi la grave et difficile question de la résistance physique des deux races. Est-il vrai que la nôtre offre déjà des symptômes de dégénérescence ? Cela n'aurait rien qui dût étonner chez un peuple qui, depuis le commencement de ce siècle, a vu mourir sur d'innombrables champs de bataille plus d'un million de ses plus robustes enfants ; qui, depuis la même époque et grâce à la conscription, impose pendant la période de la plus grande activité physique à la meilleure, à la plus saine partie de sa population virile, le célibat militaire, tandis qu'il livre la reproduction de l'espèce à tous ceux qui présentent un défaut physique, un vice de conformation, une insuffisance de taille. Toutefois la différence des races ne suffirait pas pour rendre compte de l'écart considérable qui existe entre les résultats obtenus de part et d'autre. Les véritables causes sont, de notre côté, l'insuffisance numérique du personnel médical, aussi bien des médecins que des infirmiers, l'insuffisance du matériel hospitalier, la mauvaise organisation des services, l'encombrement des blessés et des malades entassés dans des casernes, dans des monuments publics transformés en hôpitaux ; enfin, et au-dessus de tout, l'obstacle invincible apporté trop souvent à de bonnes mesures par l'incompétence administrative.

Plus heureuse que la chirurgie française, la chirurgie américaine ne connaît pas l'intendance militaire ; aussi, quoique l'armée fédérale ait compté, pendant deux années seulement, ce chiffre énorme de 2,247,403 malades et de 143,308 blessés, la chirurgie américaine livrée à elle-même et pouvant déployer toute son énergie, toute son initiative et mettre à profit ses connaissances spéciales, sut ouvrir aux soldats blessés et malades 202 hôpitaux, renfermant 136,894 lits, et les y soigner de telle sorte qu'elle ne perdit que 40 p. 100 de ses opérés, tandis que la médecine française, en tutelle de l'intendance, paralysée par elle, n'eut à sa disposition que des hôpitaux insuffisants, des ressources dérisoires, et perdit en Crimée 72 p. 100, et en Italie 63 p. 100 de ses opérés.

Aussi, c'est avec un légitime orgueil, c'est avec l'autorité d'une grande expérience, c'est avec la preuve évidente, palpable, que renferment les faits accomplis, que notre éminent confrère le Dr Barnes, chirurgien général de l'armée américaine, montre ce que peut faire le corps médical débarrassé de nuisibles entraves : « Jamais dans l'histoire du monde un si vaste ensemble d'hôpitaux ne fut créé en aussi peu de temps ; jamais on ne vit en temps de guerre d'hôpitaux si peu encombrés et si largement fournis de tout ; mais ils différaient des hôpitaux des autres nations en ce qu'ils étaient dirigés par des médecins. *Au lieu de placer à la tête d'établissements consacrés au soulagement des malades et des blessés, des officiers de l'armée qui, quelles que puissent être leurs autres qualités, ne sauraient comprendre ce que réclame la science médicale, et qui, avec les meilleures intentions du monde, peuvent gravement compromettre les soins du chirurgien, comme ce fut malheureusement le cas de la guerre de Crimée* et comme cela s'est vu depuis dans les hôpitaux anglais, notre gouvernement, avec la plus sage confiance, fit du chirurgien le chef, commandant de l'hôpital, et tandis qu'il le rendait responsable de ses mesures organisatrices, ils lui mettent entre les mains le pouvoir de rendre les résultats favorables. Le corps médical peut montrer avec orgueil les effets de cette libérale mesure ; jamais auparavant, dans l'histoire du monde, la mortalité des hôpitaux militaires ne fut si faible en temps de guerre, et jamais ces hôpitaux ne furent aussi complètement garantis des maladies qui y prennent naissance. (*Circulaire* n° 6.)

Le corps médical, libre en Amérique, en Russie, en Prusse, doit être, en France, délivré de l'esclavage qui pèse sur lui ; il y va du salut de nos soldats, de l'avenir de la médecine militaire. La multiplicité, la diversité de ses attributions ont pour seul effet de rendre l'intendance incapable de bien remplir aucun des rôles qui lui sont attribués. Elle doit veiller aux subsistances : partout, en Italie, le pain a manqué et bien des régiments ont dû pendant de longs jours ne vivre que de biscuit ; partout le vin a fait défaut dans un pays couvert de vignes ; les distributions de riz n'ont pu être faites au milieu d'une contrée qui fournit la plus grande partie du riz qui se consomme en Europe ; la viande seule a été abondante et de bonne qualité ; mais la fourniture de la viande avait été enlevée à l'intendance et donnée à l'industrie privée.

L'intendance doit s'occuper du matériel : partout, en Crimée comme en Italie, le matériel a fait défaut ; pas de cantines, pas de linge, pas de médicaments, tel est le cri qui se répète dans toutes les ambulances.

L'intendance a la direction du personnel médical : partout le personnel a été insuffisant. Il est temps qu'on mette fin à un pareil état de choses. Assez de victimes ont été sacrifiées !

CHAPITRE PREMIER

AUTONOMIE DU CORPS DE SANTÉ MILITAIRE

La première des réformes à obtenir est celle qui consisterait à donner une autonomie sérieuse au corps de santé militaire. Aujourd'hui cette autonomie n'existe pas, et la médecine militaire n'est pas même directement représentée au ministère de la guerre, où elle ne forme qu'une des sections de l'administration. Il existe, il est vrai, un conseil de santé des armées ; mais il n'a que voix consultative. « Il est, dit l'article 17 du décret du 23 mars 1852, chargé, sous l'autorité du ministre de la guerre, de surveiller et de diriger, en ce qui concerne l'art de guérir, toutes les branches du service de santé, et d'éclairer le ministre sur toutes les questions qui s'y rapportent. Il donne un *avis consultatif* sur la désignation des officiers de santé pour les divers emplois du service sanitaire... Il concourt dans la commission mixte (composée d'un général de division, de deux intendants et de trois médecins inspecteurs) au classement des propositions pour l'avancement au tour de choix. »

Rien ne serait plus légitime que cette subordination à l'autorité du ministre, si elle était directe. Malheureusement elle n'est qu'indirecte, et, comme l'intermédiaire est le directeur de l'administration, en fait comme en droit, c'est l'administration, c'est-à-dire l'intendance, qui représente pour le conseil de santé la personne du ministre.

Du reste, cette autonomie n'existe à aucun degré de la hiérarchie, ni en temps de paix, ni en temps de guerre. Les hôpitaux militaires en temps de paix sont sous la haute surveillance, sous l'administration directe du sous-intendant militaire, duquel relèvent tous les officiers de santé attachés à sa circonscription. En temps de guerre, les ambulances, les hôpitaux, le service médical sur le champ de bataille, sont dirigés par l'intendance ; le médecin en chef de l'armée est lui-même soumis à l'autorité de l'intendant général. C'est cet intendant ou ses représentants directs qui décident si tel ou tel édifice présente les conditions requises pour être converti en hôpital ; ce sont eux qui règlent le chiffre des malades que doit renfermer une salle, qui choisissent les villes où se feront les évacuations, et c'est tout au plus s'ils ne se croient pas autorisés à désigner quels sont les malades qu'on peut considérer comme transportables.

La nécessité d'une unité aussi complète que possible dans la direction est la seule raison qu'on oppose à l'émancipation de la chirurgie militaire ; mais tout le service de santé ne pourrait-il être unifié entre les mains du médecin en chef de l'armée ? Le corps de santé militaire a droit à l'autonomie aussi bien que le génie et l'artillerie, aussi bien que l'intendance elle-même, parce qu'il a, comme ces corps spéciaux, une spécialité de fonctions, de besoins, et de connaissances techniques. On objectera qu'il faut au corps de santé des moyens de transport, du matériel, et que les médecins devront toujours pour cette raison recourir à l'intendance militaire. L'objection n'a qu'une valeur apparente. De ce que la médecine militaire a besoin de matériel, il ne s'ensuit pas nécessairement qu'on doive confier la direction du service de santé à ceux qui ont la charge d'entretenir ce matériel, et non à ceux qui peuvent seuls en régler utilement l'emploi pour le salut des malades et des blessés. Si l'objection peut se produire, c'est parce qu'il y a confusion dans toutes les branches de nos services administratifs, parce que le même matériel sert tantôt au transport des malades, tantôt au transport des vivres et des approvisionnements de l'armée ; de telle sorte qu'il fait défaut au moment où nos blessés en ont le plus grand besoin. Il est urgent d'introduire dans notre armée les progrès réalisés depuis longtemps dans les armées étrangères, et nous montrerons plus loin qu'à l'exemple de ce qui existe en Autriche et en Prusse, le corps de santé doit avoir son matériel particulier aussi bien que le génie et l'artillerie ; or, je ne crois pas qu'un seul militaire puisse proposer de confier à l'intendance la direction du matériel d'artillerie, le soin d'envoyer des canons ou des caissons là où les artilleurs pourraient en avoir besoin. Les cantines, les caissons d'ambulance, les cacolets, les litières, sont à la médecine militaire ce que le canon est à l'artillerie.

Il est un dernier argument que nous devons signaler. En temps de guerre, dit-on, l'intendant général est auprès du général en chef le représentant direct de tous les services administratifs ; seul il est dans la confidence des projets du commandement, et il transmet aux médecins, comme à ses autres subordonnés, les ordres nécessaires à la réussite des opérations projetées ; donner l'autonomie au corps de santé militaire, ce serait donner au chirurgien en chef de l'armée l'entrée des conseils de guerre. Nous ne ferons pas à nos collègues l'injure de combattre comme sérieux un argument qui se réduit à accuser le médecin en chef de l'armée, c'est-à-dire les Larrey, les Michel Lévy, d'être capables de trahison, ne serait-ce que par légèreté.

La meilleure manière de prouver que l'autonomie peut et doit être donnée au corps de santé militaire[1], c'est de montrer qu'elle

____

(1) A la fin de la dernière guerre, c'est à un médecin, M. Robin, professeur à la Faculté de médecine de Paris, que fut confiée, à Bordeaux, la direction administrative du service de santé. Ce n'est pas au milieu de la désorganisation qui régnait partout sous l'influence de nos désastres qu'il était possible

existe pour les armées des grandes puissances de l'Europe. —
Nous devons cependant faire une exception pour l'Italie : la chirurgie militaire n'y est guère mieux organisée qu'en France; mais
en ce moment même un nouveau projet est à l'étude, et l'on peut
être assuré que l'Italie saura profiter des enseignements fournis
par l'expérience des autres nations.

En Autriche, un médecin général en chef, conseiller aulique et
ayant le grade de général-major, est chargé de la direction générale du corps. Il est assisté par un conseil composé de professeurs
de l'École spéciale de médecine militaire, lesquels règlent avec
lui toutes les affaires relatives au service. En Russie, le ministère
de la guerre comprend une division spéciale qui a pour titre :
Département des affaires médicales, à la tête duquel est le médecin général en chef de l'armée. De lui relèvent tous les médecins
militaires; c'est lui qui les nomme à des grades supérieurs, en
consultant toutefois leurs chefs médicaux immédiats. Ce n'est que
dans le corps de la garde que les chefs militaires, intervenant
dans les propositions, exercent une influence indirecte, mais
réelle, sur la nomination des officiers de santé à des grades supérieurs.

En Prusse, le corps médical jouit aussi de son autonomie. L'ordonnance royale du 20 février 1868 s'exprime ainsi : « L'ensemble
des médecins militaires de l'armée et de la flotte en service actif
ou en position de congé, ayant rang d'officiers ou de sous-officiers, forme le corps de santé. A la tête du corps de santé est le
médecin-général-major (*General-stabs-arzt*) de l'armée. » Et l'article 2 ajoute : « Le médecin général d'un corps d'armée dirige
l'ensemble des médecins militaires de la circonscription de son
corps, quelles que soient les fonctions que ces médecins remplissent dans les corps de troupe, dans les garnisons ou dans les

---

de montrer l'action tutélaire de l'élément médical dans les choses de sa compétence. Nous croyons savoir cependant qu'un décret non publié avait jeté
les bases de l'émancipation de la chirurgie militaire. Le service devait fonctionner par l'action de ses chefs directs, suivant l'ordre hiérarchique des
grades, sous l'autorité du ministre et des officiers du commandement.

Le corps de santé chargé de l'exercice de la médecine, de la chirurgie et
de la pharmacie, était, comme tous les corps de l'armée, soumis au contrôle
administratif de l'intendance militaire; mais les officiers d'administration
employés dans les services hospitaliers devaient obéir à toutes les injonctions
des médecins militaires, dans ce qui regarde le service.

établissements militaires ; il opère en outre dans sa circonscription le recrutement des médecins militaires. Le médecin principal (*Ober-stabs-arzt*) le plus ancien de chaque division administre, dans la mesure de cette ordonnance, au quartier général de garnison en qualité de médecin divisionnaire.

Pour ce qui regarde le fonctionnement intérieur du corps, l'autonomie est si complète, que non seulement le recrutement du personnel médical, mais aussi les promotions appartiennent, lorsqu'il s'agit des grades inférieurs, aux médecins en chef des corps d'armée[1], agissant toutefois comme délégués du médecin général de l'armée ; mais, à partir du grade d'aide-major, la proposition faite par le médecin en chef d'un corps d'armée est transmise par lui au médecin-général-major, et la nomination est signée par le roi.

Unité de direction, mais direction responsable entre les mains des hommes du métier, tel est le principe (posé d'abord par les États-Unis pendant la guerre de la Sécession) sur lequel se base la réforme accomplie en Prusse en 1868. La commission nommée à cette époque pour étudier les améliorations suggérées par l'expérience de la guerre de Bohême fut d'avis que tout ce qui était du ressort de la médecine militaire devait former au ministère de la guerre un département distinct en rapport immédiat avec le ministre. Ce département, à la tête duquel serait placé le chef des affaires médicales militaires, devait embrasser tout ce qui concerne le service de santé, les hôpitaux et l'enseignement médical militaire, *aussi bien dans les personnes que dans les choses.*

Conformément à cet avis, une ordonnance rendue le 28 septembre par le ministre de la guerre von Roon « institue auprès du ministère de la guerre un département de médecine militaire (*Militär-medicinal-Abtheilung*), à la tête duquel est le médecin-général-major de l'armée ». Les affaires de son ressort sont, d'après l'ordonnance : hygiène militaire, police et statistique sanitaires de l'armée, expertise et arbitrage médical technique dans les questions d'indemnités ou autres concernant les invalides ; approvisionnement de l'armée en matériel médical, en

(1) Les corps d'armée (*Armee-Corps*) prussiens forment une unité plus stable que les nôtres, unité qui comprend environ 30,000 hommes. Le territoire de la Confédération du Nord était, avant la dernière guerre, partagé en douze circonscriptions militaires, à chacune desquelles répondait un corps d'armée.

moyens de pansement, en instruments de chirurgie ; administration des hôpitaux de paix, de guerre et de siège ; règlement des
affaires concernant le service de santé, les établissements de médecine militaire, la pharmacie militaire, les hospitaliers (*Lazareth-
Gehülfen*) et les infirmiers (*Krankenwärter*).

Aux États-Unis, nous l'avons vu plus haut, le corps de santé
militaire jouit d'une autonomie et d'une indépendance complètes,
et les résultats chirurgicaux de la guerre de la Sécession ont été
merveilleux.

Que la nouvelle organisation de la chirurgie militaire française
prenne pour point de départ l'émancipation du corps de santé, et
à défaut des merveilles qu'on n'obtint en Amérique que par un
concours de circonstances, par un accord soutenu des volontés, un
esprit général d'initiative et d'audace, une persévérance d'efforts
qui ne sont point dans le caractère de la plupart des nations de
l'ancien monde, nous obtiendrons du moins des résultats bien
différents des désastres du passé, et nous sauverons des malheureux que la persistance de l'état actuel des choses condamnerait à
mourir.

ARTICLE PREMIER

DIRECTION ADMINISTRATIVE ET MÉDICALE DES HÔPITAUX ET AMBULANCES

L'autonomie du corps de santé ne signifie pas seulement pour
nous l'indépendance personnelle des médecins à l'égard de l'intendance et leur subordination à leurs chefs médicaux directs ;
l'autonomie entendue de cette façon pourrait donner une légitime
satisfaction à l'amour-propre médical justement blessé, elle ne
suffirait pas à assurer le salut de nos malades et de nos blessés.
Il faut qu'elle aille jusqu'à attribuer au médecin la libre direction
des choses de la médecine. On croit assez communément dans le
monde que la science du médecin ne consiste qu'à reconnaître
une maladie, à la soigner par des potions ou des opérations, et à
la guérir si faire se peut. On ne paraît pas savoir que le plus
grand progrès de la médecine moderne est d'avoir étudié et
d'avoir découvert les moyens de diminuer la gravité des maladies
ou des opérations chirurgicales, d'empêcher le développement des

complications, de prévenir ou d'arrêter les épidémies par l'application des règles de l'hygiène. On perd moins de malades quand on peut les entourer d'un personnel médical suffisamment instruit et suffisamment nombreux, quand on leur donne pour abri un hôpital salubre ; on les sacrifie, quand on les entasse dans des locaux trop étroits, humides, mal aérés. En tout temps, on rend *probable* la guérison *possible* du malade en le plaçant dans des salles convenablement aérées, spacieuses, munies d'appareils de chauffage et de ventilation appropriés aux besoins d'un hôpital, quand on espace suffisamment les lits, quand on satisfait en un mot aux lois de l'hygiène hospitalière. Pendant la guerre, on atténue les conséquences des blessures en soignant le blessé aussitôt qu'il a été frappé ; on les aggrave par un long transport effectué dans de mauvaises conditions, par des pansements négligés et défectueux. Qui mieux que le médecin connaît les besoins du malade, les exigences de la maladie, les nécessités du traitement, et les moyens d'y satisfaire ? Pourquoi alors ne pas lui laisser la mission d'organiser ce qui est de son entière compétence ? Croit-on que par cela seul qu'il est médecin, il lui est interdit d'avoir les qualités qu'on suppose chez l'intendant militaire : pouvoir découvrir les ressources qui font défaut, savoir diriger ceux qui légitimement doivent obéir ? Il ne s'agit pas toutefois de substituer purement et simplement le médecin à l'intendant ; à chacun son rôle dans les limites de sa compétence.

Si l'intendant ne doit pas intervenir (et il intervient d'une manière beaucoup plus directe qu'on ne le croit et que ne le croit l'intendance elle-même) dans le traitement des malades, il ne faut pas non plus que le médecin intervienne dans des questions qu'il ignore ; aussi, ne saurait-il lui appartenir de passer des marchés, de réunir les approvisionnements. Il ne s'agit donc pas de substituer l'élément médical à l'élément administratif, mais de faire à chacun sa part légitime d'action et d'influence, de régler les rapports du médecin et de l'administration. Là est la difficulté, là est le problème dont nous devons chercher la solution. Les choses sont un peu différentes en paix et en guerre, et nous devrons étudier la question pour les hôpitaux des villes de garnison et pour les ambulances attachées aux armées actives.

Lorsqu'on étudie l'organisation des hôpitaux militaires, on se trouve en présence de trois systèmes principaux. Dans le premier, l'autorité est partagée : le médecin a la direction de tout ce qui regarde la médecine et l'hygiène, l'économe règle ce qui a trait à la gestion du « ménage » hospitalier et à la bonne tenue de l'établissement. Dans le second, l'agent administratif est le chef unique de l'établissement qu'il dirige au nom et sous la surveillance de l'intendance qu'il représente ; le médecin n'a qu'un rôle effacé, il vient à l'hôpital pour y faire des prescriptions médicales et des opérations, mais il n'a pas d'action directe sur la tenue de l'établissement, même en ce qui concerne les soins à donner à ceux qu'il s'efforce de guérir. Dans le troisième système, au contraire, la direction est confiée au médecin, sous les ordres duquel sont placés plus ou moins immédiatement les agents administratifs. La Russie, l'Autriche, la Prusse ont adopté le premier système; la France reste fidèle au second ; la Prusse a appliqué le troisième à la gestion des hôpitaux de guerre.

En Russie, le médecin en chef de l'hôpital dirige sous sa responsabilité tout ce qui a rapport au traitement des malades, c'est-à-dire l'aménagement général de l'hôpital, le service intérieur des salles, etc. ; un intendant (*Smotritel*) est chargé de la gestion financière, et tout ce qui regarde les approvisionnements est du ressort de l'économe. Médecin, intendant, économe, forment le conseil de l'hôpital. A Saint-Pétersbourg se trouve centralisée dans des directions générales la surveillance de tous les hôpitaux civils et militaires. Les hôpitaux de la Couronne sont du ressort de la 4ᵉ section de la chancellerie impériale, à la tête de laquelle est le prince d'Oldenbourg; mais ce sont des médecins qui dirigent le département de la médecine militaire près le ministère de la guerre ; celui de la médecine civile près le ministère de l'intérieur; celui de la médecine navale près le ministère de la marine.

En Autriche, si la direction de l'hôpital est confiée à un personnage non médical, portant le titre de commandant, du moins, ce commandant n'intervient pas dans la gestion médicale de l'établissement.

En Prusse, l'organisation est analogue. D'après l'ordonnance de 1852, l'administration générale des hôpitaux militaires (*Friedens-Lazareth*, hôpitaux de paix), centralisés au ministère de la guerre, est partagée entre l'administration de l'intendance (*Militär-œkonomie Departement*) et le médecin général-major, chef de tout le service de santé.

Dans les provinces, les représentants du ministère sont l'intendant militaire et le médecin en chef du corps d'armée. L'intendant a dans son ressort spécial : la partie financière, économique et disciplinaire, la répartition du personnel administratif, l'entretien des bâtiments, du mobilier des hôpitaux, l'achat et la conservation du matériel médical et pharmaceutique, la tenue de la caisse et le règlement des comptes de dépenses. Le médecin général du corps d'armée dirige tout ce qui, dans la circonscription territoriale à laquelle répond ce corps d'armée, concerne le service médical et le personnel de santé de ce corps. Il fixe le nombre des médecins de régiment chargés de faire le service dans tel ou tel hôpital, la répartition des malades en sections de médecine, de chirurgie, etc. Mais lorsque l'intendant ou le médecin général ont à régler (pour ce qui concerne la spécialité de leurs services respectifs) la situation d'un hôpital de leur ressort, ils ne s'adressent pas uniquement à l'agent qui répond à leur spécialité (à l'économe ou au médecin en chef de l'hôpital), c'est à la commission hospitalière, c'est-à-dire à l'être collectif chargé de diriger l'établissement, qu'ils transmettent leurs instructions.

Les hôpitaux militaires en Prusse sont divisés en quatre classes :

Les *hôpitaux de garnison* sont établis partout où le chiffre des troupes casernées dépasse 90 hommes. Leur importance est, on le conçoit, très variable. Ils ne reçoivent pas seulement les malades des troupes en garnison, mais aussi les soldats en position de congé ou de passage.

Les *hôpitaux spéciaux* ne sont destinés qu'à une seule arme des troupes de la garnison, ils n'existent guère que dans les grandes villes.

Les *hôpitaux supplémentaires* ne sont institués que dans le cas où les établissements ordinaires sont insuffisants par suite de l'augmentation du nombre des bataillons réunis dans la ville, de l'existence d'une épidémie, ou pour des raisons de bon ordre.

Les *hôpitaux temporaires* ou de cantonnement sont élevés lorsqu'il existe des rassemblements de troupes dans les camps, pour les manœuvres ou pour d'autres motifs. Ces derniers hôpitaux sont assez souvent établis sous des tentes-hôpitaux dont j'aurai à parler plus loin.

Ces Lazareth de paix sont dirigés par une commission hospita-

lière dont la composition varie avec l'importance de l'hôpital.
Elle se compose en général de deux personnes : un représentant
de l'autorité militaire et un médecin. Dans les grands hôpitaux
s'y joint un représentant de l'intendance, appartenant au corps
des inspecteurs hospitaliers, chargé de l'économat. Quand la garnison est de moins de quatre compagnies ou escadrons, le
membre militaire de la commission est un officier subalterne, et
le membre médical un aide-major; quand elle est de plus de
quatre compagnies, la commission se compose d'un capitaine et
d'un médecin de régiment, de bataillon ou d'état-major. Dans les
hôpitaux très importants, l'officier appartient à l'état-major et on
lui adjoint un officier subalterne ; de même qu'on donne pour aide
à l'inspecteur principal un simple inspecteur pour l'aider dans ses
fonctions administratives ; mais ces deux adjoints ne sont pas
membres de la commission. Ainsi que le spécifie l'article 48 de
l'ordonnance, la commission hospitalière forme un tout collectif
et représente une personne morale. La direction est collective,
mais l'officier s'occupe de l'ordre général, de l'économat, de la
tenue de l'établissement ; tandis que le médecin porte son attention sur tout ce qui a trait au service médical. Dans les grands
hôpitaux dans lesquels on adjoint un représentant de l'administration, celui-ci devient l'économe. Les affaires de l'hôpital sont
réglées en commun, dans des conférences dont on tient un procès-
verbal, consigné sur un registre. Tous les reçus, tous les contrats
sont faits, passés, approuvés et signés par tous les membres de la
commission, et bien que l'ordonnance règle les questions de pré-
séance, quant à la place que doivent, suivant le grade, occuper
les signatures, elle établit nettement qu'aucun des deux ou trois
commissaires n'a de supériorité sur l'autre, et qu'ils sont absolument égaux entre eux.

En cas de conflits, les membres de la commission en réfèrent
d'une part à l'administration centrale de l'intendance près le
ministère de la guerre, de l'autre au médecin en chef de l'armée.

Les membres de la commission sont *solidaires* pour ce qui concerne la responsabilité dans les affaires générales ; mais cette
responsabilité est personnelle et individuelle dans tout ce qui
rentre dans la spécialité de leurs fonctions respectives. Sous ce
nom d'affaires générales, il faut entendre la conservation, la gestion d'une propriété de l'État (meubles et immeubles), les rapports

avec les autorités civiles et politiques de la province ou de la ville, le génie militaire, etc., et les devoirs qu'impose la qualité de représentants du propriétaire du sol.

Médecin en chef, officier de l'armée, économe, sont sur le pied de l'égalité, et la direction est collective. Or, on ne saurait nier que ces directions collectives soient exposées à amener des conflits sérieux, ou tout au moins des froissements d'amour-propre, et que le caractère peu conciliant de l'un ou l'autre des trois directeurs puisse rendre difficile ou même impossible une intimité de rapports toujours nécessaire au bien du service.

Le second système, celui de la France, a donc en *principe* un avantage notable sur le premier, c'est celui de l'unité dans la direction. Malheureusement, l'attribution de cette direction à l'agent administratif a plus d'inconvénients encore que le partage des attributions, puisqu'elle supprime complètement l'influence si nécessaire du médecin. Incompétent dans tout ce qui concerne le service médical, inconscient des exigences multiples de l'hygiène hospitalière, l'agent administratif voit avant tout des malades à nourrir, des vivres à acheter, une cuisine à diriger, des économies à faire. Qu'il meure plus ou moins de malades, cela le préoccupe peu comme administrateur ; cette préoccupation il la laisse au médecin seul, et cela de très bonne foi ; car lui, représentant de l'intendance, ne sait pas que parmi ces victimes, il en est qu'on aurait pu sauver, si le médecin avait eu le droit et le pouvoir de prendre les mesures capables d'arrêter le développement ou d'empêcher la propagation des varioles, des fièvres typhoïdes, des érysipèles, des infections purulentes, etc.

Le troisième système a été inauguré par la Prusse, mais seulement pour ses Feld-Lazareth, qui sont moins des ambulances telles que nous les comprenons que des hôpitaux mobiles. Elle ne crut pas devoir l'appliquer tout d'abord aux hôpitaux de garnison, car il ne lui paraissait pas qu'il y eût urgence, et parce qu'en temps de paix on a presque toujours le temps nécessaire pour juger les questions en litige et résoudre les conflits nés de la dualité des directions hospitalières. On peut en effet, en temps de paix, attendre, examiner contradictoirement et discuter avant de décider où l'on placera tel ou tel service, si telle ou telle partie des bâtiments hospitaliers doit recevoir une nouvelle destination, s'il faut pratiquer de nouvelles fenêtres et condamner une porte, et s'il faut modifier des appareils de chauffage, ou même s'il faut remplacer les pommes de terre par les haricots, et substituer au bouillon un potage maigre, etc. Il y a peu, ou il y a moins d'inconvénients à ce que l'on soit obligé de consulter deux ou trois personnes, et l'on comprend qu'on puisse accepter une trinité de directeurs réunis en un seul être collectif. En guerre les choses sont bien différentes. Il faut presque à chaque instant créer dans les villages, dans les hameaux, de petits hôpitaux temporaires, et le médecin seul est compétent pour apprécier les conditions nécessaires à leur bonne installation. Il faut agir sûrement et vite, ce qu'on ne peut obtenir sans l'unité de direction ; or, puisque le service d'un hôpital exige des aptitudes spéciales, impose des devoirs spéciaux, c'est à celui qui personnifie au plus haut degré ces aptitudes et ces devoirs, qu'il paraît logique de confier la mission de faire concorder sur un même but tous les efforts individuels. C'est ainsi qu'on a jugé en Prusse.

Avant 1863, le service des Feld-Lazareth constituait une branche des services administratifs. Chacune des trois ambulances mobiles attachées à un corps d'armée était dirigée par une commission composée de trois personnes : un médecin-major, un officier de l'armée et un inspecteur des hôpitaux. Cette commission pour la grande ambulance de chaque corps d'armée comptait un membre de plus : le comptable. C'était, en résumé, l'organisation des hôpitaux de garnison, avec cette différence toutefois que la présidence de la commission appartenait au médecin, qui avait seul le droit d'ouvrir la correspondance officielle ; mais l'autorité réelle était entre les mains de l'officier, ainsi que cela se voyait encore en Autriche avant 1870. Il n'y avait aucune unité dans la direction générale ; le médecin, pour les affaires de son ressort, s'en référait au médecin en chef du corps d'armée ou de l'armée entière ; l'inspecteur s'adressait à l'intendant du corps ou à l'intendant général, et quand le général avait des ordres à donner aux ambulances, il s'adressait suivant le cas à l'intendant ou au médecin en chef.

Une pareille confusion ne pouvait être conservée. La Prusse sentit le besoin d'unifier le commandement des ambulances ; mais, éclairée par l'étude de nos infirmités si bien mises à découvert par les campagnes de Crimée et d'Italie, ayant trop de bon sens pratique pour unifier le service de santé entre les mains d'un intendant complètement étranger aux connaissances médicales, elle crut aussi logique que légitime de confier cette direction au corps médical. C'est ce que fit l'ordonnance de 1863 :

« Dans le but d'unifier leur action, chaque ambulance (*Feld-Lazareth*) est placée sous la direction d'un médecin en chef. Il est responsable de tout le service, et il étend son autorité sur tout le personnel. L'officier du train sanitaire est chargé, sous la direction du médecin en chef, du commandement du train hospitalier et du maintien de l'ordre et de la discipline ; l'inspecteur des hôpitaux (*Lazareth-Inspecteur*) est chargé également sous la direction du médecin en chef, de la gestion économique et financière. L'officier et le comptable sont responsables des services qui leur sont confiés.

« Lorsque l'officier du train ou l'inspecteur reçoivent du médecin en chef des ordres qu'ils considèrent comme opposés aux exigences du service qui leur est spécialement confié, ou contraires aux règlements généraux ou particuliers, ils doivent faire part de leurs scrupules et de leurs répugnances au médecin en chef, mais doivent ensuite exécuter immédiatement les ordres que celui-ci, dans ce cas, leur transmet par écrit, le médecin en chef en portant seul la responsabilité. »

La guerre de 1864 montra bientôt la supériorité de la nouvelle organisation. Pendant que je suivais au Schleswig les opérations de l'armée prussienne, je fus frappé de la bonne tenue, de la propreté, du confort des hôpitaux et ambulances établis à Flensbourg, à Nubel, dans la tranchée devant Duppel. La guerre de 1866 fut une expérience bien autrement importante. Les résultats furent tels, que la commission de 1867 émit le vœu que la mesure fût étendue aux hôpitaux de garnison et que le médecin en chef y prît la qualité et les fonctions de directeur responsable. Mais, pour accomplir cette réforme, il fallait un remaniement complet des règlements, une modification radicale dans les rapports de l'intendance avec le corps médical, et la Prusse se sentait trop près d'une guerre importante pour ne pas borner ses efforts à la réforme de la chirurgie d'armée. L'organisation des hôpitaux de guerre n'est donc pas encore appliquée aux hôpitaux de paix, mais on peut prévoir que ce changement ne tardera pas à s'effectuer en Prusse.

L'Autriche avait aussi une organisation qui, au point de vue qui nous occupe, valait moins encore que la nôtre, car ce n'était pas

un intendant, c'était un officier de l'armée plus incompétent
encore que ne l'est un intendant, qui était chargé de la direction
des ambulances. Moins accessible au progrès que la Prusse, l'Autriche ne suivit pas l'exemple que lui donnait au Schleswig l'al-
liée qui devait bientôt devenir son ennemie, et, dans son organisation de 1864, elle conserva la suprématie du commandant. Mais
l'Autriche — puissions-nous l'imiter sur ce point ! — sut se rendre
compte des causes véritables de sa défaite ; la dure expérience
de 1866 amena des réformes dans tous les services de l'armée, et
la nouvelle ordonnance de 1870 confia enfin aux médecins la
direction des hôpitaux de guerre et de tout le service médical de
l'armée.

Au début de la guerre de 1870, d'accord avec le conseil de la
société de secours aux blessés, j'avais cru pouvoir donner aux
ambulances volontaires une organisation analogue à celle des
Lazareth de guerre prussiens. Le médecin en chef de chaque ambulance en avait la haute direction, et les fonctions de l'officier
comptable sont assez bien définies par la lettre de service du
comptable de la première ambulance, la seule qu'il me fut donné
d'organiser complètement et surtout de diriger. « Vos fonctions
— disait cette lettre — consisteront à faire le service financier de
l'ambulance, à vous charger de tous les achats de vivres et denrées de toute nature, y compris le fourrage, aux deux conditions
suivantes :

« 1° Que tous les achats seront effectués sur un bon approuvé par
M. Le Fort, chirurgien en chef des ambulances ;

« 2° Que tous les mandats tirés sur la maison de Rothschild
seront pareillement contresignés par lui ;

« 3° En l'absence de M. Le Fort, les bons et mandats seront contresignés par M. Liégeois, chirurgien en chef de l'ambulance.

« Notification de la décision va être donnée à M. le payeur général. Il est bien entendu que votre autorité s'étendra sur tout le
personnel des infirmiers et des hommes de service, et que le
comité médical vous laisse d'ailleurs toute latitude, sous réserve
des conditions ci-dessus spécifiées, pour parer aux nécessités
imprévues du service. »

Conformément à cette organisation, le médecin en chef, suivant
les besoins prévus ou existants, prescrivait les achats à faire et
signait des bons qui constituaient pour le comptable l'autorisa-

tion d'achat ; mais l'achat en lui-même, tant au point de vue de
la préférence à donner à tel ou tel fournisseur, qu'au prix des
marchandises et au mode de payement, ne regardait que le comptable, lequel agissait sous sa responsabilité et avait à rendre
directement ses comptes, à l'expiration de la campagne, non au
comité médical, mais au conseil général qui représentait l'administration, ou, si l'on veut, l'intendance. A son tour le chirurgien
en chef devait s'assurer de la réception et de la bonne qualité des
objets dont l'achat avait été fait d'après ses ordres ; toutes les factures de quelque importance constatant des fournitures faites à
l'ambulance, devaient lui être soumises, et signées par lui avant
que le payement en fût effectué.

Ainsi, *pour le médecin en chef, responsabilité de la nécessité
des ordres d'achat donnés par lui ; pour le comptable, responsabilité de l'exécution des ordres reçus, de l'acquisition des objets
au meilleur marché possible, d'un fidèle emploi des sommes
mises à sa disposition :* telle est la façon dont je comprenais les
rapports entre l'élément médical et l'élément administratif, en
subordonnant le second au premier, mais en laissant l'administrateur libre d'agir dans la sphère de sa compétence spéciale. Le
comptable devait de plus, sous la direction générale du chirurgien en chef, surveiller la conduite des infirmiers ; il leur infli-
geait les punitions qu'ils avaient méritées, mais il devait en référer au chirurgien en chef de l'ambulance quand il s'agissait d'une
grave mesure : telle qu'emprisonnement temporaire, privation de
solde ou renvoi. Enfin c'était encore au comptable qu'incombait
le soin de tenir les registres d'entrée et de sortie des malades, de
dresser les actes de décès.

A la fin de la campagne, le comptable fit ses comptes de gestion,
remit à la commission de comptabilité, avec les factures acquittées
et les diverses pièces à l'appui, le relevé journalier des dépenses
et achats. Le chirurgien en chef eût remis au comité médical,
s'il eût encore existé, et à son défaut il remit au président de la
Société le compte rendu de sa gestion médicale et administrative
(cette dernière au point de vue seulement de la connexité de la
direction avec la nécessité des dépenses générales). Dans ce
système la commission de comptabilité représentait *l'intendance*,
le comité médical eût représenté le conseil *de santé*, le conseil
général et son président représentaient le *ministre de la guerre*.

Si les événements eussent été autres, si nos communications n'eussent pas été rompues soit avec Paris, soit avec les dépôts établis par la Société dans les villes proches du théâtre de la guerre, les choses se seraient passées de la manière suivante, du moins si le programme que j'avais tracé eût été suivi. Le comptable, pour toutes les fournitures importantes, aurait adressé les bons du chirurgien en chef au délégué du comité d'approvisionnement chargé de la direction du dépôt le plus voisin, et n'aurait effectué lui-même sur place que les achats imprévus ou de peu d'importance. Toutefois, si par une cause quelconque le délégué du comité d'approvisionnement n'eût pas fait parvenir en temps utile la commande faite par le chirurgien en chef au comptable et transmise par le comptable à ce délégué; et que le chirurgien eût pensé qu'il y aurait danger à attendre plus longtemps, il aurait pu alors prescrire au comptable un achat sur place, bien que cet achat direct fit double emploi avec la commande déjà faite. Dans ce cas, le chirurgien devait dans son rapport justifier la nécessité de la mesure prescrite par lui. En résumé, le comptable *représentant l'officier d'administration* était soumis au chirurgien en chef, puisque celui-ci, sous sa responsabilité, lui donnait l'ordre régulier de fournir à l'ambulance ce dont elle avait besoin; mais, pour l'exécution de ces ordres, le comptable se mettait en rapport avec les membres du comité d'approvisionnement, lesquels, indépendants des médecins en chef d'ambulance, eussent représenté les *intendants militaires*.

C'est d'après ces principes que l'ambulance volontaire a fonctionné à Metz; aucune difficulté, aucun conflit ne s'est élevé entre le chirurgien et le comptable. Les résultats de l'expérience sont assez probants pour que je n'aie pas à m'étendre davantage sur ce point, et quelques modifications, tenant à l'organisation particulière des services de l'armée, rendraient ce plan général applicable aux ambulances militaires. Toutefois, il est de stricte justice, pour moi qui une fois de plus fait le procès de l'intendance, de dire que laissé, par l'imprévoyance du conseil de la Société, sans ressources, sans argent et presque sans crédit dans une ville bloquée et affamée, j'aurais été fort empêché si l'intendance militaire n'avait fourni à nos malades et même à nos infirmiers les vivres dont ils avaient besoin. J'en adresse tous mes remerciments à MM. Wolf, Friant, de Préval, Perot, Gachet,

Martini, Joba, etc., je comptais parmi eux quelques amis, bien que j'eusse attaqué déjà le corps auquel ils appartiennent ; j'ai la conscience que ces amitiés me resteront fidèles, car les intendants autant que les médecins veulent le bien, et si nous croyons l'atteindre mieux par des chemins fort divergents, la sincérité n'est pas moins grande de part et d'autre. C'est dans une mauvaise organisation et non dans les hommes que réside la principale cause du mal. Incompétente, l'intendance n'apprécie pas à leur juste valeur les réclamations du médecin ; toute-puissante, elle est libre de n'en pas tenir compte. S'il faut reconnaître que l'intendance trouve dans l'administration centrale et souvent dans le commandement lui-même un obstacle à ses meilleurs desseins, il faut reconnaître aussi que la voix du médecin, si elle avait le pouvoir de s'élever, aurait probablement aussi le pouvoir de se faire entendre, car elle aurait eu pour elle l'autorité que donnent le savoir et l'expérience. *The right man in the right place*, tel est le principe de toute bonne organisation ; tel est le précepte dont nous faisons trop rarement l'application.

Si l'on se rend un compte exact des besoins et des devoirs qu'entraîne la direction d'un hôpital militaire de quelque importance, on voit tout de suite qu'on peut les classer en trois ordres distincts :

1° La répartition des malades dans les diverses salles, la fixation du nombre de lits que doit renfermer chacune d'elles ; la division du service médical en plusieurs sections d'après la fréquence relative des affections médicales, chirurgicales, vénériennes, cutanées, etc. ; la distribution des fonctions suivant les ressources en personnel ; la fixation de l'heure des repas, des visites, des pansements ; tout cela est absolument dans le rôle du médecin ; c'est à lui également qu'il appartient de veiller d'une façon générale à la stricte observation des règles de l'hygiène, etc.

2° L'approvisionnement en vivres, en matériel de toute espèce, le bon emploi des provisions, la bonne préparation des aliments, les achats, les marchés, la comptabilité financière, rentrent dans les attributions du fonctionnaire auquel nous donnons, dans nos hôpitaux civils, le nom d'*économe*.

3° La surveillance du personnel inférieur, le maintien de la discipline aussi bien parmi les malades que parmi les infirmiers, la stricte exécution des ordres donnés à ces derniers, et la fixation des punitions qui sont la conséquence de leur non-exécution, ne peuvent que difficilement appartenir au médecin seul, lequel, préoccupé de questions techniques, ne saurait entrer dans ces détails. Il faut donc dans les hôpitaux de quelque importance trois personnages : un médecin en chef, un économe et un fonctionnaire chargé de commander au personnel militaire ou militarisé.

Ces personnes doivent-elles avoir des droits égaux et constituer une direction collective?

A la rigueur cela peut s'accepter pour les hôpitaux de garnison; mais cela aussi est inapplicable en guerre, car l'unité de direction y est indispensable. Faut-il unifier le service entre les mains d'un administrateur ou d'un officier de l'armée? J'ai montré que cette organisation, acceptée à notre exemple par les armées étrangères, avait été complètement rejetée par elles, après expérience faite. C'est donc sous l'autorité du médecin en chef que doivent être placés les hôpitaux de garnison comme les hôpitaux de guerre, c'est-à-dire des ambulances; et je crois avoir montré que cette subordination des agents administratifs peut s'accorder parfaitement avec le libre exercice de leurs fonctions, chacun d'eux conservant le rôle qui convient à la spécialité de ses connaissances et à la spécialité de ses devoirs.

ARTICLE II

ASSIMILATION AUX GRADES DE L'ARMÉE

L'autonomie du corps de santé militaire ne saurait être sérieuse sans entraîner une assimilation complète des grades des médecins à ceux des officiers de l'armée. Cette assimilation avait été accordée par le décret du 3 mai 1848, lequel malheureusement ne fut pas appliqué. Le rapport du général de Saint-Arnaud, publié en tête du décret de réorganisation du 23 mars 1852, s'exprime ainsi : « Dans l'opinion de la commission, le décret du 3 mai 1848, qui a surexcité au plus haut degré dans le corps des officiers de santé les tendances vers une émancipation absolue, est d'origine révolutionnaire, c'est-à-dire qu'il appartient à une de ces époques où le trouble pénètre dans les esprits, dans les faits, dans les institutions, et où le principe d'autorité se fausse et s'énerve. »

Cependant, le maréchal Randon, trouvant sans doute le principe moins révolutionnaire, proposa et fit promulguer par le décret du 18 juin 1860 l'assimilation aux grades de la hiérarchie militaire ainsi qu'il suit :

Inspecteur.................... Général de brigade.
Principal de 1re classe......... Colonel.
Principal de 2e classe.... .... Lieutenant-colonel.
Major de 1re classe......... .... Chef de bataillon.
Major de 2e classe........ .. Capitaine.
Aide-major de 1re classe....... Lieutenant.
Aide-major de 2e classe....... Sous-lieutenant.

L'assimilation existe du reste depuis longtemps dans toutes les grandes armées de l'Europe. En Autriche elle est à peu près la même qu'en France ; le médecin principal en chef a le grade de général-major, le médecin en chef de première classe celui de colonel.

En Russie l'assimilation est double, c'est-à-dire qu'aux grades dans la médecine militaire correspondent des grades militaires et un rang dans la hiérarchie civile. On sait en effet que tous les employés de l'État, que tous les fonctionnaires, que toutes les personnes exerçant une profession libérale, sont rangés hiérarchiquement dans une des quatorze classes de la noblesse, — noblesse personnelle, et qui ne devient héréditaire que pour ceux qui sont arrivés à la quatrième classe. Ainsi, le médecin général en chef a le grade de major général et le rang civil de conseiller d'État actuel (titre purement honorifique, qu'il ne faudrait pas confondre avec une fonction, car il n'est point membre d'un corps délibérant appelé conseil d'État). Le médecin en chef de la garde impériale a le grade de général de brigade, le rang de conseiller d'État, et il appartient à la cinquième classe de la noblesse. Le médecin en chef de corps d'armée est lieutenant-colonel et conseiller de collège ; le médecin principal de division est lieutenant-colonel et conseiller de la cour ; le médecin-major est chef de bataillon et accesseur de collège ; enfin le médecin de bataillon est capitaine en même temps qu'il appartient à la neuvième classe avec le titre de secrétaire de collège.

En Prusse, le médecin général-major (*General-Stabs-Artz*) est général-major. Le médecin général (*General-Artz*) est colonel, ou, s'il n'est que de la seconde classe, lieutenant-colonel ; le médecin-major supérieur (*Ober-Stabs-Arzt*), major; le médecin-major, (*Stabs-Arzt*), capitaine. Les aides-major (*Assistenz-Arzt*) sont suivant la classe, lieutenant en premier ou en second. Quant aux sous-aides (*Unter-Arzt*), ils occupent une position qui, dans notre armée, a quelque analogie avec celle d'adjudant-sous-officier; ils sont ce qu'en Prusse on appelle d'un nom français : porte-épée. Le chirurgien-major n'étant que capitaine paraît avoir une assimilation beaucoup moins favorable que celle qui est affectée aux chirugiens-majors français ; mais il faut se rappeler que les compagnies dans l'armée prussienne sont de 250 hommes que le capitaine est monté comme nos chefs de bataillon, et que la situation d'un capitaine est par cela même plus importante dans l'armée prussienne que dans la nôtre.

Une différence notable existe entre l'assimilation telle qu'elle existe dans l'armée prussienne et telle qu'elle est établie dans la nôtre. En France, le médecin militaire est assimilé, quant au grade, aux officiers de l'armée, mais il n'a pas la possession complète des droits attachés à ce grade. Ainsi, le médecin inspecteur a le titre de général de brigade, mais lorsqu'il atteint l'âge de la retraite, il ne passe pas comme les généraux dans le cadre de réserve, et c'est là un déni de justice contre lequel un de nos premiers maîtres, M. Maillot, s'est élevé avec beaucoup de raison. Des différences plus importantes, parce qu'elles sont plus générales, existent à tous les degrés de la hiérarchie : le médecin militaire français n'a pas le droit de punition directe; c'est le sous-intendant qui fixe la durée et la nature de la punition d'après le rapport du médecin. En Prusse, on a compris que l'assimilation ne pouvait être sérieuse qu'à la condition d'être réelle et complète, aussi l'ordonnance du 20 février 1868 contient-elle cet article significatif : « Les membres du corps de santé sont personnes militaires (*sind Personen des Soldatenstandes*); le rang militaire établit pour les médecins le droit aux pensions, logement, solde, indemnités de route, etc., des grades correspondants de l'armée. » Les articles 15 et 16 de la même ordonnance règlent tout ce qui a trait à la discipline et au droit de punir. Les aides hospitaliers, les infirmiers militaires, le personnel attaché à la pharmacie, les gardes et les employés des hôpitaux sont subordonnés aux médecins militaires ayant rang d'officiers. Le droit de punir, dans les attributions de leur service, leur est donné dans les limites suivantes : le médecin général de corps d'armée ou d'étapes, le sous-directeur de l'école de médecine militaire Frédéric-Guillaume, ont les droits d'un colonel; le médecin en chef d'une division en temps de guerre ceux d'un chef de bataillon lorsque ce bataillon n'est pas isolé de son régiment; le médecin en chef d'un hôpital ceux du capitaine d'une compagnie non détachée. Les médecins militaires sont, sous le rapport des punitions disciplinaires, soumis à leurs supérieurs militaires immédiats. L'article 19 autorise des punitions, même dans le cas où il s'agit d'une erreur dans le service auprès des malades; il est ainsi conçu :

« Tombent immédiatement sous l'autorité disciplinaire des supérieurs d'ordre médical : tout manquement à leur autorité, de même que les erreurs dans l'exécution des prescriptions faites dans le service des malades, lorsque ces erreurs sont commises par une personne appartenant au service de santé. »

La question d'uniforme est le corollaire de la question d'assimilation, Le Français s'est livré pendant nos récents malheurs, à une telle orgie de galons, qu'il devient bien difficile de venir traiter un pareil sujet. Sans doute il est regrettable que notre uniforme n'ait pas la sobriété d'ornements et la simplicité sévère qui caractérisent à un si haut degré celui de l'armée prussienne. Là, pas de galons, de broderies, de panaches : un ou deux boutons sur le parement de la manche pour les sous-officiers, l'épée pour tous les officiers, et sur l'épaule une patte de drap ou de velours avec un caducée, une ou plusieurs étoiles, une torsade de soie noire, de fils d'argent ou d'or suffisent à caractériser tous les grades. Il n'est personne ayant vécu dans l'armée qui ne sache que, pour le soldat, il n'y a d'autre preuve de l'assimilation aux grades de l'armée combattante que l'identité du signe conventionnel qui indique le grade. Le soldat mesure ses respects envers ses supérieurs au grade que ceux-ci possèdent; pas de grade, pas ou peu de respect, et il ne croit à la réalité du grade que s'il se marque par son signe représentatif. C'est donc une nouvelle faute que vient de commettre l'administration militaire en donnant aux médecins un uniforme duquel disparaît le signe qui caractérise dans l'armée le grade auquel ces médecins sont assimilés.

Quelques personnes ont proposé d'ôter au médecin tout caractère militaire et de lui retirer même l'uniforme. L'idée de cette réforme radicale ne peut venir qu'à l'esprit de ceux qui mettent les raisonnements à la place des expériences et des faits, et qui supposent tous les hommes arrivés à ce degré de perfection où les préjugés disparaissent.

Je dirai la même chose pour une autre proposition : celle de supprimer les grades dans la chirurgie militaire, sous le prétexte que tous étant docteurs en médecine, tous ont les mêmes droits réciproques. J'ai pour ma part l'illusion de croire que vingt ans de travail et d'expérience journalière de pratique hospitalière m'ont donné une somme de connaissances plus considérable que celle que je possédais le jour où j'ai passé ma thèse de docteur; d'autre part, prendre l'ancienneté pour point de départ et pour base de la répartition des fonctions, c'est oublier qu'un docteur en médecine âgé de trente-cinq ans, mais qui depuis dix ans a continué à travailler, a plus de savoir réel qu'un autre docteur âgé de cinquante ans, lequel, ayant, depuis vingt-cinq ans, cessé de travailler, est peut-être un peu moins bon médecin qu'il ne l'était le jour où il a passé sa thèse de docteur. Sachons enfin devenir des gens pratiques et sensés. Nos rêveries égalitaires, exclusives de toute discipline, nous ont conduits près de l'abîme; n'appliquons pas à l'armée les magnifiques théories auxquelles nous devons le suffrage universel direct, l'Empire, l'invasion et la Commune, sans préjudice de ce que nous réserve l'avenir.

CHAPITRE II

RECRUTEMENT DU CORPS DE SANTÉ

Le recrutement des chirurgiens militaires a toujours préoccupé l'administration de la guerre, car les cadres du corps, quelque limités qu'ils soient, n'ont pu être que trop rarement remplis. Le personnel du service de santé militaire doit se composer de 7 médecins inspecteurs, 40 médecins principaux de première classe et 40 de seconde classe, 260 médecins-majors de première classe et 800 de seconde classe, au total 1,147 médecins; leur nombre ne s'élevait au commencement de l'année 1870 qu'à 1,020.

laissant un déficit de 127 médecins, c'est-à-dire 11 p. 100 du chiffre normal de l'effectif. Pour les pharmaciens, le déficit s'élève à 15 p. 100. L'insuffisance numérique du personnel médical tient, d'une part, à la difficulté de recruter de nouveaux candidats. Voici en effet ce qui arrive : jeune, sans expérience, on entre dans la chirurgie militaire avec l'intention bien arrêtée d'y faire et d'y continuer une honorable carrière ; bientôt, avec la maturité de l'esprit, avec la science, vient un sentiment plus vif de la dignité personnelle et professionnelle ; la situation déplorable faite aux chirurgiens militaires par la suprématie de l'intendance, les froissements de toute nature amènent les démissions ; elles se succèdent sans interruption, et elles sont trois ou quatre fois plus nombreuses que dans les autres corps de l'armée. Malgré ces pertes continuelles, le cadre pourrait être maintenu au chiffre exigé par les nécessités du service, si le recrutement ne présentait pas les plus grandes difficultés, lesquelles, il faut bien le reconnaître, se rencontrent dans tous les pays, car les mêmes raisons se retrouvent partout. L'élève qui a pu trouver dans sa famille les ressources suffisantes pour commencer et pour terminer ses études médicales préfère la médecine civile à la médecine militaire. En effet, si l'incorporation dans les rangs de la chirurgie d'armée supprime la lutte, le *struggle for life* de la pratique civile, si elle permet au médecin militaire la douce quiétude que donne l'assurance d'avoir à signer tous les mois une feuille d'émargement, elle ne lui laisse d'autre espérance que celle d'aller passer sa vieillesse dans quelque petite ville de province en dépensant sa solde de retraite. La pratique civile a pour elle les périls, mais elle a aussi les avantages de la liberté : si elle ne donne pas la fortune, elle donne du moins l'aisance et n'exclut pas les joies de la famille.

L'administration semble croire que la future loi militaire, en établissant le service obligatoire, assurera le recrutement des médecins militaires. Elle se trompe. On aura le nombre, on n'aura par la qualité ; on aura une armée d'aides-majors ou de sous-aides, on manquera de médecins-majors. Ce n'est que parmi les médecins faisant leur carrière dans l'armée qu'on trouvera les hommes expérimentés capables de guider ceux que le service obligatoire incorporera temporairement dans la chirurgie militaire ; ce n'est que parmi eux qu'on trouvera les cadres et l'état-major du corps, et le recrutement sera, pour ce qui les concerne, aussi difficile dans l'avenir qu'il l'a été dans le passé, qu'il l'est dans le présent, puisque récemment deux candidats seulement se sont présentés au concours du Val-de-Grâce pour se disputer les cinquante places mises au concours.

Quoi qu'on imagine, quoi qu'on fasse, il faut, dans la chirurgie militaire des *médecins en service actif et permanent*, auxquels viendront s'adjoindre en temps de paix les *jeunes médecins en service actif temporaire*, et en temps de guerre tous ceux de ces docteurs qui, devenus médecins civils, mais encore *placés dans la réserve*, seront rappelés à l'activité pendant toute la durée de la mobilisation de l'armée. Nous avons donc à nous occuper : *1° du recrutement des médecins en service actif et permanent; 2° du recrutement des médecins en service temporaire, et de la combinaison de ces deux ordres de médecins en temps de guerre avec les médecins placés dans la réserve.*

ARTICLE PREMIER

MÉDECINS EN SERVICE ACTIF ET PERMANENT
Ecoles spéciales de médecine militaire.

Les médecins en service actif et permanent peuvent être entrés dans la chirurgie militaire de trois façons différentes : 1° ils peuvent avoir fait leurs études dans les facultés civiles, être entrés dans la chirurgie militaire pour satisfaire à la loi sur le service obligatoire, et y être restés définitivement, cette carrière leur ayant paru préférable à celle du médecin civil; 2° ils peuvent, après avoir satisfait à la loi militaire et tenté la voie de la profession civile, revenir d'une manière permanente dans le corps de santé militaire; 3° ils peuvent enfin avoir commencé leurs études dans une école de médecine militaire, dans le but de faire leur carrière dans la chirurgie d'armée. Les médecins appartenant à la première catégorie seront toujours en nombre exceptionnel, tant que l'organisation actuelle subsistera; ceux de la seconde catégorie seront moins nombreux encore, et cela n'est point à regretter; car ce ne sera, en général, que pour d'assez mauvaises raisons qu'on abandonnera, étant déjà docteur et praticien, la pratique civile pour la pratique militaire; ceux de la troisième variété formeront la presque totalité du corps de santé; ils en seront toujours aussi l'élément le plus distingué, et c'est d'eux seuls que nous avons à nous occuper.

C'est en facilitant les études médicales aux jeunes gens pour lesquels la médecine civile exige des dépenses supérieures à leurs ressources, qu'on peut surtout assurer le recrutement des médecins en *service actif et permanent*. Il ne faut donc pas s'étonner si presque partout en Europe, des écoles spéciales de médecine militaire répondent à ces deux buts distincts : fournir à quelques élèves sans fortune le moyen de faire des études médicales, en échange d'un engagement de servir pendant un nombre variable d'années; donner à tous les élèves les connaissances spéciales qui sont, quoi qu'on en dise, indispensables au chirurgien d'armée, et que ne possède pas le médecin civil.

La célèbre Académie Joséphine, fondée en 1785 par l'empereur Joseph II, est l'école spéciale de médecine militaire pour l'empire d'Autriche. Elle donne l'instruction médicale complète aux élèves qui se destinent à la médecine militaire, mais ces élèves sont divisés en deux catégories. Les uns, n'ayant pas fait d'études classiques, ayant moins de ressources pécuniaires et souvent aussi moins d'intelligence, sont destinés à devenir ce qui, dans notre médecine civile, est représenté par les officiers de santé; ils ne peuvent dépasser les grades inférieurs de la chirurgie militaire, ni devenir médecins traitants. Les élèves de la seconde classe, étant déjà en possession des grades universitaires, font des études médicales complètes, arrivent au titre de docteur, et forment en quelque sorte l'état-major de la chirurgie militaire. Les uns comme les autres font leurs études aux frais de l'État ; mais les premiers ne doivent en échange que huit années de service dans l'armée, les seconds servent dix ans.

En Russie, c'est encore aux frais de l'État que l'élève peut faire ses études médicales, et il acquitte sa dette par un service obligatoire dont la durée varie suivant le secours pécuniaire qu'il a reçu du gouvernement. Il n'y a pas, à proprement parler, d'École spéciale militaire. L'Académie médico-chirurgicale, c'est-à-dire la Faculté de médecine de Saint-Pétersbourg, accepte comme pensionnaires un certain nombre d'élèves se destinant ou même appartenant déjà à la médecine militaire; ils suivent les mêmes cours scientifiques que les élèves civils, mais ils remplissent en même temps, dans l'hôpital et dans les salles affectées au service de la garnison, les fonctions de médecins militaires. Dès son arrivée dans une université, trois conditions s'offrent à l'étudiant : il peut payer à l'État une redevance analogue à nos inscriptions ; il peut recevoir gratuitement l'instruction ; il peut enfin obtenir un secours appelé *stipendium*. En payant à l'État 50 roubles (200 fr.) par an, soit 1,000 francs pour les cinq années, l'élève, à la fin de ses études, est libre de tout engagement, libre de tout service militaire, et il peut se livrer à l'exercice de sa profession dans toute l'étendue de l'empire. L'élève qui n'a payé aucune redevance doit, une fois médecin, servir l'État pendant deux années comme médecin civil ou militaire ; cependant ce service doit être fait dans l'armée par les élèves de l'Académie médico-chirurgicale de Pétersbourg. Les deux années expirées, l'élève devient libre. Le *stipendium* est fourni par divers ministères à un nombre d'élèves qui varie suivant le nombre de bourses disponibles ; il n'est accordé qu'à ceux qui ont déjà deux années d'études médicales et qui sont en possession de bons certificats. L'élève jugé digne du *stipendium* est remboursé des dépenses faites par lui pendant les deux années précédentes ; mais en échange de cet avantage il doit quelques années de service dans le ministère qui lui a payé l'indemnité : cinq ans, s'il a eu 312 francs par an, dix ans s'il a eu le double. Enfin, mais seulement à l'Académie médico-chirurgicale, un certain nombre d'élèves sont complètement entretenus pendant toute la durée de leurs études et reçoivent en outre une allocation de 1,200 francs par an. Ceux-là doivent à l'État dix ans de service exclusivement dans la chirurgie militaire.

La *Pépinière* est, pour la Prusse, l'École spéciale de médecine militaire ; mais elle diffère de nos écoles françaises et a beaucoup d'analogie avec l'Académie de Pétersbourg, en ce sens que les élèves n'y font guère que des études spéciales, et qu'ils reçoivent leur instruction générale à l'université, c'est-à-dire à la Faculté de médecine. Ici encore, appel est fait aux déshérités de la fortune. Il existe en effet à Berlin deux établissements militaires d'instruction médicale, ou plutôt deux sections distinctes d'une même institution : l'*Institut royal médico-chirurgical Frédéric-Guillaume* et l'*Académie royale médico-chirurgicale militaire*. Leur organisation a été un peu modifiée par un arrêté du médecin général de l'armée, M. le Dr Grimm, en date du 6 juin 1868.

Les élèves de l'Institut, au nombre de soixante-douze, ont le logement gratuit (y compris l'éclairage et le chauffage) et une indemnité de dix thalers (37 fr. 50) par mois. Les élèves de l'Académie n'ont ni le logement ni l'indemnité, toutefois le bénéfice du logement est accordé aux plus anciens d'entre eux, en proportion des ressources de l'établissement.

Le père ou le tuteur doit, avant la réception de l'élève, s'engager à lui donner pendant toute la durée des études, et outre l'habillement, une pension mensuelle de 8 thalers au moins (30 francs), si l'élève appartient à l'*Institut*, et de 20 thalers au moins (85 francs), s'il appartient à l'*Académie ;* enfin, de payer les frais de promotion, ceux des examens universitaires et de l'examen d'État, environ 300 thalers (1,125 francs). Le montant de la pension mensuelle doit être versé par les parents, tous les trois ou six mois et d'avance, dans la caisse de l'Institut. Le comptable de l'établissement remet chaque mois à l'élève la pension qui lui a été allouée par sa famille.

Les élèves de l'*Institut* et de l'*Académie* suivent le cours de l'Université, mais ils trouvent dans l'établissement des répétitions faites par des professeurs spéciaux, une bibliothèque, un musée, un gymnase, etc.

La durée de leurs études est de quatre années ; à leur sortie de l'école ils sont placés dans l'armée comme sous-aides, et autant que possible dans des villes de garnison où ils puissent facilement passer leur examen d'État (*Staats-Prüfung*) et obtenir avec le titre légal à l'exercice de la médecine, le titre scientifique indispensable à leur nomination comme aides-majors.

L'*élève de l'Institut* (lequel a reçu le logement et l'indemnité) doit à l'État deux années de service médical dans l'armée, par chaque année d'études, ou huit années. L'*élève de l'Académie* (lequel n'a reçu que le droit d'assister aux cours et l'usage du musée et de la bibliothèque) ne doit qu'un total de quatre années. A ces huit ans, à ces quatre ans de service supplémentaire s'ajoute l'année de service obligatoire, et la déduction du temps de service ne compte qu'à partir du jour où l'élève est incorporé comme sous-aide. Le remboursement des frais d'étude en années de service existe même pour l'élève qui croit devoir quitter l'Institut ou l'Académie pour continuer son éducation médicale à l'Université. Une fraction d'année passée dans l'établissement, lorsqu'elle est égale ou supérieure à six mois, compte comme année complète.

Si l'élève quitte à la fois et l'établissement et les études médicales, il doit se présenter devant la commission militaire (*Militär-Ersatz-Commission*), pour satisfaire aux devoirs généraux du service militaire obligatoire.

Pour être reçu à l'Institut ou à l'Académie, il faut subir au chef-lieu divisionnaire de la circonscription militaire un examen qui se passe deux fois l'an, dans les mois d'octobre et d'avril, devant un jury formé de chirurgiens militaires. Pour Berlin et la province de Brandebourg, l'examen se passe à Berlin devant une commission nommée par le directeur de l'école.

Les épreuves durent trois jours. On compte parmi elles deux compositions en allemand et une autre *en anglais* ou *en français*. On ne peut se présenter à l'examen que si l'on est en possession de certificats d'un des gymnases de la confédération du Nord ou de la Hesse, attestant l'aptitude du candidat à commencer les études universitaires (*Zeugniss der Reife für Universität-Studien*), sorte de baccalauréat ès lettres.

D'après le rang obtenu à l'examen, les concurrents choisissent l'établissement auquel ils désirent appartenir, en raison des places vacantes dans chacun d'eux. S'il reste des places vacantes à l'Académie, les concurrents trouvés admissibles, mais qui n'ont pu, malgré leur désir, être reçus à l'Institut, sont avertis et sont priés de dire s'ils veulent entrer à l'Académie (sans logement et sans indemnité), et s'ils ont l'intention ou les moyens pécuniaires de remplir les conditions exigées pour l'admission dans cet établissement.

Ce qu'il y a d'intéressant surtout dans cette organisation, c'est qu'on n'a pas cru utile, et cela avec raison, de charger le budget des frais nécessités par le fonctionnement d'une école spéciale offrant toutes les ressources d'une Faculté de médecine. Les élèves suivent les cliniques et les cours de l'Université, ceux du moins que les règlements universitaires rendent obligatoires pour tous les étudiants en médecine, mais ils assistent à des répétitions qui sont faites à l'Institut par des médecins militaires d'un certain grade et qui portent sur les matières professées dans le cours de l'Université, ainsi qu'à des leçons spéciales sur la conscription, les simulations, les maladies entraînant la réforme, etc. Enfin quelques cours qui ne peuvent être faits qu'à l'hôpital sont confiés, dans l'enceinte même de l'hôpital de l'Université, à des professeurs de l'Institut Frédéric-Guillaume. Après deux ans d'études, les élèves militaires, comme les élèves civils, passent à l'Université l'examen des sciences physiques, naturelles et anthropologiques (*Physicum*); après quatre ans, ils se présentent au doctorat, toujours à l'Université, et quittent la Pépinière avec le grade de sous-aides (*Unter-Artz*). A ce moment une séparation se fait entre eux. Les onze élèves les plus distingués de la promotion entrent à l'hôpital de l'Université (Charité de Berlin); ils y sont logés, y complètent leurs études, subissent l'examen d'état (*Staats-Prüfung*), et, quand ils ont ainsi obtenu le titre légal à l'exercice de la médecine, ils passent dans un régiment avec le grade d'aide-major (*Assistenz-Arzt*). Ils sont en quelque sorte désignés à un avancement ultérieur plus rapide. En quittant la Pépinière, les autres élèves sont directement envoyés dans les régiments et y font le service comme sous-aides. Après une année, ils peuvent, s'ils ont l'instruction nécessaire, se présenter aux examens d'Etat, et quand ils ont obtenu le titre de médecin-praticien, ils sont également promus au grade d'aide-major. Pendant leurs huit années de service, les élèves de l'Institut obtiennent de l'avancement, mais on ne peut, dans la chirurgie militaire en Prusse, arriver au grade de médecin principal sans subir de nouveaux examens.

La France possédait jadis trois écoles de médecine militaire, à Lille, Metz et Strasbourg, dans lesquelles les élèves passaient leurs deux dernières années d'études, après quoi ils étaient envoyés à l'école de perfectionnement du Val-de-Grâce, où ils séjournaient une année. Au sortir du Val-de-Grâce, ils étaient envoyés dans les hôpitaux en qualité de sous-aides, pour revenir, sept ou huit ans après, passer de nouveau une année dans l'un des hôpitaux d'instruction et une autre au Val-de-Grâce, et comme pendant ce temps ils avaient subi dans une faculté leurs examens de docteur en médecine, ils recevaient le grade d'aide-major. C'était, il faut l'avouer, une détestable organisation. Les études se faisaient certainement aussi bien dans les hôpitaux militaires d'instruction que dans les facultés, grâce au contact permanent de l'élève avec son professeur, et j'ai conservé pour ceux qui y furent mes

premiers maîtres une inaltérable reconnaissance; mais trois
années d'études sont insuffisantes, et lorsque après six ou sept
années passées le plus souvent en Algérie, le sous-aide revenait
s'asseoir sur les bancs de l'école, presque toujours son éducation
était à refaire. Un décret supprima, le 4 mai 1850, les hôpitaux
d'instruction, et les choses restèrent en suspens jusqu'au 23 mars
1862. Le décret rendu à cette époque n'admettait comme médecins militaires que des docteurs en médecine et ne leur imposait
qu'une année de stage au Val-de-Grâce. Excellent au point de vue
de l'éducation médicale, ce décret rendait le recrutement à peu
près impossible, car lorsqu'un élève a pu, à l'aide des sacrifices
que s'est imposés sa famille, arriver au doctorat, il est fort peu
disposé à embrasser une carrière qui ne lui promet guère que des
ennuis. Toutefois, dans les premières années, ce mode de recrutement avait fourni un nombre suffisant d'aides-majors stagiaires
et l'administration se flattait d'avoir enfin résolu le problème.

Malheureusement les candidats diminuèrent peu à peu de
nombre et finirent par disparaître. Nous en dirons tout à l'heure
la raison. Il fallut donc en revenir au principe des écoles spéciales
prenant les élèves au début de leurs études; c'est ce que fit le
décret du 13 juin 1856, en créant l'école de Strasbourg. Les élèves
passaient quatre ans dans cette école annexée à la Faculté, puis
ils venaient passer une année à l'école spéciale du Val-de-Grâce,
et entraient ensuite dans les rangs de l'armée en qualité d'aides-
majors de seconde classe.

Lorsque nos malheurs eurent supprimé l'école de Strasbourg,
l'administration crut pouvoir remplir les vides survenus dans le
corps en revenant au mode de recrutement de 1852 et en instituant
pour le 5 janvier 1872 un concours entre docteurs en médecine.
Il y avait cinquante places offertes, il y eut deux candidats. Ce
résultat eût pu être prévu, si l'administration avait su se rendre
compte des motifs qui avaient fait temporairement le succès
apparent du décret de 1852; ces motifs je vais les lui dire. Lorsque
le décret de 1850 supprima les hôpitaux militaires d'instruction,
nous fûmes tous réduits à continuer nos études dans les facultés.
Mais tous ou presque tous nous étions déjà identifiés avec la vie
militaire; la chirurgie d'armée était la carrière que nous avions
embrassée dans l'espoir de la continuer. Le plan de notre vie était
en quelque sorte tracé, ébauché, lorsque nous fûmes expulsés fort

à l'improviste du corps médical auquel nous pensions appartenir pour toujours ; nous n'avions pas songé aux éventualités de la carrière civile, et nous nous considérions comme des exilés chassés de la patrie militaire. Aussi, lorsque ce décret de 1852 nous offrit les moyens de reprendre l'uniforme, presque tous, quoique docteurs, se présentèrent, et il n'y eut d'exception que pour ceux qui n'avaient pu, faute de ressources pécuniaires, continuer la médecine, et pour ceux qui, arrivés pendant cette période internes des hôpitaux de Paris, avaient une nouvelle carrière ouverte devant eux. C'est pour cela que je retrouve encore aujourd'hui dans les rangs de l'armée presque tous mes chers camarades des hôpitaux d'instruction ; mais quand la série fut épuisée, quand l'administration n'eut plus devant elle que des élèves exclusivement civils, elle cessa de trouver des candidats, et elle n'en rencontrera pas davantage à l'avenir.

Il faut donc revenir au principe d'une école spéciale. Cette école doit-elle être une sorte de Faculté militaire dans laquelle l'élève puisse faire ses études complètes ? Telle n'est point mon opinion. En dehors des questions d'économie qui, de tout temps et aujourd'hui surtout, ne sauraient être négligées, il est des raisons scientifiques qui s'opposent à cette création. La médecine ne s'apprend qu'à l'hôpital, et quoiqu'il soit surtout appelé à soigner des soldats, c'est-à-dire des hommes jeunes et en général vigoureux, on ne comprendrait pas qu'un médecin, sous prétexte qu'il est militaire, dût ignorer les maladies des femmes, des enfants, des vieillards et toutes celles qu'on rencontre fréquemment dans la pratique professionnelle ou dans les hôpitaux civils, mais qui sont si rares dans les hôpitaux militaires. Annexer l'école spéciale à une faculté, instituer dans cette école des répétitions, des cours spéciaux d'hygiène, d'administration et de médecine militaire, comme cela a lieu à Berlin, à Vienne, à Saint-Pétersbourg, comme cela existait à Strasbourg, telle me paraît être la meilleure voie à suivre.

Cependant il ne suffit pas de recruter un nombre suffisant de médecins militaires. Il faut savoir les garder et prévenir les démissions. L'autonomie accordée au corps de santé, l'affranchissement du joug de l'intendance, une assimilation complète aux grades de l'armée, une augmentation d'appointements tous les cinq ans, lorsque pendant cette période le défaut de vacances n'a pas permis la promotion à un grade supérieur, retiendront dans le corps beaucoup de ceux qui aujourd'hui l'abandonnent pour la carrière civile.

Un mot, en passant, sur le personnel enseignant. La médecine militaire est un corps spécial plus scientifique qu'aucun autre, et l'on conçoit que les hautes situations soient occupées par les plus instruits et les plus savants. Cependant il ne faut pas que les avancements exceptionnels soient réservés au professorat à l'exclusion des services militaires. L'élément professoral est tout-puissant dans le conseil de santé, de telle sorte que les jeunes professeurs qui ont eu l'honneur d'être au Val-de-Grâce les collègues de leurs chefs, ceux qui ont eu la bonne fortune d'y passer quelques années comme aides-majors ou agrégés, se font par cela même des protecteurs et montent rapidement en grade; tandis que ceux qui ont usé leur santé en Algérie, au Mexique, en Chine, ou seulement en province, sont trop facilement sacrifiés. Il y a là une injustice, une cause de découragement et même d'abaissement des caractères. Le corps enseignant, recruté par voie de concours dans les rangs des chirurgiens militaires en service actif, devrait être placé hors cadres et constituer le corps des professeurs, lequel aurait ses lois particulières d'avancement; et le conseil de santé ne devrait renfermer parmi les inspecteurs *titulaires et en service actif* qu'un seul représentant du corps enseignant.

ARTICLE II

MÉDECINS MILITAIRES EN SERVICE TEMPORAIRE. — MÉDECINS DE LA RÉSERVE
RAPPEL A L'ACTIVITÉ

Il n'y aurait aucune utilité à traiter séparément ces diverses questions, qui du reste sont connexes. La France n'a rien dans son passé qui puisse sous ce rapport servir de base à un examen et encore moins à une discussion. C'est à la Prusse que le futur projet de loi emprunte les principes généraux de l'organisation de l'armée, en adaptant ce projet au génie particulier de la nation française. C'est donc à la Prusse que nous devons demander les enseignements de l'expérience et les moyens de résoudre un problème qu'elle a depuis longtemps étudié, et dont la France n'a jamais eu à s'occuper. Je crois donc utile de donner avec quelque détail l'organisation de la chirurgie militaire en Prusse au point de vue du recrutement et du fonctionnement des médecins en service actif et permanent, des médecins en service actif temporaire, des médecins de la réserve.

RECRUTEMENT ET ORGANISATION DU SERVICE MÉDICAL EN PRUSSE. — D'après l'organisation de 1814, la durée du service dans l'armée prussienne était de dix-neuf ans, dont trois sous les drapeaux, deux dans la réserve, sept dans le premier ban et sept dans le second ban de la landwehr. Le service effectif avait pour but moins de donner une armée permanente que de pourvoir à l'instruction de la landwehr qui fournit avec la réserve la véritable armée.

Le roi Frédéric-Guillaume sentit la nécessité d'avoir une véritable armée active composée de soldats dans la force de l'âge, et la loi de 1860 réduisit la durée totale du service dans la landwehr, pour l'augmenter à l'égard de l'effectif placé sous les drapeaux, et surtout à l'égard de la réserve. Le service dans l'armée active fut porté à sept ans, dont trois sous les drapeaux et quatre dans la réserve; la landwehr, qui ne devait plus figurer dans l'armée appelée devant l'ennemi, excepté en cas de nécessité absolue, continua à comprendre deux bans : la durée du service était pour le premier de cinq ans et pour le second de sept. Enfin, la loi du 9 novembre 1867 apporta une nouvelle modification : la durée du service fut réduite à douze ans par la suppression des sept années du deuxième ban de la landwehr.

En dehors de la division en provinces et en districts de gouvernement, la Prusse et l'ancienne Confédération du Nord sont divisées en deux cents districts militaires, appelés districts de bataillons de landwehr; le recrutement d'un régiment se fait, non comme en France, dans tout le pays, mais seulement dans la circonscription du district militaire. Les parties élémentaires se groupent pour former de grandes circonscriptions dans chacune desquelles se recrute une armée complète, ayant son artillerie, ses corps spéciaux, ses services administratifs et son service médical. Ces armées constituent des unités militaires auxquelles on donne le nom d'*Armee-corps*. Aux huit *Armee-corps* de la Prusse s'en ajoutent quatre autres depuis la formation de la Confédération du Nord : les neuvième, dixième et onzième fournies par le Hanovre, le Schleswig et la Hesse, pays annexés, la douzième fournie par la Saxe [1].

La condition la plus importante pour l'étude à laquelle nous nous livrons en ce moment est l'obligation pour tous de satisfaire au service militaire. Si l'on oblige un jeune homme de vingt ans à quitter pour trois ans les études par lesquelles il se prépare à exercer une profession libérale, on peut être certain qu'on lui causera un immense préjudice et qu'on l'amènera souvent à abandonner pour toujours des études interrompues pendant si long-

(1) Le contingent d'un régiment prussien n'est pas recruté comme en France dans tout le pays, mais dans une même circonscription territoriale. Ce mode de recrutement et la limitation à trois ans du service actif ont sur le mouvement de la population une influence considérable sur laquelle j'ai cherché depuis plusieurs années à attirer l'attention. (*Revue des Deux-Mondes*, 15 mai 1867, t. I, p. 655.)

Le soldat français né dans un département du Midi, jeté au milieu de camarades nés dans d'autres départements, envoyé en garnison dans le Nord, en Bretagne ou dans l'Est, peut se rattacher au drapeau et se faire du régiment une nouvelle patrie, mais, en revanche, il oublie son village et ne tarde pas à être oublié des amis de son enfance, de ses compagnons d'atelier. Lorsque, après cinq ou sept ans de présence au corps, il redevient libre, il retourne rarement au pays, vient augmenter aux dépens des campagnes la population des villes, et comme il a oublié son premier métier, il embrasse de préférence ceux d'homme de peine, de domestique ou de cocher. Il se marie quelquefois, mais toujours fort tard et trop souvent après avoir contracté, pendant son long célibat militaire, des maladies vénériennes.

En Prusse, où chacun sert avec des amis d'enfance, chaque soldat communique à ses camarades les nouvelles qu'il reçoit; chaque soldat qui retourne au pays donne des nouvelles des absents. Il annonce qu'ils reviendront dans un an, qu'ils se conduisent bien, qu'ils comptent reprendre leur place à la ferme, à l'atelier et, cette place, on la leur garde. Aussi, après trois ans de service, le soldat prussien retourne-t-il presque toujours chez lui ; il s'y marie et y continue le métier dont il avait fait l'apprentissage avant son incorporation. Cette organisation empêche-t-elle le soldat de se bien battre? La réponse, hélas! n'est plus aujourd'hui douteuse pour personne.

Or, ne l'oublions pas, la Prusse, malgré sa forte organisation militaire, malgré le service obligatoire pour tous, double sa population en cinquante-quatre ans, tandis que la France n'effectue ce doublement qu'en cent quatre-vingt-dix-huit ans. J'ai montré pour la première fois en 1867 que, si le chiffre absolu de notre population augmente, la natalité, c'est-à-dire la proportion des naissances, va sans cesse en diminuant. Ce phénomène a une extrême gravité, car, si l'on n'y apportait pas remède, la France serait dans trente ans hors d'état, numériquement du moins, de lutter avec l'Allemagne. La nouvelle loi militaire, telle que la propose la commission, ne paraît pas tenir compte de ces faits. Tandis que la Prusse étudie la limitation du service actif à deux ans, la France songe à le porter à cinq ans. Au point de vue du mouvement de la population et, j'en suis convaincu, au point de vue de l'économie politique, il vaut mieux abaisser la durée du temps de service et incorporer tout le monde, que de condamner une notable partie de la population mâle à cinq ans de présence sous les drapeaux. Il est surtout important de diviser le pays en circonscriptions militaires : divisionnaires ou même régimentaires.

temps. Or, l'intérêt bien entendu de l'État se confond ici avec l'intérêt de l'individu ; car, pour ce qui concerne, par exemple, le service médical, il est évident que s'il est de l'intérêt de l'État d'avoir des médecins militaires, il n'importe pas moins à l'État, lequel ne représente que la collectivité nationale, d'assurer le service médical pour la population civile. La loi prussienne réduit à une année la durée du service pour les jeunes gens qui présentent certaines conditions d'instruction universitaire et aussi de fortune, et leur donne une position particulière dans l'armée, où ils figurent sous le nom de volontaires d'un an. Suivons dans sa carrière un étudiant en médecine entré dans l'armée comme médecin volontaire d'un an, mais uniquement pour satisfaire à l'obligation du service militaire. Tout d'abord une faveur importante lui est facilement accordée, celle de reculer le moment de sa présence sous les drapeaux jusqu'après l'âge de vingt-trois ans. Il peut donc terminer librement ses études médicales dans n'importe quelle université, et acquérir par l'examen d'État le droit légal à l'exercice professionnel ; non seulement il le peut, mais il le doit ; car, d'après l'article 6 de l'ordonnance du 20 février 1868, « les médecins qui n'ont pas encore payé leur dette de service à l'âge de vingt-trois ans, contractent par ce fait l'engagement de servir comme médecins, après qu'ils ont satisfait à l'examen d'État ». Au contraire, les étudiants en médecine qui n'ont pas demandé cette dispense d'âge peuvent, suivant leurs préférences personnelles, satisfaire pendant la paix à l'obligation du service annuel comme médecins ou comme soldats.

La faveur qui leur est faite ne s'arrête pas là : les jeunes gens qui ont l'intention de servir comme médecins volontaires d'un an n'ont pas, il est vrai, le droit absolu de choisir leur garnison ou leur corps lors de leur entrée au service ; cependant le médecin général de l'*armee-corps* de laquelle dépend la division à laquelle ils appartiennent doit autant que possible prendre en considération leur demande pour telle ou telle garnison.

Après que le médecin volontaire d'un an s'est présenté au médecin en chef de l'*armee-corps*, il est attaché à un corps de troupes et fait, tant au régiment qu'à l'hôpital de la garnison, son stage de médecin militaire. L'année expirée, il a payé sa dette de service actif et il entre dans la réserve ou plutôt dans ce qu'on appelle en Prusse la position de congé ; mais avant de quitter le service actif, il a soin de se munir d'un certificat du médecin général du corps, attestant que pendant son temps de service il a paru digne d'être promu dans le corps de santé. C'est qu'en effet, jusqu'alors, il n'appartient pas au corps des médecins militaires; il n'y est en quelque sorte admis qu'à titre d'auxiliaire, bien qu'il puisse, une fois mis en position de congé et s'il a satisfait à l'examen d'état, être promu au grade de sous-aide (*Unter-Arzt*), grade qui ne lui donne pas rang d'officier, mais seulement de porte-épée.

Cependant, comme en prévision d'un rappel possible à l'activité en temps de guerre, le sous-aide en position de congé désire tout naturellement figurer alors comme aide-major dans les rangs de l'armée mobilisée, il se met d'ordinaire en position d'être promu à ce grade. Pour obtenir les certificats nécessaires à sa présentation comme aide-major (*Assistenz-Arzt*), il doit faire dans un corps de troupes un service de sous-aide pendant une durée de six semaines. Le médecin du régiment dans lequel il a servi lui donne alors un certificat qui est remis au médecin général du corps, lequel autorise le candidat à se soumettre à la formalité de l'élection. Ce certificat constate que le postulant, aussi bien par sa conduite privée que par son application au service et par ses qualités morales, est digne d'entrer dans le corps de santé. L'élection se fait dans une assemblée composée des médecins militaires de la division ayant rang d'officiers, et à un jour déterminé par le médecin en chef de la division. Le certificat sert de base d'appréciation. Si elle est favorable, l'assemblée déclare que le candidat lui paraît digne de prendre place dans le corps de santé militaire; si la majorité est opposée à la réception, le sous-aide est renvoyé tout de suite et continue à servir dans son grade; si la minorité ou seulement quelques membres sont opposés à la réception, les médecins opposants doivent motiver leur décision, et le médecin général du corps juge si ces observations doivent être prises en considération.

Comme ces formalités, ainsi que le certificat, n'ont point trait aux capacités médicales, mais seulement à la connaissance du service militaire et à la moralité du candidat, l'article 12 de l'ordonnance exempte de la présentation du certificat et même de l'élection les médecins qui, ayant satisfait au service militaire comme soldats (*mit der Waffe*) et se trouvant en position de congé en qualité d'officiers, désireraient entrer dans le corps de santé en qualité d'aides-majors.

Aussitôt après sa nomination, laquelle est faite par le roi sur la proposition du médecin en chef de l'armée, le nouvel aide-major doit pendant un mois faire le service dans un hôpital désigné par le médecin général du corps. Lorsque ce stage, assez court du reste, est terminé, l'aide-major en position de congé retourne chez lui continuer l'exercice de sa profession et se fait inscrire sur les contrôles du bataillon de landwehr de sa circonscription. Dans le cas d'un changement de résidence, il fait une demande de permutation, qu'il soumet à l'approbation du médecin en chef de l'*armée-corps*.

En cas de guerre et de mobilisation, les médecins en position de congé, s'ils remplissent les conditions spécifiées par les règlements, peuvent être proposés pour l'avancement, concurremment avec leurs collègues de l'armée active ; mais ils doivent avant toute proposition, avoir subi volontairement un cours d'anatomie et d'opérations pendant un mois. Quant à la promotion au grade de principal (*Ober Stabs-Arzt*), elle ne peut avoir lieu sans que les médecins en position de congé, aussi bien que ceux de l'armée active, aient subi l'examen appelé *Physikats-Prüfung*.

Le service de santé militaire comprend donc en Prusse : 1° *des étudiants en médecine ou de jeunes médecins en service temporaire*, accomplissant leur année de service obligatoire en qualité de médecins volontaires d'un an ; 2° *des médecins en position de congé* âgés de moins de trente-deux ans, faisant par conséquent encore partie de la réserve ou de la landwehr, et devant être rappelés à l'activité en cas de mobilisation de l'armée ; 3° *des médecins du service actif* faisant leur carrière complète dans la chirurgie militaire. A cette classe se rattachent les médecins volontaires d'un an pendant la durée de leur service temporaire. Nous avons suivi le jeune médecin satisfaisant à la loi sur le service obligatoire, depuis son entrée au service jusqu'à son placement dans la réserve, étudions maintenant la constitution du corps médical militaire proprement dit.

Les *médecins militaires en service actif et permanent* (*Ärzte des Activen Dienststandes*) se recrutent : *a*. parmi les élèves qui ont reçu une éducation spéciale à l'école de médecine militaire ; *b*. parmi les élèves qui, ayant fait leurs études médicales dans une

Université, entrent dans le corps par promotion; *c.* parmi les
médecins en position de congé qui renoncent à la profession civile
pour embrasser la carrière militaire.

a. Je n'ai pas à revenir sur ce que j'ai dit plus haut en parlant
des élèves admis à la Pépinière. Comme nous l'avons vu, ils
contractent un engagement de service qui pour les uns est de
huit ans, et pour les autres de quatre années seulement. La plupart d'entre eux restent d'une manière permanente dans le corps
de santé.

b. Les élèves qui, ayant terminé leurs études médicales dans
une Université, désirent entrer dans la chirurgie militaire *par promotion* dans le but d'y faire leur carrière, s'adressent tout d'abord
au médecin général de l'*armee-corps* dont ils veulent faire partie.
Si ce médecin juge opportun d'accueillir la demande, il attache
le postulant à un corps de troupe en qualité de médecin volontaire d'un an. Si, après six mois au moins de service, le jeune
médecin paraît au chirurgien-major digne d'être promu dans le
corps de santé, ce chirurgien adresse un rapport au médecin général de l'*armee-corps*, et celui-ci propose au médecin en chef de
toute l'armée la promotion au grade de sous-aide du médecin
volontaire d'un an.

Par le fait de sa nomination, le nouveau sous-aide a droit aux
appointements et aux autres avantages de son emploi, mais il ne
reçoit cette nomination qu'après s'être engagé par écrit à servir
une année au moins dans l'armée active, en plus de son année de
service obligatoire. En cessant d'appartenir à la catégorie des
médecins volontaires d'un an, il ne jouit plus de la faculté de
demander à être attaché à tel ou tel corps de troupe, et peut être
envoyé partout où il est besoin de médecins. Après un service de
trois mois dans un corps de troupe, il peut, s'il a passé l'examen
d'état, être proposé par le médecin de la division pour le grade
d'aide-major; cette proposition doit être accompagnée d'un certificat d'approbation délivré par le commandant du corps de troupe.
Les sous-aides sont proposés par rang d'ancienneté, mais, si le
plus ancien n'est pas jugé digne d'une proposition, soit par le
commandement, soit par le médecin du corps de troupe, on lui
substitue celui qui le suit immédiatement sur la liste. Le sous-
aide non proposé peut cependant l'être ultérieurement, si les
motifs qui ont engagé ses supérieurs à l'immobiliser dans le grade

de sous-aide leur paraissent avoir cessé d'exister. La promotion au grade d'aide-major est précédée de l'élection dont nous avons plus haut indiqué les conditions. Le médecin général-major de l'armée adresse un rapport au roi, lequel signe la nomination. L'aide-major fait dès lors partie du cadre des médecins militaires du service actif.

c. Les *médecins en position de congé* peuvent, sur leur demande, être promus dans le service actif, mais il faut qu'un rapport à leur sujet soit adressé au roi par le médecin général-major, rapport établissant leurs services antérieurs dans l'armée, leurs titres scientifiques, etc. La nomination est faite par le roi.

Ainsi, *en temps de paix*, la chirurgie militaire comprend les médecins faisant leur carrière dans l'armée; puis, dans les grades inférieurs, les sous-aides, parmi lesquels nous trouvons : 1° les élèves sortis de l'école spéciale Frédéric-Guillaume; 2° les élèves des Universités entrés dans le corps de santé par promotion; 3° les médecins volontaires d'un an accomplissant dans les hôpitaux et dans les régiments leur année de service obligatoire. *En temps de guerre*, le corps de santé militaire s'augmente des médecins en position de congé rappelés à l'activité par la mobilisation de la réserve et de la landwehr.

La Prusse peut-elle avec ces éléments suffire aux nécessités du service? Telle est la question qu'il importe d'examiner. Voyons d'abord quels sont les besoins. Les forces de la Confédération du Nord étaient avant la dernière guerre de 955,000 hommes dont 315,000 présents à l'effectif, 310,000 dans la réserve, 330,000 dans la landwehr.

La landwehr ne devant que par exception figurer dans l'armée active et devant être surtout employée à la défense intérieure, a besoin d'un moins grand nombre de médecins; on peut même admettre que le service médical y serait assuré par le concours des médecins civils non soumis par leur âge à la loi militaire. En effet, si la landwehr ne fait qu'un service de garnison à l'intérieur, ses malades peuvent être soignés par les médecins de la ville; et si, comme cela a eu lieu l'année dernière, elle prend rang dans l'armée active, c'est que le pays est engagé dans une lutte si grave, qu'il n'est pas alors un médecin en état de faire campagne qui ne soit prêt à offrir ses services à sa patrie et à ses concitoyens. Il s'ensuit donc que tous les médecins du service actif et de la réserve et la plus grande partie de ceux de la landwehr pourraient être envoyés sur le théâtre de la guerre.

En supposant l'éventualité d'une mobilisation de l'armée prussienne au 1er janvier 1868, le médecin général Loeffler évaluait à 3,292, le chiffre des médecins militaires indispensables au service de santé, même en ne tenant pas compte du personnel nécessaire au fonctionnement des hôpitaux de réserve ; mais, au 1er janvier 1868, le cadre comprenait 971 médecins du service actif (y compris les médecins volontaires d'un an), 256 de la réserve et 910 de la landwehr, total 2,137. Il y aurait donc eu un déficit de 1,155 médecins, déficit qui pour divers motifs d'âge, d'infirmités, d'exemption légale, aurait pu atteindre au chiffre de 1,570. La commission d'enquête fonctionnant à Berlin s'occupa de cette grave question. Le moyen le plus simple eût semblé tout d'abord de réduire le nombre des médecins attachés aux corps de troupe et aux hôpitaux de guerre, mais la commission n'a pas été de cet avis et elle a proposé les mesures suivantes : les médecins généraux seraient chargés pendant la paix des recherches sur la situation des médecins non soumis au service et domiciliés dans la circonscription de leur *armee-corps;* recherche devant porter sur les aptitudes de ces médecins soit pour la chirurgie, soit pour la direction d'un hôpital. Lorsqu'une guerre paraîtrait probable ou prochaine, un appel serait adressé par le ministère de la guerre aux médecins civils de la Confédération du Nord libres de tout service militaire, et aux médecins *civils et militaires des nations amies,* les engageant à prendre du service dans les hôpitaux de l'armée et spécifiant les conditions de leur admission et de leur concours. Enfin, en cas de déficit considérable, le directeur des affaires médicales militaires pourrait admettre des médecins non encore diplômés et des élèves en médecine de quatrième année; mais ceux-ci *ne devraient pas figurer sur le théâtre de la guerre* et devraient être employés dans les hôpitaux et les troupes de l'intérieur.

Ce déficit dans le cadre réglementaire du corps médical prussien n'existe qu'en raison du grand nombre de médecins attachés aux troupes en campagne. Cette remarque est importante, car ce qui est regardé comme insuffisance de personnel en Prusse, serait regardé en France comme excès. En effet, aux 625,000 hommes de l'armée active, ou aux 955,000 hommes que compte l'armée prussienne en y comprenant la landwehr, correspondent 3,292 médecins, c'est-à-dire, dans le premier cas, un médecin pour 190 hommes, et dans le second un médecin pour 290.

En France, 1,306 médecins seulement correspondent, dans l'ancienne organisation, aux 393,000 hommes de l'état de paix et aux 757,000 hommes de la mise en état de guerre. Nous avions donc pour l'effectif en temps de paix un médecin pour 300 hommes et, en supposant même que l'armée sur le pied de guerre n'excédât pas 500,000 hommes, nous n'arrivions encore qu'à un médecin sur 382 hommes, chiffre que les Prussiens trouvent avec raison fort insuffisant.

RECRUTEMENT EN FRANCE DES MÉDECINS EN SERVICE TEMPORAIRE. — Si la réorganisation de notre armée était faite sur le plan adopté par la Prusse, l'armée sur le pied de guerre comprendrait trois contingents en service obligatoire et quatre contingents de la réserve que les pertes probables par maladies, par infirmités et par décès réduiraient à 800,000 hommes environ; il nous faudrait donc au moins 4,210 médecins. Si nous supposons l'appel de la landwehr française, c'est-à-dire de cinq contingents ne donnant guère à cette époque par des réductions de causes multiples que 500,000 hommes, nous aurions une armée de 130,000 hommes, laquelle, même au taux abaissé de un médecin pour 300 hommes, exigerait environ 4,333 médecins. Comment arriver à ce chiffre? En France, où beaucoup de jeunes gens dénués de toute fortune suivent, plus souvent qu'en Prusse, la voie toujours si difficile et dans ce cas si dangereuse des carrières libérales, nous arriverions probablement au chiffre indispensable. Chaque contingent pourrait donner environ 300 médecins, car c'est à peu près le chiffre des docteurs reçus annuellement dans nos facultés, déduction faite des étrangers et des médecins de l'armée et de la marine. L'armée active aurait donc, en plus des 1,020 médecins militaires qu'elle compte actuellement, les médecins de sept contingents, ou environ 2,000, auxquels nous pouvons ajouter une partie des quinze cents médecins de vingt-sept à trente-deux ans compris dans la landwehr. Nous arriverions ainsi au chiffre total de 4,000 médecins, s'il ne fallait en déduire tous ceux qui, étant compris dans les trois derniers contingents et âgés de vingt-quatre ans au plus, n'ont pas encore

achevé leurs études médicales et ne peuvent guère rendre de services.

Le déficit tenant à cette cause est facile à couvrir. L'élève en
médecine, s'il était appelé à vingt ans à faire partie de l'armée
pour y faire trois années de service comme soldat, ne pourrait
poursuivre sa carrière trop longtemps interrompue. Il est de l'intérêt de l'État de ne lui demander qu'une année de service ; mais
il est surtout de l'intérêt de l'élève de ne payer sa dette qu'après
avoir terminé ses études, et de servir alors, non comme soldat, mais
comme médecin. Toute faveur exceptionnellement accordée peut
être légitimement compensée par l'imposition d'une charge ; on
pourrait donc établir législativement que les jeunes soldats de
chaque classe qui se livrent à l'étude de la médecine ne feront
qu'une année de service obligatoire ; que cette année de service ne
pourra être faite par eux qu'après qu'ils auront obtenu le diplôme
de docteur en médecine ; qu'ils la feront comme médecins, mais
qu'elle devra être faite, avant qu'ils aient atteint l'âge de vingt-
sept ans, c'est-à-dire avant l'âge du passage dans la landwehr ;
que, faute d'avoir rempli cet engagement à cette époque, ils
devront faire leurs trois années complètes dans l'armée active comme soldats ; enfin, que les médecins passés dans la
réserve pourront, en cas de guerre, être appelés au service jusqu'à
l'âge de quarante ans, bien que les autres citoyens soient complètement libérés à trente-deux ans.

Voici ce qui justifie cette exception qui tout d'abord semble
constituer une injustice. L'État donne au médecin, après examens, un titre professionnel : celui de docteur, titre qui confère
à celui qui le possède le droit légal à l'exercice de la médecine.
L'obligation de servir jusqu'à quarante ans n'est-elle pas une
charge que l'État peut inscrire dans le contrat passé entre lui et le
futur docteur, en échange des avantages que ce titre lui confère ?
De plus, si le service médical militaire impose des fatigues et des
dangers, si même les fatigues que supporte le médecin sont plus
grandes, les dangers qu'il court sont évidemment (sauf le cas
d'épidémies) bien moins grands que ceux auxquels le combattant
est exposé. La qualité de père de famille, qui peut en général être
invoquée après trente-deux ans, ne saurait donc être un argument
invincible opposé par le médecin, d'autant plus qu'en raison de
son âge et de ses occupations médicales ordinaires, le médecin de

trente-cinq à quarante ans peut être et sera beaucoup plus utilement employé dans les hôpitaux que sur le champ de bataille. Ajoutons encore que si pour le soldat l'aptitude à faire campagne diminue avec l'âge, pour le médecin avec l'âge vient l'expérience qui fortifie les connaissances acquises, de telle sorte que l'aptitude au service s'accroît au lieu de diminuer.

En résumé, si l'organisation de l'armée doit avoir pour point de départ le système qui a valu à la Prusse la suprématie militaire en Europe, c'est surtout à la Prusse que nous devons emprunter les principes de l'organisation de notre service de santé militaire. L'expérience d'ailleurs vient de nous montrer que les médecins civils n'ayant jamais appartenu à l'armée sont peu aptes à un bon service en temps de guerre, car ils manquent de deux qualités essentielles : la connaissance du soldat et la discipline. Je voudrais donc que pour les jeunes soldats, étudiants en médecine, on réduisît le temps de service obligatoire à un an, avec faculté en temps de paix de reculer leur incorporation jusqu'à l'âge de vingt-trois ans, et même avec autorisation spéciale jusqu'à l'âge de vingt-sept ans, mais à la condition qu'ils auraient passé leur thèse de docteur avant leur entrée au service. Pendant six mois, les jeunes docteurs seraient attachés à un des hôpitaux militaires des villes de grande garnison désignés à cet effet, et dans lesquels un chirurgien-major serait chargé de les instruire théoriquement et pratiquement dans tout ce qui est spécial au service de santé militaire. Les six autres mois se feraient dans un corps de troupe en qualité de stagiaires. Passé ce temps, libre de tout service en temps de paix, le médecin entrerait dans la réserve, avec l'obligation de servir en temps de guerre, même jusqu'à l'âge de quarante ans. De cette manière, si l'État, par le retard dans l'appel au service actif, perd la partie la plus jeune du contingent médical, il retrouve au complet ce contingent par la prolongation du service obligatoire en temps de guerre, et il le retrouve plus parfait et plus utile, puisque le médecin tardivement appelé au service militaire joint à des études plus complètes une plus longue expérience pratique.

Mais là ne s'arrête pas la difficulté, il nous reste à résoudre une question délicate : celle de la fusion temporaire des médecins civils rappelés à l'activité en temps de guerre et des médecins militaires en service actif et permanent. Quelques chirurgiens militaires résoudraient facilement le problème : le médecin civil rappelé à l'activité devrait toujours être subordonné au médecin militaire. Une pareille organisation est impossible. Il n'est pas acceptable qu'un médecin de trente-cinq ans, chirurgien en chef d'un hôpital civil, soit forcément l'inférieur d'un jeune aide-major à peine sorti des bancs de l'école ; je voudrais donc l'organisation suivante : le docteur pendant son année de stage dans les hôpitaux militaires et dans les corps de troupe, a le grade de sous-aide. Au moment où il termine son temps de service obligatoire il subit un examen devant une commission de médecins militaires réunie au chef-lieu de sa circonscription militaire. S'il satisfait aux épreuves, il retourne dans ses foyers avec le grade d'aide-major auxiliaire ; si plus tard il devient chirurgien ou médecin traitant d'un hôpital civil, il peut, après deux ans de service comme médecin d'hôpital (et non d'hospice), se présenter devant un jury spécial formé de médecins militaires et recevoir le grade de médecin-major de deuxième classe auxiliaire. Les nominations d'aide-major et de chirurgien-major auxiliaires sont faites par le ministre sur la proposition du conseil de santé et d'après les rapports des jurys. En temps de guerre et lorsqu'ils sont rappelés à l'activité, les médecins auxiliaires ont dans leurs grades respectifs les mêmes droits et la même situation que leurs collègues en service actif et permanent.

Mais, il ne faut pas se dissimuler que la fusion des cœurs sera plus difficile à faire que la fusion des grades et des prérogatives. Il faut donc, autant que possible, éviter les rapprochements et les conflits, et d'autre part il ne faut pas perdre de vue que le médecin militaire en service permanent, habitué aux choses de l'armée, sera toujours le vrai, sinon le seul chirurgien de champ de bataille. La difficulté est peut-être plus facile à résoudre qu'il ne le semblerait au premier abord. Le service des régiments de l'armée active, service qui dans notre organisation comporte celui de la place de pansement (aujourd'hui ambulance divisionnaire), continuerait à n'être confié qu'à des médecins militaires en service actif et permanent.

Dans les ambulances ou hôpitaux de guerre de première ligne, tous les médecins traitants, c'est-à-dire les chirurgiens-majors, appartiendraient au service permanent ainsi que les deux tiers des aides-majors. Le dernier tiers serait pris parmi les aides-majors auxiliaires.

Le service dans les hôpitaux *temporaires*, créés loin du théâtre de la guerre par l'Etat ou par des sociétés de secours, pourrait être confié à des médecins civils ; mais leur chef devrait toujours être un médecin militaire. Les hôpitaux civils préexistants recevant des soldats blessés, conserveraient leur organisation et l'indépendance de leur personnel.

Dans ces conditions on pourrait toujours laisser libres pour le service du champ de bataille les médecins militaires ; le nombre exigé serait en rapport avec les ressources du cadre permanent, on pourrait espérer empêcher les conflits et les tiraillements, et donner aux hôpitaux *temporaires* une direction convenable, puisque toujours il y aurait pour guider leur personnel médical civil un médecin de l'armée.

CHAPITRE III

MÉDECINS DE RÉGIMENTS, MÉDECINS D'HÔPITAUX. — INCONVÉNIENTS
DE CETTE DISTINCTION

Le service de santé militaire en temps de paix comprend le service des corps de troupe et celui des hôpitaux. Tous deux sont en France, absolument séparés, et le personnel se divise en deux classes distinctes : les médecins des régiments et ceux des hôpitaux. La distinction cependant n'est pas permanente. Un médecin de régiment peut devenir médecin d'hôpital, mais il faut pour cela qu'il subisse un concours ou un examen ; et même un médecin-major ou aide-major attaché à un régiment ne peut, sauf exceptions rares et en temps de guerre, être promu *au choix* à un grade supérieur, sans avoir subi les épreuves scientifiques qui lui méritent l'entrée dans le corps médical des hôpitaux, et par conséquent sans avoir passé par le service hospitalier. Du moment où l'on admet la séparation des services en deux classes, on ne peut méconnaître la sagesse des dispositions qui forcent le médecin à ne pas oublier qu'en médecine plus que dans toute autre carrière, on doit travailler et travailler toujours à perfectionner et à augmenter ses connaissances. Mais nous allons montrer que cette distinction est par elle-même, et malgré toutes les atténuations, inutile, dangereuse, et qu'elle doit être supprimée.

Le médecin de régiment fait chaque jour la visite des hommes qui se présentent à l'infirmerie; il y garde ceux qui n'ont qu'une légère indisposition, et il envoie à l'hôpital ceux qui lui paraissent réellement malades; mais il ne les y soigne pas, puisque le service de l'hôpital n'est pas dans ses attributions. Or, quand, pendant plusieurs années, un médecin n'a, pour ainsi dire, pas traité un seul malade, on peut être sûr que ses connaissances médicales ont été en s'affaiblissant. Sans doute, ce médecin de régiment peut devenir médecin d'hôpital, mais si, par indifférence pour l'avancement au choix, par répulsion pour le travail dont il a perdu l'habitude, par crainte d'un échec pénible, surtout quand on est avancé dans la vie, il se refuse à subir les chances du concours et se contente d'avancer à l'ancienneté, il peut rester indéfiniment éloigné des hôpitaux. Cependant qu'une guerre survienne, et la nécessité forcera de donner à ce médecin un service d'hôpital qu'on ne croyait pas devoir lui confier en temps de paix. Notre collègue et ami, M. Legouest, a proposé de faire disparaître ce fâcheux état de choses en supprimant complètement la catégorie des médecins de régiment. Il propose que le service en temps de paix soit fait dans les corps de troupe par les médecins militaires attachés aux hôpitaux de la garnison. Dans le cas où le régiment aurait à changer de séjour, un de ces médecins l'accompagnerait pendant la route jusqu'aux confins de sa circonscription, où il serait remplacé par un médecin de la circonscription que traverse ou dans laquelle doit séjourner le régiment. De quelque autorité que soit pour moi l'opinion de M. Legouest, inspecteur du service de santé militaire et l'un des hommes dont j'estime le plus la rectitude de jugement, la dignité et l'indépendance de caractère, je ne puis admettre sa proposition. Le médecin n'a pas seulement à veiller au rétablissement de la santé des soldats qui constituent le régiment auquel il est attaché, il doit surtout veiller à la leur conserver; il est et doit être le conseiller médical de l'état-major du régiment dans toutes les questions d'hygiène, de salubrité, d'incapacité et d'exemption de service, et la confiance réciproque entre le médecin et l'état-major du corps ne peut naître que de rapports intimes et journaliers. Cette confiance est surtout nécessaire de la part du soldat. Il faut qu'en temps de guerre, il sache qu'il peut, en cas de maladies ou de blessures, compter sur le médecin de son régiment, et il y comptera surtout si, le connaissant de longue date, il a été témoin, pendant la paix, de sa sollicitude, de sa bienveillance pour tous. Il n'en serait plus de même, si, au moment seulement d'entrer en campagne, on attachait au régiment un médecin qui serait un nouveau venu pour tous, officiers comme soldats. Personne en effet, ne songe à laisser en temps de guerre les corps de troupe sans médecins.

Ce n'est point en supprimant le médecin de régiment, c'est en faisant de lui le véritable médecin des soldats confiés à ses soins, que les inconvénients graves de l'organisation actuelle peuvent être supprimés ; inconvénients multiples, car il est fâcheux que le soldat réellement malade ne soit pas soigné par celui qu'il regarde comme son médecin, et il est regrettable, dangereux même pour la situation du corps de santé dans l'armée, de voir une distinction aussi profonde s'établir entre les chirurgiens militaires. Officiers et soldats doivent nécessairement, avec une pareille organisation, n'avoir qu'en médiocre estime le médecin attaché à leur régiment ; et, lorsqu'on prend soin d'établir que ce médecin est dans un état d'infériorité par rapport à ses collègues des hôpitaux, on risque fort de voir, même à tort, s'infiltrer peu à peu cette idée, que si le médecin du bataillon a le droit de soigner à l'infirmerie régimentaire et à la chambre les soldats indisposés, tandis qu'on ne l'autorise pas à soigner à l'hôpital les soldats malades, c'est qu'il manque pour cela des capacités et de l'expérience nécessaires. Aussi qu'arrive-t-il ? c'est que, lorsqu'un officier est malade, il appelle — trop souvent pour l'honneur du corps de santé — un médecin militaire de l'hôpital ou même un médecin civil, mais non le médecin de son régiment. Dans l'intérêt du service, dans l'intérêt de l'instruction des médecins attachés aux corps de troupe, une réforme complète, radicale, est nécessaire ; elle est d'autant plus facile, qu'il n'est besoin que d'imiter et non d'innover, car cette réforme est effectuée depuis longtemps dans d'autres pays et spécialement en Prusse.

En Russie, la séparation entre le service des régiments et celui des hôpitaux subsiste encore et la réforme n'est qu'incomplète. Dans tous les lieux où il n'y a pas à proximité d'hôpital militaire, les médecins-majors et aides-majors du régiment soignent les

malades dans les infirmeries régimentaires. Ces infirmeries contiennent d'ordinaire vingt-huit lits. Les dépenses qu'entraîne le
traitement sont couvertes par une sorte d'abonnement de l'Etat,
ou plutôt de l'intendance militaire ou commissariat qui le représente. La somme allouée est de 28 kopecks et demi (1 franc 14.)
par an et par homme de l'effectif pour toute l'étendue de l'empire ; au Caucase, cette allocation est doublée. Le traitement des
officiers est compté par jour de maladie au taux de 28 kopecks et
demi par jour. Le chef du corps est chargé sous sa responsabilité
de la gestion financière de l'infirmerie ; les médicaments sont préparés par le médecin avec le concours des aides de pharmacie.

Lorsque le malade est envoyé dans un hôpital militaire, les
médecins du régiment doivent le visiter, mais ils ne sont pas
chargés du traitement. Enfin, si la troupe n'a pas d'infirmerie
régimentaire, le soldat malade est envoyé à l'hôpital civil où il
est soigné par les médecins de cet hôpital. Comme on le voit l'organisation sur ce point est semblable à la nôtre ; il n'y a de différence que pour les régiments de la garde. La plupart d'entre eux
ont leurs casernes spéciales, leur église, leur hôpital, et ils y sont
soignés par les médecins du corps.

En Prusse, les médecins des régiments soignent les malades à
l'hôpital militaire où ils les envoient, et ils ne conservent à l'infirmerie de la caserne que ceux qui sont atteints d'une indisposition
légère. Ce qu'il y a de singulier, c'est que cette réforme a été
amenée peu à peu par l'expérience même des besoins réels du
service, et non par le règlement, lequel lui eût plutôt été contraire. En effet, le règlement sur les hôpitaux de paix de l'armée
prussienne du 5 juillet 1852, établit à l'article 90, que les malades
reçus dans les hôpitaux devront être, pour la commodité du service groupés dans les salles, non d'après leurs régiments, mais
d'après la nature de leur maladie. (Un tel classement, très en
usage encore en Russie, excellent quand il s'agit de maladies
contagieuses, fâcheux dans toute autre circonstance, n'est heureusement pas pratiqué en France. Il consiste à grouper dans les
mêmes salles, ou dans des lits voisins les pneumonies, les angines,
les fièvres typhoïdes, les affections du cœur, ce qui a l'inconvénient fort grave de laisser peu d'illusions au malade quand il
voit mourir autour de lui des malheureux qu'il sait atteints de la
même maladie que celle pour laquelle il est en traitement.)

Heureusement, le règlement de 1852 ajoutait cette clause restrictive : « Si des considérations de service à l'intérieur de l'hôpital font regarder comme désirable le traitement des malades par les médecins militaires supérieurs des corps de troupe auxquels ces malades appartiennent, le médecin général de l'armée-corps prendra à cet égard les décisions convenables. » Dans la pratique l'exception que permettait le règlement est devenue la règle, les médecins des régiments désirant ne pas perdre de vue et soigner eux-mêmes leurs soldats envoyés à l'hôpital.

Une ordonnance du ministre de la guerre, en date du 22 janvier 1868, a régularisé cette situation, et les mesures exécutoires prescrites le 12 février 1868 par le médecin en chef de l'armée en vertu de cette ordonnance ont eu pour résultat l'organisation suivante : « Dans tous les hôpitaux militaires de garnison destinés au service de plus de deux bataillons, ayant avec eux leurs médecins militaires supérieurs, les malades sont, à l'intérieur de l'hôpital, répartis par service. En général, ces services sont au nombre de trois : 1° chirurgie ; 2° médecine ; 3° ophthalmologie, syphilis, gale. Le nombre des services peut être augmenté par des subdivisions. »

Le médecin général de l'*armee-corps* désigne parmi les médecins supérieurs, attachés aux régiments composant la garnison, ceux qui devront être chargés de ces services en qualité de médecins traitants. Ils conservent ces attributions pendant au moins un semestre. Ils ne sont pas pendant cette période déchargés de leurs fonctions auprès des corps de troupe, mais ils doivent autant que possible ne pas être chargés de services à l'extérieur de la caserne : tels que manœuvres, excursions militaires, etc. Les aides-majors devant être attachés à l'hôpital sont également désignés par le médecin général du corps ; mais leur répartition dans les salles appartient au membre médical de la commission hospitalière. Ils sont considérés comme étant de service commandé à l'hôpital, et on évite de les en distraire par d'autres devoirs. La répartition dans les salles des aides hospitaliers et des gardes-malades appartient également au membre médical de la commission. Il en résulte que pendant la paix il n'y a pas en Prusse de séparation entre le service médical des corps de troupe et celui des hôpitaux. Pendant la guerre, au contraire, cette séparation est de nécessité. Nous verrons plus loin qu'elle existe dans ces circonstances, en étudiant le fonctionnement du service de santé de l'armée prussienne en temps de guerre et sur le champ de bataille.

Pour pouvoir diriger un hôpital pendant la guerre, il faut avoir appris à en diriger un pendant la paix ; il eût donc été logique de confier aux médecins en chef, pendant la paix, la direction des hôpitaux militaires prussiens de garnison, puisque, pendant la guerre, ces médecins sont seuls chargés de toute la direction de l'hôpital de campagne qui leur est confié. Mais si l'administration des hôpitaux de paix était encore en 1869 confiée à une commission hospitalière, c'est que le remplacement de cette commission par une chefferie médicale entraînait des changements considérables dans les règlements concernant l'économat et la comptabilité hospitalière ; c'est que la Prusse, en prévision des événements, voulant être prête pour la guerre, laissa momentanément de côté tout ce qui avait trait à l'organisation normale en temps de paix, pour compléter tout ce qui était nécessaire à un bon fonctionnement en temps de guerre. Il n'y a là qu'un retard, et c'est à cette circonstance que nous devons cette anomalie de voir la direction des hôpitaux en temps de paix être confiée à une commission composée de trois membres : le médecin en chef, un intendant, un officier de l'armée ; tandis que la direction des hôpitaux créés en temps de guerre est dans les attributions exclusives du médecin en chef de l'hôpital. En France malheureusement, en paix comme en guerre, le médecin en chef ne fait pas même partie d'une commission hospitalière. Le directeur suprême de l'hôpital est le sous-intendant, quelle que puisse être en matière d'hygiène générale et surtout d'hygiène hospitalière l'incompétence de cet officier.

Pendant mon séjour à Berlin en 1864, j'ai pu observer le fonctionnement de ce service, en accompagnant fréquemment un de nos collègues, d'abord dans la visite qu'il faisait, à la caserne, aux hommes appartenant au régiment de uhlans dont il était le médecin, et de là au Garnison-Lazareth où il soignait comme aide-major ceux de ses hommes dont l'état plus sérieux avait exigé le transfert à l'hôpital, et je dois dire que cette organisation m'a paru à peu près irréprochable. Il serait très facile de modifier l'organisation de notre chirurgie militaire de manière à parer aux graves inconvénients de la séparation complète du personnel en deux classes; cela serait d'autant plus facile que cela se fait quelquefois par la force même des choses, dans les villes où il n'existe pas d'hôpital militaire, mais où le médecin-major du régiment en garnison soigne lui-même ses soldats malades dans les salles militaires de l'hôpital civil. Il est peu de villes de garnison dans lesquelles, à défaut d'hôpital militaire, il n'y ait pas un hôpital civil; un arrangement facile à conclure avec les administrations municipales ou hospitalières pourrait mettre une ou plusieurs salles à la disposition de l'autorité militaire, afin d'y constituer un service spécial dont le médecin traitant serait le chirurgien du régiment, assisté ou non suivant les besoins par ses aides-majors. L'administration hospitalière ou municipale resterait chargée de pourvoir aux nécessités économiques du service, au moyen d'un abonnement avec l'État.

La chose est plus facile encore là où il existe des hôpitaux militaires. Voyons avec quelques brefs détails quelle pourrait être l'organisation. La ville renferme une importante garnison et l'hôpital militaire compte de trois à quatre cents lits. A la tête de l'établissement, comme seul chef responsable de l'ensemble du service, est un médecin principal de première classe, c'est-à-dire un officier de santé ayant rang de colonel. Sous ses ordres est placé un officier supérieur d'administration, chargé, en qualité d'économe, de la gestion de l'hôpital pour tout ce qui a trait au matériel, à la comptabilité, à l'approvisionnement en vivres. Les employés du bureau médical pour la tenue des registres d'entrée et de sortie, d'ordres, etc.; les infirmiers de visite chargés des soins à donner aux malades, de la distribution des aliments, etc.. et les infirmiers d'exploitation, personnel inférieur agissant comme gens de service, sont sous la direction d'un sous-lieutenant de compagnie sanitaire, lequel est, ainsi que le pharmacien, directement placé sous les ordres du médecin en chef, mais dans les conditions que nous avons établies plus haut (p. 32).

Les malades sont répartis dans trois sections au moins : médecine, chirurgie, syphilis, subdivisées en services de cinquante à soixante malades; les chirurgiens-majors de première et de seconde classe appartenant aux régiments en garnison sont chargés de ces services en qualité de médecins traitants; ils sont assistés de leurs aides-majors qui remplissent auprès d'eux les fonctions d'assistants et sont chargés de la tenue des registres d'observations et de statistique médicales. La répartition des services est dans les attributions du médecin en chef de l'hôpital. La désignation des médecins de troupe devant être attachés à l'hôpital appartient au médecin en chef du corps d'armée ou de la division ; c'est à lui qu'il appartient d'apprécier, d'après les rapports du médecin en chef de l'hôpital, si les nécessités du service, en raison du chiffre des malades que renferme l'hôpital, exigent l'adjonction de médecins-majors ou aides-majors non attachés aux troupes de la garnison, dans quelle proportion elle est utile, et quel doit être aussi le nombre des médecins stagiaires faisant leur noviciat à l'hôpital militaire. Les hôpitaux moins importants seraient dirigés par un médecin principal de seconde classe ; et dans les hôpitaux d'une importance exceptionnelle, un ou deux chirurgiens principaux de seconde classe seraient donnés comme aides et collaborateurs au médecin en chef de l'hôpital.

L'adjonction au personnel de l'hôpital de médecins non attachés aux corps de troupe en garnison dans la ville ne serait guère nécessaire que dans les cas, encore assez fréquents, il est vrai, où tout le régiment n'étant pas réuni dans la même garnison, les bataillons détachés n'auraient avec eux que leur aide-major, lequel, autant que possible, ne doit pas avoir le rôle de médecin traitant. Dans le cas contraire, le personnel médical du corps est suffisant pour les soins à donner aux hommes malades. En effet, d'après la statistique médicale de l'armée, il faut compter en moyenne chaque année de neuf à dix journées d'hôpital par homme de l'effectif ; en supposant donc l'effectif régimentaire de deux mille hommes, on aurait par jour cinquante-quatre malades en traitement à l'hôpital. Comme la répartition est loin d'être tous les jours la même, portons la moyenne à cent malades ; on voit que le service peut être fait par un des chirurgiens-majors de première ou de seconde classe, assisté d'un des deux aides-majors de première classe attachés au régiment et de deux des aides-majors de seconde classe dépendant exclusivement du service de l'hôpital pour y remplir les fonctions de médecins de garde et d'assistants de clinique. Le deuxième chirurgien-major et le deuxième aide-major font à tour de rôle pendant six mois le service du corps de troupe. Il est à peu près inutile d'ajouter que, dans l'hypothèse de cette organisation, le nombre des médecins attachés aux régiments devrait être augmenté d'une partie du personnel

médical, aujourd'hui exclusivement attaché au service des hôpitaux.

Promotions, avancement. — J'ai eu l'occasion de signaler déjà
les conditions générales qui règlent l'avancement dans le service
de santé militaire. Ces conditions sont l'ancienneté de service
et le choix. La base de l'avancement au choix est excellente,
puisqu'on ne peut passer à une classe supérieure sans avoir passé
par le service des hôpitaux, et l'on n'obtient pas cette situation,
premier stage de la promotion, sans un examen ou un concours.
Toutefois, si un médecin militaire attaché à un régiment renonce
à l'avancement au choix pour conserver seulement ses droits à
l'avancement par l'ancienneté, il peut en même temps renoncer à
l'étude et au travail, et cependant atteindre avec le temps un
grade supérieur à sa valeur comme médecin. Il est indispensable
qu'*aucun* chirurgien militaire ne puisse passer à un grade supérieur sans avoir subi des épreuves qui attestent son aptitude à
remplir les fonctions attachées à ce grade. Mais comme l'avancement ne peut avoir lieu sans qu'il se produise de vacances, et
comme aussi les besoins matériels de la vie croissent avec l'âge,
il serait à désirer que les chirurgiens militaires ayant satisfait aux
épreuves exigées pour le passage à un grade supérieur, mais non
promus à ce grade faute de vacances dans le corps, reçussent tous
les cinq ans une augmentation de traitement.

En Prusse, l'article 22 de l'ordonnance du 20 février 1868 spécifie
que, dans les propositions d'avancement, on doit surtout avoir
égard à l'ancienneté; que l'avancement *hors tour*, existant seulement pour les médecins du service actif, ne peut avoir lieu que
pour des motifs exceptionnels, *lesquels doivent être énoncés dans
l'acte de proposition;* enfin, qu'on ne peut arriver au grade de
médecin principal sans subir un examen médical et militaire.

En Italie, l'ordonnance du 10 octobre 1855 relative à l'avancement, renferme des propositions qui méritent d'attirer l'attention.
Le passage d'une classe à une autre, *dans le même grade*, a lieu
par voie d'ancienneté; mais on ne peut passer à un grade supérieur
sans un concours, qui est en même temps un examen d'aptitude.
Lorsqu'une vacance se produit, trois candidats du grade immédiatement inférieur, sont appelés à concourir : deux sont désignés par
leur rang d'ancienneté, le troisième par le choix du conseil de

santé. Lorsque après deux examens successifs, un de ces trois candidats, tout en étant reconnu apte à passer à un grade supérieur, n'a pu être nommé, il peut être promu à la première place vacante sans avoir à passer un nouvel examen ; mais, si deux examens successifs ont montré que l'un des candidats n'a pas les capacités nécessaires pour acquérir le grade supérieur, il est exclu de tout avancement (art. 17). Il est à peine besoin de faire remarquer combien de pareilles dispositions, par leur rigueur même, doivent entretenir des habitudes d'étude et de travail si nécessaires dans tous les corps de l'armée et surtout dans les corps savants, comme l'est la chirurgie militaire.

J'ai dit plus haut comment on pouvait se croire autorisé à attribuer au recrutement du conseil de santé parmi les membres du corps enseignant les avancements trop rapides de quelques jeunes médecins ayant peu quitté l'asile tutélaire du Val-de-Grâce. Un corps se perd vite quand il perd l'esprit de justice, et les caractères s'amoindrissent, quand on est amené à rechercher, pour monter en grade, non les titres que donnent les services rendus au pays, mais des amis et des protecteurs.

CHAPITRE IV

DU CADRE DES MÉDECINS MILITAIRES

On ne saurait charger les médecins des régiments du service de l'hôpital où ils ont envoyé leurs soldats, sans augmenter pour chaque corps de troupe le nombre des médecins qui y sont attachés. On y pourvoirait facilement, puisque la plus grande partie du personnel médical, aujourd'hui exclusivement attaché au service des hôpitaux, serait redevenue disponible ; mais pour étudier le meilleur mode de répartition des officiers de santé militaires dans les divers régiments de notre armée, il faudrait deviner les modifications que la nouvelle loi militaire apportera dans le nombre des régiments et dans l'effectif de chacun d'eux. Il nous est donc impossible de rechercher comment devrait être composé notre service de santé, quelle devrait être la proportion des divers grades et la répartition du personnel dans les régiments. Je n'examinerai brièvement cette question qu'après avoir parlé de l'organisation du service en campagne. Voyons cependant à titre de renseignement utile, et pour nous former par avance une idée très approximative à cet égard, quel était sur le pied de paix, en 1868, le cadre du corps de santé militaire, pour l'armée de la Confédération du Nord.

Un médecin général-major, médecin en chef de l'armée, ayant rang de général;

14 médecins généraux : 4 ayant rang de colonel, 10 ayant rang de lieutenant-colonel (12 placés à la tête du service médical des 12 *armee-corps*, 1 attaché à l'état-major médical, 1 chargé de la direction de l'école spéciale de médecine militaire).

207 médecins-majors supérieurs (*Ober-Stabs-Arzt*), 52 ayant le rang de chefs de bataillon, 155 celui de capitaine, répartis de la façon suivante : 103 dans les régiments d'infanterie, 66 dans les régiments de cavalerie, 12 dans les régiments d'artillerie, 22 dans les villes de garnison et dans les places fortes, 1 aux Invalides, 1 à l'école des cadets de Berlin, 2 à l'état-major médical.

317 médecins-majors (*Stabs-Artz*) ayant rang de capitaine, dont 206 pour les régiments d'infanterie, 13 pour les bataillons de chasseurs, 35 pour les régiments de *Feld-artillerie*, 12 pour les pionniers, 23 dans les places fortes, 1 pour l'état-major de la land-wehr à Berlin, 18 à l'école spéciale de médecine militaire, 1 dans chacune des six écoles de cadets, 1 dans chacune des trois écoles de sous-officiers.

623 aides-majors (*Assistenz-Artz*) : 226 ayant rang de premier lieutenant, 397, rang de second lieutenant. Ils sont ainsi répartis : 12 dans les bureaux des douze médecins en chef d'*armee-corps* ; 309 dans les régiments d'infanterie, 13 dans les bataillons de chasseurs, 171 (nombre variable suivant l'effectif de la garnison) dans les soixante-six régiments de cavalerie, 1 l'école de cavalerie, 47 dans les régiments d'artillerie, 20 dans les corps d'artillerie des places, 12 dans les pionniers, 12 pour les bataillons du train, 3 pour les écoles de sous-officiers, 8 aux écoles de cadets, 12 pour l'hôtel et les compagnies des Invalides.

Le nombre des sous-aides est illimité.

Ce qui est très important de faire ressortir, c'est que d'une part, sauf 22 médecins-majors supérieurs (que je désigne pour éviter la confusion sous le nom de *médecins principaux*) ; 23 médecins-majors attachés au service des garnisons ou des places, et de quelques médecins chargés de services spéciaux, tous les chirurgiens militaires sont placés dans les régiments ; et d'autre part, que le nombre des médecins attachés à un régiment est beaucoup plus considérable qu'en France. Cela devait être, du reste, puisque ce sont les médecins du régiment qui soignent leurs soldats à l'hôpital. Ainsi chacun des cent trois régiments d'infanterie a un médecin principal, deux médecins-majors et trois aides-majors ; chacun des douze bataillons de chasseurs, un major et un aide-major ; chacun des douze bataillons de pionniers, un major et un aide-major ; chacun des soixante-six régiments de cavalerie, un principal et trois aides-majors. L'artillerie a un principal, trois majors, quatre aides-majors pour répondre à l'isolement des batteries ; dans plusieurs garnisons, au contraire, chacun des bataillons du train n'a qu'un aide-major, car ces bataillons n'étant pas isolés, les hommes malades à l'hôpital sont soignés par les autres médecins de la garnison.

La répartition du personnel médical attaché aux corps de troupes est un peu différente sur le pied de guerre. L'infanterie, les chasseurs et tirailleurs continuent à avoir comme sur le pied de paix deux médecins par bataillon, — un médecin supérieur (médecin principal ou médecin major) et un aide-major.

La cavalerie a trois médecins, dont deux aides-majors par régiment. Le chiffre est surtout modifié pour l'artillerie, non seulement parce qu'aux trois sections du régiment de *Feld-artillerie* s'ajoutent des sections pour les munitions (cinq d'artillerie, quatre d'infanterie), mais surtout à cause de l'action isolée de chaque batterie. Chaque régiment de *Feld-artillerie* compte en temps de guerre vingt médecins, dont seize aides-majors.

Le bataillon de pionniers a pendant la paix deux médecins, mais pendant la guerre le bataillon se subdivise. L'une des compagnies de sapeurs fournit les sections de télégraphie militaire et de chemin de fer. Les autres, comme les compagnies de pontonniers et de mineurs, ont chacune leur aide-major.

Les bataillons du train n'ont pendant la paix qu'un aide-major, le service médical supérieur y est fait comme pour les sections d'artillerie par un des médecins-majors de la garnison. Sur le pied de guerre l'état-major du bataillon s'augmente de deux aides-majors pour le service des sections de formation nouvelle : sections d'approvisionnements, de boulangerie, de dépôt de remonte et l'escadron de convoyeurs (*Train-Begleitungs-Eskadron*), lequel aide au transport des blessés après les grandes batailles.

CHAPITRE V

INFIRMIERS ET GARDES-MALADES

Dans la pratique civile aussi bien que dans l'armée, dans les hôpitaux comme dans les ambulances, en paix comme en guerre, le médecin ne peut que diriger le traitement des malades ; il n'intervient manuellement que lorsqu'il s'agit d'une opération ou d'un pansement délicat et difficile. Il faut donc auprès des malades des personnes qui puissent renouveler les pansements simples, appliquer les cataplasmes, les sangsues, les révulsifs, exécuter en un mot les prescriptions du médecin. D'autres soins d'un ordre plus général, qui exigent des manœuvres de force, mais qui demandent aussi moins d'intelligence et d'expérience, peuvent être confiés presque sans apprentissage à des personnes qui ont du dévouement et un peu d'adresse. On les chargera d'administrer au malade les médicaments et les tisanes, de lui donner dans son lit la position la plus favorable, de lui renouveler son linge, etc. Enfin dans les établissements publics, dans les hôpitaux civils ou militaires, il faut un personnel tout à fait subalterne, mais non spécial, sans contact avec les malades, et auquel incombent les fonctions qui ont trait à la propreté et à la bonne tenue de l'établissement.

En France, une distinction correspondante a été établie depuis 1862 parmi les infirmiers militaires. Le soldat infirmier, dit infirmier d'exploitation, est chargé de maintenir la propreté de l'hôpital et des salles, de porter les brancards et les fardeaux, et en même temps d'aider dans leur service auprès des malades les infirmiers d'ordre supérieur. Ceux-ci, qu'on appelle infirmiers de visite, sont choisis parmi les précédents en raison de leur bonne conduite, de leur zèle, de leurs aptitudes ; ils ont une solde un

peu plus élevée, et comme marque distinctive de leur situation
portent au collet de leur uniforme un caducée brodé en blanc. Ils
tiennent les cahiers de visite, font les relevés alimentaires, d'après
lesquels s'établit la comptabilité, distribuent les médicaments suivant les prescriptions médicales, font les pansements simples, etc.,
et remplissent en un mot une partie des fonctions qui étaient
jadis confiées aux sous-aides, supprimés en 1850. L'institution
est bonne, mais elle demande à être sérieusement développée. Le
nombre des infirmiers de visite est encore trop limité, et ce qui
leur manque surtout, c'est d'avoir reçu d'une manière suffisante
une instruction spéciale.

Les besoins étant partout les mêmes, on ne saurait s'étonner de
retrouver dans les principales armées de l'Europe cette distinction
entre les deux classes d'infirmiers, et surtout d'y rencontrer des
aides-médecins d'ordre inférieur rappelant ce qu'on avait appelé
d'abord en France les infirmiers panseurs.

En Prusse, les aides hospitaliers (*Lazareth-Gehülfen*) ont été
créés par Frédéric-Guillaume III, le 17 mars 1832 ; cette institution a été modifiée et améliorée par plusieurs ordonnances dont
la principale est celle du 13 février 1852. Les *aides hospitaliers*
sont destinés à remplir les fonctions de chirurgiens subalternes,
à servir d'aides aux chirurgiens et à leur permettre ainsi de donner leurs soins à un plus grand nombre de malades et de blessés.
Ils sont recrutés parmi les soldats en activité de service. Chaque
compagnie d'infanterie et de chasseurs, chaque escadron de cavalerie, chaque batterie d'artillerie et chaque compagnie du génie,
fournit un homme qui reçoit gratuitement l'instruction spéciale,
théorique et pratique. Cela ne veut pas dire cependant que chaque
compagnie, escadron ou batterie devra fournir un homme et ne
devra en fournir qu'un ; cette clause de l'organisation n'établit
que la proportionnalité entre le nombre des aides hospitaliers et
la composition de l'armée.

Les soldats destinés à devenir aides hospitaliers doivent avoir
complété leur instruction militaire ; ils sont désignés par le chef
de corps qui les adresse au médecin. Pendant la durée de leur
nouvelle éducation médicale, ils sont dispensés du service comme
soldats. Les autres conditions exigées sont d'être d'une irréprochable moralité, de savoir l'écriture et l'arithmétique, d'être sain
de corps et d'esprit, et surtout d'avoir le désir de remplir auprès

des malades les fonctions auxquelles les aides hospitaliers sont
destinés. Avant toute nomination, un rapport d'un médecin militaire, basé sur un examen sérieux de la capacité et de la conduite
du futur infirmier doit être adressé au médecin en chef du corps
d'armée.

Les médecins militaires doivent s'intéresser le plus possible aux
progrès de l'instruction des aides hospitaliers, ces progrès sont
contrôlés par les médecins généraux qui doivent rendre compte
des observations faites par eux dans leurs tournées d'inspection.
L'éducation des infirmiers est confiée aux médecins traitants ou,
sous leur surveillance, aux médecins-adjoints les plus capables.
Elle se donne dans les hôpitaux militaires, dans lesquels doivent
se rendre, suivant les ordres du médecin, les aides hospitaliers
qui n'habitent pas dans l'hôpital. Les leçons doivent autant que
possible être individuelles ; elles comprennent au début des indications sur la bonne tenue et la propreté des salles, les soins
nécessaires pour y entretenir une ventilation et une température
convenables ; sur le transport des malades et des blessés, sur la
manière de les déshabiller, de les placer dans leur lit, sur l'alimentation et les prescriptions alimentaires. Puis viennent les instructions sur l'administration des lavements, des injections, des
bains, sur l'application des sangsues, des ventouses, des vésica-
toires, des pansements, des bandages, du garrot, du tourniquet, etc. Les aides hospitaliers apprennent ensuite à seconder
le chirurgien dans la réduction des fractures, la pose des appareils, les opérations chirurgicales. Comme ils peuvent être employés
dans la pharmacie, ils apprennent à classer et à tenir en bon état
tout le matériel pharmaceutique, à servir d'aides au pharmacien,
à reconnaître les médicaments, à lire les prescriptions. On leur
enseigne à préparer une autopsie, à connaître d'une manière générale le nom, la situation des organes ; à panser les plaies légères,
les brûlures, etc. De temps en temps les médecins les interrogent
et, lorsque après des examens oraux ou pratiques au lit du malade,
ils ont acquis la conviction que l'aspirant infirmier a reçu une
instruction assez complète pour qu'il puisse remplir les fonctions
d'aide hospitalier, ils adressent un rapport, à la suite duquel a
lieu la nomination.

La durée du temps employé pour l'instruction des aides hospitaliers varie suivant l'intelligence de chacun d'eux. Elle est rare-

ment moindre d'un an, et le médecin doit dans l'intérêt général tenir grand compte des dispositions individuelles, car si l'éducation de l'infirmier devait durer deux ou trois ans, celui-ci arriverait à la fin de son temps de service obligatoire, en n'ayant servi que quelques mois comme aide hospitalier.

Le rôle de ces infirmiers est de servir d'aides aux médecins, d'exécuter les prescriptions médicales, et d'accompagner le chirurgien à la disposition duquel ils tiennent tous les objets de première nécessité, renfermés dans le sac d'ambulance.

Les élèves infirmiers comptent parmi les simples soldats; lorsqu'ils ont passé leur examen et qu'ils sont en possession de leur nomination, ils ont le rang de sergent (*Gefreite*). Lorsqu'ils ont servi une année au delà du temps légal, c'est-à-dire quatre ans, et qu'ils ont signé l'engagement de continuer ultérieurement leurs fonctions, ils ont rang de sous-officiers (*Unterofficier*) de deuxième classe; ils passent à la première classe après neuf ans de service. L'aide hospitalier reçoit une haute paye supplémentaire de 3 fr. 75 par mois, qui, après une année de grade et leur réengagement, est portée à 5 fr. 60.

Les soins médicaux gratuits n'étant pas dus aux officiers, lorsqu'un aide hospitalier est appelé au domicile d'un officier, soit pour des opérations de petite chirurgie, soit comme garde-malade, des honoraires doivent lui être remis; de même lorsqu'il est appelé à veiller un malade grave dans les salles de l'hôpital et à faire ainsi office de garde-malade, il reçoit une rémunération de l'économe.

Dans les hôpitaux de l'intérieur, les aides hospitaliers sont sous la direction disciplinaire de l'officier faisant partie de la commission administrative. Dans les hôpitaux de guerre (*Feld-Lazareth*) et dans les ambulances, ils sont comme tout le personnel soumis à l'autorité du médecin en chef en qui s'unifie la direction.

Les aides hospitaliers faisant partie de la réserve ou de la landwehr doivent, pendant la durée des exercices de la landwehr, reprendre du service, suivant les besoins, dans les hôpitaux ou dans les corps de troupe; mais, bien qu'ils soient surtout destinés à accompagner le médecin, ils peuvent cependant être incorporés dans le rang, aussi ne portent-ils pas dans les réunions de la landwehr l'uniforme d'infirmiers, mais celui du corps auquel ils appartiennent.

Après cinq ans de service dans les hôpitaux, l'aide-hospitalier, rentré dans la vie civile, peut recevoir un diplôme de garde-malade (*Heil-Diener*).

Surveillants (Revier-Aufseher). — Les surveillants des hôpitaux sont pris parmi les aides hospitaliers. Le médecin en chef du corps signale au général ceux qui lui paraissent propres à remplir ces fonctions, et le général les met à la disposition de l'intendant. Le surveillant classé alors dans le personnel administratif est directement subordonné à l'inspecteur des hôpitaux, son autorité s'étend sur les gardes-malades (*Krankenwärter*) et les femmes employées à la cuisine et à la buanderie. Il surveille l'exécution du service hospitalier pour ce qui se rapporte aux soins manuels à donner aux malades, à la bonne tenue, à l'aération, au chauffage et à l'éclairage des salles, à l'exacte distribution des aliments et des boissons ; sa surveillance s'étend à la cuisine, aux magasins ; il est à la fois l'agent de l'économe et de l'officier chargé de la discipline intérieure. Chaque jour il remet son rapport au bureau de l'hôpital.

Lorsque l'armée est mobilisée, il reçoit 56 fr. 25 d'entrée en campagne et une somme égale comme traitement mensuel. Si après le licenciement de l'armée, il doit encore continuer ses services pour la reddition des comptes et la remise du matériel, son traitement est alors de 1 thaler par jour.

Gardes-malades militaires (militärische Krankenwärter). — Cette classe d'infirmiers a été créée le 29 avril 1852, par ordonnance de Frédéric-Guillaume IV, dans le but de fournir en temps de guerre le personnel nécessaire au service des ambulances et hôpitaux de guerre. Ils sont recrutés parmi les soldats qui s'offrent volontairement pour faire ce service, et qui ont achevé au corps leur instruction militaire. Ils séjournent une année dans les hôpitaux en qualité d'infirmiers, restent quatre ans dans la réserve et passent ensuite dans la landwehr.

Les infirmiers militaires reçoivent à l'hôpital une instruction spéciale, nécessairement peu étendue et en rapport avec leurs fonctions. Leur service consiste à veiller les malades le jour et la nuit, à faire les lits de ceux qui sont trop faibles pour les faire eux-mêmes ; à apporter tous les matins l'eau nécessaire à la toilette des malades ; à laver eux-mêmes la figure et les mains, à pei-

gner les cheveux de ceux qui ne peuvent le faire, à distribuer les
aliments et les boissons, à prévenir le médecin de garde des inci-
dents qui peuvent survenir dans les salles. On ne doit pas autant
que possible les employer à porter les fardeaux, le charbon, à
faire les feux, à laver les cours, les corridors, les escaliers, etc. ;
ce qu'on appelle en terme vulgaire « les gros ouvrages de la maison » est fait par des domestiques civils.

Le nombre des infirmiers doit être au moins de un pour 25 malades ; mais dans les hôpitaux tous les infirmiers ne sont pas des
infirmiers militaires, beaucoup sont des ouvriers ou domestiques
civils, qui après six mois d'apprentissage ou de stage, sont proposés à l'intendant par la commission hospitalière en qualité d'infirmiers. Toutefois, en cas de mobilisation de l'armée, tous les
gens du service hospitalier appartenant à la réserve ou à la landwehr peuvent être incorporés dans la section des infirmiers militaires.

Les *Krankenwärter* paraissent rendre d'assez minces services
dans les hôpitaux prussiens, et leur organisation laisse à désirer.
Ainsi que le fait observer M. le docteur Lœffler, chirurgien général dans l'armée prussienne, ces infirmiers sans éducation spéciale
préalable ne passent qu'une année à l'hôpital, et comme il faut au
moins six mois pour faire un bon infirmier, il en résulte que leur
nombre est en réalité réduit de moitié. Les avantages qui leur sont
faits rendent leur recrutement facile. Après avoir rempli leurs
fonctions pendant un an, ils sont le plus souvent envoyés dans
leurs foyers et font dès lors partie de la réserve. Or, s'il ne survient pas de guerre ou de mobilisation de l'armée, comme pendant
la paix l'autorité militaire les oblige rarement à venir reprendre
temporairement leurs fonctions dans les hôpitaux, ils atteignent
l'époque de la libération définitive sans avoir fait aucun nouveau
service, tandis que le soldat en congé est au contraire astreint
aux exercices semestriels de la réserve. L'organisation des aides-
hospitaliers est excellente, celle des gardes-malades est défectueuse.

Religieuses. — Avant 1864, aucune femme ne pouvait remplir
dans les salles des hôpitaux militaires les fonctions de gardes-
malades. En témoignage des services rendus pendant la guerre du
Schleswig par divers ordres de religieuses hospitalières (civiles),

des ordonnances royales du 22 janvier et du 4 mai 1864 ont permis l'admission des religieuses. Le premier établissement où elles furent introduites est l'hôpital militaire de Munster, qui s'ouvrit à des religieuses catholiques.

Ainsi, en résumé, les hôpitaux militaires prussiens comptent parmi le personnel médical subalterne : 1° des *Lazareth-Gehülfen* remplissant les fonctions des externes et même un peu des internes dans les hôpitaux de Paris ; 2° des *Krankenwärter* civils ou militaires ayant le rôle de nos infirmiers, sauf qu'ils sont déchargés des gros travaux manuels ; 3° des gens de service chargés de ces mêmes travaux. Nous verrons dans l'organisation en temps de guerre figurer une troisième classe d'infirmiers, les porteurs de blessés (*Krankenträger*) ou brancardiers, adjoints à des corps spéciaux appelés détachements sanitaires.

En Autriche, les infirmiers appelés soldats de santé (*Sanitäts-soldaten*) suivent pendant trois années des cours théoriques et pratiques, dont quelques-uns sont faits par des médecins. On leur enseigne les éléments de l'anatomie, de la physiologie ; on les familiarise avec le diagnostic des fractures et des luxations, avec l'application des moyens hémostatiques, des appareils amovibles et inamovibles ; on leur apprend à aider dans les opérations, à reconnaître la mort réelle, à relever et à porter les blessés, à les placer dans les voitures de transport, à faire les pansements, à connaître exactement le contenu et l'emplacement des paniers renfermés dans les caissons d'ambulance. Tous les ans, un peu avant l'époque des grandes manœuvres d'automne, ils subissent des examens dont le résultat est transmis à l'état-major de la circonscription. Pendant la paix, les soldats de santé ne sont pas réunis en compagnies, mais disséminés par groupes dans les principaux hôpitaux militaires de la monarchie autrichienne : le rassemblement en compagnies n'a lieu que dans les cas où l'armée est mise sur le pied de guerre.

En Russie, les infirmiers ou *Feldschers* reçoivent un degré encore plus avancé d'instruction, de telle sorte que le nom d'infirmier ne leur est guère applicable avec l'idée que nous y attachons. Bien que leurs fonctions consistent à soigner manuellement les malades, ils se rapprochent plutôt de nos officiers de santé civils, tout en leur étant cependant fort inférieurs. Nous trouvons en effet les *Feldschers* dans les hôpitaux civils comme dans les hôpitaux militaires et même dans la pratique professionnelle des villes et surtout des campagnes. A beaucoup de points de vue, le *Wundarzt* de deuxième classe, tel qu'il existait il y a quelques années en Allemagne et le *Feldscher* russe, tel qu'il existe aujourd'hui, représentent assez bien notre barbier-chirurgien du dernier siècle. Le *Feldscher* peut en effet recevoir à ses frais l'éducation qui lui ouvrira la carrière civile, tout en le laissant libre envers l'État; mais c'est là une exception, et la plupart d'entre eux sont instruits aux frais de l'État ou des institutions hospitalières. D'assez nombreuses écoles existent dans les hôpitaux civils et militaires de la Russie; elles sont sous la surveillance et la direction du médecin en chef de l'hôpital où elles sont instituées. L'âge exigé pour l'admission est en général celui de quinze à dix-sept ans; il s'abaisse dans quelques écoles jusqu'à douze ans, surtout en faveur d'orphelins. Dans les hôpitaux militaires, on reçoit de préférence des enfants de troupe. La durée des cours est de trois années dans les écoles militaires, de quatre dans les écoles civiles. On enseigne aux élèves : le catéchisme, le russe et le latin, l'arithmétique, les éléments d'anatomie, de physiologie, de pharmacologie, de médecine et de chirurgie, l'application des bandages et des pansements, les saignées, l'avulsion des dents, la réduction des luxations et des fractures, la vaccination, les secours à donner aux blessés, aux noyés et asphyxiés ; on leur apprend également à préparer une autopsie. Après avoir terminé leurs études, ils prennent le titre de *Feldschers*, c'est-à-dire aides-chirurgiens, et ont dans l'armée le grade de sous-officiers. Ils doivent au profit de l'institution qui leur a donné l'instruction dix années de service. Ceux qui appartiennent aux hôpitaux civils comme ceux des hôpitaux militaires sont, en cas d'inconduite, envoyés dans l'armée comme soldats. Suivant leurs aptitudes et l'ancienneté de leurs services, ils sont divisés en deux classes, dont la première est celle des *Feldschers* en chef; mais la promotion ne peut avoir lieu qu'après six années de grade. Les *Feldschers* militaires peuvent être, après douze ans de service irréprochable, élevés à la quatorzième classe de la noblesse (régistrateur de collège); les aides-chirurgiens civils ne peuvent arriver à ce premier degré (*tchine*) qu'après quinze années de service. La retraite est acquise après vingt ans avec moitié des appointements; après trente ans de service, la totalité des appointements est acquise.

Ces appointements sont de 33 roubles 60 kopecks par an (134 fr. 40)
pour les *Feldschers* en chef militaires; les autres ne reçoivent que
101 francs. Le *Feldscher* promu à la quatorzième classe de
noblesse reçoit 527 francs par an.

Le service des aides-chirurgiens consiste à faire les pansements,
à appliquer les cataplasmes, à distribuer les médicaments, mais
aussi à tenir les registres d'entrée et de sortie des malades, les
registres de comptabilité, et à noter pendant la journée sur une
feuille d'observation les phénomènes présentés par les malades
confiés à leurs soins. En temps de guerre, les *Feldschers* forment
le personnel infirmier des ambulances. Excellente tant qu'elle
fonctionne dans les hôpitaux civils ou militaires, l'institution des
aides-chirurgiens a l'inconvénient grave de jeter dans la circulation,
après leurs dix années de service obligatoire, une armée de rebou-
teurs attitrés. Trop complète en Russie, où les besoins du reste sont
un peu différents, l'instruction des infirmiers de visite est insuffisante en France; la vérité nous paraît être dans le terme moyen;
mais ce que nous avons surtout à étudier, c'est la réunion de ces
infirmiers en « compagnies de santé », en « détachements sanitaires », corps spéciaux, homogènes, autonomes, sans analogues
dans l'armée française, et que nous allons voir, sur les champs de
bataille, fonctionner avec grand avantage dans les armées prussienne et autrichienne.

DEUXIÈME PARTIE

Le service médical en temps de guerre doit faire face à des besoins toujours nombreux, mais qui, au jour d'une bataille, atteignent de formidables proportions. Il faut, même pendant la lutte, relever les blessés et les porter hors de l'atteinte des projectiles, examiner soigneusement toutes les plaies, pratiquer les opérations urgentes, appliquer des appareils provisoires qui permettront le transport du blessé jusqu'au lieu où il recevra des soins définitifs. Il faut enfin que blessés et malades trouvent dans des établissements ayant autant que possible les caractères des hôpitaux ordinaires, en même temps que les ressources nécessaires à un long traitement, le calme si nécessaire à leur guérison.

Les ambulances de première ligne ont pour caractère principal d'être mobiles et de se déplacer suivant les vicissitudes de la bataille. Plus en arrière, à quelques kilomètres du lieu du combat, sont établis des hôpitaux temporaires où le blessé reçoit une hospitalité passagère. Ces ambulances, ces hôpitaux provisoires, seraient bientôt encombrés, si l'on n'établissait dans les villes rapprochées du théâtre de la lutte des établissements fixes sur lesquels on puisse évacuer la plupart des blessés. Parfois même si la guerre se prolonge ou si les pertes sont grandes, on transporte jusque dans les hôpitaux de la mère-patrie les convalescents incapables de reprendre du service pendant la campagne ou les blessés pouvant supporter sans danger un assez long voyage.

Le but à atteindre, les difficultés à surmonter, étant les mêmes pour toutes les armées, on conçoit qu'il y ait une sorte d'uniformité dans le plan général d'organisation; mais, lorsqu'on entre dans le détail de la pratique, on rencontre de grandes différences dans la répartition et dans le fonctionnement des divers groupes

qui constituent le service de santé en campagne. Ces différences
sont malheureusement trop peu connues dans notre pays; il
importe de bien les connaître, si l'on veut, dans la réorganisation
prochaine de notre service sanitaire, profiter des progrès réalisés
depuis plusieurs années dans les armées étrangères. Je crois
donc utile de donner d'abord avec quelques détails l'organisation
du service de santé, en campagne, dans les armées autrichienne,
prussienne, italienne, et de résumer ensuite les points les plus
importants de cette organisation, en les comparant à la nôtre et
en mettant en relief les principales modifications à apporter dans
le fonctionnement de notre chirurgie militaire.

CHAPITRE PREMIER

ARMÉE AUTRICHIENNE

Lorsqu'en 1864 j'étudiais au Schleswig et à Vienne l'organisation médicale de l'armée autrichienne sur le champ de bataille
et en temps de paix, le ministre de la guerre venait de publier
de nouvelles « *Instructions pour le service de santé en campagne* ».

La guerre de Bohême, en 1866, montra que si un grand progrès
avait été réalisé, le but proposé n'avait pas été complètement
atteint, et qu'il y avait place pour de nombreuses améliorations.
Une réforme nouvelle était nécessaire; on n'hésita pas à l'effectuer. L'instruction publiée en 1870 diffère notablement de celle
de 1864, et je devrais peut-être me borner à ne parler ici que
de l'organisation actuelle, s'il n'y avait pas dans le rapprochement de l'état présent, avec un passé du reste peu éloigné, un
excellent moyen de nous instruire et de tirer profit de l'expérience
des autres au moment où nous devons procéder nous-mêmes à
une réforme complète de notre médecine militaire. Dans le fonctionnement du corps de santé pendant la guerre et sur le champ
de bataille tout se tient, tout s'enchaine; les blessés passent en
quelque sorte de main en main, depuis la place de secours et celle
de pansement jusqu'à l'ambulance et l'hôpital permanent des

grandes villes. On ne saurait donc étudier séparément les modifications apportées dans une des parties du service, sans perdre de vue l'ensemble et, par conséquent, le but et les conséquences de ces modifications. Il me paraît donc préférable de donner rapidement le tableau de l'organisation de 1864, telle qu'elle a fonctionné en 1866, et de faire de même pour celle de 1870, en montrant alors sur quoi portent les changements et les raisons qui ont engagé à les effectuer.

ARTICLE PREMIER

ORGANISATION DE 1864

Personnel médical. — Un médecin supérieur d'état-major (*Ober-Stabs-Arzt*) de première classe est placé au grand quartier général comme médecin en chef de l'armée (*Armee-Chef-Arzt*); il défère personnellement et directement au général en chef toutes les affaires importantes pour lesquelles une décision est nécessaire. Le médecin en chef a sous sa direction tout le service de santé de l'armée; il dirige le personnel, règle tout ce qui a trait au nombre, à l'emplacement des hôpitaux et ambulances, au transport et à l'évacuation des blessés sur les divers points du territoire, même en dehors du théâtre de la guerre. Il est chargé en même temps, avec le concours des médecins placés sous ses ordres, de donner des soins aux malades du grand quartier général, dont il est ainsi le médecin spécial.

Un médecin d'état-major (*Stabs-Artz*) remplit auprès du général en chef de chaque corps d'armée le même rôle que le médecin en chef de l'armée auprès du général en chef de toute l'armée. Il dirige tout le service médical du corps auquel il appartient, mais, en cas de mesure importante, il doit adresser un rapport au médecin en chef de l'armée. Ce *médecin du corps d'armée* (*Corps-Chef-Artz*) a pour mission : la direction du personnel médical, la haute surveillance de la compagnie de santé pour tout ce qui se rapporte au service sanitaire, le choix et l'aménagement de la place de pansement, le transport et la répartition des malades dans les ambulances et les hôpitaux. Pendant le combat, il doit se tenir à la place de pansement; mais, pour que sa surveillance ne soit pas distraite, il n'intervient pas manuellement dans le traitement des

blessés qui y sont apportés. Il est enfin le médecin traitant du
personnel du quartier général du corps.

L'unité tactique 'en Autriche étant la brigade, il n'y a pas de
médecin de division. Le *médecin en chef de brigade* (*Brigade-
Chef-Artz*) est ordinairement le médecin de régiment le plus
ancien de grade parmi ses collègues de la brigade. Il veille à la
bonne exécution du service dans sa brigade. Au moment du combat, il figure à la place de pansement et en prend la direction si
la brigade est séparée du corps d'armée; dans le cas contraire, il
agit sous les ordres du médecin en chef du corps.

Telle est la constitution de l'état-major médical de l'armée
autrichienne dans l'organisation de 1864. Les médecins non attachés aux corps de troupes sont réunis en plusieurs groupes qui
comprennent les compagnies de santé, les ambulances du corps,
les hôpitaux de guerre. Les médecins appartenant aux régiments
engagés se réunissent en arrière de la ligne de combat; quelques-
uns forment ce qu'on appelle la place de secours (*Hilfs-Platz*) ; les
autres se portent plus en arrière à la place de pansement (*Verband-Platz*) où ils viennent en aide à leurs collègues de la compagnie de santé. Plus loin se trouve en troisième ligne l'ambulance
du corps, analogue à nos ambulances des quartiers généraux; plus
en arrière encore sont établis les hôpitaux de guerre, ayant leur
matériel et leur personnel particuliers, pouvant hospitaliser à
demeure un certain nombre de malades, et pouvant surtout servir
d'intermédiaires entre les ambulances de l'armée active et les
grands hôpitaux réguliers et permanents du pays. Le service de
la place de pansement, de l'ambulance, de l'hôpital de guerre,
est fait par des groupes spéciaux, dont nous devons étudier successivement la composition et le fonctionnement.

1° *Détachement sanitaire* (*Die Brigade-Sanitäts-Detachement*).
— Dans chaque compagnie d'infanterie ou de chasseurs, un caporal et quatre soldats au moins doivent pendant la paix recevoir
une éducation spéciale, afin de pouvoir être utilisés en temps de
guerre comme brancardiers et comme porteurs du sac d'ambulance, c'est-à-dire comme aides du médecin attaché au corps
auquel ils appartiennent.

La durée de l'éducation spéciale de ces soldats est d'environ
six semaines. Le matériel nécessaire à leurs exercices pratiques

est tiré du magasin du corps de troupe ou de celui de la compagnie de santé la plus proche. Ces exercices sont repris tous le six mois. Ceux qui ont le mieux fait leur service pendant la guerre sont choisis pour être attachés pendant la paix aux hôpitaux militaires.

En campagne, et tant qu'une bataille ne paraît pas imminente, ces hommes restent dans le rang et marchent à la fin de la compagnie. Leur uniforme est celui de la troupe dont ils font partie, mais ils portent au bras gauche comme signe distinctif un brassard qui, avant la guerre de 1866, était formé par une bande noire et jaune, et qui aujourd'hui est le brassard blanc à croix rouge ; ils n'ont pas d'armes à feu, mais seulement le sabre des soldats du génie. Ils n'ont, comme équipement en campagne, qu'une seconde panetière contenant des bandes, de la charpie et portent une gourde particulièrement destinée à désaltérer les blessés.

Dès qu'un combat sérieux se prépare ou s'engage, chaque compagnie, sur l'ordre du général commandant la brigade, fournit deux de ces hommes ; tous ceux d'une même brigade se réunissent en un détachement dont le commandement est donné à un officier désigné par le général de la brigade. Chaque bataillon fournit un caporal qui remplit dans le détachement sanitaire les fonctions de sous-officier. L'officier est chargé du maintien de la discipline ; il en réfère directement au général de la brigade pour tout ce qui se rapporte au service du détachement placé sous ses ordres. Lorsque ces soldats ainsi réunis pour une bataille ont terminé leurs fonctions spéciales de brancardiers ils rejoignent leur compagnie, rentrent dans le rang, et le détachement se trouve en quelque sorte dissous, pour se reformer de la même manière en cas de nouvelle bataille. Le personnel se divise en deux classes : les porteurs de blessés ou brancardiers (*Blessirten Träger*) et les porteurs de bandages (*Bandagen Träger*).

Les *porteurs de blessés* ont pour mission de rechercher les blessés sur le champ de bataille depuis la ligne de combat jusqu'à la place de secours ; ils forment des patrouilles qui se composent de trois hommes : deux portent le brancard et ses accessoires, le troisième des atelles de fer-blanc (ce matériel est fourni par les compagnies de santé à chaque corps d'armée dès l'ouverture de la campagne). Ils portent à la place de secours les blessés qui ne

peuvent marcher, et se bornent à indiquer aux autres le lieu où
les secours sont établis. En cas d'urgence, de blessure grave,
ils appliquent un bandage provisoire, mettent le plus possible à
l'abri des balles les blessés non transportables, et enlèvent
tout de suite les morts loin du voisinage immédiat des combattants.

En dehors des batailles, pendant les marches, à la couchée, au
bivouac, dans les cantonnements, les porteurs de blessés qui sont
alors avec leurs compagnies respectives peuvent être chargés
de soigner et de veiller les soldats fatigués ou indisposés, d'escorter les malades ou de les porter jusqu'au lieu où est établie l'ambulance; ils rendent, en un mot, tous les services en rapport avec
leurs fonctions ou leurs aptitudes.

Chaque médecin en chef de bataillon d'infanterie ou de chasseurs est accompagné de deux porteurs de bandages; les soldats
ayant pour mission de porter le sac d'infirmerie, font partie du
détachement sanitaire et sont placés hors rang de leur compagnie,
ils sont à la disposition du médecin pour tout ce qui concerne le
service. Toutes les fois que le soldat doit porter le sac d'infirmerie, il dépose son propre sac dans une des voitures régimentaires.

2° *Compagnies de santé* (*Sanitäts-Truppe*). — Pendant la paix,
il existe dix compagnies de santé subordonnées à l'inspection du
service de santé militaire à Vienne, et en même temps au général
commandant la circonscription où est cantonnée chaque compagnie.

Les compagnies de santé sont, sous le rapport militaire et administratif, des corps indépendants, ayant leurs comptes particuliers avec le Trésor. Le commandement est exercé conjointement
par un officier de troupe et par le médecin en chef, chacun dans
la limite de ses attributions spéciales. Le commandant militaire
et le médecin en chef sont chargés tous deux et sous leur responsabilité de tenir la compagnie fournie du matériel nécessaire à
son entrée en campagne. Le commandant a le droit d'infliger des
punitions disciplinaires, mais seulement à ceux qui sont placés
sous son commandement militaire direct.

Le médecin en chef de la compagnie de santé est directement
subordonné, dans l'accomplissement de ses fonctions médicales,

au médecin en chef du corps auquel la compagnie est attachée,
et, pour l'ensemble du service, au général commandant la circonscription. Il doit veiller à l'instruction du personnel, au bon état des
fournitures médicales, appareils et instruments, à une répartition
de ses subordonnés conforme à leur capacité et à leurs aptitudes.

L'inspection des troupes de santé est confiée à un officier d'état-
major. Il a autorité sur les compagnies pour tout ce qui concerne
leur fonctionnement, à l'exception toutefois de ce qui a trait à
l'instruction purement médicale. Il a le droit de promotion jusqu'au grade de sergent-major, et pendant la paix les mêmes
droits de punition que ceux attribués à un colonel.

Si les compagnies de santé sont conservées pendant la paix,
c'est surtout dans le but d'instruire les hommes qui les composent; aussi, sont-elles subdivisées en petites sections disséminées dans les grands hôpitaux militaires de la monarchie.

Nous avons vu plus haut comment se fait le recrutement des
compagnies de santé. L'effectif varie beaucoup suivant que l'armée
est sur le pied de paix ou sur le pied de guerre; on en jugera par
le tableau ci-contre :

GRADES ET FONCTIONS	COMPAGNIE DE SANTÉ		COMPAGNIE DE DÉPOT
	Pied de paix.	Pied de guerre.	Pied de guerre.
Capitaine 1re ou 2e classe.	1	1	1
Lieutenant.	1	1	1
Sous-lieutenants	1	2	2
Médecin de régiment	1	1	»
Sergents-majors.	2	2	2
Conducteurs	4	5	4
Caporaux.	6	10	8
Chefs de patrouilles.	10	20	16
Soldats	60	150	100
Trompettes.	1	2	1
Charpentiers.	»	5	1
Cordonniers	»	2	»
Ordonnances d'officiers	4	5	4
Totaux	91	206	140

Pendant la guerre une compagnie de santé est attachée à

chaque *armee-corps ;* mais, suivant les besoins elle se subdivise
pour donner des détachements aux troupes de l'*armee-corps* qui
opéreraient isolément. En outre, pendant la guerre, on forme deux
compagnies de santé, dites de dépôt, destinées à faire face aux
besoins du personnel et à former des recrues.

Dans son ensemble, la compagnie de santé est affectée au service
de toute une *armee-corps ;* mais pour mieux assurer ce service, elle se divise en cinq pelotons correspondant aux cinq
brigades qui constituent l'*armee-corps ;* si celle-ci a plus de cinq
brigades, on emprunte un peloton supplémentaire à la compagnie
de santé de réserve. Enfin, chaque peloton se subdivise en deux
demi-pelotons, dont l'un est spécialement attaché à l'une des brigades de l'*armee-corps.* Les cinq autres demi-pelotons restent réunis en seul groupe qui forme le gros (*das Gros*) de la compagnie.
Chacun de ces demi-pelotons, particulièrement chargé du service
à la place de secours de la brigade à laquelle il appartient, se
compose d'un caporal, de deux chefs de patrouilles, de quinze
soldats ayant avec eux quatre voitures à deux chevaux (*Blessir-
ten-Wagen*) pour le transport des blessés. Si la brigade agit isolément, si elle est envoyée comme avant-garde, le peloton tout
entier marche avec elle sous le commandement d'un officier de la
compagnie, et il emmène avec lui un cinquième du matériel
affecté à l'ensemble de la compagnie de santé.

Au personnel particulier de la compagnie s'ajoutent en temps de
guerre huit cavaliers sachant l'allemand et servant d'ordonnances
ou d'estafettes, afin de relier sûrement et rapidement la compagnie
avec les troupes, les ambulances, les hôpitaux. Un de ces ordonnances accompagne le demi-peloton détaché au service particulier
de la brigade ; les autres demeurent avec le gros de la compagnie.

Le matériel est assez considérable : aux vingt voitures, que la
compagnie possède en temps de paix, s'ajoutent six autres voitures
fournies, ainsi que les chevaux, par un corps spécial dont nous
parlerons plus loin et qui constitue l'escadron du train de santé
(*Stanitäts-Bespannungs-Escadron*). Ce matériel en temps de guerre
se décompose ainsi :

Vingt voitures à deux chevaux, pour blessés, pouvant contenir
deux blessés couchés et quatre assis ; elles servent au transport,
sur le lieu même de la lutte, entre la place de secours et la place
de pansement.

Cinq voitures d'ambulance, à quatre chevaux, ayant chacune deux brancards matelassés pouvant contenir deux blessés couchés et trois assis ; ou un couché et sept assis ; ou douze blessés assis. Elle fait le service entre la place de pansement et l'ambulance.

Cinq fourgons à quatre chevaux pour le transport du matériel médical, du bagage des officiers et des médecins, des registres et de la caisse de la compagnie.

Un chariot couvert à quatre chevaux.

Cinq gros chariots à deux chevaux pour bagages.

Une forge de campagne.

La compagnie de santé est, autant que possible, toujours placée au voisinage du quartier général du corps d'armée auquel elle appartient. Dans les marches, elle occupe dans la colonne la place que lui indique le commandant du corps d'armée. Elle a pour mission, dans les cantonnements, au coucher, au bivouac et pendant les marches, d'être un point de ralliement pour les soldats malades ou fatigués qu'elle transporte, s'il y a lieu, dans les hôpitaux situés en arrière. Si le cantonnement est de quelque durée, la compagnie, d'après les instructions du commandant du corps d'armée, établit des asiles pour les soldats fatigués ; les brigades placées plus près de l'ennemi ne pouvant former de pareils établissements dirigent leurs malades sur l'asile formé par la compagnie.

Les soldats de santé sont les aides du médecin ; ils veillent au transport des blessés que les brancardiers amènent de la ligne de bataille aux places de secours et de pansement et veillent au transport des blessés depuis cette place jusqu'à l'ambulance et aux hôpitaux. Certains corps de troupe, comme la cavalerie et l'artillerie, n'ayant pas de porteurs de blessés, ce rôle est confié à des soldats de la compagnie de santé. Les officiers et les hommes de la compagnie ne peuvent être employés à aucun autre service que celui pour lequel ils sont institués.

3° *Compagnie de dépôt* (*Sanitäts-Depot-Compagnie*).— Deux compagnies servant de réserve pour le personnel sont constituées au moment de la guerre, toutes deux sont réunies dans la même résidence. Nous en avons vu la composition, page 81. Il ne faut point les confondre avec la réserve, laquelle est surtout destinée à fournir du matériel.

4° *Réserve sanitaire du corps (Corps-Sanitäts-Reserve)*. — Tandis qu'il n'existe que deux compagnies de dépôt pour toute l'armée, il existe une réserve pour chaque corps d'armée, et elle est désignée par le numéro du corps auquel elle est attachée. Indépendante des autres services sanitaires, placée sous la direction supérieure et directe du médecin en chef du corps, elle est chargée de fournir en cas de besoin des médicaments, des objets de pansement, des appareils pour le service médical de tout le corps d'armée et des établissements de première et de seconde ligne. La réserve ne comprend qu'un aide de médecine et un de pharmacie, plus quatre soldats. Le matériel est contenu dans deux voitures à quatre chevaux. Dans les marches, la réserve suit le gros de la compagnie de santé; pendant la bataille, elle est près de la place de pansement. La délivrance des objets réclamés par les troupes ou les établissements médicaux de première et de seconde ligne se fait sur la signature du médecin en chef auquel les bons de demande sont présentés.

5° *Ambulance du corps (Corps-Ambulance)*. — Ayant aussi leur existence indépendante, ces ambulances sont intermédiaires à la place de pansement et aux hôpitaux d'arrière-ligne. Elles sont disposées pour hospitaliser temporairement cent cinquante blessés graves, désaltérer, restaurer et secourir six cents blessés de passage. Chaque corps d'armée a son ambulance; mais il n'en est suivi qu'à une grande distance. Cette distance ne doit pas toutefois excéder cinq lieues afin que l'ambulance puisse facilement en cas de bataille arriver sur le terrain. Le commandant militaire exerce son autorité générale sur tout le corps, sur les soldats du train de santé et sur les gendarmes, mais pour ce qui concerne les choses purement militaires. Le médecin en chef dirige tout ce qui a rapport au service médical. La direction financière appartient au commandant.

Le personnel de l'ambulance comprend :

Personnel administratif et gardes-malades . . . .
{
1 capitaine (commandant).
2 sergents-majors.
1 sergent.
2 caporaux.
36 infirmiers.
}

Personnel médical. . . . .
- 1 médecin de régiment.
- 2 médecins supérieurs.
- 2 médecins inférieurs.
- 2 aides-hospitaliers.

Gendarmerie. . . . .
- 1 caporal.
- 12 soldats.

Serviteurs . . . .   6 ordonnances pour les officiers.

Mais l'ambulance n'a pas seulement à soigner les blessés, elle doit aider à les transporter de la place de pansement à l'ambulance, et de l'ambulance aux hôpitaux d'arrière-ligne. Pour ce service elle a un certain nombre de voitures et un personnel particulier.

Personnel . . . .
- 1 sergent-major.
- 1 sergent.
- 2 caporaux.
- 37 soldats.
- 1 maréchal-ferrant.
- 1 sellier.

Voitures . . . .
- à 4 chevaux pour blessés . . 10
- d'ambulances couvertes. . . 4

A ce nombre s'ajoutent un chariot pour les bagages et un gros chariot, tous deux à deux chevaux et fournis par l'escadron du train sanitaire.

6° *Escadron du train sanitaire (Corps-Bespannungs-Escadron).* — Les corps séparés, qui, par leur ensemble, constituent le service de santé du premier groupe (c'est-à-dire celui qui fonctionne sur le théâtre même de la lutte), ont avec eux des voitures et par conséquent des chevaux, des conducteurs, des cavaliers, dont la direction et l'entretien exigent des soins particuliers. Le personnel chargé du service des attelages est réuni en un seul corps qui constitue l'escadron du train sanitaire. Cela est d'autant plus facile que la compagnie de santé, le service sanitaire et l'ambulance sont toujours en rapport assez intime les uns avec les autres. L'escadron n'a pas de voitures spéciales pour le transport des malades et des blessés ; celles-ci font partie du matériel particulier de la compagnie de santé et de celui des ambulances, mais les chevaux attelés à ces voitures comptent à l'escadron. Les voitures qui forment le matériel roulant de l'escadron, et qui sont affectées au service soit de la compagnie de santé, soit de l'ambulance, sont des voitures ou des chariots de transport ou des fourragères.

COMPOSITION DE L'ESCADRON DU TRAIN SANITAIRE

DÉSIGNATION	PERSONNEL, MATÉRIEL ET CHEVAUX AFFECTÉS A			
	LA Cⁱᵉ DE SANTÉ	LA RÉSERVE	L'AMBULANCE	TOTAL
Officier subalterne	1			1
Sergents-majors	1		1	2
Sergents	1		1	2
Caporaux	4		2	6
Soldats	59	4	37	100
Vétérinaire, maréchal	1		"	1
Forgerons	1		1	2
Selliers	1		1	2
Ordonnance d'officier	1		"	1
Chevaux de selle	11		5	16
Chevaux de trait	96	8	60	164
Chevaux de réserve	5		3	8
Voitures à 4 chevaux	1		14	17
Voitures à 2 chevaux	5	2	1	6
Chariot	"		1	1
Forge de campagne	1			1

Les traits les plus saillants de cette organisation sont les suivants : les blessés sont transportés par quelques-uns de leurs camarades, spécialement désignés à cet effet, jusqu'au lieu où se trouvent quelques-uns des médecins du régiment et qu'on appelle *place de secours*. De là, ils sont transportés à la *place de pansement* par les soldats de la compagnie de santé. Un corps indépendant, la compagnie de santé, ne comptant qu'un seul médecin et composé surtout d'infirmiers et de brancardiers, est attaché à chaque corps d'armée. Elle a pour mission de fournir à la place de pansement le personnel subalterne, tandis que le personnel médical est constitué par ceux des médecins de régiment dont la présence n'était pas nécessaire à la place de secours. Les blessés y sont pansés, et même amputés, puis on les emporte dans une sorte d'hôpital temporaire mobile, « l'ambulance du corps d'armée », d'où ils sont dirigés, après un séjour plus ou moins long, sur l'hôpital de seconde ligne, hôpital cette fois beaucoup plus stable, sinon tout à fait stable. *Il y avait donc, dans cette organisation, séparation en trois groupes distincts d'éléments qui devaient être réunis* : 1° *Personnel médical*, disséminé d'une part dans les régiments, formant d'autre part un groupe important, l'ambulance du corps d'armée; 2° des brancardiers formant le détachement sanitaire et des infirmiers constituant surtout la compagnie de santé; 3° *un matériel roulant*, confié à l'escadron du train sanitaire. L'organisation de 1870 a mieux coordonné tous ces éléments, elle les a multipliés tout en les unifiant, et elle a de plus en plus placé le service médical ainsi unifié entre les mains de ceux auxquels en appartient légitimement la direction, c'est-à-dire entre les mains des médecins de l'armée.

<h2 style="text-align:center">ARTICLE II</h2>

ORGANISATION DE 1870

Les instructions de 1870 divisent les services sanitaires de l'armée en campagne en deux groupes : ceux de première ligne rattachés aux divisions de l'armée (*Divisions-Sanitäts-Anstalten*), et ceux de seconde ligne, formant les hôpitaux de guerre (*Feld-Spitäler*).

Les services de première ligne forment un ensemble placé sous la direction du médecin en chef de la division et comprennent le personnel et le matériel nécessaires pour constituer, pour chacune des divisions de l'armée, *deux places de secours, une place de pansement, une ambulance et une réserve de matériel*. Une base uniforme règle le service sanitaire comme le service militaire; cette base, c'est l'endivisionnement.

La composition du personnel supérieur a dû être modifiée afin de la faire cadrer avec la nouvelle répartition. Le *médecin en chef de l'armée* continue, comme par le passé, à diriger tout ce qui a rapport au service de santé; *il n'a d'autre supérieur hiérarchique que le général en chef*, et c'est directement avec lui qu'il règle l'organisation médicale. Comme, par suite de l'organisation des sociétés de secours, on peut prévoir l'intervention aux armées des médecins civils, le médecin en chef a dans ses attributions le droit de requérir le concours des sociétés existant sur le théâtre de la guerre ou représentées par leur délégué; de tenir le contrôle nominatif des médecins civils requis et celui du personnel médical et pharmaceutique appartenant aux sociétés de secours et attaché à l'armée. Il a également le droit de fixer la nature et la limite de leur action.

Le *médecin en chef de corps d'armée* relève du général en chef du corps et du médecin en chef de l'armée ; il dirige tout le service médical du corps d'armée auquel il appartient.

Le *médecin en chef de division* est de création nouvelle. Il est auprès du général divisionnaire le représentant des intérêts et des besoins médicaux, et il lui défère toutes les mesures importantes. Il règle la répartition et le fonctionnement du personnel médical, surveille tout ce qui concerne l'établissement des places de secours et de pansements, des hôpitaux divisionnaires, le transport et les évacuations des malades et blessés, le matériel des ambulances, etc. Tout ce qui constitue le service médical de la division lui est subordonné.

Le *médecin en chef de régiment* a son action mieux spécifiée et mieux réglée qu'elle ne l'était en 1864. Le corps médical régulièrement hiérarchisé jouit donc aujourd'hui d'une autonomie aussi complète qu'elle peut l'être, puisqu'il faut toujours que le commandant militaire centralise tous les pouvoirs, afin de mieux faire concorder vers un but commun les efforts de tous.

Que devient dans cette organisation l'intendance militaire? Elle ne joue aucun rôle sur le théâtre des opérations actives, du moins pour ce qui concerne les services sanitaires, et, en Autriche comme en Prusse le service médical est aujourd'hui complètement unifié entre les mains du médecin en chef de l'armée. Nous retrouverons plus loin l'intendance lorsqu'il s'agira des hôpitaux de seconde ligne ; mais son action y est restreinte à ce qui est dans les attributions d'administrateurs ayant à diriger la construction, l'appropriation, l'aménagement, l'ameublement d'établissements temporaires et pouvant avoir, en l'absence des services réguliers de l'armée et en dehors des nécessités urgentes du champ de bataille, à passer des marchés pour fournir aux malades les abris et la nourriture nécessaires. Toutefois, là encore le médecin reprend le rôle qui lui appartient, car l'ordonnance de 1870 a institué *un médecin en chef délégué auprès de l'intendance de l'armée* (*Sanitäts-Chef bei der Armee-Intendanz*), ayant auprès de l'intendant le rôle que le médecin en chef de l'armée remplit auprès du général en chef. Nous verrons plus loin quelles sont ses attributions.

Examinons maintenant comment fonctionnent les diverses parties du service sanitaire, tel qu'il est organisé par les instructions de 1870.

Les *soldats brancardiers* continuent, comme par le passé, à relever leurs camarades blessés pour les porter jusqu'à la place de secours. Ils forment des détachements qui prennent aujourd'hui le nom de section de porteurs de blessés (*Blessirten-Trager-Abtheilung*). Chaque compagnie fournit trois hommes, chaque bataillon un sergent, chaque régiment un sergent-major lequel commande le détachement, sous les ordres du colonel. Quand plusieurs détachements sont réunis, le commandement est donné à un officier. Rien n'est changé pour ce qui regarde les *porteurs du sac d'infirmerie*.

La *compagnie de santé* est modifiée dans son organisation. Un détachement spécial d'infirmiers est attaché à chaque division et fait partie intégrante du service sanitaire de la division. Ce détachement porte le nom de *section sanitaire de champ de bataille ou de guerre* (*Feld-Sanitäts-Abtheilung*). Le personnel comprend 2 officiers, 1 médecin-major, 2 médecins de la réserve, 1 sergent-major comptable, 4 sergents, 6 caporaux, 10 exempts, 68 soldats de santé, 1 soldat du génie, 5 ordonnances d'officiers; en tout 100 personnes. Le matériel roulant se compose de 5 fourgons couverts, de 5 chariots et de 11 voitures d'ambulance pour blessés.

Des deux officiers, l'un se tient à la place de pansement, l'autre à l'ambulance divisionnaire; les trois médecins sont dans l'ambulance; le sergent-major inscrit les noms à la place de pansement, deux des sergents sont à la place de pansement, les deux autres à l'ambulance; les 68 soldats de santé se divisent en quatre groupes, 15 sont à chacune des deux places de secours pour porter les blessés à la place de pansement, 30 sont à la place de pansement, 8 à l'ambulance.

A la section de santé divisionnaire vient se joindre, en proportion des besoins, un détachement du train des équipages et quatre ordonnances de cavalerie. De ces quatre cavaliers, deux se tiennent aux deux places de secours, les deux autres à la place de pansement; ils servent, comme estafettes, à porter les ordres et à relier entre elles toutes les parties du service, dont nous devons maintenant examiner le fonctionnement.

La *place de secours* (*Hilfs-Platz*). — Aussi longtemps qu'une
bataille ne paraît pas imminente, les médecins attachés aux corps
de troupe restent auprès de leur régiment. Dès qu'un combat se
prépare, les médecins de la division, sur l'ordre donné par le
général, quittent leur bataillon respectif et se réunissent à l'endroit qui a été désigné d'avance par le général. Si cette désignation n'a pas été faite par le commandement, le choix de l'emplacement appartient au médecin en chef de la division. Ce lieu de
réunion est la place de secours (*Hilfs-Platz*). Il en existe deux par
division. La distance qui les sépare de la ligne de tir est déterminée par la nature du terrain : moindre dans les pays acci-
dentés que dans les plaines, elle est d'ordinaire de mille à douze
cents pas. De même que les médecins des corps de troupe, les
deux porteurs de sacs d'infirmerie se rendent à la place de
secours. La section de santé de la division envoie 15 infirmiers-
brancardiers, avec une ordonnance de cavalerie servant d'estafette et quatre voitures à deux chevaux pour transporter les
blessés. La direction du service de la place de secours appartient
au plus ancien des médecins qui s'y trouvent réunis. Il veille à ce
que les soldats-brancardiers retournent au feu aussitôt qu'ils ont
déposé le blessé qu'ils apportent, à ce que les patrouilles parcourent toute la ligne de bataille de la division, à ce que les
blessés soient relevés sans distinction de nationalité, mais toujours
en commençant par ceux qui paraissent le plus gravement atteints.
Si la place de secours est assez éloignée du feu pour que les
soldats-brancardiers soient obligés de se reposer en route, le
sergent-major qui commande le détachement forme les patrouilles
en deux groupes, qui se rencontrent à mi-chemin, et y échangent
leurs fardeaux. Les sous-officiers du détachement marchent en
arrière des patrouilles et surveillent le service.

Si les médecins des bataillons engagés se rendent d'abord à la
place de secours, tous n'y séjournent pas ; trois seulement y demeurent d'ordinaire et les autres vont à la place de pansement, où ils
seront surtout utiles. En effet, on ne doit faire à la place de secours, ni pansement définitif ni opérations, sauf celles qui sont
urgentes : telles que les ligatures d'artères, la réduction d'anses
intestinales herniées, ou de fractures présentant des déplacements

qui dans le transport pourraient amener des accidents. On doit
se borner à arrêter les hémorragies, à enlever, s'ils sont douloureux ou mal appliqués, les bandages appliqués par les brancardiers, à rappeler à eux les malades atteints de syncope, à faire
transporter les blessés à la place de pansement. A cet effet, les
voitures restent attelées, le timon tourné en arrière, et aussitôt
que l'une d'elles est chargée, elle part immédiatement, accompagnée par un soldat de la santé. La place de secours est indiquée le jour par le drapeau blanc à croix rouge et le drapeau
national noir et jaune, le soir par une lanterne-signal à feu rouge.

Si l'ennemi se retire en combattant, la place de secours devient
la place de pansement, et une nouvelle place de secours est créée
plus en avant. Si l'ennemi avance, on abandonne la place de secours après avoir emmené les blessés. Si les progrès de l'ennemi
sont tellement rapides qu'il faille abandonner les blessés, on doit
laisser arboré le drapeau qui les protège, et le médecin en chef de
la place de secours désigne les médecins et les infirmiers qui doivent rester avec eux.

La *place de pansement* (*Verband-Platz*) est le centre des secours
pour tous les blessés de la division. Sauf les cas de nécessité, on
n'en établit qu'une, placée ordinairement vers le centre de la
ligne de bataille de la division à laquelle elle appartient, et à une
distance de trois à cinq mille pas, de manière à se trouver hors
de la portée de l'artillerie. On l'installe autant que possible dans
une ferme, une église, dans un endroit où l'on puisse facilement
se procurer de l'eau, et on y accumule des lits, des matelas, de
la paille, du foin, dont on remplit des sacs préparés d'avance, afin
de pouvoir coucher les blessés graves et les faire reposer jusqu'au
moment de leur transfert à l'ambulance. Le chef d'état-major
général désigne d'avance le lieu où la place de pansement doit
être établie. Si cette désignation n'a pu être faite, le médecin en
chef de la division, d'accord avec l'officier qui commande les
troupes de santé, fait choix d'un emplacement convenable, qu'on
indique, pendant le jour, par le drapeau de neutralisation et le
drapeau national, pendant la nuit, par une ou deux lanternes à
feu rouge.

Le médecin en chef de la division doit se rendre de sa personne
à la place de pansement, dont il a la haute direction pour tout ce
qui concerne le service médical. Mais, ayant à surveiller l'en-

semble du service, non seulement à la place de pansement, mais encore dans les rapports que cette place a nécessairement avec la place de secours et avec l'ambulance, il ne doit pas en être empêché par d'autres préoccupations; aussi, ne doit-il pratiquer lui-même aucune opération chirurgicale. Il partage les médecins en plusieurs groupes dont chacun a son rôle déterminé, et chaque groupe est dirigé par le médecin le plus ancien de grade. Un médecin choisi par le médecin en chef de division, auquel il sert en quelque sorte d'aide de camp, est plus spécialement chargé de désigner les soldats de santé qui devront servir d'aides aux médecins; de surveiller les convois de blessés et le placement de ces blessés dans les voitures; de délivrer les paniers de pansement, les instruments, appareils, etc.

Le commandement de la compagnie de santé, pour tout ce qui est purement militaire et non médical, appartient à l'officier commandant. Aidé des sous-officiers, il veille à l'ordre général, à l'enlèvement régulier des blessés, à leur transport à l'ambulance et à l'hôpital de guerre, etc.

L'officier du train des équipages sanitaires est toujours subordonné à celui qui commande les infirmiers, même quand cet officier du train serait plus ancien de grade. Sa mission consiste à diriger le service des voitures de transport, l'approvisionnement en fourrages, etc. La section de l'escadron du train sanitaire afférent à la division se partage entre la place de secours et la place de pansement.

Le personnel médical chargé du service de la place de pansement se compose donc : du médecin en chef et des médecins de régiments, lesquels se réunissent tous à la place de pansement (sauf trois ou quatre, laissés à chacune des deux places de secours établies derrière leur division). Le service y est donc fait exclusivement par les médecins des régiments engagés.

Le personnel inférieur comprend : les soldats porte-sacs dont chaque médecin de bataillon est accompagné, et trente soldats de la compagnie de santé.

On ne fait, à la place de pansement, que les opérations urgentes; celles qui exigeraient quelque temps et qui pourraient être différées ne doivent pas y être pratiquées; ainsi il est interdit de faire des résections articulaires. Les plaies sont explorées et pansées après qu'on a enlevé les esquilles et les balles; les hémorragies sont définitivement arrêtées par la ligature des vaisseaux soit dans la plaie, soit dans la continuité du membre. On donne au soldat blessé ou fatigué les aliments et les boissons nécessaires; à cet effet, une soupe chaude et autant que possible du bouillon doivent toujours être prêts à être distribués aux soldats blessés ou malades.

On garde à la place de pansement les blessés intransportables, ou ceux dont la mort est prochaine; tous les autres sont, aussitôt qu'ils ont été examinés et pansés, dirigés sur l'ambulance et sur les hôpitaux placés en arrière. Les convois de blessés sont escortés par des soldats de santé, dans la proportion d'un soldat pour cinquante blessés.

Si l'armée marche en avant, la place de pansement va prendre l'emplacement occupé par la place de secours. Si l'armée bat en retraite, on enlève rapidement les blessés et le matériel. S'il faut abandonner les blessés, on laisse auprès d'eux quelques médecins et quelques soldats de santé afin que les blessés graves ne soient pas sans secours; médecins et infirmiers doivent rester jusqu'à l'arrivée de l'ennemi et se laisser faire prisonniers. Cette prescription existait déjà dans les instructions de 1864, antérieurement à la convention de Genève.

Après la bataille, des patrouilles de soldats de santé et de brancardiers, accompagnées de médecins, parcourent le terrain de la lutte et relèvent les blessés des deux armées. Cela fait, on procède à l'enterrement des morts. Après la levée de la place de pansement, les médecins de troupe dont le médecin en chef de la division ne croit pas les services nécessaires à l'ambulance retournent auprès de leurs régiments.

Le *matériel de santé de réserve* se tient, pendant toute la durée du combat, à proximité de la place de pansement, afin de suppléer par ses approvisionnements au manque de linge, d'appareils ou de médicaments.

L'*ambulance divisionnaire* (*Divisions-Sanitäts-Ambulance*) est intermédiaire à la place de pansement et aux hôpitaux de guerre. Dans l'organisation de 1864, il n'existait qu'une seule ambulance par corps d'armée; aussi était-elle beaucoup plus considérable, et elle avait pour mission d'hospitaliser temporairement 150 blessés et d'en secourir 600 au moment de leur passage pour se rendre dans les établissements de deuxième groupe. Cette ambulance de

corps d'armée constituait une unité, elle était indépendante de la
compagnie de santé et ne se reliait au service des brigades composant le corps d'armée que parce qu'elle était sous la haute direction du médecin en chef du corps d'armée. Aujourd'hui l'ambulance divisionnaire n'est qu'une partie du service sanitaire de
chaque division, service unifié sous le commandement du médecin
en chef de la division. Ayant une sphère d'action moins étendue
que l'ambulance de corps d'armée, l'ambulance divisionnaire
devait avoir une importance moins considérable; aussi n'est-elle
plus constituée que pour hospitaliser 50 blessés graves et donner
les secours nécessaires à un minimum de 200 blessés de passage.

L'ambulance divisionnaire a pour mission : 1° de transporter
les blessés sur les hôpitaux de seconde ligne et les stations d'évacuation, en partie par des voitures de réquisition, en partie avec
ses propres voitures; 2° de donner des aliments aux blessés allant
de la place de pansement aux hôpitaux d'arrière-ligne; 3° de conserver les malades et blessés ne pouvant supporter le transport
ou ayant à subir des opérations qui n'ont pu être pratiquées à la
place de pansement.

La direction supérieure pour tout ce qui concerne le service
médical appartient au médecin en chef de la division. Il a dans
ses attributions la répartition du personnel, le soin de diriger les
transports et les évacuations, de rassembler le matériel médical
nécessaire.

Tant que l'ambulance reste réunie à tout le service sanitaire de
la division, le commandement militaire appartient au commandant de la compagnie de santé; lorsqu'elle en est séparée, il passe
à l'officier qui dirige le détachement, et *cet officier est responsable
de la fidèle exécution des ordres donnés par le médecin en chef
de la division.*

Les vivres nécessaires aux blessés et aux malades sont livrés
par les magasins des vivres (*Verpflegs Colonne*). En pays amis,
on y pourvoit par des achats; en pays ennemis, par des réquisitions.

Pendant les marches, l'ambulance reste avec les voitures de
blessés et les chariots destinés à la place de pansement. Au bivouac
et dans les cantonnements, elle se réunit aux services sanitaires
de la division.

Si, à peu de distance en arrière de la division engagée, il se trouve une station de chemin de fer, l'ambulance doit s'y établir afin de procéder plus facilement aux évacuations. Le général indique d'avance l'emplacement de l'ambulance. Si cette indication n'a pas été donnée et qu'un combat imprévu s'engage, le médecin en chef de la division fixe l'emplacement de l'ambulance. Elle doit être placée à environ trois mille pas en arrière de la place de pansement. L'ambulance est à la fois une seconde place de pansement dans laquelle on peut plus facilement, à l'abri des émotions de la bataille, pratiquer les opérations délicates; mais elle ne doit pas, autant que possible, devenir un hôpital, et l'instruction recommande d'évacuer de suite sur les hôpitaux d'arrière-ligne, et sans leur pratiquer d'opération, les blessés qui, pouvant encore être transportés, ne pourraient plus l'être sans compromettre le résultat de l'opération qui leur aurait été faite à l'ambulance. Celle-ci est donc bien plutôt une halte, un lieu de secours, de repos, intermédiaire à la place de pansement où le blessé a été examiné, pansé et opéré, et l'hôpital d'arrière-ligne où il séjournera tant qu'il y aura danger pour lui à être dirigé plus en arrière.

L'ambulance autrichienne, comme les autres établissements de première ligne, doit être mobile, se déplacer avec l'armée et suivre les vicissitudes de la lutte. Si l'on marche en avant, elle se porte où était la place de pansement; si l'on marche en arrière, elle évacue les blessés et sauve si elle peut son matériel; s'il y a des blessés chirurgicalement intransportables, elle ne les emporte pas, mais laisse auprès d'eux des médecins et des soldats de santé munis de linge, d'appareils à pansements, de vivres et des provisions nécessaires.

La *réserve du matériel* a subi les mêmes modifications que l'ambulance; destinée non plus à tout un corps d'armée, mais à une seule division, elle est moins considérable que par le passé. Elle ne comprend que deux voitures. Un seul soldat est chargé de distribuer les objets dont on a fait la demande. Cette réserve doit, pendant le combat, se trouver près de la place de pansement; elle est à la disposition complète du médecin en chef de la division.

Établissements de deuxième ligne.

Les *hôpitaux de guerre* (*Feld-Spitäler*) sont destinés à recevoir temporairement les malades et les blessés de l'armée active, et ils doivent autant que possible les diriger sur les hôpitaux fixes d'arrière-ligne. Ils forment une unité, sont indépendants des autres parties du service et possèdent leur personnel, leur matériel et leurs moyens de transport particuliers. Leur personnel est tiré non du personnel médical de l'armée en campagne, mais de celui des hôpitaux de l'intérieur, sur la désignation du ministre de la guerre. Le nombre de ces établissements varie suivant l'importance de la lutte : il en existe généralement deux ou trois par corps d'armée; cependant, ils ne suivent pas des corps d'armée spécifiés, mais restent toujours à trois ou quatre lieues à l'arrière de l'armée. Installés dès le début de la guerre, ils sont échelonnés les uns derrière les autres, le long de la ligne principale de communication entre l'armée, la frontière et le centre du pays. Tant que l'armée est sur le territoire de l'empire autrichien, les hôpitaux de guerre, bien que préparés à recevoir des malades et des blessés, ne doivent pas autant que possible être utilisés, et les évacuations doivent être dirigées sur les hôpitaux permanents du pays. Comme règle générale, ils ne doivent conserver que les blessés intransportables et les soldats qui, n'étant atteints que de blessures ou de maladies légères, pourront, après un court séjour à l'hôpital, rejoindre leur corps.

Si l'armée marche en avant, les blessés intransportables sont transférés dans l'hôpital civil, et s'il n'en existe pas, l'hôpital de guerre forme et laisse en arrière un petit hôpital.

Si un combat se prépare, les hôpitaux de guerre prennent la position qui leur est indiquée par le général en chef. Si une bataille imprévue s'engage, l'état-major médical des divisions en donne immédiatement avis aux hôpitaux de guerre, afin qu'ils se mettent en mesure de recevoir les blessés. Si l'armée bat en retraite, les hôpitaux de guerre *non utilisés* doivent se retirer derrière les lignes de défense les plus proches et se préparer à y recevoir des blessés. Les autres emmènent avec eux les blessés transportables et laissent les blessés intransportables à la garde de médecins et d'infirmiers.

Dans l'organisation de 1864, la direction des hôpitaux de guerre appartenait à l'intendance militaire. Elle était représentée par une commission (*Feld-Spitäler-Direction*) composée d'un général ou d'un colonel, d'un commissaire supérieur des guerres (*Ober-Kriegs-Commissar*) et d'un médecin principal d'état-major. A ce dernier était adjoint un médecin de régiment, destiné à remplacer le médecin principal lorsque celui-ci devait s'absenter pour affaire de service.

La direction des hôpitaux de guerre agissait sous les ordres directs de l'intendance; elle réglait tout ce qui concerne les établissements appartenant au second groupe. Elle veillait aux approvisionnements en se concertant avec les autorités civiles et militaires, organisait les évacuations de blessés sur les hôpitaux fixes; mais la désignation individuelle des malades et des blessés à évacuer était heureusement laissée au médecin de l'hôpital. Quant à la direction particulière de chaque hôpital sous le rapport administratif, financier et médical, elle relevait également de la direction générale des hôpitaux de guerre.

La guerre de 1866 montra qu'il ne fallait même pas laisser à l'intendance la direction des hôpitaux de guerre, bien que ces hôpitaux, par leur éloignement du champ de bataille, eussent à peu près les caractères d'un hôpital permanent. L'organisation de 1870 supprima la Commission et confia la direction générale des hôpitaux de guerre à un *Médecin en chef délégué auprès de l'intendance*. Ce médecin a la surveillance de tout ce qui a trait au service médical de seconde ligne; il contrôle tous les mouvements de ce service *dans toutes ses branches*, règle l'établissement des hôpitaux de seconde ligne, en assure les besoins, les inspecte le plus fréquemment possible, et veille à l'exact accomplissement des règlements sanitaires. Il est en outre chargé de répartir entre les divers établissements les ressources mises à la disposition de l'armée par les sociétés de secours, en se concertant soit avec ces sociétés, soit avec leurs représentants. En cas d'évacuation de blessés, il doit s'entendre d'avance avec les administrations de chemin de fer sur la direction à donner aux convois; il fait à ce sujet des propositions à l'intendant militaire et prépare tout ce qui serait nécessaire au cas où l'évacuation serait effectuée.

Ce médecin remplissant auprès de l'intendant général le même rôle que le médecin en chef de l'armée remplit auprès du général en chef est donc subordonné à l'intendant, tout en conservant le droit à l'initiative, puisqu'il est responsable de la bonne exécution du service. Que produira cette dualité? Quelle sera, dans une guerre future, la situation exacte du *Médecin délégué auprès de l'intendance?* L'avenir seul pourra nous éclairer à cet égard;

mais l'organisation actuelle, quoique réalisant un progrès, ne
m'inspire qu'une médiocre confiance, et les conflits sont à craindre
entre deux personnes, dont l'une, tout en conservant la responsabilité, est subordonnée à l'autre. Or la responsabilité supposant le
droit à l'initiative est par cela même exclusive de la subordination
absolue.

La direction de chaque hôpital (*Feld-Spital*) appartient au médecin en chef; la gestion économique est confiée à un agent de l'intendance; la surveillance du personnel inférieur, au chef du détachement de soldats de santé. La haute surveillance de tous ces
établissements est dans les attributions du médecin en chef délégué auprès de l'intendance.

Les vivres et autres objets nécessaires à l'hôpital sont fournis
par l'intendance; c'est également à l'administration qu'appartient
le droit de réquisition. Mais, si les circonstances sont urgentes et
que l'intendance ne puisse satisfaire aux demandes, le médecin
en chef de l'hôpital exerce ce droit de réquisition par l'intermédiaire de l'officier commandant le détachement d'infirmiers. Il
envoie cet officier auprès des autorités civiles, et prévient le plus
tôt possible l'intendance militaire des réquisitions qu'il a prescrites.

L'installation d'un hôpital de guerre est fait pour 500 malades.
Le personnel comprend :

	1	capitaine,
	3	officiers subalternes.
	1	comptable.
	2	adjudants.
Personnel administratif.	1	sergent-major.
	4	sergents.
	7	caporaux.
	40	infirmiers de première classe.
	60	infirmiers de seconde classe.
	1	armurier.
Personnel du culte. . .	1	aumônier.
	1	médecin de régiment, médecin en chef.
Personnel médical . . .	3	médecins de régiments, chefs de services.
	3	médecins supérieurs.
	9	aides-hospitaliers.
Personnel subalterne. .	13	ordonnances d'officiers.

Dans l'organisation de 1870, on a prévu le cas où il y aurait
avantage à subdiviser l'hôpital en trois hôpitaux de 200 lits cha-

cun, et cette subdivision est des plus faciles pour ce qui regarde
le personnel, car il est divisé en trois sections, à la tête de chacune desquelles est placé un des trois médecins-majors. Le matériel des hôpitaux de 500 lits est partagé entre 15 chariots. Celui
des hôpitaux de 600 lits (divisibles en trois hôpitaux de 200 lits)
est porté sur 21 voitures, ou 7 voitures pour chaque section. De
ces 7 voitures, la première renferme les instruments, les appareils
chirurgicaux, le linge et les objets de pansement; la seconde, les
ustensiles de cuisine: la troisième, les ustensiles d'hôpital; les
quatre autres portent la literie.

Asiles pour les hommes fatigués (Die-Feld-Maxodenhaüser). —
Le nom de ces établissements indique leur destination. Dans les
cantonnements, on les établit au quartier général du régiment, de
la brigade ou de la division; en marche, on les installe dans les
chefs-lieux d'étapes.

Les *stations de malades (Kranken-Halt-Stationen)* sont destinées
à y laisser reposer quelque temps les malades évacués à de
grandes distances. On les établit près des stations de chemins de
fer, des rivières navigables. Dans l'organisation de 1864, leur
direction appartenait à l'intendance de la circonscription sur le
territoire de laquelle ils étaient élevés, et en pays ennemi à la
direction des hôpitaux de guerre. D'après les instructions de 1870,
l'Autriche, suivant l'exemple de la Prusse, a organisé des stations
d'étapes, et c'est à l'intendance, mais sous la direction du général
ou de l'officier qui commande l'étape, qu'appartient la direction
des stations de malades qui sont plutôt des maisons de repos que
des hôpitaux.

Établissements de troisième ligne.

Ils comprennent : 1º Le dépôt du matériel sanitaire ;
2º Les hôpitaux temporaires ;
3º Les hôpitaux particuliers élevés par les sociétés de secours ;
4º Les hôpitaux fixes de garnison et les hôpitaux régimentaires.
Tous les hôpitaux militaires à portée du théâtre de la guerre
sont utilisés pour le service de l'armée. Ils relèvent du commandement de la circonscription comme en temps de paix. Leur
organisation n'offre aucune particularité qui doive nous occuper
ici.

CHAPITRE II

ARMÉE PRUSSIENNE

La Prusse, nous l'avons vu l'année dernière pour notre malheur, est un pays où l'on travaille constamment en vue d'améliorer l'organisation militaire : c'est aussi l'un des pays où l'on hésite le moins à effectuer des réformes, quand l'étude et l'expérience en ont montré l'utilité. Le fonctionnement du service de santé en campagne avait été récemment réglé par l'ordonnance du 31 mai 1855 et il se rapprochait beaucoup de ce qu'il est aujourd'hui encore dans l'armée française, lorsque la guerre d'Italie en 1859 vint mettre en pleine lumière les défectuosités de notre organisation. Si nous ne sûmes pas tirer parti de notre expérience personnelle, la Prusse, loin de nous imiter, y trouva le principe de nouvelles réformes. Une commission composée d'un général président, de cinq médecins et d'un pharmacien militaires, d'un intendant et d'un inspecteur des hôpitaux, fut chargée en 1860 de procéder à de nouvelles études et de signaler au gouvernement les changements à apporter à l'organisation. Les changements proposés furent effectués par l'ordonnance du 17 avril 1863. Trois ans s'étaient à peine écoulés lorsque la guerre de 1866, en mettant la Prusse en présence des besoins considérables créés par une guerre qui eut à la fois pour théâtre le Hanovre, le Main et la Bohême, lui montra qu'il y avait encore place pour de nombreuses améliorations. Le désir incessant du progrès amena la grande réforme de 1868, et nous pouvons être certains que la campagne de France produira dans un temps peu éloigné de nouveaux perfectionnements.

Je ne crois pas utile de décrire séparément, comme je l'ai fait pour l'Autriche, les trois organisations de 1855, 1863 et 1868, cela m'entraînerait à des redites trop nombreuses ; il me paraît plus profitable avant de décrire l'organisation actuelle, d'indiquer l'esprit et la nature de ces réformes successives. Les idées qui ont présidé à toutes ces modifications peuvent se ramener à peu près

à trois principales : 1° émanciper les médecins de l'intervention
de l'intendance et augmenter l'étendue de leurs attributions;
2° multiplier les ambulances en les fractionnant; 3° organiser le
service des évacuations par la création des stations et des hôpitaux d'étapes.

A. — Avant 1863, le service des hôpitaux de guerre (*Feld-Lazareth*),
c'est-à-dire des ambulances, aussi bien que celui des hôpitaux de
garnison, constituait en quelque sorte une branche des services
administratifs. Chacune des trois ambulances mobiles attachées
à un corps d'armée était dirigée par une commission composée de
trois personnes : un médecin-major, un officier de l'armée et un
inspecteur des hôpitaux. Cette commission, pour l'ambulance de
quartier général de chaque corps d'armée, comptait un membre
de plus : le comptable. Le gouvernement de chaque hôpital constituait une sorte de république en prenant ce mot dans son acception trop ordinaire, c'est-à-dire que l'unité de direction n'existait
pas et que chacun s'attribuait plus ou moins le droit de commander. « Au *médecin en chef* appartenait la direction, la surveillance
et le contrôle des affaires médicales, chirurgicales et pharmaceutiques, et de celles qui avaient trait au régime diététique. »
    Au *premier lieutenant :* « La direction, la surveillance et le
contrôle du train d'équipages attaché à l'ambulance, la police
des locaux occupés par l'hôpital, le maintien de la discipline parmi
les malades et les blessés, la réglementation de leur admission et
de leur évacuation, le contrôle de la propriété royale ou particulière sur laquelle était établi le lazareth. »
    A l'*inspecteur :* « La direction, la surveillance et le contrôle de
tout ce qui constitue l'économat et de tout le matériel de cuisine
et de service général. »
    Au *comptable :* « L'administration financière et la tenue des
livres de comptabilité. »
    Cette commission, qui devait tenir procès-verbal de ses réunions,
était présidée par le médecin auquel appartenait le droit d'ouvrir
les correspondances officielles qu'elle recevait; mais l'autorité réelle
était entre les mains de l'officier, ainsi que cela se voyait encore
en Autriche avant 1870.
    S'il n'y avait pas unité de direction dans la gestion de chaque
ambulance, il n'y avait pas non plus d'unité dans la direction géné-

rale du service de santé. Le médecin s'en référait pour les affaires médicales au médecin en chef de son corps d'armée ou de l'armée entière; l'inspecteur représentant de l'intendance s'en référait à l'intendant du corps ou à l'intendant général. Quant aux généraux en chef ou divisionnaires, lorsqu'ils avaient des ordres à donner aux ambulances, ils s'adressaient, suivant le cas, à l'intendant ou au médecin en chef.

C'était, comme il est facile de le voir, une organisation riche en conflits et peu favorable à une rapide satisfaction de besoins souvent urgents. Il était nécessaire de revenir au principe de l'unité dans la direction, mais la Prusse avait trop bien profité de l'étude de nos infirmités, si bien mises à découvert par les campagnes de Crimée et d'Italie, elle avait trop de bon sens pratique pour unifier le service de santé entre les mains d'un intendant complètement étranger aux connaissances médicales, et elle crut aussi logique que légitime de confier cette direction au corps médical. C'est ce que fit l'ordonnance de 1863.

« Dans le but d'unifier leur action, chaque ambulance (*Feld-Lazareth*) est placée sous la direction d'un médecin en chef. Ce médecin est responsable de tout le service et il étend son autorité sur tout le personnel. L'officier du train sanitaire est chargé, sous la direction du médecin en chef, du commandement du train hospitalier, du maintien de l'ordre et de la discipline; l'inspecteur des hôpitaux (*Lazareth-Inspector*) est également chargé, sous la direction du médecin en chef, de la gestion économique et financière. L'officier et le comptable sont responsables des services qui leur sont confiés.

« Lorsque l'officier du train ou l'inspecteur reçoivent du médecin en chef des ordres qu'ils considèrent comme opposés aux exigences du service qui leur est spécialement confié, ou contraires aux règlements généraux de l'armée ou aux règlements particuliers de l'arme à laquelle ils appartiennent, ils doivent faire part de leurs scrupules et de leurs répugnances au médecin en chef; mais ils doivent ensuite exécuter immédiatement les ordres que celui-ci leur transmet alors par écrit, le médecin en chef en portant seul la responsabilité. »

Ce règlement s'applique aussi bien aux ambulances divisionnaires qu'à celles des quartiers généraux des corps d'armée. Quant à ce qui concerne la direction générale de tout le service, afin de faciliter l'action du médecin général et de l'intendant, dans la direction et dans l'approvisionnement des ambulances qui ne se trouveraient pas en rapport direct avec le quartier général du corps, un médecin principal est attaché à chaque corps d'armée comme directeur des ambulances; il y a auprès de lui, pour l'aider dans l'accomplissement de sa mission, un inspecteur des hôpitaux et un premier lieutenant du train sanitaire. Un vétérinaire et un fabricant d'instruments de chirurgie sont placés sous ses ordres.

B. — Avant 1863, le service médical de chaque *armee-corps*, en temps de guerre, se composait de trois ambulances légères (*Leicht Feld-Lazareth*) et d'une ambulance de quartier général (*Haupt Feld-Lazareth*).

Les trois ambulances légères étaient destinées à donner les premiers secours aux blessés, qu'elles dirigeaient sur l'ambulance centrale aussitôt que celle-ci avait pu s'établir. Chacune d'elles comprenait 11 médecins, 10 aides hospitaliers, et un total de 75 personnes et de 10 voitures.

L'ambulance centrale ou du quartier général était organisée pour hospitaliser normalement 1,200 malades et éventuellement 1,800. Elle pouvait se subdiviser en trois sections. Cette ambulance comptait 40 médecins, 48 aides hospitaliers, et un total de 295 personnes et de 35 voitures.

Le corps entier avait donc pour son service médical, sans compter les médecins et les infirmiers attachés aux régiments, 738 personnes et 66 voitures. Nous verrons plus loin la répartition du personnel.

En 1863, on comprit les inconvénients d'une trop grande concentration du service hospitalier. La division de l'ambulance du quartier général en trois sections, au lieu d'être éventuelle et facultative, devint permanente et réglementaire.

Les trois ambulances légères furent conservées; mais elles furent attachées spécialement à une des trois divisions du corps d'armée et désignées par le numéro d'ordre de cette division. Leur mission resta la même; mais pour rendre leur action plus facile, on les subdivisa en deux détachements : l'un mobile, actif (*farend*); l'autre de réserve ou de dépôt, Le détachement mobile comprenait le médecin en chef, 1 médecin-major, 4 aides-majors,

4 aides hospitaliers, 1 pharmacien, 2 surveillants, 8 gardes-malades, 2 sous-officiers du train, 2 sergents montés faisant le service d'estafettes, une voiture à 4 chevaux, une à 2 chevaux et 5 voitures de transport pour blessés. Ce premier détachement devait suivre les troupes sur le champ de bataille, faire les premiers pansements, tandis que le second, aussi peu éloigné que possible, hospitalisait temporairement les blessés que le détachement mobile lui envoyait. Les trois ambulances attachées au corps d'armée tout entier, lesquelles représentaient l'ancienne ambulance du quartier général du corps d'armée, prirent le nom d'ambulances « lourdes » (*schwere*), et furent désignées par des numéros d'ordre de 1 à 3. Chacune d'elles pouvait encore, en cas de besoin, se subdiviser en trois sections.

Chacune des ambulances divisionnaires comprit dès lors 13 médecins et 13 aides hospitaliers. En tout 88 personnes et 10 voitures.

Chacune des trois ambulances de corps d'armée, 14 médecins et 24 aides hospitaliers, et un total de 129 personnes et de 11 voitures.

Le service médical de chaque corps d'armée comptait donc, en dehors des médecins attachés aux régiments formant le corps d'armée : 71 médecins, 111 aides hospitaliers, et un total de 869 personnes et de 64 voitures.

Les progrès de l'hygiène hospitalière, le danger évident résultant de la concentration d'un trop grand nombre de malades, et surtout l'expérience de 1866, montrèrent qu'il y avait utilité à multiplier encore le nombre des ambulances et à ne pas les attacher spécialement à telle ou telle division, car, si l'armée marche en avant et que l'ambulance divisionnaire soit retenue en arrière par la nécessité d'abandonner ses malades, le service est immédiatement désorganisé.

L'organisation de 1869 supprime la distinction entre les ambulances « légères et lourdes ». Les trois sections de chacune des trois ambulances lourdes, les trois sections de dépôt des ambulances légères, furent unifiées et formèrent des ambulances appelées *Feld-Lazareth*, dont le nombre fut porté à douze par corps d'armée. En même temps on modifia (comme nous le verrons plus loin, en étudiant dans son ensemble l'organisation de 1869) la compagnie de porteurs de blessés, et on la transforma en une sorte d'ambulance de première ligne, chargée spécialement de desservir la place de pansement. Le tableau ci-contre (p. 215) fera saisir dans son ensemble les modifications apportées depuis 1863 au chiffre du personnel médical et administratif composant le service sanitaire d'un corps d'armée prussien. Nous verrons que ce personnel est toujours allé en augmentant : de 76 en 1855, il monte à 84 en 1863, et à 93 en 1869, ce qui constitue entre 1869 et 1855 une augmentation de 22 p. 100.

C. — L'organisation du service des étapes, si importante au point de vue du mouvement des troupes, est également importante sous le rapport de l'évacuation et du transport des malades à de grandes distances; nous ne nous y arrêterons pas ici, car nous aurons à examiner plus loin cette question avec les détails qu'elle comporte; disons seulement que le service sanitaire de l'armée prussienne en temps de guerre se divise en trois parties distinctes ou en trois groupes : l'un opère sur le théâtre même de la guerre ; l'autre, resté à l'intérieur du pays, y soigne les blessés et les malades qui ont pu être transférés dans les hôpitaux de la mère patrie et sert en même temps de réserve au corps médical de l'armée active; le troisième, intermédiaire aux deux autres, prend soin des blessés que l'on évacue vers le sol natal, soigne les malades laissés par les troupes de passage, et dirige les hôpitaux temporaires créés sur le territoire envahi, hôpitaux élevés d'abord par l'armée active et devenus peu à peu, par suite des progrès de l'armée prussienne sur le sol ennemi, des hôpitaux d'arrière-ligne. Nous examinerons successivement toutes les parties de cette organisation. Voyons maintenant quelle est l'organisation du service de santé de l'armée placée sur le théâtre même des opérations militaires.

		ORGANISATION DE 1855				ORGANISATION DE 1863				ORGANISATION DE 1869			
		Compagnie de brancardiers.	Trois ambulances légères.	Une ambulance centrale.	Total.	Compagnie de brancardiers.	Trois ambulances légères.	Trois ambulances lourdes.	Total.	Trois compagnies de santé.	Douze ambulances.	Réserve.	Total.
Médecins	Médecins principaux	»	»	1	1	»	3	3	6	»	12	»	12
	— majors	»	15	15	30	»	12	9	21	6	12	3	21
	— aides-majors	3	18	24	45	3	24	30	57	15	36	9	60
Aides hospital.	Surveillants	»	12	18	30	»	15	27	42	6	36	9	51
	Au service des salles	»	18	30	48	»	24	45	69	18	72	18	108
Pharmacie	Pharmaciens	»	3	8	11	»	6	9	15	3	12	3	18
	Garçons de pharmacie	»	»	4	4	»	»	3	3	•	12	»	12
Administration	Inspecteurs	»	3	5	8	»	3	3	6	»	12	3	15
	Comptables	»	»	1	1	»	3	3	6	3	12	3	18
	Secrétaires	»	3	4	7	»	»	3	3	»	12	3	15
Infirmiers	(Gardes-malades)	»	48	52	100	»	48	96	144	24	144	36	204
Brancardiers	Sous-officiers	17	»	»	17	17	»	»	17	75	»	»	75
	Soldats	186	»	»	186	186	»	»	186	372	»	»	372
Cuisine	Cuisinières et blanchisseuses	»	6	9	15	»	6	9	15	»	»	»	»
	Cuisiniers	»	»	»	»	»	»	»	»	»	12	3	15
Officiers	Capitaines	1	»	»	1	1	•	»	1	3	»	»	3
	Lieutenants en 1er	»	»	1	1	»	»	»	»	3	»	»	3
	Lieutenants en 2e	3	3	2	8	3	3	3	9	3	•	»	3
Police	Sergents	»	3	»	3	»	•	»	»	»	12	•	12
Train	Sous-officiers	»	9	6	15	»	18	24	42	18	72	»	90
	Soldats	8	84	115	207	8	99	120	227	69	204	17	280
TOTAL DU PERSONNEL		218	225	295	738	218	264	387	869	618	672	107	1,397
Voitures	à 2 chevaux	»	3	27	30	•	15	27	42	30	24	•	54
	à 4 chevaux	1	27	8	36	1	15	6	22	»	48	»	48

Médecin en chef d'armée (Armee Arzt). — Les forces militaires si considérables que peut faire mouvoir la Prusse sont rarement réunies en une seule armée. Dans les campagnes de 1866 et 1870, il y avait plusieurs armées distinctes ayant chacune leur général en chef, ayant également chacune leur sphère d'action, leur autonomie. Le lien qui les unit est l'état-major général, à la tête duquel est le roi, général et commandant en chef de toutes les armées. Chaque armée a son médecin en chef.

Médecin en chef de corps d'armée (Corps Artz). — Il est chargé de la direction du service médical de chacune des *armee-corps* qui composent l'armée. Dans l'organisation de 1863, la subdivision du commandement n'allait pas plus loin, et il n'y avait pour les brigades et pour les divisions aucune fonction correspondante dans le service de santé. L'expérience de la guerre de 1866 montra qu'il serait utile de centraliser dans les mains d'un même médecin la répartition des ressources que peut offrir une division ; le plan de mobilisation pour l'armée de la Confédération du Nord combla cette lacune.

Un médecin de division (Division Arzt) fut mis à la tête de chacune des deux divisions d'infanterie qui composent une *armee-corps*. Le médecin de division figure également dans l'ordonnance de 1868 sur le service de santé en temps de paix, mais ses fonctions ne sont pas déterminées, et l'ordonnance ne les mentionne au paragraphe 8 qu'en lui attribuant le droit de présentation (*wahl Act*) des médecins de la division. Ils pourraient ou devraient être, d'après Loeffler, chargés de la direction des grands hôpitaux des villes de garnison.

Médecins de régiment. — J'ai donné plus haut, à propos de l'organisation en temps de paix, la répartition du personnel médical attaché aux corps de troupes. Nous avons vu que chaque bataillon d'infanterie, de chasseurs et de tirailleurs compte deux médecins ; ce nombre n'est point changé en temps de guerre. Il n'y a de modifications importantes que pour l'artillerie : chaque régiment compte en temps de guerre vingt et un médecins, dont seize aides-majors ; chiffre considérable qui ne s'explique que par l'adjonction de colonnes chargées de l'approvisionnement en munitions, et surtout par la subdivision des régiments d'artillerie en batteries ou en sections, opérant souvent à une certaine distance les unes des autres.

Chirurgiens consultants (Consultirend Chirurgen). — L'institution des chirurgiens consultants est une excellente innovation introduite par la Prusse dans le service de santé des armées. Les Prussiens ont pensé avec grande raison qu'il était regrettable que les blessés fussent privés du secours des meilleurs chirurgiens, et que la chirurgie militaire fût elle-même privée d'un concours éminemment utile. A moins que le théâtre de la guerre ne soit fort éloigné de le mère patrie, il n'est pas rare que des médecins civils soient envoyés auprès de quelque blessé par une famille inquiète du sort d'un fils, d'un père ou d'un époux. C'est faire de la bonne démocratie que de donner aux simples soldats des garanties et des chances de salut dont une grande fortune permet seulement à quelques familles d'entourer un petit nombre de blessés. La création des chirurgiens consultants a permis de donner temporairement place dans les rangs de l'armée aux illustrations et aux grandes renommées de la médecine et de la chirurgie civiles : Langenbeck, Esmarch, Bardeleben, Gurlt, Wilms, Middeldorpf, ont pris part comme chirurgiens consultants aux grandes guerres de 1866 et 1870. La difficulté la plus grande était de laisser à ces médecins la haute situation qui leur était due, sans toutefois porter atteinte au principe de la subordination dans le service et de l'unité dans la direction. Ces difficultés ont été très heureusement surmontées, comme le prouvent ces articles de l'instruction de 1869 sur l'organisation du service de santé en campagne et comme le prouve surtout l'expérience des faits.

Les chirurgiens consultants sont nommés pour la durée de la guerre et de la mobilisation de l'armée. Ils ont le rang et les prérogatives des médecins généraux de corps d'armée. Ils sont nommés par le roi sur la présentation du médecin général-major. Le ministre de la guerre fixe le nombre des propositions; le médecin général-major, après en avoir conféré avec le ministère, indique les chirurgiens qui doivent en être l'objet. La répartition des chirurgiens consultants dans les diverses armées, corps d'armée, ou inspections générales d'étapes, appartient au médecin général-major.

Le chirurgien consultant exerce ses fonctions à la place de pansement et dans les hôpitaux. A la place de pansement il aide les chirurgiens de ses conseils et s'il y a lieu de son intervention manuelle. Il inspecte, autant que possible à l'heure des visites médicales, les hôpitaux de sa circonscription. Lors de ces inspections, le médecin en chef de l'hôpital lui soumet tous les cas embarrassants de pratique médicale et toutes les questions importantes ayant trait à l'organisation des secours. En cas de dissentiment dans les opinions, celle du chirurgien consultant est prépondérante ; si son avis n'est pas suivi, il doit donner ses ordres par écrit, et, comme la responsabilité incombe alors à lui seul, il donne avis sans retard au médecin en chef de l'armée des ordres qu'il a cru devoir donner.

Le chirurgien consultant doit aussitôt que possible se rendre à l'appel qui lui est fait par les médecins en chef des hôpitaux compris dans sa circonscription, pour une consultation ou pour une opération.

Il doit pendant la durée et à la fin de la campagne remettre des rapports sur la situation et le fonctionnement des hôpitaux de sa circonscription et sur leur personnel. Il a également pour mission de provoquer et de surveiller la préparation, la conservation et la réunion des pièces anatomiques destinées au musée de chirurgie militaire, et de veiller à ce qu'à chaque préparation soit annexée l'observation ou un extrait du journal sur lequel s'inscrit l'histoire de chaque malade.

Il n'est point besoin de longues réflexions pour comprendre tout ce qu'il y a de favorable aux blessés dans une organisation qui eût permis en temps de guerre de donner à nos soldats pour chirurgiens consultants les Dupuytren, les Velpeau, les Nélaton, et les plus éminents professeurs de nos facultés de médecine.

Infirmiers et brancardiers. — Nous avons vu, en étudiant l'organisation du service en temps de paix, que le personnel des infirmiers comprenait des aides hospitaliers (*Lazareth Gehülen*) et des infirmiers gardes-malades (*Krankenwärter*). En temps de guerre viennent s'y ajouter des brancardiers (*Krankenträger*) pris parmi les soldats en activité de service et préalablement instruits à manœuvrer un brancard et à y placer un blessé. Une partie de ce personnel inférieur se trouve réparti dans les ambulances, l'autre partie est réunie en corps spéciaux constituant les compagnies de santé. Nous allons voir en étudiant dans ses diverses parties l'organisation du service médical que, pendant les combats, des soldats sortis des rangs et désignés d'avance servent à transporter les blessés depuis la ligne de feu jusqu'à la place de secours. Ils sont connus sous le nom de brancardiers auxiliaires (*Hilfs-Krankenträger*).

ARTICLE PREMIER

ORGANISATION DU SERVICE MÉDICAL SUR LE THÉATRE DE LA GUERRE

I. *Brancardiers auxiliaires* (*Hilfs-Krankenträger*). — La compagnie de santé ne saurait suffire aux besoins multiples que fait naitre la nécessité de relever et de transporter rapidement un grand nombre de blessés. Les troupes engagées fournissent elles-mêmes une partie du personnel nécessaire au service. Dès que la bataille s'annonce comme prochaine, chaque compagnie, escadron ou batterie, détache quatre hommes qui jusque-là étaient restés dans le rang. Ces hommes, instruits d'avance dans le rôle qu'ils ont à remplir, sont des brancardiers auxiliaires (*Hilfs-Kranken-träger*) venant en aide aux brancardiers de la compagnie de santé. Ils prennent dans la voiture d'ambulance que possède chaque bataillon d'infanterie et chaque régiment de cavalerie deux brancards qui s'ajoutent à ceux de la compagnie de santé. Comme ces voitures renferment des appareils à fracture, des bandes, du linge à pansement, et ne sauraient sans inconvénients se trouver sur la ligne même de bataille, elles se portent un peu en arrière avec les caissons renfermant les munitions, et les brancardiers aussi bien que les aides hospitaliers attachés au médecin du bataillon portent une sacoche de cuir contenant quelques instruments, des objets de pansement, du vin et du vinaigre. De plus, chacun d'eux a une gourde supplémentaire destinée à désaltérer les blessés. Un des brancardiers porte le sac d'infirmerie, qui renferme une petite boîte à amputation, un appareil à chloroforme et des objets de pansement. Du reste, par une sage précaution sur laquelle j'appellerai plus loin l'attention, chaque combattant doit avoir réglementairement dans sa poche un appareil de premier pansement composé d'une bande et de charpie.

Les brancardiers dirigés par des aides hospitaliers forment des patrouilles qui transportent les blessés à la place de premier pansement (*Nothverbandplatz*) qui représente la place de secours, telle que nous l'avons déjà mentionnée dans l'armée autrichienne. Dans les combats de peu d'importance, la compagnie de santé n'entre pas en activité et les brancardiers auxiliaires portent les blessés jusqu'à la place de secours. Dans les combats plus importants, ou si des circonstances particulières l'exigent, le commandant du corps de troupe engagé désigne d'autres soldats qui viennent en aide aux brancardiers auxiliaires. Dès que leur service spécial est terminé, les brancardiers auxiliaires doivent rejoindre leur corps et rentrent dans le rang.

II. *Compagnies ou détachements sanitaires (Sanitäts-Detachements).* — Dans l'ancienne organisation et par ordonnance du 21 décembre 1854, une compagnie de brancardiers fut attachée à chaque corps d'armée. Cette compagnie comprenait : 1 capitaine, 3 lieutenants, 3 aides-majors, 203 hommes (parmi lesquels 17 sous-officiers, 16 sergents et 6 clairons) et 8 soldats du train. Ce personnel était divisé en trois sections de manière à pouvoir, en cas de besoin, agir isolément en trois endroits différents.

La mission qu'avait à remplir la compagnie était de relever les blessés, de les porter à la place de pansement établie par la section mobile de l'ambulance légère, et de là, après qu'ils avaient été pansés, de les transporter à l'endroit où s'était établie la section de dépôt de ces mêmes ambulances.

L'ordonnance de 1869 établit d'une manière fixe et permanente l'indépendance des trois sections, et augmenta notablement le nombre des médecins. Trois compagnies de santé furent attachées à chaque corps d'armée : deux pour chacune des divisions d'infanterie sont placées sous l'autorité supérieure du général commandant le corps d'armée. Toutefois chacune de ces compagnies doit pouvoir se diviser en deux sections, afin de pouvoir, s'il en était besoin, établir pour chaque division deux places de pansement. C'est en effet à la compagnie de santé, renforcée pendant le combat des médecins des régiments engagés, qu'est réservé le rôle d'ambulance divisionnaire de première ligne.

La commission réunie par ordre du roi de Prusse, en date du 18 mars 1867, fut d'avis de donner à un médecin en chef la direction de la compagnie de santé. Cet avis ne fut pas adopté, car le commandement resta au capitaine, comme cela existait pour la compagnie de brancardiers. L'expérience seule peut décider si la vérité est du côté de la commission ou du côté du ministère. En effet, il n'en est pas de la compagnie de santé, qui ne fonctionne que pendant la bataille et à la place de pansement, comme des ambulances qui sont de véritables hôpitaux mobiles. A l'hôpital de paix ou de guerre, fixe ou mobile, les considérations hygiéniques ou médicales priment en général toutes les autres ; à la place de pansement, on doit surtout tenir compte des considérations militaires. Il faut prévoir quels pourront être les mouvements des troupes en avant ou en arrière ; ne pas se placer à un endroit exposé au feu des canons ennemis; ne pas occuper un terrain dont l'artillerie pourrait avoir besoin quelques heures plus tard pour établir une batterie ; ne pas encombrer par les voitures d'ambulance une route, un chemin indispensable au rapide passage des troupes. On a cru que plus habitué que le médecin aux choses de la guerre, l'officier du corps sanitaire devait être chargé du commandement. Cependant, dès que la compagnie a établi la place de pansement, la direction non de la compagnie, mais de la place de pansement, appartient au médecin en chef.

Le détachement sanitaire comprend :

Personnel militaire et administratif	1 capitaine de cavalerie (commandant).
	1 lieutenant en premier.
	1 lieutenant en second.
	1 comptable.
	2 aides-hospitaliers (comme surveillants).
	1 sergent-major.
	12 sergents.
	12 caporaux.
	124 brancardiers.
Personnel médical . . .	2 médecins-majors.
	5 médecins aides-majors.
	1 pharmacien.
	6 aides-hospitaliers.
	8 infirmiers.
Train des équipages . .	3 sous-officiers du train.
	3 caporaux du train.
	23 soldats.

Le matériel roulant se compose de deux voitures d'ambulance, deux voitures de bagages, six voitures pour transport de blessés,

dont chacune est munie de deux brancards ; trois brancards à
roues et trente brancards ordinaires font partie du matériel. Ces
dix voitures sont à deux chevaux ; en cas de besoin on ajoute un
certain nombre de voitures de paysan, lesquelles, après avoir été
bien garnies de paille, servent au transport des blessés. A ces
vingt-deux chevaux de trait parmi lesquels sont compris deux
chevaux de réserve, s'ajoutent dix-neuf chevaux pour les officiers,
les médecins, le comptable, le pharmacien et les six sous-officiers
et caporaux du train, ce qui donne pour le détachement un total
de quarante et un chevaux.

Les brancardiers faisant partie de la compagnie de santé portent
l'uniforme de la compagnie ; au contraire les brancardiers supplémentaires, fournis seulement au moment du combat par les
troupes engagées, ont l'uniforme de leur régiment, et portent seulement au bras gauche le brassard adopté par la Convention de
Genève. Tous font le service entre la ligne de combat et la place
de pansement ; ils sont donc presque aussi exposés au feu de
l'ennemi que les combattants ; les brancardiers de la compagnie
de santé, ne pouvant porter un fusil qui les gênerait beaucoup
pour porter un brancard, sont armés d'un revolver.

III. *Hôpitaux de guerre ou de campagne (Feld-Lazareth).* —
Les ambulances auxquelles s'applique le nom de *Feld-Lazareth* ne
répondent ni à nos ambulances divisionnaires, ni à nos ambulances de quartier général. Elles ne sont pas attachées à telle ou
telle division, mais appartiennent au corps tout entier et sont
envoyées là où leur présence est jugée nécessaire. Il en existe
douze par corps d'armée. Leur composition et leurs ressources en
matériel sont combinées de façon que chacune d'elles puisse recevoir et hospitaliser 200 malades ou 2,400 pour le corps entier,
c'est-à-dire 8 p. 100 environ de l'effectif total du corps. Les *Feld-
Lazareth* sont organisés de manière à pouvoir se subdiviser en
deux parties égales, ce qui donne 24 hôpitaux-ambulances pour le
corps d'armée ou 8 pour chaque division. Chacun d'eux comprend :

> 1 médecin-major supérieur (médecin en chef).
> 1 médecin-major.
> 3 aides-majors.
> 1 pharmacien.

A reporter.   6

Report. .   6
     1 inspecteur.
     1 comptable.
     3 aides-hospitaliers surveillants
     6 aides-hospitaliers.
   12 infirmiers militaires.
     1 cuisinier.
     1 garçon de pharmacie.
     1 sergent pour la police.
     1 sous-officier comme secrétaire.
     1 sous-officier comme capitaine d'armes.
     1 maréchal des logis chef du train.
     4 sergents et caporaux du train.
   15 soldats du train.
    ————
    54

Le médecin en chef a sous ses ordres tout le personnel. L'inspecteur, chargé sous la direction du médecin en chef de la partie économique, a pour le seconder les aides hospitaliers surveillants (*Revier-Aufseher*), qui dirigent les services généraux comme la cuisine, mais qui étendent leur surveillance sur le service des salles et spécialement sur les infirmiers.

Chaque Feld-Lazareth possède en propre un matériel roulant dont la garde et la direction sont confiées à un maréchal des logis chef (*Wachtmeister*) appartenant au train des équipages, et aux vingt et un sous-officiers et soldats sous ses ordres. Ce matériel comprend : deux voitures d'ambulance à deux chevaux, trois voitures à quatre chevaux pour transport de vivres, d'ustensiles, d'appareils, etc., et un omnibus à quatre chevaux qui est occupé par les trois aides-majors, l'inspecteur, le comptable et le pharmacien. Le médecin en chef, le médecin-major, le Wachtmeister, le sous-officier et les trois caporaux du train sont montés.

Bien qu'il commande au personnel médical, militaire et administratif du Feld-Lazareth, le médecin en chef n'est pas, dans le sens militaire du mot, le supérieur du maréchal des logis (*Wachtmeister*) chef du train hospitalier; mais celui-ci, d'après le nouveau règlement sur le service de santé en campagne, doit sans aucune restriction obéir aux ordres du médecin en chef.

IV. *Hôpitaux de guerre stationnés (Stehende Kriegs-Lazareth).* — Lorsqu'un hôpital mobile de campagne (*Feld-Lazareth*) est laissé en arrière pour un temps plus ou moins long dans le but d'hospitaliser les blessés intransportables des luttes précédentes, il se transforme en hôpital de guerre stationné (*Stehendes Kriegs-Lazareth*) et relève alors, non plus du médecin en chef de l'armée active, laquelle s'est portée en avant, mais de l'inspection générale d'étapes. Il peut même arriver que par suite du déplacement du théâtre des opérations, le Lazareth de guerre stationné se trouve assez éloigné de la route d'étapes pour que l'inspection générale des étapes ne puisse que très difficilement étendre son action sur cet hôpital ; la surveillance en appartient alors aux autorités militaires de la province, si l'établissement est sur le territoire prussien, et aux gouvernements généraux (*General-Gouvernements*) établis par l'inspection générale d'étapes, si l'hôpital est placé en territoire étranger.

Les Lazareth de guerre stationnés conservent l'organisation des Lazareth de campagne. Le médecin en chef doit s'attacher à réduire, autant et aussitôt que possible, par des évacuations, le chiffre des malades, afin d'arriver à la suppression de l'hôpital.

V. *Réserve du personnel hospitalier* (*Lazareth-Reserve-Personal*). — Chaque *armee-corps* a une réserve médicale qui se compose de 12 médecins (3 médecins-majors, 9 aides-majors), 3 pharmaciens, 3 inspecteurs, 3 comptables, 3 sous-officiers secrétaires, 9 hospitaliers surveillants, 18 aides-hospitaliers, 36 infirmiers militaires, 3 cuisiniers. 17 soldats du train servent d'ordonnances aux médecins, aux pharmaciens, aux inspecteurs et aux comptables.

Bien qu'attaché à une *armee-corps*, ce personnel est à la disposition non seulement du médecin en chef de l'armée, mais aussi de l'inspecteur général d'étapes ; il sert à renforcer le personnel de la place de pansement et des Feld-Lazareth, ou à former sur les derrières de l'armée de nouveaux hôpitaux.

Le personnel hospitalier de réserve est donc en quelque sorte intermédiaire au service médical de l'armée combattante et à celui du territoire d'étapes. Il est surtout destiné à assurer le service dans les Feld-Lazareth restés en arrière pendant un temps plus ou moins long pour hospitaliser les blessés intransportables, hôpitaux prenant alors le nom de *Kriegs-Lazareth*. Les médecins-majors de cette réserve pouvant être appelés à devenir médecins en chef de Lazareth doivent tous appartenir au service médical militaire actif et permanent.

VI. *Dépôt de réserve du matériel hospitalier (Lazareth-Reserve Depot).* — Les divers corps qui composent le service de santé, détachements sanitaires (compagnies de santé), Feld-Lazareth, Lazareth de guerre stationnés, doivent autant que possible se procurer sur place les ressources nécessaires à l'entretien des malades. Cependant pour éviter de voir ces besoins non satisfaits en temps utile, on forme pour chaque corps d'armée un dépôt de réserve du matériel médical, lequel est placé en arrière de l'armée active et en général au chef-lieu d'étapes. C'est là que le matériel amené par chemin de fer ou par voiture se trouve rassemblé et emmagasiné. Si l'armée s'avance loin de sa première base d'opération, l'inspecteur général d'étapes fait avancer les dépôts.

Les objets demandés par les hôpitaux leur sont expédiés par le chemin de fer, la poste de campagne ou les voitures de réquisition. Quand la distance n'est pas trop grande et que rien ne s'y oppose, les Feld-Lazareth les font chercher par leurs propres voitures.

Ainsi, même en ne comptant pas les brancardiers auxiliaires, nous pouvons constater que les services médicaux attachés à l'armée active (la réserve du personnel, douze Feld-Lazareth, trois compagnies de santé) donnent, pour un corps d'armée de 30,000 hommes : 93 médecins, 159 aides hospitaliers, 30 pharmaciens, 204 infirmiers, 447 brancardiers, et au total : 1,397 personnes, 103 voitures et 459 chevaux.

ARTICLE II

FONCTIONNEMENT DU SERVICE DE SANTÉ SUR LE THÉATRE DE LA GUERRE

Établissements de première ligne.

Je ne reviendrai pas sur ce que j'ai dit plus haut à propos des brancardiers de la compagnie de santé. Ils transportent tous les blessés qui ne peuvent marcher, depuis la ligne de combat jusqu'à la place de pansement.

Lorsqu'une bataille s'engage, la moitié seulement des médecins de troupes restent avec leur corps, les autres se rendent à la place de pansement. Les médecins restés sous le feu donnent des soins aux blessés exigeant des soins immédiats et dirigent les brancardiers. Si la place de pansement est éloignée et si la disposition des lieux ne s'y oppose pas, ceux de ces médecins, qui appartiennent à une même brigade, se réunissent au centre de la brigade et y constituent une *place de secours*, comme nous l'avons vu dans l'armée autrichienne, ou ce qui est mieux nommé une *place de pansement de nécessité (Nothverbandplatz)*; si au contraire la nature du sol, les particularités de la bataille rendent cette concentration à une place de secours, impossible ou inutile, chacun des médecins de régiment, non appelé à la place de pansement, reste derrière son bataillon. Mais il est important de noter que toutes les fois que la place principale de pansement peut être, sans danger sérieux, établie près de la ligne de combat, on n'établit pas de place de secours.

Une *place de pansements (Verband-Platz)* est en général installée par division. Elle est desservie par une des trois compagnies de santé que viennent renforcer la moitié des médecins d'infanterie appartenant aux troupes engagées; comme chaque division compte douze bataillons, et par conséquent vingt-quatre médecins, on a ainsi un renfort important de douze médecins. Si même il était nécessaire, en prévision ou en présence d'une grande bataille, la réserve du personnel pourrait envoyer encore un nombre notable de médecins et d'infirmiers. C'est de la place de pansement que partent les patrouilles d'infirmiers qui vont parcourir le champ de bataille pour recueillir les blessés que relèvent surtout les soldats-brancardiers auxiliaires; c'est de là aussi que les blessés, après avoir été pansés, partent pour le Feld-Lazareth.

Le personnel de la place de pansement est divisé en trois groupes qui ont chacun leurs rôles. Les médecins du premier groupe reçoivent les blessés, coupent les habits, lavent et examinent les plaies, pansent celles qui sont légères et ne portent que sur les parties molles, font les petites opérations comme les sutures, les extirpations de projectiles, mettent à part les mourants. Les blessés mortellement atteints et pour lesquels le transport augmenterait les souffrances de l'agonie, sont mis dans un endroit séparé, où on leur procure tous les adoucissements possibles. Les médecins du deuxième groupe s'occupent des fractures, appliquent seulement des appareils à attelles à celles qui sont faciles à maintenir et des appareils plâtrés aux fractures les plus graves. Ceux du troisième groupe font les amputations et les opérations délicates, comme la trachéotomie, les ligatures d'artères dans la continuité, etc. Il est interdit de faire à la place de pansement des résections articulaires, on ne peut les faire qu'au Feld-Lazareth. Bien que la direction de la compagnie de santé appartienne au capitaine commandant, la direction de la place de pansement où fonctionne cette compagnie appartient au médecin en chef.

Dans le but d'éviter les explorations et les pansements réitérés des blessures pendant le trajet du champ de bataille à l'ambulance, et pour faciliter le classement de ces blessés dans les divers hôpitaux, chaque médecin, une fois le pansement terminé, détache du portefeuille qui lui a été remis au moment de l'entrée en campagne une feuille de diagnostic, et après l'avoir remplie et signée, l'attache solidement à la boutonnière du blessé. Cette note indique : 1° le degré de transportabilité du blessé; 2° la nature de la blessure; 3° le traitement déjà employé. Les trois degrés différents de transportabilité sont exprimés en chiffres romains. Le chiffre I indique que le blessé ne peut être transporté sans danger et qu'il doit être déposé au Lazareth le plus proche. Le chiffre II signifie que le transport est nuisible, s'il doit être effectué assez loin. Le chiffre III correspond à la possibilité du transfert à grande distance.

Les Feld-Lazareth sont de véritables hôpitaux temporaires établis dans les villages, les fermes, les châteaux qui avoisinent le champ de bataille. Les blessés y sont rapidement portés, rapidement secourus et y séjournent quelque temps; cependant l'installation matérielle est souvent défectueuse, puisque l'hôpital est établi le plus souvent dans des endroits qui ont été plus ou moins le théâtre de la lutte; comme il faut que le Feld-Lazareth suive l'armée, on évacue aussitôt que possible les blessés transportables sur les établissements du second groupe, installés sur les derrières de l'armée; mais je dois ajouter qu'on évacue aussi trop souvent ceux qui ne sont pas réellement transportables, et que le service médical prussien, comme tous les autres du reste, laisse sous ce rapport énormément à désirer.

Les Feld-Lazareth sont désignés par le numéro du corps d'armée et un numéro d'ordre. Le général en chef du corps d'armée décide quels seront les Lazareth attachés à des divisions et ceux qui resteront en réserve. Si, après une bataille, l'armée marche en avant sans que les Lazareth immobilisés par l'hospitalisation des blessés puissent suivre, le général attache aux divisions d'autres Lazareth pris parmi ceux restés en réserve.

Les Feld-Lazareth ainsi laissés en arrière doivent hâter le plus possible l'évacuation de leurs blessés et rejoindre l'armée. Si tous les malades ne peuvent être évacués, on s'efforce de rendre disponible au moins une des deux sections qui composent le Lazareth.

Lors d'un mouvement de retraite, le médecin en chef doit se tenir prêt, aussitôt qu'il en recevra l'ordre du général ou du médecin en chef de la division, à suivre l'armée en emmenant les voitures, les attelages, le personnel et le matériel qui ne seraient pas absolument indispensables au traitement des blessés; il se joint autant que possible au détachement sanitaire le plus rapproché et l'accompagne dans la retraite.

Tant que le Feld-Lazareth est en rapport direct avec le corps d'armée auquel il appartient, il reste sous les ordres du général commandant ce corps d'armée; lorsque, par suite de la marche en avant de l'armée, le Lazareth est séparé de son corps d'armée, il relève de l'autorité de l'inspection générale d'étapes.

Organisation et fonctionnement du service médical sur les derrières de l'armée. Service des étapes.

L'organisation du service des étapes, réglée par ordonnance du 2 mai 1867, est au point de vue purement militaire, aussi bien que sous le rapport médical, d'une extrême importance. Dans le but d'assurer la sécurité, la régularité et la rapidité des communications entre l'armée et sa base d'opérations, toute la zone intermédiaire à l'armée active et à la mère patrie constitue ce que l'on pourrait appeler le territoire d'étapes. L'organisation de tous les services capables d'assurer les communications est confiée à un inspecteur général des étapes qui a rang de général de division. Il relève d'un côté du général en chef de l'armée, de l'autre du ministre de la guerre.

Chaque *armee-corps* prussienne est recrutée dans une même circonscription territoriale. Au début de la guerre, une des plus importantes stations de chemin de fer de cette circonscription est désignée d'avance comme lieu de rassemblement ou comme point de départ pour tout ce qui, de la circonscription, va vers l'armée et pour tout ce qui en revient; c'est la tête d'étape (*Etappen-An-fangs-Ort*). La station de chemin de fer, à laquelle se termine sur les derrières de l'armée le chemin d'étapes, constitue le chef-lieu d'étapes (*Etappen-Haupt-Ort*). Ce dernier change nécessairement suivant les progrès des opérations militaires. Entre les deux sont établies les étapes de chemin de fer (*Eisenbahn-Etappen*). Mais si la ligne des étapes suit autant que possible la ligne du chemin de fer, on est souvent obligé d'établir de *étapes de terre* (*Land-Etappen*) soit entre le chef-lieu d'étapes et l'armée placée plus en avant, soit entre toutes les routes qui relient l'armée à sa base d'opérations, et l'on établit même une ligne d'étapes de terre parallèlement à la ligne d'étapes de chemin de fer. Les étapes de terre sont distantes d'une journée de marche. Le service d'inspection des étapes, relié avec le grand quartier général par des courriers et par le télégraphe, suit pas à pas la marche de l'armée, et à mesure que l'armée s'avance, le territoire qui la sépare de la mère patrie ou de sa base d'opérations se partage en circonscriptions d'étapes (*Etappen-rayons*) dont le commandement appartient à un officier supérieur qui, autant que possible, établit le centre de ses opérations et son bureau (*Commandatur*) dans une station de chemin de fer.

A chaque station d'étapes est établi un petit hôpital d'étapes (*Etappen-Lazareth*) destiné à recevoir les malades de la circonscription, les soldats de passage et les malades ou blessés qui seraient forcés de s'arrêter en route, sans pouvoir atteindre le lieu vers lequel se dirige l'évacuation. Cet hôpital est confié à un médecin-major qui est le chef et le directeur du lazareth d'étapes. Mais dans le pays intermédiaire à l'armée et à son point de départ ou à sa base d'opérations, il existe assez souvent des établissements hospitaliers fixes ou temporaires qui ne sont pas situés le long de la ligne d'étapes; c'est pourquoi, sous le rapport médical, ce pays ne peut être divisé en circonscriptions qui pourront être en nombre supérieur à celui des rayons d'étapes ou comprendre à la fois quelques-uns de ces rayons, surtout s'il s'agit d'un territoire n'ayant qu'une faible population et peu de villes importantes. Dans chacune de ces circonscriptions existe, sous l'autorité de l'inspection générale des étapes, une direction médicale et un médecin qui prend le titre *Feld-Lazareth-Director*.

Les *Feld-Lazareth-Directoren* sont les représentants directs du médecin général de l'armée et de l'inspecteur général des étapes. Chaque corps d'armée a son directeur, qui est un médecin-major supérieur; mais suivant les besoins, l'inspection générale d'étapes place à la tête des circonscriptions médicales qu'elle a cru devoir créer un médecin directeur. Leur nombre est nécessairement variable. La nouvelle instruction sur le service de santé en campagne précise leurs fonctions. Parmi les principales figurent : l'inspection de tous les établissements hospitaliers de leur ressort, le soin de l'évacuation régulière des blessés et des malades ; le soin d'élever de nouveaux hôpitaux, si cela est nécessaire ; le droit et le devoir de transformer régulièrement les établissements temporaires établis par le Feld-Lazareth en hôpitaux de guerre fixes (*Kriegs-Lazareth*) afin de remettre à la disposition de l'armée, qui continue à avancer, les Lazareth de champ de bataille laissés en arrière. Les médecins-directeurs des hôpitaux de guerre ont à surveiller les dépôts des hôpitaux de réserve et les asiles ouverts pour les soldats légèrement blessés, pour les soldats fatigués ou les convalescents, asiles annexés aux hôpitaux d'étapes existant sur le territoire de leur circonscription. Toutefois ils n'ont pas le droit d'exercer de réquisitions, même pour les choses nécessaires à l'hôpital; ce droit n'existe que pour le commandant d'étapes.

L'ensemble du service est confié à un médecin général d'étapes (*Etappen-General-Artz*), lequel, de concert avec le commissaire royal, répartit dans les hôpitaux de son ressort les hospitaliers ou hospitalières volontaires, dont les services ont été agréés par le général inspecteur des étapes pour les établissements placés en dehors du théâtre même de la lutte.

La direction des Feld-Lazareth peut faire installer ailleurs que dans les stations d'étapes de nouveaux hôpitaux, ou approprier à son usage des hôpitaux déjà existants, mais cela est rare avec l'organisation actuelle, car la plupart des blessés transportés en arrière et évacués dans les hôpitaux d'étapes disséminés le long des voies ferrées, peuvent, par les trains d'ambulance si bien aménagés, être transportés jusqu'en Prusse et être soignés dans leur pays même.

Le *service des évacuations*, grâce à l'organisation dont nous venons de donner un rapide aperçu, se fait avec un ordre et une promptitude remarquables. Les trains d'ambulance sont de véritables hôpitaux roulants ayant leur cuisine, leur pharmacie. Nous examinerons plus loin cet important sujet. Ce service était, avant 1867, confié à la commission du transport des malades (*Kranken-Transport-Commission*); depuis il relève de l'inspection d'étapes, du commandant de chaque étape et surtout du commandant du chef-lieu d'étapes.

Tant que les Feld-Lazareth, établis pendant ou après une bataille, sont dans le rayon d'action de l'*armee-corps* à laquelle ils appartiennent, le soin des évacuations appartient au médecin en chef de l'*armee-corps*. Dans les Feld-Lazareth, dépendant de l'inspection générale d'étapes, il appartient au médecin-général d'étapes, lequel représente l'inspection générale d'étapes, comme le médecin-directeur du rayon d'étapes représente la commandature.

Le transport des malades de l'hôpital à la station du chemin de fer est effectué par le soin des médecins, des aides-hospitaliers et des infirmiers de l'hôpital. En chemin de fer, ce service est assez souvent fait, dans les endroits où les malades se rendent par le chemin de fer et suivant les besoins de ce service, par les *secoureurs volontaires*, agréés par l'inspecteur général d'étapes.

Établissements du troisième groupe.

Les *hôpitaux de guerre de réserve* (*Reserve-Feld-Lazareth*) forment le dernier terme où aboutissent les malades et les blessés évacués sur le territoire national par les soins de l'inspection générale des étapes. Ils sont ordinairement constitués par les hôpitaux militaires de garnison, et comme on utilise surtout ceux qui sont les plus rapprochés de la frontière, on leur donne aussi le nom d'*hôpitaux de frontière* (*Grenz-Lazareth*).

Pour recevoir les malades évacués par les Feld-Lazareth, les Kriegs-Lazareth et les Etappen-Lazareth, on forme sur le sol national, en arrière de l'armée combattante et par le soin des autorités de la province, des Lazareth de réserve (*Reserve-Lazareth*). La direction de la médecine militaire près le ministère de la guerre décide l'époque et le lieu où ces hôpitaux de réserve devront être institués.

Afin que les mesures à prendre dans cette circonstance puissent être facilement et rapidement exécutées, les autorités militaires et civiles de la province doivent pendant la paix : 1° choisir les lieux et les locaux qui pourront le mieux être affectés à cette destination ; 2° rechercher quelles sont les personnes capables de les diriger sous le rapport médical et administratif. Tous les ans, un rapport sur ce sujet doit être adressé au ministère de la guerre (division de la médecine militaire).

Les lieux les plus convenables à l'installation d'un hôpital de réserve sont, d'après l'instruction : ceux qui sont situés sur le trajet ou à proximité des chemins de fer ou des voies navigables ; ceux dans lesquels résident des médecins civils distingués auxquels pourraient être confiés le traitement des malades ; ceux enfin où il existe des hôpitaux militaires ou des hôpitaux civils municipaux.

On ne doit pas établir d'hôpitaux de réserve dans les villes fortifiées.

Des bâtiments destinés à cette affection doivent autant que possible être situés en dehors des villes, dans un endroit découvert et dans le voisinage de grands jardins. Pour déterminer le chiffre des malades, il faut 1,200 pieds cubes d'air par malade.

Dès le début d'une guerre, les autorités provinciales doivent se hâter de faire installer les hôpitaux de réserve, et de prévenir la direction de médecine militaire de leur installation. C'est à cette direction qu'il appartient de désigner aux inspections générales d'étapes les hôpitaux de réserve sur lesquels devront être dirigées les évacuations. L'inspection des Lazareth de réserve est confiée au médecin en chef du corps d'armée (médecin intérimaire remplaçant le titulaire parti avec l'armée active). On doit autant que possible éviter les évacuations d'un Lazareth de réserve sur un autre ; mais ces Lazareth peuvent confier à des asiles privés les convalescents qui n'ont plus besoin de secours médicaux. La composition du personnel des hôpitaux de réserve varie avec leur importance. D'après les prescriptions de la direction médicale du ministère de la guerre, chaque hôpital doit faire élever des tentes et des baraques d'isolement, en cas d'apparition de pourriture d'hôpital, de typhus, d'infection purulente, de choléra.

Ambulances privées. — Nous pouvons nous borner à dire ici

qu'elles ne peuvent recevoir de malades, mais seulement des
convalescents n'ayant plus besoin des secours de la médecine et
sortant des hôpitaux militaires sur la désignation du médecin de
l'hôpital, et que, de plus, elles sont, ainsi que le personnel qui les
dessert, sous la surveillance d'un commissaire royal et du médecin
en chef de l'hôpital militaire le plus proche. On est loin, comme
on le voit, des incroyables abus qui, dans la dernière guerre, ont
été la conséquence de la fureur charitable avec laquelle tant de
femmes du monde se sont transformées en médecins et ont joué
à l'ambulance en prenant pour enjeu la vie de nos pauvres soldats. Nous reviendrons sur ce sujet en parlant des sociétés civiles
de secours aux blessés.

CHAPITRE III

ARMÉE ITALIENNE

L'organisation de la chirurgie militaire en Italie est extrêmement défectueuse, et l'on comprendra facilement qu'il en soit
ainsi, quand nous aurons dit que l'élément administratif y est
absolument prédominant. Nous n'avons donc rien à emprunter à
l'Italie, aussi me bornerai-je à exposer brièvement l'état actuel
des choses.

Le personnel médical en temps de guerre est choisi d'abord
parmi les médecins militaires en activité de service; en second
lieu, parmi ceux de ces médecins mis en réforme ou en retraite,
mais encore aptes au service ; enfin, en cas d'insuffisance numérique des médecins militaires, on leur adjoint des médecins civils
« *invitati o requisiti* » à prendre du service dans l'armée (art. 13).

Le médecin en chef de l'armée et les médecins en chef des corps
sont nommés par le ministre de la guerre.

La répartition des médecins dans les hôpitaux et ambulances
est faite par le général en chef sur la proposition de l'intendant
général de l'armée (art. 18).

C'est sans doute pour faciliter une tâche qui, dans toute administration quelque peu prévoyante, est faite avant le début de la
guerre, qu'il est enjoint à tout médecin militaire sans destination

antérieure de se rendre dans ce cas au quartier général et de se mettre à la disposition de l'intendance (art. 14).

En campagne, les hôpitaux sont dirigés par les capitaines du corps de l'administration ; dans les villes, par un officier de l'armée ; l'officier d'administration n'est plus que directeur en second (art. 23).

Le directeur dépend directement de l'intendant général et des intendants des corps d'armée. L'intendant à son tour doit exercer une vigilance constante sur le service hospitalier (art. 24).

Le médecin en chef a la même situation qu'en France ; il ne peut davantage disposer des médecins et les répartir suivant les besoins, dont lui seul peut cependant apprécier exactement l'étendue et la nature. Il ne peut décider que tel hôpital devra être institué, tel autre évacué ; — mais il a le droit de faire à ce sujet des propositions à l'intendant, qui, suivant ses inspirations personnelles, les accepte ou les refuse (art. 38).

Il peut correspondre avec les médecins sous ses ordres, afin de connaître les modifications effectuées, d'après les ordres de l'intendance, dans les services hospitaliers ; — mais cette correspondance doit être au préalable soumise à l'intendance (art. 40).

Il a le droit de visiter les hôpitaux, afin de s'assurer que les malades sont bien soignés et que le service se fait exactement, — mais s'il reconnaît que quelque chose laisse à désirer, il ne doit en rien dire et en référer à l'intendant général (art. 40).

En prévision d'une bataille, il a le droit de proposer à l'intendance d'appeler dans les ambulances le nombre nécessaire de médecins, — mais c'est l'intendance qui se charge de décider la question et de présenter les intéressés (art. 45).

Il doit, de concert avec l'intendant, prendre des mesures pour que les blessés soient aussitôt relevés et pansés (art. 46). Or, comme, suivant toute apparence, on sait d'avance que l'intendant fait en pareil moment assez bon marché de ses droits, on recommande seulement au médecin de se tenir en relation avec l'intendant, et on l'autorise *en l'absence de ce dernier* à se mettre en rapport avec le chef d'état-major général (art. 47).

Soyons juste toutefois : dans cette organisation qui rappelle si brillamment la nôtre, on ne donne pas à l'intendant le droit de permettre un purgatif et de défendre une application de sangsues. Dans tout ce qui est exclusivement médical, l'intendant « *debbe*

riferirsi al giudizio del medico in capo, che e IN CIO IL SOLO
JUDICE COMPETENTE » (art. 39).

L'organisation comprend : les ambulances, les hôpitaux temporaires et les hôpitaux fixes.

Il n'y a pas d'autre ambulance que les ambulances divisionnaires. Chacune d'elles compte 7 médecins, dont 1 médecin de
division, 2 médecins de régiment, 4 médecins de bataillon ;
1 pharmacien, 1 sous-officier, 1 soldat, 1 caporal, 1 *soldat chargé
des saignées*, 1 soldat aide de pharmacie et 20 infirmiers, total
34 personnes.

L'ambulance divisionnaire de cavalerie ne compte que 13 personnes dont 3 médecins.

Les hôpitaux temporaires sont de trois ordres suivant qu'ils
doivent contenir : 1° de 100 à 200 malades ; 2° de 200 à 300 ; 3° de
300 à 500. Le personnel pour un hôpital de 100 malades est de :
1 médecin-major et 5 aides-majors, 1 pharmacien et 1 soldat de
pharmacie, 1 officier directeur et 1 sous-officier, 1 sergent et
2 caporaux, 2 *soldats pour les saignées* et 17 infirmiers, en tout
32 personnes auxquelles nous devons ajouter l'aumônier.

Ces hôpitaux ont un conseil d'administration composé de l'officier directeur comme président, de l'officier d'administration
comme membre et secrétaire ; on a bien voulu adjoindre à ce conseil le médecin en chef de l'hôpital.

Au quartier général principal se trouve une réserve de 10 médecins et de 16 infirmiers.

Les ambulances divisionnaires se partagent en section active
et section de réserve. La section active peut sur le champ de
bataille se subdiviser à son tour en ambulance légère et en
dépôt d'ambulance, ce qui donne deux médecins pour chacune
des sections.

Je ne crois pas devoir m'étendre davantage sur cette organisation, qui est, ce qui n'est pas peu dire, inférieure même à la nôtre.
Heureusement que le gouvernement a compris qu'elle ne pouvait
être conservée ; une commission de revision fonctionne en ce
moment, et l'on peut espérer de l'esprit de progrès qui se réveille
sérieusement en Italie une réforme complète et radicale de la chirurgie militaire italienne.

CHAPITRE IV

ARMÉE FRANÇAISE

Le service médical de l'armée française en campagne a fait en 1865 le sujet d'un règlement *provisoire*, lequel n'est en grande partie que la réédition de l'ordonnance royale du 3 mai 1832. Les instructions prussiennes et autrichiennes ont eu pour objet une réorganisation de la médecine d'armée sur de nouvelles bases, le règlement provisoire, fidèle à son titre, ne s'occupe que de réglementation.

Le service de santé en campagne est, comme en temps de paix, placé sous la direction et sous la police immédiate des fonctionnaires de l'intendance.

Il y a dans chaque armée un médecin en chef et un pharmacien en chef, du grade d'inspecteur ou de principal. S'il y a une fort singulière dualité et une égalité plus singulière encore entre deux chefs de service, si différents en importance, l'unification est effectuée comme toujours au profit de l'intendance; car, médecin et pharmacien en chef « forment auprès de l'intendant de l'armée, *un conseil dont les attributions sont analogues à celles que remplit le conseil de santé auprès du ministre de la guerre* » (textuel, art. 13) [1].

« Les officiers de santé en chef accompagnent l'intendant de l'armée sur le terrain ; ils remplissent toutes les missions dont il les charge, sont *consultés* par lui » sur les questions d'hygiène relatives à l'armée, et lui signalent tout ce qui peut intéresser le service, sous quelque rapport que ce soit (art. 16).

« Les officiers de santé en chef, *sous l'approbation de l'intendant en chef*, règlent la destination à donner aux officiers de santé du service hospitalier et les missions dont ils peuvent être char-

---

(1) Bien qu'on sache partout combien notre organisation est défectueuse, ce règlement pourrait paraître si étrange à nos collègues autrichiens, russes, prussiens, américains, etc., que je crois devoir prévenir que ces articles sont exactement copiés sur le texte officiel du règlement de 1865.

gés. *Ils soumettent également à l'intendant leur demande pour la répartition du personnel* » (art. 17).

« Tous les ordres de service qu'ils donnent au personnel hospitalier sont soumis à l'approbation de l'intendant en chef » (art. 19).

« Toutes les communications qu'ils font au conseil de santé, en dehors des observations cliniques ou scientifiques, doivent passer par la voie hiérarchique, c'est-à-dire, par l'intendant en chef et par le général en chef » (art. 20).

« Le médecin en chef recueille tous les renseignements qui peuvent intéresser l'hygiène de l'armée, et transmet des rapports à l'intendant en chef qui en signale au commandant en chef les indications les plus importantes *et qui vise et* ANNOTE au besoin les expéditions de ces rapports destinés au conseil de santé » (art. 23).

« Il y a dans chaque corps d'armée un médecin en chef et un pharmacien en chef au grade de principal » (art. 29).

« Les officiers de santé des corps d'armée sont envers l'intendant de leur corps d'armée dans le même rapport immédiat de subordination que les officiers de santé en chef envers l'intendant de l'armée. »

Il me paraît inutile de poursuivre plus loin ces citations, le même esprit règne dans toute l'organisation. S'agit-il des médecins en chef d'ambulances divisionnaires ? Ils adressent au sous-intendant, qui les transmet au général commandant, leurs observations sur les conditions hygiéniques du camp (art. 34).

S'agit-il d'évacuer des blessés qu'il juge transportables, « le médecin en chef d'ambulances d'hôpital *propose* au sous-intendant l'évacuation des militaires pour lesquels cette mesure est nécessaire « (art. 38).

Composition et fonctionnement du service de santé en campagne.

Le service de santé en campagne comprend : les *ambulances*, les *hôpitaux temporaires*, les *magasins de réserve*.

Le personnel est réglé de la manière suivante :

PERSONNEL DES AMBULANCES

	AMBULANCE de quartier général.	AMBULANCE de division d'infanterie.	AMBULANCE de division de cavalerie.
Médecin principal	1	»	»
Médecins-majors.	2	1	1
Médecins aides-majors	4	3	3
Pharmacien major.	1	»	»
Pharmaciens aides-majors	2	1	1
Officiers d'administration comptables.	1	1	1
Adjudants d'administration. . . .	4	3	2
Infirmiers de visite.	10	6	6
Infirmiers.	50	30	20

Si l'on suppose le corps d'armée constitué par deux divisions d'infanterie et une division de cavalerie, on voit que le service des hôpitaux et ambulances (supposé au complet et tel qu'il est sur le papier), comprendrait 19 médecins. Si nous rapprochons le chiffre de celui des médecins formant le service médical d'un corps d'armée prussien (93), nous verrons que le déficit serait pour nous de 74 médecins, ou en d'autres termes, nous avons à peine le quart du nombre des médecins jugés nécessaires en Prusse pour le service de santé d'un corps d'armée.

Le matériel des diverses ambulances est composé ainsi qu'il suit :

DÉSIGNATION DU MATÉRIEL	AMBULANCE de quartier général.	AMBULANCE de division d'infanterie.	AMBULANCE de division de cavalerie.
Caissons ordinaires.	5	4	3
Caisson de pharmacie	1	»	»
Cantines ⎰ de chirurgie	2	2	2
⎱ de pharmacie.	2	2	2
d'approvision^{mt} médical .	2	2	2
d'administration.	8	6	4
Paires de litières.	15	10	5
Paires de cacolets	30	20	10
Brancards non articulés.	50	40	20
Tonnelets de 50 litres.	8	6	4
Couvertures.	25	20	10
Draps de lits	16	10	6
Paillasses.	8	5	3
Sacs à paille.	8	5	3
Chemises	30	20	10
Ballot d'imprimés	1	1	1

« L'intendant de l'armée et l'intendant du corps d'armée modifient la répartition du matériel, suivant la prévision des besoins respectifs des divers corps engagés.

« L'intendant de l'armée affecte à chaque ambulance le nombre de caissons, litières, cacolets, voitures, chevaux et mulets de trait ou de bât et de conducteurs nécessaires pour le transport du matériel. Ces moyens sont fournis par le train des équipages militaires et subsidiairement par le service des transports auxiliaires » (art. 62).

Les caissons sont employés toutes les fois que l'état des routes le permet, dans le cas contraire les caisses et les paniers, renfermés dans les caissons, sont placés sur des voitures de transport auxiliaires, *généralement plus appropriées aux routes (sic)*[1].

Les ambulances suivent les quartiers généraux et les divisions auxquelles elles sont affectées. Au moment d'une affaire, on peut former des ambulances volantes lorsque les médecins des régiments ne peuvent plus suffire aux pansements. Elles sont ordinairement composées de deux médecins, d'un adjudant d'administration et de quelques infirmiers. Elles ont comme matériel une paire de cantines de chirurgie, une paire de cantines de pharmacie et une d'approvisionnements, des brancards, etc.

En outre du personnel régulier, le service des ambulances pendant et après le combat exige, d'après le règlement de 1865, le concours :

Du train des équipages militaires ;

Des transports auxiliaires et de réquisition ;

Du service des subsistances et de campement ;

Des musiciens des corps de troupes ;

Des habitants du pays ;

Des corvées ou détachements de troupes ;

Des détachements de prisonniers de guerre.

Tous ces éléments, concourant au service, sont placés directement sous les ordres du sous-intendant militaire. Le train des équipages militaires est spécialement chargé de relever les blessés sur le champ de bataille, pendant et après le combat, et de les

---

[1] Il est assez curieux de voir le règlement reconnaître ainsi officiellement ce fait aussi vrai que déplorable : la mauvaise construction des caissons d'ambulance dont on peut rarement se servir dans les chemins de traverse, chemins que doivent si souvent suivre les ambulances.

transporter à l'ambulance (art. 1, du décret du 19 février 1852).
Les voitures auxiliaires ou de réquisition ainsi que les musiciens
aident au transport des blessés. Les habitants du pays et les prisonniers de guerre sont chargés des inhumations; d'après le
règlement ce n'est qu'à leur défaut qu'on doit employer la troupe.
Si la pratique sur ce point n'est pas conforme au règlement, ce
qui est heureux, il faut ajouter aussi que ce triste service n'est pas
toujours fait avec la célérité désirable.

Confusion constante, épuisement des chirurgiens en efforts en
partie stérilisés, mortalité considérable, souffrances pour tous :
malades, blessés et médecins, tel est le résultat de l'organisation
ou plutôt de la désorganisation de notre service de santé, sous la
haute et incompétente direction de l'intendance militaire.

Mal organisées, les diverses parties du service ne peuvent que
mal fonctionner. Les médecins de régiment restent avec leur
corps de troupe et alors ils sont à peu près inutiles; ou bien, ce
qui est le plus ordinaire, ils se mettent en contravention avec les
règlements, mais ils se rendent utiles, en allant aider leurs collègues de l'ambulance divisionnaire.

Si l'ambulance divisionnaire n'est pas installée sur le bord
d'une route principale, elle reçoit peu de blessés; dans le cas
contraire, elle s'emplit rapidement et reçoit en quelques heures
jusqu'à 500 blessés et quelquefois davantage. Comme il faut
qu'elle suive la division à laquelle elle est attachée, elle s'empresse d'évacuer les blessés transportables ou non, sur l'ambulance du quartier général. Celle-ci pour les mêmes raisons les
conserve le moins possible; puis, comme il n'y a plus après cela
rien d'organisé, rien de prévu, on prend de çà de là un médecin
d'ambulance, quelquefois de régiment, et on le laisse avec les
blessés qu'on n'a pu absolument transporter; ou bien on l'envoie
en arrière avec ceux qu'on peut évacuer. Or, comme il n'y a pas
dans notre organisation d'hôpital d'arrière-ligne, le blessé va où
il peut. On encombre d'abord les villes les plus voisines, puis,
quand l'encombrement commence à exercer ses ravages et que
l'intendance s'aperçoit qu'elle a homicidé par imprévoyance et
par incompétence plus de soldats français que d'habitude, on
porte un peu plus loin ceux qui ont survécu.

Je ne crois pas devoir m'étendre davantage sur l'organisation et
le fonctionnement des ambulances françaises, car nous devons

maintenant entrer dans le détail en montrant au fur et à mesure
les défauts qu'il importe de corriger et les réformes qu'il serait
urgent d'exécuter.

CHAPITRE V

RÉFORME DE L'ORGANISATION DU SERVICE DE SANTÉ EN CAMPAGNE

Après avoir décrit dans leurs principaux détails l'organisation
et le fonctionnement du service de santé en campagne dans les
armées autrichienne, prussienne, italienne et française, nous
devons jeter un coup d'œil d'ensemble sur cet important sujet, en
prenant pour point de départ la chirurgie militaire française. Mon
but étant surtout de rechercher les améliorations en proposant
des réformes, on ne devra pas s'étonner si je mets surtout en
relief les défauts de notre organisation; ni se scandaliser, si les
éloges sont rares et les critiques nombreuses. Avant d'examiner
la manière dont les secours doivent être donnés au soldat blessé,
depuis l'instant où il est tombé sous le feu de l'ennemi, jusqu'au
moment de sa guérison, il me paraît utile d'appeler l'attention
sur quelques points d'hygiène spéciale, d'indiquer certaines précautions prises d'avance et généralisées à toute l'armée dans le
but de faciliter le service médical, de rechercher enfin de quelle
manière les soins nécessaires peuvent être donnés pendant la
marche, au bivouac ou dans les cantonnements, aux soldats tombés malades ou accidentellement blessés.

Je ne puis entrer ici dans le détail que comporterait l'étude de
l'habillement, de l'armement, du harnachement, de la nourriture
envisagés sous le rapport de l'hygiène; ce serait trop m'éloigner
du sujet spécial dont je m'occupe, cependant je dois signaler
quelques réformes qui me paraissent indispensables.

Le *sac* actuel de nos soldats pèse 15 kilogrammes 700 grammes
environ y compris huit paquets de cartouches et les vivres; ce
poids est trop considérable; il demande absolument à être réduit
et il peut l'être facilement de 2 kilogrammes au moins. Pour peu
que l'on ait eu la passion du voyage à pied, on sait combien un
sac pesant 10 kilogrammes est déjà lourd à porter; qu'est-ce

donc quand il faut y ajouter le poids du fusil, du sabre, de la giberne, etc.

La tente-abri peut être avantageusement supprimée. Comme tant d'autres choses, elle a été introduite dans notre armée par les besoins spéciaux des guerres d'Afrique ; en Europe, elle n'est pas nécessaire. Les Prussiens nous ont montré comment on peut se loger chez l'habitant et avec quelle rapidité chacun se trouve casé, grâce aux indications tracées au préalable et à la craie à la porte de chaque maison. Les inconvénients d'une surcharge considérable dans les marches ne compensent pas les avantages de la tente. Ce qu'il faut surtout éviter, c'est le contact direct du sol humide. Les Américains ont fait usage d'une toile mince imperméabilisée sur laquelle s'étendait le soldat pendant son sommeil. Il y aurait avantage à la substituer à la tente ; avantage quant au poids, avantage quant aux services rendus, car elle peut servir aussi pendant les marches à garantir de la pluie.

Dans les marches qui n'ont point lieu dans le voisinage immédiat de l'ennemi, surtout lorsqu'il faut arriver promptement, les Prussiens mettent en réquisition les voitures du pays et y placent les sacs. C'est un excellent exemple à suivre. Sans doute on objectera que nous avons déjà trop de voitures à la suite de nos colonnes ; mais je répondrai à l'objection que cet impédiment ne devient si grave dans notre armée que par notre amour du désordre ou du moins par notre impatience. J'ai suivi l'armée prussienne en marche au Schleswig en 1864, j'ai suivi la nôtre en Italie, à Metz (je ne parle pas de ce que j'ai observé sur la Loire), j'ai vu d'une part : un côté ou le milieu de la route restant absolument libre, l'ordre le plus parfait, et comme résultat une grande rapidité de marche ; j'ai vu, de l'autre : une véritable manie de vouloir passer le premier, un empressement entêté à se faufiler dans le moindre interstice, un dédain complet pour les ordres des gendarmes de la prévôté et comme résultat un encombrement permanent des routes et une déplorable lenteur dans la marche.

L'*alimentation* du soldat français mérite aussi d'appeler l'attention. Le café dont on fait grand usage dans notre armée, pris le matin avec un morceau de pain ou de biscuit a des avantages incontestables, mais il ne fournit pas un aliment suffisant. Les saucisses de pois employées par les Prussiens dans la dernière guerre permettent de préparer en quelques minutes un excellent et très nourrissant potage; c'est une ressource précieuse dans les cas urgents. Le bouillon qu'on pourrait peut-être qualifier de mets national a l'inconvénient d'exiger une longue cuisson, aussi est-il arrivé souvent que l'attaque de l'ennemi forçait nos soldats à renverser la marmite et à combattre à jeun. Cette éventualité est d'autant plus fréquente que trop souvent les distributions de viande se font le matin. Au contraire, dans l'armée prussienne elles ont ordinairement lieu le soir. Aussitôt arrivés à l'étape les agents administratifs et les officiers chargés de ce service rassemblent, le *plus souvent possible par voie de réquisition*, les vivres-viandes nécessaires; les soldats vont à la distribution et, pendant la nuit, alors que tous les autres se livrent au sommeil, un d'eux à tour de rôle monte la faction devant la marmite, et lorsqu'on se met en route le matin, chacun a pu prendre un premier repas et emporter une réserve de viande froide.

La *chaussure* est ce que nous avons de plus défectueux. Outre que les souliers livrés à l'armée sont en général détestables, le soulier par lui-même ne vaut rien en campagne; il prend trop facilement l'eau lorsqu'on marche par la pluie dans de mauvais chemins et il oblige à l'usage de la guêtre. La botte adoptée dans les armées allemande et russe lui est bien supérieure; mais il est de toute nécessité qu'elle soit bien confectionnée, ce qui suppose un prix assez élevé, et qu'elle soit imperméable, ce qu'on obtient facilement par une bonne fabrication et l'usage journalier d'un enduit gras. Malheureusement ce n'est pas seulement par l'imperfection de la chaussure, c'est par le manque de soins à l'égard du soldat qu'on multiplie de ce chef les non-valeurs. Un fantassin blessé par sa chaussure a une légère ampoule, un durillon quelque peu enflammé; un jour de repos ou une journée de marche en voiture lui permettrait de se guérir; mais, comme pour empêcher l'abus, on a supprimé ou repoussé l'usage, on n'admet pas que l'on véhicule ainsi un homme qui n'a qu'une écorchure ou une rougeur sans importance apparente, et on l'oblige à suivre son corps. Au départ il boite un peu, puis il s'arrête, enveloppe son pied de chiffons, et, tant bien que mal, suit la colonne; le soir il a de la fièvre, le pied est enflé, quelquefois un phlegmon se déclare, l'homme entre à l'ambulance, reste tout à fait en arrière et il est perdu pour sa compagnie, qu'il n'aurait pas abandonnée si, à l'exemple de ce qui se fait dans l'armée prussienne, il avait été, *après avis du médecin*, placé sur une voiture de réquisition.

Ce que je viens de dire pour les soldats blessés par leurs chaussures, je puis le dire aussi pour les soldats fatigués ou indisposés. On ne veille pas assez sur leur bien-être et l'on est presque toujours trop disposé à ne voir que des paresseux ou des « traînards » là où il n'y a que des malades. Jusqu'à ce que la maladie les ait terrassés, on les force, moralement sinon matériellement, à suivre leur régiment, et quand on reconnaît qu'ils ne peuvent plus suivre, on les abandonne, beaucoup au hasard, un peu à la charité des habitants du pays que l'on traverse.

D'après le paragraphe 5 de l'instruction prussienne, sur le service en campagne : « Les hommes légèrement malades pendant les marches, et qui paraissent pouvoir après quelques jours marcher ou combattre seront, s'il y a lieu, transportés en voiture. (Les syphilitiques sont envoyés à l'hôpital, les galeux sont, avec les précautions nécessaires, conservés à leur corps.) Dans les marches à l'intérieur du pays, les autres malades transportables sont envoyés dans les hôpitaux de garnison les plus rapprochés ou dans les hôpitaux d'étapes, institués par les autorités militaires de la province ; dans les marches en pays ennemi, ils sont dirigés sur les hôpitaux d'étapes, élevés par les soins et sous la direction de l'inspecteur général d'étapes le long de la route suivie par l'armée. »

L'article 61 de l'instruction autrichienne fixe de même les conditions dans lesquelles doivent être établies les infirmeries pour les hommes fatigués (*Feld-Maxodenhäuser*) et les stations pour les malades (*Kranken-Hall-Stationen*). De même que dans l'armée prussienne, lorsque l'armée continue sa marche en avant, ces établissements relèvent de la direction du service des étapes par l'intermédiaire du médecin en chef chargé de ce service.

Plusieurs précautions importantes se référant à l'organisation générale des secours méritent encore d'arrêter notre attention.

Cartouche a pansement. — Le soldat blessé dans un engagement ayant pour théâtre un bois, des vignes, un endroit peu découvert peut n'être relevé qu'après un temps parfois assez long ; même dans les circonstances ordinaires, il est utile qu'il puisse panser sa blessure et arrêter lui-même l'écoulement du sang ou demander ce service à un camarade. Le médecin peut avoir épuisé sa réserve de linge, il peut avoir été séparé du soldat porteur du sac d'infirmerie, et manquer ainsi des ressources nécessaires. Les inconvénients disparaissent si le blessé lui-même porte sur lui de quoi faire un pansement de nécessité. Dans ce but chaque soldat prussien porte sur lui :

« Une pièce de vieux linge d'un pied carré de largeur; une bande de quatre aunes de long sur un pouce trois quarts de large; 15 grammes (*ein Loth*) de charpie ; le tout enveloppé dans un morceau de toile cirée de neuf pouces de long sur huit de large, constitue un paquet de cinq pouces sur trois pouces et demi. Les fantassins le portent dans la poche gauche du pantalon, les uhlans et les hussards sur le devant de la veste (où il est cousu), les autres cavaliers dans la poche de derrière de la tunique. » (§ 3 de l'instruction.)

Un industriel français, M. Sadon, a imaginé, depuis 1866, un pansement qui remplit parfaitement toutes les indications. Il se compose d'une bande de 3 à 4 mètres, terminée à une extrémité par une sorte de tissu-charpie, fabriqué avec la bande et faisant corps avec elle. Une petite pièce de linge imprégnée de perchlorure de fer, ajoutée d'après mon conseil à ce pansement, lui donne des propriétés hémostatiques remarquables. Le tout est renfermé dans un rouleau de papier de 3 à 4 centimètres de diamètre. Il est à peine utile d'ajouter que l'administration française a repoussé cette utile innovation que les Prussiens se sont empressés d'adopter.

Carte de pansement. — Lorsqu'un soldat a été visité, opéré, pansé sur le champ de bataille, et qu'il est envoyé à l'ambulance divisionnaire, de là au quartier général et même plus loin encore, il est exposé presque toujours à deux inconvénients sérieux, mais tout à fait contradictoires : les différents médecins entre les mains desquels il passe successivement défont le pansement, réexaminent la blessure, et par un motif louable imposent au blessé un renouvellement de ses douleurs ou l'exposent même à un surcroît de danger. D'autres fois au contraire, le pansement qui, à l'extérieur, paraît intact, reste plusieurs jours sans être renouvelé.

L'article 16 de l'instruction sur le service en campagne « oblige les médecins prussiens à attacher à l'habit du blessé qu'ils vien-

nent de panser un feuillet détaché d'un livret mis à leur disposition, ils y inscriront le degré de transportabilité du blessé (classé
sous trois chiffres différents), la nature de la blessure, le traitement
employé ». J'avais également dans la dernière campagne fait
établir des livrets portefeuilles analogues, dont chaque feuillet
portait le nom et le numéro matricule du blessé, la nature de la
blessure, l'opération pratiquée, le pansement effectué ; chaque
médecin des ambulances volontaires devait être pourvu d'un de
ces livrets. J'ai le regret de dire qu'on n'en a fait qu'un usage
assez restreint. Il est vrai que, comme il n'existait rien d'analogue
dans notre service de santé militaire, on aurait probablement
tenu peu de compte de l'innovation.

CARTE D'IDENTITÉ. — Pendant la guerre de la Sécession, chaque
soldat de l'armée des États-Unis portait au cou une carte en parchemin dont je reproduis le modèle :

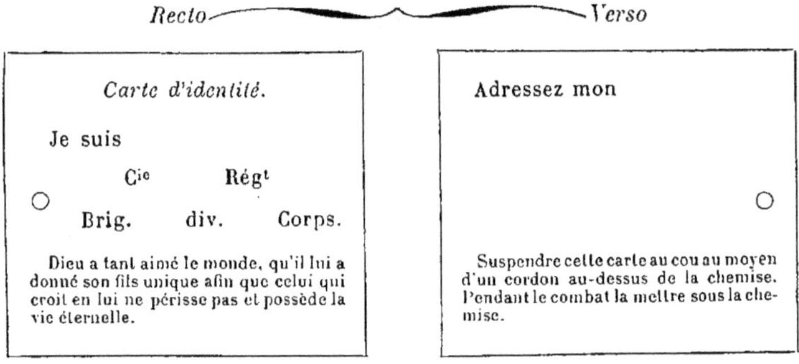

Dans l'armée prussienne, la carte est remplacée par un petit
carré de fer-blanc, portant le numéro du régiment, le numéro de
la compagnie et le numéro matricule, le tout en abrégé et de la
façon suivante :

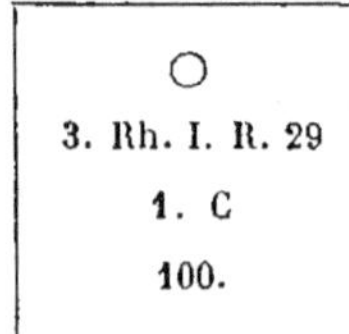

Plaque d'identité (armée prussienne).

Si le blessé porté à l'ambulance est privé de sa connaissance et s'il meurt sans l'avoir recouvrée, ou s'il faut procéder à l'ensevelissement des morts, on détache ces fiches individuelles, on les rassemble et l'on établit ainsi l'identité de chaque cadavre. Cette mesure de précaution a été, comme tant d'autres, repoussée ou négligée en France ; or, lorsqu'on se trouve, comme je l'ai été après Borny, chargé de diriger ce pénible et attristant service, et qu'on constate que les morts ont été dévalisés, que les sacs ont été enlevés par les pillards qui suivent toutes les armées et trop souvent par les gens du pays, on ne peut établir les bulletins nominatifs des pertes et les fiches d'état civil. Combien de mères, de veuves sont aujourd'hui encore dans les plus cruelles incertitudes sur le sort de leurs fils et de leurs maris, et ne peuvent régulariser leur situation par ce seul fait, que l'absence de tout document n'a pas permis de faire ce qu'on fait si facilement en Prusse, avec le petit carré de parchemin ou de fer-blanc.

ARTICLE PREMIER

ORGANISATION DES SECOURS PENDANT LE COMBAT

A. — *Transport des blessés de la ligne de combat à l'ambulance.*

Lorsqu'une bataille devient imminente, les médecins de régiment restent avec leurs corps et se placent autant que possible dans un endroit abrité pour donner les premiers soins à leurs soldats. L'ambulance divisionnaire s'installe plus en arrière dans une ferme, une maison isolée, où les chirurgiens pourront procéder aux pansements les plus urgents ; enfin plus en arrière encore, le plus souvent dans un village, l'ambulance du quartier général de chaque corps d'armée constitue une sorte d'hôpital temporaire, où le blessé recevra des soins définitifs. Place de secours — place de pansement, ambulance divisionnaire — hôpital de champ de bataille, de campagne, de guerre, ambulance de quartier général, — telles sont les expressions employées, soit en France, soit à l'étranger, pour désigner les trois ordres d'établissements du premier groupe. La question du transport des blessés du lieu où ils sont tombés jusqu'à la place du secours ou celle de pansement, se présente tout d'abord. Beaucoup de soldats, atteints de blessures légères, et même de blessures graves intéressant les membres inférieurs, se rendent à pied jusqu'au lieu où se trouvent les médecins ; mais un grand nombre d'autres, incapables de marcher, doivent être relevés et portés jusqu'à l'ambulance. On ne saurait utiliser pour ce service les voitures que l'administration de la guerre met à la disposition du corps médical ; car on ne pourrait, par suite des obstacles de toute nature qu'opposerait la nature même du sol, les haies, les fossés, les terres labourables, faire parvenir ces voitures jusqu'à l'endroit où est tombé le blessé.

En France, le soin de transporter les blessés à l'ambulance est confié à des soldats du train, conduisant des mulets porteurs de cacolets. Rien n'est admirable comme le courage tranquille de ces hommes qui n'ont point pour les exciter l'entraînement de la lutte ; mais ils ne peuvent que rarement arriver jusqu'à l'endroit où gît le blessé, et c'est presque toujours à bras d'hommes que la première partie du transport doit être effectuée. Or dans notre armée rien n'est suffisamment organisé en vue de ce genre de secours.

Pendant la campagne d'Italie, on a cru pouvoir confier ce service aux musiciens des régiments ; mais outre que ces hommes sont en nombre insuffisant, ils n'ont aucune aptitude à remplir le rôle qu'on a voulu leur imposer, et il en est de même des soldats du train. Relever un blessé n'est pas chose aussi simple qu'on le pense ; les fractures des membres sont fréquentes et un mouvement mal ordonné aggrave souvent des blessures qui eussent été relativement légères ; la pointe d'un fragment d'os, une esquille, peuvent déchirer un nerf ou un vaisseau important, et le chirurgien est alors forcé de sacrifier un membre qu'il eût pu conserver. Le dévoûment des soldats du train ne saurait suppléer à l'absence d'une éducation spéciale, au défaut d'expérience. Le cacolet lui-même est un détestable moyen de transport. Les mouvements du mulet impriment au blessé, assis dans l'espèce de fauteuil formé par le cacolet, des secousses qui retentissent douloureusement dans la blessure, et s'il est couché sur une des deux litières que porte l'animal, il éprouve, outre les secousses, des oscillations semblables au tangage d'un navire. Parfois le mulet heurte son voisin, d'autres fois même il s'abat ; l'un de nos malades, l'infortuné colonel Suberbielle, atteint aux deux jambes par un éclat d'obus, fut jeté ainsi sur le pavé d'une rue de Metz. Le mulet a pu être un bon moyen de transport dans les pays où, comme en Algérie à l'époque de la conquête, il n'existait pas de routes carrossables ; en Europe, sauf dans les guerres ayant pour théâtre des pays de montagne, l'emploi du mulet portant des litières ou des cacolets n'a d'autre raison d'être que la routine.

En Prusse, en Autriche, en Russie, le transport des blessés de la ligne de combat à l'ambulance, se fait au moyen de brancards, du moins dans la première partie du trajet, le reste de la route se faisant le plus souvent possible dans des voitures spéciales. Les hommes chargés de ce service sont de deux classes : les infirmiers brancardiers et les soldats brancardiers. Les premiers, ayant une grande analogie avec nos infirmiers d'exploitation, mais beaucoup plus nombreux, sont réunis en compagnies (*Sanitäts Truppen* pour l'Autriche, *Sanitäts Detachement* pour la Prusse). Ces corps particuliers, homogènes, représentent véritablement des compagnies d'infirmiers et non des ambulances, dans l'acception que nous donnons à ce mot, car l'élément médical, du moins en Autriche, n'y est représenté que par un chirurgien-major.

Mais, comme pendant le combat, ces infirmiers brancardiers ne seraient pas assez nombreux pour suffire au transport des blessés, on leur adjoint (mais seulement pendant la bataille) des soldats brancardiers tirés des rangs des troupes engagées. Ces brancardiers de renfort (*Hülfs-Krankenträger*) sont, en général, au nombre de quatre par compagnie d'infanterie. Ils forment des patrouilles de trois hommes qui parcourent la ligne de combat, relèvent les blessés et les portent jusqu'à la place de secours, où ils les confient aux soins des infirmiers brancardiers [1].

L'institution des infirmiers et des soldats brancardiers rend dans les armées prussienne et autrichienne de très grands ser-

____

(1) Les soldats destinés à agir comme brancardiers pendant le combat conservent l'uniforme de leur régiment, mais ils portent au bras gauche un brassard qui indique leurs fonctions. Ce brassard est, depuis 1866, celui de la Convention de Genève, et les soldats prussiens le portent pendant toute la durée de la campagne, ce qui est un abus qu'il nous paraît important de signaler. En effet, ces soldats ne sont pas uniquement et constamment des brancardiers ; ils n'agissent en cette qualité que pendant les batailles et en tout autre temps ils restent dans les rangs de leur compagnie. Dans une escarmouche, dans un simple engagement d'avant-postes, ils font le coup de feu tout aussi bien que leurs camarades ; ils ne devraient donc porter le brassard qu'au moment d'un combat dans lequel ils sont utilisés comme brancardiers.

vices. Aucun prétexte n'est laissé aux combattants pour sortir du rang, et l'enlèvement des blessés se fait avec une grande célérité et surtout une grande sécurité pour la blessure. Même en réduisant à sa valeur exacte le roman de Solferino, publié par M. Dunant, il faut bien reconnaître que nos blessés restent quelquefois de longues heures sur le champ de bataille, et qu'ils ne sont guère relevés qu'assez longtemps après la fin du combat. Toutefois, nous devons dire que cette partie du service a été beaucoup mieux faite que par le passé à l'armée de Metz. Le lendemain de la bataille de Borny, et douze heures seulement après la fin de la bataille, je crus de mon devoir d'aller visiter les ambulances prussiennes pour y demander la remise de nos blessés prisonniers ; je pus constater que tous avaient été relevés, et que dans les Feld-Lazareth prussiens, nos blessés, aussi bien que ceux de l'armée allemande, avaient tous les appareils définitifs que demandait la nature de leurs blessures.

Une réforme complète doit être opérée dans notre armée pour ce qui concerne l'enlèvement des blessés et leur transport à l'ambulance ; cette réforme doit porter non seulement sur la composition du personnel, mais aussi sur la nature du matériel mis à sa disposition.

Percy avait proposé de créer un corps spécial de brancardiers formé d'infirmiers d'ambulance ; M. Larrey pense que les blessés devraient être relevés par des escouades formées des hommes les plus aptes à ce service, choisis à l'avance dans les corps de troupe parmi les soldats les plus braves. Les idées de Percy et de M. Larrey sont toutes deux applicables : les infirmiers d'exploitation ou brancardiers d'ambulances ne peuvent pas pendant la bataille suffire au transport des blessés ; il faut donc des brancardiers supplémentaires, comme il en existe en Prusse et en Autriche ; ceux-ci doivent être pris parmi les soldats des régiments engagés et même, comme le dit très justement M. Larrey, parmi les hommes les plus braves. En effet, de la ligne de combat à la place de secours, le trajet se fait sous le feu de l'ennemi, sans aucun abri pour se couvrir, et les porteurs exposés à un grave danger ont d'autant plus besoin d'être doués d'un vrai courage, que leur périlleuse mission exige le plus grand sang-froid et ne leur permet pas de puiser un supplément de valeur dans l'excitation de la lutte. De la place de secours à l'ambulance, le

péril est moins grand, puisqu'on n'y est plus guère exposé qu'au
feu d'artillerie ; aussi, les infirmiers d'exploitation peuvent-ils être
chargés du transport ; il y aurait d'ailleurs inconvénient à imposer aux mêmes brancardiers un trop long trajet. Empruntant
aux armées autrichienne et prussienne leur organisation, je voudrais voir fonctionner de cette façon cette partie du service.

Soldats brancardiers. — Au début du combat, quatre hommes
par compagnie d'infanterie, désignés et instruits d'avance à manier un blessé, sortent des rangs et se réunissent en arrière et au
centre du bataillon auquel ils appartiennent. Ils déposent tout
d'abord dans la voiture régimentaire, affectée au transport du
matériel médical, leur sac, leur fusil et leur giberne, ne conservant que le sabre, et prennent la sacoche à pansement, la gourde
destinée aux blessés et un nombre suffisant de brancards. Pendant le combat, ils indiquent aux blessés qui peuvent marcher,
l'endroit où se trouve la place de secours et y portent les autres ;
mais ils ne doivent pas dépasser cette place de secours. Là, pour
éviter tout transbordement inutile de blessés, ils abandonnent
leur brancard, le remplacent par un de ceux qu'ont amené avec
eux les soldats de santé et retournent à la ligne de combat chercher de nouveaux blessés. Ils ne font pas seulement office de
porteurs, ils doivent avoir reçu une éducation préalable et savoir
appliquer le garrot sur les blessures s'accompagnant d'hémorragies, soutenir les membres fracturés en ligaturant au-dessus des
vêtements un sabre, une baguette de fusil ou une branche d'arbre ;
mais ils ne doivent pas déshabiller le blessé, sans en avoir reçu
l'ordre de la part du médecin resté derrière la ligne de combat.
Un régiment fournirait donc 28 brancardiers ou 14 brancards. En
comptant un blessé sur douze hommes d'effectif nous aurions environ 180 blessés, sur lesquels 100 au moins atteints de blessures
légères et même de fractures des membres supérieurs peuvent se
rendre à pied jusqu'à la place de secours. Il resterait donc au
maximum à transporter 80 blessés, ce qui donnerait à peu près
six voyages assez courts à effectuer pendant la durée du combat,
en supposant même la perte considérable de 1 blessé sur 12 hommes d'effectif.

L'objection que l'autorité militaire n'a cessé de faire à la création des soldats brancardiers, c'est qu'on diminuerait ainsi le

nombre des combattants. L'objection n'est fondée qu'en théorie, en pratique elle n'est pas soutenable. Aujourd'hui, faute d'un personnel spécial, le soldat ne peut être relevé que par ses camarades, et ceux-ci, poussés sans doute par un sentiment de dévoûment, mais stimulés aussi par cet esprit de conservation dont personne n'est exempt, s'empressent de venir à son secours. L'un saisit les jambes, l'autre le corps ; d'autres fois le blessé est couché sur deux fusils, sur une couverture de campement, sur une toile de tente, et il est porté par quatre de ses camarades, tandis qu'un cinquième cherche à se rendre utile en suivant avec le sac et le fusil ; aussi n'est-il pas rare de voir cinq ou six soldats accompagner un blessé qui pourrait parfaitement marcher et se rendre seul à l'ambulance. Or, il est bien difficile de revenir de sang-froid prendre place dans le rang, quand on a pu s'éloigner hors de l'atteinte des balles. Un seul homme blessé fait donc sortir du rang un ou deux soldats pour le moins, et trop souvent d'une manière définitive ; aussi l'objection faite à l'institution des porteurs spéciaux, pris au nombre de trois ou quatre dans les compagnies, est-elle sans fondement sérieux, car l'effectif de la compagnie sous le feu serait moins diminué ainsi qu'il ne l'est avec le désordre actuel et l'absence d'organisation. Ajoutons que la création de soldats brancardiers ôterait aux combattants tout prétexte pour quitter les rangs, et l'on serait en droit de passer immédiatement par les armes le soldat qui, sans avoir été blessé, s'éloignerait du feu et abandonnerait son poste.

Brancardiers d'ambulance. — De la place de secours à la place de pansement, et jusqu'à l'ambulance, le transport des blessés serait confié aux soldats de la compagnie de santé, c'est-à-dire aux infirmiers dont nous étudierons plus loin le fonctionnement à la place de pansement.

J'ai dit plus haut que nos moyens de transport devaient être complètement réformés ; je ne reviendrai par sur les dangers de l'emploi du mulet, des cacolets et des litières : ce moyen n'est bon que dans les pays de montagne ou quand il n'existe pas de routes ; en dehors de ces conditions de nécessité, conditions absolument exceptionnelles en Europe, il est détestable. Je ne parlerai pas davantage d'inventions fort singulières qui ont fait, à l'Exposition de 1867, l'admiration des délégués de la Société française de

secours aux blessés, mais qui témoignent d'une absence complète
de sens pratique : de la sellette que forment deux hommes en
s'enlaçant les mains ; d'un tablier, invention espagnole, porté
par un infirmier, supporté à sa partie inférieure par un autre infirmier et sur lequel on assied le malade ; avec de pareils moyens
un porteur vigoureux est épuisé après avoir parcouru 50 mètres
et le blessé est si bien peletonné sur lui-même, qu'en cas de
fracture on serait à peu près sûr de voir un des fragments perfo-
rer la peau.

Trois modes de transport sont seuls applicables depuis la ligne
de combat jusqu'à l'ambulance : le brancard ordinaire, le brancard
à roues, la voiture d'ambulance.

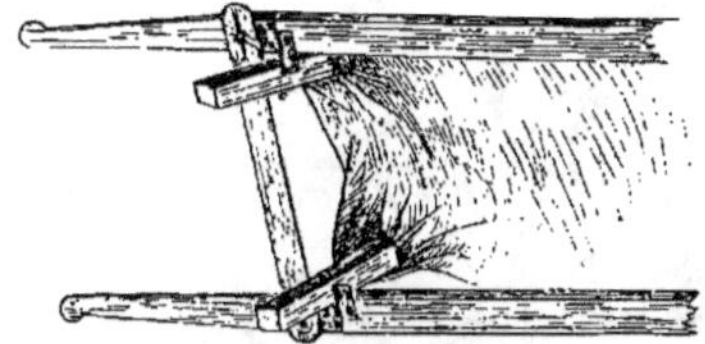

Fig. 1. — Brancard de l'armée française (vu par sa face inférieure).

Le *brancard ordinaire* porté à bras d'hommes doit remplir
plusieurs conditions : il doit être d'un prix peu élevé, léger et en
même temps solide, réductible à un très faible volume, facile à
monter et à démonter, facile à nettoyer (car la toile est presque
toujours tachée de sang), enfin ne renfermer aucune pièce séparée
susceptible d'être perdue et difficilement remplacée. Je suis heureux de dire que celui que possède aujourd'hui notre armée est
de beaucoup supérieur à tous les autres, aussi me suis-je empressé
de l'adopter, lorsque j'ai eu à constituer le matériel des ambulances
volontaires. Il se compose de deux montants en bois réunis par
deux traverses de fer pouvant se ramener le long des montants ;
il en est de même des pieds, de telle sorte que le brancard roulé
ne forme qu'un cylindre peu volumineux. Bien qu'il soit le
meilleur de ceux qui existent, il peut être encore amélioré. Les
traverses, étant en fer, se faussent quelquefois, elles pourraient,
sans une grande augmentation de prix, être faites en tôle d'acier.
Les supports sur lesquels s'attache la pièce de toile sur laquelle
repose la tête du blessé demandent à être un peu plus longs ; enfin
la toile étant clouée aux montants est difficilement nettoyée.

Le *brancard à roues* a été surtout mis en usage depuis la guerre du Schleswig. Le modèle imaginé alors par M. Neuss (de Berlin) avait l'inconvénient d'un prix très élevé (375 francs), d'un volume considérable et irréductible. Le principe cependant est excellent et le brancard à roues fait aujourd'hui partie du matériel d'ambulances de l'armée prussienne. Pour être vraiment applicable, il faut que ce brancard puisse être réduit à un faible volume, qu'il soit léger et solide, peu coûteux et j'ajoute : que le train de roues, étant indépendant du reste de l'appareil, *puisse servir indifféremment à tous les brancards de l'armée* (en supposant bien entendu un modèle uniforme), car c'est seulement ainsi qu'on peut éviter des transbordements toujours si préjudiciables aux blessés.

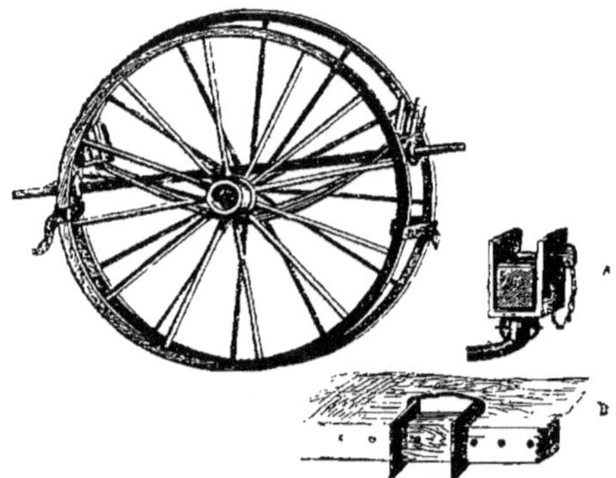

Fig. 2. — Train de roues démonté pour le transport. A, mode d'emboîtement de la tige du brancard dans la fourche qui termine l'essieu; B, tige du brancard garnie de deux arrêts au niveau de l'articulation de l'essieu.

C'est en cherchant à améliorer le brancard à roues, que j'avais vu employé par les Prussiens devant Duppel, que j'ai examiné en 1867 un modèle (fig. 2) qui me parait remplir toutes les indications et qui m'a rendu journellement de grands services. Le train de roues indépendant du brancard se compose d'un essieu, de deux ressorts et de deux roues très légères quoique d'un large diamètre. Les ressorts se terminent à chacune de leurs extrémités par une fourche qui embrasse le bras du brancard, muni à ce niveau de deux arrêts et dont la toile est percée (comme on le voit sur la figure) pour laisser passer la branche interne de la fourche. La largeur de l'essieu est calculée de telle sorte, que tous les brancards

du modèle de l'armée peuvent se placer sur ce train. Lorsqu'il doit
être transporté, le train de roues peut se réduire à un faible volume. Les ressorts fixés à l'essieu par deux écrous peuvent se
démonter et se placer le long de l'essieu entre les deux roues
rapprochées. Le tout ainsi réduit (fig. 2) tient si peu de place, que
quarante trains de roues peuvent se placer dans un seul fourgon ;
il n'en est pas besoin du reste d'un si grand nombre, quatre ou
cinq suffisent pour le service d'une ambulance importante. Nous
avons fait usage de ces brancards à roues et nous avons ainsi
ramené quelques blessés graves depuis le champ de bataille
jusqu'à Metz même. Quant à la solidité de l'appareil, il me suffira
de dire que le modèle construit sur mes indications a servi tous
les jours depuis 1868 à l'hôpital Cochin, et qu'il s'est maintenu
intact, bien qu'il soit complètement à la disposition des infirmiers,
gens en général peu soigneux.

Les *voitures d'ambulance* usitées dans notre armée laissent
complètement à désirer, et la voiture Masson (voiture à un cheval
renfermant deux lits brancards), la seule qui soit construite pour
cette destination spéciale, passe fort à tort comme excellente. Je
me suis fait transporter plusieurs fois et à titre d'expérience dans
une de ces voitures ; à peu près tolérable quand on marche au pas
sur une bonne route, elle est détestable dans toute autre condition.
Portée sur deux roues elle oscille en obéissant à tous les mouvements du cheval ; elle procure presque autant que la litière portée
par un mulet le plus écœurant tangage et imprime au blessé de
douloureuses secousses.

La voiture américaine à laquelle on a fait subir diverses modifications de peu d'importance, est jusqu'à présent le seul modèle
acceptable. Comme on le voit dans la figure (fig. 3), elle peut contenir quatre blessés couchés et plusieurs blessés assis. Malgré tous
ses avantages, elle a cependant un inconvénient qu'il serait facile
de faire disparaître. Construite pour recevoir des lits brancards
d'une forme et d'une dimension spéciales, elle oblige à transborder
le blessé, qui a été apporté sur un brancard ordinaire, du lieu où
il est tombé jusqu'à l'endroit où stationne la voiture. Or, il faut
autant que possible éviter tout transbordement ; et l'on pourrait
arriver pour la voiture, comme j'y suis arrivé pour le brancard, à
éviter les brancards spéciaux, en modifiant légèrement et en rendant élastiques au moyen d'un ressort à boudin les barres de sus-

pension ou de support, de manière à ce qu'on puisse leur faire
supporter les brancards ordinaires du modèle adopté par l'armée.

Il est facile de montrer comment le blessé peut être transporté,
sans quitter le brancard, du point où il est tombé jusqu'à l'ambulance. Le combat a lieu d'ordinaire sur un terrain accidenté :
terres labourées, vignes, bois, etc.; on y rencontre des tranchées
plus ou moins profondes, des fossés, des barrières, des haies, des
abatis d'arbres, et le transport ne peut se faire qu'à bras d'hommes
et au moyen de brancards. Mais on ne tarde pas à arriver aux

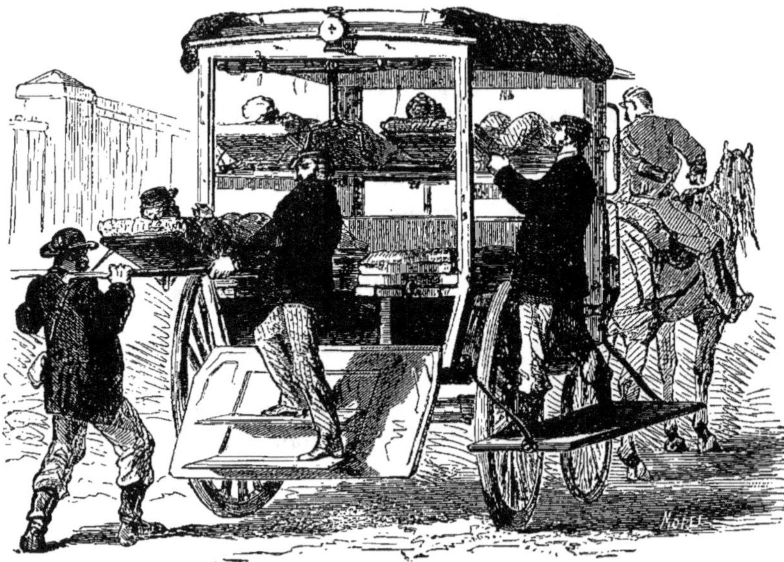

Fig. 3. — Voiture d'ambulance américaine (modifiée pendant le siège de Paris).

petits sentiers qui servent à l'exploitation agricole, et là le brancard à roues peut trouver son utilité; plus loin enfin se rencontrent
les routes carrossables accessibles aux voitures d'ambulance. Le
blessé relevé par les soldats brancardiers est porté par eux jusqu'à
la place de secours, c'est-à-dire jusqu'à l'endroit où se trouvent
quelques-uns des médecins de régiment, chargés seulement d'arrêter les hémorragies graves par des moyens hémostatiques provisoires, de rétablir les appareils trop mal posés par les brancardiers, de surveiller le transport. Arrivés en ce point, les soldats

brancardiers trouvent les infirmiers porteurs avec les brancards
de l'ambulance ; ils laissent leur brancard chargé de son précieux
fardeau et en prennent un autre avec lequel ils retournent au feu.
Comme la place de secours se trouve presque toujours, sinon toujours, près d'un chemin d'exploitation, on peut placer sur des
trains de roues la plupart de ces brancards, et un seul homme

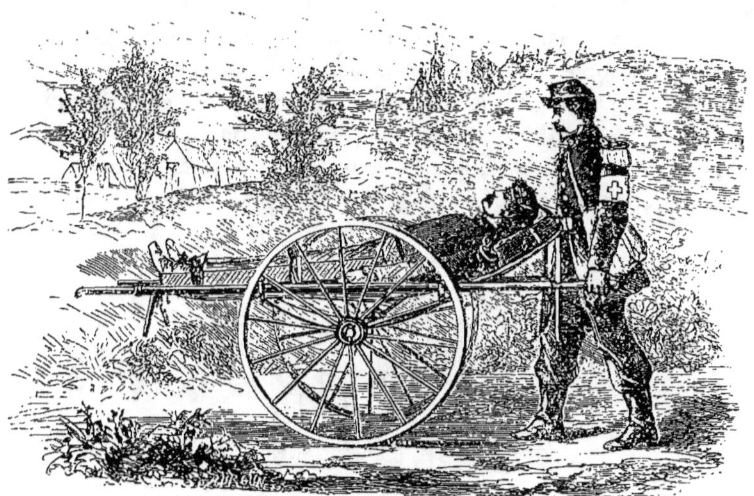

Fig. 4. — Brancard à roues conduit par un infirmier brancardier.
Le blessé a le membre inférieur immobilisé par la grande attelle en T.

suffit à conduire le blessé jusqu'à la route carrossable où se
trouvent les voitures d'ambulance dans lesquelles on place le
brancard ; l'infirmier retourne alors avec le train de roues, jusqu'à
la place de secours où il reprend un nouveau blessé. Mais souvent
les voitures d'ambulance font défaut ou sont en trop petit nombre
et un blessé grave ne peut être mis dans un chariot de paysan,
même quand le véhicule est bien rempli de paille. C'est alors que
le brancard à roues trouve son maximum d'utilité, car un seul
homme peut facilement par ce moyen conduire sans fatigue un
blessé à une distance de plusieurs kilomètres. De plus, le brancard à roues passe là où ne saurait passer la voiture ; car, si l'infirmier qui le pousse trouve sur son chemin un fossé, un arbre bar-
rant la route, il peut, avec l'aide du premier camarade qui passe

auprès de lui, soulever, comme un brancard ordinaire, le brancard avec ses roues et lui faire franchir l'obstacle. Quant aux soldats atteints de blessures peu graves ou siégeant dans les membres supérieurs, ils peuvent être transportés assis dans les voitures d'ambulance actuellement en usage ou sur des chariots de réquisition ; souvent même, ils peuvent se rendre à pied jusqu'à la place de pansement. Le transport entre la place de pansement et l'ambulance du quartier général ou plutôt de l'hôpital divisionnaire, peut être effectué par les voitures d'ambulance et presque toujours alors on sera forcé d'effectuer un transbordement ; mais il n'aura point d'importance puisqu'il aura fallu transférer le blessé du brancard sur un lit ou la table d'opération pour lui retirer ses vêtements, examiner sa blessure, extraire les projectiles ou pratiquer les opérations urgentes.

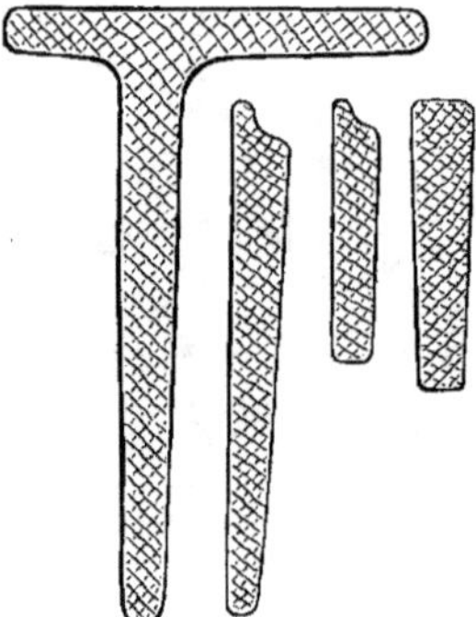

Fig. 5. — Attelles pour l'immobilisation provisoire des membres fracturés.

Les soldats brancardiers chargés de relever le blessé au moment et à l'endroit où il est tombé, doivent non seulement le placer avec soin sur le brancard, mais encore prendre garde à ce que les membres fracturés soient soutenus de telle sorte, que les fragments osseux ne puissent se déplacer dans les mouvements du blessé et augmenter la gravité de la blessure. Les patrouilles de brancardiers en Autriche et en Prusse se composent de trois hommes : deux portent la civière, le troisième porte les attelles métalliques qu'il applique par-dessus les vêtements. Les attelles en usage sont insuffisantes quand il s'agit de fractures siégeant à la partie supérieure de la cuisse, car on ne peut obtenir l'immobilité de la cuisse qu'en assurant l'immobilité de la hanche et du bassin. J'ai à cet effet imaginé et ajouté au matériel de nos ambulances des attelles en forme de T, dont la branche longitudinale s'applique le long de la cuisse et dont la branche transversale, très facile à courber sur le plat, s'enroule et s'attache autour de la ceinture au moyen de la bretelle du fusil, d'un mouchoir, d'une corde. Très utiles sur le champ de bataille, ces attelles (fig. 5) me rendent encore journellement service dans les hôpitaux toutes les fois qu'il s'agit, soit pour une fracture, soit pour une coxalgie, d'assurer l'immobilité des membres inférieurs. La figure 4 représente un blessé muni d'une de ces attelles et transporté sur le brancard à roues.

B. — Rôle des chirurgiens de régiment. — Place de secours.

Le rôle des médecins de régiment est différent dans les trois armées. En France tous doivent rester avec leur corps, dans le but (plus ou moins possible à remplir) de donner aux blessés les premiers secours. En Prusse la moitié seulement de ces médecins restent sous le feu, les autres vont aider leurs collègues de la compagnie de santé, réunis à la place de pansement. En Autriche, aucun d'eux ne reste à son rang ordinaire, et tous ceux d'une même brigade se réunissent à la place de pansement, à l'exception de trois, qui, un peu en arrière de la ligne de combat, établissent la place de secours (Hilfs-Platz).

La place de secours des Autrichiens n'a pas le caractère que nous assignons à une ambulance; les médecins n'y pratiquent que les pansements indispensables pour éviter une hémorragie grave, et rétablissent, s'il est nécessaire, les pansements provisoires appliqués par les brancardiers. C'est, à proprement parler, le lieu où cesse le transport par brancard, et le rôle de ces médecins est surtout de veiller au transbordement des blessés qu'ils envoient à la place de pansement par les voitures d'ambulance amenées jusqu'à la place de secours. En Prusse, comme en France, il n'y a pas de place de secours, ou plutôt chaque médecin demeuré derrière son bataillon devient le centre d'une sorte de place de secours, d'où il dirige le service des brancardiers; mais en France le médecin, n'ayant pour l'aider que le soldat porteur du sac d'ambulance, ne peut à peu près rien quant au transport des blessés. De ces trois modes d'organisation, quel est le meilleur? Au point de vue des services chirurgicaux rendus aux blessés, nous n'hésiterons pas à condamner la présence du médecin sur la ligne de bataille, car aujourd'hui que les troupes engagées se couvrent le plus possible, il ne saurait parcourir cette ligne sans s'exposer outre mesure, et le secours qu'il peut apporter au blessé devient à peu près illusoire, sauf dans quelques cas rares et même exceptionnels. Mais, objectera-t-on, puisqu'il est utile que les brancardiers soient sur la ligne même du combat, puisqu'ils pratiquent certains pansements et appliquent des attelles sur les membres fracturés, pourquoi les médecins de régiments ne se chargeraient-ils pas eux-mêmes de ces soins? C'est que les médecins étant toujours en nombre insuffisant à la place de pansement, on ne doit pas laisser tous ceux des régiments à peu près inutiles sur la ligne de combat, alors qu'ils seraient si utiles ailleurs; c'est aussi qu'un bon infirmier se forme en six mois, tandis qu'il faut vingt ans pour faire un médecin, et qu'il faut ménager ceux dont on peut disposer. Cependant nous ne saurions accepter complètement le système suivi en Autriche. La présence de quelques médecins sur la ligne de bataille est d'un effet moral incontestable; elle encourage le soldat, lui inspire confiance et contribue à donner de la considération au corps médical. C'est par ces motifs que la Prusse maintient sous le feu la moitié seulement des médecins de régiment, et je crois que cette proportion est encore trop élevée. Un seul médecin pourrait rester sous le feu pour diriger et surveiller le service des brancardiers, et pour appliquer lui-même un tourniquet ou un garrot en cas d'hémorragie assez grave pour qu'on puisse craindre qu'elle ne devienne mortelle avant l'arrivée du blessé à la place de secours.

Le second médecin de régiment se réunit avec son collègue de la brigade ou ses collègues de la division, à l'endroit où se rencontre la route carrossable, car c'est en ce point que se concentrent les blessés; et là, abrités autant que possible du feu de l'infanterie, ils constituent ce qu'on peut appeler la *place de secours*. Les médecins qui s'y trouvent ne font qu'arrêter les hémorragies graves en appliquant des moyens hémostatiques provisoires; ils rajustent les appareils appliqués par les brancardiers, mais ils ne font de pansement qu'en cas d'absolue nécessité. Leur rôle principal est de surveiller le transport des blessés apportés jusqu'à

la place de secours par les *soldats brancardiers* et remis par eux
aux soins des *infirmiers* qui les transportent jusqu'à la place de
pansement. La portée aujourd'hui si grande de l'artillerie obli-
geant à reporter très loin la place de pansement, il y aurait inconvénient grave à laisser si longtemps le blessé sans lui donner, en
cas de nécessité, la possibilité d'être efficacement secouru, et il y
aurait d'un autre côté impossibilité à faire parcourir aux soldats
brancardiers la trop grande distance qui sépare la place de pansement de la ligne de combat ; la création de la place de secours
fait disparaître ces inconvénients. Quant aux médecins de régiment laissés disponibles, ils se rendent à la place de pansement
où ils viennent aider leurs collègues de la compagnie divisionnaire
d'ambulance ou compagnie de santé.

C. — *Premiers soins donnés aux blessés. — Place de pansement.*

Comme l'indique son nom, la place de pansement est le lieu où
les blessures sont visitées, pansées, et où le malade reçoit les premiers secours médicaux sérieux. L'*ambulance divisionnaire*, composée en général d'un médecin-major et de quatre à six aides-
majors, est pour l'armée française la place de pansement. Les
plaies sont visitées, les projectiles faciles à découvrir sont extraits,
les amputations tout à fait urgentes sont pratiquées, et les malades
sont dirigés, soit par les voitures Masson, soit par les cacolets ou
les litières, sur l'ambulance du quartier général du corps ou sur
la ville voisine, quand il en existe près du champ de bataille.
Chaque division de l'armée a donc sa place de pansement, desservie par des médecins spéciaux, aidés le plus souvent, bien que
cela soit contraire aux règlements, par quelques-uns de leurs
collègues des régiments. En Autriche, sauf les cas de nécessité, il
n'existait par corps d'armée qu'une seule place de pansement
(*Verband-Platz*) ; il est vrai qu'elle était suppléée en partie par les
places de secours. Dans l'organisation de 1870, il y en a une par
division, le service y est fait par les infirmiers de la compagnie de
santé et par les médecins des régiments engagés.
En Prusse, chaque division a sa place de pansement desservie
par une des trois compagnies de santé que viennent renforcer la
moitié des médecins des régiments d'infanterie. Or, comme chaque
division compte 12 bataillons et par conséquent 24 médecins.

12 médecins viennent ainsi en aide à leurs collègues de la compagnie de santé, et, grâce à ce renfort important, l'ambulance d'une division compte en Prusse trois fois plus de médecins qu'en France.

Le nombre de médecins attachés à nos ambulances divisionnaires est trop peu considérable. Trop souvent il est loin de répondre à l'étendue des besoins, surtout si l'ambulance divisionnaire, se trouvant sur le bord d'une route importante, reçoit même les blessés d'autres divisions. D'autres fois, au contraire, la disposition du terrain fait que les blessés d'une même division ne se réunissent pas tous au point où est installée l'ambulance qui leur est destinée ; ils se dirigent en arrière par tous les chemins qui s'ouvrent devant eux et un grand nombre d'entre eux manquent de secours. C'est à cette circonstance que nous avons dû de pouvoir rendre de grands services à Borny, à Chatel, à Lessy, à Woippy. Il faut donc dans quelques circonstances créer des places de pansement supplémentaires ; or, comment l'ambulance divisionnaire pourrait-elle le faire, quand elle ne compte que cinq à six médecins ? Nous avons vu que dans l'armée prussienne la moitié des médecins de régiment se rendant à la place de pansement, l'ambulance d'une division en Prusse compte pendant une bataille dix-neuf médecins, c'est-à-dire trois fois plus qu'en France.

En créant des compagnies de santé (ou si l'on préfère cette dénomination : des compagnies divisionnaires d'ambulances) chargées de cette partie du service et en réunissant à la place de pansement les médecins de régiment (à l'exception de celui qui reste sur la ligne de combat et de celui qui est à la place de secours), nous arriverons à constituer comme elles devraient l'être nos ambulances divisionnaires. Les compagnies de santé qu'il s'agirait de créer pourraient être formées sur le modèle des détachements sanitaires prussiens. Le bataillon d'ambulance attaché à chaque corps d'armée devrait être partagé en autant de compagnies qu'il y aurait de divisions dans le corps d'armée ; mais il y aurait utilité à laisser ces compagnies indépendantes des divisions et à ne les y attacher, *sur l'ordre du général en chef*, qu'au moment des grandes batailles ou lorsqu'une division opère séparément. En effet, dans un engagement, deux divisions peuvent être laissées en réserve, et si elles conservaient forcément avec elles leur compagnie de santé, elles stériliseraient ainsi des ressources dont l'aide pourrait être précieux pour la division engagée. La réserve venant à donner ultérieurement ne serait pas sans secours médical, puisqu'elle aurait encore avec elle une compagnie et qu'elle pourrait en outre utiliser un corps particulier dont nous allons étudier, sous le nom d'hôpital divisionnaire de champ de bataille, la composition et le mode de fonctionnement.

La compagnie de santé ayant pour fonction principale de relever, de convoyer les blessés et les malades, de fournir aux ambulances le personnel subalterne (infirmiers d'exploitation) et n'agissant guère médicalement que pendant les batailles, doit avoir un personnel médical restreint et un nombreux personnel de soldats de santé. Elle pourrait se composer de six médecins, de huit à dix infirmiers (de visite), de douze soldats de santé (infirmiers d'exploitation), d'une vingtaine de soldats du train sanitaire, sous la conduite de deux lieutenants. Selon leur importance, chaque corps d'armée aurait deux ou trois compagnies divisionnaires de santé ou d'ambulance. A qui doit appartenir le commandement de la compagnie de santé? Cette question est diversement résolue, mais, en général, ce commandement est donné soit à l'officier du train sanitaire, soit au capitaine de la compagnie. Dans un hôpital de garnison, dans une ambulance placée à quelque distance du feu et qui fonctionne comme hôpital, les questions médicales dominent toutes les autres. A la place de pansement, il n'en est pas tout à fait de même. Il ne faut pas que l'ambulance aille s'installer sur un point où une batterie d'artillerie pourrait avoir à s'établir quelques heures ou quelques minutes après, qu'elle se place là où elle pourrait gêner les mouvements des troupes, qu'elle s'avance imprudemment à la suite d'une colonne qui ne fait à dessein qu'une fausse attaque bientôt suivie de retraite, etc. On a cru qu'il devait appartenir à un officier de l'armée, plutôt qu'à un médecin, de déterminer l'emplacement que doit occuper l'ambulance pendant le combat, puisque le choix de cet emplacement (en l'absence d'ordres supérieurs) est déterminé par des considérations de tactique et non par des considérations médicales.

Mais partout aussi, dès que l'ambulance commence à fonctionner, la médecine reprend ses droits et le commandement passe de l'officier au médecin en chef. Or, si l'on songe aux conflits que doit nécessairement amener cette dualité et cette alternance dans le commandement, si l'on réfléchit que le médecin-major, ayant grade de chef de bataillon, serait dans l'intervalle des combats soumis aux ordres d'un capitaine ou d'un lieutenant, je suis porté à croire qu'il vaut mieux que le médecin-major soit en tout temps le chef de la compagnie. En effet, le plus souvent l'emplacement de l'ambulance sera déterminé par les ordres préalables du général et, dans le cas où ces ordres n'auraient pas été donnés, on peut admettre que le grade de lieutenant ou de capitaine ne suppose pas des connaissances en tactique si complètes et si difficiles à acquérir, qu'un médecin-major, c'est-à-dire un homme ayant déjà une longue expérience de la guerre, ne puisse les posséder d'une manière suffisante.

D. — *Soins définitifs donnés aux blessés. — Hôpital de champ de bataille.*

L'ambulance du quartier général de corps d'armée complète notre système de secours sur le champ de bataille. Son personnel, très variable en nombre, se compose ordinairement d'un médecin principal, d'un médecin-major de première classe, de huit aides-majors, de plusieurs pharmaciens, d'un aumônier, d'un officier comptable, d'infirmiers et de soldats d'administration. Elle possède un certain nombre de voitures d'ambulance et de fourgons pour le transport du matériel et des médicaments. Établie dans un village assez en arrière du lieu même de la lutte, elle se transforme après le combat en un véritable hôpital temporaire où sont traités les blessés et les malades du corps d'armée ; malheureusement, obligée de suivre les mouvements de l'armée elle ne peut les garder que quelques jours et doit forcément recourir à la déplorable ressource des évacuations. L'Autriche n'avait avant 1870 qu'une ambulance centrale par corps d'armée (*Corps-Ambulanz*), disposée pour hospitaliser temporairement 150 blessés graves, désaltérer, restaurer, secourir 600 blessés de passage. Aujourd'hui chaque division a son ambulance qui représente à peu près en personnel et en matériel le tiers de l'ancienne ambulance du corps d'armée.

La Prusse avait en 1866 trois ambulances par corps d'armée (*Schwere Feld-Lazarethe*), représentant notre ambulance du

quartier général, tandis que l'ambulance divisionnaire était représentée par des corps plus mobiles (*Leichte-Feld-Lazarethe*). Dans
l'organisation de 1869, cette distinction a disparu, chaque *armee-
corps* a douze *Feld-Lazarethe* donnant réunis un total de
93 médecins, 150 aides hospitaliers, 204 infirmiers. Chacun de
ces Feld-Lazareth a le matériel et le personnel nécessaires pour
constituer douze hôpitaux, pouvant recevoir et traiter 200 malades,
ou pour le corps entier 2,400. Cette dissémination de petites
ambulances autonomes a d'immenses avantages sur la centralisation française. Qu'arrive-t-il en effet dans notre armée? Après la
première bataille, le personnel médical, toujours trop peu nombreux, suffit à peu près à sa lourde tâche; l'armée reprenant sa
marche en avant, il faut laisser en arrière des chirurgiens pour
soigner les victimes de la lutte. On emprunte à une ambulance
divisionnaire ou à un régiment, ici un chirurgien-major, là un
ou plusieurs aides-majors; puis, au fur et à mesure que les combats se multiplient, l'insuffisance se prononce et l'on se voit forcé
de faire appel aux médecins du pays, ou de faire venir de France,
comme on l'a fait en Italie, des étudiants en médecine incapables
de rendre de véritables services. L'organisation prussienne met à
l'abri de ces inconvénients. Une bataille a lieu, les douze Feld-
Lazareth d'un corps d'armée s'installent à proximité du champ
de bataille, les blessés y affluent; mais, il est assez rare que l'encombrement s'y produise ou soit durable, puisque chaque corps
d'armée composé de 30.000 hommes possède des ressources normales pour hospitaliser 2,400 blessés, c'est-à-dire 1 blessé sur
12 hommes, et l'on peut même en cas de nécessité avoir recours
au personnel des trois compagnies de santé. Parmi ces blessés,
beaucoup peuvent être évacués sans danger sur les hôpitaux
d'arrière-ligne, et si l'armée marche en avant, quelques-uns de
ces Feld-Lazareth se transforment en hôpitaux fixes et prennent
les malades des autres Feld-Lazareth qui s'en vont avec l'armée.

Telle est l'organisation que je voudrais voir introduire en France,
avec certaines modifications; elle est pour nos ennemis le résultat
de l'expérience et de l'étude et elle a donné de bons résultats pendant la dernière guerre. Sans doute on peut objecter que nous
manquons déjà de personnel médical; mais j'ai montré, en étudiant l'organisation du service en temps de paix et le recrutement
de la chirurgie militaire, comment on pourra trouver le personnel

nécessaire. Quoi qu'il en soit, il ne faut pas se dissimuler qu'il y a aujourd'hui dans notre armée insuffisance numérique de médecins, et que cette insuffisance se traduit par un excès de mortalité auquel il faut absolument porter remède. Je montrerai plus loin comment ces hôpitaux divisionnaires peuvent après la bataille devenir des hôpitaux temporaires.

E. — *Réserve sanitaire du corps d'armée.*

L'Autriche a pour chaque division une réserve (*Divisions Sanitäts material Reserve*), mais qui consiste surtout en matériel ; la Prusse a pour chaque corps d'armée une réserve qui comprend 12 médecins, 27 infirmiers de visite, 36 infirmiers d'exploitation, 3 pharmaciens, 3 surveillants, 3 employés aux écritures, 3 cuisiniers, 17 soldats du train. A l'inverse de ce qui existe en Autriche, cette réserve (*Lazareth-Reserve-Personnal*) ne consiste qu'en personnel ; mais la Prusse a, en outre, pour chaque corps d'armée, et en arrière du théâtre des opérations actives, un dépôt de réserve de matériel hospitalier (*Lazareth-Reserve-Depot*). Nous n'avons en France comme réserve éventuelle que les magasins de l'intendance et les ressources restreintes de l'ambulance du grand quartier général. Il est indispensable que nous ayons au quartier général du corps d'armée une réserve en personnel et en matériel.

ARTICLE II

ORGANISATION DES SECOURS A L'ARRIÈRE DE L'ARMÉE

Que l'armée combatte sur le territoire national envahi, ou qu'elle ait pris l'offensive en envahissant le pays ennemi, elle doit toujours envoyer en arrière tous les blessés facilement transportables ; de là, la nécessité de tirer parti des hôpitaux préexistants ou d'en créer de nouveaux. Les conditions changeront nécessairement, si l'on se sert de ses propres hôpitaux, ou si l'on utilise ceux du pays conquis. En France, l'organisation du service médical régulier s'arrête à l'ambulance du quartier général, et nous n'avons plus après cela que des ressources aléatoires que l'intendance, le *deus ex machina*, doit improviser au fur et à mesure des besoins,

mais qui ne se créent qu'à grand'peine, et quand les besoins existent depuis longtemps. Le matériel ne se trouve qu'avec les plus
grandes difficultés, et quant au personnel, comme il ne préexiste
pas, comme il n'y a pas de réserve, on l'emprunte aux régiments,
aux ambulances; peu à peu, surtout si la campagne se prolonge,
tout le service de l'armée est désorganisé, et celui des hôpitaux
supplémentaires n'arrive qu'à une organisation des plus insuffisantes. Prenons pour exemple, non pas la campagne dernière,
dans laquelle l'armée tout entière a été victime de la supériorité
de nombre, d'organisation, de savoir et de discipline, mais la
campagne d'Italie, dans laquelle nous étions victorieux, au milieu
d'un pays plein de ressources. Il fallut créer de toutes pièces des
hôpitaux à Gênes, à Alexandrie, et l'on dut, déjà dès le début,
confier des services à des médecins du pays; mais à partir de
Magenta, quand il fallut pourvoir de personnel les nombreux
hôpitaux de Milan, on n'y parvint qu'en requérant 186 médecins
italiens, quelques-uns des plus distingués, beaucoup assez médiocres, un trop grand nombre insuffisants; puis il fallut faire
venir de France des étudiants de deuxième et de troisième année,
incapables de rendre des services sérieux.

L'armée d'Italie avait 132 médecins; le 16 mai, avant Magenta,
avant Solferino, M. Larrey écrivait déjà au maréchal Vaillant la
lettre suivante :

Alexandrie, 26 mai. — Le supplément de 300 médecins militaires,
demandé par M. le général Roguet à S. E. le ministre de la guerre,
serait effectivement *trop considérable…*, mais il devient *indispensable*
et *urgent* d'obtenir au moins 150 médecins ou chirurgiens détachés des
hôpitaux et des régiments de France et d'Algérie…, mais ce personnel
serait même insuffisant, s'il n'était secondé activement, dans les hôpitaux
surtout, *par un nombre égal* de sous-aides provisoires ou auxiliaires
empruntés aux élèves des facultés.

150 sous-aides, cette erreur de la campagne d'Italie, et 150 médecins faisaient bien le supplément de 300 médecins demandés
par l'aide de camp de l'empereur; or, comme l'armée n'en comptait que 132, on voit que le déficit dépassait deux fois le nombre
des médecins jugés nécessaires et présents à l'armée. Tandis que
nous n'avons rien de prévu, rien d'organisé d'avance pour le service médical en arrière de l'armée, l'Autriche a ses hôpitaux de

guerre (*Feld-Spitäler*) et la Prusse ses hôpitaux d'étapes (*Etappen* ou *Kriegs-Lazarethe*).

Les hôpitaux autrichiens d'arrière-ligne, tout en ayant la physionomie d'hôpitaux permanents, n'existent cependant qu'en temps de guerre, et ils sont placés en dehors du théâtre des opérations actives. *Leur personnel n'est pas emprunté à celui de l'armée en campagne*, mais à celui des hôpitaux de l'intérieur. Il existe en général trois de ces hôpitaux par corps d'armée; toutefois, leur nombre varie suivant l'importance de la lutte. Dès le début de la campagne, ils s'échelonnent le long de la ligne principale de communication de l'armée avec le centre du pays; *mais, tant que l'armée n'a pas franchi la frontière*, ces hôpitaux ne doivent pas recevoir de malades ni de blessés, et ceux-ci doivent être dirigés sur les hôpitaux de l'intérieur. Ils ne commencent à être utilisés qu'en territoire ennemi, ou lorsque les hôpitaux ordinaires sont remplis.

En Prusse les *Schwere-Feld-Lazarethe* avaient à peu près la même destination, mais, depuis 1866, une importante réforme a été effectuée. Tout le pays placé entre la mère patrie et l'armée active est sous la direction d'un général qui prend le titre d'inspecteur général des étapes. Ce pays est partagé en un certain nombre de circonscriptions appelées rayons d'étapes. Chaque rayon a un centre de commandement placé ordinairement dans une station de chemin de fer. De plus, comme chaque *Armee-Corps* est recrutée dans certaines provinces de la Confédération du Nord, chacun de ces corps a sur les derrières de l'armée son chef-lieu d'étapes (*Etappen-Haupt-Ort*), qui se déplace suivant les progrès des opérations militaires, et sa tête d'étapes (*Etappen-Anfang-Ort*) qui est située en Prusse dans une des villes de la province que traverse la route qui mène au théâtre de la guerre. Entre ces deux points extrêmes sont établies les étapes de chemin de fer (*Eisenbahn-Etappen*), et, lorsque les chemins de fer n'existent pas, les étapes de terre (*Land-Etappen*). A chaque station d'étapes est établi un hôpital (*Etappen-Lazareth*) destiné à recevoir les malades de la circonscription, les soldats de passage forcés de s'arrêter en route, ou les blessés ne pouvant, sans inconvénient, continuer leur voyage jusqu'au point où se dirige l'évacuation. On conçoit les services que peut rendre une semblable organisation, quand il s'agit de faire franchir rapidement à des régiments d'assez longues distances. Chacun d'eux, en arrivant à l'étape, trouve tout préparé pour le recevoir ; la distribution de vivres se fait le soir même, et le lendemain matin la troupe peut se remettre en route avec autant de facilité que s'il s'agissait d'un déplacement opéré en temps de paix dans l'intérieur du pays natal. On comprend de quelle utilité sont ces hôpitaux fixes, disséminés de distance en distance sur toutes les routes que suivent les évacuations. Nous avons vu, hélas! dans cette triste campagne de la Loire, dans laquelle l'absence d'organisation, le désordre, étaient si flagrants, un spectacle absolument opposé ; nous avons vu des trains de blessés et de malades errer le long de nos lignes ferrées sans que personne en connût au juste la destination ; nous avons vu de pauvres soldats, transis de froid et entassés dans des wagons à bestiaux, s'arrêter dans des gares où ils croyaient trouver un asile et du pain, quitter leur régiment et abandonner leurs armes à qui voulait les prendre. Sans même nous reporter au souvenir si récent de nos désastres, quel spectacle que les évacuations de la Crimée sur Varna, Gallipoli, Constantinople, et même de Solferino sur Brescia, Milan, Alexandrie, Gênes et Marseille.

Il n'est pas besoin de longues démonstrations pour faire ressortir tout ce qu'il y a de favorable dans l'organisation préalable des hôpitaux d'arrière-ligne, et pour faire comprendre la nécessité de suivre sur ce point l'exemple de l'Autriche et surtout de la Prusse.

ARTICLE III

ÉVACUATIONS — HÔPITAUX AMBULANTS

L'absence d'établissements d'arrière-ligne entraîne comme conséquence fatale la nécessité d'évacuer coûte que coûte sur les hôpitaux des villes voisines et trop souvent sur les hôpitaux de villes fort éloignées, à peu près tous, sinon tous nos blessés et malades, qu'ils soient ou non transportables. Il faut avoir conduit ou accompagné de ces évacuations pour comprendre quel rôle elles jouent dans l'aggravation de notre mortalité. On ne dispose que de chariots de réquisition, on les remplit de paille et l'on y couche les blessés. Pendant quelque temps, tout semble marcher assez bien, mais la paille se tasse, un membre brisé prend une position vicieuse, ou le corps inerte d'un blessé vient peser sur la blessure de son voisin. Des hurlements de douleur se font entendre: on arrête la voiture, on replace le malade, et quelques pas plus loin c'est à recommencer.

L'évacuation n'est possible que par voie ferrée, encore faut-il que l'on ait des travaux appropriés à cet usage ; dans toute autre circonstance, elle doit être proscrite pour les blessés atteints de fracture, et je montrerai, en traitant de l'hospitalisation comment on peut l'éviter.

Pendant la guerre de la Sécession, le département médical du ministère de la guerre aux États-Unis organisa de véritables hôpitaux destinés au transport des blessés et des malades ; les uns étaient constitués par des bateaux à vapeur transformés en hôpital, et l'un d'eux renfermait jusqu'à 447 lits ; les autres en plus grand nombre étaient formés par des trains de chemin de fer. Plus de 75,000 blessés et malades furent ainsi transportés.

L'exemple donné par les États-Unis devait, comme tant d'autres, être perdu pour nous. En 1867, pendant l'exposition, nous fîmes quelques essais de transport par chemin de fer ; mais l'intendance militaire ne pouvait descendre à de pareilles préoccupations. Rien ne préexistait à la guerre de 1870, rien ne fut créé pendant sa durée, et là comme dans tout le reste, l'administration militaire et l'intendance civile volontaire représentée par la Société de secours aux blessés devaient montrer ce que peut l'incompétence et l'imprévoyance. Nos blessés furent transportés, couchés sur de la paille, dans des wagons à marchandises ou à bestiaux, sans personnel sanitaire pour les accompagner pendant la route. Ce n'est que depuis la fin de la guerre et la conclusion définitive de la paix que la Société, profitant des ressources mises gratuitement à sa disposition par le gouvernement prussien, rapatria dans des wagons-hôpitaux, appartenant à la Prusse, les prisonniers français restés malades en Allemagne.

La Prusse, heureusement pour elle et ses soldats, ne devait pas davantage en cela imiter l'indifférence que nous montrons à l'égard de tous les progrès réalisés par d'autres que par nous. Immédiatement après la paix de Prague, le ministre du commerce décida qu'en prévision d'une guerre future 200 wagons à voyageurs de 4ᵉ classe seraient transformés en wagons-lits pour le transport des blessés. Cette transformation devait consister à

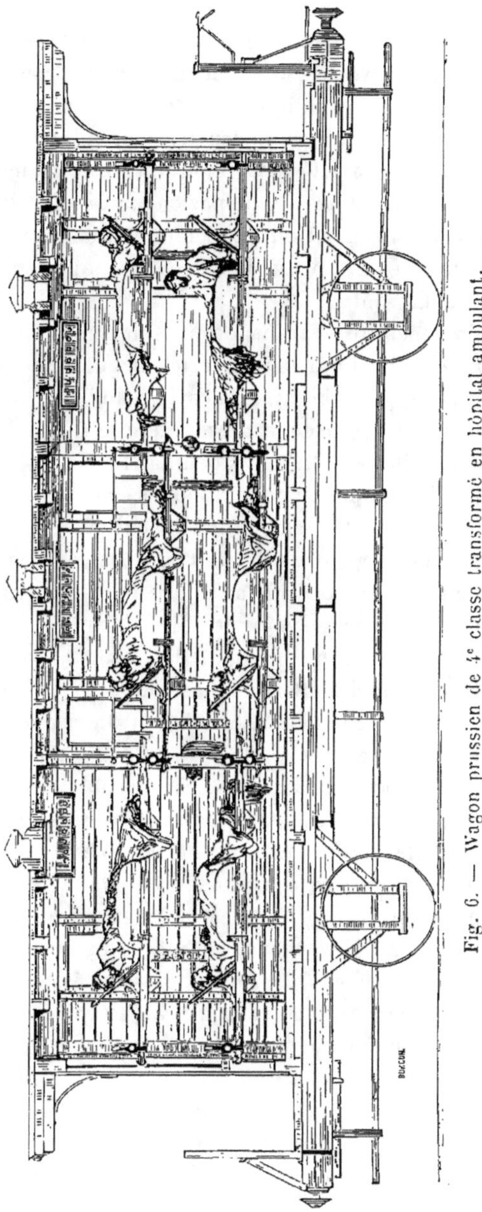

Fig. 6. — Wagon prussien de 4ᵉ classe transformé en hôpital ambulant.

appliquer des crochets aux parois intérieures de la voiture, afin de pouvoir y accrocher 12 lits. Mais on ne s'arrêta pas là, ces 200 wagons furent construits sur un modèle particulier; des portes furent percées à chaque extrémité du wagon et l'on plaça au même endroit des ponts volants afin de permettre la circulation d'une extrémité à l'autre du train. L'instruction sur le service de santé en campagne, du 29 avril 1869, modifia l'ordonnance de 1861 réglant les conditions du transport par chemin de fer des malades et blessés et fixa l'organisation du personnel, la nature du matériel en lits, pansements, vivres, médicaments, que devaient posséder ces hôpitaux roulants.

Toutefois, la nécessité de transporter rapidement aux frontières 600,000 hommes et un immense matériel de guerre ne permit pas de recourir aux wagons-hôpitaux dès le début des hostilités. Le premier transport exécuté de cette manière le fut par l'initiative d'un propriétaire silésien, M. von Hoenika. La Société de secours de Berlin organisa également de semblables évacuations, et la première fut dirigée par le célèbre professeur Virchow. Bade, la Hesse, le Wurtemberg, organisèrent de ces services spéciaux d'évacuation qui vinrent en aide aux transports effectués par les moyens habituels, et par les soins de l'autorité militaire, au moyen de wagons à marchandises contenant des lits. 18,503 malades et blessés arrivèrent ainsi à Berlin. Les ambulances spéciales en transportèrent 3,255, leur part respective fut la suivante : l'ambulance wurtembergeoise transporta 395 blessés, celle de M. von Hoenika 92, l'ambulance de la Société de secours de Berlin 476, l'ambulance prussienne 2,078, l'ambulance hessoise 195, l'ambulance badoise 19; les ambulances militaires 15,248.

Comment sont organisés ces transports, comment pourraient-ils être organisés en France? telle est la question qu'il nous faut examiner. En Prusse, les wagons employés pour cet usage sont des wagons de 4ᵉ classe avec porte aux extrémités et pont volant; les lits sont placés suivant le grand axe de la voiture le long des parois latérales, chaque wagon renferme 12 lits. — Ces lits sont suspendus à des poteaux allant du plancher au plafond de la voiture au moyen de crochets et d'anneaux de caoutchouc, — un corridor central règne au milieu de la voiture et permet, grâce aux ponts volants, de communiquer avec la cuisine et la pharmacie placées dans le train.

Nos wagons de 3ᵉ classe ne se prêtent pas à une pareille trans-

formation par suite de l'existence des banquettes transversales ;
nous ne pourrions nous servir, dans l'état actuel du matériel de
nos chemins de fer, que de nos wagons à marchandises. Ils présentent du reste cet avantage sur tous les wagons à voyageurs
d'avoir latéralement de larges portes, indispensables au chargement facile de brancards. Il serait donc
facile de les rendre aptes à être transformés
en wagons hôpitaux, 100 wagons à marchandises pour chaque compagnie de chemin
de fer devraient être percés à leurs extrémités de portes qui ne serviraient que dans
ces circonstances et qui ne gêneraient en
rien la pratique ordinaire. Un demi-pont
mobile relevé en temps ordinaire, pouvant
s'abaisser en cas de besoin, compléterait
la transformation. Chaque wagon pourrait
contenir facilement 10 lits superposés deux
à deux, suspendus à des crochets, fixés,
d'un côté, dans la paroi latérale de la voi-

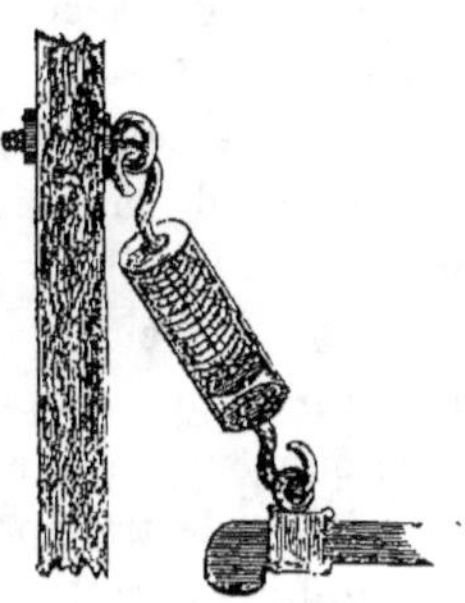

Fig. 7.
Mode de suspension d'un
brancard aux parois
d'un wagon par un cro-
chet-ressort.

ture, de l'autre, à quatre poteaux verticalement placés vers la
partie centrale du wagon et solidement retenus au plancher et
au plafond par des viroles de fer, vissées à la voiture au moment
seulement de la transformation du matériel d'exploitation en matériel hospitalier. Pendant l'hiver, un poêle pourrait être placé au
centre du wagon. Le mode de suspension employé en Amérique
et en Prusse, pour les brancards placés dans les wagons, consiste
en des anneaux de caoutchouc dans lesquels on passe l'extrémité
des tiges des brancards. L'épaisseur, qu'on est obligé de donner à
ces anneaux, annihile l'élasticité du caoutchouc. On pourrait, je
pense, se servir avantageusement des crochets-ressorts dont la
partie élastique est constituée par un ressort à boudin, tels que
les représentent la figure 7.

L'ordonnance prussienne sur le service de santé en campagne
indique et figure, dans des planches annexées au texte, un moyen
très pratique de rendre tous les wagons à marchandises aptes à
transporter des blessés couchés sur des brancards ordinaires. Il
consiste en deux barres de bois correspondant à la tête et aux
pieds des trois brancards qui peuvent être placés côte à côte dans
la largeur du wagon. Ces barres reposent à leurs extrémités sur

la convexité de leurs ressorts simples. D'un côté ces ressorts s'engagent dans une pièce de fonte vissée au parquet de la voiture, l'autre extrémité est libre et se termine par une roulette qui permet au ressort de mettre en jeu toute son élasticité.

Le personnel de ces hôpitaux ambulants a été assez souvent en Prusse celui des sociétés de secours ; ce rôle est tout à fait dans ses aptitudes, à la condition que ce personnel soit choisi avec soin et qu'il reste constamment soumis à l'autorité du médecin militaire chargé de la haute direction du service des évacuations. Ici, comme partout, il n'y a d'ordre possible que si le chef peut compter sur les moyens d'action mis à sa disposition ; il ne serait donc pas possible de laisser à ces ambulances volontaires l'indépendance qui leur est si chère, mais qui aurait pour résultat l'absence des moyens de transport, au moment où l'on croit avoir le droit de compter sur cette importante ressource.

ARTICLE IV

ORGANISATION DES SECOURS HORS DU THÉATRE DE LA GUERRE

Ces secours comprennent ceux fournis par l'État et ceux que peuvent mettre à la disposition des blessés les sociétés particulières. Les hôpitaux militaires permanents n'ont rien qui doive nous occuper spécialement, leur organisation reste la même en paix comme en guerre. Nous n'avons pas davantage à nous occuper des hôpitaux civils permanents, momentanément transformés en hôpitaux militaires.

Les hôpitaux temporaires nous occuperont dans le chapitre suivant, et comme leur fonctionnement soulève la grave question de la participation des sociétés civiles de secours, c'est en nous occupant de ces sociétés, que nous examinerons le rôle qu'elles peuvent être amenées à jouer dans l'hospitalisation temporaire des militaires malades ou blessés.

TROISIÈME PARTIE

RÉFORME DE L'HOSPITALISATION

Depuis la guerre de 1866, les Prussiens ont modifié profondément l'organisation du service de santé en campagne, par la substitution du principe de dissémination des blessés à celui de leur concentration. Le système de dissémination des malades (*Kranken Zerstreuungs-System*) constitue à coup sûr un grand progrès, car nul n'ignore aujourd'hui que, même sans qu'il y ait à proprement parler d'encombrement, il suffit de réunir dans un même établissement un grand nombre de malades et de blessés pour aggraver leur situation et augmenter la mortalité. C'est conformément à ce principe que la Prusse a substitué douze hôpitaux de guerre par corps d'armée aux trois hôpitaux plus considérables que comptait chacun de ces corps pendant la guerre de 1866. Quelque importante, quelque bienfaisante que soit cette réforme, elle est insuffisante, car elle laisse subsister un autre fléau auquel elle ne porte aucun remède : celui des évacuations.

Lorsque le blessé est arrivé jusqu'à l'ambulance, il y reçoit les soins que comporte son état; mais, après deux ou trois jours, quelquefois seulement après quelques heures, son martyre commence. Après avoir successivement converti en ambulances les maisons, les granges, les églises, voisines du lieu du combat, en couchant sur le sol, recouvert d'une quantité plus ou moins suffisante de paille, un nombre toujours trop considérable de blessés, il faut songer à leur procurer un abri un peu moins précaire. On rassemble les véhicules de toute espèce, parmi lesquels domine nécessairement le chariot du paysan, ce chariot qui sert à l'exploitation agricole et qui n'est jamais suspendu; on le remplit de foin, de paille, et l'on y couche tant bien que mal, ou plutôt toujours mal, le malheureux soldat. Mais on ne peut le hisser sur ces voitures sans déranger les appareils déjà appliqués, sans déplacer les fragments osseux des membres fracturés, sans occasionner les plus vives douleurs, sans réveiller l'inflammation. Puis une fois en route viennent les cahots, les chocs, et ceux-là seuls qui en ont été les témoins ou les victimes savent ce qu'est ce transport. Ce n'est pas tout encore. Les blessés d'une bataille sont tous dirigés sur la ville la plus proche : à Milan, à Alexandrie, après Magenta ; à Brescia, après Solferino ; à Metz, après Borny et Gravelotte. On emplit de malades et de blessés les bâtiments publics ; mais le nombre des entrants dépassant bientôt le nombre des sortants, on entasse les lits dans les salles, puis dans les corridors, et l'encombrement ne tarde pas à produire ses funestes effets : gangrène, pourriture d'hôpital, infection purulente, typhus, etc.

Pour remédier à un si triste état de choses, on envoie plus loin encore les malheureux qui ont déjà subi un premier et toujours trop long transport ; on procède à de nouvelles évacuations sur des villes plus éloignées, moyen détestable, homicide par la manière dont il est mis en œuvre, et auquel j'attribue, pour ma part, la plus grande partie de la mortalité des opérés français. J'ai vu les évacuations, je les ai vues fonctionner en Italie, lorsque à Gênes nous recevions, pour les embarquer pour la France, de malheureux blessés venant de Brescia, de Milan, d'Alexandrie ; j'ai vu, sous prétexte d'éviter l'encombrement, sous l'un des plus beaux ciels de l'Europe, pendant l'été et dans des conditions atmosphériques excellentes, dans un pays ami et abondamment fourni de tout, faire voyager à de grandes distances des malheureux atteints de fractures par coups de feu et les envoyer mourir çà et là quand il eût été facile de les sauver et de leur éviter l'horrible supplice des longs transports, en créant en plein air des hôpitaux-baraques.

Mais c'est en Crimée que le fléau des évacuations atteignit les limites de l'horrible. Voici ce qu'en dit le livre de M. Chenu : « Les entrants, blessés, diarrhéiques, dysentériques, cholériques, qui arrivent pour occuper les lits vacants, débarquent sur un des points du Bosphore ; on les apporte sur des brancards ; ils viennent de Kamiesch, ils ont eu une traversée de trois, quatre ou cinq jours ; ils sont dans un état pitoyable, couverts de vermine, affaiblis de toute manière. Quelques-uns peuvent à peine parler et dire

que leur vêtement contient leurs déjections depuis le moment de
leur embarquement. La situation des blessés est bien plus cruelle
encore ; ils n'ont pas été pansés depuis leur départ de Crimée,
l'appareil s'est dérangé et gêne plus qu'il ne sert, le gonflement
des parties a rencontré trop de résistance dans le sang qui s'est
durci, la gangrène, la vermine même, ont envahi les plaies ;
l'odeur qu'elles répandent est affreuse et infecterait les salles, si
l'on n'arrêtait ces blessés en plein air, sur le seuil de l'hôpital,
pour défaire les appareils infects, laver les plaies et faire un pansement provisoire, avant de porter ces malheureux au lit qui, le
matin encore, était occupé par un camarade évacué sur Gallipoli,
sur la France, ou mort pendant la nuit... Nos hôpitaux n'étaient,
en quelque sorte, que des hôtels garnis où les malades arrivant de
Crimée se reposaient pendant quatre ou cinq jours, quelquefois
plus, quelquefois moins, étaient de nouveau embarqués pour aller
se reposer à Gallipoli, à Nagara, et de là en France. »

Pour les personnes étrangères aux dures nécessités de la
guerre, il semble que rien ne doive être plus facile que de transporter les blessés ; n'a-t-on pas de belles voitures d'ambulance,
bien suspendues, n'a-t-on pas les voitures Masson renfermant
deux lits, n'a-t-on pas enfin le chemin de fer ? Mais, pour atteindre
la voie ferrée, il faut, même dans les cas les plus favorables, parcourir un trajet toujours trop long, et quant aux voitures, voici la
vérité. Quelque complet, quelque nombreux qu'on suppose le matériel de transport, il n'a jamais été, il ne pourra jamais être
après une bataille, à la hauteur des besoins, car une armée ne
s'embarrassera jamais des centaines de voitures *spéciales* qui
seraient indispensables pour transporter quelques milliers de
blessés.

Au lieu de chercher à améliorer les moyens de transport, il
faut chercher à les rendre inutiles pour les blessés peu ou pas
transportables, il faut qu'une révolution s'accomplisse dans le
mode de secours à donner aux victimes de la guerre ; il faut que
le blessé cesse d'aller chercher, parfois fort loin, un hôpital trop
souvent encombré, *il faut que l'hôpital vienne vers le blessé.*

Grâce au décret de Montebello, devenu l'article le plus important de la convention de Genève acceptée aujourd'hui par tous les
Etats européens, les ambulances sont neutralisées, et il n'est plus
besoin de soustraire les blessés aux vicissitudes de la guerre, en

les mettant à l'abri dans des villes susceptibles d'être défendues, et, sous ce rapport, rien n'empêche que les hôpitaux soient créés à l'endroit ou près de l'endroit où s'est donnée la bataille. Or, il ne s'agit pas, bien entendu, d'hôpitaux construits en pierre, de fastueux monuments ; les maisons de village, les granges, peuvent servir à cet usage, et l'on peut suppléer au nombre souvent insuffisant des habitations, en élevant en plein champ des hôpitaux sous tentes. Or, on transporte plus facilement une pièce de toile et des pieux que des blessés ; il ne faut pas pour cela s'ingénier à trouver des voitures bien suspendues, munies de banquettes élastiques ou de lits à l'abri des secousses ; et, puisque de toute façon l'ambulance doit avoir ses charrois, je soutiens qu'il faudrait moins de voitures pour transporter une tente et des literies pour cent hommes que de transporter ces cent hommes plus ou moins grièvement blessés.

Vous n'y songez pas, répondra le préjugé, donner de simples tentes pour abri à de malheureux malades ; les exposer aux courants d'air, au froid de la nuit, à la pluie, aux intempéries de l'atmosphère, cela n'est pas sérieux. A cela je réponds encore : les faits sont plus forts que les théories et les raisonnements, et les faits ont prononcé.

D'après Fischer (*Kriegs-Chirurgie*, Erlangen, 1868), Bell et Hennen *auraient*, dans la guerre d'Espagne, en 1812, traité sous la tente les blessés anglais ; Brugmans, en 1815, se serait servi avec utilité de ce moyen pour diminuer les ravages de la pourriture d'hôpital et de l'infection purulente.

En 1830, après le débarquement de Staouéli, et avant la prise d'Alger, c'est sous la tente que furent soignés les blessés français.

Si ces tentatives ne suffirent pas, dès cette époque, à attirer l'attention, c'est vraisemblablement que le moyen employé présentait à côté d'avantages réels des inconvénients sérieux compensant et neutralisant les heureux effets du traitement en plein air. La tente militaire, complètement fermée et formée par une toile simple, n'abrite ni de la chaleur ni du froid. Lorsqu'elle est exposée au soleil, il y règne une chaleur intolérable, et le froid glacial de la nuit s'y fait notablement sentir. Si Michel Lévy obtint de si bons résultats de l'hospitalisation sous la tente, cela tient, j'en ai la conviction, à ce qu'il eut l'heureuse idée d'em-

ployer des tentes doubles, c'est-à-dire superposées. C'est à lui
que revient légitimement l'honneur des premières tentatives vraiment sérieuses, non seulement parce qu'il eut, à cet égard, l'initiative pendant la guerre de Crimée, en 1854, mais surtout parce
qu'il sut voir que l'hospitalisation sous la tente, qu'on croyait à
peine possible, et à laquelle lui-même n'avait eu recours que par
nécessité, était préférable au placement dans des hôpitaux, permanents ou temporaires, de malades atteints d'affections se pro-
pageant par infection, comme le choléra, le typhus, la pourriture
d'hôpital. De la constatation de faits imprévus de guérison, Michel
Lévy sut tirer de sages déductions, des enseignements et des préceptes, qu'il exposa en 1861 à l'Académie de médecine, dans la discussion que souleva, au sein de la savante compagnie, le rapport
de M. Gosselin sur mon mémoire sur la résection de la hanche, et
la présentation de ma note sur l'hygiène hospitalière en France
et en Angleterre [1].

Comme les chirurgiens militaires qui l'avaient précédé dans cette
voie, Michel Lévy, ainsi que je viens de le dire, ne fut pas conduit
par des idées théoriques à recourir à l'emploi des tentes : ici
encore la nécessité, « cette mère de l'industrie », imposa sa loi et
provoqua le progrès.

Le choléra, importé de Marseille, éclate à Varna, les hôpitaux
sont encombrés ; mais l'on n'ose pas encore traiter les malades
sous la tente, on leur réserve l'hôpital, et l'on ne place sous toile
que des convalescents. Éclairé, enhardi par les résultats, Michel
Lévy étend la mesure aux malades eux-mêmes, et, dans les derniers jours de juillet 1854, il obtient la création d'un hôpital pour
400 cholériques sur le plateau de Franca. L'expérience réussit
au delà de toute espérance ; dès le 14 août, Michel Lévy écrivait
au président du conseil de santé : « Mais le fait le plus saillant,
le *plus fertile* aussi en applications salutaires, c'est le parallèle
du traitement des cholériques dans les hôpitaux ordinaires et de
leur traitement sous les tentes. J'aurai plus tard, je l'espère,
l'occasion de fixer à ce sujet votre attention. C'est merveille que
l'amélioration rapide des cas de choléra sous les tentes, que la
marche heureuse des convalescences sous la tente. Le bénéfice de
l'air libre et pur, en circulation perpétuelle autour et dans l'intérieur des tentes, ne ressort nulle part avec plus de puissance... »

[1] Voy. t. I, p. 1.

La guerre d'Amérique établit définitivement, pour ce qui concerne la guerre, la supériorité de la tente et de la baraque sur l'hôpital permanent; plus tard, ce que la chirurgie militaire avait fait par nécessité, la chirurgie civile le fit à titre d'amélioration. Dès 1864, le service de chirurgie de l'hôpital de Bethanian, à Berlin, était transféré, durant l'été, sous une tente élevée dans le jardin de l'établissement; la Charité de Berlin construisait, à l'instar des hôpitaux russes, un lazaret d'été ; en 1866, Stromeyer traitait sous une tente-baraque les blessés de Langensalza, et aujourd'hui l'hôpital sous tentes et sous baraques est adopté, pendant l'été, à Berlin, à Vienne, à Leipzig, à Dresde, à Francfort, etc.

J'avais pu, en 1864, grâce à la mission dont m'avait chargé l'administration des hôpitaux de Paris, constater les bons effets obtenus par le Dr Wilms à l'hôpital de Bethanian ; les publications faites depuis en Allemagne et en Amérique leur apportaient une confirmation nouvelle ; il y avait de plus pour moi, dans la possibilité de traiter les blessés sous la tente, le germe d'une révolution dans le système des ambulances militaires. Au printemps de 1868, je sollicitai de l'administration l'érection d'une tente-hôpital dans une vaste prairie renfermée dans l'enceinte de mon hôpital. Comme je l'ai dit ailleurs (*Gaz. hebdom.*, 21 août 1868, p. 533)[1], M. Husson ne crut pas pouvoir, sur mes seules instances, tenter une expérience qui heurtait de front des idées acceptées par tout le corps médical. Quelques mois plus tard, la publication du mémoire de M. Chantreuil, en faisant connaître à tous les résultats heureux obtenus en Allemagne, dégageait la responsabilité de l'administration, et permettait à son directeur général de suivre le penchant qui le porte à rechercher ce qui peut contribuer au salut et au bien-être des malades de nos hôpitaux. Soumise par lui au conseil de surveillance, l'idée fut acceptée ; et je tiens à témoigner à M. Husson toute ma gratitude, non seulement pour m'avoir confié le soin d'expérimenter la tente-hôpital, mais aussi pour la latitude qu'il a bien voulu me laisser dans la conduite de l'expérience.

Cette expérience a été des plus heureuses. Pendant trois ans, j'ai placé sous la tente-hôpital élevée dans la prairie de l'hôpital Cochin mes malades les plus gravement atteints, et, même pen-

_____
(1) Voy. *Des hôpitaux sous tente*, t. I, p. 407.

dant le second siège, malgré les fâcheuses conditions où se trouvaient des blessés presque tous plus ou moins adonnés à l'ivrognerie, les résultats des opérations ont été de beaucoup supérieurs
à ce qui pouvait s'observer dans les salles des hôpitaux. Tandis
que, pendant les deux sièges, la mortalité des amputés et même
des blessés a été partout véritablement effrayante ; tandis que,
pendant le second siège (celui de la Commune), on était réduit à
attribuer à l'alcoolisme l'insuccès à peu près constant du traitement ou des opérations, j'ai obtenu à Cochin, sous la tente-hôpital de mon modèle et même dans les baraques élevées dans la
prairie de l'établissement, des résultats meilleurs que ceux que
constate la statistique officielle pour l'ensemble de nos hôpitaux,
même pendant les années normales. Il en fut de même à Metz
pour les blessés hospitalisés sous nos tentes de l'hôpital Fabert,
et la supériorité de la tente sur le bâtiment de pierre est admise
et reconnue aujourd'hui par tous ceux qui ont fait usage de ce
mode d'hospitalisation.

Depuis douze ans, c'est-à-dire depuis que l'hygiène hospitalière,
science toute nouvelle, préoccupe à juste titre les médecins et les
administrateurs, l'observation a montré que la réunion dans un
même lieu d'un grand nombre de malades suffit pour amener le
développement de l'érysipèle, de l'infection purulente, de la pourriture d'hôpital, et pour donner à beaucoup de maladies une gravité exceptionnelle. Malgaigne, MM. Bristowe et Holmes, moi-
même, et plus récemment M. Simpson, avons montré que la mortalité est relativement plus élevée dans les grands que dans les
petits hôpitaux ; les recherches de nombreux observateurs ont mis
hors de doute les dangers de l'encombrement. Placer un petit
nombre de malades dans des salles suffisamment grandes, largement ventilées, est un principe accepté par tous, et la plupart des
médecins ont aujourd'hui rejeté la ventilation artificielle, obtenue
par des moyens mécaniques, au profit de la ventilation naturelle.
La différence de mortalité dans les grands et dans les petits hôpitaux, à l'hôpital ou dans la clientèle civile, à la ville ou à la campagne une fois constatée, on était naturellement amené à en
rechercher les causes.

Ces causes sont multiples, très diverses, mais elles peuvent, en
dehors de toute question de thérapeutique, se ramener à deux
principales.

Les malades, les blessés, les opérés réunis dans une même salle, réagissent en quelque sorte les uns sur les autres, et cette mise en commun, cet apport individuel de miasmes morbides, suffisent pour créer un milieu délétère et pour faire éclore des complications, qui ne se fussent pas montrées, si le malade eût été soigné seul dans sa propre demeure ou s'il fût resté isolé.

L'encombrement est dangereux, nul n'en doute ; mais il ne faut même pas aller jusqu'à l'encombrement pour créer ces fâcheuses conditions ; la réunion de malades dans une même salle peut suffire pour faire développer spontanément, chez quelques-uns, la pourriture d'hôpital, l'infection purulente, l'érysipèle, la fièvre puerpérale.

Le danger pourtant ne serait que peu grave, s'il se bornait à l'apparition *spontanée* de complications, qui, bien que le plus souvent mortelles, *resteraient à l'état de cas isolés* et n'entraîneraient la mort que de quelques malades. Ce qui rend le danger terrible, ce qui cause de si cruels ravages parmi les opérés de nos grands hôpitaux, c'est que les complications se transmettent d'un malade à l'autre ; c'est qu'elles sont contagieuses par voie d'infection et par transport direct du principe qui les fait naître : le *contagium*. Pour moi, et j'en ai fourni la preuve, la fièvre puerpérale, le choléra, l'érysipèle, l'infection purulente, sont des maladies à la fois infectieuses et contagieuses, et, si nous perdons à Paris tant d'opérés, ce n'est pas seulement parce que le mode de pansement suivi par la plupart des chirurgiens provoque l'érysipèle et laisse survenir tant d'infections purulentes, c'est surtout parce qu'une de ces complications une fois déclarée chez un blessé peut se transmettre, sans presque qu'on s'y oppose en rien, à tous les autres opérés de la salle, et crée une situation désastreuse sur laquelle on s'aveugle en se payant d'un mot : l'épidémie. Je ne crois pas, ainsi que je l'ai dit à propos de la fièvre puerpérale et des épidémies en général, je ne crois pas à cette intervention mystique de « l'ange exterminateur ». *Toute maladie susceptible de se transporter d'un lieu à un autre, sous forme épidémique, est contagieuse,* disais-je il y a quelques années[1] ; comme la fièvre puerpérale, l'érysipèle et l'infection purulente sont épidémiques, mais ces épidémies ne sont dues qu'à une conta-

____

(1) T. I, p. 233 : *Maternités.*

gion qu'on a laissée s'exercer librement. Il n'est pas une seule de ces épidémies que l'homme n'ait le pouvoir de restreindre ; il en est très peu qu'il ne puisse supprimer.

L'idéal de la thérapeutique serait logiquement d'isoler chaque malade. Dans la pratique, ce rêve est une utopie irréalisable, mais on se rapproche du but en plaçant les malades dans un milieu tel, que les effets fâcheux d'une réunion imposée par la nécessité soient neutralisés, et que le développement spontané des complications de toute nature soit aussi peu favorisé que possible ; on peut espérer l'atteindre en isolant avec soin, c'est-à-dire d'une manière absolue, le malade chez lequel s'est développée une complication ou une maladie susceptible de se transmettre aux malades voisins.

Le traitement sous des baraques ou sous des tentes, en plaçant le blessé dans un air sans cesse renouvelé, prévient la formation d'une atmosphère viciée par les miasmes morbides et peut prévenir le développement spontané des complications nosocomiales. La possibilité d'isoler les malades sous une tente ou sous une baraque peut prévenir la communication à d'autres malades de la fièvre puerpérale, du typhus, du choléra, de l'érysipèle, de l'infection purulente, de la pourriture d'hôpital, etc., développés *spontanément* chez un malade de la salle. Toutefois, si l'on veut empêcher cette communication, il faut prendre *les précautions suffisantes contre le transport du principe contagieux par le médecin lui-même et par l'intermédiaire des éponges, d'instruments incomplètement nettoyés, des doigts, de la charpie, etc.* Limitée aux cas spontanés, diminuée du nombre considérable de ceux où la maladie a été communiquée, l'infection purulente ne ferait pas dans les hôpitaux les ravages dont nous sommes les témoins.

Deux systèmes d'hospitalisation sont en présence : *les baraques* et *les tentes*. La baraque, ayant pour caractère principal la stabilité, ne peut guère être employée que comme hôpital fixe. La tente, mobile, facile à déplacer et à transporter, est susceptible de servir à l'installation d'hôpitaux mobiles ou temporaires ; elle donne les moyens de répondre efficacement à des besoins urgents, quel que soit le lieu où ils se produisent ; elle permet de révolutionner le système des secours à donner aux blessés militaires, qu'on pourra dorénavant soigner et guérir sur le lieu même de la lutte.

Un autre caractère établit entre les deux systèmes une différence considérable : la tente se prête peu à l'application des moyens de chauffage, et ne saurait guère servir pendant les quatre ou cinq mois d'hiver ; la baraque peut être construite de manière à pouvoir être facilement chauffée et à pouvoir être utilisée hiver et été; aussi a-t-on eu l'idée de l'employer à titre d'hôpital permanent.

Pendant la guerre de Crimée, l'armée anglaise hiverna sous des

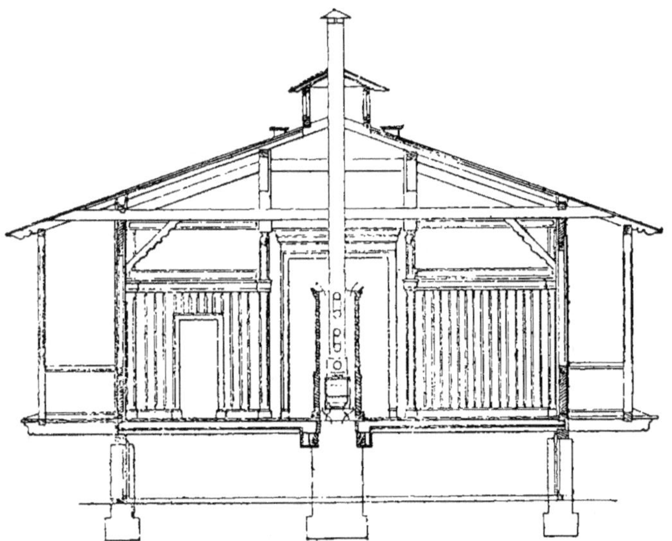

Fig. 8. — Coupe de l'hôpital baraqué (Charité) de Berlin.

baraques chauffées par des poêles, et, pendant la guerre d'Amérique, MM. Hammond et Barnes, chirurgiens en chef de l'armée fédérale, firent élever de vastes hôpitaux permanents composés de pavillons construits en planches. Jusque-là on cédait à la nécessité, et ces hôpitaux n'étaient pas destinés à survivre aux causes qui avaient nécessité leur construction, c'est-à-dire à la guerre : aujourd'hui on semble vouloir entrer dans une autre voie, en établissant, au milieu des villes et comme annexes ou succédanés d'établissements hospitaliers ordinaires, des hôpitaux baraqués.

Le lazaret-baraque élevé dans l'enceinte même de la Charité royale de Berlin est un véritable hôpital en planches, mais réduit jusqu'à présent et par les nécessités mêmes de l'emplacement disponible, à des proportions modestes. Il est destiné à servir hiver et été, et il est même pourvu d'un système de chauffage assez compliqué, par la circulation d'air chaud. Ainsi qu'on le voit dans la figure qui représente la coupe de l'hôpital baraqué (fig. 8), le plancher est très élevé au-dessus du sol, de telle sorte que la salle est baignée de toute part par l'air ambiant. En dehors des salles, et le long des bâtiments, règne une galerie couverte sous laquelle on peut, pendant la journée, rouler les lits des blessés qui ne peuvent se lever. C'est sur un plan analogue qu'ont été construits quelques-uns des hôpitaux baraqués élevés à Berlin pendant la dernière guerre. Il y a dans cette tentative qui date déjà de quelques années le germe d'une métamorphose du mode actuel d'hospitalisation ; car, si les malades se trouvent mieux du séjour dans un hôpital baraqué, on arriverait, en étendant l'application du principe, à la suppression des monuments hospitaliers actuels.

Quelque partisan que je sois de la dissémination des malades dans de petits établissements, et quelque ennemi que je puisse être des constructions luxueuses, qui font des hôpitaux des forteresses ou des palais, dans lesquels le lit d'un malade coûte à la caisse de la bienfaisance publique un loyer plus cher que celui d'un appartement complet, il me semble que le système de l'hôpital baraqué fixe, permanent, ne saurait être érigé en principe. La protection contre le froid des hivers rigoureux ne peut y être obtenue qu'à grand'peine ; les dangers d'incendie sont considérables, et des pavillons limités à un rez-de-chaussée nécessitent un emplacement tellement vaste qu'on aurait peine à le trouver à l'intérieur des villes, à moins de dépenser en terrains tout l'argent qu'on économiserait en construction.

Je n'aime pas, qu'on me permette cette expression, les choses à deux fins, et les dispositions qu'on devra prendre, pour obtenir pendant l'hiver, une élévation artificielle de la température, s'accommoderont peu de celles qui seront indispensables pour obtenir, pendant l'été, une fraîcheur agréable et salutaire. Ce qu'il faut, c'est que le bâtiment fixe qui constitue l'hôpital soit construit, soit aménagé de telle sorte que toutes les nécessités de l'hygiène y soient satisfaites. S'il faut isoler un ou plusieurs malades, il faut qu'il existe pour eux des chambres d'isolement, mais d'isolement réel, et cette condition peut être réalisée dans les nouveaux hôpitaux, ou obtenue assez facilement dans les hôpitaux anciens, où elle n'existe suffisamment presque nulle part, pas plus à l'étranger qu'en France.

Si je laisse pour un instant de côté la question des hôpitaux militaires temporaires, je dirai que les baraques ou les tentes ne doivent être employées qu'à titre d'hôpitaux d'été. Dans les pays à températures extrêmes comme en Russie, là où il faut, pendant l'hiver, garantir les malades contre un froid qui atteint parfois 30, 35 ou même 40 degrés au-dessous de zéro, et les protéger, pendant l'été, contre une chaleur accablante, on était naturellement appelé à élever des constructions destinées à recevoir les malades pendant la saison chaude ; aussi les grands établissements de Saint-Pétersbourg et de Moscou possèdent-ils depuis longtemps des hôpitaux d'été. Ce sont des constructions fixes assez souvent en bois, et dans lesquelles tout est disposé pour une énergique et large ventilation.

Les conditions, dans lesquelles nous sommes placés en France et dans le centre de l'Europe, ne nous imposent pas les mêmes nécessités, et c'est dans un but un peu différent, par des considérations de thérapeutique prophylactique, que nous sommes amenés à appliquer à un certain nombre de malades le bienfait du traitement à l'air libre.

Eviter le froid et la chaleur extrêmes est la principale préoccupation, qu'il s'agisse de tentes ou de baraques. Quelle que soit leur forme, quelque disposition qu'on adopte dans leur construction, les tentes constituées par une toile simple ne peuvent mettre à l'abri des températures extrêmes. Pendant les nuits de printemps ou d'automne, elles garantissent à peine du froid, et pendant le jour, surtout si elles reçoivent les rayons d'un soleil d'été, il y règne une chaleur telle, qu'y séjourner est un véritable supplice. Les tentes à double toile échappent en partie à ces inconvénients, et l'on peut même arriver à les en affranchir complètement. Il faut pour obtenir ce résultat : 1° empêcher la radiation solaire d'échauffer l'air de la tente ; 2° déterminer à l'intérieur une aération active ; 3° s'opposer à l'abaissement nocturne de la température intérieure.

Pour que la première indication puisse être remplie d'une manière suffisante, il faut employer une double paroi, de bois ou de toile, et ménager entre ces parois un intervalle de 10 à 20 centimètres ; il faut de plus que la paroi extérieure présente près du faîte des ouvertures assez nombreuses et d'une largeur convenable. Les raisons qui exigent ces dispositions sont faciles à comprendre ; examinons-les pour ce qui concerne les tentes.

Lorsqu'on emploie la tente ordinaire, c'est-à-dire la tente constituée par une toile simple, le soleil, après avoir échauffé la toile, échauffe peu à peu l'air renfermé dans la tente. Si l'on superpose deux toiles suffisamment espacées, l'élévation de la température porte d'abord sur la couche d'air qu'elles interceptent ; mais, au fur et à mesure qu'elle s'échauffe, cette lame d'air s'élève et s'échappe à l'extérieur par les ouvertures percées au niveau du faîte. Il s'établit ainsi, dans cette sorte de cheminée aplatie, une circulation constante, d'autant plus active que la température s'élève davantage, surtout si l'on a soin de relever un peu le bas de la toile extérieure dans la partie qui touche le sol, de manière à faciliter l'accès de l'air. De cette façon, la radiation solaire ne peut que dans de très faibles limites échauffer la toile intérieure et encore moins, par conséquent, l'air de la tente.

La protection que donnent les deux toiles suffisamment espacées ne saurait cependant empêcher, d'une manière complète, l'échauffement de l'air intérieur ; il faut également que cet air puisse se renouveler, et ce renouvellement, utile au point de vue du bien-être des malades, est indispensable sous le rapport de l'hygiène. On arrive facilement, pour les baraques, à remplir cette indication en employant un faux toit, ce que les Allemands appellent le *Reiter Dach ;* on y arrive également pour les tentes, en perçant des ouvertures dans les deux toiles, vers le sommet du toit. L'air, sollicité à s'échapper au niveau du faîte par la différence de densité due à son échauffement, entraîne par le mouvement plus actif de la couche d'air interposée entre les deux toiles l'air renfermé dans la tente et lui fait traverser les ouvertures dont se trouve percée la toile intérieure. Il y a là quelque chose d'analogue à ce qui se passe dans un tuyau secondaire aboutissant à une cheminée d'appel.

La troisième indication est le corollaire du problème que pose la première indication. On le résoud de même par l'emploi de toiles suffisamment espacées. Lorsque la température extérieure s'abaisse pendant la nuit, l'air intérieur de la tente tend à se mettre en équilibre de température avec l'air extérieur, et le

refroidissement sera d'autant plus rapide que la différence entre
la chaleur de l'air intérieur et le froid de l'air extérieur sera plus
grande. Si l'on a soin de tenir au contact du sol le bord inférieur
des toiles, on emprisonne ou du moins on immobilise entre elles
une couche d'air qui se refroidit peu à peu, prend une température moyenne entre celle de l'atmosphère et celle de l'intérieur,
empêche le refroidissement de l'air de la tente, et joue le rôle de
la couche interceptée entre les doubles fenêtres, employées, pendant l'hiver, dans les pays du Nord.

Telles sont les conditions que doivent remplir les baraques ou
les tentes pour répondre d'une manière complète aux indications
que posent la science et la pratique, et l'on ne saurait les négliger
lorsqu'il s'agit de la construction d'un hôpital permanent, d'un
hôpital élevé en temps de paix, en temps normal, alors que l'on
n'a pas à lutter contre les difficultés qui se rencontrent dans la
guerre ou au début des grandes épidémies. Certes, la nécessité de
pourvoir rapidement à des besoins urgents et considérables, la
pénurie des ressources matérielles et l'obligation d'une stricte
économie, n'affranchissent pas de l'obligation de donner au malade
un asile qui réponde aux préceptes de l'hygiène, mais elles auto-
risent à se limiter au nécessaire et à ne rechercher que la sécurité,
en renonçant au suplerflu, c'est-à-dire au confort. On peut alors,
comme on l'a fait à Paris, à Metz, à Berlin, élever des baraques à
simple paroi de planches, en combattant (imparfaitement, il est
vrai) l'élévation de la température pendant l'été, par une bonne
ventilation et par l'ouverture des fenêtres ; en combattant le froid
de l'hiver et celui de la nuit, par des moyens de chauffage appropriés aux ressources disponibles. Toutefois, en campagne et pour
l'installation immédiate d'hôpitaux susceptibles d'être déplacés,
la tente seule est applicable, et la tente à simple paroi est à peu
près la seule qui puisse être utilisée ; mais, il faut alors s'opposer
à l'élévation de la température pendant la chaleur du jour, et il
n'est pour cela qu'un moyen : la possibilité de supprimer momentanément, en les relevant, les parois latérales.

Revenons au sujet qui doit seul nous occuper, la construction
d'hôpitaux temporaires élevés dans le but précis de recevoir les
blessés militaires, soit sur le champ de bataille ou à peu de distance du lieu du combat, soit dans les villes plus ou moins éloignées du théâtre de la guerre. Ces hôpitaux peuvent être constitués

par des tentes mobiles ou par des baraques ou par des tentes fixes.

ARTICLE PREMIER

TENTES MOBILES

Pour que l'hospitalisation des blessés sur le champ de bataille ou dans ses environs immédiats soit possible, il faut que l'armée emmène avec elle le matériel nécessaire ; il faut donc qu'on soit en possession d'un modèle réunissant les conditions suivantes : volume très réduit, poids peu considérable, aération facile, protection suffisante contre la chaleur du jour et le froid de la nuit, montage et démontage rapides, et enfin modicité du prix. Ces conditions peuvent-elles êtres réalisées ? c'est ce que nous devons examiner.

A. *Tentes de campement.* — La tente ordinaire employée dans l'armée française doit être éliminée. Par sa forme régulièrement conique, elle ne permettrait de placer qu'un nombre très restreint de lits et l'on est obligé de coucher le malade sur le sol recouvert d'un matelas ou simplement de paille, car on ne pourrait y placer de lits. C'est avec des tentes coniques qu'ont été élevées les ambulances de l'Esplanade et de l'île de Saulcy à Metz, et l'on ne saurait avoir recours à un pareil moyen qu'en cas d'absolue nécessité et de complet dénuement.

B. *Tente d'ambulance américaine.* — Cette tente (fig. 9), d'une construction fort simple, se compose d'une charpente de bois et d'une toile qui la recouvre. La charpente est formée de deux mâts verticaux reliés par une poutre horizontale. La toile intérieure constitue le toit et les parois latérales ; la toile supérieure *fly* ne recouvre que le toit, et ne touche l'inférieure qu'au niveau du faîte ; plus bas, elle s'en éloigne au moyen de cordes tendues et attachées à des piquets. La toile intérieure porte au niveau de la ligne qui formera l'arête inférieure du toit un grand nombre de cordes qui, en s'attachant aux piquets, servent à la tendre ; l'autre partie descend verticalement en formant paroi latérale ; des anses de

cordes placées à son bord inférieur la fixent à une seconde rangée
de piquets. Chaque côté mesure environ 5 mètres, ce qui donne
une superficie de près de 25 mètres pour les six ou huit malades
que peut renfermer la tente.

La tente américaine, quoique constituant un progrès véritable,
présente néanmoins de sérieux inconvénients. Faute de moyen de
soutènement, donnant un point d'appui pour former le toit, la

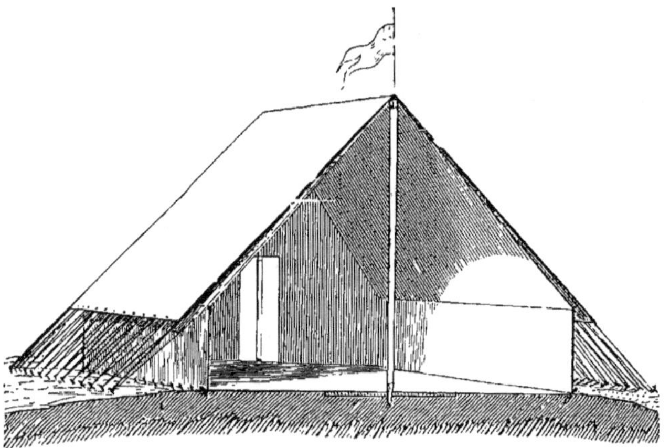

Fig. 9. — Tente d'ambulance américaine.

toile extérieure et les cordes qui la complètent forment une ligne
droite depuis le faîte jusqu'au sol. Cette inclinaison du toit commande celle de la toile intérieure, ce qui diminue d'autant la
capacité de la tente, et l'on ne peut, qu'en se baissant, arriver à
s'approcher des parois latérales. Les deux toiles se rejoignant au
niveau du faîte, il n'existe entre elles qu'un intervalle, insuffisant
partout, et nul là où il est le plus nécessaire. De plus, ni l'une ni
l'autre de ces deux toiles n'est percée d'ouvertures au niveau du
toit, de telle sorte que la circulation de l'air, soit entre les deux
toiles, soit à l'intérieur de la tente, est aussi peu marquée que
possible. La toile extérieure ne recouvre ni les pignons ni les
parois latérales, et rien n'empêche, précisément au niveau du
lit des malades le refroidissement nocturne.

Tente d'ambulance (modèle Le Fort). — Une disposition particulière m'a permis de créer un modèle (fig. 10) exempt des inconvénients que présente la tente américaine. Cette disposition

consiste dans l'emploi d'un compas donnant point d'appui pour
former le toit, et servant en même temps à établir, et à maintenir
invariable, l'écartement des deux toiles. Le squelette de la tente
se compose de deux tiges verticales, réunies au niveau du faîte
par une barre horizontale glissée dans un fourreau formé par la
toile intérieure. Les deux toiles descendent parallèlement, comme
on le voit dans la figure, jusqu'au bout du toit; puis elles
gagnent le sol où elles se fixent par le moyen de quelques
piquets.

Les parois verticales correspondant aux pignons sont également

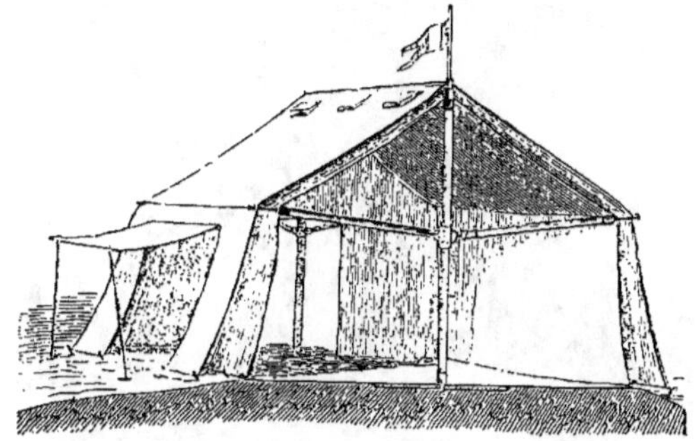

Fig. 10. — Tente d'isolement ou d'ambulance à double toile (modèle L. Le Fort).

formées d'une toile double, et sont percées chacune d'une double
porte, qui s'ouvre en roulant la toile sur elle-même et en la fixant
au moyen de deux sangles. La toile extérieure porte de chaque
côté, au niveau du faîte, trois fenêtres en soufflet; la toile intérieure
est percée, au même niveau, d'un grand nombre d'ouvertures. La
circulation de l'air entre les deux toiles et à l'intérieur de la tente
est très complète, garantit de toute élévation de température et
assure une aération constante et énergique, surtout lorsqu'on
maintient les portes ouvertes.

Le compas est formé par deux tiges de bois, articulées au centre
sur un cylindre métallique qui glisse librement le long des supports verticaux. A leur extrémité libre, les branches du compas se
terminent par une broche de fer, munie d'un pas de vis et de deux
écrous. Cette broche passe au travers d'ouvertures percées dans
les bords de la toile, au niveau de l'arête inférieure du toit. La
toile intérieure appuie sur le rebord formé par l'extrémité de la

tige de bois; la toile extérieure repose sur un écrou vissé à la distance de 20 à 25 centimètres sur la broche métallique; le second écrou, qui, du reste, n'est pas indispensable, empêche la toile de pouvoir abandonner le compas.

Le bord des deux toiles, depuis le faîte jusqu'au sol, est garni d'une corde, ralinguée comme on le fait pour les voiles. Ces cordes allant s'attacher aux piquets d'angle assurent la fixité de la tente, car elles se trouvent plus ou moins tendues, suivant qu'en relevant le centre du compas on écarte, en les relevant, ses

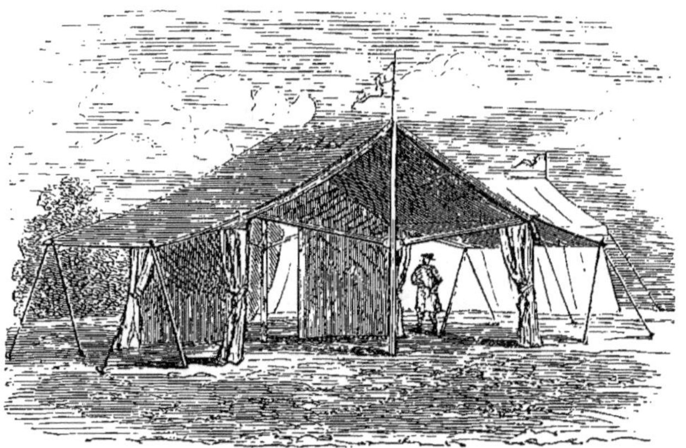

Fig. 11. — Tente (modèle L. Le Fort). La toile extérieure est relevée, la toile intérieure est ramenée vers les angles.

extrémités libres. Une autre corde horizontale va d'une extrémité à l'autre de la tente, c'est elle qui fixe et dessine le bas du toit. Celle qui est ralinguée sur la toile extérieure se continue par un bout laissé libre pour aller se fixer à des piquets enfoncés dans le sol; il sert à tendre horizontalement le toit et à empêcher la tension de la toile de fausser le compas.

Outre les deux portes percées sur chaque pignon, une large porte formant auvent est taillée dans la partie qui répond aux parois latérales. Une modification très simple et qui n'augmente ni les frais de fabrication, ni la difficulté de l'installation, permet de donner à la tente la disposition que présente la figure ci-dessus, disposition telle qu'on puisse, pendant la chaleur du jour, mettre le malade en plein air, tout en le garantissant des rayons solaires.

Il suffit de diviser la toile intérieure en deux parties, comme cela existe dans la grande tente de l'hôpital, l'une répondant au toit, l'autre aux parois latérales ; celle-ci glissant comme le feraient des rideaux sur une corde horizontale allant d'une extrémité à l'autre de la tente, et s'attachant aux deux compas, peut être ramenée vers les angles.

L'inspection des dessins permet facilement de comprendre les avantages que la tente d'ambulance, dont j'ai fait usage depuis 1868 à l'hôpital Cochin, présente sur la tente américaine.

L'espace laissé libre (et par conséquent la quantité d'air allouée à chaque malade) est notablement augmenté par suite de la verticalité des parois, et, loin d'être obligé de se baisser pour approcher des lits, on peut circuler partout, même la tête couverte, sans heurter nulle part le toit.

La circulation de l'air, soit entre les toiles, soit à l'intérieur de la tente, est aussi complète qu'on peut le désirer, et il est facile de l'augmenter ou de la diminuer, suivant l'état de l'atmosphère.

L'état hygrométrique de l'air modifie incessamment la tension des toiles ; il suffit, pour remédier à ces modifications, de hausser ou de baisser les compas ; rien de pareil n'est possible avec la tente américaine.

La toile étant double sur tous les points, les malades sont beaucoup plus efficacement protégés, aussi bien contre la chaleur du jour que contre le froid de la nuit.

La tente d'ambulance, telle que nous l'avons conçue et telle qu'elle a été exécutée, mesure 5 mètres de chaque côté, c'est-à-dire une superficie de 25 mètres carrés. Elle peut recevoir, comme la tente américaine, sans qu'il y ait encombrement, six et même huit lits ; car le cubage afférent à chaque malade ne doit pas être évalué pour un hôpital sous toile comme pour un hôpital ordinaire.

La tente d'ambulance peut être parfaitement utilisée dans la pratique hospitalière comme tente d'isolement, soit en la laissant avec ses dimensions, soit en la réduisant à de moindres proportions.

En rapprochant les unes des autres un nombre plus ou moins considérable de ces tentes, on peut, en supprimant les parois formant pignons, constituer une salle de dix, quinze, vingt malades et plus; mais on peut la diviviser en autant de sections isolées en conservant ces mêmes parois. Pour maintenir rapprochées plusieurs tentes, il suffit d'engager dans une lame de fer, percée de deux trous, les extrémités libres des compas des deux tentes contiguës.

C'est ce que j'ai fait à Metz dans l'intérieur du jardin Fabert, en supprimant les cloisons intermédiaires pour élever l'hôpital sous

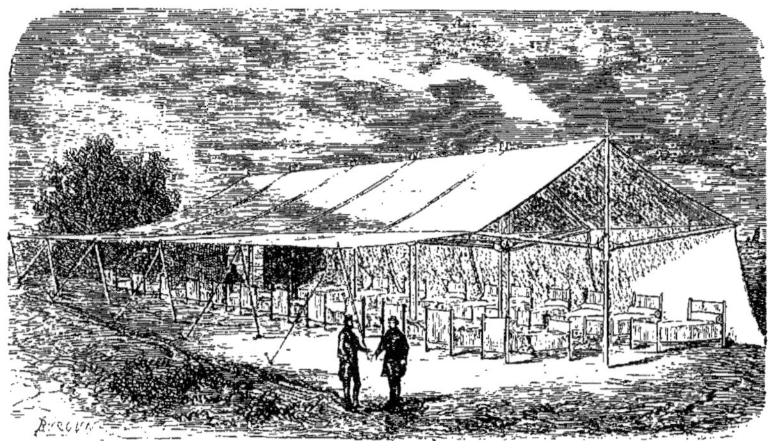

Fig. 12. — Tente (modèle L. Le Fort) à toile simple, formant une salle d'hôpital
(hôpital Fabert à Metz).

tente. Le dessin ci-joint représente une des deux grandes salles ainsi construites (fig. 12).

Toutefois cette tente n'était pas absolument celle dont je viens de donner la description. Par motif d'économie, et surtout parce que le temps manquait pour faire construire des tentes à double paroi, j'ai réduit la tente à sa paroi extérieure. L'expérience a été si favorable que, *sauf le cas où il faudrait élever des hôpitaux temporaires pendant l'hiver*, je préfère aujourd'hui, pour la chirurgie d'armée, mon modèle réduit à une simple paroi. Il a les avantages suivants : montage et démontage tellement faciles et rapides qu'en une demi-heure on peut élever un hôpital pour cent malades ; diminution de près de moitié sur le prix de revient ; légèreté beaucoup plus grande, ce qui permet de transporter dans une seule voiture à deux chevaux quinze tentes, c'est-à-dire ce qu'il faut pour abriter de cent à cent vingt blessés ; aération et protection contre la chaleur très faciles, puisqu'il suffit de relever les parois jusqu'au bord du toit pour laisser les malades tout à fait en plein air, sous l'abri d'un large auvent ; enfin, protection très suffisante contre le froid, car jamais nos malades n'en ont souffert et ils s'y trouvaient mieux, même à la fin du mois d'octobre, que dans le bâtiment de bois qui formait la construction principale de l'hôpital Fabert.

Un reproche sérieux peut cependant être fait à cette tente, reproche commun du reste à toutes les autres tentes à simple paroi ; elles ne peuvent que très difficilement être employées pendant les mois d'hiver. Je crois ce reproche fondé, bien qu'on puisse peut-être, au moyen de poêles, y maintenir une température suffisante ; mais ce dont je suis sûr, c'est que la tente double de mon modèle peut être parfaitement utilisée pendant l'hiver. L'expérience, à cet égard, a prononcé souverainement. Au mois de janvier 1870, j'ai fait dresser, avec l'autorisation de M. Husson, dans un terrain vague dépendant de l'hôpital Cochin, une de nos petites tentes dans le but d'expérimenter un mode de chauffage qui me paraissait pouvoir réussir et qui consistait en un poêle placé au milieu de la tente. Le tuyau de fumée descendait verticalement, s'enfonçait de 30 à 40 centimètres dans le sol, puis, devenant horizontal, courait ainsi sous terre jusqu'à 3 mètres environ de distance des parois de la tente ; là il se redressait, sortait de terre et s'élevait à une hauteur de 4 mètres environ. Dans sa partie verticale extérieure le tuyau de fumée était percé d'une petite porte ; lorsqu'on voulait allumer le poêle, on ouvrait cette porte et l'on brûlait à l'intérieur du tuyau un peu de papier, dont la combustion suffisait pour déterminer l'ascension de la colonne d'air renfermée dans le tuyau et pour produire un tirage, que la chaleur du foyer rendait permanent. Par un froid extérieur de 11 degrés au-dessous de zéro, la température à l'intérieur de la tente s'est toujours facilement maintenue au-dessus de 13 degrés ; la température ordinaire était de 16 à 19 degrés. Nous y avons placé des varioleux, et ces malades, convalescents, ont préféré rester sous la tente que de retourner reprendre un lit dans les salles. Huit mois après, le siège de Paris faisait renouveler par les Américains, et sur une grande échelle, cette expé-

rience. L'ambulance américaine, formée de tentes chauffées par
des calorifères courant sous le sol, a été une des meilleures ins-
tallations, et, dans la grande tente de l'hôpital Cochin, tente dont
je parlerai tout à l'heure, la température s'est toujours maintenue
plus également et plus facilement que dans les baraques élevées
dans la même prairie. Le mode de chauffage consistait en deux
poêles placés aux extrémités.

D. *Tente d'ambulance prussienne*. — Depuis plusieurs années
la Prusse a adopté pour ses ambulances un modèle spécial de tente
qui réalise assez bien les conditions désirables. J'en reproduis le

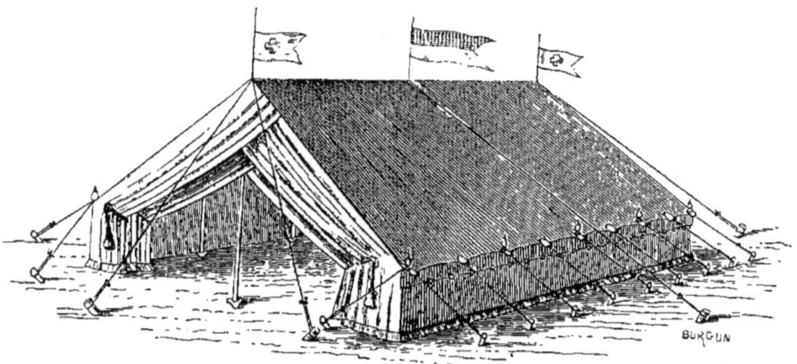

Fig. 13. — Tente d'ambulance prussienne.

dessin tel qu'il est donné dans le texte de l'ordonnance de 1869 pour
le service de santé en campagne. Cette tente, destinée à recevoir
douze blessés, mesure 28 pieds de longueur sur 20 de largeur et
une superficie de 250 pieds. Elle est constituée au niveau du toit
par une double épaisseur de toile et par une charpente formée de
la manière suivante : quatre pièces de bois placées le long de la
ligne du centre supportent les barres formant le faîte du toit ;
pour empêcher le faîtage de plier et de se fausser sous le poids
de la toile, des arcs-boutants vont de la pièce de faîte à chacun
des montants verticaux. Des haubans attachés au sommet de ces
montants assurent la résistance de la tente. L'arête inférieure du
toit est déterminée par la saillie de piquets, au nombre de cinq de
chaque côté, appuyés sur le sol et munis à leur extrémité supérieure d'une tige de fer traversant la toile. C'est à cette tige que
s'attachent les cordes de tension. L'inclinaison du toit est déter-

minée par des barres obliques allant de l'extrémité des piquets
latéraux au faîte du toit, où elles s'attachent aux montants verticaux formant le centre de la construction. Ce toit est formé d'une
double toile constituant deux couches légèrement espacées.

Si je compare entre elles ces différentes tentes, on ne devra pas
s'étonner que je donne la préférence au modèle qui m'est personnel. Je ne l'ai du reste imaginé qu'après avoir étudié les avantages et les inconvénients des modèles prussien et américain. En
m'affranchissant aussi complètement que possible de l'amour-
propre d'auteur, j'arrive aux conclusions suivantes : mon modèle,
à double toile, est supérieur aux autres quand il s'agit de l'hospitalisation pendant l'hiver, éventualité qui ne peut se rencontrer
que dans des circonstances absolument exceptionnelles. Pendant
sept mois de l'année (d'avril à octobre), on peut se contenter du
modèle dont je me suis servi à Metz, modèle que j'avais joint au
matériel des ambulances volontaires. En effet, pendant cette période, la toile simple suffit pendant la nuit, et si la toile double
donne une protection plus efficace contre le froid et la chaleur,
ces avantages sont compensés par l'inconvénient d'un poids plus
considérable, d'un prix plus élevé, d'une complication plus grande,
d'un transport plus difficile. Réduite à sa toile extérieure et telle
que je l'ai fait construire pour servir aux ambulances de la Société
internationale de secours aux blessés, ou même augmentée d'une
double toile, seulement pour la partie qui correspond au toit,
cette tente est supérieure aux deux autres. La seconde toile se
fixant, comme la première, aux extrémités du compas, n'exige pas
l'adjonction d'une seule corde supplémentaire, et si l'on accouple
ces tentes trois par trois pour former des salles de 20 malades, on
supprime par cela même deux pignons et l'on diminue beaucoup
ainsi le poids de la tente. Le modèle américain exige un véritable
luxe de cordes de tension, et ces cordes doivent être incessamment
manœuvrées pour maintenir la rigidité de la toile, ou pour la
diminuer, suivant l'état hygrométrique, toujours si variable, de
l'atmosphère. Les parois latérales sont trop peu élevées, et si,
pendant la journée, on les relève, en se glissant sous les cordes
qui soutiennent le toit, le malade n'a encore pour horizon que ces
cordes et l'arête inférieure du toit extérieur. Enfin, la nécessité
de ficher dans le sol de très nombreux piquets est une complication sérieuse dans beaucoup de terrains.

La tente prussienne a l'inconvénient de la multiplicité des pièces qui constituent la charpente, d'un montage et d'un démontage difficiles. La toile peut librement obéir aux influences atmosphériques et les parois latérales sont moins faciles à relever sous forme d'auvent. Elle me paraît supérieure, quand il s'agit d'hôpitaux fixes, à la tente américaine, laquelle est, du reste, le premier modèle imaginé ; elle me paraît moins transportable, moins facile à dresser et par conséquent inférieure à la tente américaine, pour les hôpitaux de champ de bataille, destinés à suivre l'armée dans tous ses mouvements.

ARTICLE II

BARAQUES

La baraque construite en Crimée par l'armée anglaise est la première en date et en même temps celle qui réalise le mieux les conditions de bien-être et de salubrité. Cette baraque, connue sous le nom de *Crimean Hut*, est décrite et dessinée dans les traités d'hygiène militaire de Hammond et de Parkes.

Le sol de la baraque est formé par un plancher élevé au-dessus du terrain sous-jacent, dont il est séparé par un intervalle notable permettant la libre circulation de l'air et contribuant ainsi à empêcher l'humidité. Les murs ainsi que le toit sont formés par une double paroi de planches (qui n'existe pas dans la baraque américaine), ce qui garantit puissamment l'intérieur du froid et de la chaleur. Pour permettre une libre circulation d'air dans l'espace intercepté entre les parois, la cloison extérieure est percée, à la partie inférieure du mur, d'ouvertures qui restent ouvertes lorsqu'il fait chaud, mais qui peuvent se fermer par une simple planchette, lorsqu'il faut, au contraire, immobiliser cette couche d'air pour protéger les malades contre le froid de la nuit. Le sommet du toit manque et est suppléé par un faux toit qui laisse un intervalle assez grand pour permettre l'aération de la baraque, mais assez limité pour empêcher le refroidissement nocturne.

La baraque américaine n'est qu'une modification ou plutôt une simplification de la baraque anglaise, dont elle ne diffère guère que parce que la paroi est simple au lieu d'être double. C'est sur ce plan qu'ont été établis la plupart des pavillons-baraques dont se composaient la plus grande partie des grands hôpitaux américains construits pendant la guerre de la Sécession. Chacun de ces pavillons renfermait un nombre considérable de malades : ainsi ceux qui constituaient l'hôpital Lincoln à Washington avaient 52 mètres de longueur sur 7 mètres de largeur, et contenaient 62 lits. Bien qu'il n'y eût pas encombrement, la réunion dans une même salle d'un si grand nombre de blessés eût sans nul doute produit des résultats fâcheux, si l'imperfection même des constructions, en permettant une constante aération, n'avait contre-balancé ces mauvaises conditions. Les murs étaient en effet formés par une mince cloison de planches non rabotées, blanchies à la chaux et plâtrées en dedans seulement jusqu'à 2 mètres et demi au dessus du plancher.

Ces pavillons, comme la baraque anglaise en Crimée, devant servir l'hiver aussi bien que l'été, il fallait se préoccuper des moyens de chauffage. Le haut du toit, ouvert pendant la saison chaude pour faciliter la ventilation, ne pouvait rester ouvert pendant la saison froide, sous peine de rendre vaine toute tentative de calorification; on le fermait alors au moyen d'une planche. Mais, il fallait assurer par un autre moyen la ventilation de la salle; on y arriva facilement en faisant passer le tuyau de fumée des poêles au centre d'une cheminée d'appel, qui prenait l'air vicié et le rejetait à l'extérieur.

A Paris, dans les baraques élevées à Longchamps et au Luxembourg, par le ministère de la guerre, au début du siège, et dans celles que la Société internationale de secours ne termina sur le cours La Reine qu'après la capitulation, le toit principal était surmonté d'une sorte de second toit, et l'intervalle entre eux était fermé par des châssis vitrés s'ouvrant à volonté. Le plancher des salles était surélevé d'un pied environ au-dessus du sol. Les baraques élevées à Metz, dans la plaine de Chambière étaient d'une construction analogue.

A Berlin, près de Tivoli et de la colline de Wilhems-Höhe dans un lieu appelé Tempelhofer, trois hôpitaux réunis en un grand établissement avaient été créés par l'administration de la guerre, la ville de Berlin et la Société de secours aux blessés. Les baraques construites par la municipalité de Berlin se distinguaient de toutes les autres par une élévation de trois à cinq pieds au-dessus du sol et l'existence d'une galerie extérieure servant de promenoir.

ARTICLE III

TENTES-BARAQUES

Les tentes-baraques se rapprochent plus des baraques que des tentes; elles diffèrent des premières par cette particularité qu'une partie des cloisons, au lieu d'être de bois, est remplacée par des rideaux de toile; aussi ne peuvent-elles guère être utilisées que pendant la belle saison.

La guerre d'Allemagne, en 1866, a vu la première application de ce système, à Kirchheilingen, à Langensalza, à Trautenau,

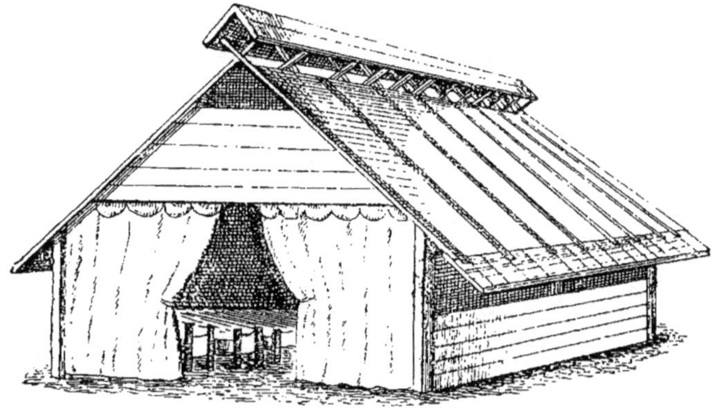

Fig. 14. — Tente-baraque prussienne (1866).

et c'est à Stromeyer surtout que nous devons la création de ces tentes-baraques. Il en existe de plusieurs formes; nous ne reproduisons que les deux modèles suivants, tirés du livre de Fischer et dont M. Chantreuil a bien voulu mettre les clichés à ma disposition.

Le premier modèle a le caractère de simplicité que comportent les ressources dont on peut disposer en campagne. La paroi latérale est constituée par une cloison de planches dont la partie inférieure est fixe, et dont la partie supérieure, mobile, peut se relever en forme d'auvent pour faciliter l'aération. Les pignons, fermés en haut par quelques planches, sont complétés par des rideaux pouvant s'écarter latéralement. Le toit est muni du *Reiter Dach*, les lits sont placés directement sur le sol.

Le second modèle (fig. 15) est un peu plus compliqué, par cela seul que les lits reposent sur un plancher surélevé au-dessus du sol. Les parois latérales sont fermées complètement avec des rideaux de toile à voile. Cette tente-baraque est toutefois de beaucoup préférable à la première, car l'ouverture des rideaux permet de placer les malades absolument en plein air.

La tente-baraque élevée par les Autrichiens dans le jardin de l'École centrale d'équitation, pendant la guerre de Bohême, était

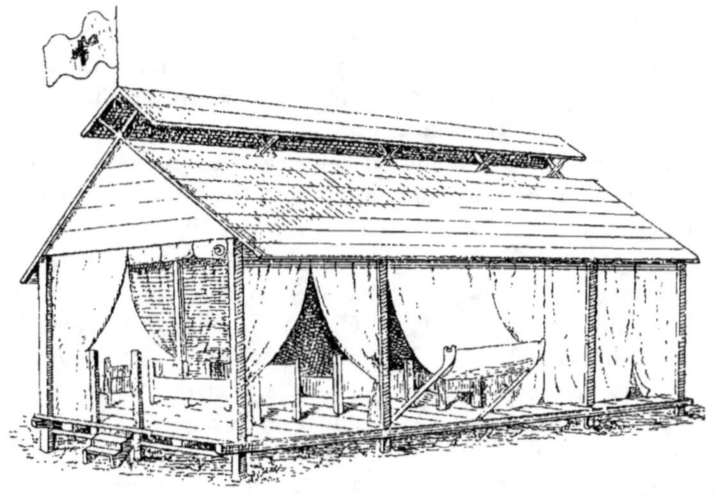

Fig. 15. — Tente-baraque prussienne.

construite sur le type de la figure 14, sauf que la partie supérieure des cloisons était fermée par des rideaux de toile ; mais elle ne possédait pas de faux toit, ce qui devait contribuer à élever la température pendant la chaleur du jour.

Je ne ferai que citer les baraques en forme de hangars installées il y a dix ans à l'hôpital de Leipzig et celles élevées à Trautenau, par Volkmann, pendant la guerre de 1866, si, à mon grand étonnement, je n'avais vu ce modèle condamné par ceux qui se sont occupés de ces questions, adopté et reproduit par la Société française de secours aux blessés, dans l'ambulance de la Grande-Gerbe, à Saint-Cloud. Que ces hangars aient excité, non pas seulement la curiosité, mais même l'admiration des gens du monde, cela n'a rien d'étonnant ; car il faut avouer que placé au milieu d'un magnifique jardin, sous de beaux arbres, dans une situation admirable, cet hôpital est bien fait pour exciter ces sentiments, quand on le visitait pendant les belles et chaudes journées du mois d'août. Mais le médecin et l'hygiéniste sont un peu plus difficiles à satisfaire. Le hangar a presque tous les inconvénients de la baraque qui est elle-même, pendant l'été, un des plus détestables modes d'hospitalisation par suite de la chaleur qui y règne au moindre rayon de soleil, et l'impossibilité d'une aération suffisante pour contre-balancer l'échauffement de l'air intérieur. Il n'échappe en partie à ces inconvénients que par la possibilité de relever la toile, qui forme une des parois, mais il les retrouve, lorsque la pluie ou le froid de la nuit forcent à baisser la toile. On n'assura l'aération des hangars de la Grande-Gerbe que par l'excessive hauteur du toit, et l'on ne songea pas même à protéger par un auvent l'immense surface de toile qui, recevant la pluie, s'usera très rapidement en augmentant ainsi considérablement un prix de revient incroyablement élevé, car chaque hangar ne renferme qu'une seule rangée de lits. On ne songea pas davantage à imiter le *Reiter Dach*, en laissant une ouverture au bas du toit et on laissa enfin, à cet hôpital temporaire, son caractère de contresens hygiénique et économique. Ces critiques paraîtront étranges à ceux qui ont créé l'ambulance de Saint-Cloud, et qui, en regard des nombreux travaux faits sur ce sujet en France et à l'étranger, ont voulu « tenter une expérience plus complète et plus décisive ». « Au milieu de l'approbation générale, dit le rapport de M. le vicomte de Melun (dont je regrette de ne pas avoir pu découvrir les travaux sur l'hygiène hospitalière), la critique, qui s'attache toujours au succès, ne manqua pas à cette création ; elle lui reprocha de ne séparer les malades du grand air que par de faibles planches d'un côté, et de l'autre par un rideau plus frêle encore, presque toujours relevé, et d'avoir ainsi besoin du rare soleil de l'été, pour échapper au froid et à sa maligne influence, puis..... elle exprima le regret que l'on eût payé si cher ce qui devait durer si peu. — *En donnant à l'armée l'ambulance de la Grande-Gerbe, à la seule condition que sa destination ne serait pas changée, la Société a répondu à toutes les critiques et mis fin à tous les regrets.* » Cette manière de discuter les questions d'hygiène hospitalière et de les résoudre par une donation est à coup sûr nouvelle, et si l'argument de M. le vicomte de Melun n'a pas

pour lui la logique, il a du moins pour lui le mérite de la priorité
la moins contestable.

Quoi qu'il en soit et sans nous arrêter plus longtemps à examiner
une question jugée depuis longtemps, nous pouvons dire que le
hangar n'est acceptable que comme annexe de salles d'hôpital, sur
le mur desquelles il s'appuie. La dépense qu'exige alors sa construction est minime et l'on peut utilement et facilement y rouler
le lit des malades pendant la belle saison et pendant les heures
les plus chaudes de la journée. C'est ce qui existe aujourd'hui dans
quelques hôpitaux étrangers, et spécialement à l'hôpital des
Enfants à Bâle. Dans tous les autres cas, on ne peut employer ce
mode d'hospitalisation que comme pis-aller; et, lorsqu'on élève de
toutes pièces une nouvelle construction, alors surtout, comme
cela s'est vu à la Grande-Gerbe, qu'on ne se laisse pas arrêter par
des raisons d'économie, il faut que la salle prenne des deux côtés
l'air et le jour. Suivant l'orientation, l'état de la température ou
l'heure de la journée, on relève ou l'on abaisse l'une ou l'autre des
toiles formant paroi latérale.

ARTICLE IV

TENTE-HÔPITAL

Je range, un peu arbitrairement peut-être, sous la dénomination
de tentes-hôpitaux, celles qui, destinées à renfermer un nombre
assez considérable de malades : quinze, vingt et plus, constituent
en quelque sorte un petit hôpital, ou tout au moins une salle
analogue à celle de nos hôpitaux; en un mot, les constructions
qui, par l'emploi à peu près exclusif de la toile, ressemblent à une
tente, en même temps que, par leur grande dimension, elles
prennent le caractère de permanence que présentent les hôpitaux.
La tente-hôpital a été jusque aujourd'hui presque exclusivement
utilisée comme annexe d'hôpitaux ordinaires; nous la voyons employée à la Charité et à Bethanian de Berlin, à Francfort, et enfin
à Paris, à l'hôpital Cochin.

La tente, élevée comme annexe du lazaret d'été à la Charité de
Berlin, est formée d'une toile double, mais elle a plutôt le caractère d'une large galerie couverte ajoutée à une salle ordinaire.

Cette tente n'est utilisée que pendant l'été, elle est démontée et enlevée pendant l'hiver.

Tente de l'hôpital Cochin. — Lorsque le directeur général de l'assistance publique, autorisant sur ma demande l'érection à l'hôpital Cochin d'une tente-hôpital, voulut bien me confier le soin de diriger l'expérience, je cherchai à imaginer un modèle exempt des inconvénients que j'ai signalés plus haut, et remplissant en même temps certaines conditions qu'on avait, avec plus ou moins de succès, cherché à réaliser dans les tentatives antérieures. La tente-hôpital devait être, autant que possible, facile à installer et à démonter, non seulement parce que, n'étant pas destinée à servir pendant l'hiver, elle devait ne pas être inutilement exposée aux causes multiples de détérioration; mais surtout parce qu'elle devait être aisément transportable; car, à l'exemple de ce qui s'était fait en Prusse, il me semblait utile de chercher à créer un type d'hôpital mobile.

Il fallait, pour empêcher la température de s'élever dans l'intérieur de la tente, la former de deux toiles superposées et suffisamment espacées; il fallait les disposer de façon à pouvoir être relevées, afin que, pendant la chaleur du jour, les malades puissent se trouver à peu près complètement en plein air, comme ils l'auraient été sous une galerie couverte. Il fallait de plus que, pendant la nuit ou dans les moments où la pluie forcerait à baisser la toile extérieure, le renouvellement de l'air extérieur fût assuré au moyen d'ouvertures placées près du faîte. Il fallait enfin que la charpente, aussi légère et aussi peu compliquée que possible, pût être facilement démontée et reconstruite. Nos plans reçurent l'approbation de M. Husson, et la tente, dont nous allons donner la description, est en usage depuis près de quatre années et elle nous paraît remplir le but que nous cherchions à atteindre.

La charpente est constituée par six fermes, interceptant entre elles cinq travées de 4 mètres, ce qui donne à la tente une longueur de 20 mètres; sa largeur est de 7 mètres. Elle renferme dix-huit lits, mais pourrait facilement en contenir vingt-quatre.

Les toiles sont disposées de la façon suivante : la toile extérieure, colorée en vert clair par son immersion dans le sulfate de cuivre, est de coton et tout à fait imperméable à l'eau, tout en restant perméable à l'air; elle doit cette propriété à l'application des procédés qui appartiennent à la maison Chapon, dont les produits sont connus sous le nom de *bâches hystasaspes*. Le faux toit est formé par une bande de toile retombant verticalement sur les côtés jusqu'au niveau du toit, mais relevée de distance en distance pour permettre la libre sortie de l'air.

La toile qui forme le toit est divisée en deux parties : l'une pour le côté droit, l'autre pour le côté gauche. Elles ne se rejoignent pas au niveau du faîte, mais sont séparées par un intervalle de 15 centimètres. A ce niveau, elles sont complétées par des sangles munies de boucles, sangles qui passent au-dessus de la pièce de faîte, de sorte que les toiles, tout en étant solidement maintenues, permettent, grâce à cet écartement, une large aération. De là elles

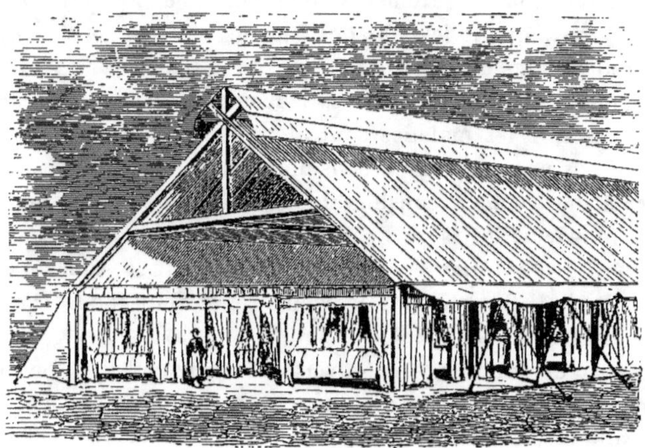

Fig. 16. — Hôpital Cochin; coupe de la tente-hôpital (L. Le Fort).

descendent jusqu'à l'arête inférieure du toit où elles s'attachent, au moyen de sangles cousues sur leur face inférieure à la barre horizontale qui existe à cet endroit. Le bas de la toile, qui arrive jusqu'à terre, est garni de distance en distance d'anses de cordes, dont on peut faire varier la longueur et qui vont s'attacher, non à des piquets ordinaires, mais à des crochets vissés dans une pièce de bois scellée dans le sol.

La toile intérieure est blanche et n'a pas subi de préparation particulière. Elle est formée de deux parties distinctes : l'une constituant le plafond, l'autre les parois latérales.

A partir du centre du plafond, la toile s'étend d'abord horizontalement en suivant la face inférieure des moises, puis elle descend obliquement en dehors, le long des arbalétriers jusqu'à la base du toit, où elle se termine. Sa fixité est très simplement obtenue au moyen de cordes ou de fils de fer allant d'une extrémité à l'autre de la tente, et passant dans une série d'anneaux cousus à la face supérieure et externe de la toile. Au centre, les moitiés droite et gauche ne se rejoignent pas et laissent une fente de 10 centimètres de large pour la sortie de l'air intérieur.

Les parois latérales sont disposées en forme de rideaux glissant sur des tringles de fer. Lorsque le temps est beau, la toile extérieure, dans la partie qui forme les parois latérales, se relève horizontalement au moyen de bâtons fichés dans le sol et maintenus par des cordes de tension ; elle constitue alors une galerie couverte sous laquelle les malades peuvent s'asseoir et se promener et qui protège du soleil l'intérieur de la tente.

Pendant la chaleur du jour, les rideaux intérieurs sont largement ouverts, et les malades sont alors tout à fait en plein air, non plus sous une tente, mais sous une sorte de vaste parasol.

Grâce à l'écartement considérable qui existe entre le toit et le plafond intérieur, les rayons solaires ne parviennent pas à élever la température intérieure ; et pendant la nuit, la couche d'air interposée dans l'écartement des deux toiles empêche le froid de se faire sentir.

L'absence de fenêtres, ou d'ouvertures en tenant lieu, pourrait laisser craindre qu'il ne règne dans la tente une demi-obscurité défavorable ou nuisible à l'exercice de la chirurgie ; il n'en est rien. La translucidité des toiles est assez grande pour que le jour soit suffisant, même quand les deux toiles sont abaissées et que les ouvertures servant de portes sont hermétiquement fermées. La figure 17 représente l'installation de mon service pendant l'été à l'hôpital Cochin. Une des petites tentes, divisée en deux compartiments par une cloison de toile, sert de réserve de linge et de cabinet à la religieuse. La seconde sert de salle d'opérations.

Il y a quatre ans que cette tente a été inaugurée et elle a rendu à nos malades les plus grands services, car nous avons pu obtenir des résultats que nous n'eussions guère espérés dans les salles de l'hôpital et chercher avec succès à conserver des membres qui, dans d'autres conditions de milieu et pour les mêmes blessures, eussent dû être amputés. Pendant l'hiver de 1870-1871, la tente-hôpital a été utilisée pour les blessés du siège, et grâce à deux poêles, elle a pu être admirablement chauffée ; si bien même que sa température intérieure a toujours été supérieure à celle des baraques.

Je n'ai point à discuter ici les principes généraux applicables à la construction des tentes et des baraques, et je ne puis que renvoyer pour de plus longs détails à mon travail de 1869 : *Des hôpitaux sous tente*. Je me bornerai à dire qu'à l'endroit où l'on se propose d'établir un hôpital temporaire, la terre végétale doit être enlevée et remplacée par du gravier, du sable, des débris de coke, du mâchefer, du béton.

Je repousse l'emploi des planchers ; les feuilles du parquet laissent presque toujours entre elles des fentes assez larges au travers desquelles l'eau, les poussières, tombent sur le sol, et l'on a ainsi sous les pieds une source de miasmes qui, pour être cachée, n'en existe pas moins. De plus, ce parquet pourrit très rapidement, car il ne sèche guère. Si l'on emploie un plancher il faut alors, comme on l'a fait dans les baraques créées par l'administration de Berlin, le surélever de trois pieds au moins au-dessus du sol ; mais l'on augmente alors les voies d'arrivée de l'air extérieur et les causes de refroidissement, ce qui présente pour les baraques destinées à servir pendant l'hiver les plus graves inconvénients. Je me suis parfaitement trouvé à l'hôpital Cochin, sous ma tente-hôpital, de couvrir le sol (préparé d'avance au béton) d'une couche de graviers.

Les fosses d'aisances fixes doivent être proscrites, elles doivent être remplacées par des fosses mobiles ; ou si l'on ne peut user de ce moyen, il faut les éloigner le plus possible, malgré l'inconvénient de forcer les infirmiers à y transporter les déjections d'un plus grand nombre de malades, et creuser à quelque distance de la tente des fosses assez profondes, que l'on comblera avant qu'elles soient complètement remplies et après en avoir creusé de nouvelles.

Le linge, les appareils en réserve, pourront être placés dans une petite tente spéciale ; la cuisine, l'office, seront également placées à part, pour beaucoup de raisons, dont la principale est le danger d'incendie.

Que devons-nous préférer, de la tente ou de la baraque ? S'il s'agit d'une installation d'été, le doute n'existe pas, la tente est absolument préférable à la baraque, à la condition toutefois qu'on adopte un modèle qui permette de relever pendant le jour les parois latérales. Le doute existait pour une installation d'hiver, et même on devait croire qu'il serait impossible pendant la saison rigoureuse de faire usage de la tente. Aujourd'hui les faits ont prononcé. L'expérience que j'ai faite à l'hôpital Cochin, l'expérience si concluante que les Américains ont faite pendant le siège de Paris, prouvent que les tentes à double paroi se chauffent aussi bien et *même mieux* que des baraques à paroi simple.

Une dernière condition juge pour moi définitivement la question. Que sont devenues les baraques du cours la Reine, du Luxembourg, de Longchamps, des Invalides, etc.? Elles ont été démolies, vendues à vil prix et n'existent plus. Qu'est devenue ma tente-hôpital? Après le siège de la Commune et la guérison des blessés qu'elle abritait, elle a été démontée et mise en magasin pendant l'hiver. Les toiles ont été lavées, et la tente, réinstallée aujourd'hui, rendra, comme dans les années précédentes, les plus grands services. Rien de pareil avec les baraques. Celles qui existaient à Cochin, à Lariboisière, et probablement aussi celles des autres hôpitaux ont été conservées; mais elles sont à peu près hors de service ou exigent incessamment des réparations, surtout dans leur toiture.

Ainsi : érection plus facile, puisqu'en douze heures on peut élever une tente-hôpital, supériorité incontestable pendant l'été, facilité égale d'emploi pendant l'hiver, salubrité plus grande (puisque, après une épidémie, il suffirait de laver les toiles), aération plus complète et plus sûre, prix de revient égal et même inférieur, possibilité de mettre en magasin, pendant la paix, les hôpitaux élevés pendant la guerre et, par conséquent, possibilité d'être toujours prêt à toutes les éventualités même les plus imprévues, tels sont les avantages qui doivent faire donner à la tente-hôpital la préférence sur la baraque.

ARTICLE V

FONCTIONNEMENT DE L'HOSPITALISATION SUR PLACE

L'hospitalisation sur place serait passible de graves objections, si l'on devait l'étendre à tous les malades et à tous les blessés d'une armée. Elle serait même complètement irréalisable, car cette

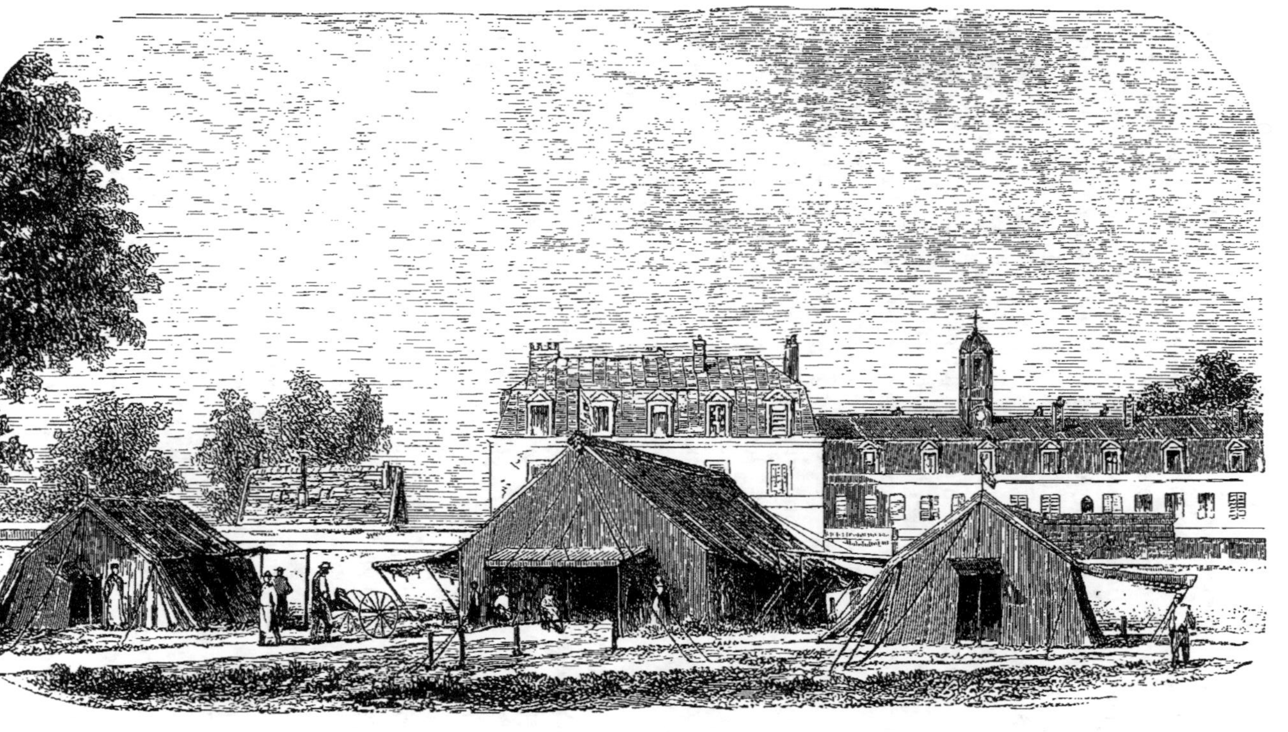

Fig. 17. — Tente-hôpital (Cochin).

armée devrait emmener avec elle un nombre considérable de voitures, chargées d'un immense matériel. Ce n'est point ainsi qu'il faut comprendre la réforme que je voudrais voir effectuée dans l'administration des secours ; et, pour en apprécier la nature et l'utilité, il faut tout d'abord se rendre un compte exact des besoins et des nécessités chirurgicales créés par la diversité des blessures.

Parmi les blessés, il en est heureusement beaucoup qui, atteints seulement de plaies n'intéressant que les parties molles (balles sillons, balles sétons), peuvent être transportés sans inconvénient notable à d'assez grandes distances. Pour eux, il n'est pas besoin de voitures spéciales ; un chariot de paysan, même un chariot non suspendu, pourvu qu'il soit bien garni de paille, suffit à remplir les indications les plus urgentes. Sans doute il vaudrait mieux ne pas imposer à ces blessés un voyage quelquefois long et toujours pénible ; sans doute il vaudrait mieux les traiter sur place ou, si l'on doit les évacuer, leur donner comme moyen de transport une bonne voiture bien suspendue ; mais, la guerre a ses nécessités que les progrès les plus inespérés ne parviendront pas à annihiler, et nous avons à faire de la pratique et non de la théorie idéalisée. Ces blessés *peuvent* être évacués, parce qu'ils sont transportables sans danger sérieux, et dès lors ils *doivent* être évacués parce qu'il faut éviter l'encombrement, parce qu'on ne peut trouver aux environs d'un champ de bataille les ressources nécessaires en vivres, en médicaments, en objets de pansement ; parce qu'enfin on n'aurait pas, sur le théâtre même de la guerre, le personnel médical auxiliaire qu'on retrouve facilement dans les grandes villes de la mère patrie ou même des pays militairement et victorieusement occupés.

Dans les conditions que nous venons de spécifier, *le blessé doit aller vers l'hôpital et non l'hôpital vers le blessé*, parce qu'il y a des avantages multiples à ce qu'il en soit ainsi ; parce que les avantages compensent et même surpassent les inconvénients ; parce qu'enfin il y aurait à peu près impossibilité à faire suivre une armée du matériel nécessaire à l'hospitalisation sur place de tous ses blessés.

Ce que je viens de dire des blessés, je puis le dire aussi des malades ; les hommes fatigués, épuisés, les dysentériques, les fiévreux, les vénériens (ceux du moins qui ne pourront reprendre prochainement leur service), peuvent et doivent être dirigés sur les hôpitaux situés hors du théâtre de la guerre.

D'autres blessés atteints de plaies des parties molles assez étendues, de fractures des membres supérieurs faciles à maintenir, peuvent également être évacués; mais un long transport à de grandes distances leur serait préjudiciable. Ceux-là doivent également être transférés dans les hôpitaux d'arrière-ligne, en choisissant toutefois ceux qui sont peu éloignés ; à moins que la proximité d'un chemin de fer en activité ne permette de les évacuer sans danger à de grandes distances. Pour eux aussi, *il y a avantage à ce que le blessé aille vers l'hôpital.*

Mais il est une dernière catégorie de blessés, celle-là malheureusement toujours trop nombreuse, plus nombreuse même que par le passé, en raison des progrès réalisés dans la portée et la force de projection des armes à feu ; elle comprend à peu près tous les soldats atteints de fracture des membres inférieurs, un bon nombre de ceux qui ont des fractures de l'humérus; enfin ceux qui, par la nature de leurs blessures, la gravité des maladies ou des complications, ne peuvent être transportés sans danger. Or, c'est pour ceux-là que se pose le problème.

Si on les transporte sur des voitures non suspendues, on aggrave leur état à un tel degré qu'on compromet leur vie. Si l'on veut les évacuer avec moins de péril, il faut de toute nécessité des voitures spéciales, et même avec ces moyens perfectionnés, un danger encore très grand subsiste. C'est pour ceux-là que le précepte : *l'hôpital doit aller vers le blessé et non le blessé vers l'hôpital,* s'applique avec toute sa rigueur. Ici les avantages de l'hospitalisation sur place compensent et dépassent les avantages de l'évacuation. Employer des voitures de réquisition pour le transport, c'est se rendre, presque à coup sûr, coupable d'homicide par imprudence et par inhumanité; avoir un nombre suffisant de voitures spéciales est irréalisable et d'ailleurs il n'existe pas pour cet usage de voitures qu'on puisse regarder comme suffisamment bonnes. Y en eut-il même, qu'il serait préférable de leur faire porter un hôpital pour trente malades que de leur faire transporter quatre ou six blessés, chiffre maximum qu'on puisse atteindre quand il faut les évacuer couchés sur des lits ou des brancards. D'ailleurs, je le répète, les secousses qu'imprimerait au blessé la voiture la plus idéalement parfaite, suffiraient tou-

jours pour faire proscrire toute espèce de transport dans les cas
de fracture du tronc ou des membres inférieurs, dans les cas de
plaies de l'abdomen ou du bassin. Pour moi, je ne crains pas de
le dire, c'est se rendre coupable d'homicide par imprudence ou
par ignorance, que de faire subir un transport à quelques-uns de
ces malades. Aussi, lorsque après la bataille de Borny, j'ai pu visiter
les ambulances prussiennes et ramener à Metz nos blessés tombés
entre les mains de l'ennemi, d'accord avec mes collègues prussiens, j'ai préféré laisser prisonniers quelques-uns de ces soldats,
que de leur faire payer leur délivrance de la vie ou du sacrifice de
leur membre. Et cependant! quelle joie c'était pour moi que de
voir rayonner le bonheur sur la figure de nos malheureux compatriotes, oubliant leurs souffrances, quand ils apprenaient que je
leur apportais la liberté ; mais aussi, quelle tristesse, lorsqu'il me
fallait consoler ceux que je ne croyais pas devoir emmener avec
moi et leur cacher par des mensonges, toujours permis au médecin dans ces circonstances, la véritable cause de cet apparent
abandon. Si j'ai agi ainsi, si je me suis borné plusieurs fois à
remettre aux médecins prussiens les appareils dont ils manquaient
pour quelques-uns de nos blessés, c'est que ma conscience, c'est
que l'intérêt même du blessé m'en faisaient une loi ; c'est aussi
(il est de mon devoir de le dire et il y aurait lâcheté à ne pas oser
le dire, à ceux qui croient que le patriotisme doit exclure la justice et la vérité à l'égard de l'ennemi), parce que j'ai constaté que
nos soldats blessés et prisonniers étaient soignés par des médecins prussiens avec autant de talent, d'humanité, de dévouement,
qu'ils eussent pu l'être par nous, médecins français ; et, je suis convaincu que l'ennemi nous rend la même justice pour les soins que
nous avons donnés aux blessés allemands tombés entre nos mains.

Il est des blessés que nous appelons *intransportables;* comment
se fait-il alors que nous évacuions, plus ou moins loin, tous les
blessés sans exception. Dire que le *blessé intransportable ne
doit pas être transporté* serait peut-être avancer un précepte
d'une vérité naïve ; cependant ce précepte n'est suivi par personne.
et les Prussiens eux-mêmes qui, jusqu'à présent, l'ont le moins
mal observé, l'ont encore dans la dernière guerre trop souvent
méconnu. Le blessé intransportable doit être hospitalisé sur
place; tel est le principe : recherchons maintenant les moyens de
l'appliquer.

Pour faire de l'hospitalisation, il faut trouver ou créer l'abri qui constituera l'hôpital, le matériel nécessaire au couchage, au traitement, à l'alimentation, le personnel médical et de service. Les difficultés à surmonter seront tout d'abord en rapport avec l'importance de la nouvelle création, avec le nombre des blessés à soigner. Or, je crois que nous pouvons limiter au chiffre maximum et même exagéré de 600 par corps d'armée, le nombre des blessés peu ou pas transportables après une grande bataille. Chaque hôpital divisionnaire de campagne pouvant en hospitaliser 200, il suffirait au plus d'immobiliser trois de ces hôpitaux sur les neuf que devrait posséder un corps d'armée (chaque corps d'armée prussien en compte douze) ; donc, pour ce qui est du personnel, nulle difficulté.

Les difficultés commencent avec la question du matériel ; elles ne sont pas insurmontables, puisque les Autrichiens avec les *Feld-Spitäler* et les Prussiens, avec les *Feld-Lazarethe*, transformés en *Stehende-Kriegs-Lazarethe*, font à peu près de l'hospitalisation sur place et nous donnent déjà un bon exemple à suivre. Le matériel nécessaire peut être classé en deux catégories distinctes, selon qu'on peut ou non en différer l'emploi. Il faut immédiatement des ustensiles de cuisine pour la préparation des aliments, des objets de pansement et des médicaments, du linge de rechange, des couvertures et des matelas. Ustensiles, pansements, médicaments, linge, couvertures, font déjà partie du matériel actuel des ambulances ou des hôpitaux de guerre, il n'y aurait donc rien à changer sous ce rapport, si la permanence de l'hôpital n'obligeait à un supplément d'approvisionnements. Or, comme le besoin de linge, de draps, de couvertures de rechange, ne se fait sentir qu'après plusieurs jours, le matériel de réserve, laissé en arrière de l'armée afin d'éviter l'encombrement, aurait tout le temps voulu pour rallier l'hôpital nouvellement créé, sans qu'il soit besoin d'augmenter le nombre des voitures qui doivent suivre l'armée active dans tous ses mouvements, nombre qui doit être toujours aussi restreint que possible. Quant aux matelas et aux traversins, la difficulté est plus apparente que réelle. Il n'est besoin ni de matelas de crin, ni de matelas de laine, la paille suffit et on la trouve partout, soit qu'elle existe dans le pays, soit que la cavalerie la transporte avec elle pour la nourriture des chevaux. Il suffit donc de comprendre dans le matériel des sacs de forme et de dimension appropriée pour avoir, en les remplissant de paille mélangée de foin, des literies, sinon excellentes, du moins très suffisantes ; ces matelas ont même cet avantage qu'en cas de pourriture d'hôpital, d'érysipèle, d'infection purulente, de fièvre typhoïde, de typhus, on peut employer sans scrupule un moyen radical d'épuration, qui consiste à laver la toile et à brûler la paille qu'elle renfermait. C'est de cette manière que j'ai procédé à Metz et nos malades étaient très convenablement couchés sur leurs matelas de paille.

Restent les lits. On peut s'en passer dans les premiers jours et le blessé peut, sans trop d'inconvénients coucher sur un matelas, même rempli de paille, placé sur le parquet ou sur le sol d'une grange, d'un grenier, d'une habitation rurale. Les lits peuvent rester avec la réserve du matériel et ne rejoindre que trois ou quatre jours après la bataille. Les Prussiens font usage de lits de bois se démontant pour le transport et dont on trouve le dessin dans l'ordonnance de 1869 sur le service en campagne. Ces lits sont transportés à la suite de l'armée. Lorsque j'eus à organiser les ambulances volontaires de la Société de secours aux blessés, j'adoptai pour lit de campagne les sommiers Tucker, lits excellents dont le plan de sustentation formé de minces lames de bois est très élastique, et dont les extrémités construites en fer, ainsi que tout le squelette du lit, peuvent, en se rabattant, réduire le tout à un très faible volume. Malheureusement, grâce à la manière dont la Société fonctionnait, les lits destinés à la première ambulance ne lui parvinrent pas et j'y suppléai à Metz par des lits d'un modèle simple et d'une construction si facile, qu'en deux jours quatre ouvriers m'en construisirent cent. Ils se composaient de quatre pieds coupés dans des poteaux équarris, tels qu'on les trouve dans le commerce de bois ; ces pieds réunis deux à deux par des traverses de planche de sapin formaient la tête et les pieds du lit. Deux planches de 2 mètres de longueur complétaient cette sorte de boîte, dont le fond était formé par des bouts de planche cloués transversalement. Une planchette, réunissant deux à deux les lits voisins, formait une tablette sur laquelle le malade plaçait les objets à son usage. A défaut de lits compris dans le matériel régulier, on peut, à peu près partout, trouver les bois nécessaires, en démolissant les parquets des maisons qui ne servent pas à l'ambulance, dans le cas, exceptionnel du reste, où l'on ne trouverait pas, dans le village même, ou dans la ville voisine, un provision suffisante de planches.

L'hôpital pourra être assez souvent installé dans des maisons
d'habitation ; mais souvent aussi cette ressource fera à peu près
complètement défaut, même quand on se trouvera dans les meilleures contrées de l'Europe. C'est en général autour des villages,
des fermes isolées, que se passent les combats partiels dont l'ensemble constitue les grandes batailles, et presque toujours alors
les maisons sont devenues à peu près inhabitables. De plus, elles
peuvent être, elles sont souvent insuffisantes, et il est même des
circonstances où, comme après Mars-la-Tour, Gravelotte, Servigny,
il faut éviter avec grand soin de s'établir dans des bâtiments qui
peuvent devenir des centres de résistance et qui sont ainsi exposés
à d'immenses dangers, parmi lesquels il faut compter, comme
pour la ferme de Moscou (18 août), celui de l'incendie. C'est alors
que la tente mobile d'ambulance trouve son utilité, et il est prudent de joindre au matériel de chacun des hôpitaux divisionnaires
de campagne un nombre de tentes suffisant pour hospitaliser une
centaine de blessés. Douze tentes à simple toile, de mon modèle,
pouvant former deux salles de 48 lits chacune ou quatre salles de
24 lits, ne pèsent guère plus de 800 kilogrammes, et peuvent très
facilement être portées sur une voiture quelconque, même sur une
voiture de réquisition ou du train auxiliaire. Du reste, la plus grande
partie des tentes resterait avec la réserve du matériel d'ambulance et
il n'y aurait pas grand inconvénient à ne procéder à l'installation
définitive de l'hôpital que trois ou quatre jours après la bataille,
car ce n'est guère qu'à ce moment qu'on a pu d'une manière complète catégoriser les blessés, suivant leur degré de transportabilité.

Si les tentes ne suffisaient pas, si les maisons ne paraissaient
pas pouvoir être utilisées à titre d'hôpital, on pourrait, lorsqu'il
s'agirait de transformer l'installation provisoire et temporaire en
installation définitive, construire des baraques. Cette construction
est beaucoup plus facile qu'on ne pense. Le bois se trouve à peu
près partout ; les poteaux qui doivent constituer le squelette de la
charpente peuvent être empruntés aux maisons voisines, surtout
quand on est en pays ennemi, ou, s'il en est besoin, de petits
arbres équarris peuvent les remplacer. Quant aux planches nécessaires, on les trouve toujours plus facilement que les poteaux et
par le même moyen d'emprunt.

Ce qui manque pour de pareilles constructions, ce sont les équerres, les compas de fer, les écrous, les boulons, qui servent aux assemblages. Rien de plus facile que de les avoir avec soi. Avant le départ de Paris de la première ambulance, j'avais arrêté le plan de la construction et la coupe des charpentes devant composer, s'il en était besoin, des baraquements pour 200 blessés. Les ferrures, préparées d'avance par la maison Cail sur un modèle déterminé, étaient jointes au matériel de la première ambulance. Laissé sans argent à Metz, par l'imprévoyance de la Société, je n'ai pu utiliser cette précieuse ressource, faute de pouvoir acheter les bois nécessaires.

En résumé, après une bataille, les blessés transportables doivent être, le plus tôt possible, évacués à une distance qui varie avec leur degré de transportabilité, les moyens de transport dont on dispose, l'éloignement des ressources normales hospitalières que renferment les grandes villes. En admettant le chiffre certainement exagéré de 800 blessés intransportables par corps d'armée, nous immobilisons pour les hospitaliser sur place quatre hôpitaux divisionnaires sur les neuf qui appartiennent au corps d'armée. Cinq suivent l'armée ; ils sont prêts pour une nouvelle bataille, et ils seront suffisants, puisque le corps d'armée a toujours avec lui toutes ses compagnies divisionnaires d'ambulance. Trois ou quatre jours après, l'hôpital de réserve vient relever les quatre hôpitaux divisionnaires, qui peuvent alors rejoindre l'armée. Cet hôpital de réserve, approprié au rôle qu'il doit remplir, amène avec lui le matériel nécessaire à l'hospitalisation définitive. Trois batailles successives et importantes peuvent être données sans que le service médical cesse d'être assuré, et les difficultés ne commenceraient avec une quatrième bataille (ce qui est à peu près sans exemple) que si l'armée était privée, comme à Metz, de toute espèce de moyen d'évacuer ses blessés transportables et de recevoir du matériel de réserve et un personnel auxiliaire. On peut, je crois, sans être téméraire, espérer que l'organisation normale de notre service sanitaire ne doit pas être faite en vue du retour possible, et encore moins du retour fréquent de pareilles éventualités.

QUATRIEME PARTIE

En 1859, un honorable citoyen de Genève, voyageant en Italie, eut l'occasion de visiter le champ de bataille de Solferino. Peu habitué à la vue des blessures et des opérations chirurgicales, et moins encore au spectacle, terrible pour tous, qu'offrent après une bataille les champs dévastés, parsemés de cadavres d'hommes et de chevaux, les églises, les fermes, les chaumières, les ambulances regorgeant de blessés et de mourants, M. Dunant consigna dans un livre intitulé : *Souvenirs de Solférino* (Genève, 1862), les vives impressions qu'il avait ressenties à l'aspect de tant de misères. Ce qui surtout avait frappé l'auteur, c'était la disproportion entre les ressources administratives et médicales et des besoins urgents et considérables. De retour à Genève, M. Dunant, aidé de quelques-uns de ses compatriotes, chercha, avec un zèle et un dévouement qu'on ne saurait trop louer, les moyens de remédier à cette insuffisance des secours, insuffisance que personne ne peut nier, qui jusqu'à l'époque actuelle a existé dans toutes les armées, dans toutes les grandes guerres. Deux moyens surtout leur parurent efficaces : empêcher, avant et après la bataille, la désorganisation des services sanitaires de l'armée vaincue, en mettant les blessés et ceux qui leur donnent des soins sous la protection de la neutralité; créer, avec des éléments civils, un corps de médecins et d'infirmiers volontaires, concourant avec l'administration et les médecins de l'armée à relever et à soigner les soldats blessés.

Pour arriver à accomplir l'œuvre projetée, pour atteindre le but poursuivi, il fallait l'adhésion et le concours des gouvernements européens. Le comité suisse convoqua à Genève les délégués de toutes les nations de l'Europe. Presque toutes répondirent à cet appel, et le résultat des délibérations du congrès fut la rédaction d'une convention internationale qui est aujourd'hui acceptée par tous les gouvernements. Le plus grand pas était fait. La convention de Genève reçut, en 1866, pendant la guerre de Bohême, sa première application, et, en 1867, un nouveau congrès réunissait à Paris les délégués de la Prusse, de l'Autriche, de la France, de la Russie, de la Belgique, de l'Angleterre, des États-Unis, de la Bavière, de l'Italie, de la Suisse, de la Hollande, etc., afin de reviser sur certains points les articles de la convention de Genève. Cette revision eut lieu, et des articles additionnels furent signés le 2 octobre 1868.

Ces moyens sont très complexes et peuvent se diviser sous deux chefs distincts : les uns, tels que la neutralisation des blessés, sont applicables à toutes les armées actuelles, indépendamment de l'existence ou de la non-existence des sociétés de secours; les autres, tels que l'organisation des infirmiers, des médecins, des ambulances volontaires, concernent surtout les sociétés de secours, soit qu'elles agissent sous la direction du service sanitaire officiel de l'armée ou concurremment avec lui, soit qu'elles fonctionnent indépendamment de l'administration et du corps de santé militaires. Cette distinction est nécessaire si l'on veut apprécier à sa valeur et déterminer le rôle et l'intervention possible ou désirable des sociétés de secours.

CHAPITRE PREMIER

CONVENTION DE GENÈVE

La neutralisation des blessés et des ambulances n'est pas un principe de droit international dont la conférence de Genève et les sociétés de secours puissent réclamer la promulgation et la première application. Le général Stain et le maréchal de Noailles, en 1743; le général Moreau et le général Kray, sous la République, avaient déjà proclamé, pour leurs armées, la neutralisation des blessés et des hôpitaux; enfin, le 29 mai 1859, le *Moniteur de l'empire français* publiait le décret suivant, signé quelques jours après la bataille de Montebello :

« L'empereur Napoléon III, voulant diminuer, autant qu'il dépend de lui, les maux que la guerre entraîne avec elle, et donner l'exemple de la suppression des rigueurs qui ne sont pas nécessaires, a décidé, à dater du 28 mai, que tous les prisonniers blessés seraient rendus à l'ennemi, *sans échange, dès que leur état leur permettrait de rentrer dans leur pays.* »

Ce décret ne resta pas lettre morte, et reçut largement sa philanthropique application. J'eus une fois, en 1859, la bonne fortune d'avoir à ramener à Vérone des blessés autrichiens soignés dans nos hôpitaux de Milan et de Brescia; témoin fort ému, je l'avoue, des scènes attendrissantes que provoquait le retour de ces malheureux au milieu de leurs compatriotes et de leurs amis, j'ai pu, dès ce moment, apprécier *de visu* combien était grand le bienfait réalisé par l'initiative impériale.

C'est donc à la France et à son dernier gouvernement que revient légitimement l'honneur d'avoir proclamé la neutralisation des blessés ; mais si cet honneur est assez grand pour que nous le revendiquions, il est juste de reconnaître que c'est au comité de Genève et à ses efforts incessants que l'on doit d'avoir vu ce principe, étendu dans son application au personnel et au matériel sanitaires, être officiellement accepté par tous les gouvernements de l'Europe.

La convention de Genève est si peu connue, si peu comprise que je crois utile d'en donner le texte primitif de 1864 avec les modifications qui y ont été apportées en 1868, et surtout de montrer les difficultés qu'on rencontre dans l'application de certaines dispositions et les abus auxquels se prête une mauvaise interprétation de cette convention. La guerre de 1866 avait montré la nécessité d'expliquer ou de rectifier certains articles. L'exposition de 1867 fut l'occasion d'une sorte de congrès officieux entre les délégués des Sociétés de secours. Comme on pouvait s'y attendre, les modifications proposées avaient surtout pour but d'étendre la sphère d'action de ces Sociétés. Elles ne pouvaient être acceptées. Une conférence officielle se réunit à Genève en 1868 et les délégués « dûment autorisés à cet effet » signèrent le 20 octobre, « sous la réserve de l'approbation de leur gouvernement, » des articles additionnels à la convention du 22 août 1864. Les puissances signataires étaient : l'Allemagne du Nord, l'Autriche, Bade, la Bavière, la Belgique, le Danemark, la France, la Grande-Bretagne, l'Italie, les Pays-Bas, la Suède et Norvège, la Suisse, la Turquie, le Wurtemberg.

Article premier. — « *Les* AMBULANCES *et les* HÔPITAUX *militaires seront reconnus neutres, et comme tels* PROTÉGÉS *et* RESPECTÉS *var les belligérants, aussi longtemps qu'il s'y trouvera des malades et des blessés.*

« *La neutralité cesserait si ces ambulances ou ces hôpitaux étaient gardés par une force militaire.* »

L'adjonction du deuxième paragraphe explique la portée de l'article : le feu de l'ennemi ne doit pas être dirigé sur tout bâtiment protégé par le drapeau de la neutralité ; mais, pour éviter que ce drapeau ne serve à cacher une embuscade, il ne faut pas que l'hôpital ou l'ambulance soient gardés par une force militaire.

Or, il est plusieurs fois arrivé, pendant la guerre, des malentendus extrêmement graves dont il est indispensable de prévenir le retour ; ces erreurs tiennent en grande partie à l'abus fait du drapeau d'ambulance, et trop souvent aussi à la négligence. Quelques habitants d'un village à proximité de l'ennemi, dans le but de protéger leur maison, arborent le drapeau d'ambulance, bien que leur habitation ne renferme aucun malade ; l'ennemi s'approche, les soldats qui défendent le village s'embusquent dans la maison et font feu sur les assaillants. Ces derniers accusent leurs adversaires de trahison, et leurs plaintes, il faut l'avouer, sont fondées ; mais les premiers n'ont-ils pas pour la plus légitime de toutes les excuses l'ignorance où ils étaient de l'existence d'un drapeau indûment placé? Cet abus a été beaucoup plus fréquent qu'on ne le pense ; pour ma part, j'ai fait retirer, dans le seul village de Rozerieulles, quelques instants avant l'arrivée des Prussiens, cinq ou six drapeaux placés par les paysans sur des maisons où il n'existait aucun blessé.

D'autres cas peuvent se présenter. J'en citerai un dont j'ai été témoin pendant la bataille de Servigny : une maison, située sur la route en face du chemin qui conduit à Noiseville, était devenue une ambulance prussienne après la bataille de Borny et avait été évacuée, quelques jours après que je l'avais visitée pour y reprendre nos blessés. Sans préméditation (acceptons cette hypothèse), on oublia de retirer le drapeau qui flottait encore le 31 août sur le sommet du toit ; nos soldats s'avancent sans défiance et sont accueillis par un feu de mousqueterie des plus vifs partant de cette maison, devenue, malgré le drapeau de neutralité, une position fortifiée. Le maréchal Lebœuf et le général Changarnier n'avaient-ils pas raison de se plaindre devant moi comme d'une trahison ce qui pouvait n'être qu'un oubli involontaire, mais qui pouvait être aussi un oubli prémédité? Ces faits ont été fréquents pendant la dernière guerre, et les deux peuples se sont renvoyé les mêmes accusations. Il ne faut pas que ces faits se reproduisent, et pour éviter leur reproduction, il faudrait que le drapeau de neutralité ne puisse être arboré que par l'autorité militaire; qu'il ne soit pas simplement accroché à une cheminée, à une fenêtre, mais placé au bout d'une hampe assez élevée pour qu'on ne puisse objecter qu'il n'avait pas suffisamment attiré l'attention au moment de l'évacuation de l'ambulance.

« *Les ambulances et les hôpitaux militaires seront reconnus neutres, et comme tels protégés et respectés,* » dit l'article Ier, c'est à-dire que tous les établissements hospitaliers, quels qu'ils soient et en quelque lieu qu'ils soient situés, protégeront contre les vicissitudes de la guerre les malades et ceux qui leur donnent des soins. Mais si la neutralisation du personnel est absolue, il n'en est pas de même pour le matériel, car l'article Ier est expliqué et rectifié par l'article IV, ainsi conçu :

« Le matériel des hôpitaux militaires demeurant soumis aux lois de la guerre, *les personnes attachées à ces hôpitaux ne pourront, en se retirant, emporter que les objets qui sont leur propriété particulière.*

« *Dans les mêmes circonstances, au contraire, l'*ambulance *conservera son matériel.* »

Cette rédaction pouvait soulever bien des difficultés, car il pouvait y avoir interprétation très différente des mots *hôpital* et *ambulance*. Ainsi, par exemple : une ambulance divisionnaire ou une ambulance de quartier général s'installe dans un village au moment d'une bataille; elle évacue peu à peu les blessés transportables, mais elle garde ceux qui ne le sont pas et forme pour eux un petit hôpital temporaire, en détachant de son personnel et en laissant en arrière quelques médecins et quelques infirmiers. L'ennemi, huit jours, quinze jours plus tard, par suite du déplacement du théâtre des opérations, vient occuper le village : doit-on considérer l'établissement hospitalier provisoire comme un hôpital ou comme une ambulance? Un article additionnel de la convention de 1868 complète et explique le texte primitif de la façon suivante :

« Dans les conditions prévues par les articles Iᵉʳ et IV de la convention, la dénomination d'*ambulance* s'applique aux hôpitaux de campagne et AUTRES ÉTABLISSEMENTS TEMPORAIRES QUI SUIVENT LES TROUPES SUR LES CHAMPS DE BATAILLE POUR Y RECEVOIR DES MALADES ET DES BLESSÉS. »

Nos ambulances des quartiers généraux des corps, les hôpitaux temporaires qu'elles peuvent constituer, les Feld-Lazarethe, Kriegs-Lazarethe, Etappen-Lazarethe prussiens, les Feld-Spitäler, Feld-Maxodenhaüser autrichiens, sont des établissements temporaires neutralisés par l'article IV, quel que soit le lieu où ils sont établis ; mais tout ce qui est hôpital militaire *fixe*, tout ce qui n'est pas organisé en vue d'un déplacement, en vue de l'action sur le champ de bataille, ne profite pas du bénéfice de la neutralisation, du moins pour ce qui concerne le matériel, car malades, médecins, administrateurs, infirmiers, sont partout et toujours neutralisés dans l'exercice de leurs fonctions.

Cette restriction est logique, car le but unique de la convention de Genève est de ne pas forcer les médecins et tout le matériel d'ambulance à battre en retraite à l'approche de l'ennemi, en abandonnant les blessés sans secours. Les conditions sont toutes différentes pour les hôpitaux fixes établis dans les villes, et cela se conçoit aisément, puisqu'il n'est plus question ici de voir l'hôpital fuir devant l'ennemi. L'hôpital, le matériel, appartiennent au vainqueur, et il a le droit de les utiliser pour ses propres blessés. Il serait étrange, en effet, que le vainqueur fût obligé de laisser ses soldats en possession des services toujours précaires qu'on possède en campagne et ne pût se servir pour eux des hôpitaux de la ville dont il s'est emparé, sous le prétexte qu'ils étaient déjà occupés par les vaincus. Il a le droit, et le droit strict, car c'est un droit naturel, de déplacer les blessés moins gravement atteints pour placer ceux de ses soldats qui ont les blessures les plus sérieuses ; il a même le droit, si l'un des hôpitaux est de beaucoup préférable aux autres, de l'évacuer presque complètement sur les établissements moins favorisés pour y placer ses propres blessés. Il ne faut pas que l'exagération des meilleurs sentiments nous conduise à des théories absurdes, et je voudrais

bien savoir ce que penserait un soldat français si on lui donnait
pour abri dans une ville allemande, dont l'armée se serait emparée, une bicoque plus ou moins salubre, alors qu'il verrait les
convalescents de l'armée vaincue se promener librement dans les
vastes jardins ou sous l'ombrage des arbres d'un bel hôpital militaire. Il ne peut y avoir ici qu'une question de mesure, de justice et d'humanité, et le vainqueur, quel qu'il fût, serait coupable
s'il n'avait pas égard dans cette prise de possession, ou plutôt
dans cette dépossession, à la situation plus ou moins grave des
blessés qu'il faudrait déplacer; il serait coupable s'il compromet-
tait presque à coup sûr la guérison d'un prisonnier blessé en le
chassant de l'hôpital pour lui substituer un de ses soldats, qui,
beaucoup moins gravement atteint, aurait guéri dans des conditions hygiéniques peu favorables; tandis que le vaincu, ainsi
déplacé, devra presque fatalement succomber.

Cet article si important de la convention de Genève a malheureusement été complètement méconnu à Metz par l'administration
militaire française, et elle a, comme à plaisir, donné à l'ennemi
des ressources immenses que nous aurions pu conserver, si elle
n'avait pas fait rentrer à Metz, quelques jours avant la capitulation, les ambulances des quartiers généraux des corps, en évacuant les malades sur les hôpitaux militaires fixes de la ville.
Elle eût pu, en s'appuyant sur l'article IV, modifié ou plutôt
expliqué par l'article additionnel de 1868, sauver la plus grande
partie de notre matériel d'ambulance, puisqu'il dépendait « d'établissements temporaires suivant les troupes sur les champs de
bataille ». Je ne reviens pas sur cette faute grave, dont j'ai déjà
parlé plus haut (page 16).

Art. 2. — *« Le personnel des hôpitaux et des ambulances, comprenant l'intendance, les services de santé, d'administration, de
transport des blessés, ainsi que les aumôniers, participera au
bénéfice de la neutralité* LORSQU'IL FONCTIONNERA ET TANT QU'IL
RESTERA DES BLESSÉS A RELEVER OU A SECOURIR. »

Cet article doit être interprété en ajoutant ce corollaire : ce n'est
pas parce qu'on est médecin, intendant, officier d'administration,
infirmier, qu'on n'est pas fait prisonnier et traité comme tel. Un
médecin allant en dehors de tout combat se jeter au milieu d'un
parti ennemi, surpris dans une marche, etc., peut être légitime-

ment fait prisonnier, puisque ce n'est pas de propos délibéré et pour ne pas abandonner les blessés qu'*il soignait déjà*, qu'il s'est laissé surprendre.

Art. 3. — « *Les personnes, désignées dans l'article précédent* (médecins, intendants, etc.) POURRONT, *même après l'occupation par l'ennemi, continuer à remplir leurs fonctions dans l'hôpital ou l'ambulance qu'elles desservent*, OU SE RETIRER POUR REJOINDRE LE CORPS AUQUEL ELLES APPARTIENNENT.

« *Dans ces circonstances, lorsque ces personnes cesseront leurs fonctions*, ELLES SERONT REMISES AUX AVANT-POSTES ENNEMIS *par les soins de l'armée occupante.* »

Cet article était très net et d'une facile interprétation : les médecins faits prisonniers pouvaient *à leur gré* rester ou partir; ils étaient seuls juges du parti à prendre, et, s'ils préféraient partir, c'était à l'armée même à laquelle ils appartenaient et aux avant-postes de cette armée qu'ils devaient être remis. Il n'est donc pas étonnant que, connaissant trop peu la convention de Genève, on se soit indigné même que des ambulances aient été faites prisonnières par l'armée allemande et rapatriées par la Belgique ou par la Suisse.

Mais on oubliait que la Convention du 2 octobre 1868 avait supprimé cet article et l'avait ainsi remplacé :

« *Le personnel désigné dans l'article II de la convention continuera, après l'occupation par l'ennemi, à donner*, DANS LA MESURE DES BESOINS, *ses soins aux malades et aux blessés de l'ambulance ou de l'hôpital qu'il dessert.*

« *Lorsqu'il demandera à se retirer*, le COMMANDANT DES TROUPES OCCUPANTES *fixera le moment de ce départ, qu'il ne pourra toutefois différer que pour une courte durée*, EN CAS DE NÉCESSITÉS MILITAIRES. »

Cette modification est capitale : ce n'est plus le médecin prisonnier qui a le choix de la conduite à tenir, c'est le commandant des troupes ennemies qui devient juge de l'opportunité, de la durée du séjour et des fonctions; il *diffère le départ en cas de nécessités militaires*, et c'est à dessein que l'article nouveau ne spécifie plus que *les médecins prisonniers pourront se retirer pour rejoindre le corps auquel ils appartiennent*. En effet, des circonstances très diverses peuvent modifier profondément la conduite à tenir. Ainsi, une grande bataille a lieu; quelques ambulances, ne voulant pas abandonner leurs blessés, sont faites prisonnières; le général en chef, comme c'est son droit en vertu de l'article III de la convention, les retient pour donner des soins à leurs compatriotes; mais bientôt, les médecins de l'armée victorieuse pouvant suffire au surcroît de devoirs que la victoire même leur a imposé, les ambulances prisonnières peuvent être rendues à la liberté. Or, deux cas peuvent se présenter. Les médecins prisonniers sont restés à proximité du champ de bataille et leur captivité n'a été que de peu de durée, l'armée est restée dans ses positions; ou bien, les mouvements stratégiques se sont opérés à des distances telles que le général en chef n'a pas à craindre l'indiscrétion des médecins et des infirmiers tombés entre ses mains; dans ce cas, rien n'empêche qu'ils ne soient directement renvoyés aux avant-postes de l'armée à laquelle ils appartiennent. Qu'au contraire, des mouvements de troupes soient opérés, que des travaux de défense aient été exécutés sous les yeux de l'ambulance prisonnière, peut-on admettre, un seul instant, qu'une convention quelconque, quelque humanitaire qu'en soit le but, puisse obliger le général victorieux à faire connaître à l'ennemi, en lui restituant directement quelques médecins, des opérations militaires qu'il doit lui cacher à tout prix? Que fait-on en pareil cas? On remet les médecins prisonniers à leurs compatriotes, mais sur un point éloigné du théâtre de la guerre et en leur imposant un détour assez long, pour que le temps écoulé ôte tout danger à une divulgation des faits observés pendant leur captivité. C'est ce que les Prussiens ont fait à l'égard des médecins français, et ils avaient le droit de le faire, comme le général Chanzy avait le droit de renvoyer en Allemagne, par Saint-Malo et l'Angleterre, l'ambulance prussienne dirigée, croyons-nous, par le Dr Rosenthal et faite prisonnière sur la Loire. Quant aux deux ambulances qui, venant de Paris, ont cru, sur l'avis du conseil de la Société de secours, pouvoir traverser l'armée prussienne pour arriver à Metz, l'une en passant par Pont-à-Mousson, l'autre par Gravelotte, leur captivité momentanée et leur renvoi par la Belgique n'étaient que chose fort naturelle, car la convention, sous prétexte de neutralisation, n'a jamais songé à donner aux ambulances le droit de se promener au milieu de l'armée ennemie et de venir ensuite annoncer à leurs compatriotes la force, la position, la nature des travaux de l'ennemi.

Art. 5. — « *Les habitants du pays qui porteront secours aux blessés seront respectés et demeureront libres. Les généraux des puissances belligérantes auront pour mission de prévenir les habitants de l'appel fait à leur humanité et de la neutralité qui en sera la conséquence. Tout blessé recueilli et soigné dans une maison lui servira de sauvegarde.* L'HABITANT QUI AURA RECUEILLI CHEZ LUI DES BLESSÉS SERA DISPENSÉ DU LOGEMENT DES TROUPES, AINSI QUE D'UNE PARTIE DES CONTRIBUTIONS DE GUERRE QUI SERAIENT IMPOSÉES. »

Le brassard satisfaisait les amours-propres, mais le drapeau était arboré souvent pour un motif beaucoup moins désintéressé. A l'approche de l'ennemi dans les villes comme dans les villages, les maisons se pavoisaient comme par enchantement; mais si, comme je l'ai fait souvent, on pénétrait dans l'hôpital improvisé pour s'enquérir du nombre de lits disponibles, on apprenait le plus souvent que l'ambulance ne possédait qu'un seul lit, qui n'était parfois que celui du propriétaire. Puis, lorsqu'on vit l'ennemi ne tenir qu'un compte médiocre et même ne tenir aucun compte de la serviette sur laquelle on avait cousu une croix rouge, ce fut partout un concert d'accusations; c'est qu'on ignorait que l'article avait été, avec grande raison, modifié ainsi :

« *Conformément à l'article V, il est expliqué que, pour la répartition des charges relatives au logement des troupes et aux contributions de guerre,* IL NE SERA TENU COMPTE QUE DANS LA MESURE DE L'ÉQUITÉ DU ZÈLE CHARITABLE DÉPLOYÉ PAR LES HABITANTS. »

L'immunité, on le voit, n'est plus complète, absolue et de droit strict; elle n'est en rapport qu'avec la vérité et les services rendus; c'est au commandant des troupes victorieuses qu'il appartient de régler et de modérer les charges d'après les règles de la justice, et aussi, il faut bien le dire, d'après les nécessités de la guerre.

Art. 6. — « *Les militaires blessés ou malades seront recueillis et soignés, à quelque nation qu'ils appartiennent.*

« *Les commandants en chef* AURONT LA FACULTÉ *de remettre immédiatement aux avant-postes ennemis les militaires blessés pendant le combat, lorsque les circonstances le permettront et du consentement des deux parties.*

« SERONT ENVOYÉS *dans leur pays ceux qui, après guérison, seront reconnus incapables de servir.*

« *Les autres* POURRONT ÊTRE *également renvoyés,* A LA CONDITION DE NE PAS REPRENDRE LES ARMES PENDANT LA DURÉE DE LA GUERRE.

« *Les évacuations, avec le personnel qui les dirige, seront couvertes par une neutralité absolue.* »

Cet article a été modifié de la manière suivante, par la convention supplémentaire du 2 octobre 1868 :

Par extension de l'article VI de la convention, il est stipulé que « SOUS LA RÉSERVE DES OFFICIERS DONT LA POSSESSION IMPORTERAIT AU SORT DES ARMES, *et dans les limites fixées par le premier paragraphe de cet article, les blessés tombés entre les mains de l'ennemi, lors même qu'ils ne seraient pas reconnus incapables de servir,* DEVRONT *être renvoyés dans leur pays après leur guérison ou plus tôt, si faire se peut, à la condition, toutefois, de ne pas reprendre les armes pendant la durée de la guerre.* »

L'exception spécifiée à l'égard des officiers est faite surtout en vue d'atteindre les généraux qui, tombés blessés entre les mains de l'ennemi, pourraient, après avoir été rendus, continuer à servir leur pays, non plus comme le soldat ou l'officier subalterne dans des fonctions qui exigent l'intégrité des fonctions physiques, mais par leurs conseils, bien autrement dangereux pour l'ennemi qui les avait faits prisonniers que par leur action matérielle.

Les blessés rendus par l'ennemi ne doivent plus porter les armes pendant la durée de la guerre. Cette clause, dont on ne peut cependant nier la légitimité, devrait être supprimée. Elle est absolument inexécutable pour le soldat. Supposons, en effet, un soldat prisonnier au début de la campagne et rendu à notre armée comme ceux dont j'ai pu obtenir la libération à Metz, quelle est sa situation? Sa blessure est légère ; une fois revenu parmi ses compatriotes, il entre à l'hôpital pour y terminer sa guérison, puis il est envoyé au dépôt des isolés pour y finir sa convalescence ; mais enfin arrive le jour où il est complètement guéri. Il reçoit l'ordre de rejoindre son corps. Ira-t-il opposer qu'il a donné sa parole, que la guerre est finie pour lui, qu'il n'a plus qu'à retourner dans son pays et qu'il a cessé pendant toute la durée des hostilités d'être soumis à la loi militaire? Certes, on ne tiendra nul compte de son objection, et il sera forcé de reprendre du service en violant l'engagement pris envers l'ennemi qui l'a rendu à la liberté.

Pour les officiers, il en est à peu près de même. Cette clause, acceptée par eux, leur crée, après leur guérison, une situation si délicate et si pénible que beaucoup, sinon tous, préféreront le chagrin de rester prisonniers. Je ne parle pas, bien entendu, pour ceux qui croient que la parole donnée à l'ennemi ne constitue pas un engagement. C'est librement que la parole est donnée, que l'engagement est pris, puisque l'officier est libre de rester prisonnier; y manquer, c'est manquer à l'honneur. Cette restriction pourrait être supprimée sans grand inconvénient, car la plupart des blessures, par leur gravité, ne laissent guère espérer la guérison avant deux ou trois mois, et les guerres actuelles, en raison des moyens de locomotion et d'action, durent si peu qu'elles seraient presque toujours terminées avant la guérison du blessé. On ne saurait tirer argument de la longueur de la dernière guerre; nous étions vaincus sans espoir de succès possible après la capitulation de Metz, trois mois après le début de la guerre, et l'on peut même dire qu'après Sedan, c'est-à-dire un mois après le commencement des hostilités, la paix eût été faite, si un aveuglement qu'on prenait pour du patriotisme et qui faisait confondre l'honneur avec le point d'honneur, lequel n'est trop souvent que l'entêtement de l'amour-propre blessé, n'eût pas fait continuer jusqu'à la perte complète du pays une guerre commencée follement et sans que rien fût prêt pour la soutenir.

La clause énoncée dans le quatrième paragraphe de l'article VI devrait être supprimée; si cette suppression est impossible, il ne reste qu'à supprimer l'article lui-même.

Art. 7. — « *Un drapeau distinctif et uniforme sera adopté pour les hôpitaux, les ambulances et les évacuations. Il devra être en toute circonstance accompagné du drapeau national.*

« *Un brassard sera également admis pour le personnel neutralisé,* MAIS LA DÉLIVRANCE EN SERA LAISSÉE A L'AUTORITÉ MILITAIRE. *Le drapeau et le brassard porteront croix rouge sur fond blanc.* »

Cet article de la convention est celui qu'il importe le plus de reviser. Tout le monde a été témoin de l'abus fait du brassard et du drapeau d'ambulance. A l'approche de l'ennemi, les villes et les villages se pavoisaient, et l'on aurait pu croire, si ce n'eût été la couleur du drapeau, qu'on célébrait quelque grande fête nationale. Quant au brassard, il devint bientôt partout, non plus le signe de la neutralisation, mais une marque distinctive et honorifique pour toutes les personnes attachées aux ambulances; c'est ainsi qu'à Paris, même avant le 5 août, la Société de secours crut devoir, ou pouvoir, délivrer un brassard aux dames faisant partie du comité central de la Société, et cet insigne ne pouvait être pour elles qu'une marque de distinction, car on ne songeait pas alors que l'ennemi viendrait mettre le siège devant la capitale. Du reste, pendant la paix et au début de la guerre, l'administration ne s'était nullement préoccupée de la convention de Genève. Sauf M. l'intendant militaire de Préval, qui avait figuré dans la conférence comme délégué français, personne dans l'administration ne paraissait connaître la portée exacte de cette convention; on n'avait pas songé à en faire distribuer des exemplaires dans toutes les ambulances, dans tous les services administratifs et hospitaliers, et lorsqu'en présence de quelques divergences d'opinion sur la manière de l'exécuter, on voulut s'en référer au texte même, il fallut en revenir à la collection du *Journal militaire* dont un exemplaire se trouvait heureusement dans quelques bibliothèques.

C'était tout le contraire pour la Société de secours aux blessés militaires; il semblait que la convention n'eût été faite que pour elle, qu'elle avait le monopole exclusif de son application, et elle se fût volontiers attribué le droit également exclusif de délivrer des brassards, si un article formel de la convention n'avait réservé ce privilège à l'autorité militaire.

D'un autre côté, nos collègues de l'armée avaient pour le brassard une répugnance qui persiste encore aujourd'hui. Il semblait, à beaucoup d'entre eux, qu'en se protégeant de ce signe de neutralisation, ils faisaient acte de pusillanimité. Ainsi, quand nous rejoignîmes l'armée, le brassard y était, on peut le dire, encore inconnu. Quelques malentendus regrettables survenus à Forbach commencèrent à faire envisager la question d'une tout autre manière, et un peu avant la bataille de Borny, un des généraux qui commandaient la garnison de Metz me demanda de lui faire délivrer quelques centaines de brassards. Je lui fis observer qu'il m'appartenait si peu de le faire, que nous n'aurions pas nous-mêmes le droit d'en porter, si nous n'y avions pas été autorisés par l'autorité militaire avant notre départ de Paris. Du reste, à ce moment-là même, l'administration militaire se mettait en mesure d'en distribuer, et cette distribution fut faite avec une prodigalité sans bornes : médecins, infirmiers, soldats du train chargés de la conduite des mulets ou des voitures d'ambulance eurent légitimement des brassards ; puis, on en donna à ceux de ces soldats qui étaient chargés de conduire des voitures d'approvisionnement et aux paysans possédant des voitures de réquisition, enfin à tout ce qui, de près ou de loin, touchait au service de l'intendance et accidentellement au service de santé.

Les choses allaient encore plus loin pour ce qui concernait la population civile. Tous ceux qui donnaient ou voulaient paraître donner des soins aux blessés, se décoraient d'un brassard qu'ils fabriquaient eux-mêmes, et je le vis porter par des enfants de douze ans ; mais ce qui était plus grave, le brassard fut utilisé par les pillards qui, sous prétexte de relever les blessés, n'allaient sur le champ de bataille que pour dépouiller les morts. Un pareil abus ne pouvait être toléré, je crus donc devoir attirer sur ce point l'attention de M. le maréchal Bazaine, en lui adressant la lettre suivante :

« Metz, 21 août 1870.

« Monsieur le Maréchal,

« Lorsque les divers États de l'Europe eurent, par leurs délégués officiels, décidé la neutralisation des ambulances (personnel et matériel), on comprit facilement combien la diversité des uniformes, si grande suivant les pays, rendrait difficile l'application de la convention.

« On adopta alors, comme signe commun pour tous, la croix rouge sur fond blanc, et le brassard est devenu, en quelque sorte, le correctif de l'uniforme militaire, puisqu'il indique que celui qui le porte, tout en appartenant à l'armée, n'est pas combattant.

« Seule l'autorité militaire devait avoir et a le droit de le délivrer.

« Si les ambulances volontaires, créées à Paris, portent le brassard, c'est par délégation du ministère de la guerre, c'est qu'elles figurent sur le champ de bataille, et elles y figurent d'assez près pour que nous ayons perdu hier un de nos infirmiers, blessé mortellement d'une balle en relevant un colonel blessé.

« Aujourd'hui on ne voit plus que des brassards. Des personnes ne quittant pas la ville, des femmes, des enfants même, sous prétexte qu'elles soignent des blessés chez elles ou dans les hôpitaux, s'attribuent, de leur autorité privée ou autrement, un signe qui ne doit s'appliquer que sur un uniforme militaire et pour lui donner une signification particulière.

« Après les affaires de Borny et de Saint-Privat, dans lesquelles nous avions figuré parallèlement à nos collègues de l'armée, j'ai pu obtenir ‚des médecins et des officiers prussiens la remise de nos officiers blessés et prisonniers, et plus tard la remise de tous nos blessés transportables. Hier, j'espérais obtenir le même résultat pour 200 blessés restés à Gravelotte, mais les choses avaient changé de face ; je reçus un moins bon accueil, et je dus revenir dans nos lignes sans avoir rien pu obtenir. Le général prussien auquel je m'étais adressé ne me cacha pas que l'abus que l'on faisait du brassard le lui rendait suspect ; il le trouvait dans chaque village, sur des gens n'appartenant pas à l'armée, et il peut devenir un moyen de faciliter l'espionnage et le dépouillement des cadavres.

« J'apprends ce matin que la troisième ambulance volontaire est retenue prisonnière à Gravelotte ; on m'affirme que la seconde est prisonnière à Pont-à-Mousson. J'ai donc l'honneur, Monsieur le Maréchal, d'appeler votre attention sur l'abus fait du brassard ; de vous demander s'il ne serait pas utile que ceux-là seuls le portent qui appartiennent à l'armée ou qui y sont temporairement admis d'une manière régulière, et qu'aucune personne non exposée à se trouver devant l'ennemi ne puisse se l'attribuer.

« J'ai l'honneur de vous demander, de plus, l'autorisation de me mettre en rapport, quand vous le trouverez convenable, avec les avant-postes prussiens, afin d'obtenir le retour, dans nos lignes, des ambulances volontaires françaises retenues dans les lignes ennemies.

« J'ai l'honneur, etc.

« Léon Le Fort.

« Chirurgien en chef des ambulances volontaires. »

Dans la conversation que j'eus à ce sujet avec le Maréchal et avec le général Jarras, chef d'état-major général, il fut décidé que chacun des membres de l'ambulance serait muni d'une carte imprimée, signée par celui qui devait en être porteur, et donnant ses nom, prénoms et qualité. Toute personne non munie d'une carte visée par le grand-prévôt de l'armée et portant le brassard, devait être arrêtée par les gendarmes et invitée à quitter le brassard. Le général Coffinières fit afficher en ville un arrêté, portant cette décision à la connaissance de tous, et je reçus en même temps la lettre suivante :

« *État-major de la 5e division militaire. — N° 3428.*

« Monsieur,

« J'ai l'honneur de vous prier de vouloir bien m'adresser les noms et qualités des personnes faisant partie de la Société internationale et reconnues comme telles par lettres authentiques du ministre de la guerre. Veuillez en outre m'indiquer les pièces dont les sociétaires reconnus doivent être porteurs.

« Une fois la liste envoyée, ces personnes doivent se présenter à l'État-major de la 5e division pour y recevoir, sur le vu de leurs titres, un permis de séjour à Metz.

« Toute personne qui ne sera pas porteur du permis de séjour sera poursuivie comme si elle portait des insignes auxquels elle n'aurait pas droit.

« Recevez, etc.

« *Le général de division commandant la 5e division.* »

(Signature illisible.)

Suivant ce qui avait été convenu avec le général Jarras, je fis imprimer et je donnai à chaque membre de l'ambulance une carte ainsi disposée :

ARMÉE DU RHIN	**MINISTÈRE DE LA GUERRE** ✠
	Avec l'autorisation du ministre de la guerre, M. .... a été désigné par le Comité médical de la Société de secours aux blessés pour remplir, dans la ambulance volontaire, les fonctions de ...., et s'est engagé à servir pendant toute la durée de la guerre.
Vu : le général grand-prévôt de l'armée du Rhin.	
	Le Titulaire. Le Chirurgien en chef. L'INTENDANT GÉNÉRAL.
Cachet de la grande prévôté.	Cachet de la Société. Cachet de l'intendant général.

L'arrêté pris par l'autorité militaire fut strictement exécuté dès les premiers jours, les brassards diparurent et les personnes civiles attachées aux hôpitaux ou aux ambulances de Metz prirent pour insignes une croix de couleur bleue, cousue à l'habit et placée sur le côté gauche de la poitrine.

Une lacune importante existe dans la convention de Genève. On a, par le brassard et le drapeau, fourni un signe de reconnaissance pendant le jour, rien n'a été fait pour se faire reconnaître pendant la nuit. Presque toujours la lutte se prolonge jusqu'au soir ; aussi, est-ce surtout la nuit qu'il faudrait pouvoir parcourir le champ de bataille pour relever les blessés. S'y hasarder dans l'obscurité sans signaux convenus, c'est vouloir à coup sûr recevoir des balles, aussi bien de l'ennemi que de ses compatriotes. Il serait donc indispensable que l'on convînt de faire usage de puissantes lanternes, comme celles dont sont munies les locomotives, et dont la glace dépolie porterait au centre une croix rouge, en verre transparent.

Aujourd'hui que la convention de Genève a reçu la sanction de l'expérience, nous pouvons nous demander quelle est son utilité générale. Si, au lieu de faire du sentiment, nous restons dans le terre à terre de la pratique, loin de croire qu'une véritable révolution a été opérée par les signatures échangées à Genève en 1864 et 1868, nous serons amenés à restreindre considérablement la portée de la célèbre convention. Ne perdons pas de vue tout d'abord un point important, c'est qu'on ne décrète pas des révolutions dans les relations internationales, elles se font peu à peu, par le progrès des mœurs ; or, les mœurs actuelles rendaient à *peu près* inutile la convention de Genève. *On s'engage à soigner de part et d'autre les blessés tombés entre les mains des vainqueurs, sans exception de nationalité.* Est-ce que, par hasard, on s'imaginerait que c'est là une nouveauté ? Les médecins ne sont pas des sauvages et les médecins français, en 1854 et 1859, soignaient les blessés russes et autrichiens avec le même dévouement qu'ils montraient à l'égard de leurs compatriotes, et les médecins russes et autrichiens en faisaient autant pour ceux de nos blessés qui étaient tombés entre leurs mains. *On neutralise les ambulances, on convient qu'on ne tirera pas sur les hôpitaux*, mais il y a de longues années que l'on en agit de même ; la seule différence c'est qu'au lieu d'être blanc, le drapeau protecteur était noir et surtout qu'il était moins prodigué. De bonne foi, croit-on qu'aujourd'hui une armée européenne quelconque dirigerait, de propos délibéré, le feu de son artillerie sur des hôpitaux; croit-on que le soldat pénétrant dans une ambulance respecterait la vie de ceux qui s'y trouvent, par la seule raison qu'on a signé une convention? Non, si le soldat l'exécute, c'est qu'elle répond à ses propres sentiments, c'est qu'elle ne fait que constater par écrit une situation qui est dans les mœurs. D'ailleurs est-ce que le drapeau blanc à croix rouge a la propriété d'écarter les obus, est-ce qu'il a eu le pouvoir d'empêcher les projectiles ennemis de tomber dans le Val-de-Grâce, dans l'hôpital Cochin, dans l'hôpital de la Pitié, dans tous nos hôpitaux de la rive gauche? Je sais bien que l'on accuse les Prussiens d'avoir tiré de préférence sur nos hôpitaux; mais si l'on comprend que ces accusations puissent être faites de très bonne foi par des personnes qui ne savent pas ce qu'est le tir à toute portée et qui d'ailleurs sont très légitimement irritées par les souffrances, il ne s'en suit pas qu'elles soient plus justes que celle qui fut dirigée contre nos soldats, à propos du siège de Rome.

Ah! si la convention de Genève avait fait décider que le bombardement serait désormais interdit aux belligérants, elle eût rendu service; mais quel est le gouvernement qui signerait un pareil engagement?

Il y a autre chose dans la guerre, nous le savons aujourd'hui, que des emprunts à primes, des départs de troupes, des illuminations et des entrées triomphales; il y a la colère de deux peuples, dont l'un des deux défend le sol natal, colère assez puissante de part et d'autre pour qu'on aille, au péril de sa vie et presque avec joie, chercher à donner la mort à un homme qu'on eût traité en ami quelques jours auparavant; il y a dans la guerre des nécessités qui sont les mêmes pour tous, et l'on bombardera toujours les villes, qu'elles s'appellent Rome, Sébastopol ou Paris, tant que le bombardement laissera espérer une prompte capitulation de la ville bombardée.

Les blessés prisonniers sont rendus; or, comme on ne les rend que sous la condition qu'ils s'engageront à ne plus servir leur pays pendant la guerre (ce qui leur impose le devoir de ne pas accepter le bénéfice de cette clause), on se demande à quoi sert la convention, qui est, il faut bien le reconnaître, fort inférieure au décret rendu par l'Empereur à Montebello, puisque les blessés étaient rendus sans condition.

Les blessés sont neutralisés et doivent être secourus. Cela est parfait ; mais, s'il ne s'agit que des soins médicaux, la convention est inutile, car les médecins ne voient dans les blessés, quels qu'ils soient, que des malheureux à secourir ; si l'on donne aux mots *secours* et *protection* toute la valeur dont ils sont légitimement susceptibles, cet article couvre un mensonge, ou mieux une impossibilité. Est-ce que, par hasard, les Prussiens nous auraient permis de faire entrer dans Paris, pour l'alimentation des blessés, des vivres, du vin, du combustible ; nous auraient-ils permis de recevoir à Metz du pain, du sel, des médicaments ; nous auraient-ils permis seulement d'évacuer nos blessés qui périssaient victimes de l'encombrement ?

Si la convention n'autorise pas cela (et une pareille clause ne pourrait être imposée par une convention générale), que devient, en cas de siège ou de blocus, la protection que les blessés doivent à la convention de Genève ? Restons dans les limites du vrai : la convention de Genève a été utile en faisant constater les changements qui s'étaient depuis longtemps opérés dans nos mœurs ; mais ces changements, *elle ne les a pas produits.* Ce que la convention a fait de plus utile, c'est de faire établir en principe que les ambulances (personnel et matériel) ne seraient pas gardées prisonnières, car elle a empêché ainsi l'abandon forcé des blessés intransportables et l'évacuation précipitée, dans des conditions déplorables, des blessés transportables. Ce qu'elle a fait de plus pratique a été de faire adopter pour le corps de santé un signe de ralliement, identique pour tous les pays et qui compense la trop grande variété des uniformes : ce signe, c'est le drapeau et le brassard. Toutefois, si le brassard indique la qualité de celui qui le porte, c'est la qualité de médecin et non le brassard qui entraîne le droit à la neutralisation, et quand M. le vicomte de Melun, dans son rapport sur les agissements de la Société de secours aux blessés, dit : « Par ignorance, ou mépris de la convention de Genève, aucun chirurgien militaire de l'armée (*sic*) n'avait pris le brassard ; tous avaient été faits prisonniers avec leurs blessés, leur matériel avait été confisqué... » le rapporteur avance d'abord un fait absolument inexact, et il l'attribue non moins singulièrement à une cause qui n'existe que dans son imagination.

L'expérience m'a montré que le brassard n'est point encore suffisant, et je voudrais qu'en temps de guerre toutes les personnes appartenant au corps de santé militaire eussent pour coiffure notre képi blanc à croix rouge. A 1,000 mètres, on distingue peu le brassard ; on ne le voit pas si celui qui le porte présente le côté droit, ou s'il est dans un chemin creux ; on voit, à toute portée de tir, une casquette blanche, et il ne nous serait jamais arrivé de malentendu avec nos avant-postes, si notre uniforme avait été mis à l'ordre de l'armée.

En résumé, il est besoin à l'armée de deux choses : 1° Il faut que les blessés ne soient pas abandonnés par leurs médecins, ce qui arriverait forcément, si les médecins et le matériel de l'ambulance devaient rester entre les mains de l'ennemi pendant toute la durée de la guerre ; car il serait alors du devoir des médecins de se retirer à l'approche de l'ennemi, afin de ne pas être rendus inutiles pour leur pays, pendant toute la campagne ; 2° il faut que le médecin resté volontairement à portée de l'ennemi ne coure pas le risque d'être pris pour un combattant et d'être tué, même à coups de baïonnette, comme cela est malheureusement arrivé dans toutes les guerres ; il faut que le blessé soit couvert de la même protection. Aussi je limiterais volontiers la convention sanitaire internationale aux articles suivants :

Article premier. — Les ambulances et hôpitaux de campagne (personnel et matériel), c'est-à-dire tous les établissements temporaires qui suivent les troupes sur le théâtre de la guerre pour y recevoir des malades ou des blessés, seront reconnus neutres, et comme tels respectés et protégés par les belligérants, aussi longtemps qu'il s'y trouvera des malades et des blessés.

Art. 2. — Les personnes attachées régulièrement au service des ambulances et des hôpitaux temporaires, c'est-à-dire aux services de santé, d'administration, de transport des blessés, ainsi que les aumôniers, sont déclarées neutres et ne seront pas gardées par l'ennemi, lorsqu'elles auront été faites prisonnières pendant l'exercice de leurs fonctions.

Art. 3. — Le général commandant les troupes victorieuses devra, autant que possible, autoriser les médecins de l'ambulance ou de l'hôpital de campagne, tombés entre ses mains, à conserver la direction de leur établissement et à y continuer leurs soins aux malades qui s'y trouvent. S'il ne croit pas pouvoir accorder cette autorisation, il ne pourra séparer ces médecins de leurs malades qu'après que ces derniers auront été confiés aux soins des officiers de santé de l'armée victorieuse.

Les médecins prisonniers devront alors, après un délai aussi court que possible, être renvoyés vers leurs compatriotes; mais le général de l'armée victorieuse a le droit d'indiquer l'itinéraire qu'ils devront suivre et le point où leur rapatriement pourra s'effectuer.

Ces médecins auront le droit d'emmener avec eux le matériel de l'ambulance. Si, par la difficulté des communications ou toute autre raison, cette dernière condition ne pouvait être remplie, les motifs allégués pour justifier cette impossibilité seront constatés par un procès-verbal signé par le chef de l'ambulance prisonnière et par le général au pouvoir duquel elle se trouve.

Art. 4. — Toutefois, en raison, surtout, des nécessités du service médical, aggravées par la présence d'un grand nombre de prisonniers blessés, le commandant de l'armée victorieuse a le droit de conserver dans ses lignes l'ambulance faite prisonnière et de confier aux médecins qui la composent le traitement de leurs compatriotes blessés et tombés antérieurement entre ses mains.

Il ne peut obliger ces médecins à soigner ses propres soldats et il devra, dans les conditions établies dans l'article 3, rendre à la liberté les personnes constituant l'ambulance, dès que ces personnes n'auront plus à donner des soins à leurs compatriotes prisonniers.

Art. 5. — La neutralisation du personnel sanitaire des hôpitaux de campagne s'étend au personnel des hôpitaux fixes et permanents. Le matériel de ces derniers établissements est soumis aux lois de la guerre et appartient au vainqueur.

Art. 6. — Les blessés prisonniers sont rendus sans échange et sans condition, aussitôt que leur état leur permet de retourner dans leur pays. Il peut être fait exception à l'égard des officiers généraux.

Art. 7. — Toutes les personnes appartenant au service sanitaire porteront, en signe de neutralité, au bras gauche et au bas de la coiffure, une bande circulaire blanche, avec croix rouge. Elles devront en même temps être munies d'une carte d'identité délivrée, signée et timbrée par l'autorité militaire compétente ; cette carte doit être contresignée par la personne à laquelle elle appartient.

Le brassard ne peut être porté que sur un uniforme et par des personnes appartenant à l'armée.

Le signe de neutralisation sera peint sur les deux côtés des voitures servant exclusivement aux services sanitaires de l'armée. Les chevaux de selle ou d'attelage seront marqués au sabot d'une croix imprimée au feu.

Art. 8. — Un drapeau blanc, portant une large croix rouge de la même hauteur que le pavillon, sera arboré sur les maisons servant d'ambulance ou d'hôpital. Il ne pourra être arboré que sur l'ordre d'un médecin militaire, chef de l'ambulance ou de l'hôpital, et sous sa responsabilité. Le drapeau national doit accompagner le drapeau de neutralité.

Les ambulances ou hôpitaux ne peuvent être gardés par aucune force armée.

Pendant la nuit, le drapeau sera remplacé par une lanterne-signal à feu rouge.

Les détachements sanitaires, parcourant, la nuit, le champ de bataille pour relever les blessés, devront être munis de semblables lanternes et d'un certain nombre de torches. Aucune troupe en armes ne devra les accompagner.

Art. 9. — Toute personne portant indûment le signe de neutralisation pourra être considérée comme espion, et passée par les armes. Il pourra en être de même à l'égard du chef d'un détachement escortant des voitures, qui, portant faussement le signe de la neutralité, serviraient à des opérations de guerre.

L'autorité militaire pourra en toute circonstance ordonner la destruction immédiate, par le feu, de toute maison ennemie sur laquelle aura été arboré indûment le drapeau de la neutralisation. Si le drapeau d'ambulance a servi à cacher une embuscade, les chefs du détachement occupant et défendant la maison faussement indiquée comme étant le siège d'une ambulance, perdront le droit d'être traités comme prisonniers de guerre et pourront être immédiatement passés par les armes.

CHAPITRE II

LES SOCIÉTÉS DE SECOURS AUX BLESSÉS MILITAIRES

Après la campagne d'Italie et sous l'influence du livre de M. Dunant, l'opinion publique s'émut de l'insuffisance des secours donnés aux soldats blessés ou malades. Le même sentiment qui avait amené la conférence de Genève et la signature d'une convention internationale, amena aussi la création des sociétés de secours aux blessés militaires. Déjà des tentatives isolées avaient été faites ; déjà aussi l'Amérique nous avait donné le merveilleux spectacle de sa puissante initiative. En 1854, une femme aussi remarquable par l'élévation de son esprit et l'étendue de ses connaissances que par son infatigable dévouement personnel à l'égard des pauvres et des malades, Mme la grande-duchesse Hélène de Russie, envoya, à ses frais, à Sébastopol, des hospitalières qu'elle avait créées sous le nom de : *Dames de l'Exaltation de la Croix*, ordre unique sans doute dans le monde, car, sans tenir compte des sectes, œuvres ultérieures des hommes, il réunit catholiques, protestantes et orthodoxes sous la protection de celui qui promulgua le premier le dogme de la charité. Ces hospitalières ne remplirent pas seulement le rôle de nos religieuses, elles vinrent en aide aux blessés en contribuant elles-mêmes à l'organisation des secours, comme le fit une année plus tard, du côté de l'armée anglaise, une autre femme éminente et dont le nom est populaire en Angleterre, miss Nightingale.

En 1861 et 1862, le pasteur Henry Bellow, de l'Église unitaire de New-York, entreprit la fondation d'une société de secours qui devint bientôt la célèbre commission sanitaire des États-Unis.

L'exemple de l'Amérique, la croisade humanitaire entreprise par M. Dunant, ne tardèrent pas à amener dans plusieurs pays la création de sociétés de secours aux blessés. En Prusse, les chevaliers de Saint-Jean de Jérusalem donnèrent l'exemple, en organisant au Schleswig quelques petits hôpitaux et en dirigeant eux-mêmes l'ambulance de tranchée établie à Nubel, pendant le siège de Duppel. Le 19 février 1864 fut fondé le comité prussien de secours, dont le roi et la reine se déclarèrent les protecteurs.

A Paris, la Société actuelle, dont les commencements sont assez obscurs, fut déclarée d'utilité publique en 1866; mais elle ne fut guère connue qu'à partir de l'Exposition universelle de 1867. De semblables sociétés existent aujourd'hui en Angleterre, en Belgique, en Italie, etc.

Le but de ces sociétés était de venir en aide aux blessés, mais il y avait une grande incertitude sur la nature des moyens à employer pour arriver au résultat cherché ; ces incertitudes existent encore et elles se comprennent d'autant mieux qu'il est évident que ces sociétés, surtout en France, ne se sont pas rendu un compte exact de la mission qu'elles avaient à remplir.

La tâche qui me reste à accomplir est assez délicate, puisque j'ai à juger la valeur d'une institution (les ambulances volontaires) que j'ai largement contribué à créer en France, puisque j'aurai, dans le cours de ce travail, à apprécier les actes d'une Société à laquelle j'ai par deux fois appartenu, dans laquelle j'ai rempli au début de la guerre un rôle important et qui ne m'a laissé, j'ai le droit et le regret de le dire, que de pénibles souvenirs. Mais je suis assez sûr de mon impartialité pour ne pas hésiter un seul instant à aborder cette importante question. D'ailleurs, ce qui est survenu pouvait facilement être prévu, et l'expérience n'a fait que confirmer, dans mon esprit, des idées, des opinions que j'avais émises depuis longtemps. Ce qui me facilite singulièrement ma tâche, ce qui me laisse absolument certain de mon impartialité, ce qui me laisse croire que mes appréciations sont exactes, c'est que j'avais en quelque sorte écrit quatre années d'avance ce que j'ai à dire aujourd'hui sur ce sujet; c'est que je puis reproduire textuellement en 1872, après la guerre, ce que j'écrivais en 1868 dans la *Gazette hebdomadaire de médecine et de chirurgie*. Les pages qui vont suivre ne sont donc que la réimpression de quelques pages de mon travail de 1868.

ARTICLE PREMIER

AMBULANCES VOLONTAIRES

Examinant à cette époque quel pouvait être le rôle des sociétés de secours, je disais : « Dans leur légitime désir de soulager effi-

cacement les maux inséparables de la guerre, les sociétés de
secours veulent concourir directement au soulagement des blessés
et des malades. Comment ? Tel est le difficile problème dont la
solution a pu paraître facile à des esprits excellents, que l'inexpérience de la pratique expose à des illusions dangereuses pour
l'avenir de l'œuvre à laquelle ils consacrent leurs efforts.

« Le rôle qui tout d'abord paraîtrait convenir à des sociétés
composées d'hommes, et surtout de dames du monde, serait de
provoquer, de réunir, de concentrer les dons patriotiques dont
aucun pays n'est avare quand il s'agit de secourir ceux qui sont
tombés et souffrent pour sa défense, de les faire parvenir à ceux
auxquels ils sont destinés, en cherchant à en multiplier la valeur
par une bonne et intelligente répartition. De la charpie, des
compresses, des bandes, du linge de toute espèce, des matelas, du
vin, des médicaments, des conserves alimentaires, des fruits, du
tabac, etc., tels sont les objets dont les ambulances ont toujours
besoin, qu'elles n'ont jamais en trop grande quantité; et, aux
dons en nature je dois ajouter l'argent, avec lequel on se procure
sur place bien des choses qu'on ne peut faire voyager à de
grandes distances, ou dont on ne prévoyait pas d'abord le besoin.
Réunir des ressources de toute espèce, acheter avec les offrandes
pécuniaires les objets les plus utiles, les faire parvenir par des
trains spéciaux de chemins de fer, par tous les moyens de transport possibles, jusque sur le théâtre de la guerre ; aider efficacement le service sanitaire officiel de l'armée, *mettre à sa disposition* des médecins, des élèves, des infirmiers volontaires, tel est
le rôle éminemment utile que peuvent et doivent remplir les
sociétés de secours, car il est, je ne saurais trop le répéter, complètement dans la nature et dans les limites de leurs aptitudes et
de leur action.

« Mais tel n'est pas le but que désignaient à leurs adhérents les
fondateurs du comité de Genève, tel n'est pas le but que poursuivent aujourd'hui la plupart des sociétés de secours aux blessés
militaires. Venir *directement* en aide aux services sanitaires de
l'armée, concourir, *parallèlement avec eux et au même titre*, au
traitement des blessés, posséder *son* matériel, *son* personnel particulier; avoir *ses* ambulances, *ses* hôpitaux, telles sont les aspirations que ne dissimule aucun des comités; se substituer même aux
services officiels, tel est le désir avoué de quelques-uns d'entre eux.

« L'argument le plus puissant est toujours celui qu'on tire de l'expérience des faits accomplis. La preuve, dit-on, que les comités de secours peuvent soulager les blessés militaires, non seulement aussi bien, mais encore mieux que les services sanitaires de l'armée, c'est qu'ils se sont substitués avec le plus grand avantage à l'administration militaire pendant la guerre d'Amérique, et qu'ils ont, avec non moins d'avantages, fonctionné parallèlement avec elle pendant les dernières guerres de la Prusse. Cet argument est basé sur une erreur de fait et une appréciation inexacte de l'état réel des choses. Presque tous ceux qui ont écrit sur l'organisation médicale de l'armée fédérale pendant la guerre ont assez singulièrement attribué à la commission sanitaire des États-Unis, c'est-à-dire au comité central des sociétés de secours, un rôle qu'elle n'a jamais exercé. C'est le département médical de l'armée (*War's medical Department*), dirigé d'abord par le docteur Hammond, et plus tard par le docteur Barnes, comme chirurgiens en chef; c'est, en définitive, le ministère de la guerre, confié à M. E. Stanton, qui fit construire en Amérique 202 hôpitaux généraux renfermant 136,894 lits, qui furent successivement occupés par plus de 2 millions de malades ou de blessés; c'est le département de la guerre qui fit aménager en infirmeries et en hôpitaux de transport des navires et des trains de chemins de fer, qui fit exécuter et rassembler un matériel immense de brancards et de voitures d'ambulance; c'est le département de la guerre qui a fait mouvoir, pendant toute la campagne, les hommes et les choses, et pas un médecin de l'armée ou des hôpitaux militaires n'y fut nommé par d'autre autorité que par le ministère de la guerre.

« Si la commission sanitaire des États-Unis n'est pas venue en aide aux blessés par des soins médicaux directs, elle a puissamment contribué à la bonne organisation des ambulances et des hôpitaux par ses conseils et par une action qui, pour être *indirecte*, n'en a pas moins été puissante. Lorsqu'on sut, par les journaux, l'effroyable insuffisance d'un service médical en voie de formation, la commission sanitaire réunit autour d'elle les hommes les plus compétents, fit des enquêtes, sollicita de partout des renseignements précis, souleva publiquement les graves questions de l'organisation des hôpitaux, du matériel d'ambulance, des approvisionnements; elle s'adressa surtout aux médecins, demanda leur avis sur les besoins des armées en général, sur les précautions hygiéniques à conseiller aux soldats, et grâce à l'énergie de ses membres, à ses appels incessants à l'opinion publique sur laquelle elle s'appuyait et qui lui donnait une incontestable puissance, elle imposa *moralement* (mais elle imposa, il faut le reconnaître) au département de la guerre des mesures excellentes, et elle obtint ce qu'elle n'eût probablement pas obtenu d'un gouvernement européen, d'avoir des inspecteurs attachés aux différents corps d'armée pour la renseigner sur les besoins du soldat. Elle obtint plus encore. Pour faire parvenir aux armées les objets qui faisaient défaut et pour envoyer les secours là où ils devenaient urgents, par suite de batailles, il fallait connaître à l'avance les mouvements des troupes; le ministère eut assez de confiance dans le patriotisme du conseil supérieur de la commission sanitaire pour les lui faire connaître en temps utile, c'est-à-dire d'avance, et il est à peine besoin de dire, que ce secret, dont la divulgation eût été une trahison infâme, fut toujours religieusement gardé. Tel fut le rôle éminemment utile, et certainement très puissant, de la commission sanitaire; il n'a pas consisté, on le voit, à avoir ses médecins, ses infirmiers, ses ambulances, ses hôpitaux, et l'argument si volontiers et si souvent reproduit n'a aucune valeur puisqu'il s'appuie sur un fait erroné et sur une méprise.

« Pour ma part, je ne crois pas que les sociétés de secours puissent jamais *se substituer* à la chirurgie militaire dans les pays où il existe des armées permanentes. Les gouvernements européens entretiennent à grands frais de trop nombreux soldats, parce qu'ils savent qu'une armée ne se forme pas en quelques jours; le service de santé, composé d'hommes spéciaux, est encore plus long et plus difficile à organiser qu'un régiment; il doit, comme l'armée, préexister à la guerre, et un gouvernement serait coupable s'il exposait le soldat à marcher à l'ennemi sans être certain qu'il trouvera, s'il est blessé pour la patrie qui l'appelle à sa défense, les secours et les soins auxquels il a doublement droit comme homme et comme citoyen.

« Confier à l'initiative privée, hors de tout contrôle, de toute direction officielle, l'organisation des secours médicaux, serait s'exposer à une déception si grave dans ses conséquences, qu'il me paraît inutile de discuter l'hypothèse de la substitution des comités de secours à la chirurgie militaire.

« Ces sociétés ayant leurs ambulances, leur personnel de médecins et d'infirmiers, leurs voitures, leur matériel de transport, peuvent-elles fonctionner au même titre que la chirurgie d'armée et *parallèlement* avec elle? Telle est la question que résolvent par l'affirmative la plupart des membres des sociétés de secours, et que, pour ma part, je crois devoir résoudre par la négative.

« MM. Moynier et Appiat, dans leur ouvrage intitulé : *La guerre et la charité*, font ainsi le tableau d'un champ de bataille, sur lequel figure le personnel des sociétés de secours : « Les por
« teurs, disent-ils (il s'agit d'infirmiers militaires), ont couru
« bravement jusque sous le canon ennemi pour enlever les bles
« sés; les chirurgiens sont à leur poste, réunis dans la place de
« pansement. Mais le combat se prolonge, les porteurs ont à fran
« chir une distance d'un quart ou même d'une demi-lieue de la
« ligne de combat à la première ambulance. Combien feront-ils
« de ces courses fatigantes? leurs bras commencent à défaillir.
« Mais voici : des jeunes gens accourent, forts, vigoureux, *mo
« destes*, entraînés par un généreux enthousiasme et par quelques
« nobles chefs qu'anime une chevaleresque bravoure. Ce ne sont
« ni des soldats ni des employés du corps sanitaire. C'est à nous
« de vous aider, leur crient-ils; de grâce, plus de distinction entre
« l'officiel et l'inofficiel, ou bien, si vous nous demandez nos
« titres, nos droits, nous sommes les délégués officiels de l'huma
« nité, nous sommes les secoureurs volontaires; officiers, chirur
« giens, laissez-nous passer! »

« Tout cela est, sans doute, ingénieusement pensé et vivement dit; mais si nous restons dans le terre à terre de la pratique, je ne crois pas que personne de ceux ayant l'expérience de la guerre accepte la présence sur la ligne de bataille d'un corps nombreux (personnel et matériel) manquant non pas de bravoure, mais (si l'on peut joindre ces deux mots), manquant de ce sang-froid dans l'exaltation que le soldat déjà aguerri possède et qu'il communique par une saine contagion au jeune soldat incorporé dans les rangs. Entraîné, surexcité par l'action, le combattant s'enivre de courage; cette surexcitation fébrile manque, et il faut qu'elle manque au médecin, qui doit conserver tout son calme dans l'accomplissement de sa difficile mission. Que l'ambulance du comité de secours se trouve imprudemment engagée trop près du lieu de la lutte; que des manœuvres, qu'une retraite à quelque cent mètres en arrière pour reformer des colonnes d'attaque laisse cette ambulance un instant exposée, est-on suffisamment certain que les infirmiers volontaires seront à l'abri d'une panique, contagieuse dans toutes les armées? est-on assuré que les voitures de la société de secours n'iront pas inconsidérément encombrer le sentier qui tout à l'heure devra livrer passage à une batterie d'artillerie, à des caissons de munitions? D'ailleurs, pendant le combat, sur la ligne de bataille, les chirurgiens militaires suffisent à leur noble, difficile et périlleuse mission. C'est après la lutte surtout que le rôle du chirurgien commence, et, si les blessés restent trop souvent de longues heures sur le champ de bataille, ce n'est pas faute de bras pour les transporter, car on pourra toujours, lorsqu'on le voudra, employer à cette tâche les hommes des régiments laissés en réserve pendant le combat, et mettre à leur disposition, à l'exemple des chirurgiens américains, un nombre suffisant de brancards.

« Ce n'est pas tout encore. Un chirurgien civil, quelque expérimenté qu'il soit, peut manquer des qualités indispensables au chirurgien d'armée. J'ai souvent entendu soutenir cette thèse : qu'il ne devrait pas exister de corps spécial de santé militaire ; que la médecine est une, et qu'un médecin civil peut, aussi bien qu'un médecin militaire, donner ses soins aux soldats blessés. Un peu d'expérience pratique montre que cette opinion est complètement erronée. Les fonctions de médecin militaire exigent des qualités spéciales, qu'on acquiert sans doute assez vite, mais qu'on n'acquiert que par l'expérience. Connaître le soldat tel qu'il est, avec ses préjugés, ses qualités et ses défauts, s'en faire connaître et apprécier, savoir tirer parti de toutes les ressources, s'habituer aux fatigues du campement et des marches forcées, s'identifier avec les habitudes et les règlements militaires, pouvoir conserver au milieu du tumulte de la bataille le plus inaltérable sang-froid, tout cela ne s'acquiert que par la pratique. Le chirurgien militaire, habitué aux choses de l'armée et de la guerre, est le véritable médecin du champ de bataille ; à lui appartiennent, du droit de l'expérience spéciale, l'organisation des premiers secours, les soins à donner pendant le combat. Les ambulances internationales ne peuvent donc pas se substituer à la chirurgie d'armée, elles ne peuvent pas davantage agir parallèlement avec elle dans toutes les circonstances; mais si l'accès du champ de bataille ne saurait leur être donné pendant le combat, elles peuvent pendant la campagne rendre d'immenses services en devenant la chirurgie de seconde et de troisième ligne, et en permettant ainsi à la médecine militaire de se consacrer uniquement à son rôle de chirurgie de bataille.

« Le nombre des chirurgiens militaires, suffisant pendant le combat, est toujours insuffisant surtout après la victoire, et cette insuffisance, qui augmente à mesure que la campagne se prolonge, s'est montrée chez tous les peuples, dans toutes les armées, dans toutes les grandes guerres ; c'est une vérité qu'il faut savoir reconnaître, si l'on veut porter un remède au mal.

« Qu'arrive-t-il en temps de guerre ? L'armée entre en campagne, les services sanitaires sont au complet et chaque régiment a son chirurgien-major et ses aides-majors. Bientôt une bataille a lieu ; les chirurgiens de l'ambulance du quartier général et des ambulances divisionnaires, aidés de leurs collègues des régiments, prodiguent leurs soins aux blessés, en même temps qu'ils évacuent sur les hôpitaux des villes voisines ceux qui sont transportables. L'armée marche en avant, mais son personnel médical, suffisant au début, est déjà affaibli par ce fait seul qu'il a fallu laisser en arrière des chirurgiens pour soigner les victimes de la première bataille. Au fur et à mesure que les combats se multiplient, l'insuffisance se prononce, et elle ne devient que trop évidente si une nouvelle bataille laisse plusieurs milliers de blessés à la charge de médecins dont le nombre a déjà été réduit par les nécessités amenées par les luttes précédentes. Si cependant la campagne se prolonge, l'armée ne peut marcher en avant sans être exposée à cette alternative : ou d'être accompagnée d'un nombre de médecins absolument insuffisant, ou de laisser en arrière sans qu'ils puissent recevoir les soins indispensables un grand nombre de malheureux blessés, et ces soins leur feraient défaut si le corps médical officiel n'appelait alors à son aide, soit des médecins civils du pays où se fait la guerre, soit des médecins nationaux appelés comme auxiliaires. C'est ainsi que, dans la campagne d'Italie, plus de deux cents médecins italiens concoururent à soigner nos blessés dans les hôpitaux de Milan, Alexandrie, Gênes, Brescia, ce qui n'empêcha pas d'appeler des étudiants en médecine français à venir, sous le nom de *sous-aides requis,* augmenter pour la durée de la campagne le cadre de nos médecins militaires.

« Or, voici quel doit être, suivant moi, le rôle éminemment utile des sociétés de secours. Des services sanitaires de cette importance ne s'organisent pas en quelques jours ; aussi, comme les ambulances officielles, les ambulances internationales, personnel et matériel, doivent-elles préexister à la guerre, et je dirai tout à l'heure de quelle manière peut être conçue leur organisation. Pour l'instant, supposons-les munies de toutes les ressources. L'armée entre en campagne, elle est suivie par les ambulances internationales, placées, comme tout le reste, sous les ordres directs du général en chef, mais ne relevant d'aucun autre service officiel et conservant leur autonomie sous les ordres du général en chef. Tout se prépare pour un combat ; l'ambulance internationale, placée à une ou deux lieues du champ de bataille, et sans prendre part à la lutte, décharge ses fourgons, monte ses brancards, dresse les tentes qui deviendront les hôpitaux temporaires, prépare, en un mot, personnel et matériel à remplir quelques heures après le rôle important qui leur est dévolu. »

« La bataille terminée, le personnel des ambulances civiles arrive sur le lieu de la lutte et concourt avec les services sanitaires de l'armée à relever et à secourir les blessés. Si l'armée marche en avant, le corps de santé militaire l'accompagne, car il peut laisser derrière lui les blessés et les malades aux soins des médecins civils attachés aux ambulances internationales, et il reste ainsi tout prêt pour un nouveau combat, puisqu'il n'a pas été obligé d'affaiblir outre mesure son personnel. C'est encore aux médecins des sociétés de secours que peuvent être confiés les hôpitaux des villes sur lesquels les blessés ont été évacués. Mais, pour compléter cette difficile et glorieuse mission, il faut un personnel nombreux composé de chirurgiens en possession déjà d'une instruction pratique suffisante. L'administration de la guerre a fait en Italie l'expérience des sous-aides auxiliaires, et j'ai tout lieu de croire qu'elle ne serait pas disposée à la recommencer. Des étudiants en médecine de troisième et même de quatrième année ne peuvent être employés que sous la direction de chefs de service auxquels ils servent d'aides pour les pansements et quelques-uns pour les opérations ; à ce titre ils sont utiles, mais on ne peut leur confier des malades à titre de médecins traitants. Or, ce qu'il faut en campagne, c'est de pouvoir laisser dans un village, dans un hameau, un ou plusieurs médecins chargés du traitement

complet des blessés qui s'y trouvent recueillis ; c'est de pouvoir
leur confier, même dans les grandes villes, ces petits hôpitaux
temporaires qu'on établit parfois en grand nombre en transformant en ambulances des édifices publics ou des maisons particulières. Les élèves en médecine peuvent être utiles, les médecins
expérimentés sont indispensables.

« Mais ici se dresse la partie la plus difficile du problème : comment se procurer un nombreux personnel médical ? La réponse est
simple, peut-être la trouvera-t-on un peu brutale : on trouvera ce
personnel en le payant, et en le payant cher, c'est-à-dire à sa
valeur. Dans les questions de cette nature, il faut se garder des
illusions et du sentimentalisme. Le dévouement à la patrie, à
l'humanité, n'est pas affaire d'argent, mais un docteur en médecine, excellent patriote, ne quitte pas sa famille, sa clientèle, s'il
n'est suffisamment indemnisé honorifiquement et pécuniairement
du sacrifice qu'il fait à sa patrie et à ses concitoyens. Si le pays
était directement menacé, s'il était envahi, nul doute que les
volontaires, soldats ou médecins, afflueraient à l'armée ; mais il
n'en est pas tout à fait de même quand il ne s'agit que de guerres
offensives ou purement politiques, et dont on ne comprend pas
toujours exactement les motifs. C'est ici le cas de se rappeler que
l'argent est le nerf de la guerre ; les sociétés de secours sont admirablement placées pour faire appel au patriotisme, à la charité et
aussi à la bourse des citoyens, et cet appel serait, le cas échéant,
entendu en France, comme il l'a été en Angleterre, en Allemagne
et en Amérique. »

Voici ce que j'écrivais en 1868. L'expérience de la dernière
guerre a si bien confirmé ces prévisions, que je puis aujourd'hui,
non seulement reproduire ce que je disais à cette époque, mais
être plus affirmatif encore, en ce sens que je ne crois même pas
que les ambulances civiles volontaires puissent, à quelque titre
que ce soit et en quelque lieu que ce puisse être, figurer dans les
rangs de l'armée. Leur rôle est terminé.

Il est bien entendu que je laisse ici de côté tout ce qui regarde
les armées de Châlons, de la Loire et de Paris. A Paris, les conditions n'ont pas été celles où se trouve une armée régulière en
campagne, mais celles qui existent pour une population armée se
défendant seule contre l'ennemi qui bloque et bombarde la ville.
L'armée de Châlons, formée à la hâte, n'avait que des services

médicaux incomplets et en voie de formation; sur la Loire, le personnel médical, laissé libre à Metz et à Sedan, ne faisait pas défaut, mais les avocats sont bien autrement incompétents que les intendants, et il ne faut pas s'étonner si l'on n'eut guère dans ces armées, en fait de service médical, que les éléments très épars et très diversifiés que le dévouement spontané mit à la disposition de nos malheureux soldats. A Paris, à Sedan, sur la Loire, dans l'Est, les ambulances volontaires, ou plutôt les médecins civils, réunis en groupes portant le nom d'ambulance, ont rendu par leur *seule* initiative, par leur dévouement *personnel* d'incontestables services; mais je n'ai pas à parler de la manière dont on doit organiser la désorganisation; j'ai à parler de l'organisation *normale* de la chirurgie militaire, et par conséquent je dois examiner la question des ambulances volontaires dans les conditions ordinaires du fonctionnement régulier d'une véritable armée, que la guerre lui soit ou non favorable. Or ces conditions ne se sont guère rencontrées que pour l'armée du Rhin et pour l'ambulance que j'avais l'honneur de diriger, c'est à cette ambulance par conséquent que j'emprunterai mes exemples.

Les services individuels rendus par un médecin dépendent du degré d'instruction et d'expérience qu'il possède, du zèle qu'il déploie dans l'accomplissement de ses devoirs; mais la somme de ces services varie suivant que les conditions dans lesquelles ce médecin est placé lui laissent ou ne lui laissent pas toute la plénitude de son action. Les médecins civils admis temporairement dans l'armée peuvent-ils rendre plus de services lorsqu'ils sont répartis individuellement dans les rangs de la chirurgie militaire? Telle est la question qu'il s'agit de résoudre.

Les ambulances volontaires ne peuvent figurer dans les rangs de l'armée que dans deux conditions : ou bien, elles possèdent leur liberté d'action, reçoivent leur impulsion, soit d'un chirurgien en chef, soit d'un conseil, représentant la Société de secours au nom de laquelle ils ordonnent, et sont seulement soumises, comme tout ce qui figure aux armées, à l'autorité supérieure du général en chef; — ou bien, elles font partie intégrante du service de santé militaire, et agissent conformément aux ordres qui leur sont donnés directement par le chirurgien en chef de l'armée ou par l'intendant général. La dernière hypothèse n'est pas à examiner. Les ambulances volontaires n'auraient aucune raison d'être si elles perdaient leur autonomie, car il serait beaucoup plus logique et surtout beaucoup plus simple d'incorporer purement et simplement dans les rangs de la chirurgie militaire les médecins qui les composent, sans les faire passer par l'intermédiaire des sociétés de secours. Du reste, ce que veulent ces sociétés, c'est précisément d'avoir leur personnel, leur matériel, leurs hôpitaux, en un mot leurs ambulances, et il me sera facile de montrer que dans une armée *régulièrement* et *convenablement organisée*, ces ambulances n'ont pas de raison d'être et que les médecins qui en font partie rendent moins de services que s'ils étaient incorporés individuellement dans les rangs de l'armée.

L'ambulance volontaire, réclamant son indépendance, ne peut réclamer en même temps qu'on prévienne son chirurgien en chef des mouvements que doit exécuter l'armée, puisque cet avis suppose l'invitation, sinon l'ordre, de se rendre en tel ou tel lieu. Il en résulte que cette ambulance ne sait presque jamais ce qui se passe; elle n'est avertie du commencement d'un combat que par le bruit du canon, bruit toujours éloigné, car l'ambulance n'ayant de place marquée ni dans la marche en colonne, ni dans le campement, est presque toujours et par la force même des choses à la fin des convois. Quand elle arrive sur le champ de bataille, c'est fort souvent assez tard. Nous n'apprîmes que par le bruit du canon qu'on se battait à Borny, à Peltre, à Ladonchamps. Nous n'eûmes connaissance que plusieurs jours après des mouvements faits par l'armée, en vue d'une sortie tentée le 26 août, mais qui, n'ayant reçu qu'un commencement d'exécution, ne put nous être révélée par le bruit de la bataille, et ce n'est que parce que je me trouvai le 31 août au matin chez le général Coffinières que nous pûmes arriver sur le champ de bataille de Servigny avant le début de la lutte. Enfin, tandis que quelques-uns des membres de l'ambulance étaient très utilement occupés sur le champ de bataille de Borny et dans les ambulances prussiennes à recueillir et à délivrer nos blessés, tandis que les autres donnaient leurs soins à ceux que nous avions ramenés et placés à l'hôpital de la caserne du génie, une grande bataille se donnait à Mars-la-Tour et nous ne l'apprenions que le soir par l'arrivée des blessés. Cette ignorance des événements militaires est extrêmement fâcheuse; elle fut une de mes grandes préoccupations pendant notre séjour à Metz, car malgré la bienveillance dont voulurent bien m'honorer les chefs de l'armée, malgré mes fréquentes visites au quartier général, je ne pouvais prétendre qu'on me mît, par avance, au courant de projets connus seulement des généraux en chef des corps et de l'intendant général. Les médecins militaires sont sans doute dans la même ignorance des décisions du général en chef; mais ils reçoivent du moins les ordres que leur transmet l'intendant, lequel est dans le secret des opérations, et ces ordres, ils n'ont qu'à les suivre.

Ce n'est pas tout encore. Si, dans une grande bataille, alors que les blessés affluent de toutes parts, une ambulance volontaire a la certitude de rendre des services, dans les combats moins importants, elle fait double emploi et trouve à peine le moyen d'être utile. La circonstance particulière d'une retraite, commencée déjà depuis la veille, nous a donné un rôle actif et presque prédominant à la bataille de Borny. A Saint-Privat, le 18 août, dans la tentative de sortie faite à Ladonchamps, le 7 octobre, le grand nombre de blessés nous a permis d'agir parallèlement à la chirurgie militaire; mais à Servigny et surtout à Peltre, là où les médecins militaires pouvaient suffire, l'ambulance volontaire n'avait rien à faire, et il en sera toujours de même; surtout quand l'armée aura organisé son service de santé tel qu'il devrait l'être, soit comme nombre, soit comme répartition du personnel.

L'expérience de la dernière campagne m'a prouvé qu'il n'y avait pas place dans une armée régulière et sur le champ de bataille pour des ambulances volontaires. Il faut que je sois bien convaincu de la vérité de ce que j'avance pour soutenir une pareille thèse; car c'est m'exposer à voir se produire cette objection : que si, dans l'armée du Rhin, la première ambulance n'a pas pris cette place, que je dis impossible à prendre, c'est parce que je n'ai pas su donner à cette ambulance une bonne direction et une suffisante impulsion. Les conditions, je le répète, ont été tout autres à Paris, sur la Loire, dans le Nord et dans l'Est; on peut légitimement espérer que ces conditions ne se reproduiront plus.

En dehors des raisons que je viens de donner, il en est d'autres également que je ne puis passer sous silence. Il y aurait toujours quelque peu d'antagonisme entre les ambulances militaires et les ambulances civiles voulant empiéter sur le terrain qui appartient légitimement à nos confrères de l'armée; et sans vouloir prétendre

que nos médecins militaires aient besoin qu'on excite leur zèle, il
est certain qu'ils chercheraient par un redoublement d'activité à
ne laisser rien à faire à l'ambulance volontaire, en dehors des
circonstances exceptionnelles d'une grande bataille. Les hommes
étant loin d'être parfaits, on pourrait même s'attendre légitimement à d'autres rivalités que celles qui ont pour seul but les
services à rendre. Si rien de pareil toutefois ne s'est montré à Metz,
où je me trouvais en rapport avec mes anciens maîtres et avec
ceux qui furent, il y a vingt-quatre ans, mes camarades des
hôpitaux militaires d'instruction, si je n'ai qu'à remercier les
médecins militaires de leur constante bienveillance à l'égard de
l'ambulance volontaire, il est loin de m'être prouvé qu'il en serait
forcément toujours de même, si les conditions réciproques se trouvaient modifiées et si un médecin civil absolument étranger à l'armée se trouvait placé à la tête d'une ambulance jetée au milieu
d'une armée *régulière*.

Ce n'est pas tout encore. Je ne dois pas cacher que si l'armée,
en raison des services rendus par nous, que si le maréchal
Bazaine et le général Coffinières nous témoignaient la plus entière
confiance, il n'en était pas de même pour tout l'état-major de
l'armée. On me demanda trop souvent si j'étais sûr de mon personnel, si je pouvais répondre qu'il ne s'y était pas glissé d'espions
(cette idée fixe de tous les Français dans la dernière guerre), pour
qu'il soit impossible de nier que l'ambulance était tenue en suspicion par beaucoup de personnes.

Enfin, il est une raison qui plaide puissamment contre l'institution des ambulances volontaires, c'est la raison pécuniaire. Si l'on
réfléchit que les sociétés de secours ont à créer un matériel
d'ambulance considérable[1], ne servant qu'à de très longs intervalles, puisque ces ambulances n'auraient à fonctionner que dans
les grandes guerres; que ce matériel resterait inemployé pendant
de longues années, que les ambulances n'auraient d'action possible ou certaine qu'après les grandes batailles; on verra que
les sommes dépensées seraient hors de toute proportion avec les
services rendus.

---

(1) La société, après notre internement à Metz, a cru pouvoir créer des
ambulances en réunissant un certain nombre de médecins et en les envoyant
aux armées sans moyens de transport et presque sans matériel; les rapports
des chefs de ces ambulances montrent quelles difficultés leur a suscité cette
absence trop complète de ressources.

L'expérience de la guerre dernière est sous ce rapport absolument péremptoire.

Un seul argument pourrait être invoqué en faveur de la création des ambulances volontaires. On pourrait objecter que le service médical officiel n'arrive que très difficilement, et même n'arrive pas, à pouvoir recruter en temps de guerre un nombre suffisant de médecins auxiliaires, tandis que les sociétés de secours reçoivent des offres de service de beaucoup supérieures aux besoins. En effet, lorsqu'en 1859 l'administration de la guerre créa des sous-aides requis, et fit appel aux médecins, les offres de concours furent si rares que nous n'étions dans les rangs des sous-aides que deux docteurs en médecine.

Au contraire, lorsqu'en 1870, avant même le début de la campagne, nous fîmes, au nom de la Société de secours, appel à nos confrères civils, les offres, l'on pourrait même dire les demandes, furent extrêmement nombreuses. Loin de tirer de cette différence un argument en faveur des ambulances volontaires, je la considère comme une condamnation formelle de l'institution.

Si l'on montrait tant d'empressement (en juillet 1870) à solliciter son incorporation dans les ambulances de la Société de secours, c'est que l'on pensait, trop généralement, que, dans les rangs d'une ambulance volontaire, on pourrait conserver le droit d'agir suivant sa volonté; que, n'étant pas militaire, on conserverait dans une large mesure sa liberté d'action; qu'on suivrait les opérations actives sans être interné dans les hôpitaux; qu'on ferait une campagne pittoresque, un très intéressant voyage, à la fin duquel on pouvait même espérer de voir poindre un bout de ruban rouge.

Au contraire, pour ces mêmes médecins civils incorporés dans la chirurgie militaire, il fallait se résoudre à subir le joug de la discipline; il fallait renoncer à son libre arbitre; il fallait s'attendre, non à suivre les opérations actives, mais à être, comme l'avaient été en Italie presque tous les sous-aides, attaché aux hôpitaux des grandes villes situées fort loin en arrière du théâtre des opérations; il fallait renoncer à la vie du camp, à cette vie si entraînante malgré ses fatigues; il fallait presque à coup sûr renoncer à l'espoir des plus minimes récompenses, car on n'a même pas cru devoir donner aux sous-aides de 1859 cette médaille d'Italie, qui n'était après tout qu'un certificat de présence. Tout cela est si vrai que, chargé comme je l'ai été de recevoir, d'examiner, de classer les offres de service, j'ai trouvé, je pourrais presque dire chez tous, le désir nettement et catégoriquement formulé de ne pas être attaché à des hôpitaux, mais de suivre l'armée, en un mot, de faire la campagne et d'assister aux péripéties de la lutte. Il y a plus, chez quelques-uns, ce désir n'était pas seulement un vœu formulé, c'était une condition formelle et *sine qua non* de leur concours. On ne doit donc pas s'étonner s'il se présenta pour faire partie des ambulances des individus appartenant à toutes les classes de la société. Les uns voulaient être infirmiers, d'autres interprètes ; quelques-uns, comme le trop célèbre Jules Vallès, historiographes d'une ambulance, et je reçus même de plusieurs l'offre, qui leur paraissait toute naturelle, de suivre l'ambulance à titre d'auxiliaires avec leur coupé ou leur tilbury dans lequel nous pourrions, disaient-ils, être heureux, dans quelques occasions de placer un blessé.

Qu'on ne tire pas de mes paroles cette déduction que nous n'avons eu affaire qu'à des dévouements intéressés, loin de moi cette pensée. Si je dois dire ce que je crois être la vérité, je ne dois pas oublier non plus que je n'ai pas le droit de condamner les intentions, puisque nul ne peut avoir la prétention de pouvoir, sans erreur possible, pénétrer dans l'intimité des pensées de ceux qui s'offrent à son observation. Il est du reste, pour le médecin, des mobiles qui, sans être ceux du dévouement direct et immédiat aux blessés militaires, justifient son désir de participer à la guerre. Je ne crains pas de confesser que si je n'avais pas été entraîné par l'espoir, que je devais croire fondé, de mettre en pratique des idées d'organisation et de fonctionnement d'un service médical en campagne, idées étudiées depuis longtemps, et d'être plus utile ainsi qu'en restant à Paris, je n'aurais pas songé, au 15 juillet 1870, à prendre place dans la Société de secours. Chirurgien de l'hôpital Cochin, je n'avais pas besoin, pour rendre des services aux autres, de courir sur les champs de bataille et d'abandonner famille, amis et intérêts matériels. Beaucoup se sont joints à nous dans le désir, très légitime, d'étudier les plaies par les armes à feu, tout en sauvant la vie de leurs malades ; quelques jours plus tard, l'invasion du sol national imposait à tous le devoir de prendre rang dans l'armée.

En résumé, si les ambulances volontaires ne devaient se recruter que de médecins ayant pour principal but de chercher à obtenir une récompense honorifique ou tout au moins de faire un voyage fatigant, quelquefois dangereux, toujours émouvant, il vaudrait mieux qu'elles n'existassent pas, car on ne rend pas de vrais services avec de semblables dévouements. Si, au contraire, les médecins qui se présentent sont vraiment animés du désir sincère d'être utiles à leurs concitoyens et à leur pays, ou même de perfectionner leur éducation médicale, ils n'hésiteront pas à entrer temporairement dans les rangs de la chirurgie militaire. Dans l'une ou dans l'autre hypothèse on arrive à cette conclusion, que les ambulances volontaires n'ont aucune raison d'exister. Ajoutons enfin que si la loi militaire [1] rend le service obligatoire jusqu'à quarante ans, des sociétés particulières ne pourraient trouver un personnel médical suffisant qu'en acceptant les services de médecins étrangers. Or, à aucun prix, on ne saurait admettre la présence d'étrangers dans les rangs de l'armée active et sur le théâtre même des opérations militaires.

ARTICLE II

AMBULANCES FANTAISISTES

Il est une autre variété d'ambulances volontaires qu'on a vu fonctionner pendant la dernière campagne : elles consistaient en des groupes plus ou moins nombreux, formés de médecins, de dames, d'infirmiers ou d'infirmières, allant de-ci de-là offrir leurs services et constituer de petits hôpitaux particuliers. Le livre de Mme la baronne de Combrugghe, présidente du comité des dames belges, livre publié sous le titre de *Journal d'une infirmière*, est sous ce rapport très intéressant et en même temps fort instructif. Certes, on ne peut nier les services rendus aux blessés à Sarre-

---

(1) Le service médical de l'armée en temps de guerre exige un personnel si nombreux, que, malgré le service obligatoire, on peut être exposé à n'avoir pas de médecins en nombre suffisant. Lors de notre déclaration de guerre à la Prusse, le chef du département de la médecine militaire à Berlin fit un appel aux volontaires qui se présentèrent en grand nombre. L'indemnité variait de 2 à 3 thalers par jour; ils étaient adjoints aux détachements sanitaires et surtout aux établissements éloignés du théâtre de la guerre. Tout en ne portant pas d'uniforme, ils étaient soumis à la hiérarchie, aux lois et règlements militaires. En cas d'incapacité, de mauvais vouloir ou de mauvaise conduite, on les congédiait sans autre formalité.

bruck, à Metz pendant l'occupation prussienne et plus tard à Cambrai, par une personne douée d'initiative, remplie de dévouement et qui eut du moins le bon esprit de se mettre, le plus souvent, à la disposition des autorités médicales; mais, combien les services rendus par d'autres groupes analogues et par d'autres dames eussent été plus grands, si tous et toutes avaient su rester dans le rôle qui convenait à leurs aptitudes. Quelques dames du monde trouvèrent tout naturel de se transformer en chefs d'un service médical, restreint à de modestes proportions, sinon à de modestes prétentions, et dans lequel le médecin n'était plus qu'un personnage accessoire. « Arrivée à Saint-Quentin, dit l'auteur du *Journal d'une infirmière*, en parlant d'une de ses amies, j'y trouvai Mme M... et sa compagne, son aumônier et ses chirurgiens. » Du reste l'ambulance nomade ne paraissait pas avoir eu grand succès, car « après un voyage de dix jours et les péripéties les plus diverses, Mme M... avait vu partout repousser ses offres de services, *ou en avait elle-même reconnu l'inutilité;* elle était venue par Luxembourg, Metz, Nancy, Reims, Villers-Cotterets, Ham et Compiègne, aboutir à Saint-Quentin, où la besogne ne lui manquerait pas ». Il faut dire que toutes ces villes étaient occupées par l'armée allemande, et que l'organisation et la régularité du service n'y laissaient guère place à des ambulances fantaisistes.

Le livre de Mme Combrugghe nous montre même quels abus peut permettre cette admission au milieu de l'armée de groupes de personnes n'ayant sans doute pour règle de conduite qu'un désir sincère de faire le bien, mais qui, laissées à elles-mêmes et sans surveillance, peuvent, avec d'excellentes intentions, se livrer à de singulières démarches. Les communications entre deux armées ennemies ne doivent s'opérer que par des parlementaires, et l'on ne confie cette délicate mission qu'aux personnes sur la discrétion desquelles on est certain de pouvoir compter. Que de secrets importants peut livrer en pareille circonstance une conversation de quelques minutes, quand on se laisse aller trop facilement au plaisir de parler des événements militaires! Or, la baronne de Combrugghe, mue par un excellent sentiment, trouve tout naturel de quitter Cambrai, de franchir nos lignes, et d'aller de son propre chef en parlementaire chez les Prussiens, campés à Saint-Quentin, demander qu'on lui remette les Français blessés et prisonniers. On a vu tant de choses étranges dans cette guerre, con-

tinuée par nous au milieu d'une complète désorganisation, que
nous n'avons pas à insister sur ces voyages, ces allées et ces venues
d'ambulances nomades ; mais il faut à l'avenir qu'aucun prétexte
ne soit laissé à l'intervention de ce qu'on pourrait caractériser du
mot célèbre d'*individualités sans mandat*, et le seul moyen de
rendre inutile la présence de pareils auxiliaires, c'est d'organiser
notre service médical comme il doit l'être et comme il peut l'être.
J'en dirai autant des ambulances fixes, de ces petits hôpitaux particuliers fondés dans toutes les villes plus ou moins rapprochées
du théâtre de la guerre. Dans la pratique, les bonnes intentions
ne peuvent suffire, et les ambulances privées, telles qu'elles ont
existé, ont été pour nos soldats trop souvent dangereuses et trop
rarement utiles. Combien de malheureux n'avons-nous pas vu
mourir, ou perdre un membre qu'on aurait pu conserver, parce
qu'ils avaient été entraînés dans ces petits hôpitaux où aucun chirurgien ne les visitait ; où la dame de la maison, convertie de son
chef en ambulancière, croyant avec bonne foi que le dévouement
peut suppléer à tout, se bornait à appliquer de la charpie ou des
cataplasmes sur une blessure qui, avant tout, aurait eu besoin du
bistouri du chirurgien ! D'autres dames plus timides croyaient
faire à leur insuffisance une importante concession en ne recevant
que des malades, mais en ne recevant pas de blessés dans l'hôpital dont elles étaient le fondateur et le chef. Il semble vraiment
que la médecine et la chirurgie soient des sciences que possède de
plein droit toute personne jouissant d'un titre nobiliaire, ayant
amassé dans le commerce ou l'industrie une fortune un peu importante, ou faisant partie d'une corporation religieuse quelconque.
Si je n'avais à m'occuper que des intentions, je pourrais n'avoir
à donner que des éloges, car rien n'est plus beau, rien n'est plus
louable que l'exercice de la charité ; mais je ne fais pas ici de
sentiment, je ne fais que de la pratique, et il m'importe peu qu'on
se sacrifie dans l'intention de sauver la vie d'un malade ou d'un
blessé, si, loin de la sauver, on la compromet davantage encore
par des soins peu éclairés. Toutefois, je me hâte de le dire, ce
reproche sévère est loin d'être d'une application générale. Dans
les départements envahis, et surtout dans ceux qui ont été le
théâtre des combats livrés par l'armée de la Loire et de l'Est, il
est peu de petites villes ou même de villages, dans lesquels
quelques personnes charitables n'aient pas fondé, sous l'impulsion

de la nécessité et de la charité, de petites ambulances. Là il n'y
avait rien de prémédité, on ne jouait pas à l'ambulancière, on se
dévouait obscurément, modestement, à soulager ses compatriotes
blessés; on donnait son lit, ses veilles, son linge et quelquefois
ses dernières ressources, pour sauver des blessés qui ne pouvaient
être transportés dans les points où se trouvaient les ambulances
militaires; et le médecin du pays, dévoué comme toujours à sa
laborieuse mission, se chargeait de soigner ceux auxquels d'autres
dévouements avaient donné asile.

ARTICLE III

INFIRMIERS ET INFIRMIÈRES VOLONTAIRES

La dernière guerre a été sinon le triomphe, du moins le règne
des ambulanciers et des ambulancières, et lorsque j'imaginai, en
juillet 1870, un costume et des insignes aujourd'hui trop connus,
je ne soupçonnais pas qu'on les prostituerait à un tel point, que
je m'empresserais, en quittant Metz, d'abandonner mon uniforme.

C'est une chose étrange et bien digne de méditation que cet
engouement du public pour le rôle d'infirmier et d'infirmière, et
l'on ne peut l'expliquer que par une seule raison : la mode!
En 1859, la mode n'était pas aux ambulances, et c'est à peine,
ainsi que je l'ai déjà dit, si le ministère de la guerre put trouver
quelques médecins à envoyer en Italie. En 1870, dès le mois de
juillet, les offres de service en qualité d'infirmier et d'infirmière
affluèrent de la plus étrange façon. Et cependant, à cette époque,
on ne prévoyait pas l'invasion : loin de trouver la guerre insensée,
on l'acclamait; loin de penser que nous n'étions pas prêts à
entrer en campagne, on se croyait sûr de la victoire, et l'on n'avait
pas assez d'injures pour ceux qui y étaient nettement opposés, et
qui, ainsi que M. Thiers, prévoyaient la possibilité ou même la
probabilité d'une défaite.

Lorsque nous eûmes à organiser le personnel des ambulances,
il nous fallut tout d'abord résoudre une question assez délicate :
Dans quelle classe de la population fallait-il prendre les infirmiers?
Des personnes de tous les rangs, de toutes les professions étaient
venues nous offrir leur concours et solliciter même, comme une

grande faveur, leur admission comme infirmiers volontaires. Le
conseil et quelques-uns des membres du comité médical étaient
d'avis d'accepter toutes les offres, et de préférence celles des personnes les plus distinguées par leur position sociale, leur fortune
et leur éducation. J'étais d'un avis tout à fait opposé. Plusieurs motifs inspiraient ces offres de service : le premier était,
je veux bien l'accorder, un esprit de dévouement, mais un dévouement inspiré par l'enthousiasme, c'est-à-dire par un sentiment
peu durable, surtout dans notre pays; le second était la curiosité.
Venir avec nous, c'était pouvoir, en curieux, suivre la campagne;
c'était pouvoir éluder les mesures prises par le commandement
pour empêcher les *reporters* envoyés par presque tous les journaux de pénétrer au milieu de l'armée et de divulguer ses mouvements par des indiscrétions d'autant plus fatales que ceux qui les
commettaient n'avaient certainement pas conscience du mal qu'ils
pouvaient faire. Ces infirmiers improvisés n'avaient aucune idée
des soins à donner aux malades, et, si cette objection pouvait
malheureusement être faite pour un grand nombre des infirmiers
choisis ultérieurement, on pouvait opposer des objections au moins
aussi graves à l'adjonction d'infirmiers *amateurs* pris parmi les
gens du monde. Tout homme qui sait ce qu'est et ce que doit être
le service d'un hôpital ou d'une ambulance, sait que les services
qu'on a à réclamer de l'infirmier ne consistent pas à panser les
plaies; l'infirmier doit accomplir une foule de travaux manuels
que la poésie du dévouement n'entoure plus de son auréole : cas-
ser du bois, porter de l'eau, faire la cuisine et les corvées de propreté, ensevelir les morts, dresser les tentes, soigner les chevaux,
et, ce qui n'est pas moins grave dans la circonstance : obéir au
personnel supérieur et lui rendre tous les services que l'officier a
le droit d'exiger du soldat. Nous n'aurions pas été en route depuis
vingt-quatre heures, que M. le vicomte, infirmier volontaire, eût
déjà répondu au chirurgien qui l'eût prié de panser son cheval :
qu'il était venu pour panser les malades et non les chevaux; et à
celui qui lui eût donné l'ordre d'aller chercher du bois ou de l'eau :
qu'il était infirmier et non domestique. Un homme du monde peut
accidentellement accomplir des travaux purement manuels, fort
pénibles pour lui; mais ce qu'il fait volontiers dans un moment
d'empressement et d'enthousiasme, on ne peut espérer le lui
imposer d'une manière permanente, dans le calme ou plutôt dans

l'ennui des longues journées de marche et dans la dissolvante inactivité du campement. En un mot, nous ne pouvions pas songer un instant à demander à des jeunes gens habitués aux jouissances du luxe, aux recherches de l'élégance, des services que nous ne demandons même pas à nos religieuses, et qui, dans nos hôpitaux de Paris, sont laissés aux infirmiers. Les nôtres devaient donc être exclusivement choisis dans la classe ouvrière, et si, dans toutes les ambulances, nous avons eu vivement à nous plaindre d'eux, on peut être sûr que, pour de tout autres motifs, on aurait eu bien plus encore à se plaindre des infirmiers *amateurs* que des infirmiers *payés*.

D'ailleurs, il est à peu près impossible de renvoyer un homme qui ne sert que par dévouement, tandis que nous restions libres de frapper de peines disciplinaires et même de renvoyer les infirmiers engagés et rétribués par nous, au nom de la Société de secours.

Nous nous arrêtâmes donc au parti de ne prendre que des infirmiers payés, et comme pour tout le reste, je me chargeai de faire personnellement un choix parmi les nombreux candidats. Nous n'avions à nous occuper que de recruter le personnel nécessaire pour la première ambulance, et nous pensions tout d'abord que nous pourrions facilement procéder à ce recrutement; mais il suffisait d'être un peu physionomiste et quelque peu habitué au contact de la population parisienne pour savoir qu'on ne pouvait guère se confier à ceux qui s'offraient à remplir cette difficile et laborieuse mission. Domestiques sans places, ouvriers sans ouvrage, habitués de marchands de vin, rôdeurs de barrières, paresseux et ivrognes de toute catégorie, s'étaient comme donné rendez-vous au palais de l'Industrie.

Il y avait cependant quelques exceptions : nous pûmes le constater plus tard; mais le difficile était de le constater tout de suite. Je chargeai M. Roussel, comptable de la première ambulance et ancien officier principal d'administration en retraite, de faire un premier triage, et j'examinai avec lui tous ceux qui faisaient en quelque sorte le dessus du panier. Nous commençâmes par éliminer ceux qui, se disant anciens soldats, ne pouvaient présenter leur livret; la perte ou la non-présentation du livret étant le plus souvent volontaire ou motivée par l'inscription de punitions. Nous fîmes de même pour les ouvriers n'ayant pas de livret civil. Les

premiers choisis furent quelques infirmiers de nos hôpitaux, sur
lesquels j'avais pu prendre moi-même des renseignements ; puis
vinrent les anciens soldats et de préférence les anciens sergents ou
caporaux ; mais ils étaient en assez petit nombre, et malgré le
chiffre considérable des offres de service, nous fûmes obligés de
choisir en dehors de ces catégories. Nous prîmes naturellement
pour la première ambulance ceux qui nous parurent le moins mauvais, et quand je songe que, même avec ceux-là, nous eûmes, sauf
quelques exceptions trop rares, la plus belle collection de paresseux et d'ivrognes qu'on puisse espérer d'avoir à conduire, je ne
saurais m'étonner que presque toutes les autres ambulances,
recrutées après notre départ, aient dû, aussitôt que possible, se
débarrasser de cette partie de leur personnel.

Si la plupart de ces ouvriers aimaient l'ivrognerie et le *far-
niente*, si tous ou presque tous avaient le travail en horreur, quelques-uns pratiquaient le vol en gens expérimentés, et un certain
nombre n'étaient que des pirates du champ de bataille, dépouil-
lant plus volontiers les morts qu'ils ne soignaient les vivants. Je
dirai plus loin comment je dus, pour empêcher ces honorables
auxiliaires de piller l'ambulance après la capitulation de Metz,
demander à l'autorité allemande *la faveur* de faire garder l'hôpital par un poste prussien. Je n'ai pas, je dois donc l'avouer, le
droit de m'énorgueillir du recrutement que j'avais opéré moi-
même avant le départ de Paris.

Il est bien entendu qu'ici encore je ne parle ni de Paris,
ni de Strasbourg, ni des villes assiégées ; je ne m'occupe que
des ambulances des Sociétés de secours, telles qu'elles ont fonctionné à Metz et sur la Loire. On sait les immenses services rendus à Paris par les frères de la doctrine chrétienne, lesquels
servaient comme infirmiers et comme brancardiers dans les
ambulances dites de la Presse française. Nous reviendrons
sur la question si importante du recrutement des infirmiers,
en étudiant le rôle que les Sociétés de secours peuvent être
appelées à jouer dans l'organisation du service de santé en campagne.

L'*ambulancier* fut, pendant la dernière guerre, une variété
nouvelle introduite dans le personnel des ambulances, mais que
je n'eus guère l'occasion d'observer qu'après la capitulation de
Metz, puisque ce fléau, que je n'eusse point toléré, n'existait pas

avant mon départ de Paris. Tout d'abord, on employa sous les
noms divers d'estafettes, de délégués, de courriers, d'inspecteurs,
un certain nombre de jeunes désœuvrés, n'étant rien d'ordinaire
et désirant être momentanément quelque chose, en attendant l'espoir (qui, j'ai le regret de le dire, ne s'est que trop souvent réalisé) de devenir chevaliers de la légïon d'honneur. « Nous avions,
dit le D' Piotrowski, dans son rapport officiel sur la sixième ambulance, des délégués de tout genre qui, après les combats, arrivaient en amateurs, n'ayant pas la moindre idée de leur mission,
ni des services qu'ils étaient appelés à rendre. Il en résultait, de
ce côté encore, toutes sortes d'inconvénients qui ne faisaient
qu'augmenter la difficulté. »

Plus tard, ce fut bien pis encore, et les ambulances devinrent
le refuge de tous les poltrons. « On ne s'imagine guère, dit
M. Lucas-Championnière, chirurgien de la cinquième ambulance,
les difficultés que nous a créées quelquefois le discrédit jeté sur
notre uniforme. A Paris, comme en province, par une inexplicable
tolérance, brassard et costume ont été envahis par la foule des
gens effrayés ou désireux de se soustraire au service militaire ; il
en est résulté une grande déconsidération pour les chirurgiens
qui, consacrant leur temps, leur science, leur dévouement, quelquefois leur vie, promenaient le même costume en tous pays. Ce
débordement de gens déguisés en employés d'ambulance n'a pas
été une des moindres marques de la démoralisation de notre
pays. »

A côté de l'infirmier et de l'ambulancier, nous trouvons l'infirmière et l'ambulancière. Au début de la guerre, en juillet 1870, la
Société internationale fit appel aux infirmières volontaires. Il s'en
présenta un nombre considérable ; mais si elles n'avaient pas les
mêmes défauts que les infirmiers, si parmi elles il y avait un bon
nombre de femmes entraînées par un véritable besoin de dévouement, beaucoup étaient des domestiques sans places ou de pauvres
ouvrières sans travail, cherchant dans leur incorporation dans la
Société un moyen temporaire d'existence. Le comité des dames
fut naturellement chargé de ce recrutement, dont le seul résultat
fut d'imposer à ces infortunées des voyages réitérés au Palais de
l'Industrie, une vaine attente d'emploi, et par conséquent une
aggravation de misère, car on n'engagea guère d'infirmières que
lors du blocus de Paris.

Les ambulancières appartenaient aux classes les plus élevées de la société. Il y en eut à Paris, en province, il y en eut un peu partout et même fort loin du théâtre de la guerre.

Porter un brassard fut, pour quelques dames, ce qu'un ruban, quelle que soit sa couleur, est pour beaucoup d'hommes. Avoir son hôpital devient l'idéal du bon ton, et quelques dames jouèrent au médecin avec nos pauvres soldats comme les petites filles jouent à la maman avec leurs poupées.

Ce qui s'est passé en France s'est également passé en Allemagne, car c'est d'Allemagne que nous vient le mot si caractéristique d'*infirmières dilettantes* (*Dilettanten in der Kranken-wartung*).

Que faisaient donc antérieurement tous ces beaux dévouements, que font-ils aujourd'hui? N'y a-t-il donc de blessés dans nos hôpitaux que pendant la guerre? L'ouvrier tombé sur le champ de bataille du travail et qui laisse derrière lui, dans la misère la plus profonde, une femme et des enfants, n'a-t-il donc pas, lui aussi, droit à ce qu'on le secoure, à ce qu'on le console?

Mais, hâtons-nous de le dire, à côté de ces dilettantes du pansement, pour lesquelles je suis d'autant plus sévère, qu'il n'est rien que je déteste plus que le mensonge, et qu'il m'est odieux de voir vanter, admirer, exalter, comme un acte de sublime dévouement, ce qui n'a été parfois qu'un sacrifice à la mode, qu'un désir de briller ou qu'un moyen d'occuper l'attention publique, il y eut des femmes, et il y en eut beaucoup dans tous les rangs de la société, qui se vouèrent au salut, au soulagement des blessés, avec la modestie, le calme et l'abnégation que donnent le sentiment du devoir et la véritable charité.

Celles-là ne se promenaient pas avec des brassards et des croix d'ambulances par les rues de la ville ; elles se sont contentées de mériter la reconnaissance de nos malheureux soldats comme elles méritent tous nos respects, toute notre vénération. Celles-là, nous les avions vues avant la guerre, nous les revoyons encore au chevet de nos malades et de nos blessés, non pas pour leur prescrire des remèdes, mais pour leur apporter de douces paroles, des consolations, des encouragements, et quand elles le peuvent des secours pécuniaires.

Les malheurs de la France, les sièges de Strasbourg, de Metz, de Paris, ont été l'occasion de bien des dévouements, et s'il ne m'appartient pas de citer des noms, il y aurait ingratitude de ma part à ne pas faire une exception pour celui de Mme Cahen. Veuve d'un de nos plus estimables confrères, elle vint s'enfermer dans Metz pour consacrer aux blessés de notre hôpital l'expérience qu'elle avait acquise depuis longtemps, en surveillant, en dirigeant plusieurs fondations hospitalières créées à Paris par la colonie israélite et par son plus éminent représentant, le baron de Rothschild. Elle eût été à peine utile en faisant des pansements qui ne sont presque jamais œuvre de femme, surtout lorsqu'il s'agit de plaies par armes à feu ; elle fut la providence de l'hôpital Fabert, en exerçant sur le personnel inférieur une incessante et active surveillance ; en dirigeant et en faisant elle-même la distribution des aliments et des médicaments, en présidant aux travaux de la lingerie, en prodiguant aux pauvres soldats blessés et malades ces consolations, ces douces paroles, dont le cœur des femmes a le secret. C'est là le rôle des infirmières volontaires, c'est en cela qu'elles peuvent être et qu'elles sont utiles, car elles font ce que nous, hommes et médecins, nous ne savons pas faire.

Loin de proscrire la présence des infirmières dans les hôpitaux, je la réclame énergiquement. Dans un hôpital militaire ou civil dans lequel il n'y aurait que des hommes, le malade pourrait avoir tous les secours matériels, tous les secours médicaux nécessaires, qu'il lui manquerait encore ce que la femme seule peut et sait lui donner : des exhortations, des encouragements, l'espoir du mieux, les illusions qui cachent l'arrivée fatale de la mort. Il est même des soins matériels auxquels la femme est bien plus apte que l'homme : donner en temps utile la potion prescrite, laver et peigner un malade, relever ses oreillers, renouveler son linge, refaire son lit, arranger ses couvertures, tout cela est œuvre de femme ; mais il faut que celle qui se voue à cette pénible mission que circonscrivent les murs d'une salle d'hôpital, ait fait au préalable son apprentissage ; et c'est cette éducation particulière, facile à acquérir, qui manquait à presque toutes nos infirmières. En Angleterre, miss Nightingale a créé depuis longtemps des écoles spéciales pour les femmes se destinant au service des malades ; la Prusse, elle aussi, en possède et il est important de suivre cet exemple, non seulement en vue de la guerre, mais même, eu égard aux exigences de notre service hospitalier, en temps de paix.

Ce rôle qui exige des manœuvres de force, convient aux infirmières volontaires appartenant aux classes ouvrières ; ce n'est pas de cette façon que les dames du monde peuvent être utiles. Elles ont fait presque d'avance leur apprentissage en dirigeant leur maison, en surveillant leurs domestiques, et elles peuvent être utiles comme le fut M*** Cahen, non en pansant les malades, mais en présidant au bon ordre, à la bonne tenue, à la régularité du service, en remplissant auprès des malades le rôle de sœurs de charité. Quoi qu'on en pense dans le monde, le rôle des religieuses n'est point autre dans nos hôpitaux, car elles ne font pas de pansements et les soins matériels qu'exigent les malades sont du ressort des infirmières à gages. Quant aux pansements proprement dits, ils sont presque toujours faits par le médecin, et ils doivent être faits par lui, non seulement parce qu'un pansement demande presque toujours des connaissances médicales qu'on n'acquiert que par une étude préalable, mais parce qu'il n'est pas admissible qu'une femme vienne, quand il est possible de faire autrement, panser des plaies de la cuisse, du bas-ventre et d'autres encore. Nous respectons trop nos religieuses pour leur imposer pareille tâche ; nous respectons trop en elles leur qualité de femme pour ne pas prendre en leur présence certaines précautions, lorsque nous devons examiner certains malades. Il ne faut pas se payer, comme nous le faisons trop souvent en France, de grands mots et de phrases sonores : un dévouement de cette nature ne mérite ce nom que lorsqu'il est inspiré par une incontestable nécessité. Les dames de Metz, en soignant les blessés couchés sous les tentes et dans les wagons de chemins de fer qui constituaient l'ambulance de l'Esplanade, cédaient à la nécessité en faisant certains pansements et en devenant les aides des chirurgiens ; au contraire, beaucoup d'ambulancières de Paris n'ont obéi qu'à la mode du jour, et les ambulances de la Presse ont pu avec raison et avec utilité se priver de leurs services, du moins quant aux pansements.

Il faut donc des infirmières, non dans les ambulances et les hôpitaux de l'armée active (la présence de femmes y est impossible, sauf dans le cas de siège), mais dans les hôpitaux placés hors du théâtre de la guerre. Il en faut de deux ordres : 1° des infirmières subalternes payées, chargées des ouvrages manuels, et ayant reçu d'avance dans les hôpitaux civils ou militaires une instruction spéciale, *constatée par un diplôme ;* 2° des surveillantes prises parmi les dames du monde, ayant, elles aussi, appris par la pratique hospitalière les exigences d'un service d'hôpital, et il est nécessaire que, pour elles aussi, un diplôme ou une pièce quelconque témoigne à l'autorité supérieure qu'elles sont aptes à remplir les difficiles fonctions qui leur seront confiées et que leur dévouement les porte à solliciter.

CHAPITRE III

DES PRINCIPALES SOCIÉTÉS DE SECOURS DANS LA DERNIÈRE GUERRE

Pendant la guerre de 1870, quatre sociétés principales ont concouru à donner des soins aux blessés des deux armées : ce sont les sociétés française (internationale), anglaise, belge, prussienne. Nous devons ajouter pour Paris la Société des ambulances de la Presse ; nous devrions ajouter aussi, pour divers points du territoire, les sociétés hollandaise, luxembourgeoise, suisse, et des ambulances créées dans plusieurs de nos départements. J'ai eu l'occasion d'en rencontrer quelques-unes dans mes longues et inutiles pérégrinations sur la Loire ; mais si, comme M. le docteur Lucas-Championnière, je ne saurais donner sur elles de renseignements suffisamment précis, bien que j'aie entendu parler, au moins pour quelques-unes, de grands services rendus, je puis dire aussi avec lui : « Par suite du manque d'une direction médicale générale et puissante, une partie de leurs ressources sont demeurées inutiles ; les unes suivaient un bataillon de leurs compatriotes, les autres un officier d'intendance connu d'un membre de l'ambulance ; d'autres allaient et venaient un peu au hasard. Presque toutes, en outre, jouissaient de la plupart des vices d'organisation des ambulances de la Société internationale et de quelques autres en plus. Dans quelques-unes, il n'y avait guère que des médecins sans chirurgiens ; d'autres emmenaient un grand nombre de prêtres ; d'autres avaient un matériel mal compris ; d'autres enfin, au lieu d'être dirigées par des médecins, étaient conduites par des gens du monde, chez lesquels l'intelligence et le bon vouloir ne pouvaient suppléer à l'absence de connaissances chirurgicales et militaires. Tout cela menait au désordre, malgré un décret annexant toutes ces ambulances aux services militaires. Il en résultait sur certains points, à l'arrière de l'armée, une confusion curieuse d'ambulances, et quelquefois dans ces mêmes points le service médical était imparfait. Tout naturellement la population en voulait beaucoup aux médecins présents, et quelquefois les militaires partageaient les étonnements, et se joignaient aux reproches peu réfléchis de la population. » En plaçant toutes les ambulances volontaires qui suivaient une armée sous les ordres directs du médecin en chef de cette armée, M. Gambetta avait cherché à porter quelque remède au mal; mais, en soumettant ces ambulances à la domination de la Société internationale et à l'autorité d'une personne (M. le marquis de V...) absolument étrangère à la médecine civile ou militaire, il fit perdre à son décret ce qu'il aurait pu produire d'heureux. Ce fut seulement vers la fin de la guerre que M. le professeur Robin, chargé de la direction du service médical militaire près du ministère de la guerre, à Bordeaux, commença à mettre de l'ordre dans ce chaos en divisant la France en sept réseaux d'évacuations, et en mettant à la tête du service médical de chaque réseau un médecin inspecteur.

ARTICLE PREMIER

SOCIÉTÉ INTERNATIONALE DE SECOURS AUX BLESSÉS MILITAIRES [1]

La Société française de secours aux blessés militaires (dite Internationale) est une émanation de la *Société d'économie charitable*. Ses débuts sont assez obscurs. Un décret du 23 juin 1866 la reconnut d'utilité publique, et la très intéressante exhibition du matériel d'ambulance, qu'elle patrona à l'exposition de 1867,

---

(1) Malgré l'estime que j'ai pour des officiers dont on ne peut méconnaître la haute intelligence, la grande expérience en matière d'administration, le désintéressement et surtout l'incontestable intégrité, j'ai dû attaquer le corps de l'intendance militaire dans ses prétentions à la direction du service médical; on ne saurait donc s'étonner de la vivacité de mes critiques à l'égard d'une intendance civile volontaire, toute de hasard, ayant les mêmes prétentions que l'intendance militaire, mais qui, sous trop de rapports, contraste avec elle. Je tiens à déclarer nettement que ces critiques ne portent pas sur la personne du président de la Société, M. le comte de Flavigny, auquel on ne saurait reprocher qu'une trop grande bienveillance, allant souvent jus-

attira sur elle l'attention ; mais elle n'était encore à cette époque que dans la période embryonnaire, car la plus grande partie du matériel exposé appartenait à la Prusse et à l'Amérique. Jusqu'en 1870, malgré plusieurs bals donnés à l'Opéra dans le but de se procurer quelques ressources pécuniaires, les moyens d'action de la Société restèrent très limités, et lorsqu'au mois de juillet 1870 je pris en main la constitution des ambulances volontaires, je fus étonné, malgré mes prévisions antérieures si défavorables, de ne trouver ni matériel, ni personnel médical, ni plan d'organisation, ni argent ; car il n'y avait, paraît-il, dans la caisse, que quelques centaines de francs. Je ne parlerai pas ici de ce qu'on pourrait appeler la période de constitution de la Société ; j'en parle fort longuement, trop longuement peut-être, dans l'appendice qui termine ce livre, et j'arrive tout de suite au 5 août 1870, date de mon départ de Paris avec la première ambulance.

Avant de me mettre en route, j'avais pris soin de constituer le personnel et le matériel de la seconde ambulance, laissant à mon collègue et ami, M. le Dr Sée, chef des travaux anatomiques à la Faculté et chirurgien des hôpitaux de Paris, le soin de terminer l'organisation de cette ambulance dont il était le chirurgien en chef. J'avais également, de concert avec M. Nélaton, président du comité médical, et M. George Ville, membre du conseil, fait toutes les commandes [1] du matériel nécessaire à la constitution de deux autres ambulances qui devaient être dirigées par MM. Le Dentu et Pamard. M. Trélat avait accepté la mission d'organiser toutes les ambulances que pourrait exiger le service médical de la flotte ou

qu'à la faiblesse. Sa très haute honorabilité a couvert jusqu'à présent des faits regrettables, sur lesquels il est de mon devoir d'appeler l'attention, mais dont je ne saurais le rendre directement responsable. Je pourrais, avec non moins de raison, faire la même réserve pour la plupart des hautes personnalités constituant le conseil ; la Société est restée, en définitive, entre les mains de trois ou quatre personnes auxquelles incombe légitimement toute la responsabilité.

(1) Je suis obligé d'insister fortement sur ce point, que le comité médical, du moins jusqu'au 5 août, date de mon départ, n'intervenait d'aucune façon dans la fixation du prix des marchés, ni dans le règlement des questions financières. Les médecins ne devaient avoir et n'ont jamais eu le maniement d'aucune somme, quelque minime qu'elle fût. Dans les ambulances, ce soin regardait le comptable ; dans la société centrale, la commission de comptabilité. J'avais trop présentes à l'esprit les fâcheuses accusations portées à tort contre le Dr Hammond, chirurgien en chef de l'armée américaine, pour ne pas délivrer les médecins et ne pas me délivrer moi-même de toute préoccupation financière.

des troupes de débarquement, et il devait être le chirurgien en chef des ambulances volontaires de l'armée de mer.

Les membres du conseil supportaient fort impatiemment cette ingérence des médecins dans les choses de la médecine. « Mais je ne suis plus rien ! » s'écriait avec désespoir M. le comte Serurier, vice-président de la Société, en entendant M. Nélaton annoncer que M. le Dr Conneau serait sur le théâtre des opérations militaires l'intermédiaire entre le commandement et les chirurgiens en chef des ambulances. Avec MM. Conneau et Larrey comme guides et comme soutiens sur le lieu même de la lutte; avec M. Nélaton comme président d'un comité médical siégeant à Paris et correspondant, sans intermédiaire, avec les médecins en chef des ambulances; avec des chefs d'ambulances, professeurs agrégés à la Faculté et chirurgiens des hôpitaux de Paris, dirigeant des médecins qui tous étaient nos élèves ou nos amis, la situation d'inspecteur attribuée à M. Chenu menaçait fort de continuer à être une sinécure, et les membres du conseil devaient se résoudre à remplir le rôle important et difficile, mais qui était dans leurs aptitudes, de provoquer des souscriptions et des dons en nature, de les classer, de les emmagasiner et de les répartir suivant les besoins, mais aussi suivant les indications du corps médical. Ce rôle ne pouvait leur suffire, et, puisque l'intendance militaire commande aux médecins, les membres du conseil, bien qu'ils ne fussent ni médecins ni militaires, ne voyaient pas de quel droit on voulait les priver du plaisir de diriger le service médical.

Le 8 août, le conseil fit son coup d'État, supprima les fonctions de chirurgien en chef, supprima de fait le comité médical, et chaque ambulance, devenue libre de toute direction médicale centralisée, dut recevoir ses ordres non plus de M. Nélaton, mais de M. le comte de Flavigny. Il est juste de dire que, si M. Nélaton cessait de nous diriger, nous avions la consolation de voir M. Chenu, devenu tout à coup aussi indulgent envers l'intendance civile volontaire qu'il avait été sévère envers l'intendance militaire, prendre le titre pompeux, mais un peu long, d'inspecteur, directeur général du service médical de la Société internationale de secours aux blessés des armées de terre et de mer. A partir de ce moment, le conseil de la Société et son directeur général du service médical furent libres d'agir à leur guise, et ils usèrent largement de la liberté qu'ils s'étaient créée. Ils voulaient des ambulances, beaucoup d'ambulances; ils en créèrent une douzaine.

Malheureusement, pour créer des ambulances, il fallait des médecins, et, comme on le verra dans l'appendice, si le nombre des offres de service était considérable, c'est surtout quand il s'agit de médecins, qu'on ne peut pas dire, que le nombre supplée à la qualité. Seuls, des gens du monde peuvent penser qu'il suffit d'être docteur en médecine pour être capable de soigner des blessures par armes de guerre, pour résoudre ces difficiles problèmes de thérapeutique chirurgicale qui nous embarrassent tous les jours, nous qui sommes à la tête des plus importants services hospitaliers. Comme le dit avec tant de raison M. Lucas-Championnière, chirurgien de la cinquième ambulance, auquel je laisse volontiers la parole : « Ceux qui sont destinés à être chirurgiens d'ambulance devront absolument être *chirurgiens;* ce n'est pas seulement là une vérité de La Palisse, il faut que l'on sache bien qu'il ne suffit pas, pour faire un bon chirurgien d'armée, d'être actif et dévoué, tout en ayant une bonne moyenne d'instruction médicale; il faut avoir une instruction spéciale et remplir certaines conditions générales... Que de fois avons-nous vu explorer maladroitement des plaies qui n'eussent pas dû être explorées, laisser passer inaperçues des lésions importantes à reconnaître, lacérer inutilement des plaies pour obtenir un corps étranger. Quelquefois le corps étranger n'y était plus ; d'autres fois il était profondément situé et une contre-ouverture l'eût certainement mis à découvert; mais, dans bien des régions, il faut être très sûr de soi pour faire une contre-ouverture. Il est bien plus simple de fouiller dans une plaie avec la collection complète de tire-balles, ce qui se fait trop souvent. »

A côté des noms de MM. Liégeois, Trélat, Sée, Tillaux, Le Dentu, Pamard, etc., presque tous chirurgiens des hôpitaux de Paris et tous à la hauteur de leur difficile mission, nous trouvons les noms de médecins auxquels le conseil a confié la direction d'ambulances, qu'il a faits les collègues, les égaux des chirurgiens que je viens de citer, et qui dans les premières ambulances constituées par le comité médical, n'auraient probablement pas été acceptés comme chirurgiens traitants ou seulement comme aides-chirurgiens.

L'une de ces ambulances présenta même ce spectacle étrange, que les chirurgiens étaient de beaucoup supérieurs, comme valeur scientifique, au chef que leur avait donné le conseil ; et ce chirurgien en chef était à tel point à la hauteur de son rôle, que ses subalternes (de par la Société), parmi lesquels se trouvait le chef de clinique de la Faculté, de qui je tiens ces détails, durent l'inviter à ne faire aucune opération. Certes, c'était une violente dérogation à la discipline, mais il faut bien avouer que si l'on doit regretter qu'elle fût nécessaire, on ne saurait la blâmer, puisqu'elle protégeait la vie de nos soldats.

Aucun plan défini, aucune idée arrêtée ne présida à l'organisation de ces ambulances ; aussi furent-elles des plus disparates dans leur composition. La cinquième ambulance, dirigée par M. Trélat, organisée par le conseil dans toute la plénitude de son autorité, comptait 41 médecins, 5 comptables, 121 infirmiers, et un total de 164 personnes ; ce qui était un chiffre excessif. La troisième au contraire, organisée également par le conseil, ne comptait que 17 médecins. Mais, si la cinquième ambulance avait 121 infirmiers pour 41 médecins et la troisième 63 infirmiers pour 17 médecins, c'est-à-dire 3 infirmiers par médecin, infirmiers et médecins étaient en nombre égal dans la huitième ambulance. Quant aux voitures, ce fut bien autre chose : pour un personnel de 164 personnes, la cinquième ambulance eut en partage 3 voitures ! Heureusement, une fois en campagne, la plupart des chirurgiens en chef, délivrés de l'ingérence du conseil, complétèrent avec des voitures de réquisition leur matériel roulant.

Voici ce que dit, de l'ambulance à laquelle il était attaché, M. Lucas-Championnière : « A ce personnel (les infirmiers) était annexé un matériel dont l'exiguïté dérisoire a bien étonné les étrangers. Quand nous sommes revenus, après avoir diminué de moitié le personnel, nous avions plus que doublé le matériel, et il était loin d'être suffisant. Quant au contenu de ce matériel, il présentait tellement de *desiderata* qu'on ose à peine le dire. Qu'il nous suffise de signaler l'absence d'une scie à amputation sortable ; deux seulement se trouvaient dans les boîtes, et si mauvaises, que nous avons scié des fémurs avec une petite scie à main. Il y avait 1,500 grammes de chloroforme. En revanche, on trouvait 18 kilogrammes de pommade de concombre ! Tout était à l'avenant. *Je ne puis m'imaginer que, si la direction de la Société de secours eût été confiée à des médecins, on eût pu voir de pareilles choses.* Ce fut avec cette installation médiocre que nous avons fait, derrière l'armée de Mac-Mahon, dix jours de voyage rendus fort pénibles par *l'incurie de l'administration dont on nous avait affublés, qui devait nous nourrir* et nous a plusieurs fois laissé jeûner après des marches fatigantes... Si à Sedan notre organisation eût été meilleure, nous aurions pu recueillir un nombre triple de blessés... »

Ce qui existait pour la cinquième ambulance existait aussi pour toutes les autres; nous ferons leur histoire un peu plus loin, d'une manière aussi rapide que possible. Revenons à la Société elle-même.

Après le petit coup d'État intérieur du 8 août, le conseil avait constitué un comité d'action composé de MM. les comtes de Flavigny, Serurier, de Beaufort, de Saint-Aignan; de M. le vicomte de Montesquiou; de M. Rothschild, de Billy, Cochin, Menier, etc. Il n'y avait dans ce conseil qu'un seul médecin français, mais ce n'était pas M. Nélaton, c'était M. Chenu.

Bientôt septembre arriva, et l'on pouvait prévoir le moment où l'investissement de Paris interromprait les communications entre la Société et ses ambulances. On décida alors la formation de comités provinciaux chargés de représenter le conseil central. Les deux seuls dont nous ayons à nous occuper sont ceux de Bruxelles et de Tours.

« Le procès-verbal de la séance du 18 septembre est ainsi conçu : Le conseil, adoptant la proposition de M. le colonel[1] Hüber Saladin, décide qu'un comité de direction sera institué à Bruxelles, composé de MM. le vicomte de Melun, de Mortemart, de Sartiges, de Chabot, Ellisen, de Montagnac, de Laboulaye (ancien chargé d'affaires), et prie M. Hüber Saladin de vouloir bien accepter la présidence.

« M. le Dr Nélaton veut bien accepter la mission *temporaire* de représenter, dans ce comité, le corps médical. Le conseil en témoigne à M. Nélaton sa vive reconnaissance.

« *Signé :* DE FLAVIGNY, président. »

Certes, on avait le droit de compter sur le dévouement et surtout sur les hautes capacités de notre illustre chirurgien, le seul.

---

(1) M. le colonel Hüber Saladin, dont le nom est toujours précédé de ce titre militaire, est, je crois, colonel suisse et non colonel français.

dans toute cette réunion, dont nous puissions, nous médecins, reconnaître la compétence et par conséquent l'autorité ; malheureusement la manière dont le conseil entendait respecter les droits légitimes de la science et de l'expérience était trop bien expliquée par cette lettre, adressée à M. le colonel Hüber Saladin, par M. de Flavigny. « Le conseil a pensé que la mission spéciale de MM. de Sartiges et de Montemart (évacuation des blessés), réalisée sous votre direction, pourrait avoir d'heureux résultats ; mais avant tout, sur cette question comme sur celle de l'emploi des fonds et des *ambulances*, le conseil veut que vous ayez toujours le dernier mot : C'EST UNE SORTE DE DICTATURE DONT IL VOUS INVESTIT, SURTOUT EN CE QUI CONCERNE LES AMBULANCES : Vous êtes le délégué du conseil, vous êtes le conseil lui-même ; prenez en main toute autorité. »

Voir M. Nélaton, le plus éminent représentant de la chirurgie contemporaine, subordonné en matière d'ambulance, c'est-à-dire sur le terrain même de la chirurgie, à la dictature d'un colonel étranger, absolument ignorant de toutes les choses de la médecine, c'était un de ces spectacles que pouvait seule nous offrir la Société de secours aux blessés militaires. D'ailleurs, on pouvait prévoir le siège de Paris et notre illustre maître comprit qu'il allait avoir à guider de ses conseils les médecins restés à Paris et à sauver comme chirurgien de précieuses existences. Ce n'était point pour lui le moment de se réfugier tranquillement à l'étranger ; et dans une lettre adresée au conseil, il exprime le regret de ne pouvoir partir pour Bruxelles où allait siéger le comité. Mais dans cette lettre, adressée à M. Hüber Saladin, après avoir dit qu'il ne doutait pas que les chefs d'ambulances, obéiraient à son chef et à son dictateur, il ajoutait finement et comme avertissement : « Ils sentiront (les médecins) que les hommes dévoués *qui ont accepté la* RESPONSABILITÉ TRÈS LOURDE *d'employer pour secourir nos blessés les ressources qui leur ont été confiées par la charité publique,* AURONT UN JOUR A RENDRE COMPTE DE L'EMPLOI QU'ILS EN AURONT FAIT. »

Je ne sais si l'on peut espérer avoir jamais un compte sérieux et exact de l'emploi des ressources pécuniaires mises par les souscripteurs à la disposition du comité ; jusqu'à présent, le compte qui en a été publié est trop sommaire pour avoir une valeur quelconque, mais nous pouvons rechercher quelle a été, sous le rapport de l'organisation des secours médicaux, l'action de la Société, et nous devons l'étudier séparément en province et à Paris.

A. — *La société de secours en province.*

LE COMITÉ DE BRUXELLES ET LES AMBULANCES VOLONTAIRES. — Les ambulances créées à Paris furent successivement envoyées sur le théâtre de la guerre.

La deuxième, sous la direction de M. Sée, chirurgien des hôpitaux et professeur agrégé à la Faculté, partit le 11 août. Arrivée à Frouard, elle trouva la route coupée, revint à Toul, puis se dirigea vers Metz. Jusqu'à Pont-à-Mousson elle chemina au milieu des éclaireurs prussiens, mais là elle fut retenue prisonnière, car on ne pouvait évidemment lui permettre de venir à Metz donner à l'armée française des nouvelles de l'armée ennemie. Elle fut donc renvoyée libre sur la Belgique et, passant par Saint-Avold, Sarrebruck, Munster, Coblenz, Aix-la-Chapelle, Maubeuge, Laon, Reims, elle arriva à Châlons le 21 août. De là elle se rendit à Reims où elle retrouva la quatrième et la cinquième ambulance, ainsi que l'Ambulance suisse dirigée par M. le Dr Rouge. Enfin le 30 août, elle se trouvait au combat de Mouzon et entrait réellement en activité. Le lendemain, les Prussiens envahissaient Mouzon. Le 19 septembre, après avoir rendu de grands services à de nombreux blessés, l'ambulance se mit en route pour Bruxelles, où elle arriva le soir même. De Bruxelles elle se dirigea sur Lille, Rouen, Vernon, Mantes, Saint-Germain, Versailles. Là les Prussiens, entre les mains desquels se trouvait pour la troisième fois l'ambulance, voulurent, au mépris de tous les droits, l'attacher à un corps bavarois. Elle parvint à s'échapper, retourna à Mantes, à Rouen, se rendit de là au Mans, où elle trouva des lettres du comité de Bruxelles lui annonçant le licenciement de toutes les ambulances de la Société. « Cette mesure, dit M. Sée, me parut d'autant plus regrettable, que la deuxième ambulance, parfaitement ravitaillée et forte d'une expérience chèrement acquise, était en mesure de rendre encore d'excellents services. » Son matériel fut remis au comité de Tours.

La troisième ambulance, partie le 14 août, sous la direction de M. Le Dentu, professeur agrégé à la Faculté de médecine, était à Verdun le 17. Le 20, croyant pouvoir traverser l'armée prussienne, elle était faite prisonnière à Gravelotte, occupé depuis le 17 par les Prussiens, et renvoyée par la Belgique. Elle rentra en France et s'arrêta aux environs de Sedan ; elle prit part aux soins donnés aux blessés de cette bataille et fut de nouveau renvoyée par la Belgique.

La quatrième, commandée par M. le Dr Pamard, chirurgien à l'hôpital d'Avignon, partit le 17 pour rejoindre à Reims le corps de Mac-Mahon. Elle se rendit utile à Sedan, à Beaumont ; puis rentra en France par la Belgique et fit ensuite la campagne de la Loire.

La cinquième, la plus importante, dirigée par M. Trélat, chirurgien des hôpitaux de Paris et aujourd'hui professeur à la Faculté, partit le 20 août. Elle assista au désastre de Mouzon, resta dans les environs de Sedan jusqu'au 19 septembre, puis revint par Bruxelles, Rouen, le Mans, Blois, Orléans, et continua la campagne jusqu'à la fin de la guerre.

La sixième, partie le 21 août pour Reims suivit le corps de Mac-Mahon et fut réorganisée plus tard par le comité de Bruxelles, avec de l'argent donné par le comité anglais.

La septième, sous la direction de M. Desprès, chirurgien des hôpitaux et professeur agrégé à la Faculté, partit le 25 août. Elle se jeta dans Thionville et y resta jusqu'au moment de la capitulation de Metz. Le 9 novembre, quelques jours avant le bombardement de Thionville, elle quitta cette ville et vint à Metz, où sa présence était alors complètement inutile, elle partit pour la Suisse, rentra en France par l'Est et continua ses services jusqu'à la fin de la guerre.

La huitième, sous la direction de M. le Dr Tardieu (qu'il ne faut pas confondre avec l'éminent professeur de la Faculté), partit, le 27 août, pour la frontière belge.

La neuvième, sous la direction de M. le Dr Jolyet, partit, le 31 août, pour Reims.

La dixième, sous la direction de M. le Dr Sautereau, partit, le 1er septembre, pour Reims.

Ces dernières ambulances furent réorganisées à Bruxelles.

Les autres ambulances n'ont point été constituées par la Société de secours.

La onzième (dite ambulance de l'École de médecine), sous la direction de M. le Dr Tillaux, professeur agrégé à la Faculté et chirurgien des hôpitaux, partit le 4 septembre pour Sedan. Elle fut soutenue par les Secours évangéliques et continua la campagne sur la Loire.

La douzième (dite ambulance de lord Hertford), sous la direction de M. Théophile Anger, prosecteur à l'École anatomique des hôpitaux, partit le 8 septembre.

Quatre ambulances furent organisées aux frais de nations étrangères : ce sont les ambulances suisse (M. le D' Louis Rouge); néerlandaise (D' van der Horst) ; anglo-américaine (D' Simms); turinoise (D' Spantigati).

Le désastre de Sedan força presque toutes ces ambulances à se rendre en Belgique. Le président du comité de Bruxelles envoya des télégrammes aux huit délégués provinciaux, dépositaires des fonds de la Société de Paris, afin de réclamer des secours pécuniaires. Avec une touchante unanimité, toutes les réponses furent négatives ; il n'y avait plus d'argent, grâce à la manière imprévoyante avec laquelle on avait créé de nombreuses ambulances sans savoir si l'on pourrait les soutenir. Il fallut donc les licencier. Heureusement, le comité anglais fit don au comité de Bruxelles d'une somme de 100,000 francs, avec laquelle on put réorganiser cinq ambulances dirigées par des médecins dont j'ignore les titres scientifiques et dont les noms ne me sont connus que par le compte rendu de la Société. J'ignore également quel fut le sort ultérieur de ces ambulances.

Lorsque Metz eut capitulé, je vis arriver deux délégués de la Société, M. de Rohan-Chabot et M. Waill, l'un de mes anciens élèves, ayant quitté, avant de les avoir terminées, les études médicales pour embrasser une autre carrière. Ces messieurs m'annoncèrent l'état précaire des finances de la Société, et M. de Rohan. agissant au nom du comité de Bruxelles, me donna l'ordre, que j'exigeai par écrit, de licencier l'ambulance et de laisser le matériel à Metz. Quelques jours après, ce matériel, qui eût été si précieux sur la Loire et qui avait coûté des sommes considérables, était vendu à vil prix. Je ferai, du reste, à l'appendice, l'histoire détaillée de cette déplorable intervention du comité de Bruxelles.

Comité de Tours. — Son histoire peut être résumée par ces quelques lignes du compte rendu de la cinquième ambulance :
« Il y avait des difficultés qui auraient pu être supprimées par

une administration très soucieuse des intérêts des ambulances. Mais les ambulances ne paraissaient pas préoccuper suffisamment la délégation, à Tours, de la Société de secours ; nous n'y trouvions guère d'appui, même quand nous étions encore dans les lignes françaises. Quand nous avions cette lourde charge de la vie chez l'ennemi, nous étions presque livrés à nous-mêmes, c'est-à-dire à des ressources pécuniaires insuffisantes, dans la nécessité de faire des réquisitions, de demander aux communes, d'accepter des particuliers, d'avoir recours aux largesses des étrangers, quelquefois d'accepter des autorités prussiennes. »

B. — La société de secours à Paris.

Lors de l'investissement de Paris, la Société fonda au Palais de l'Industrie une grande ambulance ; puis, lorsque le froid obligea à chercher un asile plus favorable, on créa la célèbre nécropole du Grand-Hôtel. Le service médical était centralisé entre les mains du Dr Chenu, inspecteur général, directeur du service médical, vice-président honoraire du conseil de la Société.

Sous ses ordres se trouvaient MM. Nélaton, Boiton, Guyon, Lannelongue, Legendre, Péan, Raynaud, Vidal, Blot, Canuet et Bernutz, chargés, en qualité de médecins ou chirurgiens traitants, des divers services établis dans l'hôtel. Aussi mal disposé que possible pour servir d'hôpital, le Grand-Hôtel devint bientôt le foyer de l'infection purulente, qui y exerça d'épouvantables ravages, et c'est à peine si, malgré le talent des médecins, on put y sauver quelques amputés.

La Société décida alors la création sur le Cours-la-Reine d'hôpitaux baraqués ; mais les choses furent si bien conduites, que les baraques n'étaient point terminées lors de la capitulation. Elles n'auraient même été d'aucun usage, et les sommes considérables, dépensées pour leur construction, eussent été dépensées en pure perte, si la Commune, en amenant le second siège de Paris, n'avait sur ce point rendu un triste service à la Société, en lui fournissant l'occasion de les utiliser.

Pendant la Commune, la Société se réfugia à Versailles, sauf MM. Chenu et de Beaufort, qui restèrent à Paris ; M. Chenu fut même un instant arrêté, mais les représentants de la Société échappèrent au danger en acceptant la direction suprême de deux délégués successivement nommés par la Commune : MM. les docteurs Rousselle et Semmerie. Nous verrons que la Société des ambulances de la Presse sut résister à cette ingérence.

Après le siège et la délivrance de Paris, la Société, ayant sans doute une surabondance de ressources, éleva dans les jardins de Saint-Cloud, à une époque où l'on pouvait hospitaliser partout les blessés, un hôpital sous hangars, dit ambulance de la Grande-Gerbe, lequel, par la presque inutilité d'excessives dépenses, peu en rapport avec les besoins à satisfaire et les services rendus, devait clore dignement le fontionnement de la Société.

En résumé, ce n'est point à la Société ni à ses délégués qu'il faut savoir gré des services rendus par les ambulances. C'est à l'énergie, au talent, au dévouement de MM. Trélat, Pamard, Tillaux, Sée, Liégeois, Le Dentu, etc., chirurgiens en chef de ces ambulances, qu'il faut en reporter tout le mérite. La Société, qui les a abandonnés, qui trop souvent les a gênés dans leur action, n'a rien à réclamer à cet égard ; en effet, si l'on ne saurait sans injustice et sans ingratitude méconnaitre les services qu'ont rendus à nos malheureux soldats les médecins des ambulances volontaires, on ne peut méconnaitre non plus que leurs services eussent été bien autrement considérables, si leur zèle et leur dévouement n'avaient été trop souvent paralysés par l'ingérence dans des affaires purement médicales de personnes qui semblaient s'être réunies afin de réhabiliter par comparaison l'intendance militaire. Nous rendons pleine et entière justice aux hommes honorables qui ont voulu être utiles à nos soldats, et ont sacrifié pour cela leurs loisirs et leurs veilles ; mais le fait seul doit nous occuper. Or, lorsque nous attaquons l'insuffisance de l'intendance qui se compose du moins d'hommes distingués, de chefs vieillis dans la pratique, ayant à défaut des connaissances médicales une grande expérience des choses de la guerre, que pourrions-nous dire de l'insuffisance forcée de personnes n'étant ni médecins ni militaires !

La Société, je regrette d'avoir à le dire, a été partout au-dessous de sa tâche. Elle devait venir en aide aux blessés, en soulageant le budget du ministère de la guerre, grâce aux souscriptions qui se présentèrent de toutes parts ; or, elle s'est fait rembourser par le ministère le prix réglementaire des journées, pour les malades soignés par elle ou en son nom. Nous croyons donc sans peine

qu'il lui reste aujourd'hui un reliquat important, et nous sommes
même étonné qu'il ne soit pas plus considérable, puisque le
comité central de la Société a reçu en argent 9,127,279 fr. 98. Ce
qui, ajouté aux 4,485,217 francs reçus par les comités de province,
donne un total de 13,602,496 fr. 98. Voici du reste le compte
rendu sommaire, tel qu'il a été publié le 28 décembre 1871 :

Comité central.	Ambulances de campagne.	2,103,537 83	
	— sédentaires.	1,678,061 28	
	Subventions aux comités, aux villes, et secours aux blessés.	598,804 27	
	Services accessoires, lingerie, caves, magasins, évacuations.	628,563 11	
	Propagation de l'œuvre, insignes, médailles	165.878 16	6,438,269 97
	Frais d'administration	181,091 15	
	Remboursement au comité de la Presse	334,620 25	
Comités régionaux.	Soldes débiteurs des délégations régionales.	600,560 61	
	Organisation et frais de la loterie .	147,153 31	
	Les délégués régionaux ont dépensé.	1,472,890 »	
	102 comités sectionnaires ont dépensé	2,148,039 »	3,704,765 »
	Les ambulances de campagne ont reçu et dépensé.	83,836 »	

Total des dépenses	10,143,034 97	
Le comité central a reçu en argent .	9,127,279 98	
Les délégués régionaux	1,502,005 »	
Les 102 comités sectionnaires . . .	2,973,212 »	
Total des recettes. . . .	13,602,496 98	
Le chiffre des recettes étant de	13,602,496 98	
Le chiffre des dépenses étant de.	10,143,034 97	
Il doit donc rester en caisse.	3,469.462 01	

Certes, je ne voudrais pas caractériser les comptes de la Société
par cette épithète de « fantastiques » qui, appliquée par
M. J. Ferry aux comptes de M. Haussmann, fit peu à peu, et par
des incarnations successives, d'un avocat un diplomate ; le mot
d'ailleurs a quelque chose de fâcheux, car il implique l'accusation
d'infidélité. En appelant ce compte rendu « merveilleux », je ne
fais que témoigner mon admiration. N'est-ce point, en effet, une
merveille qu'une régularité de comptes telle, qu'on sait ainsi à

un centime près ce qui a été dépensé, et l'admiration ne doit-elle pas aller jusqu'à la stupéfaction, quand on songe au milieu de quelles difficultés ces comptes ont été tenus. Que les ambulances aient voyagé en France, en Allemagne, en Belgique ; qu'elles aient été faites prisonnières, rendues à la liberté, licenciées, reconstituées ; qu'elles aient servi à l'armée du Rhin, dans celles de la Loire, du Nord, de l'Est ; que la Commune se soit un instant mise par ses délégués à la tête de la Société, il n'importe ! Non seulement on sait à un centime près ce qu'on a dépensé, mais on peut classer ces dépenses par chapitres nettement délimités. Ce n'est pas 2 millions 82 ou 84 centimes qu'ont coûté les ambulances ; non, c'est juste 83 centimes. Ce n'est pas 6,488,270 francs qu'a dépensé le comité central de la Société, il s'en faut de 3 centimes pour compléter les 70 francs, et il n'y eut de dépensé que 6,438,269 fr. 97.

Puisque la Société a des comptes si bien en règle, qu'elle peut catégoriser ses dépenses à un centime près, elle doit pouvoir nous en donner le détail, et c'est ce détail qui nous intéresse. Je critique comme une dépense inutile, au moment où elle a été faite, la création de l'ambulance de la Grande-Gerbe ; n'est-il pas évident que, si cette construction a coûté, comme on le prétend, 200,000 francs, ma critique deviendrait du blâme ? La Société a dépensé deux millions pour les ambulances de campagne ; mais, de quels éléments se forme ce chiffre ? Ainsi, par exemple, je suppose que la constitution du matériel de la première ambulance, celle avec laquelle je me suis trouvé à Metz, ait coûté 100,000 francs, et que la vente qui en a été faite à Metz, par l'ordre du comité siégeant à Bruxelles, ait produit 5,000 francs ; croit-on un seul instant que je puisse accepter un compte ainsi réglé : matériel de la première ambulance, 95,000 francs. Non ! car il y a un abîme entre une dépense de 100,000 francs, faite pour se procurer un matériel qui, après avoir été utilisé, reste à la disposition de la Société, et cette dépense ainsi diminuée de 5,000 francs, parce qu'on a sacrifié en pure perte les 95,000 francs restant. Il y a entre ces deux chiffres la différence qui existe entre une bonne et une mauvaise gestion. Il est évident qu'un pareil compte rendu ne saurait suffire. Qu'on ne donne pas à mes paroles une portée autre que celle que je veux leur laisser ; je n'ai pas la pensée d'accuser de malversation des hommes honorables et honorés ; mais si je ne veux pas me préoccuper du *fidèle* emploi des sommes reçues et dépensées, il nous importe de savoir si l'emploi qui en a été fait a répondu à un besoin du service. Nous voulons savoir, nous avons le droit de savoir ce qu'a coûté chaque ambulance, chaque hôpital, ce qu'on a dépensé en constructions, en chevaux, en voitures, en payement aux fonctionnaires de la Société. Pour cela, il nous faut un compte détaillé ; non pas quelques lignes jetées au milieu d'un rapport, fort attaquable comme exactitude, mais un volume, un véritable livre bleu, un compte rendu de budget. La Société se propose, dit-elle, de soumettre ses comptes à une assemblée générale ; cela ne saurait suffire : on sait ce que valent ces assemblées, véritables réunions d'actionnaires : est-ce en une heure, est-ce à une simple audition qu'on vérifie un compte de 13 millions ? Ce compte sera, dit-on, vérifié d'avance ; oui, sans doute, mais par qui le sera-t-il ? par la Société elle-même, représentée précisément par ceux qui ont ordonné les dépenses et manié les fonds ; ce serait le comptable se contrôlant lui-même.

Il est un dernier point que nous ne pouvons passer sous silence. Nous considérons comme une calomnie et une impossibilité l'intention qu'on attribue à la Société de consacrer une partie de son reliquat à louer ou même à acheter un immeuble et de conserver le reste par devers elle pour se constituer un capital. Je n'ai point à m'occuper de ce que peuvent être les statuts de la Société. Nous avons donné de l'argent pour les blessés de la guerre de 1870 et non pour autre chose ; s'il en reste, il doit être distribué aux soldats invalides, aux veuves, aux orphelins de la dernière guerre Cet argent n'appartient pas à la Société, elle n'en est que le dépositaire et le dispensateur. Avec ma famille j'ai comme tant d'autres porté mon obole à la Société, mais c'est aux blessés et non à la Société que cet argent était destiné. Quand elle voudra avoir de l'argent pour elle, pour ses études préparatoires, qu'elle en demande ; et, ce qu'elle recevra, elle l'emploiera comme bon lui semblera ; mais je lui dénie le droit de conserver pour elle autre chose que la somme insignifiante qu'elle possédait quand, au 18 juillet, nous avons fait appel aux souscripteurs, et je lui déclare que, si elle agit autrement, elle abusera de la confiance que moi, souscripteur, j'ai cru, comme tant d'autres, pouvoir lui témoigner. Aussi, considérant que l'État a seul qualité pour représenter des milliers de donateurs disséminés sur toute la surface du territoire, et surtout considérant qu'il s'agit ici d'une véritable souscription nationale, on est en droit de désirer que les comptes de la Société internationale française de secours aux blessés militaires soient soumis, avec toutes les pièces justificatives, au contrôle et à l'examen de commissions analogues à celles qui ont été nommées pour examiner les marchés conclus pendant la guerre.

ARTICLE II

SOCIÉTÉ DE SECOURS (DITE) DES AMBULANCES DE LA PRESSE

Cette Société, qui a si brillamment et si utilement fonctionné pendant le siège de Paris, forme un contraste frappant avec la société, dite Internationale ; il est vrai qu'au lieu d'être dirigée par des personnes du monde, dont on ne saurait mettre en doute ni le dévouement, ni les bonnes intentions, mais dont on a le droit de nier la compétence, le Société des ambulances de la Presse était dirigée par deux éminents chirurgiens : MM. Ricord et Demarquay, secondés, mais non dominés par un comité non médical et par un secrétaire général habile, intelligent et plein d'initiative : M. de la Grangerie.

Le comité de la presse française avait versé entre les mains de la Société internationale une somme de 300,000 francs environ, réunie par voie de souscription. Après le coup d'État intérieur que cette dernière Société avait fait dans son organisation, la Société des ambulances de la Presse se constitua sur la base, la seule logique, d'une direction imprimée librement par le corps médical. MM. Ricord et Demarquay firent un appel aux médecins de Paris, 140 médecins ou étudiants en médecine y répondirent. Comme infirmiers ils s'adjoignirent les frères de la doctrine chrétienne. Quant aux infirmières, voici ce que dit le rapport officiel des Ambulances de la Presse : « Il est d'absolue nécessité de faire appel dans un hôpital à des personnes intelligentes pour soigner les malades et les blessés, pour leur donner les aliments et les médicaments en temps opportun. *Le premier soin du comité, contrairement à la pratique d'autres sociétés de secours, a été d'éloigner de nos salles les femmes du monde, et de réserver leur dévouement pour les soins de la lingerie.* » Le comité eut donc recours à la coopération des religieuses pour le service des salles ; mais les médecins se chargeaient des pansements »... « Enfin on a pensé, *qu'après avoir fermé les salles aux gens du monde, hommes ou femmes*, il serait bon, indépendamment des personnes admises à travailler à la lingerie, d'instituer, dans chaque ambulance, une seule dame patronesse, chargée de visiter les malades dans la journée, de leur apporter des livres, des journaux, de correspondre avec les familles des blessés, quand ceux-ci ne pouvaient le faire eux-mêmes. »

La Société des ambulances de la Presse créa de très nombreux établissements hospitaliers, parmi lesquels le plus important fut celui des pavillons baraqués de Longchamps, occupant une superficie de 40,000 mètres, couverte par 21 pavillons renfermant 420 lits. Cinq services chirurgicaux y furent installés. Il existait en outre, sur divers points de Paris, quinze ambulances ou hôpitaux fixes. Le chiffre total des lits était, de 1,152 ; 4,906 malades ou blessés y furent reçus et soignés jusqu'à guérison. Le chiffre des décès fut de 245 et la mortalité de 4,9 p. 100 seulement.

Outre les petits hôpitaux, il existait 43 ambulances spécialement destinées aux convalescents et renfermant 222 lits.

Les ambulances mobiles créées par la Société ont rendu les plus grands services pendant le siège de Paris. Cinq grands postes médicaux avaient été établis au voisinage des remparts et près des points auprès desquels on pouvait s'attendre à voir se passer les faits de guerre les plus importants. Ces postes étaient occupés par un certain nombre de médecins divisés en escouades. Quant aux ambulances mobiles destinées à agir sur les champs de bataille, il est presque inutile d'en parler ; il n'est pas un récit du siège de Paris qui ne mentionne le dévouement des frères de la doctrine chrétienne et des médecins attachés aux Ambulances de la Presse. Certes, ils n'en montrèrent pas plus que ceux qui appartenaient à la société dite Internationale, mais une meilleure direction multiplia les bienfaits que ces médecins purent rendre, tandis que dans la Société internationale ils eurent à lutter non seulement contre les obstacles qui tenaient aux événements, mais encore contre ceux que leur suscitait l'incompétence des gens du monde qui avaient eu la prétention de diriger un service médical.

Pendant la Commune, malgré l'arrestation de M. de la Grangerie, la Société n'abandonna pas le terrain. Elle repoussa énergiquement toute ingérence de la Commune et sut, à force de fermeté, se garantir de la honte d'avoir pour directeur un délégué des assassins. M. de la Grangerie, emprisonné à la Conciergerie avec M. Bonjean et l'archevêque de Paris, fut mis en liberté, et grâce à MM. Marc, Cotte, Demarquay, etc., la Société, libre de toute compromission, put terminer son œuvre humanitaire. 22,199 blessés ont été pendant le premier siège recueillis dans les ambulances ; pendant la guerre sociale elles reçurent 3,024 fédérés. La Société n'a pas encore publié ses comptes financiers. M. le D\u02b3 Demarquay a cru toutefois pouvoir m'affirmer que les dépenses n'ont pas atteint un million.

ARTICLE III

ASSOCIATION BELGE DE SECOURS AUX BLESSÉS MILITAIRES

L'Association belge de secours aux blessés militaires a rendu à nos soldats, en France et en Belgique, d'importants services. Fondée par l'initiative d'un médecin, M. Uytterhoeven, ancien chirurgien en chef de l'hôpital d'Anvers, elle débuta en 1866 en envoyant en Autriche, en Italie et en Prusse, de nombreux dons en argent et en nature. Enfin, un comité de dames fut créé, pendant la dernière guerre, sur la proposition de M. van Holsbeck, secrétaire général de l'œuvre, qui soulagea si puissamment les souffrances de nos soldats. L'Association belge ne possédait aucune ressource au 30 juillet 1870 ; elles s'accrurent successivement et elles avaient atteint, au 15 juillet 1871, la somme de 273,939 fr. Sur cette somme, 261,531 francs furent dépensés au profit des blessés des deux armées, mais plus spécialement des nôtres, beaucoup de nos soldats s'étant réfugiés en Belgique.

Cette somme est fort minime, comparée aux 13 millions de la Société internationale française, cependant à Metz ce furent les Anglais et les Belges, et non les délégués français de Bruxelles, qui apportèrent à nos malades le pain, la viande, le sel qui leur faisaient défaut ; quant aux provisions françaises, elles n'arrivèrent qu'après que le ravitaillement était complet.

La Société belge établit des ambulances dans la plaine des manœuvres à Bruxelles, à Anderlecht-Cureghem, à Laeken, à

Saint-Gilles, à Bouillon, à Uccle, à Virton, à Tirlemont; puis, à
l'étranger : à Sarrebrück (Mme de Combrugghe), à Trèves, à Valc-
kenberg, à Guyonne, à Balan, à Brévilly, à Mouzon, à Sedan, à
Pourru-Saint-Remy, etc. Elle en établit une à Metz, mais seulement le 12 novembre, et à cette époque les ressources médicales
dépassaient pour nous de beaucoup les besoins. A Paris, la Belgique fut également bien représentée, et si nous voulons apprécier
les services que nous ont rendus nos voisins, il ne faut pas oublier
que le service médical officiel recueillit dans les principaux hôpitaux de la Belgique un nombre considérable de nos blessés.

Cependant, la reconnaissance ne doit pas nous empêcher de dire
que la Société belge a beaucoup trop suivi les errements de la
Société française, en envoyant çà et là des groupes d'ambulanciers
et d'ambulancières pour soigner nos blessés ; c'est dans une toute
autre voie qu'il faut diriger les sociétés de secours, si l'on veut
qu'elles soient réellement utiles.

ARTICLE IV

ASSOCIATION NATIONALE BRITANNIQUE DE SECOURS AUX MALADES ET BLESSÉS PENDANT LA GUERRE

Le Anglais, avec leur esprit pratique, comprirent tout de suite
quelle était la véritable manière de venir en aide aux blessés; ils
envoyèrent sur le continent de nombreux agents chargés de voir
quels étaient les besoins matériels et d'y pourvoir en tirant des
dépôts d'approvisionnement ce qui était nécessaire. La France fut
partagée en cinq districts à la tête desquels fut placé un représentant de la Société. Le Nord-Est (capitaine Blackenbury) comprenait la Belgique, les bords de la Moselle, Épernay, Meaux,
Corbeil, Dijon, Neuchâtel, Bâle, Strasbourg, Sarrebruck et tout le
pays intermédiaire. Le Nord (major général sir Vincent Eyre)
comprenait tous les départements français de la Belgique à la
Seine et de la mer à la Marne. Le nord-ouest (capitaine Harvey)
était limité d'un côté par la mer, de l'autre par une ligne allant
de Caen au Mans, à Angers, Poitiers, Niort et la Rochelle. L'ouest
(colonel Elphinstone) embrassait la région comprise entre les
précédentes jusqu'au niveau de Nuits et de Montluçon ; Lisieux, le
Mans, Tours, Orléans, Bourges et Nevers se trouvaient dans cette
circonscription. Sauf l'ambulance anglo-américaine, partie de

Paris, et qui rendit de très grands services à Sedan et aux environs, et l'ambulance de Woolwich, qui suivit l'armée prussienne, mais qui de préférence recueillit nos blessés, faits prisonniers pendant la campagne d'Orléans, ce fut surtout en fournissant nos hôpitaux et ambulances de ce qui leur faisait presque partout défaut, que la Société anglaise de secours doit prendre la première place dans notre reconnaissance. Ce sont les Anglais, et quelques heures après les Belges, qui entrèrent les premiers à Metz, et qui me permirent de donner à manger à mes pauvres malades, que je ne savais plus comment nourrir, car, au moment de la reddition de la place, tous les services de l'intendance, du moins ceux des vivres viandes, seuls vivres qui nous restassent, furent complètement interrompus.

Les sommes souscrites en Angleterre se montent à 7,461,375 fr. Les dépenses se répartissent de la façon suivante :

Pour service de transport	542,639
Vivres pour malades et blessés	655,820
Matériel hospitalier	196,661
Instruments de chirurgie	202,259
Couvertures et vêtements	724,296
Constructions (hôpitaux et magasins)	52,777
Payement du personnel	596,138
Donné à l'Allemagne	1,025,251
Donné à la France	1,027,701
Distribué à divers hôpitaux en France et en Allemagne par les agents de la Société	194,482
Salaire et gages à Londres	52,170
Frais de bureau d'annonces, télégrammes, etc.	215,671
Divers	76,003

Le compte rendu de la Société anglaise ne se borne pas à ce court sommaire, il contient un détail de l'emploi des fonds et des dons en nature, de nombreuses cartes donnant l'emplacement des dépôts et des ambulances établies en France et en Allemagne, et constitue un document non seulement sérieux, mais de la plus grande importance.

Il serait injuste de passer sous silence une société française établie à Londres sous l'active impulsion de M. Paul Pierrard, son secrétaire général. Elle répartit entre nos soldats blessés ou prisonniers et nos malheureux paysans une somme de 152,094 fr.

ARTICLE V

PRUSSE

La Prusse se trouvait, au point de vue des sociétés de secours, dans une position particulière, en ce sens qu'elle avait en quelque sorte deux sociétés rivales : les chevaliers de Saint-Jean de Jérusalem et la Société de secours aux blessés militaires. Les lettres, les récits des professeurs Billroth [1] et Pirogoff [2] nous montrent les chevaliers de Saint-Jean assez souvent aux prises avec les représentants des sociétés de secours ; malheureusement elles nous montrent aussi que les sympathies des professeurs de Vienne et de Saint-Pétersbourg sont loin d'être de notre côté. Ils oublient trop parfois qu'ils sont médecins [3].

Les chevaliers de Saint-Jean de Jérusalem, ordre militaire et nobiliaire, ne se bornèrent pas seulement, pendant la guerre, à s'occuper d'œuvres de bienfaisance. Ils figurèrent pour la première fois au Schleswig, où, sous la conduite du comte de Stolberg-Wernigerode, ils élevèrent plusieurs petits hôpitaux et en particulier celui de Nübel. Ce fut également le comte de Stolberg qui fut nommé, le 31 mai 1866, « *Commissaire royal et inspecteur militaire des secours volontaires aux blessés auprès de l'armée en campagne.* »

Pendant la guerre de 1870, les chevaliers de Saint-Jean figuraient à titre de délégués royaux au milieu même de l'armée active et dans les ambulances des corps d'armée, avec la mission de signaler leurs besoins, et autant que possible d'y satisfaire ; aussi me suis-je trouvé plusieurs fois en rapport avec quelques-

---

(1) Billroth. *Chirurgische Briefe aus den Kriegs-Lazarethen.* 1872.

(2) Pirogoff. *Bericht über die Besichtigung der Militair-Sanitäts-Anstalten in Deutschland, Lothringen und Elsass im Jahre* 1870.

(3) Le chirurgien de Strasbourg, Hergott (un Alsacien), me conduisit, dit Pirogoff, dans son hôpital, et, me montrant le toit, les murs et les planchers des salles traversés par des bombes, se plaignit de ce que la barbarie de l'assiégeant n'avait pas respecté le drapeau à croix rouge qui flottait sur l'hôpital. Je lui répliquai que les bombes françaises, à Sébastopol, ne s'étaient pas inquiétées davantage des drapeaux qui flottaient sur les nôtres. Les jeunes gens qui nous accompagnaient se mirent à rire, mais Hergott, quelque peu confus, répondit : « C'est autre chose. » Pourquoi? c'est ce que je ne saurais comprendre. (Pirogoff, *loc. cit.*)

uns d'entre eux, dans les missions que j'eus à remplir dans les
ambulances prussiennes autour de Metz. Mais leur présence paraît
avoir été assez souvent une cause d'embarras dans le service.
« Des médecins militaires prussiens, dit le professeur Pirogoff,
me dirent souvent que l'aide que donnent les Johanniter est
trop indépendante, et qu'elle est par cela même une cause fréquente de trouble. On dit que les Johanniter ont maintes fois
installé des ambulances là où, d'après les ordres des autorités
médicales militaires, on n'aurait pas dû en placer. De même, les
délégués des sociétés de secours accusent les Johanniter de despotisme. » Puis, l'auteur ajoute : Fiers de leur uniforme, de la
croix qu'ils portent en sautoir, de leur sabre à dragonne dorée,
les nobles membres de cet ordre aristocratique choisissaient toujours pour eux les meilleurs campements, les meilleurs logements, et traitaient trop souvent avec une hauteur déplacée les
médecins et les administrateurs militaires. « Les Johanniter, dit
le rapport anglais, étaient rarement d'accord avec les médecins
militaires, qui se plaignaient que les membres de cet ordre pri-
vilégié fussent plus souvent prêts à commander qu'à obéir. » En
dehors du théâtre de la guerre, là où apparaissaient les sociétés
de secours, les causes de dissension s'augmentaient d'un nouvel
élément. « Si dans une ville, les chefs des Johanniter, dit Billroth,
s'entendaient avec le commandant militaire, les délégués des
sociétés de secours étaient réduits à l'impuissance ; si l'accord
intervenait entre le commandant et le délégué des Sociétés, il ne
restait aux Johanniter rien de mieux à faire qu'à se retirer ; mais
tout allait pour le mieux, lorsque ces trois éléments marchaient
d'accord. » Les événements militaires ont rendu plus délicats et
plus difficiles nos rapports, même scientifiques, avec nos collègues étrangers ; je n'ai donc que peu de détails sur le fonctionnement intérieur des sociétés de secours en Allemagne. La société
berlinoise de secours pour les armées allemandes en campagne
(*Der Berliner Hülfsverein für die deutschen Armeen im Felde*)
avait à sa tête le célèbre professeur Virchow. Cette société a fait
élever près de Berlin, à Tempelhofer, un des trois hôpitaux baraqués élevés en cet endroit et dont j'ai déjà parlé au chapitre de
l'*Hospitalisation* (p. 175). Son rôle n'a pas consisté, comme en
France, à avoir des ambulances ; toutefois quelques détachements
ont été employés au transport des malades par les voies ferrées,

c'est-à-dire au service des évacuations. Mais ce qui établit une différence considérable, c'est que tout le service volontaire était, comme on le verra plus loin, sous la direction suprême de l'État et de ses représentants normaux, sauf interposition du commissaire royal, prince de Pless. Toutefois, quand il s'agissait du service médical, le représentant de l'État était toujours un médecin. C'est ainsi que tous les hôpitaux de Berlin ont été placés sous la direction du Dr Steinberg, médecin général de la marine. L'Allemagne eut, comme la France, ses infirmières dilettantes, mais leur rôle était nettement défini et réglé par une ordonnance du directeur général des hôpitaux de Berlin. D'après l'instruction publiée par la comtesse de Roon, femme du ministre de la guerre, instruction approuvée et contresignée par le Dr Steinberg, le personnel féminin des hôpitaux comprenait les sœurs hospitalières (sœurs grises) et les dames. Le service des dames consistait à donner aux malades des encouragements, des consolations, etc. ; à surveiller la propreté et la bonne tenue de l'hôpital ; à surveiller l'administration des aliments ; à aider les sœurs grises dans les soins qu'elles donnaient aux malades. Les trois groupes de baraques élevées à Tempelhofer étaient dirigés sous ce rapport, le premier par la comtesse de Roon, le second par Mme Seydel et le troisième par Mme Virchow. Le dilettantisme pour le pansement fut-il porté aussi loin à Berlin qu'à Paris ? il m'est impossible de le dire. Cependant, quelles qu'aient été les imperfections, les défauts même que j'ai dû signaler, il faut bien reconnaître que : Johanniter et sociétés de secours allemande, française, belge, anglaise, américaine, tous ont rendu des services. Comme homme, comme citoyen, je n'aurais donc que des éloges à adresser, de la reconnaissance à témoigner à ceux qui ont prodigué leurs soins à nos soldats ; mais mon rôle est autre : je dois examiner si ces divers éléments ont rendu une somme de services en rapport avec les millions, avec le dévouement dépensés, et j'ai le regret d'avoir à répondre par la négative. Il me reste donc à rechercher par quels moyens on peut, dans l'organisation du service médical, utiliser tous ces éléments et leur faire produire la plus grande somme de bien possible. Telle est la tâche qu'il me reste à remplir.

CHAPITRE IV

DU RÔLE DE L'ASSISTANCE VOLONTAIRE DANS LES ARMÉES

Il est inutile de nous demander si le service de santé militaire,
tel qu'il existe en France, est à la hauteur des besoins ; la réponse
est faite d'avance. La véritable question est de savoir si ce service, organisé comme il devrait l'être, comme il peut l'être, comme
il l'est en Prusse, en Autriche, ou comme je propose de l'organiser en France, pourrait toujours, dans toutes les circonstances,
assurer à tous les blessés les soins nécessaires. Or, même dans
cette hypothèse, je réponds nettement : non ! La participation de
l'élément civil est et sera toujours indispensable.

Le service de santé ne ressemble à aucun autre service de
l'armée. Lorsqu'une bataille a eu lieu, et que l'armée victorieuse
marche en avant, elle emmène avec elle ses canons, ses parcs de
réserve, ses approvisionnements en vivres, en munitions; et sauf
quelques détachements chargés d'assurer les communications
avec la base d'opérations, tout suit, tout marche avec l'armée ;
seul, le service de santé doit laisser en arrière une notable partie
de son personnel et de son matériel. Si de bonnes réserves ont
été instituées, les médecins, d'abord immobilisés, sont bientôt
relevés par leurs collègues de la réserve et rejoignent l'armée ;
mais deux ou trois grandes batailles ne tardent pas à épuiser
cette réserve et désorganisent tout le service. Pour le maintenir
dans son intégrité, il faut en quelque sorte que la réserve elle-
même soit relevée par une autre réserve de nouvelle formation ;
il faut que les blessés transportables, évacués loin du théâtre de
la guerre, puissent demander à d'autres qu'aux médecins de
l'armée les secours dont ils ont besoin. Ces secours devront être
donnés par l'élément civil. A l'insuffisance numérique du personnel médical se joint très rapidement l'épuisement et l'insuffisance du matériel de secours. Il faut des médicaments, des objets
de pansement, des couvertures, des vêtements chauds, des
vivres choisis; il faut même des asiles pour les convalescents, et
ici encore l'initiative individuelle doit venir en aide au service

officiel. Sous quelle forme, dans quelle mesure cette participation de l'élément civil doit-elle être admise ? Tel est le problème à résoudre.

Voyons d'abord quels sont les besoins.

A. *Personnel médical.* — C'est sur le théâtre même de la guerre que l'on sera toujours le plus exposé à voir les besoins dépasser les ressources disponibles, puisque c'est là que ces besoins sont les plus urgents et les plus graves. Une bonne organisation du service des évacuations en diminue facilement l'étendue ; mais si le nombre des blessés est considérable, si la difficulté des communications rend les évacuations difficiles, les besoins excèdent les ressources et l'insuffisance du personnel peut se montrer. S'ensuit-il pour cela que ce soit là même que devront intervenir les secours auxiliaires ? En aucune façon. C'est en appelant à l'armée active les médecins *militaires* laissés en arrière que la lacune devra être comblée. Sans doute, on ne fera ainsi que déplacer l'insuffisance, puisqu'on la reportera sur le service d'arrière-ligne ; mais, outre que sur ce dernier point elle est moins grave, elle est aussi plus facile à faire disparaître par les moyens que nous étudierons tout à l'heure, et en respectant un principe dont on ne doit jamais s'écarter et qui est celui-ci : *sur le théâtre même de la guerre, sur le théâtre des opérations actives, l'armée ne doit avoir avec elle que des médecins militaires* (en service actif et permanent, ou en service temporaire par suite de mobilisation).

Envisagées sous le rapport exclusivement chirurgical, les blessures de guerre ne demandent pas de chirurgiens spéciaux. Dès que le soldat blessé est couché dans un lit d'hôpital, il peut être soigné par un médecin civil, à la condition toutefois que celui-ci sera *vraiment chirurgien* — restriction beaucoup moins naïve qu'on ne pourrait le supposer. — Mais le chirurgien *militaire* réunit dans sa personne deux personnages : le médecin, le militaire. Dans les rangs de l'armée active, surtout quand elle est en campagne, le personnage militaire prime et doit primer souvent le personnage médical. C'est le militaire qui connaît le soldat, qui en est connu et estimé ; c'est le militaire qui sait apprécier les mouvements de l'armée, qui sait par conséquent où et comment il doit agir pendant la bataille, pour être utile aux

blessés et ne pas être nuisible aux combattants ; c'est le militaire
qui, habitué de longue date à la discipline, sait, suivant son
grade, suivant les circonstances, commander, obéir et se faire
obéir ; c'est le militaire qui, vivant de la vie du soldat, a appris à
supporter les fatigues des marches et des campements ; c'est lui
encore qui, par habitude, s'est identifié insensiblement avec les
lois et les règlements, avec l'esprit de l'armée. Le chirurgien
militaire acquiert, par la pratique, des connaissances dont on
n'aperçoit l'importance que lorsqu'on se trouve pendant une campagne (comme celle de 1870) en présence de médecins très distingués, comme praticiens et comme savants, mais qui, n'ayant
point antérieurement appartenu à l'armée, ignorent les nécessités du service militaire, et qui, même dans l'exercice de leur
art, habitués à trouver auprès d'eux tout ce dont ils ont besoin,
ne savent pas se créer les ressources qui leur manquent et s'in-
quiètent outre mesure de ne pas avoir sous la main les variétés
infinies de médicaments dont s'encombre, si inutilement du reste,
la pharmacopée civile.

Tout chirurgien expérimenté peut soigner un soldat blessé ; les
chirurgiens militaires seuls sont aptes à faire le service au milieu
d'une armée en campagne. C'est pourquoi je pose comme règle
absolue ce principe : à l'exception des médecins consultants,
dont le rôle est exclusivement scientifique, il ne doit y avoir dans
les rangs de l'armée et sur le théâtre des opérations actives, sur
le lieu même de la lutte, que des chirurgiens militaires.

Mais, avec la victoire, le théâtre des opérations militaires se
déplace et les hôpitaux de première ligne, ces hôpitaux temporaires dans lesquels ont été reçus les blessés intransportables,
sont peu à peu devenus des hôpitaux d'arrière-ligne ; et ils peuvent même se trouver, par suite du déplacement de la guerre,
fort éloignés de l'armée. Dans ces conditions, ils ne diffèrent
guère des hôpitaux civils dans lesquels on a recueilli des blessés
militaires, et s'il y avait besoin de rendre disponibles des chirurgiens militaires, on pourrait confier à des médecins civils le traitement des malades qu'abritent ces hôpitaux.

C'est surtout sur le territoire national que le concours des médecins civils est indispensable ; et il peut être utilisé de deux
manières très différentes. En substituant aux chirurgiens militaires, chargés de la direction des services hospitaliers de l'inté-

rieur, des médecins civils aptes à remplir les mêmes fonctions, on rend disponibles, pour l'armée active, un nombre correspondant de médecins militaires. Telle est la pratique antérieurement suivie dans toutes nos grandes guerres. Mais, il faut bien le reconnaître, cette ressource est insuffisante, et même en supposant le cadre du corps de santé porté à 4,000 médecins, au moment de la mobilisation, on serait encore dans la nécessité de recourir au second moyen, lequel consiste à prendre dans l'élément civil les médecins nécessaires au service des hôpitaux temporaires élevés dans les villes, qui, situées le long des voies ferrées, se trouvent en rapport direct avec le théâtre de la guerre. C'est dans ces hôpitaux que seraient traités les blessés et les malades transportables apportés par voie d'évacuation au moyen d'hôpitaux ambulants.

Par qui doit être recruté ce personnel médical? Peut-on confier le recrutement de ces médecins volontaires aux sociétés de secours? Ma réponse sur ce point est très nette. Le recrutement et la direction du corps médical auxiliaire, servant à titre volontaire, doit appartenir exclusivement au ministère de la guerre, représenté par le chef du département de la médecine militaire, médecin en chef de l'armée. En aucun cas, même dans l'hypothèse où des hôpitaux seraient créés par des sociétés de secours, le personnel médical chargé de les desservir ne peut être choisi par ces sociétés. Sur ce point, l'expérience a nettement prononcé et le raisonnement suffirait, du reste, à défaut de l'expérience.

L'État a le droit, mais il a surtout le devoir de sauvegarder la vie de nos soldats; il ne peut donc la compromettre au hasard entre les mains de médecins incapables de remplir les hautes fonctions que la faveur ou l'incompétence pourraient leur confier. Quelque respectable que soit le titre de docteur en médecine, il ne suppose pas fatalement, chez celui qui le possède, les connaissances nécessaires pour pouvoir remplir les fonctions si difficiles de *chirurgien*, et surtout de chirurgien en chef d'un service de chirurgie. Cela est si vrai que même dans la chirurgie militaire, là où l'on reçoit une éducation spéciale, les aides-majors qui sont docteurs en médecine ne doivent pas être et ne sont pas chirurgiens traitants. Il y a donc un choix et un choix difficile à faire entre les docteurs en médecine. Ce choix doit appartenir exclusivement aux représentants, dans l'ordre médical, du ministre de la guerre, non seulement parce qu'ils sont les plus compétents, mais encore parce qu'étant responsables, moralement, de la vie de nos soldats, c'est à eux qu'il appartient de choisir ceux qui reçoivent, par délégation de l'État, une large part de cette responsabilité.

La Prusse, sous ce rapport, nous sert d'exemple ; nul ne peut être médecin d'un hôpital temporaire ; nul, à quelque titre que ce soit (que l'hôpital temporaire ait été fondé par la bienfaisance publique ou par les municipalités), ne peut y traiter des malades, sans avoir été agréé par le médecin militaire, chef du service médical militaire de la circonscription dans laquelle se trouve l'hôpital.

Livrer le recrutement des médecins à l'incompétence irresponsable de gens du monde, c'est leur livrer la vie de nos soldats ; on ne saurait leur concéder ce droit, même quand on les obligerait à prendre conseil d'un médecin auquel ils confieraient le soin d'opérer ce recrutement. Ce recrutement est chose si difficile, si délicate, si grave, qu'il doit être entouré de toutes les garanties possibles ; et il ne saurait être défendu de supposer que le médecin auquel la Société déléguerait ses droits pourrait ne pas posséder toutes les qualités et toutes les connaissances nécessaires à l'accomplissement de sa mission.

Nous poserons donc ici comme principe absolu cette règle : *Les sociétés de secours ne peuvent pas avoir un personnel médical indépendant, recruté par elles et chargé de traiter les malades et les blessés de l'armée. Même dans les hôpitaux que ces Sociétés pourraient être appelées à créer, le personnel médical doit être choisi, désigné, dirigé et surveillé par les représentants, dans l'ordre médical, du ministre de la guerre, c'est-à-dire par le chef du service de santé militaire ou par ses représentants normaux.*

Les hôpitaux d'arrière-ligne, ceux du territoire d'étapes, ceux de la mère-patrie, appelés temporairement à recevoir des blessés militaires, peuvent être de trois ordres :

1° Les hôpitaux civils recevant au milieu de leurs malades ordinaires des malades ou des blessés de l'armée ; 2° les hôpitaux civils transformés en hôpitaux militaires pendant la durée de la guerre ; 3° des hôpitaux de nouvelle création, essentiellement temporaires. Les premiers conservent tout naturellement leur personnel médical et chirurgical, et rien n'est changé à leur organisation. Il peut en être de même pour les seconds, sauf les circonstances particulières où l'autorité militaire trouverait intérêt à se substi-

tuer complètement à l'administration de l'hôpital. Il est de toute
évidence que pour ces deux ordres d'hôpitaux, le personnel médical et chirurgical, choisi antérieurement par les municipalités
ou par les administrations hospitalières, présente toutes les garanties désirables; mais, pour tous les hôpitaux de nouvelle création,
pour ceux qui sont élevés temporairement dans le seul but
de recevoir des blessés de l'armée et qui ne préexistaient pas à la
guerre, il faut poser comme règle absolue : le droit de l'autorité
médicale militaire de choisir, ou tout au moins d'agréer, mais
toujours de surveiller et de contrôler le personnel médical civil,
qui devra être chargé du service du nouvel hôpital; il faut aussi
poser comme règle l'utilité, sinon la nécessité de placer à la tête
de l'établissement, à titre de médecin en chef, un médecin de
l'armée.

Les asiles privés ne devant être admis à recevoir que des convalescents sortant des hôpitaux militaires et désignés par le médecin de ces hôpitaux, nous n'avons pas à nous occuper, pour ces
asiles, d'un personnel médical dont ils n'ont pas besoin.

Quant aux hôpitaux ambulants, c'est-à-dire aux évacuations par
chemin de fer, c'est la seule partie du service où l'on puisse
admettre, sur le théâtre de la guerre, la coopération du personnel
des sociétés de secours. Ce personnel n'agirait du reste que
comme convoyeur, car si ces convois ont besoin d'un nombreux
personnel d'infirmiers, ils n'ont guère besoin de médecins, puisqu'en cas de fort long trajet les médecins des grandes stations
d'étapes pourraient donner leurs soins aux blessés, au moment
de leur passage. Chaque convoi d'évacuation doit être dirigé par
un médecin militaire.

Il me reste à appeler l'attention sur un point important : le
recrutement des médecins civils chargés comme médecins *traitants* du service des hôpitaux temporaires. Ce recrutement sera
toujours difficile. Sans doute, tous les médecins de Paris, de
Strasbourg, de Metz, d'Orléans, etc., de toutes les villes où s'est
portée la guerre, ont fait noblement et quelquefois héroïquement
leur devoir, mais on ne saurait espérer le même empressement
quand, dans une guerre offensive, il leur faudrait quitter maison,
famille, clientèle, intérêts matériels. On ne doit donc pas s'étonner si, même en 1870, le petit nombre des offres de services (très
grand relativement à 1859) faites par des médecins praticiens a

été hors de toute proportion avec l'empressement de la jeune génération médicale. Il èn sera toujours de même. Il faut donc, autant que possible, prévoir cette difficulté dans l'installation des hôpitaux temporaires, et souvent on se décidera pour telle ou telle ville, suivant que dans une ville plutôt que dans une autre on aura la certitude de pouvoir trouver le nombre de médecins traitants qu'exigerait le service de l'hôpital qu'on y installerait. La Prusse, dont j'ai, malheureusement pour nous et pour moi, à montrer trop souvent la prévoyance, a pris depuis longtemps des précautions à cet égard. Chaque année le médecin en chef de chaque *armée-corps* adresse au médecin en chef de l'armée un rapport sur la situation de la circonscription territoriale occupée par son corps d'armée, au point de vue du recrutement éventuel des médecins volontaires. On s'assure par avance des intentions de chacun, on étudie ses aptitudes, comme médecin, comme chirurgien traitant ou comme médecin en chef d'hôpital; on sait que dans telle ville, on peut compter sur tant de médecins, on sait que celui-ci ne se déplacera pas volontiers, que tel autre s'éloignera sans trop de peine, et si la guerre éclate, on n'agit pas au hasard, et l'on installe des hôpitaux là où l'on sait qu'on trouvera des médecins civils capables d'en prendre la direction et disposés à le faire.

Il serait donc à désirer que, lors de la reconstitution de notre armée sur de nouvelles bases, les médecins en chef de chaque circonscription territoriale fussent chargés d'une semblable enquête; que l'État provoquât des offres éventuelles de service; que chaque année, à une époque déterminée, une lettre ministérielle s'informât des changements qui auraient pu survenir dans les intentions des médecins, et *qu'on eût ainsi, au conseil de santé, un état nominatif, classé par arrondissements territoriaux, des médecins auxiliaires prêts à diriger des services temporaires dans l'hôpital qui serait élevé, en cas de guerre, au lieu ou à proximité de leur résidence.*

On peut être certain qu'on trouvera par ce moyen un nombre suffisant de médecins traitants. Il sera plus difficile de recruter les médecins chargés de leur servir d'aides et de collaborateurs, car un médecin se décidera difficilement, parfois, à reconnaître ainsi officiellement la supériorité d'un confrère, son émule, exerçant dans la même ville. On pourrait employer comme aides des étudiants en médecine n'ayant pas encore atteint l'âge où ils sont appelés au service militaire. Fort peu utiles dans les ambulances actives, les sous-aides peuvent rendre dans les hôpitaux de véritables services.

B. *Infirmiers et infirmières*. — Le recrutement des agents subalternes du service médical, nous ne l'avons vu que trop l'année dernière et nous le voyons tous les jours dans nos hôpitaux civils, sera toujours extrêmement difficile. En admettant qu'ils aient toute l'honnêteté et tout le zèle désirables, il leur manquerait encore les connaissances et l'expérience spéciales. Les sociétés de secours peuvent ici rendre service en fournissant, pendant la guerre, au corps de santé militaire, des infirmiers et des infirmières, instruits pendant la paix sous la surveillance et aux frais des sociétés. Il suffirait d'entretenir pendant quelques mois dans nos hôpitaux civils, avec un supplément de salaire, un certain nombre d'infirmiers volontaires, lesquels, à l'expiration de leur temps de noviciat, recevraient du médecin ou du chirurgien, au service desquels ils auraient été attachés, un certificat constatant leurs aptitudes, et du directeur de l'hôpital un autre certificat constatant leurs qualités au point de vue du caractère, de la sobriété, de l'exactitude, du zèle et de la discipline.

Un certain nombre de ces infirmiers et infirmières seraient mis à la disposition du corps de santé militaire pour servir dans les hôpitaux de seconde ligne, ou même dans les hôpitaux de campagne, immobilisés à la suite d'une bataille. Mais, ainsi que le dit l'ordonnance prussienne sur le service de santé (art. 70), « bien que fournis par les sociétés de secours, ces infirmiers doivent être soumis à l'autorité absolue du médecin militaire en chef de l'hôpital et du commandant militaire de la circonscription ».

C. *Surveillantes*. — Nos religieuses hospitalières sont, dans l'état actuel des choses, les meilleures surveillantes que puissent espérer avoir les hôpitaux temporairement créés pour les besoins de la guerre. Mais nous pouvons trouver dans les dames du monde des surveillantes capables de rendre d'éminents services. Le dévouement, le zèle, l'abnégation ne leur manquent pas, il ne leur manque que l'expérience. Elles peuvent, comme je l'ai dit plus

haut, l'acquérir en temps de paix, en visitant souvent nos hôpitaux, en se rendant compte par elles-mêmes des besoins du service
et en faisant, sous la direction de nos religieuses, leur éducation
spéciale et leur apprentissage.

D. *Matériel de secours.* — L'État doit avoir en magasin le matériel roulant nécessaire au service sanitaire; c'est à lui qu'appartient le soin d'approprier un certain nombre de wagons à leur
utilisation éventuelle comme hôpitaux ambulants. C'est également
l'État qui doit tenir prêtes les tentes avec lesquelles il formera
des hôpitaux temporaires, ainsi que les objets de literie nécessaires. Il peut être, sous ce rapport, efficacement aidé par les
sociétés de secours.

Mais ce qui est essentiellement dans le rôle de ces sociétés, c'est
l'approvisionnement des hôpitaux. Si l'État doit donner le nécessaire — et l'on peut affirmer qu'il ne le donne jamais que fort
difficilement, lorsque le nombre des malades et des blessés est
considérable, — il n'est pas tenu à donner le superflu, bien
que ce superflu, quand il s'agit de malades, soit si souvent le
nécessaire.

Au moyen des souscriptions publiques, des dons en nature, les
sociétés de secours peuvent réunir de grands approvisionnements
et établir, à proximité du théâtre des opérations, des dépôts, dans
lesquels le corps de santé militaire pourra puiser les provisions
désirées. Vins généreux, conserves alimentaires, fruits, tabac,
café, pain blanc ou farines nécessaires à sa fabrication, légumes
conservés, couvertures, hamacs, vêtements chauds, ou vêtements
de malades, appareils de chirurgie, médicaments, linge de corps,
linge à pansements, tels sont les objets dont les ambulances ont
toujours besoin et que les sociétés de secours peuvent leur fournir.
Tel a été surtout le rôle de la Société anglaise dans la dernière
guerre, et c'est celle qui, incontestablement, nous a rendu le plus
de services.

Ces sociétés peuvent même agrandir utilement leur sphère d'action, en créant des asiles temporaires pour les convalescents et
même, dans certains cas, en créant à leurs frais de véritables
hôpitaux, dont elles assureraient à leurs frais le service, à l'exception toutefois du service médical et de la direction supérieure,
laquelle doit toujours appartenir aux représentants normaux de

l'autorité militaire. Elles peuvent surtout établir dans les gares placées le long des lignes de chemin de fer, suivies par les convois de troupes et par les trains d'évacuation, des stations de rafraîchissement, où les soldats de passage et surtout les malades trouveraient du bouillon, des vivres et des boissons appropriées.

L'indépendance des sociétés de secours, aujourd'hui irrévocablement condamnée, n'a jamais été acceptée par la Prusse. On ne peut traiter cet important sujet sans rappeler, pour ce qui concerne ces sociétés, les principales dispositions de l'ordonnance prussienne de 1869 sur le service de santé en campagne. La partie du règlement, qui traite du fonctionnement de ces sociétés, s'exprime ainsi : « L'assistance volontaire pour les blessés ne doit pas être un élément indépendant de l'assistance officielle. Il y a plus, cette assistance volontaire serait pour le fonctionnement du service de santé une cause d'embarras et de désordre, si elle ne faisait pas partie intégrante de l'organisme officiel et si elle n'était pas soumise à l'autorité de l'État. »

« § 64. Le chef et le directeur de l'Assistance volontaire est le commissaire royal, inspecteur militaire de l'Assistance volontaire. » Sa mission est de concentrer et de centraliser l'action des comités et les efforts individuels inspirés par le dévouement. Il commissionne des délégués qu'il choisit de préférence parmi les chevaliers de Saint-Jean de Jérusalem (protestants) et les chevaliers de Malte (catholiques).

« Ce commissaire royal a son bureau central à Berlin. Il est l'intermédiaire entre le ministre de la guerre et les comités (§ 65). Il se fait représenter dans les provinces par des délégués provinciaux. Ceux-ci doivent établir le siège de leurs opérations au lieu où commence la route d'étapes qui va de la province à l'armée en campagne (§ 66). D'autres délégués sont accrédités par le commissaire royal auprès de chaque inspection générale d'étapes (§ 67). »

La sphère d'action de l'Assistance volontaire est, autant que possible, en arrière du théâtre des opérations actives (§ 67). « Dans le rayon où combattent les armées, l'Assistance volontaire ne pourra qu'exceptionnellement agir utilement ; cependant si, dans quelques cas particuliers, on peut avoir à utiliser ses services, *ce n'est qu'à la condition qu'elle sera étroitement reliée aux organes officiels compétents et soumise d'une manière absolue à leurs instructions* (§ 68).

« Il en serait de même si des hôpitaux spéciaux étaient organisés par des sociétés de secours, sur le théâtre de la guerre
(§ 68).

« Le personnel fourni par l'Assistance volontaire pour escorter
les convois de malades est à la disposition de l'inspection d'étapes
en arrière de l'armée, et surtout à la disposition de la commandature du chef-lieu d'étapes (§ 69). Ce personnel est soumis à la
surveillance des délégués du commissaire royal. Les moyens de
transport sont fournis par l'État. L'escorte militaire et les médecins qui accompagnent l'évacuation appartiennent à l'armée
(§ 69). »

Les hôpitaux de réserve, lesquels existent en arrière du théâtre
des opérations actives, peuvent emprunter une partie de leur
personnel (infirmiers et infirmières) aux sociétés de secours, mais
« ce personnel est à l'inspection générale d'étapes, qui peut, s'il en
est besoin, en envoyer une partie dans les Feld-Lazareth. Sous le
rapport de la discipline, ils (ces infirmiers) relèvent des délégués
de leur comité ; mais le médecin en chef de l'hôpital a le droit de
renvoyer ceux qu'il ne juge pas aptes à leurs fonctions, et ces infirmiers ne peuvent d'autre part se retirer du service volontaire sans
la permission de ce médecin en chef (§ 70).

« L'installation, dans les gares de chemins de fer, de services
de pansements et de rafraîchissements, se fait par l'intermédiaire
des délégués du commissaire royal (§ 69).

« L'action des sociétés privées dans les Lazareth de réserve
officiels est dans toute son étendue (*in ihrem ganzen Umfange*)
subordonnée à la direction du chef du Lazareth, dont les ordres
doivent être exécutés avec la soumission la plus complète (§ 73). »

Hôpitaux fondés par les comités. « Les établissements fondés
par des Sociétés, *en arrière* de l'armée active, devront compter
au moins vingt lits. Ces hôpitaux sont sous la surveillance militaire
spéciale du commissaire royal. Ils sont soumis au contrôle de
l'Etat pour tout ce qui regarde la médecine pratique et la police
médicale. L'Etat délègue ce droit de contrôle au médecin en
chef du Lazareth de réserve établi dans la localité, dans les
villes de grande garnison, à des directeurs hospitaliers spécialement désignés, au médecin général du corps ou à ses commissaires.

« Le maintien de la discipline, la surveillance des intérêts de l'Etat dans les hôpitaux des comités sont confiés à la commission du lazareth de réserve le plus proche, ou à une commission spécialement nommée, composée d'un officier de l'armée et du médecin en chef de l'hôpital de la société (§ 75). »

Ambulances privées pour convalescents. « Les personnes disposées à recevoir des soldats convalescents doivent adresser leurs offres au général commandant la circonscription ; ces offres doivent être accompagnées d'un certificat, constatant que les personnes qui font ces offres présentent toutes les garanties qu'exige la situation de ces malades (§ 74). »

Ces asiles ne peuvent recevoir que des convalescents ; ceux-ci ne peuvent y être envoyés qu'après avoir subi une nouvelle visite d'un médecin militaire, et pendant leur séjour ils sont sous le contrôle du dépôt de remplacement ou des commandants d'étapes (§ 74).

Les traits principaux de cette organisation sont les suivants : Dépendance absolue des secours volontaires à l'égard du service officiel.— Connexité étroite entre les deux services. — Surveillance exercée partout par les officiers de l'armée. — Limitation des secours volontaires au territoire non occupé par l'armée active. — Subordination du service médical volontaire au service médical officiel. — Asiles privés ouverts seulement aux convalescents. — Surveillance exacte exercée même dans les hôpitaux fondés par les sociétés de secours.

Malheureusement, il y a une ombre à ce tableau d'une bonne organisation. Tandis que la haute direction du service médical de l'armée est confiée à un médecin, le commissaire royal dans la dernière guerre était un haut personnage (prince Pless), fort recommandable sans doute, mais beaucoup moins compétent que ne l'eût été un médecin. Ce commissaire, fort bien en cour, très puissant, avait nécessairement sinon en droit, du moins en fait, une réelle autorité sur les médecins militaires isolés, chefs de Lazareth d'étapes, de réserve, ou de Lazareth de guerre stationnés. De là, dans une certaine mesure, une dualité fâcheuse dans la direction du service médical officiel ; mais, ce qu'il y a de plus grave, c'est que ce commissaire royal a des délégués qui sont des chevaliers de Saint-Jean ou de Malte, c'est-à-dire eux aussi de nobles et puissantes personnes. Or, l'envie de dominer est si naturelle à l'homme, qu'on ne doit pas s'étonner si ces honorables délégués ne sont pas tous restés dans les limites de leurs attributions : beaucoup ont voulu faire du zèle et de l'importance, et trop souvent ils ont été pour les médecins militaires un grave embarras et la cause de beaucoup d'ennuis. Bien des fois ils ont nui au bien du service, et la plupart des chirurgiens allemands avec lesquels les hasards de la guerre m'ont mis en rapport se sont à peu près unanimement plaints de l'ingérence des Johanniter. Si ces plaintes verbales ne se retrouvaient pas dans les comptes rendus particuliers de la campagne, c'est que le crédit dont jouissent individuellement les Johanniter engage à la prudence, c'est-à-dire au silence, les médecins allemands. Cependant il faut reconnaître que si la présence des chevaliers de Saint-Jean a été quelquefois gênante, ils ont personnellement rendu avec un entier dévouement de véritables et de nombreux services.

Quoi qu'il en soit, on voit qu'en Prusse les sociétés de secours sont loin de jouir de l'extrême liberté dont elles ont joui en France, et tout porte à penser que l'expérience de la dernière guerre, loin d'y étendre le champ de leur intervention, tendra au contraire à l'y restreindre. C'est qu'en effet en Prusse, comme partout et surtout comme en France, pour que cette intervention des Sociétés ne soit pas une cause de désordres, pour qu'elle soit réellement utile, pour qu'elle soit acceptable, il faut qu'elle cadre avec l'organisation du service de santé militaire ; il faut que l'Etat, qui a charge de ses soldats, ne les abandonne pas à l'aventure entre les mains de personnes incapables, et l'on ne peut se dissimuler que ces sociétés sont exposées à accepter trop facilement le concours de médecins nationaux ou étrangers, fort peu à la hauteur de la mission qu'on leur confie et d'un beaucoup plus grand nombre d'autres personnes espérant trouver dans cette collaboration un moyen de se créer des relations, de glaner quelque bout de ruban, ou même simplement de subsister pendant quelque temps. La vie de nos soldats est sacrée, l'Etat en est responsable et ne doit pas la risquer au hasard. Il faut donc :

1° Que les sociétés de secours soient soumises à la surveillance sérieuse de l'Etat, représenté par le médecin en chef de l'armée ou ses subordonnés, pour tout ce qui concerne le service médical, représenté par l'intendant général, pour ce qui regarde les approvisionnements. Il faut que le rôle du délégué, chargé par le ministère de la guerre de la direction des secours volontaires, soit rempli sérieusement, par un personnage sérieux appartenant à l'armée, NE FAISANT PAS PARTIE DE LA SOCIÉTÉ DE SECOURS et ayant le droit de régler le mode de participation de ces sociétés à l'administration des secours ;

2° Que le fonctionnement de ces sociétés soit soumis partout au contrôle, à la direction, aux ordres de l'autorité militaire et du médecin militaire, chef du service médical de la circonscription ;

3° Qu'aucun établissement hospitalier fondé par les sociétés ou les municipalités ne puisse recevoir de malades avant d'avoir été visité, reconnu bon et accepté par le médecin militaire chef du service médical de la circonscription ou de la ville dans laquelle se trouve cet établissement ;

4° Que le personnel médical, traitant les soldats blessés ou malades, soit choisi, ou du moins agréé avant d'entrer en fonctions, par l'autorité médicale militaire qui a toujours le droit de récusation ;

5° Que tous ces hôpitaux soient soumis à la surveillance et à l'inspection de ces mêmes autorités médicales militaires ou du médecin en chef de l'hôpital militaire le plus voisin ;

6° Qu'à chacun des hôpitaux temporaires desservis ou créés par les sociétés ou les municipalités soit attaché un officier de l'armée avec la mission de veiller au maintien de la discipline, à l'observation des lois et des règlements militaires.

Quant aux ambulances privées, elles ne doivent être autorisées à recevoir que des convalescents n'ayant plus aucun besoin des soins d'un médecin. Le choix de ces convalescents ne doit pas appartenir à la personne qui a fondé l'ambulance, mais au médecin en chef de l'hôpital militaire le plus proche. C'est également à ce médecin qu'il appartient de fixer le moment où le convalescent doit quitter l'ambulance pour rejoindre son corps.

Cette surveillance, cette subordination, seront-elles du goût des sociétés qui veulent avant tout leur indépendance ? Là n'est pas la question. Elles s'y soumettront, si elles ont le désir sincère de faire le bien, et non le besoin de jouer un rôle.

CINQUIÈME PARTIE

RÉSUMÉ ET CONCLUSIONS

PROJET D'ORGANISATION

L'organisation de l'armée doit être telle que la répartition des diverses parties qui la composent en temps de paix se rapproche autant que possible de ce qu'elle sera en temps de guerre. A ce point de vue, le séjour permanent des divers corps d'armée dans les camps, répartis sur autant de points du territoire qu'il y a de corps d'armée et de grandes circonscriptions militaires, réaliserait l'idéal.

Mais, comme il faut tenir compte des exigences du service des places, et malheureusement de la nécessité du maintien de l'ordre matériel dans les grands centres de population, on ne pourrait appliquer ce principe dans toute sa rigueur. Il en est un toutefois dont on ne saurait se départir : l'organisation en temps de paix doit ressembler assez à l'organisation en temps de guerre pour qu'on puisse passer d'un état à l'autre avec une extrême rapidité, sans être obligé de faire autre chose que de remplir les cadres, par la mobilisation des hommes envoyés en congé ou placés dans la réserve.

L'application de ce principe est possible pour presque tous les services de l'armée. Un régiment en garnison ou au camp vit à peu près comme s'il était en campagne, et son organisation intérieure n'a pas besoin de se métamorphoser. La chirurgie militaire est dans des conditions tout autres.

En temps de paix, les médecins ont à soigner, dans les hôpitaux fixes ou temporaires élevés dans des villes ou dans des camps, des malades ou des blessés dont le nombre varie peu, sauf en temps d'épidémies. Sédentaires comme les troupes au service desquelles ils sont attachés, ils n'ont aucun besoin de les quitter, et si le régiment se déplace pour des manœuvres ou des changements de garnison, le nombre des maladies qui se développent pendant la route n'est pas tel qu'il puisse créer au médecin un embarras quelque peu sérieux, puisqu'en définitive, si les maladies ou les blessures sont trop graves, le blessé ou le malade peut être laissé à l'étape, aux soins du médecin du pays. S'il le faut même, un des médecins du régiment peut, dans une circonstance très exceptionnelle, rester un ou deux jours en arrière, puisque ses collègues sont là pour le suppléer.

En guerre, les choses sont tout à fait différentes. En douze heures, par un jour de bataille, un seul corps d'armée peut avoir 2,000 blessés, qu'il faut retirer de la ligne de combat, panser, opérer et hospitaliser. Les médecins employés en temps de paix au service des régiments seraient en trop petit nombre pour suffire à une pareille tâche, il faut absolument que des collègues soient prêts à leur porter secours. Mais ce n'est pas tout. Après la bataille, l'armée, si elle a été victorieuse, marche en avant, tandis que le médecin, retenu par les soins à donner aux blessés, devrait rester en arrière, si là encore il ne se trouvait, non plus suppléé, mais remplacé par d'autres médecins. L'organisation de la chirurgie militaire doit donc être différente en temps de paix et en temps de guerre.

Or, il faut que ces deux organisations soient combinées de telle sorte que le passage de l'une à l'autre soit facile et soit complet en quinze jours au plus; c'est-à-dire qu'en quinze jours, personnel en service actif et permanent, personnel de réserve, chevaux, voitures, matériel, soient rassemblés et prêts à fonctionner. Pour cela, il faut que, en paix comme en guerre, le corps soit divisé en autant de groupes principaux qu'il y a de corps d'armée et de divisions territoriales, et que chaque groupe forme un tout indépendant des autres groupes et vivant de sa vie. Si, en temps de paix, la distribution du personnel et du matériel se règle d'après l'importance des rassemblements de troupes ou des garnisons, il faut qu'en temps de guerre on puisse facilement et rapidement répartir le service médical, pour qu'il cadre aussi exactement que possible avec la distribution de l'armée en corps d'armée, divisions, brigades et régiments. Il faut que le soldat soit sûr de ne pas être sans secours; il faut que le général soit certain que si sa brigade ou sa division part avec son artillerie, elle partira aussi avec son service de santé tout formé, tout prêt à aller partout où ira la division.

Tels sont les principes qui m'ont guidé dans ce projet de réorganisation de notre chirurgie militaire.

CHAPITRE PREMIER

ORGANISATION GÉNÉRALE

La subordination des médecins aux officiers de l'intendance est contraire au bien du service, aux intérêts des malades et des blessés ; elle est un obstacle à tout progrès dans l'organisation des secours.

Le corps de santé militaire doit être unifié sous un chef unique, organe et représentant du ministre de la guerre, prenant le titre de médecin général-major, chef du service médical de l'armée. Il est assisté d'un conseil composé de six médecins généraux, inspecteurs du service de santé.

Le service médical de chaque grande circonscription militaire, correspondant à un des seize ou dix-huit corps d'armée, est centralisé sous l'autorité d'un médecin principal directeur.

Ce médecin est chargé, sous sa responsabilité, de la répartition dans les hôpitaux des médecins militaires attachés aux régiments faisant partie de son corps d'armée ; du recrutement, de la répartition dans les régiments et dans les hôpitaux, et du placement dans la réserve des jeunes gens accomplissant leur service obligatoire comme médecins volontaires d'un an. Il soumet tous les mois un état de situation au conseil de santé et au médecin général-major chef du service médical de l'armée.

Le corps de santé militaire comprend : 1° les médecins militaires en service actif et permanent ; 2° les médecins placés dans la réserve et mobilisables en cas de guerre ; 3° les jeunes gens accomplissant leur année de service obligatoire comme médecins volontaires d'un an et les élèves de l'école spéciale de médecine militaire.

Les fonctions en rapport normal avec le grade, mais indépendantes de la classe, se partagent de la manière suivante :

Médecin général-major, chef du service de santé militaire.

Médecins généraux, inspecteurs, constituant le conseil de santé.

Médecins principaux directeurs, médecins en chef de corps d'armée.

Médecins principaux, médecins en chef des hôpitaux importants, médecins en chef de division.

Médecins-majors, chefs du service médical régimentaire et médecins traitants dans les hôpitaux.

Médecins aides-majors, assistants dans le service hospitalier et régimentaire.

RECRUTEMENT. — A. *Service actif et permanent.* — Le recrutement s'opère : 1° parmi les élèves de l'École spéciale de médecine militaire ; 2° parmi les docteurs en médecine, ayant subi les concours spéciaux et entrant dans le corps avec le grade d'aides-majors, sur la présentation du médecin en chef de leur corps d'armée et la proposition du conseil de santé. La nomination est faite par le chef de l'État.

B. *Service auxiliaire.* — Les jeunes gens ayant atteint l'âge de la conscription et en possession des grades universitaires ne sont astreints qu'à une année de service obligatoire. S'ils se destinent à la carrière médicale, ils peuvent entrer dans l'armée comme médecins volontaires d'un an. Avant le moment de l'appel sous les drapeaux, ils s'adressent au chef du recrutement pour leur circonscription et se font inscrire en cette qualité sur les contrôles du service médical du corps d'armée auquel ils appartiennent. En temps de paix, ils n'entrent en activité qu'après avoir été reçus docteurs en médecine. S'ils n'ont pas obtenu ce titre avant l'âge de vingt-six ans, ils sont rappelés à l'activité comme soldats. Pendant leur année de service obligatoire, ils sont attachés six mois au service d'un grand hôpital militaire, et six mois à celui d'un régiment en qualité de sous-aides. A la fin de leur année, ils entrent dans la réserve avec le titre de sous-aides auxiliaires. Les docteurs en médecine peuvent seuls obtenir, après examen préalable, le titre d'aides-majors auxiliaires. Les officiers de santé ne peuvent servir que comme sous-aides.

AVANCEMENT. — A. *Médecins en service actif et permanent.* — Nul ne peut passer au choix à un grade supérieur, s'il n'a préalablement satisfait aux épreuves établissant son aptitude à remplir

les fonctions inhérentes à ce grade. En dehors des faits exception·
nels, justifiant un avancement au choix, faits qui doivent être
spécifiés dans le décret de nomination, le passage d'un grade à
un autre, n'a lieu que par voie de concours. Trois candidats sont
appelés à concourir pour chaque place vacante, deux sont désignés par leur rang d'ancienneté, le troisième est appelé à ce concours par le choix du conseil de santé, sur la proposition du
médecin en chef du corps d'armée auquel il appartient ou du
médecin général chargé de l'inspection de ce corps d'armée. Le
choix ne peut se porter que sur des médecins occupant déjà, sur
le tableau d'ancienneté, un rang qui les place au moins dans la
première moitié du cadre des médecins de leur grade. Le concours
terminé, le jury spécifie si les candidats non nommés sont aptes
à être promus au grade pour lequel ils ont concouru. Si l'un des
candidats appelé à concourir par son rang d'ancienneté a été
déclaré dans deux concours consécutifs inapte à remplir les fonctions du grade supérieur, il ne peut être appelé de nouveau à
concourir qu'après une période de quatre années. Le candidat
appelé deux fois à concourir en vertu de son rang d'ancienneté, et
non nommé, mais qui a été déclaré par le jury apte à passer à un
grade supérieur, touche une augmentation d'appointements égale
à la moitié de la différence de solde existant entre le grade qu'il
conserve et le grade supérieur. En temps de guerre, l'avancement
a lieu au choix, mais seulement pour ceux qui ont satifait aux
épreuves d'aptitude (une action d'éclat, quelque méritante qu'elle
puisse être, ne remplace pas la science quand il s'agit du traitement des malades).

B. *Médecins de la réserve.* — Après avoir fini son année de
service obligatoire, le sous-aide, s'il est docteur en médecine,
subit, devant un jury formé de médecins militaires, un examen
portant sur les lois, les règlements, et les conditions spéciales du
service de santé de l'armée. S'il y satisfait, il est envoyé dans la
réserve avec le grade d'aide-major auxiliaire. Dans le cas contraire, il conserve le grade de sous-aide et il ne peut être ultérieurement admis à se représenter devant le jury, avant d'avoir fait
un nouveau stage de trois mois dans un hôpital militaire. Les
nominations sont faites par le ministre de la guerre.

Les aides-majors auxiliaires placés dans la réserve, ayant six années d'exercice professionnel comme docteurs en médecine, ou deux années au moins de service comme médecins traitants dans un *hôpital* civil (et non dans un hospice), peuvent être admis à se présenter devant un jury composé de médecins militaires (principaux ou majors de 1re classe), jury présidé par le médecin en chef du corps d'armée auquel appartient le candidat. Si le candidat satisfait aux épreuves, il est proposé au conseil de santé pour le grade de médecin-major auxiliaire de 2e classe. La nomination est faite par le chef de l'État. En temps de guerre, il peut, pour services rendus, constatés par le rapport de proposition, être promu au grade de chirurgien-major auxiliaire de 1re classe.

Les médecins et chirurgiens des hôpitaux de Paris et de Lyon, nommés par la voie de concours; les professeurs de clinique des écoles secondaires et les agrégés des facultés de médecine peuvent, sur la proposition du médecin en chef de l'armée et du ministre de la guerre, être nommés par le chef de l'État, aux grades de médecins-majors de 1re classe ou de principaux, à titre auxiliaire.

En cas de mobilisation et de rappel à l'activité, les médecins auxiliaires touchent les mêmes appointements que leurs collègues en service actif et permanent, et une indemnité d'entrée en campagne. Il y a égalité complète entre les médecins titulaires et auxiliaires du même grade, quant à ce qui concerne leurs rapports entre eux et avec leurs inférieurs, qu'ils appartiennent ou non au service actif et permanent ou à la réserve.

Il n'est fait exception que lorsqu'il s'agit d'une chéferie médicale. Dans ce cas, à égalité de grade, la prééminence entre deux médecins, l'un en service actif, l'un en service auxiliaire, ne dépend pas de l'ancienneté de nomination. Le commandement appartient au médecin en service actif et permanent.

CHAPITRE II

SERVICE EN TEMPS DE PAIX

A. SERVICE RÉGIMENTAIRE. — Les médecins des régiments sont chargés du traitement des malades appartenant à leur régiment, aussi bien dans l'infirmerie régimentaire qu'à l'hôpital militaire.

Le personnel médical des régiments doit donc s'augmenter de celui qui, aujourd'hui, est affecté spécialement au service hospitalier. Le chiffre proportionnel des médecins de divers grades ne peut s'établir qu'approximativement, la nouvelle loi militaire devant modifier le nombre des régiments d'infanterie, de cavalerie et d'artillerie. D'une manière générale, on peut dire que les médecins-majors de 1re et de 2e classe, appartenant à un même régiment, alterneront tous les six mois, l'un faisant le service à l'hôpital, l'autre le service de la troupe, de la caserne et de l'infirmerie régimentaire. Il en sera de même pour les aides-majors.

B. Service hospitalier. — Lorsque plusieurs régiments seront casernés dans une même ville ne renfermant qu'un hôpital militaire, le médecin principal, ou le médecin-major, médecin en chef de l'hôpital, appréciera s'il est préférable de séparer les malades par régiments ou par services de médecine, de chirurgie ou autres services spéciaux. Sur sa proposition, le médecin principal directeur, médecin en chef du corps d'armée, décidera quel parti devra être adopté, quel médecin-major devra prendre tel ou tel service, et s'il faut ou non adjoindre au service de l'hôpital d'autres médecins non attachés à des régiments.

Les hôpitaux militaires importants sont dirigés par un chirurgien principal de 1re ou de 2e classe. Les médecins-majors de 1re classe peuvent être mis à la tête des établissements hospitaliers de second ordre.

Le médecin en chef est le directeur de l'hôpital. Il règle tout le service médical et est responsable de la bonne tenue de l'hôpital. Il est secondé par un comptable, lequel représente l'intendance et a dans ses attributions tout ce qui a rapport aux approvisionnements et à la gestion financière. Un officier de troupe, d'administration, ou un officier des compagnies sanitaires est chargé du maintien de l'ordre, de la propreté et de la discipline (voy. p. 34), aussi bien à l'égard des malades qu'à l'égard des infirmiers et du personnel subalterne.

Le médecin en chef, le comptable et l'officier forment une commission hospitalière présidée par le médecin en chef. Chaque semaine ils se réunissent en conseil pour régler les affaires concernant l'hôpital.

Un procès-verbal de chaque séance est inscrit sur le registre d'ordres et signé par les trois membres du conseil. Le comptable et l'officier n'ont que voix consultative. Si l'un d'eux croit que les ordres prescrits par le médecin en chef sont contraires aux règlements généraux ou particuliers, il lui en fait l'observation, et si le médecin en chef croit devoir passer outre, le comptable et l'officier doivent exécuter l'ordre qu'ils ont reçu, mais ils doivent dans ce cas l'exiger par écrit, avec insertion au registre des procès-verbaux.

Le comptable ou l'officier adressent alors un rapport à leur chef spécial et supérieur direct, c'est-à-dire au chef de leur service pour la circonscription territoriale ou pour le corps d'armée. Celui-ci en confère avec le médecin principal directeur, chef du service médical du corps d'armée, auquel une copie du livre des procès-verbaux a dû être adressée par le médecin en chef de 'hôpital.

Si les avis sont partagés, la question est soumise au général en chef du corps d'armée. Si celui-ci ne croit pas pouvoir régler le différent, ou s'il s'agit d'une question grave et spéciale, le rapport est adressé aux chefs des services spéciaux près le ministère de la guerre. La décision définitive appartient au ministre.

Les infirmiers chargés du soin des malades et les infirmiers d'exploitation sont pris parmi les soldats constituant les compagnies sanitaires. En cas de besoin, on y supplée par des serviteurs à gages; ceux-ci doivent être, autant que possible, choisis parmi les hommes appartenant à la réserve. En cas de mobilisation, ils peuvent être incorporés dans les compagnies sanitaires. Les soldats du régiment en garnison, qui en manifesteraient le désir et paraîtraient au chef de corps remplir les conditions requises, pourraient être momentanément détachés en service à l'hôpital. C'est parmi eux que seraient choisis les soldats d'infirmerie et, au moment du combat, les brancardiers auxiliaires.

C. Effectif des médecins militaires. — Pour remplir sa mission en temps de paix et en temps de guerre, le corps des médecins militaires doit comprendre environ 1,225 membres en service actif et permanent, auxquels viennent se joindre en temps de guerre les médecins de la réserve dont le chiffre ne peut être que fort approximativement évalué. Si nous supposons chaque année

une moyenne de 250 nouveaux étudiants en médecine, après avoir
déduit 300 élèves de première ou de deuxième année incapables
de rendre des services et 700 élèves non encore docteurs, nous
aurions à peu près quinze contingents de médecins auxiliaires
âgés de vingt-cinq à quarante ans, donnant un chiffre de 250 médecins volontaires d'un an, 500 sous-aides (auxquels s'ajoutent
à peu près 1.000 sous-aides encore étudiants en médecine),
2,300 aides-majors, 300 majors de 2e classe, 30 majors de 1re classe
et 10 principaux de 1re classe. La répartition de l'effectif médical
peut donc être évaluée de la manière suivante :

	CHIFFRE actuel.	TITULAIRES en service permanent.	AUXILIAIRES ou mobilisables.	TOTAL
Médecin en chef de l'armée. . .	»	1	»	1
Médecins inspecteurs.	7	6	»	6
— principaux directeurs .	»	18	»	18
— principaux, 1re classe. .	40	40	»	40
— principaux, 2e classe. .	40	60	environ 10	70 ?
— majors, 1re classe . . .	260	300	environ 30	330 ?
— majors, 2e classe. . . .	300	400	environ 300	700 ?
— aides-majors, 1re classe.	400	400	environ 2,300	2,700 ?
— aides-majors, 2e classe.	100			
— sous-aides.	»	»	environ 1,500	1,500 ?
— volontaires d'un an . .	»	»	environ 250	250 ?
	1,147	1,225	4,390	5,615
	1,147	5,615		

CHAPITRE III

ORGANISATION EN TEMPS DE GUERRE

Le colonel Lewal, du corps d'état-major, a publié, il y a
quelques mois, un livre remarquable sur l'organisation de l'armée.
Le chapitre qu'il consacre aux ambulances mérite d'attirer l'attention. Je ferai cependant à l'auteur le reproche de n'avoir eu en
vue que ce qui se passe au jour d'une bataille, et de négliger un

peu trop les questions graves du personnel et du matériel nécessaires au traitement ultérieur des malades et des blessés. Aussi,
l'organisation qu'il propose, suffisante peut-être pour une seule
bataille, laisserait-elle tous les services désorganisés et insuffisants, si l'armée devait ensuite marcher en avant et livrer de nouveaux combats. L'auteur pense que 630 médecins suffisent pour
18 corps d'armée. Or, si nous donnions à nos corps d'armée le
nombre de médecins que possède l'armée prussienne (et ce nombre est à peine suffisant), ce n'est plus 630, c'est 1,674 médecins
qui nous seraient nécessaires, rien que pour le service médical
devant l'ennemi et sans tenir compte du chiffre des médecins
qu'exige le traitement des malades et des blessés évacués dans
les hôpitaux d'arrière-ligne et dans ceux de la mère patrie ; sans
tenir compte non plus des nécessités du service régulier en dehors
du théâtre de la guerre et du service médical des corps restés en
garnison.

Le nombre total des médecins militaires jugé nécessaire en
1869 pour le service de l'armée de la Confédération allemande du
Nord, en cas de mobilisation et de guerre, était de 3,292, ce qui
donne 1 médecin pour 190 hommes de l'armée active (625,000),
ou 1 médecin pour 290 hommes de l'armée entière (955,000) :
service actif, réserve et landwehr. En suivant la même proportion,
il nous faudrait pour 1,300,000 hommes 4,130 médecins au moins,
sans compter les sous-aides, encore étudiants en médecine. Au
taux de 1 médecin pour 200 hommes, nous devrions avoir, en
temps de guerre, 6,000 médecins.

Quoi qu'il en soit, les principes généraux que pose le colonel
Lewal me semblent trop rationnels pour que je résiste au désir de
lui en emprunter l'énoncé :

« Une ambulance peut et doit être un corps constitué, analogue
et non semblable à un corps de troupes.

« Un régiment de cavalerie, par exemple, a des officiers, des
soldats, des médecins, des vétérinaires, des fonctionnaires administratifs, des ouvriers selliers, maréchaux, tailleurs, etc., et
cependant ces individus ne forment qu'un seul corps. De même
il est rationnel d'admettre qu'une ambulance, avec des médecins,
des comptables, des infirmiers, peut parfaitement être constituée en un corps unique, sans inconvénient et avec profit pour le
service.

« De trop petits corps isolés sont mauvais. Ils ne s'entendent pas, ne sont pas surveillés, et manquent de l'impulsion qui vient d'un commandement supérieur, secondé par des lieutenants responsables. Enfin, il y a multiplicité de comptabilité et de gestion et, par conséquent, travail inutile et perte de temps.

« On est ainsi conduit à former un corps unique d'ambulance par corps d'armée. Il se décomposerait en trois fractions, comme un régiment en trois bataillons, de manière à donner un service d'ambulance à chaque division et à en conserver un troisième en réserve, tant pour secourir les deux autres que pour assurer le service du quartier général du corps d'armée.

« Ce corps d'ambulance de corps d'armée aurait, comme tous les autres, son conseil d'administration, ses commissaires chargés de la comptabilité, ses secrétaires, ses ouvriers, ses accessoires.

« La partie médicale et la partie administrative sont distinctes et cependant nécessairement liées pour atteindre complètement le but du service ; elles ne peuvent être indépendantes l'une de l'autre, et, par conséquent, doivent obéir à un chef commun, tout en conservant chacune leur spécialité et leur hiérarchie, qui ne peuvent être confondues.

« Le débat est très vif entre les opinions qui portent à la direction de l'ambulance un médecin ou un administrateur. En pesant les raisons alléguées de part et d'autre, considérant l'intérêt du service et surtout celui des malades, *il est évident que la médecine est la principale et l'administration l'accessoire. Cela résout la question.*

« La direction appartient donc à un médecin et non à un administrateur. Les attributions étant bien définies et un conseil d'administration étant constitué pour résoudre toutes les questions, les abus ne sont pas à craindre. »

ARTICLE PREMIER

ÉTAT-MAJOR MÉDICAL DE L'ARMÉE

Un médecin en chef de l'armée, pris parmi les inspecteurs du corps de santé, dirige le service de santé de toute l'armée. Il a les droits et les devoirs d'un chef de service et reçoit directement les ordres du général en chef. Tout le personnel attaché au service de santé lui est subordonné.

Un médecin en chef de corps d'armée, choisi parmi les médecins principaux de première classe (ou mieux parmi les médecins principaux directeurs, dont le chiffre sera en rapport avec la répartition et le nombre des corps d'armée ou des circonscriptions militaires et dont le grade se rapprochera beaucoup de celui des médecins inspecteurs actuels) centralise le service médical de chaque corps d'armée et a la direction de ce service. Il reçoit directement les ordres du général en chef du corps d'armée auquel il est attaché. Un médecin-major de deuxième classe et un aide-major lui sont adjoints.

Auprès du médecin en chef de corps d'armée est placé un officier principal d'administration chargé des rapports avec l'intendance, et de la surveillance pour tout ce qui regarde le service des approvisionnements; un officier d'administration de deuxième classe, adjoint au premier, l'aide dans sa mission. Un capitaine de cavalerie, chef du personnel militaire du bataillon sanitaire, réside également auprès du chirurgien en chef et transmet ses ordres aux lieutenants, chefs des compagnies. Un sergent et deux infirmiers aident comme secrétaires au collationnement des pièces concernant le service de santé.

Un médecin consultant fait partie de l'état-major du corps d'armée, il lui est subordonné pour tout ce qui regarde le service. Ses fonctions sont surtout de répondre à l'appel que lui font, dans les cas difficiles, les médecins traitants; son rôle est exclusivement scientifique et professionnel.

ARTICLE II

SERVICE MÉDICAL DES RÉGIMENTS

Médecins. — En temps de paix, les médecins de régiment devant soigner eux-mêmes dans les hôpitaux tous leurs malades et blessés, doivent être assez nombreux. En temps de guerre, comme les régiments laissent en arrière, aux soins du corps des ambulances, les malades et les blessés, le nombre des médecins régimentaires peut être réduit à 1 médecin-major de 1re classe, 1 médecin-major de 2e classe, 2 aides-majors pour les régiments d'infanterie; dans les régiments de cavalerie et les bataillons de chasseurs, il n'existe pas de chirurgien-major de 1re classe.

Soldats d'infirmerie. — Chaque médecin de régiment d'infanterie ou de bataillon de chasseurs a auprès de lui deux soldats portant le sac d'ambulance et la sacoche à pansement. Comme il importe d'éviter à ces soldats toute fatigue inutile, puisqu'en arrivant à l'étape ils auront souvent à s'occuper des malades, ils laissent autant que possible, pendant les marches, le sac d'infirmerie dans la voiture régimentaire. Leur propre sac qui renferme leurs effets personnels reste toujours dans la voiture contenant le matériel médical du régiment (brancards, médicaments, boîtes d'instruments, attelles, couvertures, etc.). Dans les régiments de cavalerie et dans les batteries d'artillerie, chaque médecin n'est accompagné que d'un soldat d'infirmerie, dont le cheval porte les sacoches. Pendant le combat, les 4 chirurgiens-majors de 1re classe, ainsi que 6 des 8 aides-majors des 4 régiments d'infanterie, les 2 aides-majors des bataillons de chasseurs, ceux du régiment de cavalerie et 2 des 3 aides-majors des batteries d'artillerie, c'est-à-dire 16 médecins appartenant aux régiments engagés, vont rejoindre leurs collègues de la compagnie divisionnaire d'ambulance et constituent avec eux la place de pansement (ancienne ambulance divisionnaire). Tous les chirurgiens-majors de 2e classe restent avec leur régiment, sauf celui de cavalerie[1], qui va à la place de secours, où il retrouve deux des aides-majors des régiments d'infanterie.

Soldats brancardiers. — Dans chaque compagnie d'infanterie ou de chasseurs, quatre soldats sont instruits à relever les blessés, à se servir du brancard, à appliquer le garrot en cas d'hémorragie grave, en employant le mouchoir et le sabre du blessé; à placer une attelle au-dessus des vêtements, en se servant, à son défaut, du sabre, du fusil, des bâtons de tente; à fixer ces attelles au moyen des courroies du sac de la bretelle du fusil ou du ceinturon. Sauf les cas de nécessité, ces soldats ne remplissent les

---

(1) A moins de faire charger le médecin le sabre au poing, on ne voit pas comment il pourrait être utile dans un régiment de cavalerie au moment d'une bataille. Ou bien la cavalerie est en réserve et alors les hommes blessés par le feu de l'artillerie sont à proximité de la place de secours; ou bien elle charge et le médecin est alors réduit à l'impuissance.

fonctions de brancardiers que pendant les batailles et non dans les engagements de peu d'importance.

ARTICLE III

SERVICE DES AMBULANCES

Chaque corps d'armée possède son service de santé spécial, unifié sous la direction de son médecin en chef. Il se subdivise en service de première ligne, de seconde ligne et service de réserve.

Il comprend :

1° Le bataillon d'ambulance (divisé en 3 compagnies divisionnaires d'ambulance) ;

2° Les hôpitaux de campagne (divisés en 3 hôpitaux divisionnaires de campagne) ;

3° La réserve sanitaire.

A. — *Bataillon d'ambulance.*

Lorsque le corps d'armée est réuni, le bataillon d'ambulance reste auprès du quartier général du corps ; si une division ou une brigade est séparée du corps d'armée, le bataillon doit pouvoir lui fournir un détachement d'une force proportionnelle au chiffre des troupes isolées. Il se divise donc en trois compagnies divisionnaires distinctes, ayant chacune leur personnel, leur matériel, leurs moyens de transports particuliers ; leur rôle est à peu près celui que remplissent les ambulances divisionnaires actuelles. Deux compagnies répondent aux deux divisions d'infanterie, une reste en réserve. Chaque compagnie peut se subdiviser à son tour en deux détachements, correspondant aux deux brigades qui forment chaque division. Chacune des trois compagnies divisionnaires d'ambulance est ainsi constituée :

Officiers. . . .
- 1 médecin-major de 1re classe.
- 1 médecin-major de 2e classe.
- 4 aides-majors.
- 1 lieutenant.
- 1 sous-lieutenant.
- 1 comptable.

Infirmiers. . . $\left\{\begin{array}{l}\text{8 infirmiers de visite.}\\\text{12 infirmiers d'exploitation.}\\\text{2 infirmiers-majors (surveillants).}\end{array}\right.$

Troupe . . . . $\left\{\begin{array}{l}\text{3 sergents.}\\\text{8 caporaux (dont 2 clairons).}\\\text{66 brancardiers.}\\\text{2 ordonnances d'officiers.}\end{array}\right.$

Train. . . . . $\left\{\begin{array}{l}\text{2 sous-officiers.}\\\text{20 soldats (4 montés).}\end{array}\right.$

       10 voitures et chariots.
       18 chevaux de selle.

Officiers militaires. — Bien que le commandement de la compagnie appartienne au médecin-major, celui-ci n'exerce qu'une direction générale sur les infirmiers et les brancardiers; le lieutenant de la compagnie a pour mission tout ce qui regarde la discipline et l'exécution des ordres donnés par le médecin-major, et celui-ci reçoit directement ceux du médecin en chef du corps d'armée, ou du général, auquel il appartient surtout de désigner l'endroit que la compagnie divisionnaire d'ambulance occupera pendant les batailles, les marches et les campements. Dans le cas où ces ordres ne seraient pas donnés, le chirurgien en chef de la compagnie divisionnaire agit d'après ses inspirations et sous sa responsabilité personnelle.

S'il faut établir deux places de pansement par division, c'est-à-dire une par brigade, la compagnie se divise en deux sections et le sous-lieutenant et le médecin-major de 2ᵉ classe prennent, chacun en ce qui le concerne, la direction de la section envoyée en détachement. En temps de paix, les officiers des compagnies de santé sont chargés de la direction du personnel des grands hôpitaux.

Comptable. — Le comptable a la gestion des fonds de la compagnie; il s'occupe des approvisionnements, en se mettant en rapport avec ses collègues et ses chefs de l'intendance.

Médecins. — Le médecin-major de 1ʳᵉ classe, chef de la compagnie sanitaire, ne doit pas, autant que possible, pratiquer d'opérations à la place de pansement de la division, mais servir de conseil à ses collègues dans les cas difficiles, et exercer sur tout et sur tous une active surveillance, afin de régulariser et d'activer le service.

Le médecin-major de 2ᵉ classe agit, à la place de pansement, comme ses collègues venus des régiments engagés, sauf le cas où il prend le commandement d'une place de pansement auxiliaire (*ambulance de brigade*).

Un des aides-majors, adjoint plus spécialement au médecin en chef de la compagnie divisionnaire d'ambulance (*ambulance divisionnaire*), surveille l'arrivée des blessés venant du champ de bataille, leur répartition dans les maisons où est installée la place de pansement, et leur mise en voiture lorsqu'on les dirige de l'ambulance sur les hôpitaux divisionnaires de campagne.

Infirmiers. — Les 8 infirmiers de visite servent plus spécialement d'aides aux médecins ; les 12 infirmiers d'exploitation ont surtout pour mission de préparer l'eau, les éponges, le linge, nécessaires aux pansements ou aux opérations, et de déshabiller les blessés. 8 infirmiers ne sauraient suffire, mais comme ils reçoivent le concours de 30 infirmiers régimentaires, leur nombre se trouve porté à 52, chiffre très suffisant.

Brancardiers d'ambulance. — Les brancardiers d'ambulance sont de simples soldats en service ordinaire, mais instruits en temps de paix à manier et à porter un brancard, à relever et à déshabiller un blessé, à appliquer au-dessus des vêtements des attelles ordinaires ou improvisées. Ils sont tirés des rangs des régiments faisant partie du corps d'armée, et seulement au moment de la mobilisation ; ils se constituent alors en compagnies, sous la direction des officiers qui en forment le cadre permanent, et quittent l'uniforme de leur corps pour prendre celui des compagnies d'ambulance. Leur rôle est de porter les blessés sur les brancards faisant partie du matériel de la compagnie, depuis la ligne de combat jusqu'à la place de pansement, d'aider à leur transport par les voitures d'ambulance depuis la place de secours jusqu'à l'ambulance divisionnaire (place de pansement), et de ce point à l'hôpital de campagne le plus proche ; de faire, dans les ambulances et les hôpitaux, le service non médical dont sont aujourd'hui exclusivement chargés les infirmiers d'exploitation.

Train. — Les deux sous-officiers dirigent le service des transports. 16 soldats non montés conduisent les 10 voitures régle-

mentaires et surveillent les voitures de réquisition. Les 4 soldats
montés leur servent d'estafettes.

Ordonnances. — Les officiers et les médecins du grade de major
ont seuls une ordonnance, spécialement et uniquement attachée
à leur personne. Le service personnel des autres officiers est fait
par des infirmiers et des brancardiers. Leurs chevaux sont pansés
par des soldats du train faisant partie de la compagnie.

Voitures. — Les 10 voitures comprennent, 5 voitures spéciales
à quatre roues et à 2 chevaux pour le transport des blessés ;
5, également à 2 chevaux, servant pour le transport du matériel.
Elle comprennent : 1 voiture pour matériel de cuisine et approvisionnements, 2 voitures pour couvertures, objets de pansement,
brancards, et 2 fourragères pour bagages, couvertures, provisions, etc. Un nombre variable de voitures de réquisition s'ajoute,
en cas de besoin, à ce matériel. En cas de séparation de la compagnie en deux sections, l'une prend avec elle une des voitures
renfermant les brancards et objets de pansements, 1 fourragère et
2 voitures pour blessés. Les 6 autres voitures restent avec l'autre
section, qui joue le rôle de réserve ou de centre. La compagnie
divisionnaire d'ambulance doit pouvoir passer partout; il lui faut
donc des voitures légères et seulement à 2 chevaux.

Chevaux. — Les 8 officiers sont montés, ce qui, avec les chevaux des 3 sous-officiers et des 4 soldats du train, donne 15 chevaux de selle et 26 chevaux de trait. Les chevaux sont confiés aux
soins des soldats du train. Si les trois compagnies divisionnaires
d'ambulance, constituant pour chaque corps d'armée le bataillon
d'ambulance, sont ou peuvent être réunies pendant les marches
et les campements, il y a plutôt entre elles rapprochement que
réunion. Leur rôle, au point de vue de la dissémination, de la
concentration ou de la répartition, peut être comparé à celui des
batteries d'artillerie faisant partie d'un corps d'armée. Leur mode
d'utilisation variant avec les éventualités, il faut que chacune de
ces compagnies forme un tout complet et homogène, n'ayant
rien à emprunter à ses voisines, puisque chacune d'elles constitue, au point de vue médical, le service de bataille de chaque
division.

Le caractère essentiel de l'organisation que je propose est la faculté d'utiliser à son maximum, pendant le combat, l'action des médecins de régiments, laquelle, dans l'organisation actuelle, est à peu près stérilisée. La compagnie divisionnaire d'ambulance n'a qu'un personnel médical restreint, tant qu'elle n'agit pas médicalement; au moment d'une bataille, au moment où elle va entrer en fonctions, au moment où elle va se trouver aux prises avec des besoins immenses et d'une extrême urgence, l'élément médical se renforce puissamment par l'adjonction d'une grande partie des médecins de régiment. On pourrait donc dire que la compagnie divisionnaire embrasse tout le service médical régimentaire ; que dans l'intervalle des combats, pendant toute la durée de la guerre, elle détache dans chaque régiment les médecins nécessaires au service ordinaire et, qu'au moment du combat, elle les rappelle à elle, pour concentrer leur action et la rendre plus efficace par cette concentration même, ou bien, prenant un point de départ inverse, on pourrait dire que la compagnie divisionnaire sert à fournir aux médecins des régiments le complément d'infirmiers, les ressources matérielles, qui ne deviennent nécessaires qu'au moment du combat. Nous allons donc voir la compagnie d'ambulance se modifier puissamment alors dans la composition de son personnel.

B. — *Composition de la compagnie divisionnaire d'ambulance au moment du combat.*

La compagnie divisionnaire d'ambulance s'augmente, au moment de la formation de la place de pansement, d'un certain nombre de médecins attachés aux régiments composant la division. Chacun d'eux est accompagné de ses 2 soldats porte-sacs d'infirmerie.

Le personnel médical et subalterne comprendrait alors normalement, pour une division d'infanterie :

1 médecin-major de 1ʳᵉ classe, chef.
4 chirurgiens-majors de 1ʳᵉ classe, venus des régiments d'infanterie engagés.
1 médecin-major de 2ᵉ classe.
16 aides-majors (dont 12 venus des régiments engagés).
2 infirmiers-majors.
8   —   de visite.
12   —   d'exploitation.
28 infirmiers de régiment, accompagnant les 16 médecins de régiment.
77 brancardiers, dont 3 sergents, 8 caporaux.

Ce qui donne un total de 5 médecins traitants, aidés de 15 aides-majors (le médecin en chef et son aide-major pouvant être considérés comme occupés de soins moins directement chirurgicaux), 36 infirmiers servant aux opérations, 12 infirmiers d'exploitation et 2 infirmiers-majors surveillants. En tout, 72 personnes, sans compter les 77 brancardiers. En supposant un chiffre de 1,000 blessés pour la division, chiffre extrêmement considérable et exagéré, il resterait au compte particulier de chaque médecin une moyenne de 71 blessés ; mais il faut remarquer qu'il ne s'agit ici que de pansements provisoires, que tous les blessés facilement transportables seront évacués de suite sur les hôpitaux divisionnaires de campagne, et que, dans l'état actuel des choses, l'ambulance divisionnaire, telle qu'elle est constituée, donnerait, d'après la même base de calcul, 200 blessés au moins par médecin, parmi lesquels il n'y a qu'un seul médecin traitant, chirurgien-major de 1re classe. Si l'on prend le chiffre maximum et exceptionnel de 7 médecins, on n'arriverait encore qu'à la proportion de 142 blessés par médecin.

Supposons toujours le chiffre de 1,000 blessés par division. Sur ce nombre, 800 pourront venir de la place de secours à la place de pansement, à pied ou assis dans une voiture ; 200 devront être transportés sur brancards ou en voiture. Sur les 3 voitures spéciales au transport des blessés, 3 peuvent faire le service entre la place de secours et la place de pansement. Ces voitures pourront facilement faire cinq voyages de 3 kilomètres en moyenne, ce qui, aller et retour, représente 30 kilomètres. Chacune d'elles aura pu rapporter 20 blessés couchés et 20 blessés assis, ce qui donne pour les 3 voitures un total de 60 blessés couchés et autant de blessés assis. Les 6 brancards à roues peuvent faire facilement quatre voyages et porter 24 blessés ; il resterait donc, en dehors des moyens accessoires (voitures de réquisition, fourgons disponibles) à transporter par brancards 116 blessés. Or, sans même employer les 66 brancardiers d'ambulance, lesquels peuvent être utiles ailleurs, on dispose pour une division de 120 musiciens qui, organisés et instruits pour ce service, porteraient en deux voyages les 116 blessés restant. Or, j'exagère ici le chiffre des blessés, que je suppose montant à 7 p. 100 de l'effectif, sans compter les morts ; j'exagère la proportion du nombre des blessés non transportables autrement que couchés ; j'exagère la distance

SERVICE MÉDICAL D'UNE DIVISION D'INFANTERIE[1]

	PERSONNEL des régiments.	AMBULANCES		TOTAL par grades.	TOTAL par spécialité
		Cie divi-sionnaire	Hôpital division.		
Médecin principal de 1re classe.	»	»	1	1	48
Médecins-majors de 1re classe.	4	1	2	7	
Médecins-majors de 2e classe.	7	1	3	11	
Médecins aides-majors.	15	4	10	29	
Pharmacien.	»	»	1	1	1
Lieutenant	»	1	1	2	3
Sous-lieutenant.	»	1	»	1	
Officiers d'administration. . .	»	»	3	3	10
Comptables.	»	1	3	4	
Aides-comptables	»	»	3	3	
Aumônier.	»	»	1	1	1
Infirmiers-majors.	»	2	6	8	97
Infirmiers de visite.	»	8	36	44	
Infirmiers régimentaires . . .	45	»	»	45	
Infirmiers d'exploitation . . .	»	12	60	72	72
Vaguemestre	»	»	1	1	1
Aide de pharmacie	»	»	3	3	3
Brancardiers d'ambulance. { Sergents	»	3	»	3	69
Caporaux et sol-dats	»	66	»	66	
Ouvriers. { Cuisinier	»	»	3	3	8
Buandier	»	»	3	3	
Serrurier-armurier.	»	»	1	1	
Charpentier-menui-sier.	»	»	1	1	
Train . . { Sous-officiers. . .	»	2	3	5	55
Soldats	»	20	30	50	
Ordonnances d'officiers	»	2	6	8	8
Brancardiers ti-rés des régi-ments seule-ment pendant la bataille . . { Sous-offi-ciers. . . 5 Caporaux etsoldats. 128 Musiciens. 150					
	283	71	124	181	376	376
Voitures à 4 chevaux	»	»	12	12	28
Voitures à 2 chevaux	»	10	6	16	
Chevaux de selle (officiers). .	»	9	7	16	41
Chevaux de selle (troupe). . .	»	12	13	25	
Chevaux de trait	»	20	60	80	80

[1] La division est supposée composée de quatre régiments d'infanterie (2 chirurgiens-majors, 2 aides-majors), un bataillon de chasseurs, un régiment de cavalerie (chacun 1 chirurgien-major, 2 aides-majors), trois batteries d'artillerie (1 chirurgien-major, 3 aides-majors).

RÉPARTITION DU PERSONNEL EMPLOYÉ AU SERVICE SANITAIRE
D'UNE DIVISION D'INFANTERIE PENDANT UNE BATAILLE

DÉSIGNATION du PERSONNEL	DE LA LIGNE DE COMBAT à l'ambulance.			COMPAGNIE DIVISIONNAIRE place de pansement.			HÔPITAL DIVISIONNAIRE divisé en 3 sections.				Total général par grades.	Total général par fonctions.
	Restés avec le régiment.	Entre la ligne de combat et l'ambulance.	Total.	Venus des régim. engagés.	Cie divisionnaire d'ambulance.	Total.	1re section.	2e section.	3e section et réserve.	Total.		
Médecin principal de 2e cl.	»	»	»	»	»	»	»	»	1		1	
Médecins-majors de 1re cl.	»	»	»	4	1		1	1	»	16	7	48
Médecins-majors de 2e cl.	6	1	10	»	1	22	1	1	1		11	
Aides-majors.	1	2		12	4		3	3	4		29	
Pharmaciens.	»	»	»	»	»	»	»	»	1		1	
Aide de pharmacie.	»	»	»	»	»	»	1	1	1	4	3	4
Lieutenant et sous-lieut.	»	1	1	»	1	1	»	»	1	1	3	3
Officier d'administration.	»	»	»	»	»	»	1	1	1		3	
Comptable.	»	»	»	»	1	1	1	1	1	9	4	10
Aide-comptable.	»	»	»	»	»	»	1	1	1		3	
Aumônier.	»	»	»	»	»	»	»	»	1	1	1	1
Infirmiers régimentaires.	12	5	17	28	»		»	»	»		45	
— majors.	»	»	»	»	2		2	2	2	102	8	169
— de visite.	»	»	»	»	8	50	12	12	12		44	
— d'exploitation.	»	»	»	»	12		20	20	20		72	
Vaguemestre.	»	»	»	»	»	»	»	»	1	1	1	1
Brancardiers d'ambulance	»	69	69	»	»	»	»	»	»	»	69	69
Ouvriers. cuisinier.	»	»	»	»	»	»	1	1	1		3	
Ouvriers. buandier.	»	»	»	»	»	»	1	1	1	8	3	8
Ouvriers. serrur.-charp.	»	»	»	»	»	»	»	»	2		2	
Train. Sous-officiers.	»	2	22	»	»	»	1	1	1		5	
Train. soldats.	»	20		»	»	»	10	10	10	33	50	55
Ordonnances d'officiers.	»	»	»	»	»	»	»	»	»		»	»
Brancardiers fournis par les régiments, seulement pendant le combat :												
Sous-officiers.	5	»									5	
Caporaux et soldats.	128	»	283								128	283
Musiciens.	75	75									150	
			402			74	56	56	63	175		651
			402			74				175		

entre la place de secours et la place de pansement, puisque je l'évalue à 4 kilomètres au moins de la ligne de combat, à 6 kilomètres des batteries ennemies.

Mais beaucoup de blessés, non atteints de fractures, exigeant le décubitus dorsal, peuvent être assez affaiblis pour ne pouvoir marcher jusqu'à l'ambulance et doivent être assis ; les voitures d'ambulances en ont conduit 60 ; les 2 fourragères munies de banquettes latérales (pouvant, lorsque la voiture ne sert pas au transport des blessés, être maintenues relevées le long des parois, modification que j'avais fait subir à nos fourragères) peuvent transporter à chaque voyage 20 blessés assis, ce qui, pour cinq voyages et 2 voitures, donnent 200 blessés. On voit donc que les voitures de réquisition ne seraient même pas utiles dans la plupart des circonstances.

C. — *Hôpitaux divisionnaires de campagne.*

Le chiffre de 12 hôpitaux de campagne, adopté par l'armée prussienne pour un corps d'armée de 30,000 hommes, me paraît un peu exagéré. Cette multiplicité part de l'idée, excellente dans une certaine mesure, qu'il faut le plus possible disséminer les malades ; toutefois il ne faut pas que cette dissémination aille jusqu'à une trop grande division des forces. Trois hôpitaux divisionnaires par corps d'armée donnent un grand hôpital par division d'infanterie, et en laissent un à la disposition du général en chef pour les besoins de la réserve. De plus, comme chaque hôpital peut se subdiviser immédiatement en trois hôpitaux, on a un hôpital mobile pour chaque brigade de la division et, en outre, un hôpital de réserve.

L'hôpital divisionnaire non subdivisé comprend :

    1 médecin principal de 2ᵉ classe, chef.
    2 médecins-majors de 1ʳᵉ classe.
    3 médecins-majors de 2ᵉ classe.
10 aides-majors.
    1 pharmacien.
    1 lieutenant.
    3 officiers d'administration.
    3 comptables.
    3 aides-comptables.
    1 aumônier.
    6 infirmiers-majors.
36 infirmiers de visite.
66 infirmiers d'exploitation.
    1 vaguemestre.
    3 aides de pharmacie.
    3 cuisiniers.
    3 buandiers.
    1 serrurier.
    1 menuisier.
    3 sous-officiers du train.
30 soldats du train.

Chaque section peut hospitaliser 200 malades, ou, pour chaque hôpital divisionnaire non subdivisé, 600 malades, et pour le corps entier 1,800, sans faire appel à la réserve du corps, qui peut se charger de donner des soins à 300 blessés, et sans utiliser le bataillon d'ambulance, qui peut encore en soigner 500. De sorte que, dans un cas de perte considérable, ou de victoire laissant entre nos mains un grand nombre de blessés ennemis, le service des ambulances de l'armée combattante, avant même que les hôpitaux de réserve (éloignés au moins d'une étape) ne soient arrivés, pourrait donner des soins suffisants à 2,600 blessés par corps d'armée.

Médecins. — *L'hôpital divisionnaire* se partage en trois sections, qui ont leur personnel, leur matériel, leurs fourgons particuliers ; la première et la seconde section sont commandées par un des deux médecins-majors de 1re classe. Le médecin principal de 2e classe, chef de l'hôpital divisionnaire, garde, en cas de séparation, le commandement de la troisième section (réserve). Chaque chirurgien-major est assisté de deux aides-majors. Le deuxième aide-major est spécialement attaché, comme secrétaire, au méde_cin principal, chef de l'hôpital.

Pharmacien. — L'hôpital n'a qu'un pharmacien, qui reste avec la section de réserve. En cas de séparation, le service de pharmacie des deux premières sections est fait par un des trois aides-majors, aidé du garçon de pharmacie.

Lieutenant. — Le lieutenant a la surveillance et la direction des infirmiers et soldats ; il reste avec la troisième section. En cas de séparation, l'officier d'administration attaché à chacune des deux premières sections le remplace dans cette fonction de surveillance.

Officiers d'administration. — Ils sont chargés de l'ordre, de la bonne tenue de l'ambulance, et de la surveillance administrative (cuisine, magasin de réserve, etc.).

Comptables. — Ils sont chargés de la gestion financière, des achats de vivres, fourrages ; de la tenue des registres, de la rédaction des actes d'état civil.

Infirmiers. — Ils se partagent en nombre égal dans les trois sections, sur le chiffre d'un infirmier de visite pour 25 malades et d'un infirmier d'exploitation pour 16 malades, 8 restant disponibles pour les services généraux.

Ouvriers. — Quelques ouvriers en bois et en fer sont indispensables pour l'appropriation des locaux, la fabrication des appareils, attelles, etc. Chaque hôpital possède un serrurier-armurier et un charpentier-menuisier.

Soldats du train. — Ils conduisent les voitures de l'hôpital et surveillent les paysans requis avec leurs chariots. Dix sont montés.

Ordonnances d'officiers. — Les officiers et médecins du grade de major ont seuls un ordonnance attaché à leur personne; le service des autres officiers est fait par un des infirmiers ou des soldats de l'ambulance.

Matériel. — Les fourgons d'ambulance, tels qu'ils existent en France et en Autriche, doivent être supprimés. Le matériel de pansement doit être placé dans des caisses ou cantines pouvant être facilement déchargées. Il doit y avoir autant de paires de caisses renfermant une série complète de pansements et d'attelles qu'il y a de médecins traitants par compagnie divisionnaire ou par hôpital divisionnaire de campagne, afin que l'on puisse, sans immobiliser le fourgon qui peut continuer sa route avec le reste des provisions, laisser dans une maison, dans une ferme isolée, un médecin, son aide, ses infirmiers et le matériel nécessaire aux pansements (Voy. plus loin, *Appendice :* Organisation de la première ambulance volontaire.)

Voitures. — Nos fourgons sont trop lourds, peu maniables dans de mauvaises routes. Les voitures prussiennes d'ambulance pour le transport du matériel sont extrêmement disgracieuses, et ressemblent *extérieurement* à de mauvais chariots de paysan; mais elles sont très bien disposées à l'intérieur, passent par tous les chemins et arrivent intactes, quand les nôtres restent en route.

Il faut, pour chacune des trois sections d'un hôpital divisionnaire, cinq voitures :

1 pour caisses d'instruments, de pansement, de pharmacie;

1 pour matériel de cuisine et vivres ;

3 pour matériel hospitalier.

Les deux premières voitures sont à deux chevaux, les trois dernières à quatre chevaux.

L'hôpital réuni dans sa totalité a de plus, avec sa section de réserve, une voiture de pharmacie et 2 voitures de supplément, toutes trois à quatre chevaux.

Les aides-majors, officiers d'administration et comptables ne sont pas montés; ils prennent place dans un omnibus à six places, que possède chaque section de l'hôpital. Au moment de la bataille, cet omnibus peut être utilisé pour le transport des blessés.

D. — *Réserve du quartier général.*

La réserve du corps d'armée comprend à la fois le personnel et le matériel nécessaires pour subvenir aux premiers besoins des compagnies et des hôpitaux divisionnaires d'ambulance. Le matériel porté par six voitures comprend surtout des tentes, des brancards et des couvertures, un dépôt de linge et de médicaments.

Le chiffre total du matériel et du personnel nécessaires au service médical d'un corps d'armée, chiffre auquel nous devons ajouter celui des hôpitaux de réserve, est si peu en rapport avec les errements suivis dans notre pays, que la vue seule des chiffres que je propose produira sur bien des lecteurs appartenant à l'armée (exception faite pour les médecins) une impression tellement défavorable, que je ne doute pas que, sans plus d'examen, beaucoup regarderont ce projet de réorganisation comme une de ces rêveries théoriques, dans lesquelles on ne tient nul compte des difficultés et des exigences de la pratique.

Je ne parlerai pas de ce qui s'est fait dans l'armée américaine, dont le corps médical comprenait : 1 chirurgien-général et 1 aide-chirurgien général; 1 inspecteur général et 16 inspecteurs; 352 chirurgiens et aides-chirurgiens d'état-major; 3,000 chirurgiens et aides-chirurgiens de régiment; 2,500 chirurgiens servant par contrat, c'est-à-dire 6,051 médecins. Je n'opposerai pas à notre pénurie en matériel les 18,000 brancards envoyés de New-York et de Philadelphie; mais, puisqu'il s'agit surtout de l'organisation des armées européennes, je crois utile de mettre en regard l'effectif médical d'un corps d'armée de 30,000 hommes, d'après le projet d'organisation que je propose pour notre armée, et le même effectif pour un même corps d'armée, tel qu'il existe en Prusse, d'après l'organisation de 1867.

AMBULANCES D'UN CORPS D'ARMÉE DE 30,000 HOMMES

DÉSIGNATION DU PERSONNEL	SERVICE de 1re ligne Comp. d'ambulance Projet.	Prusse.	SERVICE de 2e ligne Hôpitaux de bataille Projet.	Prusse.	RÉSERVE du quartier général Projet.	Prusse.	SERVICE de 4e ligne Hôpitaux de réserve Projet.	Prusse.	TOTAL GÉNÉRAL par grades Projet.	Prusse.	TOTAL GÉNÉRAL par groupes Projet.	Prusse.	RAPPORT avec la Prusse En plus.	En moins.
Médecins principaux	»	»	3	12	1	»	»		4	12				
— majors	6	6	15	12	4	3	12		37	21	101	93	8	»
— aides-majors	12	15	30	36	6	9	12		60	60				
Pharmaciens	»	3	3	12	1	3	3		7	18				
Aides de pharmacie	»	»	9	12	2	»	3		14	12	21	30	»	9
Officiers d'administration et comptable	3	3	27	36	6	9	9		45	48	45	48	»	3
Capitaine, lieutenant et sous-lieutenant	7	9	3	»	»	»	3		13	9	13	9	4	»
Aumônier	»	»	3	»	1	»	3		7	»	7	»	7	»
Infirmiers-majors	6	6	18	48	3	9	9		36	63				
— de visite	24	18	108	72	15	18	30		177	108	509	375	134	»
— d'exploitation	36	24	180	144	20	36	60		296	204				
Brancardiers, sous-officiers et soldats	207	447	»	»	22	»	»		229	447	229	447	»	218
Train : sous-officiers et soldats	66	87	99	210	22	17	33		120	344	120	344	»	224
Vaguemestre	»	»	3	»	1	»	3		7	»	7	»	7	»
Cuisiniers	»	»	9	12	1	3	3		13	15	13	15	»	2
Buandiers	»	»	9	»	3	»	3		15	»	15	»	15	»
Ouvriers en fer et bois	»	»	6	»	7	»	9		22	»	22	»	22	»
Ordonnances d'officiers	7	»	18	»	5	»	18		48	»	48	»	48	»
	371	618	543	636	120	107	213		1150	1361	1150	1361	245	456
Personnel en moins													211	
Voitures à 4 chevaux	»	»	36	36	3	»	18	»	»	»				
— à 2 chevaux	30	30	18	24	3	»	3	»	»	»	111	90	11	»
Chevaux de selle	63	57	60	96	17	»	28	»	»	»				
— de trait	60	66	180	192	18	»	78	»	»	»	504	411	93	»

Voitures en plus, 11 | Chevaux en plus, 93

(Dans la colonne « Prusse » du Service de 4e ligne : « Est remplacé par les évacuations ou par l'immobilisation des hôpitaux de compagnie. »)

OBSERVATION. — L'augmentation proposée du nombre des infirmiers est largement compensée par la diminution dans le nombre des brancardiers et des soldats du train. Ces différences qui se retrouvent dans le chiffre des voitures tiennent à ce que l'hospitalisation sur place est substituée au service des évacuations pour tous les blessés peu transportables. Dans la dernière guerre, les Prussiens, malgré le chiffre élevé des médecins et leurs 12 hôpitaux de bataille par corps d'armée, ont dû évacuer des blessés, qui, dans le sens médical de ce mot, n'étaient pas transportables.

CHAPITRE IV

SERVICE MÉDICAL EN ARRIÈRE DE L'ARMÉE

Le service médical en arrière de l'armée comprend les hôpitaux de réserve, les hôpitaux d'étapes et les hôpitaux ambulants.

A. *Hôpitaux de réserve.* — Ils sont destinés à venir remplacer sur le terrain de la lutte les hôpitaux divisionnaires de campagne qui doivent, après quelques jours, être rendus disponibles, afin de pouvoir rejoindre l'armée, si celle-ci a marché en avant. Ayant, eux aussi, le caractère de mobilité, mais à un moindre degré, emportant avec eux un matériel plus considérable, ces hôpitaux de réserve restent en arrière de l'armée, éloignés par conséquent d'une journée de marche au moins du théâtre des opérations actives. Leur composition en personnel se rapproche beaucoup de celle des hôpitaux divisionnaires de campagne, seulement les médecins sont pour la plupart, sauf le médecin en chef, choisis parmi ceux qui ont été rappelés au service par la mobilisation.

Ils comprennent chacun :

  1 chirurgien-major de 1re classe.
  3 chirurgiens-majors de 2e classe.
  4 chirurgiens aides-majors.
  1 pharmacien.
  1 lieutenant.
  1 officier d'administration.
  1 comptable.
  1 aide-comptable.
  1 aumônier.
  3 infirmiers-majors.
 10 infirmiers de visite.
 20 infirmiers d'exploitation.
  1 aide de pharmacie.
  1 vaguemestre.
  1 cuisinier.
  1 buandier.
  3 ouvriers sur fer et bois.

1 sous-officier du train.
10 soldats du train.
6 ordonnances d'officiers.'
6 chariots et fourgons à 4 chevaux.
1 omnibus.

A chaque corps d'armée correspondent trois hôpitaux de réserve. Lorsqu'une bataille importante a eu lieu, l'hôpital de réserve, prévenu par le télégraphe ou par estafette, rejoint l'armée et remplace par une installation définitive l'installation temporaire improvisée par les hôpitaux divisionnaires de campagne. Il conserve et hospitalise les blessés peu transportables et ceux qui, très légèrement blessés, pourront, quelques jours plus tard, rejoindre leur corps. Les autres sont, au moyen de voitures, mises par le train des équipages à la disposition des médecins en chef de corps d'armée, évacués sur l'hôpital d'étape le plus proche et, de là, sur les grandes villes où existent des hôpitaux.

B. *Hôpitaux d'étapes*. — Ces hôpitaux d'étapes sont soumis comme les hôpitaux ambulants à l'autorité du général en chef et du médecin en chef du territoire d'étapes, c'est-à-dire de la région placée entre l'armée active et la mère patrie ou le centre du pays. Créés au fur et à mesure des besoins, ils s'échelonnent, les uns derrière les autres, le long des lignes principales d'évacuation ou de passage. Le personnel, choisi de préférence parmi les médecins rappelés par la mobilisation, a pour chef, autant que possible, un médecin militaire en service permanent. Ce personnel, variable en nombre, suivant l'importance de la station d'étape et les ressources qu'elle renferme, n'est point tiré des ambulances ou des corps de troupes de l'armée active ; il est désigné par le ministre de la guerre et vient de l'intérieur du pays, où il a été rassemblé d'avance dans les villes les plus proches de la frontière ou du théâtre des opérations. Autant que possible, les stations importantes du chemin de fer en rapport avec l'armée ont leur hôpital d'étape.

C. *Hôpitaux ambulants*. — Constitués par des trains spéciaux de chemin de fer spécialement aménagés, ils servent aux évacuations. Le personnel des sociétés de secours peut être employé à ce service, mais toujours sous la direction d'un chirurgien militaire désigné par le chirurgien en chef de l'armée. Si le train d'évacuation part du territoire français pour aller vers l'armée, ce médecin est désigné par le chirurgien en chef du territoire d'étapes ou de la circonscription territoriale sur laquelle a été formé le train d'évacuation.

CHAPITRE V

HÔPITAUX PERMANENTS, MAISONS DE CONVALESCENCE, ETC.

Ils comprennent tous les hôpitaux militaires existant en dehors du théâtre de la guerre, les hôpitaux civils transformés en hôpitaux militaires, les hôpitaux temporaires élevés par l'État ou les sociétés de secours, etc. Tous, quelle que soit la composition de leur personnel, doivent être sous la surveillance et même sous la direction d'un chirurgien militaire. Il n'en est plus de même quand il s'agit d'un hôpital civil préexistant, recevant temporairement des soldats blessés.

CHAPITRE VI

FONCTIONNEMENT EN TEMPS DE GUERRE

Dans les marches, au bivouac, dans les cantonnements, le service des ambulances d'un corps d'armée reste rassemblé près du quartier général du corps auquel il est attaché, à moins que le général en chef, en raison de la séparation des divisions en plusieurs colonnes, de la proximité de l'ennemi, de la prévision d'un combat, etc., n'en ordonne autrement.

Si une division ou une brigade est détachée du corps d'armée, une compagnie divisionnaire et un hôpital divisionnaire de campagne, ou seulement une des sections de chacun d'eux accompagnent la division, la brigade ou le régiment détaché.

Lorsqu'on s'attend à une bataille, le bataillon d'ambulance envoie, sur l'ordre du général en chef, les compagnies divisionnaires se placer à 1,500 ou 2,000 mètres en arrière, et, autant que possible, sur les côtés de la route où l'on prévoit le rassemblement des blessés. Les hôpitaux divisionnaires s'installent à 5,000 ou 6,000 mètres de la ligne du combat, à portée des villages ou des habitations, mais en évitant les centres de résistance. On évitera donc les endroits élevés, dominants, pour rechercher les vallées, le bord des cours d'eau, mais en restant à distance des ponts principaux qui les traversent.

Les soldats désignés comme brancardiers sortent du rang, prennent dans la voiture régimentaire d'ambulance les brancards, les attelles, la pannetière à pansements, la gourde-bidon, et se placent, par groupes de trois hommes, en arrière de leurs compagnies.

Service sous le feu. — Le médecin-major de 2ᵉ classe des régiments d'infanterie et des bataillons de chasseurs reste derrière son régiment, pour diriger le service des brancardiers.

Place de secours. — Deux aides-majors fournis par les régiments d'infanterie se placent à 1,000 ou 1,500 mètres de la ligne de combat, près de la route où se concentreront les premiers blessés et, sous la direction des chirurgiens-majors des régiments de cavalerie, instituent une place de secours.

Place de pansement. — Les autres médecins des régiments se rendent à l'ambulance divisionnaire ou place de pansement, constituée par la compagnie divisionnaire d'ambulance.

Au fur et à mesure qu'un soldat tombe blessé, les soldats brancardiers lui indiquent le lieu où se trouve l'ambulance, et, s'il ne peut marcher, ils le placent sur leur brancard et, après lui avoir appliqué, s'il y a lieu, une attelle au-dessus de ses vêtements, le transportent à la place de secours. Là, s'il n'y a pas d'hémorragie grave, le brancard, immédiatement repris par les brancardiers de la compagnie d'ambulance ou par les musiciens chargés de ce service, est conduit, soit à bras ou sur trains de roues, soit par une des voitures de la compagnie sanitaire, jusqu'à la *place de pansement.* A la *place de pansement* ou *ambulance divisionnaire*

sont les médecins de la compagnie divisionnaire d'ambulance et la
majeure partie des médecins appartenant aux régiments engagés
Le blessé est déshabillé, visité, opéré s'il y a lieu, pansé, et suivant la nature et l'état de la blessure, il reste à l'ambulance ou
est transféré immédiatement à l'hôpital divisionnaire. Aussitôt le
pansement terminé, le médecin arrache de son carnet une feuille
imprimée suivant le modèle suivant :

Nom	Régiment	Nº matricule
Nature de la blessure. . .		
Opération pratiquée . . .		
Date de l'opération		
Pansement définitif		
Pansement provisoire		
Pansement à renouveler		
Peut être évacué		

Après avoir rempli au crayon cette fiche et avoir barré, suivant
le cas, les mots : définitif, provisoire ou à renouveler, en indiquant
alors approximativement l'époque du renouvellement du pansement, le chirurgien attache cette fiche sur la poitrine du blessé.

On ne doit faire à la place de pansement que les opérations
urgentes, et jamais les résections articulaires ou autres exigeant
un temps assez long pour leur accomplissement ou l'immobilisation ultérieure de l'opéré. Il faut autant que possible que, dans
les vingt-quatre heures qui suivront, la place de pansement puisse
être levée et que tous les blessés soient transférés dans les hôpitaux divisionnaires.

La troisième compagnie divisionnaire d'ambulance, restée en
réserve, est utilisée suivant les besoins.

Chaque hôpital divisionnaire pouvant se diviser en deux ou
trois sections, peut établir ainsi deux ou trois hôpitaux pour
chaque division, ce qui, pour un même corps d'armée et pour un
chiffre moyen de 1,800 blessés par corps d'armée, permet d'installer trois hôpitaux principaux de 400 lits, et trois de 200 lits, ou

neuf hôpitaux de 200 lits. Si ce chiffre était dépassé, les compagnies divisionnaires et la réserve sanitaire placées auprès du quartier général du corps se chargeraient facilement des autres blessés.

Vingt-quatre ou quarante-huit heures après la bataille, commencent les évacuations des blessés facilement transportables. Leur proportion est en général des trois quarts du nombre total des blessés; les deux tiers seulement seraient-ils transportables que les ressources, sans compromettre le service en cas d'une prochaine bataille, seraient encore à la hauteur des besoins. En effet, les blessés qu'on ne peut évacuer sans danger, et que nous supposons atteindre le chiffre maximum de 800, pourraient être rassemblés par groupes de 200 dans quatre hôpitaux divisionnaires; or, comme chaque corps d'armée en possède neuf, il resterait encore cinq hôpitaux divisionnaires disponibles pour se porter en avant avec le bataillon sanitaire et toute la réserve du quartier général. Mais, le troisième jour au plus tard, les hôpitaux divisionnaires de réserve, au nombre de trois par corps d'armée, avertis des événements, arrivent sur le théâtre de la lutte; ils se chargent de 600 malades au minimum, et s'ils ne pouvaient en prendre davantage, ils n'immobiliseraient encore que deux hôpitaux divisionnaires de campagne. Les deux autres hôpitaux divisionnaires devenus libres rechargent leurs voitures, échangent avec une quantité correspondante du matériel apporté par l'hôpital de réserve le matériel employé par eux et qu'ils abandonnent, et rejoignent l'armée.

Si l'armée a marché en avant, l'hôpital de réserve, par suite du déplacement du théâtre des opérations, ne tarde pas à devenir un hôpital d'étapes; il se transforme alors en établissement permanent, soit en utilisant les habitations, soit en se servant des tentes qu'il possède dans son matériel, ou en élevant des tentes-baraques. En même temps, de nouveaux hôpitaux de réserve, constitués à Paris et dans les grandes villes voisines de la frontière, rejoignent l'armée pour y remplir le même rôle que les précédents. Ce n'est qu'à la quatrième grande bataille que l'on se verrait forcé d'immobiliser la majeure partie des hôpitaux divisionnaires de campagne; mais même alors on aurait encore intactes les compagnies divisionnaires d'ambulance, capables de jouer le même rôle que nos ambulances divisionnaires actuelles.

Quant au service des évacuations depuis le champ de bataille jusqu'à la plus prochaine station de chemin de fer, comme on n'évacue que des blessés non atteints de fractures et tout à fait transportables, on peut effectuer ce transport au moyen de voitures de réquisition, ou en se servant des voitures que possède l'escadron du train. Si, au contraire, et nous avons appris à le prévoir, l'armée est obligée de faire retraite, la compagnie divisionnaire d'ambulance va occuper la place occupée par l'hôpital divisionnaire, et celui-ci se porte en arrière avec les blessés transportables qui sont emmenés le plus rapidement possible. Les blessés absolument intransportables demeurent là où ils ont été recueillis, et quelques médecins et infirmiers restent avec eux et, prisonniers comme eux, continuent à leur donner des soins, à moins que le vainqueur ne se charge lui-même de leur hospitalisation et de leur traitement. Si, au lieu d'une retraite en bon ordre, on se trouve au milieu d'une déroute, il y aurait danger à laisser les blessés au milieu du désordre qui survient toujours en pareille circonstance. Quelques hôpitaux divisionnaires doivent alors quitter la route, se placer dans un endroit qui ne soit pas exposé à devenir un centre de résistance, et même, s'il le fallait, s'isoler en plein champ dans un endroit découvert, se couvrir du drapeau d'ambulance et attendre l'ennemi, en conservant avec eux tous les blessés incapables de subir un transport.

Quant aux trois hôpitaux de réserve, ils se mettent eux aussi en retraite, et s'ils ne reçoivent pas d'ordre du général en chef, ils doivent s'arrêter là où l'on peut prévoir que l'armée pourra se reformer et reprendre la résistance, car ils deviennent alors des hôpitaux divisionnaires de campagne destinés à remplacer ceux qui sont tombés entre les mains de l'ennemi.

Compagnies divisionnaires d'ambulance formant avec les médecins des régiments engagés la place de pansement, c'est-à-dire l'ambulance divisionnaire actuelle.

Hôpitaux divisionnaires de campagne, hospitalisant temporairement tous les blessés; se transformant rapidement en hôpital permanent pour les blessés peu transportables.

Hôpitaux de réserve, placés en arrière de l'armée, chargés d'effectuer cette transformation définitive, en se substituant aux précédents.

Hôpitaux d'étapes, recevant au passage les blessés incapables de continuer leur route.

Hôpitaux ambulants, circulant le long des voies ferrées et transportant sans transbordement, depuis le théâtre de la guerre jusque dans l'intérieur du pays, les blessés transportables.

Telles sont les diverses parties qui, dans l'organisation que je propose, formeraient, en temps de guerre, le service de santé de l'armée.

Utilisation réelle et effective des médecins de régiments, constituant, pendant le combat, avec la compagnie divisionnaire d'ambulance, une ou deux places de pansement pour chaque division. Enlèvement rapide des blessés par les soldats brancardiers d'ambulance ; hospitalisation immédiate, dans les hôpitaux divisionnaires de campagne, des blessés intransportables ; évacuations rendues faciles et sans danger, puisqu'elles ne comprennent que les hommes chirurgicalement transportables ; service de première et de seconde ligne toujours assurés par l'existence, en arrière de l'armée, des hôpitaux de réserve venant prendre la place des hôpitaux divisionnaires, communications faciles avec les hôpitaux permanents des grandes villes par l'intermédiaire des hôpitaux d'étapes et des hôpitaux ambulants circulant sur les chemins de fer ; tels sont, j'en ai la conviction, les avantages d'une organisation qui a pour elle, sur beaucoup de points (empruntés à la chirurgie militaire étrangère), la consécration de l'expérience. Sans doute le chiffre du personnel exigé paraîtra bien considérable et même exagéré, dans un pays où l'insuffisance numérique du service médical a toujours été excessive ; mais, si pour rendre à la France sa sécurité et la place glorieuse qu'elle a si longtemps occupée dans le monde, on n'hésite pas à augmenter notablement le chiffre des combattants, il ne faut pas hésiter davantage à employer le seul moyen qui puisse conserver à leur pays, à leur famille, des blessés qui périssent en grand nombre, alors qu'une meilleure organisation des secours aurait pu les sauver.

CHAPITRE VII

SECOURS VOLONTAIRES

Je n'ai point à rechercher quel peut être le rôle des ambulances volontaires. Leur présence sur le théâtre des opérations doit être absolument proscrite. Si un médecin civil non soumis à la loi militaire veut offrir ses services à son pays, il trouvera le moyen d'être utile en s'engageant pour la durée de la guerre dans la chirurgie militaire, en qualité de médecin requis, ou même en se faisant attacher à l'un des hôpitaux militaires de l'intérieur.

Des hôpitaux militaires temporaires peuvant être créés par l'autorité militaire, les municipalités, les sociétés de secours. La direction médicale de tous les hôpitaux *temporaires*, quels qu'ils soient, doit toujours appartenir à un médecin de l'armée, et les noms des médecins civils devant être attachés à ces hôpitaux devront être soumis à l'approbation du médecin militaire, chef de la circonscription territoriale dans laquelle se trouve l'hôpital. Ce médecin devra avoir le droit de refuser les services de ceux qui ne lui paraîtront pas posséder les conditions requises pour remplir les fonctions, dont les municipalités ou les sociétés de secours croiraient pouvoir les investir.

Ce droit de récusation et de surveillance ne saurait être applicable à l'égard du personnel médical des hôpitaux civils *permanents* recevant des blessés militaires.

Un officier de l'armée, chargé de veiller au maintien de la discipline et au respect des lois et règlements militaires, doit être attaché à chacun des hôpitaux affectés, en tout ou en partie, au traitement des blessés militaires.

Aucune maison particulière, à moins d'une permission spéciale donnée par l'autorité militaire, après avis du médecin en chef de l'hôpital militaire le plus proche, permission *individuelle qui devra être renouvelée pour chaque malade*, ne peut recevoir de malades ou de blessés ayant encore besoin de soins médicaux.

En dehors de ces cas exceptionnels, les maisons particulières, les asiles créés par les particuliers, ne pourraient recevoir que des convalescents envoyés dans ces asiles ou ces maisons de repos par les médecins militaires, chefs des hôpitaux voisins.

Les sociétés de secours peuvent rendre d'immenses services, à la condition que la limite de leur action sera nettement tracée et que certaines mesures seront prises à leur égard. Il faut prévoir et prévenir des abus qui pourraient se montrer dans des sociétés dont le recrutement n'offre pas les garanties que présentent les services officiels. La gestion de sommes considérables est confiée aux sociétés de secours, il ne faut pas que cet argent, dont l'ouvrier et le pauvre lui-même se sont dépouillés pour venir en aide aux souffrances de leurs concitoyens, blessés pour la patrie commune, soit inutilement dépensé ; il ne faudrait pas que l'argent destiné aux malades puisse servir à créer pour quelques personnes des situations qu'elles seraient tentées de prolonger longtemps après la fin de la guerre ou peut-être même de rendre permanentes. L'inexpérience des affaires peut entraîner à passer des marchés analogues à ceux dont la dernière guerre et le dernier gouvernement nous offrent trop d'exemples ; l'inexpérience en matière administrative entraîne à des dépenses exagérées et inutiles ; la très grande honnêteté est facilement la victime de l'indélicatesse et de l'intrigue. Il faut donc que l'Etat exerce, au nom de tous, une active surveillance sur ces sociétés ; il faut qu'à leur tête et à côté de leur président soit placé un représentant de l'Etat, choisi par lui dans le haut personnel de l'administration militaire. Il faut qu'un compte fidèle, sérieux et détaillé, de l'emploi des fonds soit remis aux souscripteurs, c'est-à-dire publié. On ne saurait admettre, ainsi que je l'ai dit plus haut, qu'un conseil qui a bien ou mal géré vienne contrôler lui-même les dépenses que lui-même a ordonnées, et juger de la loyauté des marchés que lui-même a passés. Ce serait, en effet, se couvrir d'une approbation dérisoire et sans valeur, que de se borner à soumettre à une assemblée composée de gens du monde un compte de gestion qui ne peut être contrôlé que par la confrontation de nombreuses pièces et par un examen qui demande plusieurs mois et exige des connaissances spéciales.

Pour toutes les sociétés nationales de secours, pour tous les pays, car je ne parle ici que d'une manière tout à fait générale, partout les abus sont possibles, partout le contrôle de l'Etat est nécessaire, et ce contrôle manque à peu près partout.

Le rôle des sociétés de secours ne saurait se traduire par une action médicale directe. Il doit consister à rassembler des souscriptions et des dons en nature; à créer des dépôts d'approvisionnements aux lieux indiqués par l'autorité militaire ; à fournir aux hôpitaux et aux ambulances, par l'intermédiaire du service officiel, toutes les ressources dont ces sociétés peuvent disposer; à créer des stations de rafraîchissement le long des routes d'étapes suivies par les évacuations, et même à fonder dans les principales villes des hôpitaux temporaires. Mais, pour que les services que peuvent rendre ces sociétés soient sérieux et réels, pour qu'ils soient proportionnés aux sacrifices que s'impose la charité publique, il faut que l'action de ces sociétés soient en rapport avec leurs aptitudes. Comme le dit l'article 63 de l'ordonnance prussienne de 1869 sur le service de santé : « Cette assistance volontaire serait pour le fonctionnement du service de santé une cause d'embarras et de désordre, si elle ne faisait pas partie intégrante de l'organisme officiel, et si elle n'était pas soumise à l'autorité de l'Etat. L'assistance volontaire ne doit pas être un élément indépendant de l'assistance officielle. » Elle doit être subordonnée à la médecine militaire, comme la médecine militaire elle-même est subordonnée au commandement; telle est ma conclusion.

Si les épouvantables désastres d'une guerre criminellement commencée, sans que rien fût préparé pour la soutenir, ont prouvé qu'un pays ne doit jamais abdiquer entre les mains d'un seul homme le soin de ses destinées, les derniers événements ont montré que les meilleures intentions ne peuvent suffire.

On ne connaît bien que ce qu'on a étudié, et l'on n'improvise pas par décret des généraux, des hommes d'Etat, des administrateurs, des médecins, des officiers, ni même des soldats. Les efforts les plus puissants, les plus sincères, ne remplacent pas la science, ils restent stériles s'ils ne sont pas fécondés par la stricte application du principe : THE RIGHT MAN IN THE RIGHT PLACE. Nos malheurs ont dû montrer, même aux plus incrédules, qu'on ne fait pas de l'ordre avec du désordre, et qu'à l'armée, plus que partout ailleurs, il faut pour arriver à un résultat : l'unité dans la direction, le respect du commandement, UN CHEF QUI ORDONNE, DES SUBORDONNÉS QUI OBÉISSENT.

APPENDICE [1]

LA
SOCIÉTÉ DE SECOURS AUX BLESSÉS MILITAIRES

LA PREMIÈRE AMBULANCE VOLONTAIRE
AU SIÈGE DE METZ

CHAPITRE PREMIER

LA SOCIÉTÉ DE SECOURS AUX BLESSÉS MILITAIRES. — FORMATION DU COMITÉ MÉDICAL. — APPEL AUX MÉDECINS. — ORGANISATION GÉNÉRALE DES AMBULANCES.

En 1867, M. le professeur Gürlt, chirurgien de l'hôpital de la Charité de Berlin, délégué à Paris par son gouvernement pour étudier à l'Exposition universelle tout ce qui avait rapport à la chirurgie militaire ou civile, m'engagea à l'accompagner au palais du Champ-de-Mars pour y assister à des expériences sur le matériel d'ambulance exposé par les diverses nations. J'acceptai avec empressement l'offre de notre collègue, et je fus présenté par lui

(1) Ainsi que je l'ai dit dans la préface de cet ouvrage, si j'ai le droit de revendiquer une part importante dans la mise en activité de la Société de secours aux blessés militaires, j'ai le droit et, je le dis avec regret, j'ai aussi le devoir de dégager ma responsabilité de toute participation aux actes de cette Société depuis le 5 août 1870; je ne pouvais en même temps me dispenser de faire l'histoire de la première ambulance volontaire que j'ai dirigée pendant le blocus de Metz. Tels sont les motifs qui m'ont engagé à publier cet Appendice, dans lequel je suis malheureusement obligé de parler trop souvent de ma personne.

à un groupe de personnes constituant une sorte de commission internationale.

La discussion portait ce jour-là sur les brancards, et surtout sur l'utilité d'un brancard à roues, de forme toute nouvelle, imaginé en 1864 par M. Neuss (de Berlin). Aucun des membres présents à la réunion n'avait eu l'occasion de le voir fonctionner sur le champ de bataille. Mieux servi par les circonstances, et l'ayant vu employé devant Düppel pendant la guerre du Schleswig-Holstein, je crus pouvoir demander la parole et j'exposai d'après les données de l'expérience les avantages et les inconvénients du nouveau brancard. A l'issue de la séance on me fit l'honneur de m'inviter à faire partie de la commission ; j'acceptai avec d'autant plus d'empressement qu'il y avait là pour moi une précieuse occasion d'étude.

Cette commission se composait, pour l'Angleterre, l'Amérique, la Prusse, l'Italie, etc., de médecins qui avaient pris part à la guerre, et dont quelques-uns tenaient dans la chirurgie militaire de leur pays une haute et légitime position. La section française, beaucoup plus nombreuse, était surtout constituée par des personnes consacrant noblement leurs loisirs à chercher les moyens de faire le bien, mais complètement étrangères à la médecine, laquelle n'était guère représentée que par M. Gauvin, aide-major de l'armée, mais n'ayant jamais eu l'occasion de faire campagne, et par M. Piotrowski, médecin polonais. MM. Larrey et Chenu ne prenaient part qu'à de longs intervalles aux travaux de cette commission. Les expériences faites au palais de l'Industrie présentaient un très grand intérêt. Le ministre de la guerre avait mis à notre disposition des soldats du train, des mulets et des chevaux, ce qui nous permettait d'essayer toutes les voitures employées ou proposées pour le transport des blessés, et de constater par nous-mêmes leur degré d'utilité. Mais, lorsqu'il s'agissait de donner son avis sur le mérite relatif des voitures, des brancards, des appareils de pansement, les membres de la commission française, ceux du moins qui n'étaient pas médecins, émettaient parfois les opinions les plus étranges, et les soutenaient avec cette ténacité que l'on trouve trop souvent chez les personnes incompétentes. Aussi. les décisions de la commission, constatées par les procès-verbaux imprimés et réunis en un volume, sont-elles des plus singulières. Toutefois, comme les décisions de cette commission n'engageaient ni les gouvernements, ni l'administration militaire, nous finîmes par n'y attacher, nous médecins, aucune espèce d'importance, et nous n'en continuâmes pas moins des études pratiques d'un très haut intérêt.

Dès les premières séances auxquelles j'assistai, j'appris qu'il existait une Société française de secours aux blessés militaires; que ceux de mes concitoyens avec lesquels je me trouvais ne figuraient dans la commission qu'en qualité de membres de cette société, et que cette commission n'avait rien d'officiel. On m'invita à faire partie de la Société française de secours. Je n'avais aucune raison de refuser. Mais, lorsque l'Exposition fut terminée et que la section française fut rendue à son isolement, je ne tardai pas à m'apercevoir que le manque de compétence, l'absence d'expérience spéciale, devaient stériliser les efforts les plus sincères. La Société française de secours aux blessés militaires me parut destinée à se laisser surprendre par la guerre sans avoir rien prévu, rien préparé. Peu désireux de discuter, sans résultat possible, des questions techniques avec des personnes qui, ignorant les besoins de la chirurgie d'armée, avaient cependant sur toute chose des opinions aussi arrêtées que peu réfléchies, j'envoyai ma démission de membre de la Société de secours aux blessés, en motivant cette démission sur le peu d'espoir que j'avais de voir la société aboutir à un résultat utile.

Ce que j'avais prévu se réalisa. Juillet 1870 était arrivé, la guerre était décidée, presque commencée; mais le comité français sans argent, sans matériel, sans personnel médical, ne donnait pas signe d'existence. Je me disposais à prendre l'initiative d'un appel à la charité et au patriotisme, lorsque je reçus la visite de M. le Dr Piotrowski, auquel j'avais, du reste, écrit quelques jours auparavant pour demander des nouvelles de la Société française. Il venait, me dit-il, au nom de MM. Chenu et Blain des Cormiers, ses collègues dans le comité, me prier de reprendre dans la société la place que j'avais abandonnée, et de concourir avec eux à l'organisation des ambulances. J'acceptai provisoirement, sous certaines réserves que je dirai tout à l'heure, et accompagné de M. Piotrowski je me rendis chez M. le Dr Blain des Cormiers qui, en compagnie de M. Chenu, attendait ma réponse.

Le président de la Société était alors M. le comte de Flavigny,

homme d'un caractère des plus honorables, extrêmement sympathique, montrant partout et pour tous la plus grande bienveillance et la plus exquise urbanité, mais ayant, trop peut-être pour
l'œuvre qu'il dirigeait, la crainte d'affliger par la contradiction ou
un refus ceux qui lui proposaient une mesure quelconque. Je ne
connaissais pas antérieurement M. le comte de Flavigny. Il avait
succédé dans la présidence de la Société à son beau-frère, M. le
général comte de Goyon, qui lui-même avait remplacé son beau-
père, M. le général duc de Fézensac. Que la présidence de la
Société fût héréditaire et nominale, ou élective et réelle, la présence du président n'en était pas moins indispensable. M. de Flavigny était à Tours ; une dépêche que nous lui adressâmes immédiatement l'appela d'urgence à Paris, et nous eûmes l'honneur de
le voir le lendemain. MM. les Drs Chenu, Blain des Cormiers et
Piotrowski, MM. les comtes Scrurier et de Beaufort assistaient à
cette conférence. Devenu par ma démission étranger à la Société,
je demandai la parole, car je tenais avant toute chose à établir
nettement les conditions formelles de mon concours. Je rappelai
les causes de ma retraite, je déclarai que, ne pouvant oublier le
passé, j'étais décidé à ne pas m'épuiser inutilement dans des discussions incessantes ayant pour but de faire connaître à des personnes étrangères à la médecine la nécessité de certaines mesures
dont les médecins seuls pouvaient apprécier la portée. Je posai,
comme condition *sine quâ non*, la formation d'un comité médical,
*composé uniquement de médecins, indépendants dans la limite de
leurs attributions spéciales*, mais laissant au dévouement et à la
compétence des autres membres de la Société la tâche non moins
utile et non moins pénible de constituer des comités spéciaux pour
l'appel aux souscripteurs, la comptabilité, la réception, l'emmagasinement et la répartition des dons en nature, la publicité
à donner aux actes de la Société, etc. J'exposai sommairement
mes idées sur l'organisation des ambulances, sur le fonctionnement du service médical auxiliaire, sur les meilleurs moyens
de remplir le but que se proposait la Société. Après une courte
discussion, un accord qui me parut complet, et surtout qui me
parut sincère, se fit sur ces bases, et j'abandonnai tout pour me
vouer à une œuvre qu'il fallait en quinze jours faire sortir du
néant.

Pourquoi venait-on ainsi faire appel à celui-là même qui, après

en avoir fait partie, s'était retiré de la Société de secours et qui,
dans des publications postérieures à sa retraite, avait montré
fort peu de confiance dans l'avenir de la Société et peu de sympathie pour la manière dont elle était dirigée.

J'ai dû, tout le premier, m'adresser cette question dont la solution du reste est assez simple. Il fallait avant tout des médecins.
Or, à cette époque, la France n'étant pas envahie, on ne pouvait
compter sur tous les dévouements qui plus tard se sont sacrifiés
au soulagement de nos blessés. De plus, le corps médical français
ayant jusque-là montré à l'égard de la société la plus complète et
la plus légitime indifférence, on ne pouvait avoir l'espoir de réunir
un nombre suffisant de médecins que si l'appel qu'on avait à leur
faire leur était adressé par un collègue connu de la plupart d'entre
eux, par un professeur de la Faculté ou par un chirurgien des
hôpitaux de Paris.

Compétent en matière d'ambulances, puisqu'il était chirurgien
principal en retraite, M. Chenu était connu des gens du monde et
des médecins par la publication du livre dans lequel il venait de
produire des pièces officielles, fort compromettantes pour l'intendance militaire ; mais si M. Chenu avait montré une remarquable
patience personnelle et une louable persévérance dans la direction
du dépouillement et dans le classement des dossiers mis à sa disposition, il était, par la nature de ses travaux, beaucoup moins
chirurgien que ses collègues de l'armée, car il avait passé une
partie notable de sa carrière comme bibliothécaire du Val-de-
Grâce. De plus, il était médecin militaire et l'on pouvait prévoir
qu'un appel fait par lui à nos collègues civils et à nos élèves
n'eût eu *à cette époque* que fort peu de chances de succès. M. Blain
des Cormiers n'appartenant ni aux hôpitaux ni à l'école, ayant
renoncé depuis longtemps à la carrière scientifique, n'était guère
connu que de nous, ses anciens collègues d'internat. M. Piotrowski, jeune médecin polonais, plein de dévouement pour la
Société de secours, était absolument inconnu du corps médical.
Dans la situation que s'était faite la société, ces messieurs n'osè-
rent pas demander à un professeur de la Faculté, à un de nos
maîtres à tous, de sacrifier une grande situation professionnelle
à l'œuvre ingrate de diriger des ambulances pendant une campagne dont on ne pouvait prévoir la durée ; ils élevèrent moins
haut les yeux. Chirurgien des hôpitaux et professeur agrégé à la

Faculté, j'étais le seul parmi mes collègues qui eût (au début de mes études, il est vrai) appartenu à la chirurgie militaire ; on savait, par ma participation ultérieure à la campagne d'Italie et à celle du Schleswig, par mes travaux sur l'organisation et le fonctionnement de la chirurgie d'armée, que je m'étais fort occupé de toutes ces questions, et l'on pouvait prévoir que, sacrifiant facilement mes intérêts matériels au désir d'être utile et même, pourquoi ne pas le dire, que cédant à mes goûts personnels pour la vie militaire, je ne déclinerais pas l'occasion de faire une nouvelle campagne. On vint donc me trouver par la simple et unique raison que l'on croyait avoir besoin de moi, et que l'on était certain que je ne refuserais pas mon concours.

Le patronage de l'impératrice paraissait, dans l'état où se trouvait alors l'opinion publique, si variable en France, absolument indispensable au succès de cette difficile entreprise. M. de Flavigny se chargea du soin d'obtenir une audience pour le lendemain. A l'issue de notre première conférence, le comité médical s'était aussitôt constitué. M. Chenu ne quittant pas Paris devait se charger de la surveillance générale des services lorsqu'ils seraient constitués, M. Blain était le trésorier et M. Piotrowski le secrétaire du comité médical. Je devais, après avoir présidé à l'organisation du matériel et du personnel, me rendre à l'armée et y continuer auprès des diverses ambulances volontaires qui pourraient y être envoyées les fonctions de chirurgien en chef.

Cependant notre situation me préoccupait vivement. Nous devions faire appel à tous les médecins, et je pouvais espérer que cet appel serait entendu par un grand nombre de nos confrères et de nos élèves ; mais, si mon nom n'était pas tout à fait inconnu dans le monde médical, il l'était à peu près complètement partout ailleurs, ce qui n'était certes pas un élément de succès, puisqu'il fallait aussi faire appel aux souscripteurs. De plus, le chirurgien en chef devait se trouver dans la nécessité de donner l'impulsion aux chefs des diverses ambulances ; il pouvait même avoir à leur donner des ordres, et quelque réserve que je pusse me promettre d'employer, il m'était difficile, sinon même impossible de songer à donner des ordres directs et formels émanant seulement de moi à des médecins de la valeur de MM. Trélat, Sée et Liégeois, lesquels étaient mes collègues, mes émules, mes amis. Ce rôle ne pouvait davantage appartenir à M. Chenu. Il fallait donc à notre tête,

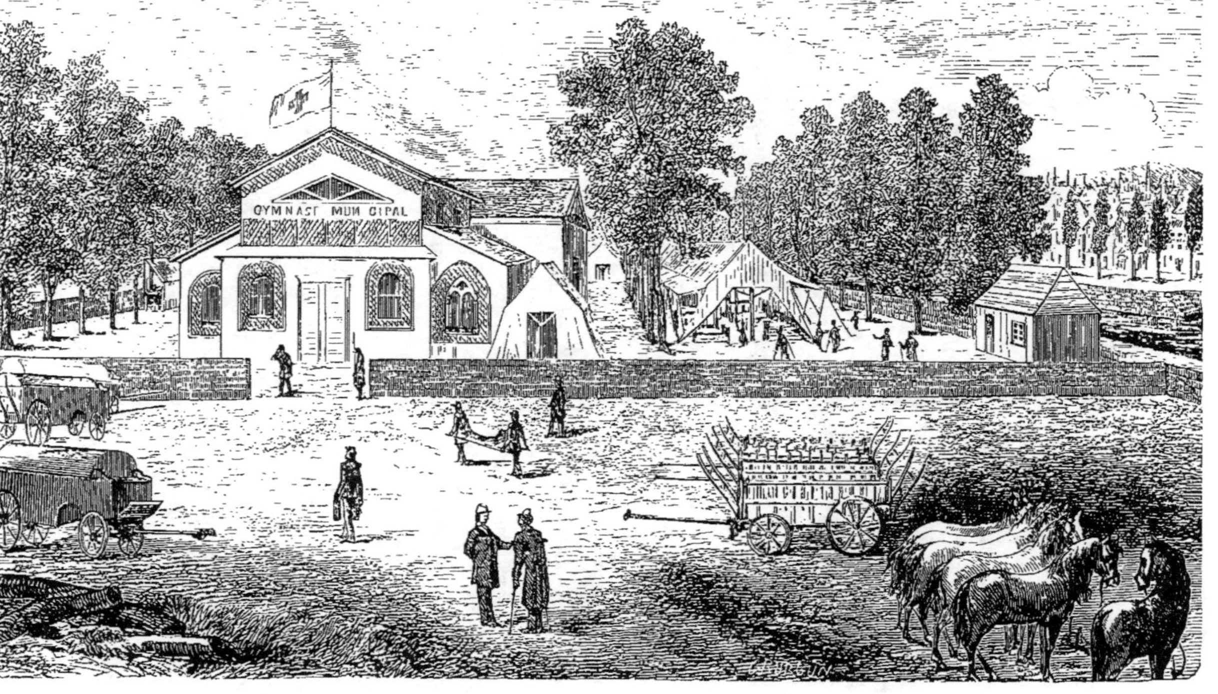

HOPITAL FABERT (METZ

1re AMBULANCE VOLONTAIRE

Cuisine.   Bâtiment principal   Tente de la   Service   Service   Bureau   Moselle.
                                    consultation.   de   de   des
                                                    M. Good.   M. Liégeois.   entrées.

comme président du comité médical, comme notre chef à tous, un maître justement estimé par sa valeur chirurgicale et en possession d'une grande et légitime autorité scientifique. Le peu de temps qui nous était laissé ne me permettait pas de communiquer ces impressions à mes nouveaux collègues, et moins encore de leur demander avis ; d'autant plus, qu'à tort ou à raison, je soupçonnais que quelques-uns d'entre eux pourraient se voir avec regret rejetés au second plan par la présence parmi nous d'une de nos illustrations chirurgicales ; je pris donc sur moi d'agir sans leur assentiment préalable.

Je me rendis chez M. Nélaton et je le priai de vouloir bien accepter la présidence du comité médical. Notre illustre chirurgien ne connaissait pas la Société ; je lui exposai brièvement notre but et notre situation, et j'ajoutai qu'ayant besoin d'agir rapidement, je ne pourrais lui soumettre le texte de l'appel que je comptais adresser aux médecins, par la voie des journaux, et que je lui demandais sa signature par avance et de confiance. Toutefois, comme il était naturel que M. Nélaton ne voulût pas courir le risque de voir son nom compromis dans une œuvre dont il n'avait pu se rendre compte, je m'engageai à ne regarder comme définitive son adhésion en ce moment conditionnelle, et à ne faire usage de son nom que si l'impératrice acceptait le patronage de l'œuvre. M. Nélaton voulut bien consentir, sans aucune réserve, à être notre président, et me promit non seulement la garantie de son nom, mais le sérieux concours de ses conseils et de ses efforts.

Le lendemain l'impératrice reçut à Saint-Cloud MM. de Flavigny, Serurier, de Beaufort, Chenu, Piotrowski, Blain et moi-même, et voulut bien accepter la présidence honoraire de la Société. Nous n'avions plus dès lors qu'à précipiter nos efforts et à hâter nos préparatifs, car nous voulions être prêts au 1er août, et nous n'avions plus devant nous que quinze jours. Le soir même, M. Piotrowski voulut bien se charger de porter aux journaux l'appel que le comité adressait aux médecins français. Publié le lendemain, il nous amenait tout de suite de nombreuses offres de service.

Cet appel était ainsi conçu :

« La guerre est déclarée ! Tout Français doit apporter à la patrie un énergique concours dans la mesure de ses forces et de ses aptitudes.

« Le comité médical de la Société de secours aux blessés militaires fait appel au patriotisme et au dévouement des médecins civils.

« Les médecins qui seraient disposés à prêter leur concours actif aux ambulances sont invités à se faire inscrire au siège du comité, palais de l'Industrie, Champs-Élysées, Paris. »

Le comte de Flavigny, président ;
Le baron de Rothschild, trésorier.

Comité médical :

MM. les Drs Nélaton, président ;
   Chenu, médecin principal en retraite ; vice-président ;
   Léon Le Fort, professeur agrégé à la Faculté, chirurgien des hôpitaux, chirurgien en chef des ambulances ;
   Blain des Cormiers, trésorier ;
   Piotrowski, secrétaire.

Le concours des internes des hôpitaux de Paris nous était des plus précieux ; j'adressai quelques jours après, dans toutes les salles de garde de nos hôpitaux, la lettre suivante :

« Mes chers collègues,

« Je pars dans quelques jours pour conduire et diriger pendant toute la durée de la campagne les ambulances volontaires. Le succès de cette entreprise est entre nos mains. Il faut du dévouement, du savoir, et, j'ajoute, de la *discipline* (*souligné dans l'original*). Personne n'est plus digne que vous de donner l'exemple. Je voudrais composer l'ambulance de champ de bataille d'internes des hôpitaux. Je crois pouvoir compter sur vous. Ceux de vos collègues qui seraient disposés à donner au pays et à l'humanité leur temps et leurs fatigues sont priés de vouloir bien se faire inscrire demain de 11 heures à 1 heure, palais de l'Industrie, salon de l'empereur.

« Au nom du comité médical,

Signé : « LÉON LE FORT. »

Le résultat de cet appel fut tel que je reçus du chef de la division du personnel à l'assistance publique la lettre suivante :

« Mon cher docteur,

« Nous venons de faire le recensement des élèves tant internes qu'externes que nous enlève l'appel de la garde mobile, et nous sommes effrayés de la désorganisation qui va en résulter pour nos services. Si de votre côté vous faites appel aux internes de bonne volonté non mobilisés, il est certain que tous ou presque tous voudront vous suivre. Je viens au nom de M. le directeur général vous prier de ne faire porter votre choix autant que possible que sur les internes mobilisés. De cette façon vous ne viendrez pas aggraver notre pénurie ; M. le directeur de la Charité qui vous remettra cette lettre vous mettra bien au fait de la situation et me fera connaître le concours que vous êtes disposé à nous prêter.

« Bien affectueusement à vous,

Signé : « Varnier. »

Nous ne pouvions avoir la pensée de désorganiser le service des hôpitaux civils et de priver nos malades indigents des secours dont ils avaient besoin ; nous convînmes donc, M. Husson et moi, que dix internes seraient autorisés à faire partie des ambulances volontaires, et j'en attachai cinq à la première et cinq à la seconde.

Il ne suffisait pas de réunir un personnel nombreux, il fallait rassembler un matériel considérable, et comme la Société ne possédait absolument rien, tout était à créer. Il nous fallait du linge, des appareils à pansement, des instruments de chirurgie, des brancards, des lits, des médicaments, des voitures et des chevaux. M. le Dr Blain des Cormiers se chargea de commander les voitures, d'en surveiller l'exécution et de faire les achats de chevaux. Le linge était ce dont il fallait se pourvoir tout d'abord, car les dons en nature pouvaient tarder à nous parvenir. J'allai tout de suite trouver le directeur général des hôpitaux, car si j'avais été plusieurs fois en divergence d'opinion avec M. Husson sur des questions médicales et administratives, je connaissais de longue date, non seulement sa haute intelligence, mais aussi son dévouement au bien public et son incessante préoccupation pour tout ce

qui peut contribuer au soulagement des misères du pauvre et du
malade. Je lui demandai d'autoriser le magasin central des hôpitaux à nous faire l'avance du linge nécessaire à la mise en activité
de la première ambulance ; ce linge, ou une somme représentant
sa valeur, devait être remis à l'administration aussitôt que la
Société aurait reçu les premiers dons en argent ou en nature.
M. Husson m'accorda tout de suite ce que je lui demandais. Enhardi, je crus pouvoir prendre sur moi, comme je l'avais fait à
l'égard de M. Nélaton, de solliciter de la part de M. Husson un
concours plus direct et plus complet; je le priai de vouloir bien
faire partie du comité médical et de se charger de tout ce qui
avait trait au matériel. Cette prière fut accueillie de bonne grâce ;
j'appris cette bonne nouvelle à la Société, et le comité médical fut
dès lors définitivement constitué de la manière suivante :

> MM. Nélaton, président ;
> Husson, directeur du matériel ;
> Chenu, inspecteur général du service médical ;
> Léon Le Fort, chirurgien en chef des ambulances actives ;
> Blain des Cormiers, trésorier ;
> Piotrowski, secrétaire.

La mission de M. Husson devant surtout s'exercer après mon
prochain départ à l'armée, il ne m'en restait pas moins le soin de
créer ce matériel qui n'existait pas. Mes plans à cet égard étant
faits depuis longtemps et le temps pressant considérablement,
après avoir pris l'avis de mes collègues, j'employai la journée à
courir chez les fournisseurs et je commandai[1] des tentes pour
abriter trois cents malades, une cantine de pharmacie spécialement composée suivant les besoins de la chirurgie d'armée, des
boîtes à amputation et à résection, des attelles et des appareils à
fracture, des cantines pour renfermer le linge et les pansements,
des lits pouvant servir de brancards, et des civières d'un nouveau
modèle adopté par l'armée, pouvant servir de lits. Je donnerai plus
loin, en faisant l'histoire de la première ambulance, la description
détaillée et la nomenclature du matériel.

Les premiers jours se passèrent, on le comprend facilement,
dans une extrême agitation; les offres de service affluaient de

____

(1) Voyez, à ce sujet, la note de la page 234.

toutes parts et le corps médical répondait avec un grand dévouement à l'appel que nous avions fait. Il me fallait dresser les listes
du personnel et, ce qui était plus difficile, procéder à un choix
raisonné, ce qui ne pouvait se faire souvent qu'en consultant les
dossiers individuels que le doyen de la Faculté de médecine,
M. Wurtz, avec sa bienveillance ordinaire, mit à ma disposition, à
la condition toutefois que cette communication serait absolument
confidentielle. Il me fallait entretenir une active correspondance,
presque toutes les offres de service faites par nos collègues de
province m'étant adressées par lettres particulières ; il me fallait
recevoir chaque jour, quelquefois au palais de l'Industrie, mais le
plus souvent chez moi, un grand nombre de médecins ou d'élèves,
et répondre à leurs questions, ce qui n'était pas toujours facile ;
car, si le plan général d'organisation était fixé dans mon esprit,
il n'était pas encore définitivement adopté par le comité et il
restait à résoudre une foule de questions de détail. Il me fallait
surveiller l'exécution des commandes et m'assurer, en voyant le
début du travail, que mes indications avaient été bien comprises.
J'étais (je dois le dire en présence du singulier rapport publié par
la Société) seul pour suffire à pareille tâche, car si M. Blain s'occupait des voitures et des chevaux, M. Chenu, dont les idées étaient
différentes des miennes, s'était renfermé dans une abstention que
j'eusse préférée plus complète encore, puisqu'elle ne se traduisait
que par une sourde opposition auprès des membres non médicaux
de la Société. Cet isolement aurait eu, du reste, plus d'avantages
que d'inconvénients, s'il m'avait laissé à ma libre initiative ; malheureusement il me fallait, à chaque instant, soutenir, au sein du
conseil général, de longues discussions avant de pouvoir aboutir
à un résultat pratique, alors qu'une décision eût pu être prise en
quelques minutes. Ces *impedimenta* qui menaçaient de tout compromettre provenaient d'une mauvaise organisation du conseil
central de la Société.

A MM. les comtes de Flavigny, Scrurier, de Beaufort, les seuls
avec lesquels j'avais été, jusque-là, en rapport et qui, avec
MM. Chenu, Blain des Cormiers et Piotrowski, personnifiaient la
Société de secours, s'étaient adjoints d'anciens membres du conseil et peut-être, car je n'avais pas l'honneur de les connaître, des
membres nouveaux ayant tous un dévouement égal, mais différant
par les aptitudes individuelles et surtout par la nature de leur

compétence. Tous nous nous réunissions dans une des salles du palais de l'Industrie mise à la disposition de la Société, mais tous aussi discutaient des questions qui ne pouvaient être utilement débattues que par quelques-uns. Ce n'était pas tout encore : à chaque instant des questions incidentes faisaient dévier la délibération, et il était évident que vingt ou trente personnes rassemblées par une communauté de dévouement autour d'un même tapis vert, mais très séparées les unes des autres par les habitudes, l'instruction, l'expérience, les préjugés sociaux, les opinions religieuses ou politiques, ne pouvaient que difficilement parvenir à une rapide exécution des affaires. L'étude du fonctionnement des sociétés de secours, en Amérique, pendant la guerre de la Sécession, en Allemagne, pendant la guerre de 1866, m'avait montré à quels principes d'organisation l'expérience avait conduit ceux qui m'avaient précédés dans la voie où nous nous engagions.

Fortement appuyé par M. Kœnigswarter, un des membres de la Société les plus compétents sur les questions d'organisation, je proposai au conseil de nous diviser en comités distincts qui pourraient être les suivants : *comité des finances*, chargé de tout ce qui concernait l'encaissement des souscriptions et le règlement des dépenses; *comité de réception des dons en nature et d'emmagasinement*, chargé de réunir dans un magasin central les envois de toute nature et de les classer suivant un ordre méthodique; *comité de répartition*, auquel appartiendrait la mission difficile de diriger tout ce qui, sortant du magasin central, devait être envoyé aux armées et dans les dépôts de réserve constitués dans les villes les plus à portée des ambulances et des hôpitaux, villes qui, à cette époque, pouvaient être Strasbourg, Metz, Nancy, Toul, Châlons, etc.; *comité de publicité*, chargé de toutes les relations avec la presse; *comité de correspondance*, ou plutôt un secrétariat général auquel incombait le soin de mettre la Société centrale en rapport avec les comités partiels existant ou devant se fonder dans les principales villes de France; de servir d'intermédiaire entre les familles et les blessés, de recevoir les lettres, d'y répondre ou de les remettre suivant l'objet qui les avait provoquées à celui des comités auquel elles devaient être renvoyées; *comité des dames*, divisé en sous-comités, chargé de s'adresser aux sentiments de charité des dames françaises, de diriger la lingerie générale, de recruter les infirmières et les filles de service, etc. ;

enfin le *comité médical*, qui ne devait avoir à s'occuper que de son immense tâche, laquelle devait lui être facilitée par le fonctionnement des autres comités.

Chacun de ces comités ayant son président, devait discuter isolément les questions de sa compétence et chaque président devenait au conseil le porte-voix et le défenseur des opinions de son propre comité. Le conseil général ne se composant plus, dès lors, que des présidents des comités partiels, ne comptant plus, dans son sein que ces sept présidents, auxquels s'ajoutaient le président et le secrétaire général de la Société : MM. de Flavigny et de Beaufort, on devait pouvoir beaucoup plus utilement et plus rapidement discuter et résoudre sagement toutes les questions qui se présentaient.

Cette proposition parut être adoptée et fut en partie appliquée; mais l'application ne fut pas de longue durée. Après quelques jours on retomba à peu près dans les errements anciens et la table au tapis vert ne tarda pas à se regarnir de trop nombreux conseillers. Fidèle au principe que j'avais posé, défendu et fait accepter, je cessai de prendre une part directe aux délibérations du conseil général, dans lequel le comité médical était représenté par M. Nélaton, et je me bornai à la tâche immense que j'avais à peu près complètement assumée sur moi seul, de créer les ambulances : personnel et matériel. En cessant de figurer autour du tapis vert, je commis une faute, car je m'aperçus bientôt que telle mesure discutée dans le sein du comité médical, adoptée également par le Conseil sur la proposition de M. Nélaton, notre président, ne tardait pas à être, en réalité, rapportée dans des conciliabules partiels qui constituaient dans la salle du Conseil, en l'absence de notre président, M. Nélaton, chargé de défendre les vues du comité médical, une sorte de délibération permanente.

J'avais du reste, dans une des premières séances, exposé à la Société le plan général de l'organisation que je croyais devoir donner aux ambulances, et donné lecture de la pièce suivante, que je crois devoir reproduire tout entière malgré sa longueur, en raison de l'importance toute personnelle que j'y attache, et parce qu'elle renferme tout un programme d'abord accepté, violé dès que j'eus quitté Paris, et cela avant que la première ambulance eût encore fonctionné, c'est-à-dire le 9 août, cinq jours avant la bataille de Borny, quatre jours après notre départ de Paris :

« Messieurs,

« La confiance que vous m'avez témoignée en me chargeant, comme chirurgien en chef, de la direction des ambulances actives dans la campagne qui va s'ouvrir, m'impose le devoir de vous soumettre les idées qui dirigeront ma conduite et de vous exposer celles que me suggère le succès si éclatant de l'appel fait, par le comité médical, au patriotisme des médecins civils.

« Je devrais, Messieurs, commencer par vous exprimer ma reconnaissance pour votre bienveillance et pour l'honneur que je vous dois ; si je ne vous dis pas les sentiments dont je suis animé, c'est que je veux, par des faits ultérieurs et non par des protestations verbales ou écrites, vous prouver leur sincérité et leur étendue.

« L'idéal de notre Société serait de pouvoir se charger elle-même des soins médicaux et chirurgicaux, des secours matériels à donner à un nombre aussi considérable que possible des blessés de notre armée ; d'avoir ses hôpitaux, ses approvisionnements ; de faire, en un mot, avec l'élément civil, ce que la chirurgie militaire et l'administration ont fait seules jusqu'à présent sur nos divers champs de bataille.

« Cet idéal, nous ne pouvons espérer l'atteindre, dans la guerre actuelle, que dans des proportions modestes. Quel qu'ait été dans le passé le zèle des membres de la Société, leurs efforts sont venus se briser contre un sentiment par trop partagé dans notre pays, sentiment qui faisait promettre des secours une fois la guerre déclarée, mais qui déclinait pendant la paix la demande des dons pécuniaires dont l'utilité n'apparaissait pas nettement aux yeux de nos concitoyens.

« Nous avons donc à créer un matériel qui fait absolument défaut, et pour rassembler un personnel médical suffisant, nous avons dû faire appel au dévouement de nos confrères. Le matériel est aujourd'hui en voie de création rapide, et la certitude que vous saurez diriger de la manière la plus utile le concours personnel et pécuniaire de tous, a fait affluer vers vous des offres de service si nombreuses, qu'elles ne témoignent pas seulement d'un vif sentiment de patriotisme, mais aussi d'une universelle sympathie pour notre Société.

« Cependant, Messieurs, il y a une ombre à ce tableau ; et je manquerais à mon devoir, si, pouvant par mes relations intimes avec mes élèves, me rendre compte de la valeur réelle de ces offres, je ne signalais pas à la Société des dangers que rend évidents pour moi l'expérience de la campagne d'Italie.

« Cette note, absolument confidentielle, me permet une entière franchise [1] ; or, je regrette de le dire, les sous-aides requis pendant la campagne d'Italie n'ont, pour un trop grand nombre, rendu que des services insignifiants ; il y a plus, quelques-uns ont été un embarras par la légèreté de leur conduite.

« Faire campagne a pour des jeunes gens l'attrait de l'inconnu, et si nous recevons tant d'adhésions, c'est que beaucoup parmi ceux qui se présentent croient que l'absence de discipline, ou du moins une discipline moins sévère leur laissera une somme de liberté à laquelle ils ne peuvent prétendre dans la chirurgie militaire. Avec nous ils espèrent suivre d'assez près les opérations de la guerre ; avec nous ils comptent sur l'imprévu du bivouac, sur le charme de la vie à l'air libre, tandis que la chirurgie militaire leur offre, comme le seul objectif probable, un service pénible dans les hôpitaux de la frontière et de l'intérieur.

« Il est de mon devoir de vous le dire, Messieurs ; sur dix élèves qui se présentent, c'est à peine s'il en est un, ou peut-être deux, qui nous offrent, sinon la garantie, du moins l'espoir d'un service utile. Les autres sont, ou des étudiants plus habitués à visiter les cafés que les salles de l'hôpital, ou des élèves sérieux, ceux-là heureusement en beaucoup plus grand nombre, mais qui, étant au début de leurs études, n'ont encore qu'une instruction insuffisante. Or, ce qu'il faut dans la chirurgie d'armée, ce sont des médecins assez instruits, assez expérimentés pour qu'on puisse les laisser seuls dans un hameau, dans un village, avec la certitude que les malades qui leur seront confiés trouveront dans celui qui les soigne l'instruction et l'expérience nécessaires. Il faut des aides capables de remplacer au besoin le chirurgien, toutes les fois qu'il ne s'agit pas de pratiquer des opérations d'une gravité exceptionnelle, ou de résoudre quelques-uns de ces difficiles problèmes que soulève parfois la thérapeutique des blessures par armes de guerre.

(1) Je crois de mon devoir de ne rien celer aujourd'hui de ce que je crois la vérité, alors qu'il s'agit d'une question aussi grave que celle de la réorganisation de la chirurgie militaire et du rôle des sociétés de secours.

« On ne saurait espérer, et encore moins exiger ces qualités de jeunes étudiants en médecine, et si l'on doit se borner à leur faire faire les pansements les plus simples, on se trouvera mieux de charger de ce soin de bons infirmiers, lesquels rendent en outre d'autres services manuels, qu'on ne saurait en aucun cas demander d'une manière *permanente* à un élève, quel que puisse être son dévouement à l'égard des malades. Ma conclusion toute naturelle est donc, pour ce qui concerne le *personnel des ambulances actives*, l'exclusion complète des sous-aides.

« Toutefois, une objection se présente déjà à votre esprit : où trouverons-nous les infirmiers capables de procéder habilement aux pansements des malades? Nulle part, Messieurs, je dois le dire, puisque nous n'avons en France aucune de ces écoles où l'on fasse, comme en Angleterre, en Russie, en Allemagne, l'éducation spéciale des personnes des deux sexes se consacrant à la mission ingrate de soigner les malades en qualité d'infirmiers ou d'infirmières; si nous trouvons quelques bons infirmiers dans nos hôpitaux, ils ne seront que des exceptions trop rares pour que nous puissions avec eux assurer notre service. Que faire donc? Je crois qu'il faut augmenter pour les ambulances actives, dont je vous proposerai tout à l'heure la formation, le nombre des *aides*, en acceptant le concours des meilleurs de nos élèves, de ceux qui ont à peu près et bien terminé leurs études, et n'accepter les *sous-aides*, en limitant le plus possible leur nombre, que pour *les hôpitaux sédentaires*, que nous aurons à créer ou à desservir en arrière de l'armée. Sans entrer dans le domaine des considérations purement chirurgicales, je dois vous dire, pour que vous puissiez comprendre les motifs de ce qui pourrait paraître une injuste défiance, que le chirurgien vraiment pénétré de ses devoirs doit faire lui-même le pansement de tous les blessés atteints de fracture par coups de feu; que ces pansements sont souvent délicats, parfois difficiles, et qu'en les confiant à un élève inexpérimenté, on courrait risque de laisser compromettre la guérison du malade ou la conservation d'un membre.

« Mais nous ne recevons pas seulement des offres de service de simples étudiants, un grand nombre de docteurs demandent à se joindre à nous. Ici encore, Messieurs, permettez-moi de dire librement ma pensée ; j'ai le devoir de vous garder des illusions et de vous dire la vérité, quoi qu'il m'en coûte. Ce qu'il faut dans le service des ambulances, ce ne sont pas seulement les qualités chirurgicales, ce sont aussi les qualités morales, l'énergie, la force de caractère, le calme, la faculté d'invention qui sait créer des ressources ; il faut de plus, pour celui qui doit diriger quelques aides, ou conseiller quelques confrères, un grand esprit de conciliation. On peut être docteur, tolérable chirurgien, praticien suffisant, et être pour une ambulance une cause puissante de dissociation. Tout cela ne suffit point encore ; la chirurgie d'armée exige des connaissances spéciales et un degré avancé d'instruction et de pratique chirurgicales. Le titre de docteur, les succès d'une clientèle médicale n'impliquent pas qu'on soit capable de traiter convenablement une blessure de guerre; aussi, pour les docteurs comme pour les élèves, je dois dire que beaucoup me paraissent manquer des facultés requises ; que leur concours est plus à redouter qu'à rechercher ; qu'en l'acceptant trop à la légère, dans la pensée que plus nous mettrons de médecins au chevet de nos blessés, plus nous leur serons utile, nous irions contre le but que vous vous proposez.

« Prenons garde, Messieurs, de nous laisser aller à de dangereux entraînements. Faisant appel au concours de tous, sollicitant les souscriptions publiques, centralisant les ressources, il vous sera difficile, après une grande bataille, en présence de besoins immenses et sous la pression de l'opinion publique, de laisser stériliser entre vos mains des offres de service dont le public n'appréciera pas la valeur exacte. Tous ceux que vous refuserez d'employer deviendront pour vous, pour moi surtout, des ennemis acharnés et déclarés. Qu'importe ! faisons notre devoir, quoi qu'il arrive ; les ambulances ne doivent pas être un moyen de faire avec l'armée un voyage quelquefois pénible, mais toujours inté ressant ; de se créer, aux dépens des blessés, un titre à des faveurs ou à des distinctions honorifiques. Ne pas se montrer d'une grande sévérité dans le recrutement ; vouloir en imposer au public sur la valeur des services rendus, en lui offrant le mirage d'un nombreux personnel, c'est faire courir à l'œuvre un danger immense, un danger tel qu'il peut en résulter la perte de la Société dans ce qu'elle a d'utile ; tandis qu'elle peut, si elle sait le vouloir, rendre au pays, non pas seulement dans le présent, mais dans l'avenir, un service d'une importance extrême.

« J'arrive maintenant, Messieurs, à la partie la plus importante de ma tâche, celle qui a trait aux principes qui doivent présider à l'organisation des secours médicaux donnés par la Société. Ces principes, je les ai, depuis longtemps déjà, exposés dans plusieurs travaux insérés dans la *Gazette hebdomadaire de médecine et de chirurgie;* je suis cependant obligé de vous les rappeler brièvement, car ils sont, sur bien des points, opposés à vos aspirations.

« Numériquement insuffisante, la chirurgie militaire peut et doit se compléter, en temps de guerre, par l'adjonction de médecins civils, servant à titre de volontaires pour toute la durée de la guerre. Cette adjonction devrait être une véritable incorporation et les médecins civils devraient fonctionner avec et comme les chirurgiens militaires. Obéissant à ceux des médecins militaires qui ont une plus grande somme de savoir et d'expérience consacrée, attestée par le grade, ces médecins civils volontaires, placés de préférence dans les hôpitaux, commanderaient à leur tour à ceux qui, bien qu'appartenant régulièrement et d'une manière permanente à l'armée, sont plus jeunes d'âge, de connaissances et de pratique médicales. Malheureusement, ce qui est possible en Allemagne et en Angleterre, ne saurait, avec nos préjugés actuels, être accepté aujourd'hui en France, car la chirurgie militaire ne tolère que l'adjonction de médecins consentant à accepter le grade le plus inférieur. C'est du moins ce que j'ai pu personnellement constater lorsque, docteur en médecine, et prosecteur à la Faculté de médecine, j'offris mes services lors de la campagne d'Italie.

« Dans cette situation, nous ne pouvons porter secours à nos soldats jusque sur le champ de bataille qu'en formant des ambulances civiles volontaires, distinctes des ambulances militaires et agissant parallèlement avec elles ; et c'est, du reste, Messieurs, le rôle qu'a ambitionné depuis sa fondation la Société de secours aux blessés militaires. Or, pour ma part, je crois avoir démontré que les ambulances volontaires ne doivent pas avoir l'accès du champ de bataille pendant le combat ; qu'au chirurgien militaire appartiennent, du droit de l'expérience spéciale, l'organisation des premiers secours, les soins à donner pendant la lutte ; que la place des ambulances volontaires est dans les hôpitaux de seconde ligne, ou dans les ambulances transformées en hôpitaux.

« Conséquent avec ces principes, je devrais vous proposer de ne créer aucune ambulance de champ de bataille et de consacrer toutes nos ressources en personnel et en matériel à l'organisation d'hôpitaux de seconde ou de troisième ligne, et cependant, Messieurs, je vais vous proposer la création de deux ambulances actives; aussi permettez-moi d'atténuer par quelques explications ce que paraît avoir de singulièrement étrange une pareille contradiction.

« J'ai le regret, comme chirurgien français, d'être obligé de reconnaître comme un fait incontestable que la mortalité des blessés et surtout des amputés est beaucoup plus considérable dans l'armée française que dans les armées étrangères. Le rapprochement des résultats constatés par les documents officiels, en France, en Angleterre, en Amérique, m'a permis de montrer l'étendue de nos désastres, et m'a permis en même temps d'en démontrer les causes principales. La plus importante, sans contredit, est la funeste habitude que nous avons, plus que tous les autres peuples, d'évacuer nos blessés sur les grandes villes voisines; de leur faire subir de longs transports, alors qu'il faudrait, surtout dans les cas où ils sont atteints de fracture, cas malheureusement trop nombreux et des plus graves, les traiter en quelque sorte à l'endroit même où ils ont été frappés.

« A côté de cet invonvénient du transport, se place comme corollaire le danger de l'encombrement dans les hôpitaux, dans les villes qui sont devenues comme le rendez-vous des victimes de la lutte.

« La convention de Genève, en neutralisant les ambulances, permet d'éviter les transports prématurés et de soigner les blessés dans les villages rapprochés du champ de bataille, soit en les plaçant dans les maisons, dans les granges les mieux appropriées, soit en les hospitalisant sous la tente; et j'ai tout lieu d'espérer que cette hospitalisation, à l'air libre, nous donnerait les mêmes résultats que ceux que j'obtiens ainsi depuis deux ans à l'hôpital Cochin.

« Malheureusement, la chirurgie militaire, soumise à l'autorité administrative de l'intendance, ne peut entrer d'elle-même dans la voie du progrès; son émancipation est chaque jour reculée, sous le prétexte erroné que l'on ne saurait en France, ainsi que cela se pratique partout à l'étranger, laisser au médecin la direction des choses médicales.

« Montrer que les ambulances peuvent sans inconvénients et avec avantage se gouverner elles-mêmes; prouver que les blessés peuvent être soignés sur place ; que l'hôpital va plus facilement vers eux qu'ils ne peuvent aller vers l'hôpital ; que l'hospitalisation sous tente ou la dissémination dans les villages sauve plus d'opérés que ne pourrait le faire le plus bel hôpital encombré de malades ; telles sont les vérités qu'il faudrait démontrer dans la campagne qui va s'ouvrir. La chirurgie militaire, privée de sa liberté, ne peut le faire ; en le faisant, nous pouvons, à la fois, rendre un immense service à nos soldats, et contribuer puissamment à l'affranchissement de nos collègues de l'armée. C'est pour ces raisons, qu'opposé, en principe, à la création d'ambulances actives volontaires, je viens cependant vous proposer de créer deux de ces ambulances ayant chacune leur corps de réserve, et voici comment j'en comprends l'organisation et le fonctionnement.

« L'ambulance se compose :

« D'un chirurgien en chef.
« De quatre chirurgiens.
« De douze aides-chirurgiens.
« D'un aumônier catholique.
« D'un pasteur protestant.
« D'un agent comptable, commissaire des vivres.
« D'un aide-comptable.
« De vingt infirmiers.
« De six conducteurs d'attelages.

« L'organisation est telle que cette ambulance, si les circonstances l'indiquent, ou si les ordres du général en chef ou du médecin en chef de l'armée, son représentant, le prescrivent, peut se subdiviser à volonté en quatre ou même cinq ambulances ayant leur existence propre. En effet, nous avons cinq groupes dirigés par un chirurgien, en y comprenant le chirurgien en chef, et composés chacun de deux aides et de quatre infirmiers. Le matériel est disposé de telle sorte que chacune des cinq voitures renferme ce qu'il faut à chacun des groupes : linge, appareils, instruments, vivres, bagages, personnel. La sixième voiture comprend la réserve de linge et de vivres. Une bataille a lieu. A moins que le personnel médical militaire soit insuffisant pendant le combat, ce qui n'est pas probable, l'ambulance civile reste en réserve avec l'ambulance du grand quartier général ; dans le cas contraire, elle se rend là où il est besoin de ses services. Lorsque le combat touche à sa fin et que l'humanité peut reprendre ses droits, elle arrive, avec les ambulances de l'armée, sur le lieu même de la lutte, décharge ses voitures, prépare ses brancards, dispose ses appareils de pansement, s'assure des maisons, des granges, des bâtiments privés ou publics qu'elle pourra convertir en petits hôpitaux, dresse, s'il y a lieu, quelques tentes, et se tient, en un mot, prête à remplir sa difficile mission. Ou bien, si la confiance des chefs de l'armée l'autorise à un rôle plus actif encore, elle forme, dès le début du combat et parallèlement avec les médecins de l'armée, dans les maisons proches du lieu de combat, là où se rendent tout d'abord les blessés, des ambulances de première ligne.

« Quel que soit le rôle qu'elle ait rempli pendant la bataille, dès que celle-ci est terminée, elle a constitué son hôpital-ambulance, et elle l'organise de manière que les malades le plus gravement atteints puissent y attendre leur convalescence. C'est alors qu'entre en action la *réserve* que chaque ambulance doit avoir avec elle.

« Tout à fait en arrière de l'armée, dans une ville située de cinq à dix lieues du théâtre des opérations, sont réunis les médecins formant cette réserve. Beaucoup plus nombreux, ils comprennent un chirurgien en chef, six chirurgiens, vingt aides et vingt infirmiers, dont le nombre s'augmentera, suivant les besoins, par un recrutement sur place. Ces médecins ont avec eux des voitures de paysan louées dans le pays même et destinées à transporter les lits, les vivres, les objets de toute nature tirés des dépôts d'approvisionnement établis en arrière de l'armée. Aussitôt que la nouvelle de la bataille lui arrive, cette réserve se met en route; elle vient apporter son concours à l'ambulance active à laquelle elle est annexée ; prend soin des malades que cette ambulance a recueillis ; convertit en hôpital fixe et permanent ce qui n'était qu'une installation provisoire, hâtive, par conséquent, défectueuse ; et, l'ambulance, redevenue libre, complète ou renouvelle le chargement de ses voitures, se reconstitue et rejoint l'armée qui, pendant ce temps, a marché en avant.

« Mais, pendant les quelques jours qui se passent avant qu'elle ne l'ait rejointe, l'armée a pu livrer une nouvelle bataille, et il serait fâcheux que le soldat cherchât inutilement l'ambulance volontaire qu'il avait vu fonctionner pendant la première bataille. C'est pour cela que deux ambulances sont nécessaires. La seconde, après être venue en aide à la première dans ces heures où les blessés affluent vers le chirurgien, suit l'armée, assiste à la seconde bataille, agit comme avait fait la première, appelle à elle sa réserve, et forme son hôpital. Mais pendant que cette seconde ambulance est à son tour immobilisée, la première, redevenue libre, vient reprendre sa place auprès de l'armée. Elle est redevenue prête pour un troisième combat, car elle pourra appeler à elle une partie de sa réserve première, et une nouvelle réserve, moins nombreuse, cette fois, reformée à Paris. S'il fallait même immobiliser quelque temps cette première ambulance, on pourrait le faire sans inconvénients, puisque la seconde ambulance sera, pendant ces quelques jours, redevenue libre pour une quatrième bataille. Or, il est peu probable que les conditions modernes de la guerre permettent de plus nombreux combats.

« Dans ma conviction la plus profonde, c'est du rôle que remplira l'ambulance-hôpital que dépend l'opinion qu'on se fera du degré d'utilité des sociétés civiles de secours, et je comprends la haute responsabilité qui pèse sur moi. Aidé de vos conseils et de votre appui, secondé par le conseil médical d'élite qui formera les deux ambulances, je compte sur le succès. Mais, pour ne pas le compromettre, il faut que le but que nous voulons atteindre ne soit pas hors de proportion avec nos moyens d'exécution. Qu'avons-nous à notre disposition? Nous pouvons espérer avoir pour le 1er août un matériel suffisant pour un hôpital de 300 lits, et, quelques jours après, un matériel semblable au premier; cela suffit pour les deux ambulances, et le matériel de réserve se créera rapidement. N'oublions pas que nous n'avions rien le 15 juillet, réglons notre conduite sur nos ressources, bornons notre action pour qu'elle soit efficace; paraissons avec honneur là où nous serons, mais ne cherchons pas, en voulant être vus partout, à présenter partout le spectacle de l'insuffisance.

« Cependant, si nous nous bornons à un rôle important, mais restreint dans sa sphère d'action, on pourra nous accuser de laisser se stériliser entre nos mains les offres faites par un si grand nombre de médecins et d'élèves. D'un autre côté, il est certain, absolument certain, que nous compromettrons la Société et le respect qu'inspire son drapeau, si nous envoyons dans les hôpitaux ou dans les ambulances de l'armée un trop grand nombre de personnes, parmi lesquelles beaucoup n'auront que peu de valeur ou n'auront même qu'une valeur négative; surtout si ces personnes, formant des groupes distincts ayant leur existence propre, agissent au nom et sous la responsabilité directe de la Société.

Il y a pour la Société un danger d'autant plus grand à employer le très nombreux personnel qui se présente, que le nombre de médecins sérieux, pouvant agir comme *médecins traitants*, est et sera hors de toute proportion avec le nombre considérable des étudiants. Il y aurait donc absence de direction suffisante, nulle homogénité, désordre, et soulèvement énergique de l'armée et du commandement contre notre Société. Au contraire, les élèves, les meilleurs d'entre les moins bons, les meilleurs de ceux que nous n'emploierons pas, soumis à la direction de médecins militaires déjà expérimentés, retenus par la discipline, pourraient encore rendre des services.

« Je crois donc que la Société doit n'employer *personnellement* qu'un nombre restreint de médecins sévèrement choisis, et tenir à la disposition du gouvernement, s'il en a besoin, ceux des élèves présentant des garanties suffisantes de savoir et de bonne conduite. Ils accepteront, dussent-ils être employés dans les hôpitaux de l'intérieur, si leur but, en demandant du service, est réellement d'être utiles, et non pas de se donner le spectacle d'une armée en campagne.

« Je crois donc que, dans la guerre actuelle, le rôle prédominant de la Société doit être d'utiliser les dons patriotiques, en répandant sur nos blessés tous les secours matériels possibles; en mettant à la disposition des médecins militaires les ressources qui leur font si souvent défaut; en approvisionnant les ambulances, les hôpitaux, de linge, de médicaments, de vivres de toute nature, de couvertures et même parfois de vêtements. Ce rôle, d'autres que les médecins peuvent le remplir, et vous pourrez ainsi utiliser tous les dévouements. Mais je crois que l'absence de préparatifs faits de longue date nous oblige, sous peine d'échec, à une action *médicale* sagement restreinte. Quant à moi, mon but, c'est que l'armée sente si bien l'efficacité de nos efforts, que ce soit pour tous les blessés un regret de ne pouvoir trouver place dans l'ambulance et dans l'hôpital de la Société. Si ce but pouvait être atteint, dès ce jour, notre cause serait gagnée, et un **grand** progrès serait définitivement réalisé.

« Léon Le Fort. »

Cet exposé soulevait, on le voit, de nombreuses et importantes questions, puisque de la solution adoptée devait découler toute l'organisation de la Société et celle de nos ambulances. Cependant, il ne donna lieu qu'à une discussion insignifiante; M. Chenu reproduisit les objections qu'il avait déjà faites au sein du comité médical, mais il ne put empêcher l'adoption des mesures que je proposais dans mon rapport. Du reste, si je soumis officiellement ces idées à l'approbation du Conseil général, ce fut surtout pour avoir une sorte de charte écrite qui pût servir de base à ma conduite.

M. Chenu voulait que chaque corps d'armée eût son ambulance, agissant en concurrence et parallèlement avec la chirurgie militaire. L'armée du Rhin ayant huit corps d'armée, en y comprenant la garde impériale, il fallait, par conséquent, former huit ambulances. Chacune d'elles, absolument indépendante à l'égard de ses voisines, devant compter au moins 1 chef de service, 2 médecins traitants, 4 aides et une dizaine d'infirmiers, il nous eût fallu, pour les constituer, une soixantaine de médecins, ce qui rendait impossible l'organisation d'une réserve, pour former et desservir les hôpitaux d'arrière-ligne; il est vrai qu'on avait la ressource d'employer, qu'ils fussent bons, médiocres ou mauvais, tous les médecins qui se présentaient. C'est, du reste, ce que fit le Conseil après mon départ, et l'on alla jusqu'à confier la direction d'ambulances à des docteurs de création récente, lesquels, dans les ambulances que j'avais créées, n'eussent été à peine qu'aides-chirurgiens. Je voulais surtout laisser les médecins militaires disponibles pour le service du champ de bataille, en les déchargeant le plus possible du service hospitalier; M. Chenu, comme la plupart des membres de la Société, voulait voir de nombreuses ambulances lutter sur son légitime terrain avec la chirurgie militaire, agir non plus comme des aides, mais comme des émules, ou plutôt comme des concurrents des médecins de l'armée, et il renonçait à cette réserve médicale à laquelle j'attachais, au contraire, une grande importance. Le plan que je proposais, et que je venais de faire adopter, inaugurait une nouvelle organisation, un nouveau fonctionnement de la chirurgie d'armée; le plan de notre collègue (si tant est qu'il ait eu un plan nettement défini) n'était que la répétition des anciens errements, avec cette différence, toute à notre désavantage, que nous semblions avoir la prétention de faire avec des éléments peu homogènes, avec des médecins civils n'ayant jamais fait campagne, avec de simples élèves, mieux que des médecins militaires ayant pour eux une longue expérience et l'homogénéité que donnent l'esprit de corps, la discipline, une communauté d'idées et d'habitudes.

En admettant que l'autorité militaire voulût bien y consentir, créer auprès de chaque corps d'armée une ambulance civile indépendante, c'était engendrer des antagonismes et des rivalités. D'ailleurs, où pourrait-on trouver huit chefs d'ambulances, lorsque nous ne pouvions compter que sur le concours de quatre chirurgiens capables, par leur incontestable valeur chirurgicale, de remplir ces difficiles fonctions ? M. Chenu parut se rendre à mes raisons; j'eus bientôt lieu de soupçonner que je ne l'avais pas convaincu.

Dès le lendemain, en effet, M. Chenu nous annonça qu'il se faisait fort de nous procurer le concours d'un de nos excellents collègues, chirurgien principal en retraite, et que j'ai l'honneur de compter parmi mes amis, M. Champouillon. La garde impériale formant un corps à part, le comité attacherait à la garde une ou plusieurs ambulances, dont M. Champouillon serait le chirurgien en chef, tandis que je conserverais la direction des ambulances attachées aux autres corps d'armée. Mon rôle devenait délicat, car, en repoussant une séparation qui me paraissait être une erreur grave, je pouvais paraître défendre surtout l'intégrité de ma situation personnelle de chirurgien en chef. J'exposai mon embarras au Conseil; je montrai de nouveau que si nous pouvions avoir deux ambulances attachées à l'armée *prise dans sa totalité*, nous ne pouvions, avec les ressources dont nous disposions, avoir une ambulance *par corps d'armée*, ni même avoir dans une armée régulièrement organisée une *ambulance de corps d'armée* indépendante des services officiels; je cherchai de nouveau à bien montrer que sur le champ de bataille la chirurgie militaire était insuffisante; que son insuffisance numérique laissait au contraire un rôle extrêmement utile à jouer pour des ambulances de réserve se chargeant des blessés après le combat et rendant ainsi disponibles les médecins de l'armée. Je rappelai que les deux ambulances militarisées que je voulais former avaient surtout pour but de montrer de quelle façon devait fonctionner la chirurgie d'armée, avaient, en un mot, pour but de mettre en lumière des pro-

grès dont la suprématie de l'intendance interdisait à nos collègues de l'armée la réalisation. Je prouvai que si nous formions un
plus grand nombre d'ambulances militarisées, nous n'aurions
plus ni personnel, ni matériel pour constituer ce service de
réserve, le plus important et le plus directement utile à nos blessés ; je mis enfin en lumière les périls de la dualité dans la direction, sur le lieu même de l'action, et, dans une franchise qui, par
le dédain des circonlocutions et des ménagements, est un des
mauvais côtés de mon caractère, je déclarai à M. Chenu que si
son insistance cachait le désir de m'éliminer afin de conserver une
situation nettement et *uniquement* prépondérante, j'étais d'autant
plus prêt à me retirer que je n'avais apporté mon concours à la
Société qu'après qu'on était venu me le demander. J'ajoutai que
la France n'étant pas envahie, je ne me décidais à faire le sacrifice
de mon temps, de mon repos, de mes affections de famille, de
mes intérêts matériels et pécuniaires, et à abandonner l'hôpital
dont j'étais le chirurgien et où j'étais utile, que dans l'espoir d'être
plus utile encore, en imprimant aux ambulances une certaine
direction, conforme à ce que m'avaient enseigné l'étude et l'expérience.

Le Conseil fut ou parut unanime à reconnaître la nécessité de
l'unité dans la direction, et tout paraissait terminé sur ce point,
lorsque M. le comte Serurier, vice-président de la Société, qui
s'était fait nommer par le ministre de la guerre délégué du ministère auprès de la Société, et qui s'était nommé en même temps
délégué de la Société auprès du ministère, situation à tout le
moins fort étrange, annonça qu'il se proposait de partir pour
l'armée (cette fois sans doute comme délégué de la Société auprès
du général en chef) et qu'il serait ainsi au quartier général l'intermédiaire du commandement, pour la direction à imprimer aux
ambulances. Cela dépassait cette fois toutes les limites. Je rappelai nettement que la condition formelle de mon concours avait été
que la direction des ambulances appartiendrait au comité médical, et que celui-ci me transmettrait ses ordres par l'organe de
son président, M. Nélaton ; que l'intermédiaire entre le commandement et le chirurgien en chef était depuis longtemps et tout
naturellement désigné ; que M. le Dr Conneau, en rapport constant d'ailleurs avec M. Larrey, avait bien voulu se charger de cette
mission. Je déclarai que je ne pouvais accepter la direction de

personnes absolument inconscientes des choses, non seulement
de la médecine, mais de la guerre, alors que je n'acceptais pas la
suprématie de l'intendance militaire; qu'il était dès lors fort inutile de me faire partir, car j'enverrais aussitôt ma démission, si
M. le comte Serurier arrivait à l'armée avec une pareille mission.
M. Nélaton fit, en termes fort animés, justice des singulières prétentions de M. Serurier, et pour le moment, elles parurent n'avoir
aucune chance de produire sur la Société réorganisée les effets
qu'elles avaient produits antérieurement, et qui avaient abouti à
n'avoir rien de prêt, rien de prévu au moment de la déclaration
de guerre.

Qu'on me pardonne ces détails fort longs, et, ce qui est pis,
fort personnels; je les ai donnés, parce qu'il m'a paru utile de
montrer les causes ignorées qui, en amenant, le 8 août, le renversement du plan primitivement adopté et la création de trop nombreuses ambulances, formées à la hâte, mal recrutées, et quelques-
unes insuffisamment dirigées, me paraissent avoir contribué,
pour beaucoup, à l'échec d'une œuvre qui pouvait rendre des services proportionnés du moins aux sacrifices pécuniaires que s'imposait la charité publique.

Quoi qu'il en soit, libre en ce moment de suivre mon plan d'organisation, puisqu'il avait l'approbation formelle de la majorité
du comité médical, approbation consacrée par l'assentiment du
Conseil général, je m'occupai activement de constituer le personnel et le matériel de deux ambulances actives et de la réserve de
la première ambulance. Ce qui était surtout important, c'était le
choix des chirurgiens en chef de ces ambulances. Avec un dévouement dont tous doivent leur être reconnaissants, mais aussi avec
une abnégation que je ne puis personnellement reconnaître que
par une profonde gratitude, trois de mes collègues et de mes amis,
chirurgiens des hôpitaux de Paris et professeurs agrégés à la
Faculté de médecine, MM. Trélat, Liégeois et Sée, vinrent m'offrir
leur concours à la Société, en acceptant d'être sous ma direction
chirurgiens en chef d'une de nos ambulances.

Lors de notre visite obligée à Saint-Cloud, la formation d'une
ambulance volontaire, attachée au service de la flotte et à celui
d'une armée de débarquement, paraissait être la principale préoccupation de l'Impératrice. Un bâtiment devait être nolisé au
Havre par la Société, et il devait devenir l'hôpital maritime, neu-

tralisé par la croix de la convention de Genève. M. Trélat devait être chargé, en qualité de chirurgien en chef de l'ambulance volontaire de la flotte et des ambulances de l'armée de débarquement, d'organiser et de diriger ce service qui, dès lors, sortait tout naturellement de mes attributions et dont je n'avais pas à m'occuper.

La première ambulance de l'armée du Rhin était dirigée par M. Liégeois ; nous verrons plus loin sa composition, en faisant son histoire. La seconde ambulance, dirigée par M. Marc Sée, devait avoir comme chirurgiens : MM. Mahot, professeur à l'École de Nantes ; Ledentu, professeur agrégé à la Faculté de médecine de Paris ; Pamard, chirurgien à l'hôpital d'Avignon ; Villeneuve, professeur à l'École de Marseille. Les aides-chirurgiens étaient : MM. Bayle, Gay, Petit, Bourgeois de Mercey, Piquantin, docteurs en médecine ; MM. d'Espines, Grippat, Leroy des Barres, Castiaux, Moynac, internes des hôpitaux.

La réserve de la première ambulance comptait comme médecins traitants : MM. les Drs Sanson, professeur agrégé libre à la Faculté de Médecine de Paris ; Burlaud, Lucas-Championnière, Regnault, Morand, Chassaigne, Verrier, Dubois, Mollien, Charnoux, Dieulafoy, Dailly, Lutier, Puel, Gabriac, Gaubert, Duriau, Menesson, de Valcourt, Teissier, Nivert.

La réserve de la seconde ambulance devait être constituée un peu plus tard. Elle ne le fut jamais, car cette organisation fut bouleversée dès les premiers jours d'août.

La première modification qui fut faite fut l'adjonction des sous-aides. On a vu que j'étais opposé à la création des sous-aides. Le nombre considérable d'offres, ou plus justement de demandes de service faites par des étudiants en médecine, avait vivement impressionné le Conseil général et le comité médical lui-même. En face d'une opinion contraire à la mienne, mais partagée par tous sans exception, il était difficile de ne pas me rendre aux désirs de mes collègues. Douze sous-aides furent adjoints à chaque ambulance.

M. de Flavigny voulut bien s'occuper de la nomination des aumôniers catholiques ; M. Blain des Cormiers se mit en rapport avec les pasteurs protestants ; ses longues relations avec les officiers d'administration de l'armée donnaient tout naturellement à M. Chenu la mission de choisir les comptables. Je continuai, pour

ma part, à m'occuper activement du recrutement et du choix du
personnel médical, de la préparation du matériel, surtout pour ce
qui concernait la première ambulance dont il était important de
hâter le départ.

Vers le 1er août, malgré les retards inévitables, quand il s'agit
de réunir en quinze jours un matériel de création nouvelle, les
préparatifs touchaient à leur fin ; la première ambulance pouvait
se mettre en route vers le 4 août, et la seconde pouvait la suivre
quelques jours après. A ce moment, de nouvelles difficultés sur-
girent. L'idée de la multiplication des ambulances actives avait
fait peu à peu de notables progrès au sein du Conseil général, et
elle avait trouvé un ardent défenseur dans un nouveau membre
de ce conseil, M. Georges Ville, très connu par son rôle au
Muséum et ses travaux de chimie agricole. Peu compétent en
matière d'ambulances, mais éminemment intelligent, doué d'une
grande énergie, d'une remarquable activité, M. Ville ne tarda pas
à prendre dans le Conseil une place importante. Une fois de plus,
il me fut impossible de résister d'une manière absolue, et je dus
faire la part du feu, en acceptant le principe de la création de
deux ambulances supplémentaires destinées à se joindre à l'armée
en voie de formation au camp de Châlons. Ces ambulances
devaient être dirigées par MM. Ledentu et Pamard, primitivement
désignés pour remplir dans la seconde ambulance les fonctions
de chirurgien. A ce moment aussi, mon embarras fut extrême.
Mon excellent et regrettable ami M. Liégeois, mon collègue aux
hôpitaux et à la Faculté, me renouvelait la déclaration qu'il
m'avait faite en acceptant la direction de la première ambulance,
c'est qu'il ne partirait que si je l'accompagnais pendant les premiers jours. N'ayant jamais appartenu à l'armée, il voulait que
je pusse, au moins au début de cette campagne, l'initier à un rôle
et à des habitudes qui lui étaient inconnus. D'un autre côté,
quitter Paris, même pour quelques jours, à un moment où il
fallait à chaque instant lutter contre les tendances du Conseil
général, tendances que je trouvais fâcheuses, c'était risquer de
compromettre toute notre organisation. Mais tout le succès dépendait du début, c'est-à-dire du rôle de la première ambulance ;
d'ailleurs, la livraison du matériel pour la seconde ambulance
était assurée en temps utile, et M. Sée pouvait à coup sûr en
compléter l'organisation. Je me décidai donc au départ. Toutefois,

avant de raconter l'odyssée de la première ambulance, je crois
utile, sinon nécessaire, d'entrer dans quelques détails sur son
organisation.

CHAPITRE II

CRÉATION DES AMBULANCES. — ORGANISATION DE LA PREMIÈRE AMBU-
LANCE. — SERVICE MÉDICAL. — SERVICE ADMINISTRATIF ET COMPTA-
BILITÉ. — SERVICE RELIGIEUX. — RECRUTEMENT DU PERSONNEL. —
MÉDECINS. — INFIRMIERS. — INGÉNIEURS ET OUVRIERS. — SOLDE ET
INDEMNITÉS. — UNIFORME. — CHEVAUX ET VOITURES. — MATÉRIEL
DE PANSEMENT. — PHARMACIE. — LITS ET BRANCARDS. — PERSONNEL
COMPOSANT LA PREMIÈRE AMBULANCE.

L'organisation à donner aux ambulances, leur composition au
point de vue du personnel, du matériel et des moyens de transport devaient être en rapport avec le rôle qu'on désirait leur voir
remplir. J'ai déjà dit plus haut qu'il avait existé à cet égard entre
M. Chenu et moi une assez grande divergence d'opinions. Je ne
parle pas des désirs intimes des membres du Conseil ; étrangers
aux besoins du service médical militaire, nos collègues eussent
évidemment préféré de nombreuses ambulances, car c'était beaucoup pour eux de pouvoir dire : *nous* avons dix, vingt ambulances et de pouvoir souvent donner aux curieux le spectacle des
départs. M. Chenu voulait de nombreuses ambulances, ne comptant que quelques médecins et ayant à peine deux ou trois voitures de transport [1]. Chaque corps d'armée devait avoir son ambulance volontaire, doublant en quelque chose l'ambulance de

(1) Un trop nombreux personnel était la grande objection reproduite souvent à l'égard de la première ambulance telle que je l'avais constituée. Elle
comptait, comme nous le verrons, 28 médecins, 64 infirmiers, et avec le personnel accessoire, un total de 112 personnes. Elle n'aurait dû comprendre
que 15 médecins, l'adjonction des sous-aides ayant eu lieu contre mon avis.
Après mon départ, et surtout après le 9 août, M. Chenu et ses collègues furent
libres de suivre leurs inspirations et de créer de petites ambulances; cependant la cinquième ambulance, dirigée par M. Trélat, comptait 41 médecins,
121 infirmiers et un total de 174 personnes, ce qui était beaucoup trop, et
seulement 2 voitures, ce qui était loin d'être suffisant; aussi, presque toutes
les ambulances s'adjoignirent-elles d'assez nombreuses voitures auxiliaires,
lorsque sur le théâtre de la guerre elles furent aux prises avec la réalité.

chaque quartier général, ne relevant pas de l'intendance militaire,
libre et indépendante du service de santé officiel, agissant parallèlement à la chirurgie militaire ou plutôt en concurrence avec
elle. Agir ainsi, c'était méconnaître, comme à plaisir, les nécessités du service, c'était vouloir amener des rivalités, car partout
l'élément militaire eût trouvé à côté de lui, et pour remplir un
rôle identique, des ambulances civiles. Marchant isolément,
n'étant point comprises dans l'organisation normale d'une armée
régulière (il ne faut pas oublier que nous sommes en juillet 1870
et qu'il ne s'agit que de l'armée du Rhin), ces ambulances n'auraient pu trouver l'occasion d'agir qu'au moment des grandes
batailles ; mais, aussitôt après, leur rôle eût été terminé, et,
toutes les fois que la chirurgie militaire aurait été numériquement suffisante, la chirurgie civile n'aurait eu absolument rien à
faire. Suivant moi, au contraire, les ambulances volontaires ne
devaient pas chercher à se substituer aux ambulances de l'armée ;
mais seulement aider à combler les principales lacunes de notre
organisation médicale militaire. Ainsi, par exemple, lorsque, au
lieu d'une grande bataille prévue et préméditée, il ne s'agit que
d'un combat important, dans lequel un ou deux corps d'armée
supportent tout l'effort de l'ennemi, les autres corps attendent
souvent l'arme au pied, se tenant prêts à agir si les éventualités
l'exigent et si par l'engagement de nouvelles forces ennemies le
combat s'élève jusqu'à devenir une bataille générale ; mais ces
éventualités restent le mystère de l'avenir, et, en attendant qu'il
se dévoile, ces corps, pour le moment spectateurs de la lutte,
doivent conserver auprès d'eux leur service médical et leurs
ambulances. En effet, s'ils envoyaient leurs médecins porter leur
concours à ceux de leurs collègues qui appartiennent aux troupes
engagées, ils seraient exposés eux-mêmes à manquer plus ou
moins complètement de secours médicaux si, une heure, deux
heures plus tard, ils recevaient l'ordre d'entrer en ligne. Or, pour
le corps engagé, les pertes sont souvent aussi grandes que dans
une bataille générale, et son service médical peut se trouver par
cela même numériquement insuffisant ou tout au moins accablé
par le poids d'une besogne immense. Que fait alors l'ambulance
volontaire ? *Appartenant à l'armée tout entière*, dont elle constitue la réserve médicale, *et non à un corps d'armée spécifié*, elle
envoie un détachement plus ou moins nombreux sur le lieu du

combat ou même, si les besoins sont considérables, elle s'y porte tout entière sans se préoccuper de savoir à quel corps elle vient apporter son concours. C'est, ainsi que je le disais, ce que nous avons eu plusieurs fois l'occasion de faire dans les combats autour de Metz, surtout dans celui du 7 octobre.

Une autre circonstance, qui se présente dans presque toutes les batailles, aurait pu donner encore à une ambulance civile volontaire l'occasion d'intervenir utilement. Quelque étendu que soit un champ de bataille, il est des points où convergent la plupart des blessés; ces points, ce sont les vallées, les cours d'eau, les villages et surtout les routes. Là, les médecins ne sont jamais trop nombreux et presque toujours leur nombre est insuffisant dans ces endroits de rassemblement qui forment les vraies places de pansement. L'ambulance volontaire, agissant ici encore comme réserve médicale de l'armée, aurait pu, en envoyant des détachements sur ces divers points, rendre les plus grands services. Sans doute, cette réserve pourrait exister dans la chirurgie militaire et l'on peut être assuré qu'elle existera dans la nouvelle organisation ; mais comme l'ambulance du grand quartier général, telle qu'elle est constituée, ne pouvait et ne pourrait en tenir lieu, j'étais assuré de trouver pour une ambulance nombreuse. mais divisible en petits détachements, l'occasion de rendre de véritables services. L'expérience a justifié ces prévisions : à Borny, à Saint-Privat, à Ladonchamps, la première ambulance a donné des soins à des milliers de blessés recueillis ou pansés dans les villages de Borny, Châtel, Lessy, Woippy, etc.

Pour remplir le rôle auquel je la destinais, l'ambulance devait pouvoir se subdiviser en plusieurs groupes indépendants, ayant chacun leurs ressources individuelles et pouvant former, s'il le fallait, autant de petites ambulances. Rien n'était plus facile à réaliser. Ces groupes, pour la première ambulance, étaient au nombre de cinq : quatre dirigés par chacun des quatre chirurgiens de l'ambulance ; le cinquième, formant la réserve, restait sous la direction de son chirurgien en chef. Chaque groupe comprenait donc un chirurgien, deux aides-chirurgiens, deux sous-aides et huit infirmiers. Deux sous-aides et neuf infirmiers restaient disponibles, soit pour renforcer les groupes ayant à faire face à des besoins considérables, soit pour parer à d'autres éventualités.

A chaque groupe correspondait une voiture d'ambulance renfermant vingt brancards et un train de roues qui eût permis de les transformer, en cas de besoin, en brancards roulants ; une boîte à amputation, un certain nombre d'appareils à fractures, un assortiment complet de linges à pansement, quelques vivres, les ustensiles nécessaires à la préparation des aliments et le bagage personnel des cinq médecins.

A l'arrière, au lieu de ralliement de l'ambulance, devaient stationner les deux dernières voitures contenant la réserve du linge, la pharmacie, les tentes et le reste du matériel. Quant aux lits et aux objets dont l'usage ne pouvait être nécessité que par une installation de quelque durée, ils devaient être réunis dans des magasins de dépôt établis dans les villes les plus proches du théâtre des opérations, et ils ne devaient être dirigés sur l'ambulance qu'après la bataille et au moyen de voitures de paysans, louées sur place pour cet usage. Vingt médecins volontaires, non militarisés et formant la réserve de l'ambulance, devaient à ce moment rejoindre leurs collègues militarisés et prendre possession de l'hôpital-ambulance formé par ces derniers aussitôt après la bataille. En se chargeant de leurs blessés, les médecins de la réserve permettaient aux médecins de l'ambulance active de se remettre en route pour rejoindre l'armée et pour prendre part à de nouveaux combats. Telle était l'organisation, tel aurait été le mode de fonctionnement des ambulances si les événements militaires, si la révolution intérieure accomplie au sein de la Société, le 9 août, n'avaient renversé tous mes plans et fait échouer mes projets.

Service administratif. — Bien qu'il dût avoir la direction complète du corps à la tête duquel il était placé, le chirurgien en chef d'une ambulance ne pouvait cependant se charger de pourvoir aux approvisionnements et de surveiller le détail des dépenses ; ce rôle était attribué au comptable. La pièce suivante montre comment devaient être réglés les rapports de ce comptable avec le médecin en chef et avec le conseil de la Société :

Paris, le 14 août 1870.

Société de secours aux blessés. — N° 13.

« Monsieur Roussel, comptable de la 1re ambulance.

« Monsieur,

« Par une décision en date de ce jour, le conseil vous a nommé comptable principal de la première ambulance.

« Vos fonctions consisteront à faire le service financier de l'ambulance (y compris la solde du personnel en conformité de l'état ci-annexé), à vous charger de tous les achats de vivres et denrées de toute nature, y compris le fourrage, aux deux conditions suivantes :

« 1° Que tous ces achats seront effectués sur un bon approuvé par M. Le Fort, chirurgien en chef des ambulances;

« 2° Que tous les mandats tirés sur la maison Rothschild, en conséquence du crédit de 15,000 francs qui vous a été ouvert, seront pareillement contresignés par lui;

« 3° En l'absence de M. Le Fort, les bons et mandats seront contresignés par M. Liégeois, chirurgien en chef de l'ambulance.

« Notification de la décision nouvelle va être donnée à M. le payeur général.

« Il est bien entendu que votre autorité s'étendra sur tout le personnel des infirmiers et des hommes de service, et que le comité médical vous laisse d'ailleurs toute latitude, sous réserve des conditions ci-dessus spécifiées, pour parer aux nécessités imprévues du service.

« Recevez, etc.

« *Le Président du comité médical,*

(non signé).

« *Le Président de la Société,*

« Comte DE FLAVIGNY. »

Les rapports entre le médecin en chef de l'ambulance et le comptable étaient réglés de la manière indiquée page 32.

M. Roussel, officier d'administration en retraite, fut désigné par M. Chenu, lequel étant son ami intime connaissait ses aptitudes à ce service, pour remplir dans la première ambulance les fonctions de comptable. Deux aides lui furent adjoints, mais le premier fut laissé à Paris au moment du départ, après que nous eûmes constaté qu'il était incapable, et je ne crois pas devoir donner le nom du second, car nous fûmes obligés à Metz de nous séparer de lui, ses services étant, non seulement, nuls mais négatifs.

Le *personnel religieux* se composait d'un aumônier, M. l'abbé de Damas et de M. Durand Dassier, pasteur protestant. Nous fûmes rejoints à Nancy par M. l'abbé Caussanel, le comité ayant jugé que la prééminence de la religion catholique devait être proclamée par la supériorité numérique des aumôniers catholiques. Il ne m'appartient pas de louer les services rendus par ces messieurs, je ne puis que leur offrir l'expression de la respectueuse sympathie d'un témoin de leur dévouement constant à l'égard de nos malades.

Infirmiers. — Le choix des infirmiers était à la fois très important et extrêmement difficile. Les offres étaient fort nombreuses. J'ai déjà dit (p. 226) les difficultés de ce recrutement et la manière dont nous crûmes devoir l'opérer. On a vu aussi combien nous eûmes à nous plaindre de nos infirmiers.

Ouvriers. — Dans le fonctionnement futur de l'ambulance tel que je le comprenais, nous pouvions nous attendre à avoir à construire des baraquements ou à approprier des constructions ordinaires à la réception des malades. Je ne pouvais songer à emmener les ouvriers nécessaires, car cette prévision pouvait ne pas se réaliser, et l'entretien d'un nombreux personnel, étranger au service direct des blessés, eût entraîné des dépenses considérables. Il nous suffisait de chefs ouvriers, capables de diriger ceux que nous aurions, en cas de besoin, recrutés sur place; j'en pris cinq, comprenant charpentier, menuisier, serrurier et forgeron. Ils nous furent fréquemment utiles pour la construction de l'hôpital Fabert, pour la fabrication des appareils à fracture et pour la réparation du matériel.

Ingénieurs. — Il nous fallait pouvoir compter sur une personne compétente pour diriger la construction éventuelle des baraquements. Je pris pour remplir ces fonctions un jeune homme qui se présenta à nous comme ingénieur et qui demanda à s'adjoindre, comme aides, deux de ses amis. Le comité médical les accepta, je dois dire sur ma présentation, car je dois ajouter que mon choix, fait trop à la hâte, deux jours avant le départ, ne fut pas heureux et me causa de vifs regrets. C'est pour cela que je m'abstiens encore de citer leurs noms.

Nous pouvions compter trouver partout en Lorraine, et, si la fortune nous était favorable, en Allemagne, le bois et les planches nécessaires; mais les ferrures feraient certainement défaut; c'est pourquoi j'arrêtai avec le soi-disant ingénieur le plan des futurs baraquements et nous joignîmes au matériel les ferrures nécessaires à leur construction éventuelle.

Solde, appointements, indemnités. — Une question importante à résoudre tout d'abord était celle des appointements alloués au personnel des ambulances; j'ai donné déjà les motifs qui nous avaient conduit à n'accepter que des infirmiers payés. Toutes les fonctions remplies à Paris par les membres de la Société, médecins ou non, ne pouvaient être que gratuites, mais dans un corps militaire et hiérarchisé les appointements sont le corollaire et la consécration du grade. L'abandon de leur clientèle et de leurs intérêts matériels était déjà pour les médecins des ambulances un acte de dévouement assez grand pour qu'il fût impossible de l'aggraver par la gratuité du service; d'ailleurs, pour la plupart des aides-chirurgiens et pour la totalité des sous-aides, la gratuité eût été absolument impossible. La quotité mensuelle des appointements fut fixée à 600 francs pour le chirurgien en chef de chaque ambulance, 400 pour les chirurgiens, 250 pour les aides-chirurgiens, 150 pour les sous-aides.

L'indemnité d'entrée en campagne souleva d'assez vives discussions. Elle me parut ne pas pouvoir être inférieure à 400 francs, chiffre alloué par l'administration de la guerre en pareille circonstance; elle devait être un peu plus élevée pour les aides et les chirurgiens, qui, ayant à se munir d'un arsenal chirurgical plus complet, avaient à dépenser davantage. La Société, par une lésinerie qui contraste avec les dépenses exagérées auxquelles elle devait bientôt se livrer, marchandait sou par sou le chiffre de l'indemnité. On fit le compte des paires de chaussettes, des chemises; on évalua le prix des chaussures, des effets d'habillement et le chiffre de 400 francs, qui fut d'abord refusé comme trop élevé, l'était si peu que la plupart des sous-aides durent y suppléer avec leurs ressources personnelles. J'eus le regret d'être sur ce point en désaccord complet avec M. Chenu qui ne pouvait accepter que l'indemnité des aides fût un peu plus élevée que celle allouée aux chirurgiens militaires du grade correspondant. Cette inégalité était pourtant justifiée par une raison bien simple : nos jeunes gens avaient tout à acheter, tandis que le chirurgien militaire de profession, au moment d'entrer en campagne, a déjà son uniforme et ce qui peut lui rester des objets achetés par lui dans les campagnes précédentes. Il y a plus, le comité voulait qu'avec leur indemnité d'entrée en campagne les chirurgiens et les aides achetassent eux-mêmes le cheval qu'ils devaient monter; puis on convint que la Société prêterait le cheval qui serait rendu après la campagne, mais que les médecins rembourseraient tout de suite le prix de la selle et du harnachement. Cette question faillit tout rompre, car la plupart des aides et sous-aides, ne pouvant supporter un pareil surcroît de dépenses, renonçaient aux offres de service faites par eux à la Société, et j'étais pour ma part si outré de ce manque absolu d'égards envers des médecins dont le seul tort était de ne pas être nés de parents héréditairement riches et oisifs, que je les eusse suivis dans leur retraite.

Uniforme. — Il nous fallait un uniforme, condition indispensable pour tous ceux qui figurent dans les rangs d'une armée, n'importe en quelle qualité. Le comité médical me laissa le soin d'imaginer un modèle. La simplicité devait être la première condition à remplir. Tout en prenant un caractère militaire, l'uniforme devait conserver le caractère civil. La redingote de marine, de couleur bleu de roi avec bouton de cuivre, un pantalon de même couleur et une casquette de drap portant la croix d'ambulance constituaient un uniforme qui n'eut que trop de succès, car il fut étrangement prodigué. Au moment du départ je lui fis subir une modification en remplaçant la casquette de drap par une casquette de toile ou de flanelle blanche, à coiffe séparable, et portant une large croix rouge. Cette coiffure fut celle de la première ambulance et elle avait l'inappréciable avantage de nous faire reconnaître de fort loin. Je regrettai plus tard l'absence du pantalon rouge que nous ne pouvions nous permettre de prendre, car notre uniforme manquait du caractère national, et il nous valut plusieurs fois, à M. Good et à moi, des coups de fusil de nos avant-postes, lorsque nous revenions de remplir auprès de l'ennemi le rôle de parlementaire, pour réclamer nos blessés tombés entre leurs mains.

Quant au mode d'indication des grades, je l'empruntai à l'Autriche et à l'Amérique en substituant des croix aux étoiles brodées sur le collet. Si l'on ne put abuser du galon, puisque l'uniforme n'en comportait pas (au grand désespoir des plus jeunes d'entre nous), en revanche, on fit plus tard, comme je le vis à Paris et sur la Loire, un singulier abus des petites croix.

L'uniforme des infirmiers consista en une vareuse portant sur le côté gauche de la poitrine la croix rouge sur fond blanc, un pantalon de drap bleu foncé, un chapeau de feutre à larges bords, guêtres, chaussures et sac de soldat.

Chevaux de selle. — Les chirurgiens et les aides-chirurgiens étaient montés. Ce fut un tort. Il eût mieux valu ne donner de chevaux qu'aux quatre chirurgiens et affecter deux petits omnibus au transport des aides et des sous-aides. Les chevaux coûtent toujours fort cher à nourrir, et, même dans les conditions ordinaires d'une campagne, j'aurais eu probablement à regretter d'avoir à nous occuper d'une aussi nombreuse cavalerie.

Moyens de transport du matériel. — Un de nos collègues du comité médical, M. Blain des Cormiers, se chargea spécialement du soin de veiller à la construction des voitures de transport. Le modèle suivi fut celui des fourragères de l'armée. Que ces voitures aient été ou non bien construites, il n'en subsiste pas moins ce fait qu'elles étaient absolument mauvaises, et, même en les attelant de quatre chevaux, il nous eût été à peu près impossible de nous en servir utilement. Celles que nous possédions à Metz ne nous ont été d'aucun secours. Heureusement, M. Georges Ville, deux jours avant le départ, obtint du ministère de la guerre la cession de cinq fourgons de l'armée, d'un modèle, il est vrai, abandonné avec raison aujourd'hui, mais que nous fûmes encore, faute de mieux, bien heureux d'avoir à notre disposition.

Les chevaux d'attelage provenaient d'un achat fait à l'administration des omnibus de Paris, par l'intermédiaire, je crois, de l'administration militaire.

Matériel de pansement. — Le fourgon d'ambulance employé dans l'armée française a un inconvénient grave. Tous les paniers y sont parfaitement rangés et classés, mais le fourgon ne peut guère être utilisé que par une seule et même ambulance, tandis qu'il faudrait que son contenu pût être, en cas de besoin, réparti facilement et également entre trois ambulances assez éloignées les unes des autres. Lorsqu'en 1864, grâce à la bienveillance du ministre de la guerre, M. Miloutine, je pus, à Saint-Pétersbourg, visiter en détail le matériel d'ambulance en usage dans l'armée russe, on me signala une modification qui me parut très heureuse. Le contenu du fourgon est classé dans des cantines numérotées et indépendantes, placées les unes à côté des autres dans une voiture ordinaire, de telle sorte que s'il est besoin sur un point de bandes et de compresses, la caisse qui les renferme est descendue facilement de la voiture, laquelle continue sa route pour aller au-devant des besoins qui peuvent se produire sur un autre point.

Je profitai de cet enseignement dans la répartition et le mode de chargement de notre matériel de pansements. Il était renfermé dans vingt caisses de bois, ayant la dimension des cantines réglementaires et fermées toutes par une serrure uniforme. Dix de ces caisses, servant de réserve et de magasin, ne renfermaient que des objets semblables : bandes, compresses, alèzes, etc.; les dix autres, groupées deux à deux, renfermaient un assortiment de tous les objets nécessaires aux pansements. Chacun de ces cinq groupes de deux cantines était placé dans un des cinq fourgons affectés à chacun des cinq détachements de l'ambulance. Comme il en était de même pour les brancards et le reste du matériel, on voit qu'en cas de besoin l'ambulance pouvait se subdiviser en cinq ambulances indépendantes, laissant en arrière à un point central une réserve commune. Les événements ne nous donnèrent pas lieu d'effectuer cette séparation[1] d'une manière rigoureuse et encore moins permanente.

---

[1] Composition des deux cantines attribuées à chaque détachement :

Cantine n° 1.

Allumettes amorphes. . .	1 boîte.	Aiguilles.	1 paquet.
Bougies	1 paquet.	Biberons d'étain. . . .	1
Bandages de corps de 1^m,50	2	Boucles d'acier.	12
— — 1^m,00	2	Carton blanc à pansem^t.	2 feuilles.

La nomenclature du contenu des cantines suffit à montrer que nous étions largement munis de tout le linge nécessaire aux pansements ; du reste, nous devions trouver dans les dépôts établis ou à établir dans les villes importantes situées au voisinage du théâtre de la guerre, les moyens de renouveler nos approvisionnements épuisés. Nous devions y trouver également une réserve de linge de corps, chemises, draps de lits, etc. Les malheurs de la campagne ne permirent pas la formation de ces dépôts, mais ce que nous emportâmes et ce que nous trouvâmes à Metz suffit à nos besoins.

Cantine n° 1 (suite).

Bandes de 12 mètres. . . 10			Cuvettes à manche. . .	5
— 10 — . . . 10			Cordonnet de soie. . .	2 écheveaux.
— 8 — . . . 10			Éponges.	5
— 6 — . . . 10			Encrier	1
— 5 — . . . 10	100		Épingles rivées.	2 paquets.
— 4 — . . . 10			Ficelle petite.	10 pelotes.
— 3 — . . . 10			— moyenne	3 —
— 2 — . . . 10			— grosse	2 —
— 1,50 — . . . 10			Fil blanc.	6 écheveaux.
Bandes à doigts 10			— bis	4
Fil noir. . . . . 6 écheveaux.			Sangles d'appar. de 1^m,25.	2
Papier blanc . . . . . 2 mains.			— — 1^m,50.	2
Plumes d'oie . . . . . 2 paquets.			— — 2^m,00.	2
Plumes. . . . . 1 boîte.			— — 2^m,50.	2
Porte-plumes 2			Savon en pain	6
Ruban bis en crosse. . 12 pièces.			Tabliers de médecin . .	2
— jaunet. . . . . 2 —			Taffetas gommé.	5 pièces.
Sangles pour brancards 6			Toile cirée noire	10 mètres.

Cantine n° 2.

Compresses carrées de	0,50	20		Compresses longuettes		
—	0,40	20	60	de. . . . . . . 45 sur 15	50	
—	0,30	20		— 45 — 12	50	
Compresses graduées.	0,30	20		— 45 — 10	50	
—	0,26	20		— 45 — 08	50	400
—	0,23	20	100	— 35 — 15	50	
—	0,18	20		— 35 — 12	50	
—	0,15	20		— 35 — 10	50	
Compresses longuettes				— 35 — 08	50	
de. . . . . . . 65 sur 15	50			Compresses pour cata-		
— 65 — 12	50			plasmes de. 0,70	5	
— 65 — 10	50			— 0,60	5	20
— 65 — 08	50	400		— 0,50	5	
— 55 — 15	50			— 0,40	5	
— 55 — 12	50			Draps fanons de . . . 0,96	20	40
— 55 — 16	50			— 0,70	20	
— 55 — 08	50					

Matériel chirurgical. — L'instrumentation chirurgicale ne doit pas être la même pour les ambulances que pour les hôpitaux fixes; il faut avant tout que les objets destinés à suivre partout les chirurgiens et les malades soient de peu de poids et surtout de peu de volume. Je ne puis entrer dans tout le détail de notre matériel; je ne citerai que les objets dont les nécessités du moment ont amené la création et l'introduction dans la pratique.

Attelles métalliques. — Le transport des blessés atteints de fracture, exige l'emploi d'attelles que l'on place sur le membre fracturé, avant même d'avoir déshabillé le malade et par-dessus ses vêtements. Les attelles droites étant insuffisantes pour assurer l'immobilité du membre, quand il s'agit de fractures à la cuisse, je

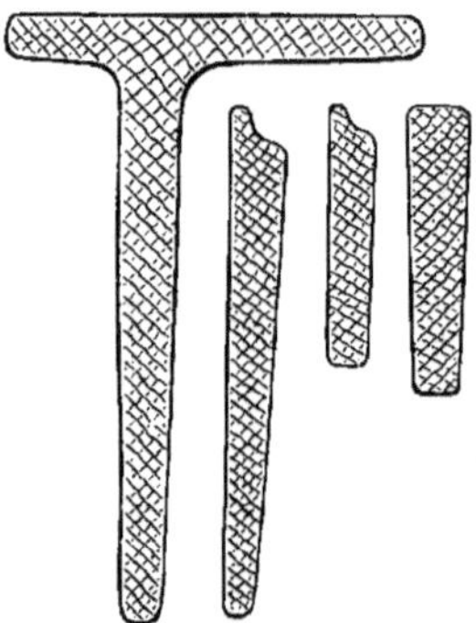

Fig. 18. — Attelles pour l'immobilisation provisoire des membres fracturés.

fis construire des attelles métalliques analogues comme fabrication aux attelles déjà en usage, mais disposées en forme de T. La branche horizontale est assez longue pour entourer la taille, la branche verticale dépasse le niveau du pied. Sa flexibilité sur le plat de la lame permet de la courber facilement et de lui faire prendre la forme du bassin autour duquel on l'assujettit avec une bande, une courroie, une bretelle de fusil, etc. Le mouchoir ou la cravate du blessé enroulés autour de la jambe maintient solidement l'attelle et empêche tout déplacement du membre pendant le transport, surtout si l'on ajoute à la grande attelle externe une attelle interne d'une longueur correspondante à l'usage auquel elle est destinée. Cette attelle ne sert pas seulement d'appareil provisoire, elle nous a rendu et me rend encore à Paris de nombreux

services dans les affections chirurgicales du membre inférieur ou
dans le traitement consécutif des opérations qui y ont été pratiquées.

Gouttières métalliques à flexion variable. — Les plaies articulaires, comme les opérations pratiquées sur le coude et le genou,
sont assez fréquentes aux armées. Il n'existait pas d'appareils
permettant un pansement facile de la partie malade. J'avais imaginé depuis longtemps pour cet usage et j'ai joint à notre matériel
chirurgical des gouttières métalliques formées de deux parties

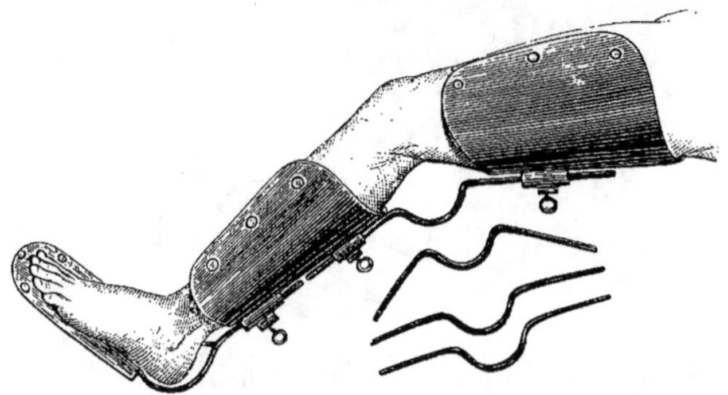

Fig. 19. — Gouttière interrompue, à flexion variable, pour plaies articulaires.

séparées répondant, l'une au bras ou à la cuisse, l'autre à l'avant-
bras ou à la jambe. Ces deux parties sont réunies (comme le
montre la figure) par une tige qui s'engage à ses deux extrémités
dans un canal métallique soudé sur la partie convexe de la gouttière, et elle est solidement retenue par une vis de pression. On
comprend qu'on puisse, en employant l'une ou l'autre des trois
tiges à courbures différentes, placer le membre dans les degrés
compris entre l'extension complète et la flexion à angle droit, en
même temps que l'isolement de l'articulation permet de renouveler les pansements et de visiter la plaie, tout en assurant l'immobilité complète de l'articulation. S'emboîtant facilement les
unes dans les autres, ces gouttières ne tiennent que fort peu de
place, et l'on peut sous un petit volume en transporter un grand
nombre.

Seaux à irrigation. — La grande mortalité des opérés et des blessés tient surtout à l'infection purulente. Éminemment contagieuse, l'infection purulente a surtout pour agents de transmission les pinces à pansement mal nettoyées, la charpie ayant séjourné dans des salles infectées et surtout les éponges servant successivement à plusieurs malades. Depuis longtemps j'ai proscrit la charpie que je remplace par des compresses imbibées d'eau alcoolisée

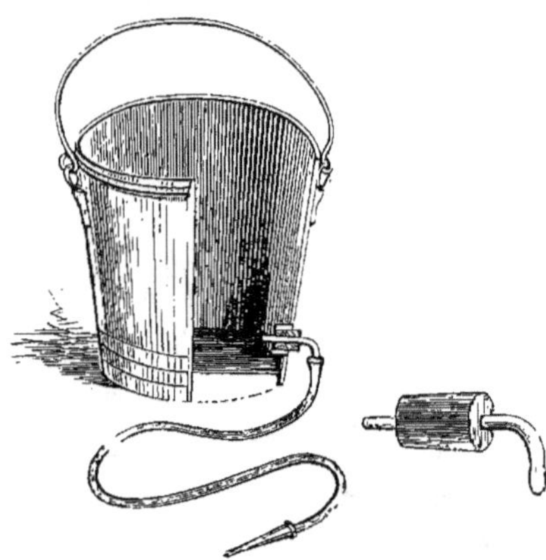

Fig. 20. — Irrigateur pour pansements. L'appareil, beaucoup moins grand que ne le laisserait supposer la figure, contient environ trois litres de liquide.

ou d'une solution médicamenteuse. Dans nos hôpitaux civils, on peut affecter à chaque amputé ou blessé une éponge qui ne sert que pour lui ; mais, en campagne, un pareil moyen n'est pas applicable. Un mince filet d'eau projeté par un irrigateur opère un lavage parfait de la plaie et met à l'abri de la contamination. Mais la force de projection de l'irrigateur n'est que difficilement graduée par l'ouverture plus ou moins grande du robinet, et, assez souvent même, l'eau rejaillit sur la figure du chirurgien. J'ai donc fait modifier pour la campagne les seaux à irrigation dont je fais usage dans mes salles, de manière à permettre de les emboîter les uns dans les autres. Cette condition a été facilement remplie en rendant mobile l'ajutage qui se trouve retenu dans un bouchon de caoutchouc vulcanisé. Le jeu de l'instrument est facile à comprendre : la force de projection du jet s'augmente ou s'atténue, suivant qu'on élève plus ou moins haut le seau que l'infirmier tient à la main.

Appareil instrumental. — Chacun des quatre chirurgiens était muni d'une boîte à amputations et à résections. Une boîte complète pour résections et une boîte à trachéotomie restaient en réserve pour les besoins éventuels de toute l'ambulance.

Pharmacie. — Les médicaments usuels étaient contenus dans une grande caisse à compartiments, renfermant flacons, mortiers, filtres, etc. Le chloroforme était placé à part. Pour éviter toute déperdition, il était renfermé par doses de 20 grammes dans des tubes de verre fermés à la lampe d'émailleur. M. le professeu Regnauld voulut bien m'aider de ses conseils pour tout ce qui concernait la pharmacie. Les médicaments étaient fournis par la Pharmacie centrale des hôpitaux civils de Paris.

Table d'opération. — L'ambulance était munie de deux tables à amputation que je fis construire sur le principe suivant : le

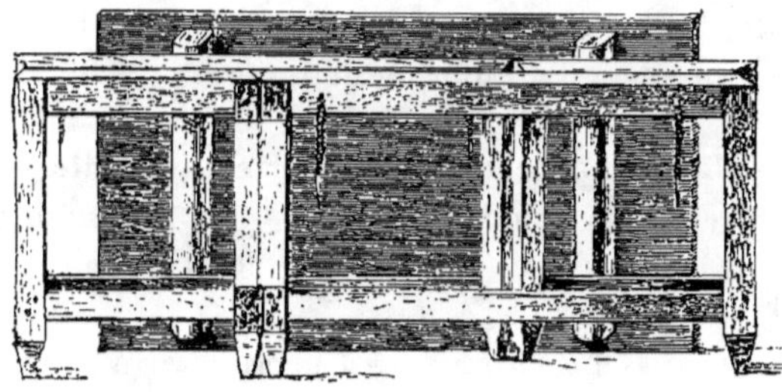

Fig. 21. — Table à amputation, démontée et repliée pour le transport.

cadre et les pieds formaient un tout composé de quatre pièces réunies à charnières au niveau des angles ; la position des charnières et la section du bois étaient combinées de telle sorte, que le cadre pouvait, en s'allongeant, s'aplatir en une planche d'une épaisseur à peine plus grande que celle du plateau. Cette table très solide, très facilement transportable, nous a été extrêmement utile. C'est un modèle à placer dans le matériel des ambulances militaires.

Brancard. — Le brancard adopté fut celui de l'armée, brancard d'un modèle nouveau, très léger, pouvant être réduit à un très faible volume. Il se compose de deux montants longitudinaux sur lesquels se trouve clouée une toile. L'écartement est maintenu par deux barres de fer plates, percées à leur extrémité mobile

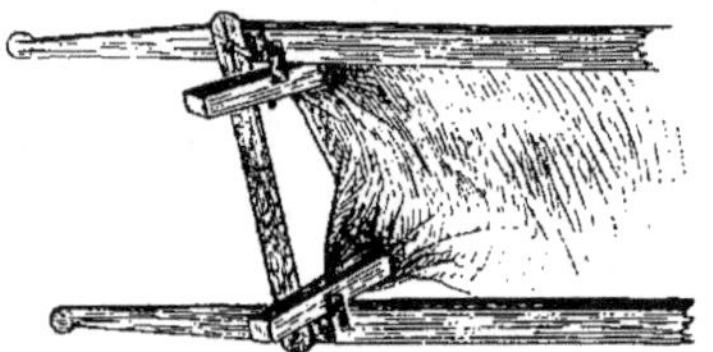

Fig. 22. — Brancard de l'armée française (vu par sa face inférieure).

d'une mortaise dans laquelle s'engage un écrou à oreille qu'il s'agit seulement de tourner pour assurer la fixité des barres. Les pieds, rabattus le long des montants quand le brancard est plié, sont redressés lorsque l'on veut se servir du brancard et sont maintenus en position par les barres de fer transversales. Du côté de la tête, les pieds se prolongent au-dessus du plan du brancard, la toile, libre à ce niveau, s'attache à leur partie supérieure et constitue une sorte d'oreiller ou de têtière.

Tentes. — L'ambulance devait emporter avec elle des tentes de toile imperméable (modèle Le Fort) pour hospitaliser 150 à 200 malades. J'en ai donné plus haut la description (p. 168).

Vivres, ustensiles de cuisine. — Une réserve d'approvisionnement, les ustensiles de cuisine nécessaires à l'installation d'un service chirurgical et aux besoins du personnel de l'ambulance furent rassemblés par les soins du comptable, M. Roussel.

Le personnel de la première ambulance était ainsi composé :

Chirurgien en chef : M. Liégeois ✳, chirurgien des hôpitaux de Paris et professeur agrégé à la Faculté de médecine.

Chirurgiens {
MM. les Drs Gilette ✳, prosecteur à la Faculté de médecine.
Sanné ✳ . . . . . .)anciens internes des hôpi-
Martin . . . . . .) taux de Paris.
Good ✳. . . . . . . anc. chir., armée confédérée.

Aides-chirurgiens. {
MM. les Drs Letendard.
Ramlow.
Lachapelle ✳ . . .)anciens internes des hôpi-
Nottin ✳ . . . . .) taux de Paris.
Laugier ✳. . . . .)

Aides chirurgiens.	MM. . . . Lorey. . . . . . . Labadie-Lagrave ✳. Fremy . . . . . . Chevalet . . . . . Lagrange	internes des hôpitaux, Paris.

Sous-aides .

MM. . . . Barborin . . . . .
Boylan . . . . . .
Bonnet. . . . . .
Brière . . . . . .
Forestier . . . . .
Galisson . . . . . étudiants en médecine et
Gueneau de Mussy. élèves des hôpitaux.
Lafitte . . . . .
Menard. . . . . .
Niepce . . . . . .
Parinaud ✳. . . . ,
Vizan. . . . . .

Aumôniers . . . . . M. l'abbé de Damas.
M. l'abbé Caussanel (adjoint ultérieurement).
Pasteur. . . . . . . M. Durand-Dassier ✳.
Comptable . . . . . M. Roussel (officier d'administration en retraite).
Aide-Comptable. . . M. N.
Fourrier d'ambulance M. Couttolenc (étudiant en médecine).
Ingénieurs . . . . . MM. N. N. N.
Infirmiers, ouvriers, cochers : 76.

Nota. — *Les membres de l'ambulance dont le nom est suivi du signe* ✳ *ont été décorés de la Légion d'honneur à la suite de la campagne.* M. Roussel, comptable, était anterieurement chevalier de la Légion d'honneur.

CHAPITRE III

DÉPART DE PARIS. — ARRIVÉE ET SÉJOUR A NANCY. — DÉPART POUR METZ. — INSTALLATION A LA CASERNE DU GÉNIE. — MISSION AU CAMP PRUSSIEN. — RÉVOLUTION INTÉRIEURE AU SEIN DE LA SOCIÉTÉ. — SUPPRESSION DES FONCTIONS DE CHIRURGIEN EN CHEF DES AMBULANCES. — BATAILLE DE BORNY. — VISITE AUX AMBULANCES PRUSSIENNES. — MISE EN LIBERTÉ DE NOS BLESSÉS. — ENTERREMENT DES MORTS. — BATAILLE DE REZON-VILLE. — ÉVACUATION DES BLESSÉS FRANÇAIS RETENUS A LA FERME DE MOGADOR. — BATAILLE DE SAINT-PRIVAT. — TENTATIVE INFRUCTUEUSE POUR DÉLIVRER LES BLESSÉS RESTÉS A GRAVELOTTE. — ABUS DU BRAS-SARD. — ARRÊTÉ PRIS A CET ÉGARD PAR L'AUTORITÉ MILITAIRE.

La date du 4 août avait été fixée pour le départ. Tous, méde-cins et membres du conseil, étaient impatients de voir la première ambulance se mettre en route. Malheureusement tout le matériel ne nous avait pas encore été remis, aucun inventaire n'avait encore été fait et nous n'avions pu charger méthodiquement qu'un seul de nos fourgons. Peut-être eussions-nous pu, en employant le concours de nos infirmiers, compléter nos préparatifs, si l'arrivée de l'impératrice n'avait fait à nos graves préoccupations une diversion, involontairement fâcheuse. Membres du conseil, dames patronesses, médecins, curieux, s'empressaient autour de celle qui, en sa qualité de souveraine régnante, ne rencontrait autour d'elle que des flatteries et des acclamations. Peu s'en fallut que pour lui offrir le spectacle du départ on ne l'effectuât sur l'heure. Pour réparer le temps perdu à faire parader les infirmiers, on remplit pêle-mêle et fort au hasard les fourgons restés vides et l'on se mit en marche processionnellement pour gagner le chemin de fer de l'Est. L'ambulance reçut de la population qui couvrait les boulevards le plus sympathique accueil. On acclamait, non sans raison, ces jeunes gens qui, volontaires de l'humanité, s'en allaient offrir au salut de nos malheureux blessés leurs veilles, leurs fatigues et parfois aussi leurs dangers. Les illusions restaient encore entières, la plupart se croyaient alors en route pour l'Allemagne, pour Berlin même, et le combat de Sarrebrück que venait de faire connaître une ridicule dépêche, nous semblait inaugurer une série de succès. La jeunesse d'ailleurs aime l'inconnu, le mouvement, et il n'en eût pas fallu davantage pour expliquer la gaieté qui présidait au départ.

En vingt heures environ un train spécial nous conduit à Nancy.

Nancy devait être notre première étape. Cette destination nous était indiquée en vertu d'ordres émanant du quartier général impérial. Voici en effet ce qui s'était passé. Notre situation dans l'armée était fort mal définie. Les ambulances de la Société, comme la Société elle-même, avaient la prétention d'être indépendantes et de ne pas recevoir d'ordres de l'administration de la guerre, c'est-à-dire de l'intendance. C'était se résoudre d'avance à ne jamais être prévenu en temps utile des opérations de guerre exécutées par l'armée. Pour parer autant que possible à ces inconvénients, il avait été convenu que M. Conneau, chirurgien de l'empereur, serait notre intermédiaire auprès du commandement, notre guide, notre conseil, et, s'il était besoin, notre chef suprême et notre protecteur. M. le Dr Anger, placé auprès de M. Conneau, devait nous transmettre les avis et les ordres de notre éminent confrère. Au moment de notre départ l'armée était disséminée le long de la frontière ; en quel lieu l'ambulance devait-elle se rendre, à quel corps devait-elle être attachée de préférence ? Tel était le problème à résoudre. M. Nélaton, président du comité médical, était allé à Metz, et après avoir tenu une conférence au quartier général avec MM. Larrey, Conneau et Wolf, intendant général, il avait été décidé que nous irions à Nancy et que nous y attendrions l'armée.

Notre arrivée à Nancy n'avait eu lieu que pendant la soirée ; il était trop tard pour choisir ou même seulement pour aller occuper un lieu de campement au dehors de la ville ; laisser chacun se loger à sa guise dans les hôtels où l'on pouvait trouver place, c'était rompre dès le début l'homogénéité du personnel, c'était permettre aux infirmiers de se disséminer dans toutes les auberges, dans tous les cabarets, c'était aller au-devant de désordres certains. Le chef de gare voulut bien mettre à notre disposition un hangar aux marchandises, hangar, il est vrai, ouvert à tous les vents, mais où nous étions en définitive à l'abri de la pluie. Le lendemain matin, la plaine de Tomblaine nous fut désignée comme lieu de séjour. La situation était excellente, la rivière proche et le paysage charmant ; d'ailleurs ne valait-il pas mieux prendre tout de suite, pendant les belles journées de l'été, l'habitude de la vie à l'air libre, afin de moins souffrir lorsqu'il faudrait supporter les mêmes épreuves pendant les nuits froides de l'automne. Le beau temps du reste avait reparu, la gaieté avait repris son empire et nos jeunes camarades se rappelleront longtemps sans doute leur premier campement dans la plaine de Tomblaine. La journée se passa à dresser les tentes, non pas seulement pour s'abriter, mais surtout pour habituer les infirmiers à les monter et à les abattre. On creusa les fourneaux de cuisine à la façon ordinaire, on mit les chevaux au piquet, et l'inexpérience de la plupart d'entre nous amena plusieurs fois des chasses dans lesquelles un cheval échappé était le gibier poursuivi à la grande joie des chasseurs. Le dîner assez médiocre, peu cuit, mais sentant fort la fumée, fut trouvé excellent, et la nuit venue chacun chercha et trouva le sommeil.

Si le coucher fut gai, le réveil fut triste. Dès le matin, le bruit se répandit que le maréchal Mac-Mahon avait été défait à Reichshoffen. Je me rendis aussitôt à la préfecture où je reçus confirmation de la terrible nouvelle. Nous pouvions nous attendre à recevoir de nombreux blessés et nous prîmes nos dispositions en conséquence. D'accord avec le préfet et le maire, nous convînmes d'établir nos tentes d'ambulances sur l'esplanade, et je m'entendis provisoirement avec l'entrepreneur pour la location et l'établissement des baraques élevées à l'époque de la foire, dans le cas où le grand nombre des blessés dépasserait les ressources, dont la ville et nous-mêmes pouvions disposer. Dès notre arrivée dans la plaine de Tomblaine, nous avions procédé au déchargement et au rechargement de nos fourgons, et nous avions constaté avec chagrin que dans la précipitation si regrettable du départ on avait oublié la plupart des pièces de toile destinées à fermer les tentes vers leurs extrémités. En même temps il nous était facile de voir que les 5,000 francs remis au comptable en quittant le palais de l'Industrie ne pourraient nous conduire bien loin. J'envoyai tout de suite au comité médical et au conseil de la Société des dépêches réclamant d'urgence l'envoi du matériel laissé à Paris, et d'une lettre d'avis aux receveurs généraux ou au trésorier payeur de l'armée, afin qu'ils puissent nous ouvrir des crédits suffisants. Un billet de M. Chenu m'annonça l'arrivée de M. le Dr Piotrowski, nous amenant le matériel demandé. Malheureusement, si notre collègue arriva à Nancy, il y arriva seul, et si je vis avec joie arriver peu après notre trésorier, ma joie ne fut pas de longue durée ; car, au lieu d'argent ou de lettres de crédit, il ne nous apportait que des melons, ce qui n'était pas du tout la même chose.

La journée du dimanche s'écoula tout entière sans qu'un seul blessé arrivât à Nancy ; le lendemain, des trains venant de la frontière amenèrent des soldats débandés se retirant sur Châlons ; mais les blessés ne parurent pas plus que la veille. Nous bornâmes momentanément nos préparatifs aux 50 lits dressés sous nos tentes de l'esplanade, lits que j'avais trouvés à la gare et dont je m'étais emparé, bien qu'ils fussent réclamés par une personne dont j'ai oublié le nom et le titre nobiliaire, laquelle prétendait les tenir du conseil même de la Société. Or, ces lits marqués d'un signe spécial que j'avais indiqué au fabricant ne pouvaient être que ceux destinés à notre ambulance, puisqu'il n'en existait aucun en magasin lorsque j'en fis la commande au nom du comité médical, et il eût été par trop étrange de voir le conseil céder à des particuliers le matériel de ses ambulances. Déjà, du reste, outre l'arrivée aussi inutile qu'inopinée de MM. Piotrowski et Blain des Cormiers, d'autres symptômes me faisaient craindre le renouvellement du désordre dont la Société avait déjà offert le spectacle en 1867. Je rencontrai dans les rues de Nancy deux personnes portant le brassard et venant évidemment de Paris, car elles portaient la casquette d'uniforme dont j'avais imaginé le modèle quelques jours seulement avant notre départ. Je me crus donc en droit de les aborder et j'appris, non sans étonnement, que ces deux médecins étaient envoyés à la disposition du maire de Nancy de la propre autorité de M. le comte Serurier, lequel n'avait aucune qualité pour s'immiscer dans les attributions exclusivement réservées au comité médical.

Cependant la situation devenait pour nous de plus en plus difficile : une partie du corps de Canrobert, venue de Châlons, était repartie presque aussitôt pour retourner, disait-on, à son point de départ ; l'ennemi s'approchait, Nancy dépourvu de troupes ne pouvait songer à faire résistance et nous étions fort peu désireux de commencer la campagne en nous faisant faire prisonniers. Le 7 août au soir, je chargeai M. Couttolenc, fourrier de la première ambulance, de se rendre à Metz pour y demander des instructions à M. le Dr Conneau. Sa démarche fut complètement infructueuse et je ne pus obtenir de conseils, même à titre officieux. Du reste il faut avouer qu'il eût peut-être été difficile de satisfaire à ma demande ; car on ne savait à ce moment, en présence des mauvaises nouvelles qui arrivaient coup sur coup, quelle était la direction qu'on devait imprimer à l'armée. J'étais donc laissé à mon initiative, mais aussi à mes perplexités, et elles étaient grandes, puisque j'avais à deviner, en quelque sorte, les événements d'après des renseignements qui se contredisaient à chaque instant. Je ne pouvais songer à rester à Nancy. Trois jours déjà s'étaient passés depuis la bataille de Reichshoffen, et il n'était arrivé en ville qu'une centaine de blessés reçus dans les hôpitaux militaires et civils. Il était évident que les autres étaient, pour la plupart, tombés entre les mains de l'ennemi, et plus évident encore que nous n'en recevrions plus, puisque l'armée allemande s'était emparée du chemin de fer et interrompait nos communications avec le champ de bataille. Il fallait rejoindre l'armée ; mais où pouvions-nous espérer la rencontrer? L'arrivée du corps de Canrobert nous avait amené à croire qu'on se disposait à défendre le passage des Vosges ; son départ nous prouvait que ce plan était abandonné. Retraiter nous aussi sur Châlons, lorsque l'armée restait probablement pour couvrir Metz, n'était pas acceptable. J'eus d'abord l'intention de me diriger directement sur Saint-Avold ; mais MM. Good et Fremy envoyés en éclaireurs me rapportèrent la nouvelle que la population fuyait devant l'approche imminente des Prussiens. Il me parut donc plus logique de chercher à gagner Metz par le chemin de fer, si un train pouvait encore être mis à notre disposition. Cette faveur nous fut accordée avec la plus extrême obligeance, et, le 10 août au soir, nous partions pour Metz, où nous devions rester enfermés jusqu'à la capitulation.

Ces faits, ou plutôt ces incertitudes suffisent déjà à montrer combien était grand l'inconvénient d'être aussi complètement indépendants de l'autorité militaire, puisque, grâce à cette indépendance, à laquelle le comité et tous les membres de l'ambulance attachaient tant de prix (et je dois dire que je partageais sur ce point l'erreur commune), nous risquions fort d'errer çà et là fort inutilement, au lieu de nous trouver au point précis où nos services pouvaient être utiles.

Au départ de Paris, nos voitures avaient été chargées à leur maximum et elles avaient pu, sur le pavé si uni de la capitale, arriver sans encombre au chemin de fer. Mais lorsque nous avions voulu les mener par les routes beaucoup moins bonnes qui allaient de Nancy à notre campement de Tomblaine ; lorsque même il nous fallut les faire manœuvrer dans le terre-plein de la gare aux marchandises, il nous fut facile de voir que, par suite de leur construction défectueuse, elles ne pourraient porter la charge qu'elles avaient primitivement reçue. Il nous fallut donc laisser à Nancy une partie de notre matériel; nous ne laissâmes que des caisses de linge formant une réserve, dont nous n'eûmes, du reste, jamais besoin, grâce au contenu des vingt cantines réglementaires. Nous laissâmes également des appareils à faire de la glace, du vin et une partie des lits que nous laissâmes aux soins de notre très distingué confrère, M. le Dr Grandeau. Cette nécessité eut heureusement plus d'avantages que d'inconvénients, car le dépôt laissé entre ses mains avec l'invitation de s'en servir en cas de besoin, permit plus tard à M. Grandeau d'établir à Nancy, pendant le blocus de Metz, une ambulance qui rendit de grands services à nos blessés tombés entre les mains de l'ennemi.

Nous quittâmes Nancy dans la journée du 10 août et nous arrivâmes à Metz vers 1 heure du matin. On ne pouvait songer à pareille heure à entrer dans la ville, et nous fûmes fort heureux de pouvoir nous étendre, les plus favorisés sur les banquettes, le plus grand nombre sur le parquet des salles d'attente. Lorsque le jour fut venu, nous allâmes au bureau de la place demander qu'on voulût bien nous fixer un emplacement, et nous fûmes envoyés à la caserne du génie où nous prîmes quelques chambres mises à notre disposition; les voitures furent rangées dans la cour et les chevaux mis au piquet. La caserne du génie, alors vide de ses hôtes habituels, avait été destinée par l'autorité militaire à devenir un vaste hôpital; mais rien n'y était préparé pour cette destination éventuelle, sauf en ce qui concernait les lits. Il n'y avait encore ni cuisine, ni pharmacie, ni médecins, ni infirmiers, ni gens de service, ni appareils, ni médicaments ; cependant cette pénurie nous inquiétait peu, car nous savions pouvoir y suppléer avec nos propres ressources.

Nous étions alors au 11 août, les malheurs des premières batailles avaient laissé entre les mains de l'ennemi la plupart de nos blessés. Je crus que notre situation exceptionnelle pouvait nous permettre de rendre à nos compatriotes un service que leur qualité de militaires interdisait à nos collègues de l'armée. Je songeai à aller au-devant de l'armée prussienne et à demander à son général en chef, pour quelques-uns d'entre nous, la faveur d'être faits prisonniers *volontaires* pour un temps illimité, mais à la condition d'être autorisés à parcourir les hôpitaux d'arrière-ligne pour y donner à nos concitoyens des soins, des consolations et des encouragements. Nous aurions pu en même temps leur distribuer les secours que la Société aurait pu mettre à notre disposition, envoyer de leurs nouvelles à leur famille et leur rappeler par notre présence, la patrie absente. Je soumis cette idée à M. Larrey qui me pria de la lui préciser dans une note manuscrite. Je reçus en réponse le lendemain matin la lettre suivante :

« Au grand quartier général de Metz, le 12 août 1870.

*« L'inspecteur, médecin en chef de l'armée, à M. le docteur Léon Le Fort,
chirurgien en chef des ambulances volontaires. ,*

« Mon cher confrère,

« J'ai eu l'honneur de faire connaître hier soir à l'empereur la proposition que vous aviez bien voulu me faire de vous rendre doublement utile à nos blessés en demandant à vous transporter aux ambulances de l'armée prussienne.

« La lettre que vous m'avez adressée ensuite, en la communiquant à M. Conneau, m'a permis de dire tout d'abord, comme le pensait aussi notre éminent confrère, qu'il y aurait peut-être plus d'inconvénients que d'avantages à fournir aux Prussiens une de vos ambulances tout entière. Mais, adoptant ensuite votre proposition restreinte de vous rendre seulement de votre personne avec trois ou quatre chirurgiens adjoints dans les lignes ennemies, j'ai soumis à l'empereur et au major général l'opportunité de vous en accorder l'autorisation.

« C'est ainsi en effet que vous pourrez le mieux assurer à nos blessés des ambulances prussiennes les secours les plus efficaces et l'action morale de la présence de médecins français au milieu d'eux.

« Agréez, etc.

Signé : « H. LARREY. »

Aussitôt cette lettre reçue, je me rendis au quartier général impérial, établi à la préfecture, pour prendre conseil de MM. Larrey et Conneau quant à la mise à exécution de mes projets. J'eus l'honneur d'y voir l'empereur qui me fit délivrer par M. le maréchal Lebœuf une lettre d'introduction auprès du maréchal Bazaine, et pour mieux marquer son adhésion à ma démarche, S. M. fit ajouter à la demande de laissez-passer que cette démarche auprès de l'ennemi et en faveur de nos soldats blessés et prisonniers était faite « avec l'autorisation et l'approbation personnelles de l'empereur ».

Je revins immédiatement à la caserne du génie, et je me mis en route pour le château de Borny, où était établi le quartier général du maréchal Bazaine. J'avais prié M. Good, chirurgien de l'ambu-

lance, de vouloir bien m'accompagner. Parlant l'allemand avec la
plus grande pureté, tandis que je ne le parlais qu'avec une certaine difficulté, officier de l'armée confédérée pendant la guerre
de la Sécession, habitué, par conséquent aux choses de la guerre,
M. Good pouvait me faciliter beaucoup l'accomplissement d'une
mission fort délicate, et j'étais certain du sang-froid de mon compagnon, dans le cas, fort probable, où notre voyage nous amènerait au milieu de quelque engagement d'avant-postes.

Le maréchal Bazaine, occupé à une reconnaissance personnelle
des positions de l'ennemi, ne se trouvait pas au château de Borny;
il n'y rentra qu'à la nuit tombante, et force nous fut de remettre
au lendemain notre tentative. Nos collègues militaires de l'ambulance du 3ᵉ corps nous offrirent, avec la cordialité que nous trouvâmes toujours chez les médecins de l'armée, une place à leur
table et un asile sous leur tente. Le lendemain matin, M. le maréchal Bazaine me remit la pièce suivante :

LAISSEZ-PASSER

« M. le Dʳ Le Fort, chirurgien en chef des ambulances internationales, est autorisé à franchir la ligne des avant-postes de l'armée française, dans le but d'obtenir des autorités militaires
prussiennes la permission d'aller donner des soins aux soldats
français blessés qui ont été recueillis dans les ambulances de l'armée ennemie.

« M. le Dʳ Le Fort est accompagné dans sa mission par M. le
Dʳ Good et par un domestique.

« Au château de Borny, le 13 août 1870.

« *Le maréchal de France, commandant les 2ᵉ, 3ᵉ et 4ᵉ corps,*

Signé : « Bazaine. »

Munis de ce laissez-passer, nous nous mîmes en route pour le
camp prussien. Arrivé au hameau de la Planchette, réunion de
quelques maisons placées au fond d'un petit vallon, sur le bord
de la route de Metz à Sarrebruck, nous rencontrâmes les premières
grand'gardes de notre armée. L'officier qui commandait eut l'obligeance, sur la demande que nous adressions à ses soldats, de nous
indiquer un abreuvoir, où nous fîmes boire nos chevaux; mais, à

notre grande surprise, il ne nous fit aucune question, bien que
nous fussions revêtus d'un uniforme tout à fait inconnu dans l'armée, et que nous fussions manifestement en route pour sortir de nos
lignes. Le calme le plus parfait régnait, du reste, à la Planchette;
mais en gravissant la montée qui part du village, nous commençâmes à entendre le pétillement des coups de feu. La deuxième
ligne ne nous arrêta pas plus que la première; il est vrai que les
hommes étaient éparpillés dans la plaine et abrités derrière les
arbres, les plis de terrain ou dans les fossés, et, à quelques centaines de mètres en avant, une dernière ligne de soldats échangeait
des coups de fusil avec des tirailleurs prussiens disséminés dans
la plaine. Arrivés à cette extrême limite de nos avant-postes, nous
trouvâmes la route barricadée, et il nous était impossible de pouvoir passer, tant que l'engagement continuerait. Nous nous mîmes
alors à parcourir la ligne de tirailleurs, cherchant l'officier qui commandait le détachement, dans le but de lui demander de faire
cesser le feu un instant. A ce moment, un colonel d'état-major,
envoyé du camp pour savoir ce que voulait dire cette fusillade,
arriva sur nous au galop de son cheval, et nous demanda qui nous
étions. Je lui fis part de ma situation, de mes intentions, et lui
montrai mon laissez-passer; mais il s'opposa à notre passage et
nous obligea à revenir en arrière, disant, non sans raison du
reste, qu'on ne pouvait, sans de graves motifs, interrompre un
engagement dont il était encore impossible d'apprécier la portée,
et que, d'ailleurs, en restant au milieu des tirailleurs pour
attendre la cessation du feu, nous étions fort exposés à nous faire
tuer sans nécessité. Il n'y avait rien à répondre à un ordre formel;
nous regagnâmes la route et revînmes en arrière, mais le retour
fut beaucoup plus difficile que l'arrivée. Aussitôt que nous fûmes
à portée de la seconde ligne de grand'gardes, de ces soldats qui
nous avaient vu passer quelques minutes auparavant et qui
n'avaient pas dû nous perdre de vue, puisque nous étions à cheval
dans un endroit découvert, bien qu'ayant conservé nos chevaux au pas, nous fûmes mis en joue par tous ceux qui se trouvaient à portée de la route, et ce ne fut qu'à grands renforts de
gestes et d'avertissements que nous évitâmes une balle. Cette fois
il nous fallut exhiber notre sauf-conduit, et, heureusement pour
nous, l'officier qui commandait nous fit accompagner par deux de
ses hommes, précaution sans laquelle, nous dit-il, nous n'attein-

drions pas le camp. Cet officier avait raison, et nous pûmes le voir plusieurs fois plus tard, M. Good et moi. En effet, je ne dirai pas la préoccupation, mais le préjugé du uhlan était tel dans notre armée que, du plus loin qu'ils apercevaient un cavalier, les soldats d'avant-poste lui envoyaient une balle. Heureusement la balle ne va pas toujours à son adresse.

Lorsque nous arrivâmes en vue du camp, notre retour se convertit en une sorte de marche ironiquement triomphale. Dès qu'on vit poindre sur la route trois cavaliers escortés de deux fantassins, on nous prit sans nul doute pour des prisonniers, et, quelques minutes après, nous traversions une haie de plusieurs milliers d'hommes rangés sur les deux côtés de la route. Notre calme et même notre gaieté étaient pour les spectateurs un sujet d'étonnement qui se changea en stupéfaction, lorsque, arrivés à la ferme Saint-Eloi, où mon ami le Dr Leplat avait établi une ambulance, nos plus proches voisins entendirent le soi-disant prisonnier traiter en vieux camarade un médecin militaire français. L'énigme fut expliquée, et, quelques instants après, nous rejoignions, sans attirer de nouveau l'attention, le quartier général du 3e corps.

De retour au château de Borny, nous fîmes part au maréchal Bazaine de la non-réussite de nos projets ; le maréchal m'engagea à attendre pour renouveler la tentative qu'un combat ou une bataille eussent eu lieu. Nous nous hâtâmes de revenir à la caserne du génie rejoindre nos collègues un peu inquiets de la prolongation de notre absence. Nous les trouvâmes fort agités et quelques-uns même fort surexcités. En effet, un adjoint du corps de l'intendance était venu leur intimer l'ordre d'avoir à évacuer les chambrées qui depuis quelques jours nous servaient d'asile, et cet ordre donné en termes peu convenables était bien fait pour éveiller la juste susceptibilité de jeunes gens et de médecins habitués à plus d'égards. La faute était toute personnelle, car nous n'eûmes jamais qu'à nous louer de nos rapports avec l'intendance militaire, et je profite de l'occasion présente pour offrir à MM. Wolf, Perrot, de Préval, Martini, Gachet, membres de l'intendance, l'expression de toute ma gratitude pour les services que nous en avons reçus et pour la bienveillance qui a toujours présidé à nos rapports. Le malentendu fut rapidement éclairci et la caserne du génie continua à nous abriter.

C'est ici que se place un épisode grave de l'histoire intérieure de la Société de secours. De retour à Metz, j'y trouvai Mme Cahen, membre du comité des dames, laquelle me remit, au nom du conseil de la Société et de son président M. de Flavigny, les lettres suivantes :

« Monsieur,

« Les circonstances peuvent exiger que les ambulances soient attachées à des corps d'armée différents, il n'est pas possible de maintenir l'unité entre elles, *comme l'avait d'abord pensé le comité médical.*

« Le *conseil* a décidé qu'à partir de ce jour chaque ambulance relèverait exclusivement de son chirurgien en chef, *lequel ne recevrait d'instructions que du conseil de la Société*, PAR MON ORGANE.

« Afin de mieux préciser, s'il est possible, l'esprit et le caractère de cette décision, j'ai l'honneur de vous adresser sous ce pli un duplicata de la commission qui a été notifiée à M. Sée comme chirurgien en chef de la 2e ambulance.

« Vous voudrez donc bien, monsieur, restreindre votre action à l'ambulance qui vous a été confiée et qui, par l'importance de son matériel, peut aisément se diviser en deux ou trois ambulances distinctes qui resteront placées sous votre autorité.

« Vous avez donc à prendre désormais le titre de 1er chirurgien en chef de l'ambulance n° 1 et M. Liégeois devient 2e chirurgien en chef.

« Veuillez agréer, etc.

« *Le président de la Société,*

Signé : « comte DE FLAVIGNY. »

Voici maintenant la lettre adressée à M. Marc Sée :

« Paris, le 9 août 1870.

« Monsieur,

« J'ai l'honneur de vous donner avis que, par une décision en date de ce jour, le Conseil vous a nommé chirurgien en chef de la 2e ambulance, dont il vous confie en outre la direction.

« Je crois devoir vous annoncer, de plus, monsieur, que le conseil, *revenant sur une décision du comité médical*, a résolu de supprimer, à l'avenir, la charge de chirurgien en chef des ambulances, attribuée à M. Le Fort.

« Les circonstances peuvent exiger que les diverses ambulances soient attachées à des corps d'armée différents ; chacune d'elles ne devra relever, à l'avenir, que de son chirurgien en chef, et *celui-ci ne devra recevoir d'instructions que du conseil de la Société*, par l'organe de son président.

« Si plusieurs ambulances sont appelées à agir dans la même localité, le conseil *verra avec satisfaction une bonne entente* s'établir entre leurs chefs respectifs, sans qu'aucun d'eux puisse, toutefois, s'attribuer une suprématie quelconque à l'égard de ses collègues.

« Pour être couronnée de succès, la mission que vous avez reçue demande une grande abnégation, beaucoup de dévouement et un esprit d'initiative capable de parer à toutes les éventualités.

« *Le conseil ne doute pas que vous ne fassiez preuve, monsieur, de ces qualités, bien persuadé qu'avant de solliciter la direction d'une ambulance,* vous avec mesuré l'étendue des difficultés avec lesquelles elle doit nécessairement vous mettre aux prises.

« Veuillez agréer, etc.

Signé : « comte DE FLAVIGNY. »

La lecture de ces deux lettres me causa une indignation que je ne cherchai pas à cacher à MM. Monnier et de Montbrison, membres du comité, qui se trouvaient de passage à Metz, au retour d'une excursion faite dans l'Est pour y créer des dépôts d'approvisionnement.

Que le comité l'eût voulu ou non, la décision et la manière dont elle m'était notifiée ressemblaient fort à une injure ; mais je l'eusse moins vivement ressentie, s'il ne s'y était joint le profond chagrin de voir compromise l'œuvre à laquelle je m'étais voué tout entier. En effet, il est évident que les plans primitivement adoptés étaient abandonnés, et que l'idée de la multiplicité des ambulances était victorieuse au sein du conseil. Or, qu'on ne l'oublie pas, la mesure datait du 9 août, époque à laquelle on ne pouvait prévoir les batailles des 14, 16 et 18 août, le blocus de l'armée du Rhin dans Metz, l'entrée en campagne d'une armée formée à Châlons, armée qu'il fut utile plus tard de doter d'un service auxiliaire. Du reste, la réflexion devait bientôt calmer mon irritation, du moins pour ce qui concernait le côté blessant et personnel de cette sorte de dégradation. La lettre notifiée à M. Sée était du 9 août, nous étions arrivés à Nancy le 5 au soir, nous y étions encore le 9, en vertu des ordres venus de Paris et par conséquent il ne pouvait être question d'un blâme personnel. On ne pouvait davantage attribuer cette décision à la répugnance qu'auraient pu manifester les chefs des ambulances, en voie de formation, à se trouver sous mes ordres. M. Liégeois était avec moi comme chef de la première ambulance; M. Sée également mon collègue avait spontanément accepté cette situation. Il en était de même de M. Trélat, celui qui, plus que tous les autres, aurait eu le droit de ne pas l'accepter, car s'il était comme eux mon collègue aux hôpitaux et à l'École, il était de plus mon aîné, très peu, il est vrai, sous le rapport de l'âge, mais un peu plus sous le rapport de l'ancienneté de nomination. Ce n'est qu'après nos premiers désastres et à une date postérieure au 9 août que M. Tillaux accepta d'être chargé de la direction d'une ambulance. Je n'avais pas à songer à M. Després, dont les offres de service, en raison des conditions qui les accompagnaient, n'avaient pas été agréées par le comité médical; MM. Pamard et Ledentu avaient offert leur concours dès le début de la guerre et ils avaient poussé la modestie et le désir d'être utiles jusqu'à accepter la situation de simples chirurgiens de l'ambulance, dont M. Sée devait être le chef. Quant aux autres chefs d'ambulances désignés par la Société et dont la plupart n'eussent guère été acceptés dans la première ambulance qu'en qualité d'aides-chirurgiens, il ne pouvait en être question à cette époque.

Il était donc impossible de voir dans la révolution intérieure qui avait renversé le comité médical, pour concentrer les pouvoirs entre les mains du conseil, autre chose que le réveil de ce même esprit qui avait poussé l'ancien conseil de 1867 à s'attribuer la direction d'une œuvre toute médicale pour laquelle il était incompétent.

Aucun motif sérieusement avouable ne justifiait la mesure. L'unité de direction entre les ambulances, cette unité toujours indispensable, surtout à la guerre, était, il est vrai, supprimée dans ma personne; mais comme les chirurgiens en chef, devenus indépendants les uns à l'égard des autres, devaient cependant recevoir leurs instructions du conseil par l'organe de M. de Flavigny, il n'en résultait pas moins la persistance de cette unité d'action; seulement elle était déplacée, et, au lieu d'être concentrée

entre les mains d'un chirurgien, elle l'était entre les mains de
personnes du monde, étrangères aussi bien aux choses de la médecine qu'à celles de la guerre.

En définitive, en supprimant les fonctions de chirurgien en chef
des ambulances (et si la personne chargée de cette difficile mission ne paraissait pas à la hauteur de sa tâche, il fallait tout
simplement la remplacer), on n'en commettait pas moins cette
faute immense de croire : qu'un comité, un directeur général ou
un président pourraient diriger plus facilement, en restant à Paris
des ambulances opérant sur le théâtre de la guerre, que si ce
directeur, inspecteur ou chirurgien en chef se trouvait sur le lieu
même de la lutte, vivant au milieu des ambulances, se rendant
un compte immédiat et direct des difficultés, des besoins et des
ressources. Laisser les ambulances livrées à toute leur initiative,
c'était courir le risque de les voir toutes réunies au même endroit,
et quant à s'imaginer qu'on pourrait alors compter sur une bonne
entente et sur l'absence de tout conflit d'attributions, c'était montrer bien peu d'expérience pratique des hommes et des choses.

La lettre du conseil rendait ma situation personnelle et celle
de M. Liégeois extrêmement difficiles. Je pouvais, comme chirurgien en chef des ambulances, exercer à l'égard de mon collègue,
indirectement et à de longs intervalles, une autorité se traduisant
par des indications générales ; en devenant chirurgien en chef de
son ambulance, je prenais à l'égard de M. Liégeois une situation
directement et constamment prépondérante ; je le réduisais à un
rôle secondaire plus ou moins effacé, et, si j'eusse moins connu le
caractère si conciliant de mon excellent et regretté collègue, je
n'aurais pas voulu un seul instant accepter une situation riche en
conflits. Quant à la question de droit, quant à la question de
savoir si le conseil ne commettait pas un acte d'indélicatesse en
changeant à l'égard de M. Liégeois et de moi les termes d'un contrat librement consenti de part et d'autre, ses membres ne paraissaient pas seulement se douter qu'elle pût être soulevée. D'ailleurs
je ne pouvais oublier que j'avais écrit en 1868 (*Gazette hebdomadaire de médecine*), en parlant de l'incapacité et de l'incompétence des membres dirigeant alors la Société : « Si un médecin
civil, par dévouement au pays menacé, pourrait encore à la rigueur
se placer momentanément sous les ordres de l'intendance militaire,
composée du moins d'hommes ayant appris par une longue pra-

tique un peu de ce que les médecins seuls peuvent savoir suffisamment, jamais il ne consentira à recevoir l'impulsion d'hommes animés des meilleures intentions, mais complètement, absolument incapables de deviner ce qu'est et doit être un service médical et qui ne pourrait que paralyser et annihiler ses efforts. » Mon premier mouvement fut donc la résolution de répondre à la lettre du conseil par ma démission et de reprendre, comme en 1859, ma place parmi mes anciens collègues de l'armée, en offrant mes services à l'autorité militaire. Il ne pouvait en effet me venir un instant à l'esprit l'idée d'abandonner l'armée au moment même où elle se trouvait en face de l'ennemi. Je fis part de mon dessein à M. Liégeois et à quelques membres de l'ambulance. Ils crurent, certainement à tort, que je leur étais nécessaire, et je cédai à leurs instances. Je restai, parce qu'en rapport direct avec le commandement et les chefs de service de l'armée en qualité de chirurgien en chef des ambulances volontaires, ma retraite au moment même où avec l'autorisation et l'approbation personnelles de l'empereur, je venais de tenter une démarche grave auprès de l'ennemi, eût nécessairement appelé l'attention, et, en amenant des explications, elle aurait pu compromettre la situation de l'ambulance elle-même. D'ailleurs les événements se précipitaient; notre rôle devint tout de suite très actif, et ce n'est qu'après la bataille du 18 que je pus adresser au conseil la lettre suivante :

« Metz, 20 août 1870.

« Monsieur le président,

« J'ai reçu de Mme Cahen, au nom du conseil, une lettre qui supprime mon titre et mes fonctions. Je m'abstiens de toute réflexion sur une telle mesure ; le public sera juge, quand le temps sera venu, du droit que s'est arrogé le conseil.

« Mais il importe à ma réputation que mes collègues, nationaux et étrangers, ne puissent se méprendre sur la part que j'ai prise aux travaux du comité. A chacun sa responsabilité.

« J'ai combattu, dans le comité, comme déplorable, l'idée d'avoir plus de deux ambulances *par armée*. J'apprends que l'idée d'une ambulance *par corps d'armée* et celle de nombreuses ambulances a prédominé depuis mon départ. Je décline toute participation à une mesure fâcheuse, incompatible avec les besoins de l'armée, et qui, par les dépenses qu'elle entraîne, épuisera rapidement avec

peu d'utilité (excepté celle d'une exhibition publique d'uniformes)
des fonds qui ont été donnés par les souscripteurs dans un tout
autre but.

« Recevez, etc.

Signé : « Léon Le Fort. »

Du reste, les événements graves qui se passaient autour de
nous me préoccupaient trop pour que je pusse, un seul instant,
songer à ma personnalité. Les funestes illusions qui devaient
coûter si cher à la France se dissipaient peu à peu au spectacle
d'une épouvantable réalité. On se flattait que la Bavière, le
Hanovre, la Hesse, la Saxe, les pays conquis ou menacés d'être
absorbés par la Prusse, ne suivraient pas sa fortune ; on constatait
(ce que n'ignoraient pas ceux qui connaissaient l'Allemagne) que
tous, sous la menace de l'étranger, oubliaient leurs querelles, leurs
haines, dans un dévouement commun à la patrie allemande, au
Vaterland. On avait cru que l'Autriche, donnant suite à des projets encore éloignés d'alliance, chercherait à trouver dans sa participation à la guerre une revanche de Sadowa ; une lettre de
l'empereur d'Autriche (si j'en crois un des plus intimes conseillers
de Napoléon) détruisait toute espérance de concours, pour y
substituer presque une menace, si nous prenions l'offensive en
passant le Rhin. On s'était moqué de la landwehr, qu'on comparait
volontiers à notre garde nationale ; on s'apercevait que des
hommes qui ont servi trois ans dans l'armée active, et qui avaient
fait la grande guerre de 1866, étaient des ennemis sérieux. On
avait cru à la toute-puissance de la mitrailleuse ; on trouvait
devant soi des pièces de campagne lançant à plus de 3,000 mètres,
avec une grande justesse de tir, des projectiles explosibles. On
avait pleine confiance dans l'irrésistible valeur de notre armée ;
on venait de voir à Wœrth, à Wissembourg, à Reichshofen
que les progrès de l'armement et l'énorme supériorité du nombre
ne laissaient trop souvent à nos soldats, devant un ennemi à
peu près invisible, que l'héroïsme du sacrifice. On croyait n'avoir
affaire qu'à une armée un peu plus nombreuse que la nôtre,
on trouvait en face de soi une avalanche d'hommes. On nous
croyait enfin abondamment pourvus de tout ; dès l'ouverture de
la campagne, on s'apercevait que nous n'avions même pas le nécessaire. En constatant la criminelle folie d'une guerre entre-

prise sans motif sérieux et en même temps sans préparatifs suffisants, on s'était tout d'abord décidé de rétrograder sur Frouard, puis, s'il le fallait, sur Châlons, et enfin, si des circonstances favorables ne nous permettaient pas de combattre avec un espoir fondé de succès, de venir défendre la France sous Paris, en prenant la capitale pour base d'opération. Mais Paris, avait-on écrit à l'empereur, ne supporterait pas sans révolution qu'on abandonnât sans combattre l'Alsace et la Lorraine, et les considérations politiques intervenant au milieu des considérations stratégiques, on avait hésité et perdu un temps précieux. Aucune hésitation, aucun doute, n'étaient plus possibles, il fallait faire retraite, et la route directe de Châlons par Verdun était celle par laquelle l'armée pouvait le plus rapidement se rapprocher de la capitale. Malheureusement plusieurs jours avaient été perdus.

Le 14 août était arrivé; dès le matin une agitation extrême régnait à Metz, le départ de l'armée, déjà prévu, commençait à s'effectuer.

La caserne du génie n'avait encore reçu aucun malade, rien ne nous retenait à Metz, et notre conduite était toute tracée ; nous devions accompagner l'armée. Nos préparatifs de départ furent assez rapidement terminés et nous nous mîmes en route. Mais lorsque nous arrivâmes dans les rues conduisant aux ponts fixes établis sur la Moselle, nous les trouvâmes encombrés de troupes, de caissons d'artillerie, de voitures de toute sorte. Pendant plusieurs heures nous assistâmes au défilé de l'armée, sans pouvoir parvenir à prendre place dans le convoi et, convaincus de l'inutilité d'une attente plus longue, nous rentrâmes à la caserne qui nous servait d'asile, dans l'intention de recommencer dans la soirée une nouvelle tentative, dussions-nous fermer la marche et ne suivre que l'arrière-garde. Vers quatre heures, les formidables détonations de l'artillerie, le bruit d'une fusillade rapprochée causèrent dans la ville une indicible émotion. Il était évident qu'une grande bataille s'engageait. Nous commençâmes aussitôt par disposer tout ce qui était nécessaire pour recevoir à la caserne du génie les blessés que nous y amènerions certainement quelques heures plus tard. Médecins et infirmiers se mirent à l'œuvre avec une activité facile à comprendre en pareilles circonstances, et en quelques instants tout fut mis en état. Dès les premiers coups de canon, M. le docteur Good était monté à cheval et avait couru jusque sur le champ de bataille pour nous rapporter les indications qui devaient guider notre marche, indications qu'il devait me transmettre sur la route de Borny.

La marche sur Verdun avait été suspendue et nous trouvâmes un nouvel obstacle dans la rencontre des troupes qui se dirigeaient vers le lieu du combat. Enfin nous parvînmes à franchir les portes de la ville et nous rencontrâmes M. l'intendant Friant qui se rendait comme nous sur le théâtre de la lutte et qui voulut bien nous servir de guide. Nous arrivâmes ainsi au château de Borny, où était établi la veille encore le quartier général du maréchal Bazaine. Nous trouvâmes la cour d'entrée et les jardins remplis déjà de nombreux blessés qui n'avaient pour les soigner que deux de nos confrères de l'armée. Cela se conçoit, du reste, d'abord parce que la bataille s'étendait sur un rayon assez étendu, et que le château de Borny n'était pas le seul point où il y eût des médecins, mais surtout parce que la plupart des ambulances militaires étaient déjà, lors du début de la bataille, engagées sur la route de Verdun. Les brancards furent déchargés des voitures, les instruments, les objets de pansement furent rapidement préparés, et en quelques minutes l'ambulance se trouva en pleine activité. Bientôt nous fûmes littéralement encombrés de malheureux blessés, mais grâce à la division de l'ambulance en cinq sections : quatre sous la direction de MM. Good, Sanné, Gilette et Martin, chirurgiens, et la cinquième sous la direction de M. Liégeois, chirurgien en chef de l'ambulance, à onze heures du soir tous les pansements avaient été faits ; de véritables monceaux de projectiles avaient été extraits et toutes les opérations urgentes avaient été pratiquées. A minuit, tous les blessés graves, au nombre de plusieurs centaines, étaient couchés, quelques-uns sur des matelas, la plus grande partie sur de la paille, mais tous à l'abri des intempéries de l'atmosphère. Les soldats moins gravement atteints et pouvant, soit à pied ou dans des voitures, se rendre à Metz, avaient été dirigés sur la ville, après avoir reçu les soins nécessaires. Le village avait été complètement abandonné par ses habitants. Afin de pouvoir donner un asile à nos blessés, j'avais fait ouvrir de force les portes des maisons et des granges et enfoncer à coups de hache celles de l'église.

Notre intention était de convertir le village en un hôpital, afin

de n'avoir pas à faire supporter de transport aux soldats atteints
de fractures ; nous comptions le lendemain matin faire arriver de
Metz le matériel nécessaire, y compris nos tentes ; on nous annonçait, il est vrai, l'arrivée des Prussiens pour le matin même, mais
cela nous importait assez peu, puisque, grâce à la convention de
Genève, nous étions certains de ne pas être réduits à abandonner
ces malades qui tous étaient atteints de blessures graves. Cependant
l'armée, reprenant sa marche interrompue par l'attaque de
l'ennemi, défilait devant nous, se dirigeant vers Metz qu'elle devait
traverser pour regagner la route de Verdun. Nos soldats avaient
repoussé victorieusement l'attaque prussienne, mais cependant les
visages étaient mornes, la tristesse et le silence régnaient dans
les rangs, et cette retraite, opérée de nuit et après la bataille, bien
qu'elle ne fût qu'un mouvement stratégique n'ayant d'autre but
que de précéder l'ennemi à Gravelotte, laissait dans l'esprit une
lugubre impression. Vers deux heures du matin, l'intendance militaire nous donna l'ordre de ramener tous nos blessés à Metz, et
mit à notre disposition des voitures de réquisition. Obéir était
notre premier devoir. Les blessés durent quitter leur lit improvisé
et subir les douleurs d'un déplacement et d'un transport, toujours
si pénible dans des chariots non suspendus ; toutefois les plus
gravement atteints furent transportés jusqu'à Metz sur des brancards que portaient nos infirmiers, lesquels, malgré tous leurs
défauts, firent du moins preuve, cette fois surtout, du plus grand
dévouement à l'égard de nos pauvres soldats. En moins d'une
heure tout était terminé, et nous pouvions nous remettre en route
pour regagner la caserne du génie que nous devions transformer
en hôpital.

La journée et surtout la nuit du 14 août vivront toujours dans
les souvenirs des membres de la première ambulance. Si cette
ambulance rendit ce jour-là des services absolument exceptionnels, ce fut sans doute grâce à la circonstance d'une retraite, commencée déjà pour la plupart des ambulances de l'armée, mais ce
fut aussi, il est de mon devoir de le dire, grâce à l'activité, au zèle
de jeunes médecins qui, bien que voyant pour la première fois
un champ de bataille, se conduisirent avec un calme, un sang-
froid, un esprit d'ordre tels, qu'on aurait dû l'admirer même chez
des chirurgiens militaires ayant pour eux l'âge, la pratique et l'expérience.

Les blessés pouvant marcher jusqu'à Metz avaient été dirigés par nous sur la caserne du génie ; il en avait été de même du convoi que nous avions formé sur l'ordre de l'intendance militaire. La caserne se trouvait donc du premier coup transformée en un vaste hôpital militaire renfermant plusieurs centaines de malades. Le service des salles fut réparti entre les cinq sections de l'ambulance ; chacune d'elles conserva le matériel qui lui était affecté, et, dès que le jour parut, chacun, oubliant ses fatigues, continua l'œuvre commencée la veille. Quelques salles de l'aile gauche avaient été confiées par l'administration à deux chirurgiens militaires qui en prirent possession dès les premiers jours. Nous avions lieu de croire que la caserne du génie était définitivement devenue un hôpital desservi presque exclusivement par l'ambulance volontaire ; nous dirons plus loin comment et pourquoi nous dûmes l'abandonner.

Le 15 août, dès que l'installation des services eut été terminée et que la visite des malades eut été faite, accompagné de quelques-uns de nos médecins et suivi de quelques voitures, je partis pour le champ de bataille, afin de voir si tous les blessés de la veille avaient été relevés et de ramener dans notre hôpital ceux qui, recueillis dans des maisons isolées, pouvaient se trouver sans secours suffisants. Je désirais en même temps essayer si, grâce au laissez-passer qui m'avait été délivré par M. le maréchal Bazaine sur l'invitation de l'empereur, nous ne pourrions pas visiter ceux de nos soldats qui avaient pu être recueillis dans les ambulances allemandes, et même si, en nous appuyant sur la convention de Genève, nous ne pourrions pas obtenir leur liberté et leur retour parmi nous.

Arrivé à l'extrême limite de nos avant-postes, j'y laissai tout le personnel médical ainsi que nos voitures, et, accompagné de M. le Dr Good portant le drapeau blanc à croix rouge, je me dirigeai vers les avant-postes prussiens. Nous ne fûmes pas longtemps à y arriver, car les lignes ennemies s'étaient fort rapprochées de Metz. En effet, lorsque, le 13, nous avions inutilement essayé de les atteindre, nos grand'gardes s'avançaient sur la route de Sarrebrück, à la hauteur du village de Malroy ; le 15, les grand'gardes prussiennes avaient dépassé La Planchette et s'avançaient même jusqu'à la ferme de Bellecroix, à la jonction des routes de Sarrebrück et de Sarrelouis. Quant à la bataille, elle s'était donnée sur

le terrain que notre armée occupait la veille, c'est-à-dire le 13, car
la plus grande partie des cadavres prussiens se trouvait vers le
hameau de Lauvallière. Cette circonstance s'explique facilement.
L'armée française se retirant sur Verdun avait quitté ses cantonnements les plus éloignés de Metz et s'était rapprochée de la ville ;
le terrain occupé le 14 par les Prussiens était un terrain évacué
par nous avant le combat, et non un terrain perdu pendant la
lutte. L'attaque de la première armée allemande, commandée par
Steinmetz, avait pour but non seulement de constater notre présence, mais surtout de nous retenir par l'attrait d'une bataille, et,
en retardant de vingt-quatre heures notre marche, de permettre à
la deuxième armée, commandée par le prince Frédéric-Charles, de
passer la Moselle à Pont-à-Mousson, et de nous précéder sur la
route de Verdun. Aussi, de part et d'autre, dès la fin du combat,
les deux armées française et allemande abandonnèrent-elles au
plus vite le champ de bataille, puisqu'il s'agissait de lutter de
vitesse et d'arriver les premiers à Gravelotte ou à Mars-la-Tour,
c'est-à-dire de l'autre côté de Metz que nous devions traverser,
tandis que les Prussiens devaient passer la Moselle au-dessus de
la ville. Cette retraite simultanée donnait au champ de bataille
une physionomie bien autrement lugubre que tout ce que j'avais
vu jadis en pareille circonstance. Dans toute la partie de la plaine
qu'avait occupée l'armée française, aussi loin que la vue pouvait
s'étendre, on n'apercevait pas un soldat, mais, à certaines places
couvertes de cadavres tombés les uns à côté des autres, on croyait
voir des compagnies entières se reposant au milieu de la campagne. C'était, hélas ! le commencement de l'éternel repos. D'ordinaire, le lendemain d'une bataille, le théâtre de la lutte est animé
par les nombreux détachements recherchant les blessés, constatant l'identité des morts, enterrant les cadavres ; à Borny, rien de
pareil, rien que le silence que troublaient seuls les hennissements
plaintifs de quelques chevaux, traînant dans la plaine leur lente
et douloureuse agonie.

Dès que nous fûmes arrivés aux avant-postes allemands, un
officier de hussards vint à notre rencontre et, pour éviter toute
méprise, m'accompagna jusqu'au château de Colombey où était
installée une ambulance prussienne. Nous dûmes pour y arriver
traverser le chemin qui, de la route de Sarrebrück, mène à Colombey. Jamais je n'oublierai l'aspect qu'offrait cette avenue. Ombra

gée de chaque côté par une rangée de grands arbres, la route est
légèrement encaissée entre deux talus peu élevés. A l'abri derrière ce rempart, à la condition d'être couchés pour faire feu, nos
soldats avaient vigoureusement tenu tête à l'ennemi. Ils avaient
eu devant eux un régiment de chasseurs armés de fusils de précision, c'est-à-dire des tireurs émérites, et ceux-ci, bien que repous-
sés, avaient fait parmi nos pauvres soldats des hécatombes de
victimes. Dans toute sa longueur, le talus faisant face à l'ennemi
était couvert de cadavres frappés à la tête et couchés les uns à
côté des autres, dans la position où une mort foudroyante les
avait saisis. Les obus explosibles par percussion avaient causé là
aussi de terribles ravages. J'ai encore devant les yeux le corps
mutilé d'un des nôtres, coupé au niveau de la ceinture par un
obus qui probablement éclata en tombant sur ce soldat couché
sur le sol, car il ne restait que le bassin avec les deux membres
inférieurs, et l'on ne retrouvait d'autres vestiges du malheureux
ainsi foudroyé que des débris d'intestins gisant dans la poussière
à quelques pieds de ce lambeau de cadavre. Chevaux éventrés,
débris informes d'êtres humains, couvraient le sol de l'avenue.
Depuis juin 1848, où cette fois j'étais combattant, j'avais vu quelques champs de bataille ; comme chirurgien, j'étais depuis vingt-
quatre ans habitué au contact de la mort, mais ici le spectacle
était épouvantable : un beau soleil d'août, la nature en fête, les
arbres verdoyants couvrant de leur ombre une solitude peuplée
de cadavres, tout cela formait un terrible contraste et me causait
une impression telle que j'avais hâte d'échapper à mon isolement.
Heureusement nous fûmes bientôt sortis de la voie sanglante et
nous arrivâmes au château de Colombey.

Les chirurgiens allemands nous accueillirent avec la plus
grande cordialité ; nous étions en effet en ce moment, les uns et
les autres, non des ennemis, mais des médecins accomplissant
leur œuvre d'humanité. Il ne pouvait être question entre eux et
moi que d'une seule chose : mettre en pratique pour la première
fois, du côté de la France, la convention de Genève, en rendant à
la liberté nos soldats blessés et prisonniers. Heureusement pour
nous, la médecine militaire jouit, en Prusse, d'une liberté d'action
que nous ne connaissons pas en France, car si les rôles eussent
été intervertis, on n'aurait pu traiter avec des médecins français
cette question de la remise des blessés prisonniers. J'éprouvai

cependant tout d'abord de notables difficultés ; on était prêt à me rendre les officiers, mais on me refusait les soldats. Cette distinction était difficilement justifiable ; après bien des pourparlers j'obtins les sous-officiers, et enfin la totalité de nos compatriotes, quel que fût leur grade. Toutefois, il fut convenu que je les visiterais avec le médecin en chef allemand, et que nous laisserions à Colombey ceux que la nature de leur blessure rendait intransportables. Les ramener à Metz était leur rendre la liberté ; mais, comme, en les ramenant, nous exposions leur vie, je ne pouvais hésiter. M. Good retourna donc vers nos avant-postes afin de ramener nos collègues et nos voitures ; quant à moi, je remontai à cheval pour aller au château d'Aubigny, où, me disait-on, se trouvait un officier supérieur grièvement blessé. J'y trouvai, en effet, M. le commandant de Musset atteint d'une balle qui avait frappé latéralement la colonne vertébrale et qui avait causé une paralysie à peu près complète des membres. M. de Musset était couché dans la cuisine, sur un matelas étendu près de la cheminée, isolé par un paravent, et il se louait assez des soins qu'il avait reçus pour préférer la captivité aux douleurs et aux dangers d'un transport effectué dans d'assez mauvaises conditions. Je lui promis de venir le rechercher le lendemain, muni de moyens de transport plus doux et mieux en rapport avec son état.

Rien n'était plus frappant que la différence du sort des deux châteaux que je venais de visiter. Meubles brisés et jetés dans les cours et dans les jardins, lettres et objets de toute nature éparpillés dans les escaliers et les corridors, fenêtres sans croisées, portes enfoncées, tel était le spectacle qu'offrait le château de Colombey ; c'était celui de la dévastation poussée jusque dans ses dernières limites, sauf toutefois l'incendie qui supprime tout. Le château d'Aubigny était absolument intact, si ce n'est qu'après avoir rassemblé les meubles dans un coin de l'appartement, on avait couvert les parquets avec de la paille sur laquelle étaient couchés des blessés allemands. Quant à la ferme qui touche au château, elle était restée dans son état ordinaire. En fut-il de même jusqu'à la fin de la guerre, je l'ignore ; mais, ce qui établissait entre eux une notable différence, c'est que le château de Colombey avait été abandonné par ses habitants, tandis que le propriétaire de celui d'Aubigny, beau-père d'un des aides de camp du maréchal Mac-Mahon, était resté dans sa demeure. « J'ai vu, me disait-il, deux invasions, et je sais qu'il ne faut jamais quitter sa maison, si l'on veut qu'elle soit à peu près respectée. » En retournant à Metz, m'ajoutait quelques heures plus tard l'officier qui commandait à Colombey, dites à vos compatriotes qu'ils ne doivent pas abandonner, comme ils l'ont fait, leurs villages ou leurs fermes. Nous sommes sûrs de l'ordre et de la discipline de nos soldats, mais nous ne pouvons être responsables des vols commis dans les maisons abandonnées par les pillards qui suivent toutes les armées, la vôtre aussi bien que la nôtre.

Nous non plus nous n'étions pas exempts de ce fléau. Lorsque, le lendemain, je dus revenir sur ce même champ de bataille, je pus constater que la plupart des morts du combat de Borny avaient été dévalisés : les sacs étaient vides, les papiers, les lettres, les livrets, les objets sans valeur, étaient épars sur le sol, mais l'argent avait disparu ; pour enlever une bague au cadavre d'un de nos officiers, on avait coupé les doigts encore recouverts du gant, et je regrettai que ma qualité de non combattant, en m'interdisant de porter une arme, m'empêchât de brûler la cervelle à quelques misérables paysans lorrains que je trouvai sur le champ de bataille, occupés à piller les cadavres de nos soldats gisant dans la partie de la plaine que n'occupaient pas les vedettes prussiennes. Soixante-seize militaires français, dont sept officiers, avaient été recueillis dans l'ambulance de Colombey : ils nous furent rendus après l'accomplissement d'une formalité qui ne fut, du reste, exigée individuellement que pour les officiers. Le médecin en chef prussien s'approchait du prisonnier blessé et lui disait : « Vous jurez sur l'honneur de ne pas reprendre les armes contre l'Allemagne pendant la guerre actuelle ! » L'officier prisonnier répondait : « Je le jure ! » Un serrement de main échangé entre le médecin et le malade scellait la promesse et terminait la captivité.

Je suis absolument opposé à l'application de cette clause insérée dans la convention de Genève. En principe, je trouve plus que regrettable qu'un officier prenne pareil engagement; je trouve odieux que dans une capitulation il sépare son sort de celui de ses soldats. Mais ici il n'en était plus de même; les officiers blessés étaient, par la nature de leurs blessures, hors d'état de reprendre du service avant trois ou quatre mois, et l'on pouvait supposer que la guerre serait terminée à cette époque. Du reste, je n'avais pas à intervenir personnellement, et ce n'est qu'à l'égard du commandant de Musset que j'eus à prendre cet engagement en son nom et par écrit. Pour les soldats rien d'analogue ne leur fut demandé, sauf pour l'un d'eux. Nous étions prêts à nous mettre en route, lorsqu'un jeune soldat de dix-huit ans, concurrent à l'Ecole Saint-Cyr et engagé volontaire, eut l'idée d'aller demander au médecin en chef prussien qu'on lui rendît son revolver. Cette réclamation un peu naïve attira sur lui l'attention, et on lui demanda de s'engager à ne pas reprendre du service. Sur son refus très net, les Prussiens lui refusèrent la liberté. C'était cependant pour ce brave jeune homme, d'une excellente éducation, digne à tous égards de notre sympathie, un grand chagrin de rester prisonnier, et l'on voyait qu'il avait peine à cacher sa douleur et même à retenir ses larmes, en me parlant de sa mère. Je crus devoir intervenir. Je lui représentai que la nature de sa blessure (il avait une fracture de l'épaule par coup de feu) le rendait incapable de servir, quelle que fût la durée probable de la campagne, et que, dans ces conditions, la conscience la plus rigide lui permettait de prendre l'engagement qu'on lui demandait. J'allai ensuite trouver l'officier prussien, et je le trouvai d'autant plus porté à l'indulgence qu'il me déclara nettement que si le refus du blessé lui imposait le devoir de le garder, il approuvait l'énergie et le patriotisme de sa réponse, et qu'il éprouvait pour son prisonnier une grande et réelle sympathie. Il consentit à revenir près de lui et à accepter sa parole ; il fit plus : très indulgent pour la vivacité des sentiments propres à la jeunesse, il consentit, sur ma demande, à supprimer pour notre jeune blessé la formalité du serrement de main.

Avant notre départ, le médecin en chef me dit que si, par application des principes d'humanité consacrés par la convention de Genève, il nous rendait nos soldats prisonniers, en vertu des mêmes principes, il me priait de lui faire parvenir le plus tôt possible du pain blanc, de l'extrait de Liebig et du chocolat, ses blessés, ceux de nos soldats jugés intransportables et restés à Colombey manquant de vivres appropriés à leur état, par suite de l'éloignement des magasins de l'armée allemande.

De retour à Metz, après avoir installé nos blessés à la caserne-hôpital du génie, j'allai rendre compte de ma démarche à l'autorité militaire et à l'intendance. Mon intention étant d'aller le len-

demain visiter les ambulances prussiennes établies à Malroy, la
Planchette, Noiseville, Lauvallière, etc., je transmis en même
temps le regret manifesté par les Prussiens, que l'autorité militaire française n'eût pas encore fait procéder à l'enterrement des
morts. M. le général Coffinières me chargea de présider à cette
lugubre besogne; deux cents hommes de troupe devaient être, à
cet effet, mis à ma disposition; il fut convenu, en même temps,
que l'intendance nous adjoindrait des voitures de réquisition et
des voitures Masson pour le rapatriement des prisonniers blessés
qui pourraient nous être rendus.

Le 16 au matin, nous nous mîmes en route pour accomplir notre
double mission. Je chargeai M. Couttolenc de passer au fort Saint-
Julien prendre le détachement qui devait procéder aux travaux
d'ensevelissement, tandis qu'accompagné de quelques médecins et
de trois de nos voitures, je me rendrais aux ambulances non visitées la veille. Les voitures promises par l'administration avaient
été exactes au rendez-vous; elles étaient escortées d'un détachement d'infirmiers militaires placé sous la direction d'un officier-
adjoint de l'intendance. Avant même d'arriver à la ferme de
Bellecroix, nous rencontrâmes un chevalier de Saint-Jean (protestant) et un chevalier de Malte (catholique), délégués prussiens
auprès des ambulances ennemies établies près le champ de bataille
de Borny. Ces messieurs s'offrirent à nous accompagner; et, pendant que nous faisions halte à la ferme de Bellecroix, l'un d'eux
me présenta un fragment de journal découpé dans la *Kölnische
Zeitung*, me demandant si la position de nos diverses brigades
pendant la bataille du 14 était bien exactement celle que donnait
la *Gazette de Cologne*. Ainsi la rapidité et la sûreté des communications étaient telles du côté des Prussiens, que le télégraphe
avait pu porter à Cologne des détails sur une bataille commencée
dans l'après-midi du 14 et terminée à la nuit tombée; la poste
avait pu apporter de Cologne, au camp prussien, devant Metz,
dans la nuit du 15 ou dans la matinée du 16, le journal qui rendait
compte de la bataille; il n'avait fallu pour tout cela que trente-six
heures. Ce détail me paraît digne d'être mentionné.

Comme les châteaux de Colombey et d'Aubigny étaient en
dehors de la route que nous devions suivre pour aller à Malroy et
à Noiseville, je laissai les voitures de l'intendance et deux des
nôtres à la ferme de Bellecroix, et nous allâmes à Colombey porter

les provisions réclamées par les Prussiens, puis à Aubigny reprendre le commandant de Musset que nos infirmiers ramenèrent à Metz, où, après un long séjour à l'hôpital, notre blessé recouvra la santé et l'usage de ses membres. Je revenais donc seul pour rejoindre notre détachement laissé à la ferme de Bellecroix, lorsque je vis arriver à moi, de toute la vitesse de son cheval, l'officier de hussards que j'avais rencontré la veille. Les vedettes, me dit-il, me signalent la sortie du fort de Queuleu d'une troupe armée se dirigeant de notre côté; que devons-nous croire, puisqu'il y a une suspension d'armes pour l'enterrement des morts? Je lui affirmai qu'il ne pouvait y avoir qu'un malentendu, puisque j'étais venu d'après les ordres mêmes du général Coffinières, mais que ce malentendu ne pouvait aller jusqu'à la possibilité d'une reconnaissance armée. L'explication ne se fit pas attendre. Arrivés à la route de Sarrebrück, nous trouvâmes deux cents hommes du génie qui, pour procéder à l'enterrement des morts, avaient cru devoir venir non seulement en armes, mais, qui plus est, les armes chargées. Je priai l'officier qui les commandait de vouloir bien ramener le calme en renvoyant les armes à Metz, et je ne pus vaincre sa résistance qu'en lui montrant que pas un seul Prussien n'était armé. Les armes furent d'abord mises en faisceau, puis entassées sur une voiture qui les ramena au fort; chacun alors se remit à la pénible tâche d'ensevelir les victimes de la lutte.

L'incident était terminé, mais il avait entraîné une conséquence regrettable. L'officier de l'intendance resté avec les voitures de réquisition et les nôtres à la ferme de Bellecroix n'avait pu se rendre compte des causes de l'agitation qui se manifesta parmi les Prussiens lorsqu'on eut signalé l'apparition des soldats du génie. Préoccupé de son isolement et du sort du convoi qui lui avait été confié, il avait cru devoir retourner à Metz, de telle façon que lorsque le moment fut venu de nous mettre en route pour les ambulances allemandes, nous étions réduits à nos propres ressources, nos collègues de l'ambulance ayant heureusement montré plus de confiance dans l'efficacité des conventions. Nous parcourûmes successivement les ambulances de la Planchette, Malroy, Noiseville, Lauvallière, où nos blessés, du reste en petit nombre, nous furent rendus, sauf quelques-uns qu'il n'aurait pas été possible de transporter sans danger pour eux, ou qui étaient voués à une mort certaine et prochaine.

Le médecin en chef du Feld-Lazareth établi à la Planchette me
fit observer qu'éloigné de l'armée prussienne et isolé à proximité
de Metz, il était peu en sûreté et qu'il l'était encore moins depuis
qu'il consentait au départ de nos blessés. Il me pria de laisser
auprès de lui un des nôtres pendant deux ou trois jours, l'ambulance devant être bientôt évacuée. Notre collègue pourrait alors
ramener à Metz quatre de nos soldats qui ne devaient être transportables qu'après l'application d'appareils appropriés. M. le
Dr Ramlow fut désigné par moi pour remplir cette mission, non
seulement à cause de sa connaissance de l'allemand, mais surtout
à cause de sa nationalité, car le médecin allemand, né dans le
duché de Posen, était, comme Polonais, presque un compatriote
de notre collaborateur, né dans le duché de Varsovie. Quant à ce
qui concerne l'ensevelissement des morts, je ne puis mieux faire
que reproduire la plus grande partie du rapport de M. Couttolenc,
auquel j'avais délégué l'accomplissement de cette partie de ma
tâche, ma présence étant plus utile là où j'avais à demander la
remise de nos blessés, remise que je n'obtins parfois qu'assez difficilement.

« Monsieur le chirurgien en chef,

« Pendant que vous alliez continuer votre œuvre et chercher
nos blessés, je me suis rendu, d'après vos instructions, au fort
Saint-Julien, afin de présider aux inhumations qu'il avait encore
été impossible de faire.

« Après plus d'une heure d'attente au fort Saint-Julien, M. le
commandant du fort a fini par recevoir de la place de Metz l'ordre
de détacher deux cents hommes de la garnison pour enterrer les
morts. M. le colonel d'artillerie Protche a mis immédiatement à
ma disposition le contingent prescrit, composé par moitié de soldats du 60e et du 63e de ligne, en faisant toutefois cette réserve
formelle que je ne cesserais de guider et de surveiller cette troupe,
afin de la protéger au besoin par le caractère de neutralité attaché à nos personnes. Un sergent-major du 60e de ligne ne me
quittait pas et inscrivait au fur et à mesure sur un procès-verbal,
remis ensuite au colonel Protche, les indications relatives aux
cadavres et le détail des objets précieux que les maraudeurs
n'avaient pu leur enlever. J'aurais des détails révoltants à vous

donner sur ces infâmes violations, mais il est mieux de les passer sous silence. Un soldat, muni de notre drapeau, protégeait notre besogne, lorsque je m'aperçus que d'un groupe de Prussiens m'étaient adressés des signaux m'engageant à m'avancer. Je me rendis aussitôt auprès d'eux, et après un échange de quelques paroles empreintes d'une courtoisie parfaite avec le médecin placé à la tête de l'ambulance de Nouilly, nous traçâmes au crayon sur un papier la démarcation du territoire sur lequel nous devions opérer. Bientôt je vis accourir vers moi l'officier avec lequel j'avais réglé cette disposition ; il venait, fort agité en apparence, me dire que, par le fait d'une erreur qui lui était propre, j'étais resté chargé de la partie sur laquelle les morts prussiens étaient en beaucoup plus grand nombre, et il me proposait d'intervertir les rôles afin de pouvoir mieux rendre les derniers devoirs à nos nationaux réciproques. Cette demande me parut équitable, cependant je conservai une arrière-pensée, et sous prétexte de m'assurer par moi-même que mes hommes ne s'étaient pas égarés dans les vignes, je les parcourus dans tous les sens, suivi par l'officier prussien.

« En face du petit bouquet de bois de Mey, gisaient des Prussiens par monceaux, et à quelques pas l'épais feuillage des vignes dissimulait totalement ces centaines de corps ; c'est alors que l'officier m'avoua que le principal mobile de sa démarche avait été de m'éviter la vue du carnage des vignes. Je rejoignis nos soldats et ne trouvai plus entre Ventoux et la route de Sarrebrück qu'un nombre de morts heureusement peu considérable. J'employai pour leur sépulture toute la chaux que contenait un des magasins des fours voisins.

« C'est alors que je vous rencontrai à votre retour d'Aubigny et de Colombey, et, grâce à votre intervention, l'incident provoqué par la présence de deux cents soldats du génie sortis en armes du fort Queuleu pour enterrer les morts n'eut pas de suites fâcheuses.

« L'ambulance de Nouilly ne contenait qu'un soldat français ; c'était le nommé Jacob Germain, blessé à la main droite, caporal au 5ᵉ bataillon de chasseurs, né à Saint-Chaffey, près Besançon. *Je ne pus obtenir sa délivrance.*

« Je ne saurais taire une observation qui me paraît importante au point de vue des renseignements que peut obtenir l'ennemi.

Pendant mon passage à Nouilly occupé par les Prussiens, alors
que je cherchais à me procurer quelques vivres pour nos hommes
et pour moi, le paysan s'excusa de n'avoir à nous donner qu'un
peu de pain et pas autre chose, ajoutant que s'il avait prévu ma
visite, sa femme serait allée à Metz, mais que par extraordinaire
elle n'était pas allée aujourd'hui faire son approvisionnement quotidien.

« Nos pénibles travaux étant terminés vers 6 h. 1/2 du soir,
j'ai ramené mes deux cents hommes au fort Saint-Julien, ainsi
que je m'étais engagé à le faire.

« Veuillez agréer, etc.

Signé : « COUTTOLENC. »

De retour à Metz, nous apprîmes qu'une grande bataille, celle
de Rezonville, appelée d'abord par nous bataille de Gravelotte,
venait d'avoir lieu. Les médecins de l'ambulance, occupés, les uns
à soigner dans la caserne du génie les nombreux blessés provenant de la bataille du 14, les autres à procéder au rapatriement
des blessés prisonniers dans les Feld-Lazareth prussiens, ne figurèrent pas sur le champ de bataille du 16, et les ambulances de la
Société n'y furent pas représentées. J'adressai aussitôt au conseil
une dépêche télégraphique annonçant la réception d'un grand
nombre de blessés et réclamant l'envoi de la réserve de la première ambulance, de la seconde ambulance active, des lits, des
brancards et des tentes disponibles.

Voici quelle fut la réponse du conseil; elle n'a pas besoin de
commentaires.

Paris, 18 août 1870, à 11 h. 30 m. du matin.

Bureau de Metz, n° 4496, expédiée à 12 h. 45 soir.

A monsieur Le Fort, chirurgien en chef de la première ambulance
volontaire, à Metz.

« Renfermez-vous dans les prescriptions de lettre du conseil en
date du 10 août, et restreignez votre action à l'ambulance qui vous
est confiée.

« *Le président de la Société,*

« Comte de FLAVIGNY. »

Lorsque cette dépêche arriva à Metz, le 18 août à minuit 45, j'étais avec mes collaborateurs sur le champ de bataille de Saint-Privat à donner des soins à nos blessés. Je ne la reçus donc que vingt-quatre heures plus tard. Cependant, comme je ne pouvais croire qu'on ne ferait rien pour secourir nos soldats, comme je devais croire qu'on m'enverrait le matériel et l'argent demandés, j'appris avec joie, le 19 au soir, l'arrivée par Thionville d'un délégué m'arrivant de Paris. Hélas ! la réussite de son coup d'État paraissait être la préoccupation principale du conseil de la Société de secours ; le délégué ne m'apportait avec sa personne, fort inutile du reste, qu'une troisième expédition de la fameuse lettre. On pouvait croire après cela que je la connaissais par cœur, eh bien ! ce ne fut pas tout. Le 2 novembre, Metz ayant capitulé, le comité transféré à Bruxelles m'envoyait, non pas des vivres dont nos soldats et nos malades avaient un si pressant besoin, mais une quatrième expédition de la lettre du 9 août !

La nuit du 16 au 17 se passa presque tout entière à donner des soins aux blessés qu'on avait transportés ou que nous avions ramenés dans notre hôpital. Le 17, dès l'aube, l'ambulance se mit en route pour le village de Gravelotte. Nous ne pûmes qu'avec de grandes difficultés atteindre les premières maisons du village, où nous recueillîmes quelques blessés qui furent tout de suite transportés à Metz. Nous restâmes le plus longtemps possible à Gravelotte, et nous ne l'abandonnâmes que les derniers, lorsque déjà nos mitrailleuses, placées en arrière, dirigeaient leur feu sur les avant-gardes prussiennes s'avançant dans cette direction. La bataille du 16, appelée des noms de Rezonville, Mars-la-Tour ou Gravelotte, avait été une victoire, en ce sens que l'armée, malgré l'attaque des Prussiens, avait victorieusement conservé ses positions, mais la victoire n'allait pas jusqu'à nous ouvrir la route de Verdun. On sait que Metz communique avec Verdun par trois routes : les deux premières se confondent jusqu'au village de Gravelotte et se séparent en ce point ; l'une, plus au sud, tout à fait directe, passe par Rezonville et Mars-la-Tour ; la seconde monte au nord-ouest par Conflans et Étain, puis redescend sur Verdun ; la troisième route, plus indirecte encore, s'élève plus au nord par Briey ; enfin, une quatrième et dernière route, tout à fait au nord, gagne Thionville et conduit à Châlons par l'immense détour de Montmédy, Stenay, Vouziers et Sainte-Menehould. Quoi qu'il en soit, puisqu'il fallait lutter de vitesse, c'était par la route directe de Vionville et Mars-la-Tour que l'armée cherchait à gagner Verdun ; malheureusement on n'avait pas su prendre assez tôt un parti décisif. Le maréchal Bazaine n'était devenu général en chef que le 13, la bataille de Borny avait arrêté la retraite commencée le 14; le 15 au soir la tête de colonne n'était encore qu'à Mars-la-Tour, et dès les premières heures de la journée du 16, la division de cavalerie Forton avait dû se replier sur le 2ᵉ corps et avec celui-ci sur Rezonville. Mars-la-Tour, village placé à cheval sur la route directe de Verdun, avait été occupé par les Prussiens qui n'avaient pu en être chassés, et par conséquent, dès le 16 au matin, la route sud de Verdun nous avait donc été définitivement fermée.

Le 17 au matin, en présence de l'arrivée de nouvelles masses ennemies, l'armée dut abandonner le champ de bataille victorieusement conservé la veille, et l'intendance militaire fit brûler en arrière de Gravelotte, sur une surface de quelques hectares, des provisions de toute espèce qu'on n'avait pas le temps d'emporter et qu'on ne voulait pas laisser tomber entre les mains de l'ennemi.

Nous nous retirâmes d'abord à la ferme Saint-Hubert où nous recueillîmes encore quelques blessés, puis sur le plateau qui domine le village de Rozerieulles où était l'extrême gauche de notre armée. De l'endroit élevé où nous nous trouvions, on distinguait parfaitement avec une bonne lunette une troupe considérable traversant la Moselle vers Pont-à-Mousson et arrivant dans notre direction. C'était une nouvelle armée prussienne qui venait doubler les forces ennemies. Les Prussiens avaient occupé le bois des Ognons, situé par rapport à nous sur la gauche du village de Gravelotte, et leurs coureurs se montraient parfois sur la limite du bois de Vaux dont nous étions fort rapprochés. Nous attendant à une reprise de la lutte, nous restâmes presque jusqu'au soir sur le plateau, mais tout se borna à quelques volées des mitrailleuses placées en batterie à la ferme du Point-du-Jour. Dans la soirée, nous revînmes à Metz·où nous rappelaient les blessés de notre hôpital; mais en nous tenant prêts pour la bataille qui paraissait inévitable pour le lendemain.

Il semblait plus que probable que les Prussiens ne se contenteraient pas de nous avoir fermé la route de Verdun, et qu'ils tenteraient de nous rejeter dans Metz. Laissé sans guide, sans conseil et sans ordres, en raison même de notre indépendance, j'avais dû me demander, pour savoir la conduite que j'avais à tenir, quel parti devait vraisemblablement prendre l'armée. On ne pouvait songer à continuer la retraite directe sur Verdun, car la route par Mars-la-Tour nous avait été fermée dès le 16 au matin, malgré notre résistance victorieuse à Gravelotte: Il me paraissait impossible qu'on pût songer à se retirer par Conflans et Étain, en défilant ainsi de flanc pendant vingt-quatre heures, et en une colonne de plusieurs lieues de longueur, par un chemin distant à peine de quelques kilomètres des positions occupées par une armée ennemie victorieusement arrêtée, mais non mise en déroute, et qui se renforçait d'une seconde armée égale en nombre à celle qui venait de combattre. A peu près certain que l'armée ne quitterait pas ses positions, je ramenai toute l'ambulance à Metz, afin de nous tenir prêts pour la bataille probable du lendemain.

Quant à savoir s'il était possible de faire retraite par Briey, et d'arriver avant l'ennemi à Verdun ou plutôt à Châlons, sans avoir à combattre en rase campagne contre une armée deux fois supérieure en nombre, ce n'est plus une question de fait, mais une question d'appréciation, et je suis trop incompétent en pareille matière pour oser seulement me permettre de l'aborder.

Il était plus de minuit, lorsque M. Couttolenc, aide-chirurgien et fourrier de notre ambulance, dont je ne saurais trop louer l'intelligente activité et le constant dévouement, vint me dire que l'on demandait notre concours pour ramener à Metz des blessés français laissés à la ferme de Mogador. Ne pouvant m'exposer à être le lendemain, c'est-à-dire pendant une bataille, éloigné de l'ambulance, je le priai de se charger de cette mission, dont la nature nous était mal définie, et qui ne se présentait du reste que sous les apparences d'une facile évacuation des blessés. Cependant cette mission fut loin d'être facile, il ne s'agissait de rien moins que de ramener de la ferme de Mogador, tombée entre les mains des Prussiens, les blessés français qui s'y trouvaient encore. Je ne puis mieux faire que de reproduire la plus grande partie du rapport adressé à M. Larrey par M. Roudet, chirurgien-major, chef de l'ambulance prisonnière.

« ... Il était 7 heures et demie (le 17 août) ; la nuit arrivait ; le commandant des uhlans me prévint d'avoir à évacuer les blessés sur Rezonville le plus tôt possible. Je lui objectai que je n'avais pas de moyens de transport, et que beaucoup de mes blessés n'étaient pas transportables. Il en parut assez affecté. Ne voulant pas qu'il m'arrivât de désagrément, il me fit assez comprendre que la position que j'occupais pouvait être le lendemain le siège d'un nouveau combat, et qu'il lui serait bien difficile de me protéger (c'est ce qui a eu lieu ; la ferme n'existe plus).

« Le soir, je reçus des voitures envoyées par M. le sous-intendant Lejeune, qui ne m'avait pas oublié ; j'en fis un chargement complet que je confiai à M. l'aide-major Schryre, avec la mission de se diriger sur Metz, malgré la défense formelle qui m'en était faite et, s'il échouait, de s'établir où il pourrait (Rezonville était en flammes), puis de venir chercher les autres.

« M. Schryre fut assez hardi et assez heureux pour traverser les lignes ennemies. Arrivé à Metz, il a frappé à toutes les portes, a mis tout le monde à réquisition. Enfin, ce matin, de très bonne heure, il se présentait escorté d'une trentaine de voitures et d'une section de l'ambulance volontaire de M. Le Fort. Ces messieurs, nos confrères civils, étaient partis à deux heures du matin ; ils amenaient des infirmiers et le matériel dont ils disposent. Tout le monde se mit à l'œuvre : médecins, infirmiers, rivalisaient de zèle ; il s'agissait de hisser et de caser 150 blessés de toutes les provenances et tous gravement atteints. Enfin, nous avons pu nous éloigner de ces lieux sinistres d'où s'exhalait déjà une odeur pestilentielle, et cela sans laisser un seul blessé. L'armée prussienne, massée sur le champ de bataille de Rezonville, déployait déjà ses lignes et s'avançait vers nous ; la fusillade était engagée ; le canon grondait, lorsque nous pûmes heureusement nous mettre à l'abri.

« En terminant, monsieur le baron, je crois devoir appeler votre bienveillance sur M. le médecin aide-major Schryre, qui m'a dégagé de la triste position dans laquelle je me trouvais...

» La section d'ambulance volontaire était dirigée par M. Couttolenc, aide-chirurgien fourrier de la première ambulance, qui était accompagné de MM. Labadie-Lagrave, aide-chirurgien, Bonnet, Brière, Laffite et Fourestier, sous-aides.

« Veuillez agréer, etc.

Signé : « ROUDET. »

« *P.-S.* — J'ai appris, en quittant la ferme de Mogador, que M. le médecin principal Marmy était encore à Gravelotte avec 200 ou 300 blessés; qu'il y en avait encore une centaine sans médecins et sans ressources dans une localité voisine; ces messieurs de l'Internationale ont promis de s'en occuper. »

Le 18 au matin, tout faisait donc prévoir une nouvelle et sanglante bataille. Si notre indépendance avait des avantages, elle avait du moins l'inconvénient grave de nous laisser dans l'ignorance complète des événements projetés. Afin de ne pas être pris au dépourvu, je priai M. Liégeois d'aller, par avance, avec une section de l'ambulance, vers Châtel ou Rozerieulles, et de me tenir au courant de ce qui se passerait, pour que je puisse le rejoindre, si le combat s'engageait. Tout le reste du personnel se hâta de faire le service quotidien auprès des malades de l'hôpital, et, tout étant terminé, nous pûmes nous mettre en route dès les premiers coups de canon. J'appris en chemin que mon collègue et si regretté collaborateur se trouvait vers Lessy et Châtel, et nous nous y rendîmes le plus rapidement possible. La bataille était engagée, et les blessés commençaient à affluer, surtout à Châtel, qui se trouvait plus près du lieu de la lutte. M. Liégeois avait déjà installé une ambulance à la mairie et dans les bâtiments de l'école communale, et le renfort que nous lui apportions fut le bienvenu, car les blessés furent bientôt en nombre considérable. A Châtel comme à Borny, nos chirurgiens, nos jeunes sous-aides, rivalisèrent de zèle, de dévouement et d'activité, fort bien secondés par quelques infirmiers qu'on trouvait toujours dans ces circonstances tout autres qu'ils n'étaient dans les temps ordinaires. Nous nous emparâmes de toutes les voitures de paysans qui passèrent à notre portée, et nous en formâmes plusieurs convois de blessés que nous évacuâmes sur Metz. Vers onze heures du soir, l'arrivée des blessés se ralentit, puis, vers deux heures du matin, tous étant pansés et couchés sur de la paille, du mieux qu'il nous fut possible, nous remontâmes à Lessy, où nous trouvâmes pour lits le plancher d'une maison abandonnée. Dès que le jour parut, nous redescendîmes à Châtel, afin d'évacuer sur Metz ceux de nos blessés qui n'avaient pas encore été transportés.

Nous avions malheureusement devant les yeux le même spectacle que celui que nous avions eu pendant la nuit du 14; mais, cette fois, les causes étaient autres et les conséquences plus graves. L'armée, refoulée sur Metz, reprenait le chemin de la ville, mais ce n'était plus pour la traverser et gagner la route de Paris. Cette route nous était fermée, et cette retraite était la première étape qui devait conduire en Allemagne nos soldats trahis par la fortune et accablés par le nombre. Lorsque le défilé des régiments fut terminé, nous reprîmes le chemin de Metz, ne quittant cette fois encore la place que les derniers et lorsque déjà les coureurs prussiens se montraient sur les collines qui dominent Châtel.

Pendant la bataille, un de nos infirmiers, le nommé Corevon, avait été atteint d'une balle dans l'abdomen. Ramené à l'hôpital Fabert, ce malheureux, dont la blessure était mortelle, succomba quelques jours après. Les règlements de la place ne nous permettaient pas de procéder régulièrement à ses obsèques, les officiers décédés pouvaient seuls être conduits isolément au cimetière. La cérémonie eut donc lieu dans l'intérieur de l'hôpital; notre pasteur, M. Durand Dassier, prononça d'une voix émue une éloquente oraison funèbre, et tous, médecins et infirmiers, nous conduisîmes le corps à l'hôpital militaire. Un autre infirmier, nommé Gouanziou, probablement tué pendant la lutte, manqua à l'appel le soir de la bataille; nous ne pûmes retrouver son corps, l'armée prussienne ayant occupé le lieu du combat.

De retour à Metz dans l'après-midi du 19, nous rejoignîmes ceux de nos collègues qui étaient revenus pendant la nuit pour donner des soins aux blessés de l'hôpital. Le nombre considérable des victimes des trois batailles des 14, 16 et 18 août nous faisait craindre de voir nos ressources s'épuiser bien vite, et j'attendais avec impatience l'arrivée des renforts, du moins en matériel, que le Comité ne pouvait manquer de m'envoyer. Je ne pouvais croire qu'il bornât ses efforts en faveur de nos blessés à l'envoi de la singulière dépêche arrivée le 18, pendant que nous étions sur le champ de bataille de Saint-Privat. J'ai dit plus haut que le délégué qui m'arriva le 19 ne m'apporta qu'un troisième duplicata de la lettre qui mettait fin à mes fonctions de chirurgien en chef. Le résultat de cette indifférence du Conseil à l'égard de nos blessés était sérieux et devait être fort triste, puisque j'allais me trouver à Metz sans ressources pécuniaires, le Conseil, malgré mes lettres et mes dépêches, n'ayant pas fait parvenir d'avis au trésorier-payeur général de l'armée non plus qu'aux receveurs généraux des départements qui pouvaient devenir le théâtre des opérations militaires.

Ainsi qu'on l'a vu plus haut par le post-scriptum du rapport de M. le chirurgien-major Roudet, j'étais averti que de nombreux blessés étaient restés au village de Gravelotte. D'accord avec l'intendance militaire, qui seule pouvait mettre à ma disposition un nombre suffisant de voitures, je résolus de tenter de parvenir jusqu'à eux et de les ramener à Metz. Le 21 au matin, accompagné d'une section de l'ambulance dirigée par M. Liégeois et suivi de voitures de réquisition, je me dirigeai vers Gravelotte. Arrivé au village de Rozerieulles, je rencontrai les avant-postes prussiens. Nous demandâmes aux soldats si l'on pouvait passer et, sur leur réponse affirmative, je fis continuer à l'ambulance la grand'route, en engageant M. Liégeois à s'arrêter à l'entrée du plateau et à attendre notre retour avant d'aller plus loin. Accompagné de M. Good, je montai le chemin plus court, mais plus difficile pour les voitures, qui conduit directement à la ferme du Point-du-Jour. Là nous rencontrâmes les grand'gardes prussiennes et là aussi on nous répondit qu'une ambulance était établie à la ferme Saint-Hubert et que nous pouvions passer. Nous continuâmes donc notre route; mais, lorsque, après avoir fait quelques pas, nous débouchâmes sur le plateau, il fut évident pour nous qu'il y avait malentendu et que nous étions engagés dans un mauvais pas. Nous voyions, en effet, se dérouler devant nous, dans la vaste plaine qui s'étend devant Gravelotte, le spectacle des travaux de défense exécutés par l'armée prussienne dont plusieurs corps étaient massés en cet endroit. Les arbres de la route tombaient sous la scie et la hache, de manière à nous fermer complètement le passage si nous cherchions par une nouvelle lutte à nous frayer chemin de vive force. Avec cette activité dont l'armée ennemie nous donnait un exemple trop peu suivi, la plaine dans toute sa largeur était déjà occupée par une ligne de fortifications en terre, reliées par des tranchées abris et formant une sorte d'enceinte continue. Bien qu'on fût au surlendemain d'une grande bataille, les régiments étaient à la manœuvre et quelques compagnies faisaient l'exercice de tirailleurs absolument comme si on eût été en garnison. Quelque intéressant qu'il pût être, nous nous serions volontiers privés de ce spectacle ; malheureusement nous étions, M. Good et moi, trop avancés pour pouvoir revenir sur nos pas, et nous continuâmes notre route jusqu'à la ferme Saint-Hubert. Là nous mîmes pied à terre et nous entrâmes dans la ferme devenue une ambulance prussienne. Nos collègues allemands nous confirmèrent que des blessés français étaient encore à Gravelotte et nous engagèrent à poursuivre jusqu'au village ; mais, à peine remis en route, nous fûmes rejoints par un officier qui courait après nous et qui nous demanda où nous allions. Sur notre réponse, il nous invita à revenir en arrière pour parler au général qui s'était établi dans la ferme. Le général parut assez étonné de nous voir (il faut avouer que sa surprise était légitime), il refusa de nous permettre d'aller jusqu'à Gravelotte et nous invita d'aller à Metz. Nous nous remîmes en route, mais à peine avions-nous fait quelques pas que nous rencontrâmes un colonel, lequel nous adressa aussi cette question :

« Où allez-vous, messieurs ?

— Nous retournons à Metz.

— Oh ! mais vous ne pouvez ainsi sortir de nos lignes où vous étiez encore hier,

— Je vous demande pardon, colonel, vous êtes dans l'erreur.

— Monsieur (désignant M. Good) y était du moins.

— Pas plus que moi.

— Dans tous les cas, on ne voit ici que des brassards français, tout le monde en a, et l'on ne sait plus à qui l'on a affaire. Venez parler au général.

— Mais nous venons de le voir.

— Il n'importe, venez. »

De nouveau, nous retournons à la ferme et, après une conversation de quelques minutes avec le colonel, le général revint à nous. « Je regrette, messieurs, ce qui arrive, mais je ne puis décidément vous laisser rentrer en ville sans prendre l'avis du quartier général; veuillez vous bander les yeux. » Cette petite opération effectuée et pendant que nous attendions l'arrivée de deux soldats, lesquels, en raison de notre cécité provisoire, devaient guider nos chevaux, le dialogue suivant s'engagea entre le général et moi :

« Je suis désolé, messieurs, de ce malentendu et j'ai donné l'ordre de punir les avant-postes qui ont eu le tort de vous permettre de passer; mais vous vous trouvez au milieu de nos travaux, de nos troupes, et nous ne pouvons ainsi vous laisser voir notre organisation.

— Je le regrette bien plus encore, général; mais, comme je vous l'ai dit tout à l'heure, médecins et par conséquent fort peu aptes à juger la nature et l'importance des travaux militaires, nous n'avons à vous offrir d'autre garantie certaine que notre parole de garder le silence sur ce que nous avons vu. »

Alors, donnant l'ordre aux soldats qui tenaient la bride de nos chevaux de nous ramener à Rozerieulles, le général ajouta : « Eh bien! retournez à Metz. »

Toute cette conversation se fit en français, car lors de notre seconde station à la ferme, pendant que nous attendions le général dans le corridor qui menait à sa chambre dont la porte était ouverte, nous avions malgré nous entendu sa conversation avec un colonel d'artillerie qu'il consultait sur l'emplacement de batteries à élever, sur la portée extrême des pièces, sur les points d'où pourrait venir une attaque, et nous nous crûmes autorisés à simuler une ignorance absolue de l'allemand.

Toujours les yeux bandés, nous fûmes ramenés à Rozerieulles, déplorant entre nous et avec une naïveté qui nous amusait *in petto* le malentendu dont nous avions failli être victimes. Bien nous en prit d'avoir été méfiants et de continuer à jouer un rôle d'ignorants, car lorsqu'on nous eut fait comprendre par gestes que nous pouvions ôter nos bandeaux, nous nous aperçumes que les deux soldats qui tenaient la bride de nos chevaux étaient accompagnés d'un sous-officier qui parlait très purement le français et qui avait entendu toute notre conversation.

Pendant que nous étions ainsi ramenés, j'entendis la voix de M. Liégeois, lequel me demandait s'il fallait nous suivre; je ne pus que lui dire de revenir par la route qu'il avait prise, ne pouvant et pour cause, savoir où je me trouvais. Nous fûmes enfin réunis sur la route au delà des lignes prussiennes et du village de Rozerieulles. Nos collègues avaient eu aussi leur part de nos déconvenues. Arrivés sur le plateau, on leur donna l'ordre de s'arrêter et de tourner les regards vers Metz, mais non vers la plaine de Gravelotte; puis, quelques minutes après, trouvant sans doute la précaution insuffisante, on les invita d'une manière fort expresse à regarder au fond du fossé de la route, et ce ne fut qu'après une fort longue contemplation de cet agréable point de vue qu'on leur permit, au moment où nous passâmes près d'eux, de revenir vers Metz. Notre mission avait complètement échoué.

Le 22 août, au moment de la visite du matin, j'eus l'explication du mauvais accueil qui nous avait été fait la veille. Trois médecins et un jeune séminariste servant comme infirmier et appartenant tous à la troisième ambulance arrivèrent à l'hôpital Fabert que nous venions d'inaugurer. Ils m'apprirent que cette ambulance, arrivée de nuit à Gravelotte au milieu des positions prussiennes, avait été faite prisonnière et assez durement traitée par l'ennemi. Cependant ces quatre collègues avaient reçu des Prussiens l'autorisation de s'avancer jusqu'aux avant-postes, en avant de Longeville, pour donner des soins aux blessés français qui pourraient s'y trouver. Arrivés ainsi sur la limite qui séparait les deux armées, ces messieurs avaient réussi à la franchir et à rentrer à Metz; mais, sentant parfaitement que leur position était fort irrégulière, ils venaient me consulter sur ce qu'ils devaient faire. Devaient-ils rejoindre leur ambulance ou rester à Metz? et, dans le cas où ils prendraient ce dernier parti, ils me demandaient si je pourrais les incorporer dans la première ambulance. Invité si explicitement par le Comité à « restreindre mon action à la première ambulance », je n'avais pas d'ordres à donner; mais, n'acceptant pas cette théorie nouvelle, que manquer à la parole donnée à l'ennemi, ce n'est pas manquer à l'honneur, je leur dis nettement que dans leur situation je n'hésiterais pas une minute, et que je me croirais obligé de retourner en arrière, de peur que mes collègues restés prisonniers ne fussent rendus responsables et ne devinssent victimes de ce que l'ennemi pouvait regarder comme une violation d'un engagement librement contracté. En effet, le laissez-passer prussien qui leur avait été délivré était très explicite : arrivés à leur destination, ils devaient renvoyer aussitôt la voiture mise à leur disposition et revenir eux-mêmes une fois leur mission terminée. Les médecins présents et notre digne aumônier, M. de Damas, si capable de nous guider dans la solution de cette délicate question, étaient nettement de mon avis. Il ne parut pas partagé par ceux-là mêmes qui nous demandaient conseil. Quant à les incorporer dans notre ambulance, nous ne pouvions songer à le faire, puisque nous étions tous d'opinion qu'ils devaient rejoindre la leur.

CHAPITRE IV

CRÉATION DE L'HÔPITAL FABERT. — ORGANISATION DU SERVICE HOSPITA-
LIER. — BATAILLE DE SERVIGNY. — MISSION AUX AVANT-POSTES
PRUSSIENS. — NOUVELLE INCERTAINE D'UNE DÉFAITE DE L'ARMÉE DE
CHALONS. — EMBARRAS FINANCIER. — SES CONSÉQUENCES. — ENGA-
GEMENTS AUTOUR DE METZ. — COMBAT DE LADONCHAMPS. — CAPITU-
LATION DE METZ. — ENTRÉE DES PRUSSIENS. — PRÉPARATIFS DE DÉPART
POUR REJOINDRE L'ARMÉE DE LA LOIRE. — LICENCIEMENT DE L'AMBULANCE
PAR M. DE ROHAN-CHABOT. — DÉPART DE METZ. — MOUVEMENT DES
MALADES. — RECETTES ET DÉPENSES.

Au milieu de tous ces événements, une grave modification était
survenue dans notre organisation hospitalière. Immédiatement
après la bataille de Borny, nous avions rempli de nos blessés la
caserne du génie, destinée d'avance par l'administration à devenir
un hôpital, et aménagée en conséquence, du moins en ce qui concernait les lits. Dès le 15 août, un quart de l'hôpital avait été
occupé par les médecins de l'armée, et nous avions conservé tout
le reste de l'établissement. Malgré le grand nombre de malades,
grâce au zèle infatigable des médecins de l'ambulance, secondés
par le dévouement de plusieurs dames de la ville, lesquelles nous
rendaient les plus grands services en surveillant et en dirigeant nos
infirmiers, le traitement des blessés était complètement assuré.
Mais, deux jours après, on réclama pour les médecins civils de Metz,
la possession de toute l'aile droite de la caserne, ne nous laissant
que quelques salles. Cette dépossession nous était fort pénible, car
nous nous intéressions vivement à des blessés que nous avions
recueillis, dont nous avions commencé le traitement, et à la plupart
desquels nous avions pratiqué des opérations plus ou moins graves.
Malheureusement nous ne pouvions nous y opposer, car c'était en
quelque sorte *proprio motu*, et non en vertu d'une délégation de
l'autorité compétente, que nous avions placé nos blessés dans la
caserne, et que nous y avions organisé le service hospitalier.

Notre situation, du reste, ne tarda pas à devenir délicate. Les
ressources en personnel dont le médecin qui faisait cette réclamation — ce n'était pas M. Grellois — croyait pouvoir disposer

étaient loin d'être au niveau de ses désirs et encore moins des besoins du service. Nous avions fait nos adieux à nos malades, adieux pénibles de part et d'autre, et nous ne pensions pas pouvoir retourner dans les salles affectées aux collègues civils de Metz, et encore moins y soigner, même accidentellement, des blessés confiés à d'autres médecins, sans nous exposer à de fâcheuses interprétations et même à des conflits regrettables. Or, à chaque instant, nous étions d'autant plus vivement sollicités de venir visiter nos anciens clients, que plusieurs étaient restés sans nouveau pansement depuis notre départ. Cette situation fâcheuse s'aggravant de plus en plus, des plaintes nombreuses et justifiées ne tardèrent pas à s'élever; M. le général Coffinières, qui fut toujours pour nous si plein de bienveillance, s'en fit l'écho auprès de moi. J'exposai la situation au général; je lui montrai l'inconvénient qu'elle présentait pour nous. En effet, l'hôpital de la caserne du génie passait pour être dans sa totalité l'hôpital de l'ambulance internationale, et il était à craindre que l'on ne reportât sur nous la responsabilité d'un état de choses, auquel nous étions, malgré nous et contre nos plus vifs désirs, complètement étrangers. Je préférais donc, puisqu'on ne voulait pas nous donner tout l'hôpital, et qu'on ne nous en laissait qu'une portion insuffisante, trop peu en rapport avec les moyens dont nous disposions, l'abandonner tout à fait et chercher un établissement, où nous pourrions du moins avoir la légitime responsabilité de nos actes. Le général voulut bien approuver mes intentions, et je m'occupai de trouver un local.

Le maire, notre si regretté confrère M. Maréchal, mit à notre disposition une grande serre servant de gymnase municipal, et, à l'occasion, de salle d'exposition horticole. Cette fois, nous étions régulièrement en possession par la pièce ci-jointe.

« Metz, le 19 août 1870.

« *Mairie de Metz.*

« Le maire, sous la réserve des dispositions qui pourraient être prises par M. le général commandant supérieur de la place, autorise la Société internationale à installer une ambulance pour les blessés dans la serre du jardin Fabert et les parties libres de la promenade.

« *Le maire,*

Signé : « Maréchal. »

Le jardin Fabert, situé place de la Préfecture, forme l'extrémité très aiguë d'un îlot qu'interceptent deux bras de la Moselle; l'espace qu'il occupe est peu étendu et presque complètement couvert par un bâtiment d'une construction très légère, dont les parois sont formées d'une simple cloison de planches, presque entièrement vitrée à partir de deux mètres au-dessus du sol. Il eût été impossible dans un aussi petit espace, de pouvoir loger le matériel, les infirmiers et les malades, si nous n'avions été autorisés à nous emparer du terre-plein situé devant le jardin, et à y établir un parc pour nos chevaux et nos voitures.

Nous prîmes aussitôt possession du local qui nous était affecté, et nous nous mîmes en devoir d'y amener des malades. Tous les blessés des batailles de Borny, de Rezonville et de Saint-Privat avaient déjà trouvé place dans les divers hôpitaux ou sous les tentes de l'Esplanade. En quittant la caserne du génie, nous avions dû laisser les nôtres en d'autres mains, et la manière dont nous nous recrutâmes fera comprendre tout de suite comment nous eûmes, dans notre nouvel hôpital, une mortalité très élevée. Les tentes de l'Esplanade et de l'île de Saulcy ne possédaient pas de lits; les malades y étaient couchés sur de la paille jetée sur le sol; il n'y avait pas de salles d'opération, et le traitement des blessés gravement atteints ou devant subir d'importantes opérations y était extrêmement difficile, pour ne pas dire impossible. Nos collègues militaires chargés de ces deux services nous prièrent de transporter dans notre hôpital leurs plus grands blessés, non seulement parce que notre installation était un peu moins défectueuse, mais aussi, je dois le dire, parce que la composition de notre personnel, qui comptait beaucoup d'internes des hôpitaux, anciens ou encore en exercice, était pour nos collègues de l'armée la garantie certaine que les malades qu'ils nous confieraient recevraient des soins éclairés. Nous nous recrutâmes ainsi des blessés les plus graves, déjà en traitement dans quelques autres ambulances, et le résultat ne pouvait être qu'une proportionnalité très élevée de la mortalité.

La salle du jardin Fabert nous avait été livrée absolument nue, et l'on a vu plus haut que toutes mes demandes d'envoi de matériel étaient restées sans autre réponse, de la part du comité de Paris, que l'éternel refrain : Renfermez-vous dans les prescriptions de la lettre du 8 août....., etc. Il fallait trouver le moyen de cou-

cher les malades et de former les annexes nécessaires au fonctionnement d'un hôpital. En moins de quarante-huit heures, je fis
construire par nos ouvriers, aidés de deux menuisiers de la ville,
cent lits de la manière suivante. Quatre poteaux de bois équarris
formaient les pieds du lit; deux d'entre eux, plus élevés, devaient
répondre à la tête du malade; deux planches d'un côté, trois de
l'autre, clouées sur ces poteaux, formaient les panneaux des extrémités; il suffisait de les rejoindre par deux planches de 2 mètres
de long pour avoir une caisse rectangulaire de bois supportée par
quatre pieds, mais présentant, du côté où devait se trouver la tête
des malades, une paroi plus élevée destinée à soutenir le traversin.
Le fond du lit fut formé par des planches posées à plat en travers
de cette sorte de boîte et solidement clouées; un sac de toile d'em-
ballage bien rempli de paille, un autre sac de forme cylindrique
rempli de foin, et le plus souvent de varech, constituèrent un
matelas et un traversin sur lesquels le blessé était vraiment bien
couché. Lorsqu'un matelas était sali, ou après un décès, la toile
était lavée et la paille brûlée, mode d'épuration aussi simple que
radical, et, en définitive, fort peu coûteux. Notre lit fut trouvé
assez bon, assez économique et assez facile à fabriquer rapidement, pour que l'intendance militaire me fit demander un de mes
modèles pour en faire construire de semblables. Les deux premiers jours écoulés, tous nos malades cessèrent de coucher sur
le sol, tous eurent des brancards, des lits de bois, ou quelques
rares lits Tucker emportés de Paris et de Nancy.

Une petite salle, située en arrière de la serre et communiquant
avec elle, fut convertie à la fois en salle d'opérations, en pharmacie et en chambre de garde pour les deux médecins de service.
La morgue de la ville, placée dans l'enclos, devint tout naturellement la salle des autopsies. Il fallait une cuisine, un magasin des
vivres, une lingerie, des lieux d'aisances. Un trou percé dans le
mur en contre-bas du sol, une planche fortement inclinée conduisant les déjections dans la rivière, qui coulait fort rapide en cet
endroit, et une légère construction en planches, constituèrent cet
annexe important de tout l'hôpital. Un auvent, protégeant trois
fourneaux garnis de leurs chaudières, forma la cuisine. La réserve
des vivres et la lingerie furent placées dans deux petits bâtiments
que je fis élever parallèlement des deux côtés de la salle d'opération. A l'entrée de l'hôpital, je fis également construire une ba-

raque de même nature pour loger le bureau des entrées et la
comptabilité. A la pointe de l'île fut établie plus tard une salle de
garde qui servit aussi à recevoir un officier de la garde mobile
mortellement blessé dans une promenade imprudente et plus qu'i-
nutile aux avant-postes. Les infirmiers s'étant presque tous munis
d'une tente-abri, deux ou trois tentes coniques, provenant des corps
francs des chemins de fer, suffirent à loger tout le personnel inférieur. Faute de place dans l'hôpital et de moyens d'abri, tout le
personnel médical dut se loger en ville. Seul, M. l'abbé de Damas,
qui fut pour tous et en toute circonstance un modèle de simplicité, d'égalité d'humeur, d'abnégation et de dévouement, habita
en vrai soldat de Crimée sous une petite tente qui était sa propriété.

Toutes les tentes de mon modèle faisant partie de notre matériel, furent utilisées pour former, au fur et à mesure des besoins,
des salles annexes de la grande serre. Je fis élever ainsi une vaste
salle de 80 lits, sur le côté de laquelle on construisit une petite
salle d'opération. Une autre salle, moins grande, de 40 lits, fut
confiée à M. le Dr Good ; cet ajouté nous permit de désencombrer
la serre, où régnait l'infection purulente. Le nombre des lits réunis
ainsi dans une longue galerie de toile était assez considérable ;
mais nous ne pouvions faire autrement, puisque la plupart des
pignons de tente étaient restés à Paris ; d'ailleurs, nous n'avions
pas à craindre l'encombrement, en raison de la facile et parfaite
aération des tentes, dont les parois latérales étaient relevées dans
la journée sous forme d'auvent (fig. 12, p. 171).

Quant à l'organisation du service, je ne puis mieux en rendre
compte qu'en reproduisant le règlement suivant affiché dans les
salles.

SOCIÉTÉ DE SECOURS AUX BLESSÉS MILITAIRES

1re *ambulance.* — *Place de Metz.*

RÈGLEMENT DU SERVICE DE SANTÉ

L'hôpital du Jardin Fabert est divisé en cinq services chirurgicaux, dirigés par M. Liégeois, chirurgien en chef, et MM. Gillette,
Good, Martin et Sanné, chirurgiens de l'ambulance, assistés du
personnel correspondant d'aides et de sous-aides chirurgiens.

M. Liégeois est chargé de la direction générale des salles.

Le nombre des blessés, dépendant de chaque service ainsi constitué, sera autant que possible réparti également entre les divers services.

La direction générale du service des infirmiers, *sous le rapport* de la tenue des salles, de la distribution des médicaments et des aliments à donner aux malades, est confiée à Mme Cahen, qui veut bien accepter cette mission.

Heures de présence et de service.

Tout le personnel de l'ambulance doit être réuni à l'hôpital à sept heures et demie du matin pour répondre à l'appel. Ne sont exceptés de cette mesure que MM. les aumôniers et M. le comptable. Chaque absence à l'appel entraîne une amende de trois francs; retenue en sera faite sur l'indemnité mensuelle.

Le service des salles commencera au plus tard à huit heures.

Une contre-visite sera faite chaque jour à quatre heures du soir.

La distribution des aliments aux malades a lieu à dix heures du matin et à cinq heures du soir.

Consultations.

Un service de pansement et de consultation, pour les blessés du dehors, n'appartenant pas à l'hôpital et recueillis en ville, a lieu de neuf heures et demie à dix heures et demie du matin.

Service de garde.

La garde de l'hôpital commence à dix heures du matin, pour se terminer le lendemain à la même heure.

Elle est faite par un aide et un sous-aide chirurgiens.

L'aide-chirurgien de garde a la surveillance générale de l'hôpital. Il veille à la conservation de l'ordre intérieur, délivre aux infirmiers les permissions de sortie et prend toutes les mesures urgentes nécessitées par les circonstances.

En cas d'accident imprévu, nécessitant une opération chirurgicale, l'aide-chirurgien de garde doit faire prévenir le chirurgien dans le service duquel se trouve le malade, et, à son défaut, M. Liégeois; il n'est autorisé à passer outre et à pratiquer luimême l'opération que dans les cas d'urgence absolue.

Transport des malades.

Lorsque des blessés devront être transférés d'une infirmerie ou d'un hôpital, où ils ont déjà été recueillis, dans l'hôpital Fabert, le soin de veiller à leur transport sera, autant que possible, confié au chirurgien dans le service duquel ces malades doivent être placés.

Service des détachements.

Le service de l'hôpital devant être assuré contre toute éventualité, le chirurgien en chef des ambulances, en cas d'engagements autour de Metz et dans la sphère d'action de la première ambulance, se réserve de désigner et de diriger lui-même les chirurgiens, aides et sous-aides chirurgiens devant faire partie du détachement. Tout le personnel non désigné devra, pendant la durée du combat, ne pas s'éloigner de l'hôpital, afin de se tenir prêt à donner des soins immédiats aux blessés qui y seraient apportés.

Service des infirmiers.

Les infirmiers ne peuvent sortir de l'hôpital sans une permission de l'infirmier major.

Le service commence, pour les infirmiers de jour, à six heures du matin pour finir à neuf heures du soir. Le service de nuit commence à neuf heures du soir pour être terminé à six heures du matin.

Tous les infirmiers doivent faire, à tour de rôle, le service de nuit; l'infirmier ayant passé la nuit assistera à la visite du matin et pourra se reposer à partir de onze heures.

Les caporaux coucheront dans les tentes avec leur escouade; ils sont exempts du service de nuit.

Les heures d'appel sont ainsi réglées :

    Six heures du matin;

    Midi, — appel de propreté;

    Huit heures du soir.

Hygiène de l'hôpital.

Les linges ayant servi à des pansements ne doivent pas séjourner dans les salles; ils doivent être déposés, au fur et à mesure de chaque pansement, dans un panier que l'infirmier, aussitôt la visite terminée, devra vider dans la caisse placée à l'extérieur des bâtiments.

Il est absolument défendu aux infirmiers de vider un vase renfermant de l'eau ayant servi aux pansements, ou des déjections des malades ailleurs que dans la partie de la rivière qui coule près des fosses d'aisances.

Le chirurgien en chef des ambulances volontaires,

Signé : Léon Le Fort.

Les soins multipliés que nécessitaient l'organisation matérielle de l'hôpital et la direction générale de l'ambulance eussent suffi déjà pour m'empêcher de m'attribuer personnellement un service chirurgical; mais j'étais, de plus, dans la nécessité de faire à mon collègue, M. Liégeois, une situation moins effacée que celle qui eût été la sienne, si, en me faisant, au point de vue médical, le chirurgien en chef de l'hôpital, j'avais réduit M. Liégeois au même rôle que les quatre chirurgiens, à tous égards ses inférieurs. La mesure prise par le Conseil me créait une position difficile : elle plaçait M. Liégeois dans une position qui eût été insoutenable, si la possibilité de le faire ainsi chirurgien en chef de l'hôpital ne s'était pas présentée; et, même dans ces conditions, il fallut de sa part les liens d'une vieille amitié personnelle pour qu'il acceptât cette situation qui, par rapport à moi, était directement et à chaque instant dépendante. En quelques jours le service fut complètement organisé et en pleine activité. Nous allâmes ainsi sans événement digne d'être noté jusqu'au 31 août.

Dans la matinée de ce jour, le bruit se répandit que l'armée allait se mettre en mouvement dans le but et dans l'espoir de percer les lignes ennemies; on disait même que Mac-Mahon s'avançait sur Metz, et qu'il s'agissait de lui donner la main en passant sur le corps de l'armée assiégeante. Ne recevant ni ordres ni avis de personne, je craignais de n'être prévenu que par le bruit de la lutte et de n'arriver sur le champ de bataille qu'à la fin du combat; je me rendis donc chez M. le général Coffinières, qui voulut bien me conseiller de me tenir prêt. Je mis ses avis à profit, et vers midi nous nous mimes en route par la porte qui conduit à Sarrebrück et à Sarrelouis. Arrivés dans les faubourgs de la ville, en avant du fort Saint-Julien, nous trouvâmes l'armée massée dans la plaine qui s'étend à gauche de la route de Sarrebrück, entre cette route et la Moselle. Pendant deux heures nous attendîmes le commencement de la lutte; enfin, à quatre heures, sur un signal donné par un coup de canon parti du fort Saint-Julien, la bataille s'engagea. Vers la chute du jour les villages de Noiseville et de Servigny furent emportés, mais la lutte ne cessa que fort avant dans la soirée. Nous nous étions avancés jusqu'au hameau de Lauvallier et, après la prise de Noiseville, nous allâmes jusqu'aux premières maisons du village; mais notre rôle fut loin d'être le même que pendant les batailles de Borny et de Saint-Privat. Cette fois, outre que la lutte était prévue, elle n'était que partielle, puisque toute l'armée n'était pas engagée, et la chirurgie militaire suffisait amplement à sa tâche. Nous n'eûmes à donner des soins qu'à quelques blessés, car nous ne pouvions arrêter au passage ceux que les cacolets ou les voitures Masson transportaient à l'ambulance du quartier général du troisième corps établi beaucoup plus en arrière. Nous nous fussions volontiers avancés plus loin et jusqu'en première ligne; mais lorsque pendant la bataille, laissant l'ambulance près de Lauvallier, je m'engageai seul jusque près de Noiseville, afin de reconnaître le terrain et de voir où je pourrais établir une place de premier pansement, on ne me laissa pas aller plus loin, et je dois reconnaître qu'à une distance aussi rapprochée, nous aurions pu être plus nuisibles qu'utiles. Cependant, dès que Noiseville eut été pris, je m'y rendis avec toute l'ambulance, mais nous fûmes encore obligés de revenir en arrière jusqu'à Lauvallier. Nous nous établîmes donc dans une ferme abandonnée, faisant nos préparatifs pour y recevoir les blessés que le renouvellement de la lutte pourrait nous amener, car il était évident que le combat recommencerait le lendemain matin. Du reste, une fusillade plus ou moins intense dura pendant presque toute la nuit; les Prussiens, dans un retour offensif, ayant repris Servigny.

Dès qu'il fit jour, je me rendis auprès du maréchal Lebœuf et du général Changarnier, qui avaient passé la nuit dans une maison à côté de celle que nous occupions; le maréchal m'engagea à me tenir prêt, et je profitai de cette sorte d'autorisation tacite pour me remettre en route avec tout mon monde sur Servigny, qui allait être de nouveau attaqué par nous. Le même incident que la veille se reproduisit; arrivés au haut de la montée qui conduit à Noiseville, un officier supérieur d'état-major nous pria de revenir en arrière, ne voulant pas, dit-il, que nous fussions placés au milieu même du combat. Force nous fut de revenir encore à Lauvallier, où nous nous établîmes de nouveau. La bataille, en effet, ne tarda pas à s'engager, mais les projectiles, en se rapprochant peu à peu, nous prouvaient que l'ennemi gagnait du terrain. Les obus, après être tombés à quelques centaines de mètres devant nous, tombaient alors autour de nous et même derrière nous. L'armée reprenait le chemin de Metz; mais, en conservant nos positions, nous finîmes par nous trouver assez rapprochés de la ligne de combat pour recevoir des blessés. Nous installâmes alors une ambulance dans une auberge, détruite depuis par les obus prussiens et située à l'embranchement des routes de Sarrelouis et de Sarrebrück; c'est là que nous reçûmes, parmi nos blessés, le général Manèque, atteint à la cuisse par un éclat d'obus, blessure qui amena quelques jours plus tard la mort de ce général. Lorsque la lutte fut terminée et que l'armée fut rentrée dans ses positions, nous chargeâmes nos blessés sur nos propres voitures et sur celles que nous pûmes nous procurer et nous regagnâmes l'hôpital Fabert. Quelles qu'aient été les causes de l'insuccès du combat de Sainte-Barbe, causes qu'il ne m'appartient pas de discuter, il n'en résultait pas moins pour nous cette impression fort triste que nous étions forcés de rentrer à Metz, et que le chemin vers Paris continuait à nous être fermé par l'ennemi. A cette cause générale de tristesse, venait s'en ajouter, pour les médecins de l'ambulance, une autre plus personnelle; malgré nous, malgré nos ardents désirs, nous avions été surtout spectateurs de la lutte, et nous n'avions pas joué, le 31 août, le même rôle actif que dans les batailles précédentes. C'est qu'en effet, comme je viens de le dire, nos collègues de l'armée suffisaient à leur pénible mission. Nous aurions peut-être pu être utiles en retournant sous les murs de Metz, dans le village de Vallières, où était établie l'ambulance du quartier général du troisième corps, et le hasard, qui y amena trois de nos collègues qui venaient nous rejoindre, leur permit de rendre des services; mais, outre que j'étais sans renseignements sur l'emplacement occupé par les ambulances de l'armée (ignorance qui était la conséquence forcée de notre indépendance), je ne pouvais, pendant la bataille, ramener ainsi très en arrière notre ambulance. Je ne l'essayai même pas, car il est plus que probable que je n'aurais pu convaincre mon personnel de l'utilité d'une pareille retraite; cet ordre eût été certainement fort mal interprété et peut-être même j'eusse rencontré autour de moi une vive opposition.

La reprise du village de Servigny avait fait tomber entre les mains de l'ennemi un certain nombre de blessés français. Le lendemain, 2 septembre, accompagné de M. le Dr Good, mon compagnon ordinaire dans ces missions toujours délicates et quelquefois périlleuses, je me rendis aux avant-postes prussiens dans le but de demander la remise de nos compatriotes blessés et prisonniers. Arrivés aux grand'gardes ennemies, nous nous arrêtâmes auprès des premières sentinelles placées sur la route, et j'envoyai à l'état-major ma carte de visite sur laquelle j'avais écrit au crayon l'objet de ma démarche. Après une heure environ, je vis venir à moi deux officiers supérieurs qui me donnèrent une réponse favorable, à la condition toutefois que nous leur rendrions également les blessés prussiens. Cette condition fut remplie d'autant plus facilement que sur un autre point la même convention était conclue par un parlementaire de l'armée.

Un incident, survenu dans cet intervalle, devait avoir pour mon cher compagnon de si funestes conséquences, que je ne puis le passer sous silence. Lorsque au départ nous fûmes arrivés en avant du fort Saint-Julien, je montrai notre laissez-passer au capitaine qui commandait les grand'gardes, le priant de recommander à ses soldats de ne pas nous prendre pour des Prussiens lorsque nous reviendrions, méprise assez désagréable, qui heureusement n'avait eu jusque-là pour nous d'autre résultat fâcheux qu'une émotion toute naturelle, à laquelle nous renoncions volontiers. Or, pendant que nous attendions la réponse de l'état-major prussien, mon cheval, attaché à un arbre de la route, brisa sa longe et reprit assez tranquillement le chemin de Metz. M. Good, voulant le rattraper, monta à cheval, et, malgré mes prières et mes appels réitérés, se dirigea vers nos lignes. Bientôt il disparut derrière un pli de terrain. Cinq ou six coups de feu partis de nos avant-postes me firent craindre un malheur; il me parut peu à peu d'autant plus probable qu'une demi-heure après M. Good n'était pas de retour. Après avoir témoigné aux officiers prussiens qui arrivèrent sur ces entrefaites le désir de régler le plus rapidement possible l'objet de ma démarche, je repris ma route vers Metz, horriblement inquiet sur le sort de mon compagnon, mais non sans inquiétudes sur mon propre sort. La nuit arrivait, isolé entre les avant-postes des deux armées, je suivais fort tristement la route qui conduit au fort Saint-Julien, n'ayant comme perspective que des coups de feu à attendre. Je revenais seul lorsque nous étions partis deux, j'étais à pied au lieu d'être à cheval, et, si M. Good avait été la victime d'une méprise (ce qui était devenu évident), j'étais à peu près certain que je n'allais pas tarder à servir de cible à nos sentinelles avancées. On comprendra facilement quelle fut ma joie, lorsque, arrivé au sommet de la montée, j'aperçus M. Good, suivi à quelque cent mètres en arrière par quelques-uns de nos soldats, qui tous venaient à ma rencontre. Cette joie, hélas! devait plus tard faire place à une grande tristesse. Une des balles parties de nos grand'gardes avait effleuré la tête du cheval que montait M. Good, et, quoiqu'il fût admirable cavalier, notre collègue avait été jeté violemment dans le fossé de la route par un bond violent de l'animal. Le capitaine auquel nous avions parlé au départ n'avait pu prévenir tous les francs-tireurs, mais il envoya aussitôt un soldat porter secours à M. Good qui n'était pas blessé, mais qui, par la violence du choc, avait perdu connaissance. Quelques jours après, notre collègue s'apercevait que sa vue faiblissait dans un des yeux : c'était le début d'une paralysie qui, étendue peu à peu à tous les membres, est aujourd'hui complète et rend le malade incapable d'aucun mouvement.

L'inquiétude trop légitime que j'éprouvais pour le sort de M. Good n'était pas le seul motif qui me faisait hâter mon retour à Metz. Je venais d'apprendre de terribles nouvelles dont je devais, le plus tôt possible, faire part au maréchal Bazaine. Tandis que nous attendions sur la route le retour du messager envoyé à l'état-major prussien, nous avions causé avec quelques soldats qui se trouvaient près de là, et trois d'entre eux nous avaient annoncé qu'une dépêche du prince royal, lue à la parade du matin et affichée dans les villages occupés par l'armée allemande, annonçait que l'armée du maréchal Mac-Mahon avait été défaite à huit journées de marche de Paris, qu'on avait fait des milliers de prisonniers et pris de nombreuses pièces de canon. Comme les mêmes détails nous furent successivement donnés par trois groupes de soldats, rencontrés séparément, nous étions bien forcés de croire, sinon à l'exactitude des détails donnés par la dépêche, du moins à l'existence de la dépêche elle-même.

Le chemin que j'avais à suivre au retour me conduisant devant le quartier général du troisième corps, je montai chez M. le maréchal Lebœuf et lui fis part de ce que je venais d'apprendre. Aussitôt après, je me rendis au Ban Saint-Martin, pour rendre compte au maréchal Bazaine du résultat de ma démarche. L'endroit précis où s'était donnée la bataille ne m'était pas connu ; le maréchal lui-même ne pouvait exactement le pressentir ; il avait, me disait-il, reçu quelques jours auparavant des nouvelles de l'armée qui se dirigeait alors dans la direction de Montmédy. Je promis au maréchal de garder le plus profond silence sur ce que j'avais appris ; mais il m'autorisa, sur ma demande, à en prévenir le soir même M. le général Coffinières, que j'avais l'honneur de voir assez fréquemment.

Le lendemain, 3 septembre, eut lieu l'échange convenu la veille. M. le commandant d'état-major Samuel en était chargé. J'avais mission de l'accompagner comme médecin. Arrivé à Lauvallier, où se trouvaient les avant-postes prussiens, et dans le désir très légitime d'obtenir la confirmation des nouvelles que j'avais apprises la veille, je crus pouvoir dire au commandant Samuel, sans manquer à la promesse faite au maréchal, que je l'engageais fort à s'informer, car j'avais tout lieu de croire que des faits fort importants s'étaient passés en dehors de nous. Le hasard nous envoya précisément un ami du commandant dans la personne d'un officier supérieur prussien, ancien attaché militaire en France. La triste nouvelle que j'avais apprise la veille fut ainsi confirmée, rectifiée, et, suivant toute vraisemblance, transmise de nouveau au maréchal Bazaine[1]. Quelques jours après, l'arrivée

(1) D'après le colonel d'Andlau (*Metz. — Campagne et négociations*), ce n'est que le 7 septembre, que la nouvelle d'une défaite de Mac-Mahon serait parvenue au maréchal, et aurait été confirmée par le colonel prussien Du Burg. J'ai tout lieu de croire qu'il y a là une erreur, d'autant plus importante à rectifier, que l'auteur contredit à tort, sur ce point, le rapport sommaire du maréchal Bazaine. Du reste, le rapport sommaire et le livre du maréchal contiennent à leur tour une erreur, lorsqu'ils disent : « Nous apprîmes indirectement la bataille de Sedan et la capitulation qui s'ensuivit, par les hurras poussés dans les avant-postes de l'ennemi, puis par un *médecin de la Société* internationale de Genève, *qui était revenu* après avoir soigné des blessés allemands. » Cette étrange méprise sur notre qualité, notre nationalité et sur le rôle que nous attribue le maréchal Bazaine, se comprend difficilement, lorsqu'il s'agit de personnes ayant eu des communications avec l'ennemi, ce qui, en tout temps,

de deux officiers, qui s'étaient sauvés dans le trajet de Sedan à Pont-à-Mousson, apprit au quartier général, et bientôt à toute l'armée, la catastrophe de Sedan et la captivité de l'Empereur. Telle fut du moins la version qui courut à cette époque, quant à la provenance de cette nouvelle. Quelques jours plus tard, nous apprenions, par des journaux saisis sur des prisonniers, le coup d'État fait à Paris, le renversement de l'Empire, et la proclamation du gouvernement de la Défense nationale.

Tant que la défaite du maréchal Mac-Mahon n'avait été connue que des chefs de l'armée, j'avais dû garder le plus profond silence sur les nouvelles que je leur avais communiquées. Maintenant que la capitulation de Sedan était connue de tous, je pouvais en envisager les conséquences dans l'intimité de nos collègues ; je le devais même, car, laissé à Metz sans argent, je ne pouvais faire pour notre personnel et nos malades que des provisions insuffisantes, et il était de mon devoir de prémunir l'inexpérience de mes jeunes confrères contre l'éventualité de la famine que pouvait amener un retard dans la conclusion de la paix, famine qui, au lieu d'être une probabilité, deviendrait une certitude, dans l'hypothèse de la continuation de la guerre, puisque nous ne pouvions avoir dès lors en expectative qu'une capitulation faute de vivres.

Je fis d'abord les bons nécessaires à l'achat de quelques moutons sur pied, de lard salé, de sacs de légumes secs, d'extrait de Liebig, etc., et je les remis à notre comptable, auquel appartenait la mission de procéder à ces acquisitions. Après le repas du soir, seul moment où nous fussions réunis à l'abri des oreilles indiscrètes, je pris la parole dans le but d'engager mes collègues à faire leurs provisions personnelles, en leur montrant les conséquences possibles ou probables de notre situation.

Ces conséquences, quelque terribles qu'elles fussent pour notre patriotisme, me semblaient faciles à prévoir. L'armée de Mac-Mahon détruite, celle de Bazaine bloquée dans Metz, la France

mais surtout dans la situation où se trouvait l'armée de Metz, est toujours chose fort grave. Du reste, beaucoup d'officiers partageaient cette erreur. Pendant la durée du blocus, un parlementaire prussien remit au quartier général un grand nombre de lettres venues par voie de Suisse et portant le cachet d'une « agence internationale de Bâle ». Plusieurs destinataires vinrent m'apporter leurs réponses, en me priant de les faire parvenir en France par la même voie, et ils furent fort étonnés, non seulement de mon refus trop facile à justifier, mais même des explications que je leur donnai sur notre situation.

n'avait plus d'armée régulière. Il me paraissait impossible que des pourparlers pour la paix ne fussent pas déjà engagés, et, dans ce cas, le rôle de notre général en chef me paraissait être de conserver le plus possible l'intégrité de l'armée de Metz, afin de faire peser dans la balance des négociations le poids d'une armée redoutable, et de permettre aux négociateurs d'opposer aux prétentions du vainqueur réclamant l'Alsace, une faible partie de la Lorraine[1] et 2 milliards (tels étaient les bruits qui nous étaient venus par des prisonniers), ces arguments alors réels et puissants : que Strasbourg nous appartenait encore, et que Metz était vaillamment protégée. Cependant, même dans le cas où le gouvernement nouveau traiterait immédiatement de la paix, la prolongation des pourparlers pouvait nous conduire jusqu'à la famine. Si, au contraire, ce qu'on prétendait était vrai ; si, après avoir reproché, avec tant de raison, à l'Empereur la criminelle folie d'avoir déclaré la guerre sans être en état de la faire, et d'avoir ainsi livré la France à l'invasion, ce gouvernement, par une inconséquence que le patriotisme peut expliquer, mais qu'il ne saurait justifier, poussait l'aveuglement jusqu'à croire qu'on pouvait continuer la guerre, ou mieux en commencer une nouvelle, non plus cette fois avec une armée numériquement insuffisante, mais sans aucune armée ; s'il allait jusqu'à penser qu'on lutterait avec plus d'avantages contre un ennemi déjà victorieux, avec des

(1) La circulaire de M. de Bismarck, datée de Ferrières, le 27 septembre, communiquée aux gouvernements étrangers et publiée le 5 octobre par le journal de Carlsruhe, renferme cette phrase : « La formation d'un *nouveau département de la Moselle* avec les arrondissements de *Saarbourg, Château-Salins, Saarguemines,* Metz et *Thionville,* a été indiquée par moi (à M. J. Favre) comme une organisation qui concorde avec nos idées..., mais je n'ai fait en aucune façon l'abandon, pour la conclusion de la paix, de conditions à fixer ultérieurement, qui seraient la conséquence forcée des sacrifices que nous imposerait la continuation de la guerre... Strasbourg fut formellement désigné, par moi, comme la *clef de notre maison,* et par conséquent avec le désir formel de ne pas la laisser en mains étrangères. » Sachons être justes et ne rejetons pas sur quelques hommes la responsabilité des fautes commises par tous. Ici encore, la France ou tout au moins Paris furent les vrais coupables. Aveuglée par le patriotisme, mais aussi par l'orgueil, la population n'eût permis à aucun gouvernement de faire la paix. Prétendre que les armées de la Loire et de l'Est, que la résistance de Paris aux privations ont sauvé l'honneur du pays, c'est également commettre une injustice. Impérialistes ou républicaines, nos armées ont été celles de la France, et l'armée du Rhin vaincue par la famine, mais non par les armes, quoique impuissante par son insuffisance numérique, avait sauvé notre honneur dans ces trois batailles des 14, 16 et 18 août, dont l'une fut une des plus grandes et des plus meurtrières de toutes celles de ce siècle.

conscrits indisciplinés et sans officiers pour les conduire, qu'on n'avait pu le faire avec une armée régulière, qui avait pour elle, sinon toute la discipline désirable, du moins l'expérience et le prestige de ses anciennes victoires; dans ce cas, nous pouvions nous attendre aux plus tristes événements. Nous étions enfermés dans Metz, parce que la bataille du 18 août nous y avait refoulés. Nous avions fait, le 31 août et le 1er septembre, une tentative infructueuse pour nous dégager. Quelles qu'aient été les causes de cet insuccès, causes que je n'avais pas à examiner, une nouvelle tentative pouvait, par la reproduction des mêmes causes, ne pas avoir de meilleurs résultats. D'ailleurs, si deux ou trois mille hommes traversent facilement une armée d'investissement, il n'en est plus de même pour une armée entière. Quelques milliers d'hommes décidés à percer les lignes ennemies partent la nuit n'ayant que leur fusil, leurs cartouches et un morceau de pain; au lieu de suivre les routes carrossables, ils les évitent, prennent à travers champs, à travers bois; ils peuvent laisser sur la place un tiers, la moitié des leurs; mais le reste passe, s'éparpille dans la campagne et trouve à vivre chez l'habitant, quelque dévasté que soit le pays. Une armée de cent mille hommes n'est plus dans ces conditions. Pour qu'elle puisse vivre, il faut qu'elle emmène avec elle des provisions; comme elle sera suivie par l'armée d'investissement, il faut qu'elle emmène son artillerie, ses munitions, ses charrois. Elle ne peut donc s'échapper qu'après qu'une victoire sérieuse lui aura ouvert assez largement la route, car il faut qu'elle ait devant elle vingt-quatre heures pour faire filer les charrois au centre de la colonne, et pour prendre sur l'ennemi une avance telle, qu'elle ne puisse être arrêtée dans sa retraite et qu'elle n'ait plus à soutenir que des combats d'arrière-garde. Or, ce que j'avais vu dans mon excursion infructueuse à Gravelotte, le 21 août, m'avait montré que les Prussiens nous entouraient d'un réseau de fortifications dont chaque jour avait dû accroître la force et l'étendue; et puis, il faut bien le dire, l'armée française, peu faite pour la défensive, n'avait plus la même confiance en ses forces; il y régnait une sorte de découragement et même d'apathie fort visibles. Les Prussiens, au contraire, fiers de leurs succès, confiants en eux-mêmes, livrant peu ou ne livrant rien au hasard, ne dirigeraient évidemment sur Paris que les troupes qui leur paraîtraient inutiles à l'investissement de Metz. Si la levée du blocus me paraissait une éventualité aussi désirée que peu probable, la famine me paraissait une certitude, du moins pour le personnel de la première ambulance. En effet, si l'armée parvenait à forcer les lignes ennemies et à quitter Metz, ce ne pouvait être qu'après une bataille qui augmenterait encore le nombre de nos blessés, et nous aurions alors le devoir de nous enfermer avec eux dans la ville assiégée. Quoi qu'il pût arriver, il fallait donc faire des provisions pour nos malades et pour nous. Certes, je n'ignorais pas tous les inconvénients graves que présentait cette exposition décourageante de la situation vraie dans laquelle nous nous trouvions. J'eusse voulu garder le silence et faire les provisions nécessaires. Je pouvais, je devais en agir ainsi à l'égard de nos infirmiers et je ne manquai pas à ce strict devoir; mais la situation n'était malheureusement pas la même à l'égard des médecins. Ne disposant que de ressources pécuniaires insuffisantes, pour ne pas dire nulles, je ne pouvais me procurer pour eux les ressources alimentaires indispensables, et j'étais bien obligé de leur faire part de mes tristes prévisions, puisque je ne pouvais, sans leur concours et à leur insu, prendre les dispositions nécessaires.

Cette communication obtint le succès ordinaire en pareille circonstance. Songer que nous pouvions être vaincus, même par la faim; croire que l'armée française ne pulvériserait pas quand elle le voudrait l'armée prussienne; admettre que l'ennemi serait capable de nous interdire le passage, alors même qu'on serait décidé à s'ouvrir la route de vive force; prévoir, en un mot, comme seulement possible, le succès de l'ennemi, c'était faire preuve d'une absence complète de tout patriotisme, c'était être Prussien, argument sans réplique, quel que soit le Français auquel cet argument victorieux s'applique. Bref, le seul résultat de ma communication fut de m'aliéner pour quelque temps les sympathies de mes jeunes collègues, et, sauf M. Good, qui, connaissant l'Allemagne, n'avait pas sur les yeux le même bandeau, nul ne fit de provisions; notre comptable, toujours dévoué à sa difficile mission, mais trop confiant dans l'avenir et dans les inépuisables ressources de l'intendance, suivit l'exemple de tous. Ce n'est que devant les dures privations que les yeux s'ouvrirent à la triste réalité; on me pardonna un peu d'avoir su prévoir et je fus heureux de pouvoir mettre à la disposition des trop nombreux

collègues que les privations et les fatigues rendirent sérieusement
malades, les quelques provisions personnelles que j'avais faites
et auxquelles je ne voulus jamais avoir recours pour moi-même,
regardant comme un devoir de partager les privations supportées
en commun, autour d'une table sur laquelle ne figuraient guère
que du cheval et des pois chiches cuits sans beurre, sans graisse
et sans sel.

Notre situation pécuniaire était venue aggraver encore les maux
que nous faisait subir le blocus. Le 4 août, au moment du départ,
5,000 francs avaient été remis à M. Roussel, notre comptable, par
le caissier de la Société. Le 12, Mme Cahen nous avait apporté
15,000 francs. Ces ressources avaient été rapidement épuisées, et
le Conseil, en omettant de nous accréditer auprès des receveurs
généraux ou du trésorier-payeur général de l'armée, nous laissait
sans argent.

Lorsqu'à Nancy nous nous étions adressé au trésorier-payeur
général de la Meurthe, M. Roussel, notre comptable, n'avait reçu
que la réponse suivante :

« Le trésorier-payeur général de la Meurthe déclare n'avoir
reçu à ce jour aucun avis de payement à la Société internationale
de secours.

« Nancy, le 6 août 1870.

« Par procuration, *signé* : Edm. Lamy. »

A Metz, nous n'avions pas été plus heureux. M. de Flavigny
avait adressé au payeur général de l'armée du Rhin une lettre
confirmant une autre lettre de la veille et dans laquelle il annonçait que la Société avait ouvert à M. Roussel, comptable de la première ambulance, un crédit de 15,000 francs payable en mandats
à vue sur la maison Rothschild. « J'ai ajouté (continuait M. de
Flavigny) que ces mandats qui seraient présentés à votre escompte
seraient contresignés par M. Le Fort, chirurgien en chef des
ambulances. Par la nature de ses fonctions, M. Le Fort étant
appelé à se déplacer, en son absence, les mandats seront contresignés par M. Liégeois, chirurgien en chef de la première ambulance. »

Malheureusement, aucune nouvelle mesure n'avait été prise par
la Société, après que M. de Flavigny eut reçu cette lettre du payeur

général en date du 5 août : « Je m'empresse de vous informer que
je n'ai pas reçu votre lettre portant la date de 3 août, et que, de
plus, le ministre des finances ne m'a adressé aucune instruction
relative aux mandats dont vous m'entretenez. Jusque-là je devrai
m'abstenir. Sans examiner plus au fond le mode de transmission
des fonds que vous avez adopté, j'ai l'honneur de vous faire remarquer qu'il eût été conforme aux usages suivis par la trésorerie de
la caisse centrale du trésor public, de prendre des mandats
payables par moi.

« Agréez, etc.

« *Le payeur général de l'armée du Rhin,*

Signé : « Fourtier. »

Puisque nous ne pouvions compter sur les caisses publiques,
M. Roussel, dont je ne saurais trop louer l'activité dans ces circonstances, se mit en rapport avec les banquiers de Metz, et
obtint de deux d'entre eux : MM. Worms et Simon, un prêt de
5,000 francs. Cette somme, épuisée par la solde du personnel,
laquelle se montait à 13,000 francs par mois, par la nourriture
des médecins et des infirmiers, par l'entretien et le traitement des
malades, par les dépenses qu'avait amenées la création de
l'hôpital Fabert, nous étions sans argent, et, ce qui était plus
grave, sans crédit, les banquiers ayant refusé de nous faire un
nouveau prêt, et le payeur de l'armée ne pouvant faire aucune
avance. Nous étions menacés, non plus seulement de la famine,
mais de l'inanition complète, car le plus que modeste restaurant
dans lequel nous prenions nos repas paraissait vouloir nous
refuser un plus long crédit. Toutes les démarches faites par
M. Roussel auprès des banquiers et du payeur de l'armée étant
restées infructueuses, j'adressai, le 25 septembre, à M. le maréchal Bazaine la lettre suivante :

« Monsieur le maréchal,

« Lorsque la première ambulance de la Société de secours aux
blessés militaires quitta Paris, le 4 août dernier, il avait été décidé
par le comité que les fonds dont elle aurait besoin lui seraient
fournis au moyen de mandats (tirés par le comptable et contresignés par le chirurgien en chef de l'ambulance) sur le payeur

général de l'armée ou les receveurs généraux, et payables à vue par la maison Rothschild de Paris.

« A cette date la Société possédait environ 2 millions déposés chez M. de Rothschild, trésorier général de la Société.

« Malheureusement, la Société a négligé de faire parvenir en temps utile à M. le trésorier-payeur général un avis du ministère des finances, et l'interruption des communications nous a empêchés et nous empêche de nous mettre en rapport avec la maison Rothschild.

« Les sommes que nous possédions ont été absorbées par la solde et l'entretien d'un nombreux personnel de médecins et d'infirmiers ; par l'installation d'un hôpital temporaire sur l'emplacement du jardin Fabert, et même par l'entretien des blessés pour lequel l'ambulance ne doit recevoir aucune rétribution sans manquer à sa mission.

« Notre situation financière est aujourd'hui assez difficile, c'est ce qui me force, M. le maréchal, à venir demander à Votre Excellence s'il ne serait pas possible de nous ordonnancer sur les fonds du service des hôpitaux une somme de 20,000 francs, que nous reverserions au Trésor, dès que nos relations avec le Comité pourront être reprises.

« Je suis avec, etc.

Signé : « Léon Le Fort. »

M. le maréchal me répondit par la lettre ci-jointe.

« Au grand quartier général au ban Saint-Martin, le 29 septembre 1870.

« Monsieur le chirurgien en chef,

« Par votre lettre du 15 septembre courant, vous m'avez signalé les embarras financiers causés par les circonstances actuelles à l'ambulance de la Société de secours aux blessés, et vous m'avez demandé de prescrire qu'une avance pécuniaire fût faite à cette ambulance par le Trésor sur les fonds du service des hôpitaux, sauf remboursement ultérieur par la caisse centrale de la Société.

« M. l'intendant général de l'armée, consulté à ce sujet, me fait savoir qu'un tel mode d'opérer serait en contradiction avec les règles du service de la comptabilité financière ; toutefois, considérant que la Société, en soignant les malades et les blessés de l'armée, vient évidemment en aide à l'Etat, il me propose de la considérer comme commission administrative d'un hôpital et de lui allouer, en conséquence, pour chaque militaire en traitement chez elle, un prix de journée qui resterait à fixer d'un commun accord.

« En outre, le rappel des sommes dues à la Société en vertu de cette disposition lui serait fait immédiatement à dater du jour où elle aurait reçu les premiers militaires malades ou blessés.

« J'ai donné mon approbation à ces diverses mesures, et je vous prie de vouloir bien vous entendre avec M. l'intendant général que j'ai prévenu à cet effet, pour fixer le tarif et arrêter les dispositions de détail nécessaires à son exécution.

« *Le Maréchal, commandant en chef,*

« Par ordre

« *Le général de division, chef d'état-major général,*

Signé : « Jarras. »

Heureusement pour nous, du 25 au 29 septembre, notre indigence avait reçu un puissant soulagement. Un banquier de Metz, M. Goudchaux, plus confiant que ses confrères, nous prêta les 20,000 francs dont nous avions un urgent besoin. Je pus donc décliner l'offre bienveillante du maréchal, ce que je fis en lui adressant aussitôt cette lettre :

« Monsieur le maréchal,

« L'absence de communications avec Paris, et surtout l'absence de régularisation antérieure de notre position financière à l'égard du trésorier-payeur général de l'armée, nous ont mis un instant dans une situation financière difficile. Confiant dans sa bienveillance, je me suis adressé à Votre Excellence et elle a bien voulu employer pour nous tirer de graves embarras le seul moyen régulier qui fût à sa disposition : le payement des journées des malades confiés à nos soins.

« De nouveaux efforts, cette fois couronnés de succès, nous

permettent de ne pas recourir à ce moyen que nous jugions regrettable en ce qu'il modifiait notre situation de délégués d'une Société de secours. Un banquier de Metz a bien voulu accepter une garantie personnelle et nous avancer la somme dont nous avions besoin. Si donc nous pouvons pour le moment, et j'espère que nous le pourrons encore ultérieurement, continuer à traiter gratuitement les blessés de l'armée, ce n'est pas moins pour nous un devoir de remercier Votre Excellence d'avoir mis à notre disposition un moyen auquel nous sommes heureux de ne pas recourir, mais qui sans une circonstance inespérée eût été notre seule ressource.

« J'ai l'honneur, etc.

Signé : « Léon LE FORT. »

Le sentiment unanime des médecins de l'ambulance, mis au fait de notre situation financière, était que la Société de secours aux blessés ne devait pas faire payer à l'Etat le traitement des malades soignés par elle; c'était avec la conviction qu'il devait en être ainsi que les souscripteurs avaient apporté à la Société leurs nombreuses offrandes. Le conseil de la Société n'eut pas nos scrupules, car il réclama à l'Etat le payement des journées de tous les malades soignés dans les ambulances de la Société, réclamation étrange et contre laquelle je proteste énergiquement comme souscripteur.

Quoi qu'il en soit, les 20,000 francs furent à leur tour dépensés, et nous nous trouvions de nouveau dans une situation précaire, au moment où la capitulation était imminente. Heureusement nous avions parmi nous Mᵐᵉ Cahen qui était dans notre hôpital la providence de nos blessés. Veuve d'un de nos plus estimables confrères, elle s'était depuis longtemps dévouée à la haute surveillance des établissements charitables fondés par la famille de Rothschild ; amie de cette famille, elle trouva auprès du banquier qui était déjà venu à notre secours un crédit que nous n'avions plus, et elle nous rendit le service de contracter personnellement un emprunt de 8,000 francs, qui furent versés dans la caisse de l'ambulance. Nous atteignîmes ainsi le moment où Metz ouvrit ses portes à l'ennemi.

Cette absence à peu près complète de ressources, due à l'imprévoyance et même, j'ai le regret de le dire, due à la négligence du comité [1], puisqu'il avait eu le temps de recevoir mes dépêches de Nancy et même de Metz et d'y répondre (mais seulement par deux duplicata de la fameuse lettre du 9 août, dont l'un me fut apporté le 19 par un délégué spécial), eut pour nous, et surtout pour la somme de services que nous aurions pu rendre, les plus fâcheuses conséquences. L'hôpital Fabert ne pouvait recevoir qu'un nombre de blessés assez restreint (180 environ), et le personnel dont nous pouvions disposer n'était pas en rapport avec le chiffre de nos malades ; car vingt-six médecins (parmi lesquels on comptait, il est vrai, douze étudiants en médecine ayant le grade de sous-aides) auraient pu assez facilement en soigner mille. A l'époque où j'avais accepté de la bienveillance du maire de Metz le jardin Fabert pour y créer un hôpital, nous étions au lendemain de la bataille de Gravelotte ; on pouvait encore légitimement croire que l'armée ne resterait pas enfermée dans Metz et qu'elle reprendrait la campagne, après s'être ouvert un passage par une victoire décisive. Nous devions dans ce cas suivre l'armée, et mon intention était de ne laisser à Metz que le moins de monde possible. L'hôpital Fabert renfermait 180 malades que nous ne pouvions abandonner, mais le service eût pu être fait par deux des cinq sections de l'ambulance sous la direction de M. Liégeois, et j'aurais continué la campagne avec les trois autres. A partir des premiers jours de septembre, la situation était changée, je ne croyais plus possible le départ de l'armée, et d'ailleurs, le nombre des malades et des blessés renfermés à Metz était devenu extrêmement considérable, tandis que le chiffre des médecins mis à la disposition de M. Grellois, médecin en chef des hôpitaux et ambulances de Metz, était assez restreint, relativement aux besoins. Si j'avais eu à ma disposition une vingtaine de mille francs [2], j'aurais pu demander

_____

(1) D'après un rapport récemment publié, le même trésorier qui avait cru devoir faire le voyage de Paris à Nancy pour nous apporter deux melons, serait venu jusqu'à Thionville dans le but de nous apporter, cette fois, 50,000 francs, seulement... il n'arriva à Thionville que le 26, alors que Metz était bloqué depuis une semaine.

(2) D'après le rapport remis au conseil de la Société par M. Roussel, comptable de la première ambulance, rapport détaillé, justifié par l'adjonction de toutes les notes et factures acquittées, la dépense totale de l'ambulance, depuis le départ de Paris, a été de 87,849 fr. 60. Dans ce chiffre, la solde du personnel supérieur entre pour 30,350 francs; celle des infirmiers et ouvriers auxiliaires pour 17,725 francs; l'alimentation du personnel supérieur pour 10,949 fr. 20; ce qui, pour 35 personnes et quatre-vingt-huit jours, donne comme dépense journalière 3 fr. 55 par personne et par jour, chiffre peu

à l'administration la cession de quelques-uns des pavillons élevés
hors de la porte Chambière, et, sans augmenter notablement nos
dépenses, j'aurais pu faire soigner par notre personnel trois fois
plus de blessés. En effet, ce qui nous coûtait surtout, ce n'étaient
pas les malades, puisque nous recevions pour eux des vivres de
l'intendance militaire ; c'étaient les médecins et les infirmiers
qu'il fallait payer et nourrir, qu'ils fussent ou non utiles. Quatre
des sections de l'ambulance auraient pu se charger de services
hospitaliers et la cinquième, restée en réserve, aurait pu agir
comme ambulance de combat, en cas de batailles données autour
de la ville pour retenir et harceler l'ennemi. Faute d'argent, j'étais
forcé de renoncer à cette combinaison. Il m'en restait une autre :
mettre à la disposition de M. Grellois quelques-uns de nos médecins, lui laissant le soin de les répartir suivant des besoins que
mieux que tout autre il pouvait connaître. J'en parlai d'abord à
nos collègues réunis ; presque tous avaient pour cette mesure qui
entraînait une demi-séparation une grande répugnance ; quelques-
uns même me dénièrent d'une façon absolue le droit de disposer
ainsi de leurs personnes. Il ne fallait pas songer à faire acte d'autorité et à donner des ordres formels ; ils n'eussent pas été obéis.
Les ambulances volontaires ne sont pas sous le rapport de la
discipline les ambulances militaires, et c'est un des reproches
graves qu'on peut adresser à l'institution ; je ne pouvais agir que
par la conviction, et j'ai déjà dit le grand succès que j'avais obtenu
en mettant en doute la probabilité d'une reprise prochaine de la
campagne. Loin de moi la pensée injuste de faire douter du
dévouement de mes chers collaborateurs, jamais ils n'en ont manqué, bien au contraire ; mais, avec l'ardeur de la jeunesse, ils
préféraient le service actif d'une armée en campagne à l'immobilité dans un hôpital, et, dans la conviction profonde que l'armée
n'allait pas tarder à s'éloigner de Metz, ils redoutaient comme un
des plus grands malheurs qui pût leur arriver, celui de ne pouvoir
la suivre. Or, si cette heureuse éventualité se fût réalisée, le départ
eût été impossible pour ceux des médecins qui se seraient trouvés
alors chargés d'un service dans un des hôpitaux militaires de la

élevé, en présence du prix de toutes choses à Metz. Ces dépenses restant les
mêmes quel que fût le nombre des malades confiés à nos soins, on voit
qu'une somme peu importante eût pu nous permettre, en créant de nouveaux
services, d'étendre beaucoup notre sphère d'action.

ville. Quelques-uns cependant firent au bien public le sacrifice de leurs préférences, et il faut certes leur en tenir grand compte. J'offris donc à M. Grellois de mettre à sa disposition une section de l'ambulance, sous la direction de M. le Dr Gilette, prosecteur à la Faculté de médecine et l'un de nos chirurgiens; M. Gilette devait être accompagné de deux aides, docteurs en médecine, et de deux sous-aides, de manière à pouvoir se charger d'un service de 150 malades au moins. M. Grellois accepta de grand cœur notre concours, et nos collègues se rendirent à l'hôpital du fort Moselle. Le chirurgien de l'hôpital, mon ami et ancien camarade, le Dr B..., non prévenu sans doute de leur visite, fit à ces médecins un accueil peu encourageant, car il leur offrit seulement comme moyen [d'améliorer leur instruction de venir assister aux visites et aux opérations. Quoiqu'il n'y ait eu là qu'un malentendu, qui s'explique facilement, notre collègue ne connaissant pas la qualité et le nom de ses visiteurs, la proposition faite à mes collaborateurs leur avait paru blessante, et pour quelques jours je dus renoncer à déléguer aucun des nôtres dans le service des hôpitaux militaires. Cependant cette inaction partielle, en se prolongeant, devenait d'autant plus regrettable que la mort ou la guérison avaient fait à l'hôpital Fabert de nombreuses places vacantes, et que la disproportion du nombre des médecins au chiffre des malades s'était encore aggravée[1]. Le 6 octobre, je fus prié de transmettre à M. Grellois l'état du personnel de la première ambulance, je profitai de cette circonstance pour écrire à notre collègue la lettre suivante :

« Metz, 6 octobre 1870.

« Très honoré confrère,

« Suivant la demande qui m'en a été faite ce matin, je vous adresse la liste nominative du personnel médical de la première ambulance. Par son nombre et sa valeur, il n'est plus en rapport avec le chiffre des blessés que renferme l'hôpital du jardin Fabert, où nous avons en ce moment une centaine de places disponibles, entièrement à votre disposition.

« Puisque l'occasion se présente, j'en profite pour vous faire savoir le motif qui a réduit à une simple visite la présence à l'hôpital militaire du fort Moselle de quelques-uns des médecins de l'ambulance. Suivant l'offre que je vous en avais faite et que vous aviez bien voulu accepter, j'ai envoyé un médecin traitant, deux aides-chirurgiens et deux sous-aides pour aider à l'œuvre commune. Le service qu'on leur offrit consistait à être présents aux opérations et à faire des pansements. M. le Dr Gilette, prosecteur à la Faculté de médecine, ne pouvait être utile dans ce rôle trop modeste pour sa valeur ; d'un autre côté, ses aides, docteurs en médecine, ne croyaient pas pouvoir remplir ces fonctions à l'égard d'un médecin, étranger au corps auquel ils appartiennent. Tel est le motif de leur abstention. Mais tous sont toujours à votre disposition pour se charger d'un service de soixante à soixante-dix blessés, chiffre qu'un médecin traitant et ses aides ne peuvent, je le crois, dépasser sans que les malades en souffrent.

« Veuillez agréer, etc.

Signé : « Léon Le Fort. »

Je portai moi-même cette lettre chez M. Grellois, afin de pouvoir causer avec lui des moyens les meilleurs à employer pour utiliser notre personnel, et nous nous entretînmes de ce sujet, fort délicat pour moi. Je lui avouai franchement les causes de notre inaction, et nous convînmes que, s'il en était besoin, et afin de m'éviter la pénible nécessité de donner des ordres, qui eussent, comme tels, soulevé des tempêtes, il m'adresserait l'invitation formelle d'avoir à mettre à sa disposition un certain nombre de médecins, nombre dont nous serions convenus d'avance entre nous. J'eus à peine quitté M. Grellois que je fus fort inquiet, quant à la possibilité de remplir l'engagement que je venais de prendre, et je songeai déjà à revoir M. Grellois le soir même, pour le prier de ne pas tenir compte de ma lettre et de notre conversation, lorsque, pendant le dîner, toutes les difficultés s'aplanirent. Le hasard de la conversation amena quelques-uns de nos collègues à parler de leur inaction forcée, inaction d'autant plus pénible pour quelques-uns, que le petit nombre des malades reçus à l'hôpital ne laissait qu'aux chirurgiens seuls le rôle de médecins traitants, tandis que dans les hôpitaux militaires de Metz des aides-chirurgiens appartenant à la troisième ambulance étaient chefs de service. Je saisis avidement l'occasion qui m'était offerte. J'annonçai que la même situation pourrait être faite à ceux de nos aides-chirurgiens qui voudraient servir dans les hôpitaux militaires, et j'ajoutai que je ne doutais pas — j'avais de bonnes raisons pour en être sûr — que M. Grellois ferait droit à de pareilles demandes. Cette fois, les offres affluèrent, non pas seulement, je dois le dire, par le désir tout naturel à des médecins, dignes de remplir ces difficiles fonctions, de diriger par eux-mêmes le traitement de leurs malades, au lieu de suivre les indications données par les chefs des services auxquels ils étaient attachés ; mais surtout parce que chacun commençait à comprendre que nous étions définitivement enfermés dans Metz. M. Sanné, chef d'un des services de chirurgie, préférant un service de fiévreux à un service de blessés, était prêt à résigner les fonctions de chirurgien qu'il n'avait cessé de remplir à l'hôpital Fabert. M. Martin, également chirurgien de l'ambulance, était disposé à remplir les mêmes fonctions dans un hôpital militaire, et plusieurs de nos aides se mettaient à ma disposition et sollicitaient même comme une faveur la direction d'un des services temporaires établis dans les hôpitaux militaires ou dans les casernes transformées en hôpitaux. J'étais donc délivré heureusement sur ce point de toute préoccupation, lorsque je reçus de M. Grellois la lettre ci-jointe :

« Metz, 8 octobre 1870.

« Monsieur et cher confrère,

« J'accepte bien volontiers votre offre de concours, et voici comment j'ai arrangé la situation à l'égard de vos collaborateurs, qui seront chargés d'un service chirurgical. Nous avons ouvert hier une ambulance au bâtiment de droite de la caserne Chambière ; ils y trouveront donc un service vierge, bien que les blessés, au nombre d'environ 50, n'y soient pas restés sans soins jusqu'aujourd'hui. Tous les entrants blessés seront dirigés sur cet établissement, et, quand ils auront atteint le chiffre compatible avec les ressources dont ces messieurs disposent, M. Gilette voudra bien en prévenir M. Servier, médecin en chef de cette ambulance, qui ouvrira un nouveau service pour lui-même et ses subordonnés. Comme je vous l'ai dit hier, MM. les médecins de la Société internationale seront complètement chez eux, maîtres absolus dans leur service, sous la simple réserve de fournir à M. Servier les renseignements nécessaires pour établir le bulletin qu'il doit me fournir chaque jour, et dont je joins ici le modèle. Notre personnel médical de la caserne Chambière est un personnel de choix ; il ne pourra donc y avoir entre les uns et les autres que d'excellentes relations.

« Prévenez donc, je vous prie, ces messieurs, que je compte sur eux pour demain matin ; ils se rendront à l'extrémité du bâtiment de droite de cette caserne, et se mettront en rapport avec M. Servier (agrégé au Val-de-Grâce), qui leur fera voir le service à eux destiné.

« Tout cela est bien entendu, n'est-ce pas?

« Quant aux deux services de fiévreux, c'est peut-être plus difficile à organiser. Voyons cependant.

« Si vos deux médecins veulent prendre chacun une division de fiévreux dans un même établissement, je pourrai les caser à l'ambulance des magasins du fort Moselle, exclusivement destiné aux affections internes, et j'en retirerais deux médecins qui préfèrent la chirurgie. S'il est indifférent à vos deux médecins d'être séparés, je pourrais peut-être en placer un à l'ambulance des Tabacs. Enfin, s'ils préféraient attendre la formation d'un service neuf, je pourrais, dans quelques jours, les caser dans un magasin de la citadelle, près du génie, qui va être converti en ambulance, si les besoins l'exigent. Mais, quels seront ses besoins? médicaux ou chirurgicaux? L'avenir est trop incertain pour qu'on puisse se prononcer. En tout cas, nous en causerons. Vous me ferez connaître les préférences de ces messieurs, et j'espère pouvoir leur donner satisfaction.

« Agréez, etc.

Signé : « E. GRELLOIS. »

Le lendemain, je recevais cette seconde lettre :

« Mon cher confrère,

« J'ai trouvé une place utile pour l'un de vos deux médecins à l'ambulance de la caserne de Coislin. Il lui sera fait remise du pavillon contenant des fiévreux. Qu'il s'adresse, demain, à huit heures, à M. de Lestrade, médecin en chef de l'établissement, qui l'installera dans son poste.

« Agréez, etc.   *Signé :* « E. GRELLOIS. »

Le 9, j'avais accompagné MM. Martin et Labadie-Lagrave à la caserne Chambière, où M. Servier les mit à la tête des deux services de chirurgie. Le lendemain, j'allai avec M. Sanné à la caserne de Coislin, où un service de cent fiévreux lui fut confié. Notre sphère d'activité s'était ainsi notablement étendue ; du reste, depuis le début du siège, un de nos aides-chirurgiens, M. le Dr Ramlow, tout en faisant son service à l'hôpital Fabert, s'était chargé de la direction d'une ambulance de 80 blessés établie dans les bâtiments de l'école israélite. Moi-même, aussitôt après le départ des médecins luxembourgeois, je m'étais chargé de l'ambulance établie à la préfecture, et qui était spécialement destinée aux officiers blessés ; j'étais aidé, dans l'accomplissement de ma tâche, par M. Brière, un de nos sous-aides, dont je ne saurais trop louer le zèle infatigable et l'intelligent dévouement à l'égard des malades.

Les malades et les blessés venant directement des régiments, ou évacués par les ambulances des corps d'armée, étaient transférés tout naturellement dans les hôpitaux militaires en rapport direct avec le service médical de l'armée ; tandis que l'hôpital Fabert ne se recrutait guère que des blessés dont nous nous emparions en quelque sorte, toutes les fois que dans un engagement nous parvenions à les faire transporter dans nos propres voitures jusque dans notre hôpital, après leur avoir donné les premiers soins sur le lieu même de la lutte. C'est encore là une des preuves de l'inutilité des ambulances civiles au milieu d'une armée *régulièrement organisée* et surtout un exemple des nombreux inconvénients de notre indépendance. Mais, si nous n'avions à soigner qu'un nombre de malades peu en rapport avec le chiffre de notre personnel, il n'en était pas de même des hôpitaux militaires. l'encombrement s'était peu à peu produit, et il avait amené ses résultats ordinaires : la pourriture d'hôpital, l'infection purulente et une excessive mortalité. Extrêmement préoccupé de cet état, je crus devoir profiter de notre situation exceptionnelle pour essayer d'être utile à notre armée par une démarche que l'autorité militaira ne pouvait tenter, sans lui donner par cela même une signification fâcheuse. Je remis, le 13 septembre, à M. le maréchal Bazaine la lettre suivante, destinée au roi de Prusse, si toutefois le maréchal, après en avoir pris connaissance, trouvait convenable ou utile de la faire parvenir à celui auquel elle était destinée :

« Sire,

« La puissante protection dont Votre Majesté a honoré les sociétés de secours aux blessés militaires établies dans toute l'Allemagne ; l'intérêt qu'elle n'a cessé de témoigner aux sociétés analogues qui, dans les autres pays, concouraient à l'œuvre commune, m'enhardissent à venir adresser à Votre Majesté un appel en faveur de nos blessés.

« Bien que les secours de toute nature ne leur fassent pas défaut, il est une condition qui menace d'annihiler tous les efforts des chirurgiens français. La réunion d'un grand nombre de blessés dans un espace restreint augmente dans de notables proportions la gravité des blessures. La pourriture d'hôpital, l'infection purulente, maladies qui leur sont spéciales, nées de l'encombrement nosocomial, se propagent d'un blessé à l'autre et entraînent la mort de malheureux qui, dans d'autres conditions, auraient pu être guéris. Les disséminer, c'est leur sauver la vie. *Hostes dum vulnerati fratres.*

« Je viens donc, Sire, demander à Votre Majesté la faveur d'évacuer les blessés transportables les *plus gravement atteints* sur le point du territoire français qu'Elle désignerait, soit en remettant le convoi aux avant-postes les plus rapprochés de Metz et en laissant à nos collègues allemands le soin de lui faire traverser l'armée de Votre Majesté ; soit en le faisant accompagner de médecins français, par la route qui nous serait indiquée et jusqu'au point qui nous serait désigné.

« Daigne, Votre Majesté, agréer l'assurance de mon respect,

« Léon LE FORT.

« Metz, 13 septembre 1870. »

J'étais dans mon rôle de médecin en écrivant cette lettre et en faisant une démarche qui, fort insolite, peut même paraître étrange, mais qui, je persiste à le croire, eût vraisemblablement à cette époque été suivie de succès ; toutefois, cette lettre avait l'inconvénient grave de prouver que nous n'espérions guère nous dégager du cercle de fer et surtout de terre qui nous entourait. Je puis regretter, mais je ne saurais m'étonner, que M. le maréchal Bazaine, auquel je la communiquai, me l'ait renvoyée avec la lettre suivante :

« Au grand quartier général du ban Saint-Martin, le 14 septembre 1870.

« Monsieur,

« J'ai l'honneur de vous renvoyer la lettre que vous m'avez communiquée et qui était destinée à S. M. le roi de Prusse. Dans les circonstances actuelles, je ne puis vous autoriser à la lui adresser.

« Veuillez agréer, etc.

« *Le maréchal commandant en chef*,

« Par ordre,

Signé : « Jarras. »

Pendant les derniers jours de septembre, de petits engagements eurent lieu autour de nos cantonnements dans le but de se procurer des fourrages ou des vivres dans les villages placés près de nos avant-postes. Nous n'avions rien à faire en pareille circonstance, car les ambulances militaires étaient plus que suffisantes, et, du reste, rien ne pouvait nous avertir en temps utile des mouvements partiels exécutés dans les camps. C'est ainsi que nous n'eûmes point connaissance des fourrages faits le 18 septembre à Magny-sur-Seille, et le 20 à Maison-Neuve. Le 22, le hasard seul me fit rencontrer la division Clérambaut, qui se rendait sur la route de Sarrelouis pour aider à un fourrage fait à Lauvalliers, par le maréchal Lebœuf. J'accompagnai les troupes, ayant pour compagnon de route M. le baron de Gargan, qui avait bien voulu donner asile dans son hôtel à notre réserve de matériel. Le 27, le canon nous apprit que quelque chose se tentait vers Peltre ou Colombey, une section de l'ambulance se dirigea rapidement de ce côté ; mais là encore tout se borna à une promenade, nos collègues de l'armée suffisant amplement aux soins à donner aux blessés; d'ailleurs, les avant-postes nous barrèrent le chemin, et nous dûmes nous contenter de voir de loin brûler Colombey.

Nous ne pouvions avoir l'espoir d'être utiles que dans les cas où il s'agirait d'un combat important. L'affaire du 7 octobre nous en fournit pour la dernière fois l'occasion. Habitant à l'intérieur de Metz, nous ne pouvions savoir ce qui se passait au dehors ; et, comme on ne nous prévenait pas, puisque nous ne faisions pas partie intégrante de l'armée, nous n'apprîmes, cette fois-là encore, que par le canon qu'une lutte sérieuse était engagée du côté de Ladonchamps.

Un dernier combat se livrait sur les rives de la Moselle. Nous nous rendîmes d'abord à Maison-Neuve, près de Ladonchamps; mais, comme à cet endroit les ambulances de l'armée suffisaient à leur tâche, nous nous dirigeâmes vers Woippy, situé vers l'aile gauche, en arrière du village de Bellevue fortement attaqué par nos troupes. Là nous pûmes du moins rendre les mêmes services qu'à Borny, à Châtel et à Lessy. Plusieurs centaines de blessés reçurent les soins des médecins de notre ambulance et furent successivement évacués sur Metz, accompagnés par quelques-uns de nos collègues, dont la présence, une fois la bataille terminée, était nécessaire à l'hôpital. Les autres membres de l'ambulance passèrent la nuit à Woippy, et dès l'aube nous parcourûmes le champ de bataille pour relever les blessés qui auraient pu rester encore. Nous n'en trouvâmes que quelques-uns recueillis à la ferme Sainte-Agathe par les grand'gardes placées à l'extrême limite de nos avant-postes.

A partir de ce jour toute lutte cessa; on vit peu à peu s'aggraver les privations et s'avancer le jour fatal de la capitulation. Insuffisamment nourris de la chair de chevaux morts de faim, privés à peu près complètement de sel, plusieurs d'entre nous furent atteints de maladies qui chez quelques-uns furent graves. M. Frémy fut frappé le premier; M. Gilette, sérieusement malade au moment de la capitulation, dut rester à Metz et ne recouvra la santé que grâce aux soins de MM. Martin et Mesnard qui restèrent auprès de leur collègue. MM. Lafitte et Galisson, atteints de fièvre typhoïde, furent lors de notre départ transportés dans le Luxembourg ; M. l'abbé Caussanel n'était encore qu'au début de la convalescence de cette maladie à la fin d'octobre, et il dut alors accepter l'hospitalité que lui offrit l'évêque ; M. Good avait été frappé d'un commencement de paralysie après l'accident survenu le 2 septembre ; M. Liégeois succomba à Paris, au mois de mai suivant, à une affection que les fatigues de la campagne devaient rendre bientôt mortelle.

Peu à peu la famine avait pris les plus terribles proportions, et nous assistions depuis plusieurs jours au plus navrant spectacle. L'armée, après n'avoir reçu que des vivres absolument insuffisants, n'avait plus reçu aucune distribution ; des soldats hâves et décharnés se répandaient dans les rues de la ville, allant de porte en porte mendier un morceau de pain noir que les Messins plus heureux pouvaient quelquefois encore leur donner. Plusieurs fois je vis des soldats et des paysans affamés accroupis auprès d'un cheval qui venait de tomber, mort de faim, au milieu de la route, déchiquetant avec leur couteau et dévorant sur place cette chair chaude et saignante dans sa crudité. La misère ne pouvait être portée plus loin sans sacrifier inutilement des milliers d'êtres humains. L'heure fatale avait sonné pour Metz. Le 26 octobre, dans la soirée, on apprit dans le camp et dans la ville que la capitulation devait être signée le lendemain. Bien que cette catastrophe dût être prévue par tous depuis près d'un mois, la consternation fut telle qu'il semblait que cette nouvelle éclatât comme un véritable coup de foudre [1]. A partir de ce moment, l'agitation ne fit que s'accroître. La soirée du 28 présenta un spectacle lugubre que ne sauraient oublier tous ceux qui en ont été témoins. L'obscurité la plus complète régnait dans la ville, privée depuis longtemps de tout moyen d'éclairage, et la pluie qui continuait à tomber assombrissait encore le tableau. Les rues désertes et

---

(1) Un fait montrera quelle était, à la fin du siège, l'exaltation qui régnait dans la population et dans l'armée, exaltation telle qu'elle empêchait toute réflexion. Le 14 octobre on entendit dans la soirée le bruit fort éloigné du canon ; le bruit se continua toute la nuit et ne cessa que le 15 vers onze heures du matin. Une émotion indicible régnait dans le camp et dans la ville ; c'était, disait-on, une armée de secours, c'était Garibaldi attaquant Nancy ; pourquoi ne faisait-on pas une sortie ? pourquoi laissait-on ainsi écraser nos libérateurs ? Bazaine était un traître, etc., etc. J'allai le lendemain au quartier général, dont le calme contrastait avec l'agitation de la ville, et lorsque je demandai à l'un des officiers d'ordonnance du maréchal si l'on savait quelque chose sur cette bataille supposée, il me fut très logiquement répondu : si l'on réfléchissait un peu, on se rappellerait qu'une bataille d'artillerie ne dure pas toute une nuit ; les Prussiens bombardent évidemment Verdun ou Thionville. — Après la capitulation nous apprîmes que la soi-disant bataille de nuit était en effet le bombardement de Verdun.

noires eussent fait songer à une ville endormie, si le tocsin que
sonnaient dans toutes les églises quelques officiers cherchant à
soulever la population, sans songer aux conséquences d'un pareil
égarement, n'avait rappelé à tous que Metz n'était pas plongé
dans le sommeil, mais dans le deuil ; que Metz français encore
n'était pas endormi, mais que Metz était mort.

Le 29 à midi, les troupes allemandes faisaient leur entrée par
la porte Mazel.

Une précaution indispensable pour empêcher la famine d'atteindre les plus formidables proportions et d'entrainer de nombreux
décès, par inanition complète, avait été sagement prise par le
général Coffinières. Quelque rapide que pût être l'arrivée des
vivres amassés par l'armée ennemie, en prévision de la reddition
de la place, il était évident que l'encombrement des routes retar-
derait l'arrivée des voitures et qu'il se passerait au moins quarante-
huit heures avant qu'un ravitaillement suffisant pût être opéré. S'il
ne fallait donc capituler qu'à la dernière limite, il fallait aussi
conserver intacts des approvisionnements suffisants pour fournir
à la consommation des deux premiers jours. C'est en effet ce qui
fut fait ; mais lorsqu'on voulut retirer des magasins de l'armée
cette dernière réserve, soldats et habitants se précipitèrent dans
les magasins, tout fut mis au pillage, et cette circonstance singulièrement interprétée par des esprits surexcités et aveuglés par une
douleur patriotique fort légitime, mais qui en France ne se traduit
jamais que par des accusations de trahison, fit naître ce bruit
absurde que l'on avait volontairement affamé Metz en dissimulant
des provisions. Du reste, il faut avouer que les boutiques de la
ville, vides depuis longtemps, se regarnirent de quelques provisions dès que la signature de la capitulation fit prévoir aux commerçants un rapide abaissement du prix de toutes choses, et l'avi-
dité commerciale, par la mise en vente de quelques ressources
dissimulées dans un but mercantile, contre-balança un peu la perte
résultant du pillage et du gaspillage des réserves.

Dès le 29 octobre au matin, tous les services de l'armée avaient
été interrompus, toute distribution de viande avait cessé, et je
voyais avec un profond désespoir arriver l'heure du dîner, sans
qu'il me fût possible de donner à mes malades autre chose que du
bouillon à l'extrait de Liebig, lorsque je reçus heureusement la
visite des délégués du comité anglais et du comité belge. Ces

messieurs, entrés des premiers dans Metz, se mirent à notre recherche et nous apportèrent des viandes conservées et, ce qui était bien précieux alors, du pain et du sel. Quant aux délégués du comité français, ils brillaient par leur absence, car ils étaient encore à Bruxelles au moment où les Prussiens entraient à Metz, et ce n'est que deux jours après que je reçus leur visite ; mais, au lieu d'imiter les Belges et d'apporter des vivres par la voie de terre, ces messieurs, n'apportant que leurs personnes, avaient mis tout simplement les provisions au chemin de fer, et, grâce à cette combinaison, si ingénieuse à un moment où toutes les voies ferrées étaient encombrées, grâce surtout à cette activité qui ne fit partir ces provisions que le 1er novembre, alors que déjà elles étaient à peu près inutiles, elles n'arrivèrent à Metz qu'après notre départ et lorsque depuis plusieurs jours nos malades, dès lors à l'abri des privations, avaient été transférés à l'hôpital militaire.

J'étais à peine délivré de l'inquiétude que j'éprouvais en me voyant dans l'impossibilité de nourrir nos blessés, que d'autres préoccupations m'assaillirent. Profitant du désordre qui régnait partout en ville dès l'entrée des Allemands, nos infirmiers et même quelques-uns de nos malades se mirent à piller l'ambulance elle-même. Avec les Prussiens étaient rentrés non seulement des trafiquants apportant des provisions, mais cette tourbe de juifs allemands et polonais, si faciles à reconnaître pour qui a voyagé dans l'Allemagne du Nord, pirates du champ de bataille qui d'ordinaire suivent les armées, mais qui cette fois précédaient l'armée ennemie. Ce qui nous restait de chevaux attirait surtout ces misérables, et comme la démoralisation suit trop souvent les malheurs publics, d'assez nombreux soldats, honte de l'armée, leur vendaient à vil prix les chevaux qu'ils avaient pu voler dans les campements et des mulets d'ambulance tout harnachés, qu'ils livraient pour 2 ou 3 francs à qui voulait les prendre. Mon cheval attaché dans l'hôpital même, deux chevaux d'attelage appartenant à Mme Cahen, deux autres appartenant à deux de nos médecins furent volés par nos infirmiers et vendus par eux aux maraudeurs allemands. Le matériel commençait également à disparaître. Ne pouvant songer à placer de faction devant l'ambulance un ou plusieurs infirmiers, car ils ne m'offraient pas les garanties suffisantes, je dus alors avoir recours à un moyen qu'il m'était pénible d'employer, mais qui était le seul auquel je pusse avoir recours dans cette circonstance. Je donnai 10 francs à un soldat prussien qui consentit à se mettre de garde à la porte pour faire exécuter l'ordre que je lui donnai : de ne laisser entrer dans l'hôpital que nos médecins et nos infirmiers, et de ne laisser sortir ni infirmiers ni soldats avec des chevaux ou des paquets. Rassuré pour le moment, je me rendis à la place et j'obtins de l'autorité prussienne que le poste de la préfecture fournirait à l'hôpital, jour et nuit, un factionnaire qui ferait exécuter la consigne que je prescrirais. A partir de ce moment le pillage cessa, du moins à l'intérieur, car quelques jours après, au moment du licenciement, une voiture d'ambulance et deux chevaux nous furent enlevés par des infirmiers qui, ne pouvant parvenir à s'en défaire sans exciter des soupçons, l'abandonnèrent à Amiens. Le hasard me fit plus tard retrouver l'un d'eux, travesti en chirurgien-major d'un des bataillons de la Commune.

Les Prussiens étaient déjà entrés à Metz, lorsque je vis, à mon grand étonnement, arriver sur la place de la Préfecture la septième ambulance de la Société. La capitulation finissait pour nous la guerre. Sauf le combat du 7 octobre, il n'y avait plus eu de bataille depuis le 1ᵉʳ septembre, c'est-à-dire depuis deux mois, et, par conséquent, nos blessés devaient être morts ou en convalescence au 1ᵉʳ novembre ; enfin, la captivité de l'armée laissant disponibles, pour le service des hôpitaux, un nombre plus que suffisant de chirurgiens militaires, l'aide des ambulances volontaires était superflue. Mon étonnement s'accrut encore lorsque j'appris que cette ambulance venait de Thionville, jusque-là simplement bloquée, mais sur laquelle la chute de Metz devait entraîner fatalement une attaque. Thionville fut, en effet, bombardée le 22 novembre, et capitula le 24. Quelques heures après leur arrivée, je reçus de deux médecins de la septième ambulance les deux lettres suivantes qu'il est de mon devoir de publier pour qu'on ne puisse donner une interprétation erronée au départ de ceux qui crurent devoir me les adresser :

« Monsieur, je sollicite de votre obligeance l'honneur d'être admis dans l'ambulance dont vous êtes le chef. Des motifs que je pourrai plus tard, s'il est besoin, expliquer au Comité, déterminent ma manière d'agir, et me poussent à quitter la septième ambulance dont je fais partie.

« Pensant que l'engagement que j'ai contracté avec la Société de secours aux blessés ne me lie pas indissolublement au chef avec lequel j'ai quitté Paris, je vous prie d'accueillir favorablement ma demande, et d'agréer l'assurance de ma respectueuse considéra tion. *Signé :* Ludovic Guyot. »

« Monsieur le chirurgien en chef, des raisons personnelles m'obligent à quitter la septième ambulance, dont je fais actuellement partie. Désireux de faire honneur aux engagements que j'ai contractés envers la Société internationale, je viens solliciter de vous la faveur d'être admis dans l'ambulance que vous dirigez. Veuillez agréer, etc. *Signé :* D. Soubise. Metz, 31 octobre. »

Après avoir pris, de vive voix, connaissance des motifs qui dictaient ces demandes, je crus ne pouvoir me refuser d'y faire droit, car, à cette époque, nous ne pouvions prévoir que la campagne était finie pour la première ambulance et que l'heure de son licenciement était proche.

Lorsque la signature de la capitulation eut amené l'interruption des services de l'armée, je me rendis auprès de M. Grellois, médecin en chef des hôpitaux et ambulances de Metz, pour conférer avec lui des moyens de nourrir et de soigner nos malades. Le temps, constamment pluvieux, avait amené prématurément des nuits très froides, et nos blessés souffraient beaucoup de cet abaissement de température, car notre hôpital était installé dans une salle ouverte à tous les vents, presque entièrement vitrée, et que nous ne pouvions chauffer, puisque nous n'avions ni combustible, ni appareils de chauffage, ni argent pour nous en procurer. M. Grellois me dit qu'il serait préférable d'évacuer nos malades sur un des hôpitaux militaires, ce qui était d'autant plus facile que ces malades étaient alors en petit nombre ; en même temps, il me prévint que le retour en ville des médecins militaires attachés aux régiments et aux ambulances de l'armée mettait à sa disposition un personnel médical plus que suffisant, et que, par conséquent, il pouvait nous relever de nos fonctions. Je reçus, en effet, de M. Grellois la lettre ci-jointe :

Service des hôpitaux et ambulances de Metz. — Cabinet du médecin en chef.

« Mon cher confrère,

« Le grand nombre de médecins militaires attachés à la place de Metz par suite des événements douloureux qui viennent de s'accomplir me permet aujourd'hui d'assurer complètement le

service médico-chirurgical des hôpitaux et ambulances. Dans ces
conditions, je n'ai qu'à vous remercier du concours bienveillant
et éclairé que vous avez bien voulu me prêter, et vous faire savoir
que vous pouvez dès à présent disposer du personnel que vous
avez mis à ma disposition.

« Agréez, etc.

« Le médecin en chef des hôpitaux et ambulances,
Signé : « E. GRELLOIS. »

M. le Dr Thierry de Maugras vint prendre officiellement, avec
ses aides-majors, le service de notre hôpital, et nous fîmes ce
service, conjointement avec lui, jusqu'à l'évacuation du dernier
malade. Quant à l'ambulance de la Préfecture, l'autorité prussienne, en prenant possession de l'édifice, fit évacuer sur l'hôpital
militaire les officiers blessés que j'y avais personnellement soignés
jusqu'à ce moment.

Relevés de nos fonctions, devenus inutiles à Metz, où affluaient
tous les médecins militaires attachés aux régiments faits prisonniers, notre devoir, comme notre désir, était de rejoindre le plus
tôt possible une de nos armées. Mon intention était de ramener
toute l'ambulance dans les lignes françaises, d'y licencier presque
tous nos infirmiers, nos ingénieurs et nos aides-comptables, dont
nous étions fort peu satisfaits, et de continuer la campagne avec
tous nos médecins, notre aumônier, notre pasteur et notre comptable. Il fallait, pour exécuter ce plan, l'assentiment des autorités
prussiennes. Je me rendis donc au quartier général allemand,
installé à l'hôtel de l'Europe, et le général auquel je fus présenté
par le médecin en chef, M. le Dr Leuthol, m'autorisa à rejoindre,
soit l'armée du Nord, soit l'armée de la Loire, en emmenant tout
mon personnel et tout mon matériel. C'est au-dessous du contrôle
nominatif des médecins et des infirmiers que fut inscrit le laissez-
passer conçu en ces termes :

« Die Mitglieder der Internationalen Gesellschafts zur Pflege
Verwundeten konnen frei passiren.

« Metz, 31 octobre 1870.
Signé : « LEUTHOLD. »
Signé : (illisiblement).

« Les membres de la Société internationale des secours aux
blessés peuvent passer librement. »

J'ajoute tout de suite, pour donner à ce laissez-passer sa valeur
réelle, que lorsque je quittai Metz accompagné de sept médecins
de la première ambulance, des deux médecins de la septième, de
plusieurs officiers amputés et de quelques infirmiers, il me suffit
de le montrer aux avant-postes pour traverser fort tranquillement
l'armée prussienne qui investissait Thionville (où cependant je
n'étais pas autorisé à entrer), et l'on ne chercha même pas à
s'assurer de la nature des blessures que portaient nos officiers, bien
qu'ils fussent en uniforme et assis dans une des voitures de
paysan qui emmenaient nos bagages.

Dès que je fus en possession de ce laissez-passer, je réunis tout
le personnel médical; je dis à mes chers collaborateurs que la
capitulation les déliait, à la rigueur, de l'engagement pris par eux
de servir dans les ambulances de la Société jusqu'à la fin de la
guerre, et que, par conséquent, ceux qui voulaient se retirer pourraient le faire sans manquer à l'honneur; que j'étais, quant à moi,
décidé à continuer la campagne, et que j'étais prêt à rester à leur
tête, mais qu'il me fallait le libre consentement de tous, ne voulant tenir que d'eux-mêmes et de leur confiance en moi l'autorité
dont j'avais besoin dans l'intérêt de l'œuvre commune. Leurs
chaudes acclamations me firent pour le moment oublier bien des
peines éprouvées depuis le 10 août. En mettant en commun nos
ressources pécuniaires, nous pensions pouvoir atteindre ainsi les
départements encore épargnés par la guerre, et arriver enfin sur
la Loire, en nous dirigeant d'abord vers le sud-ouest. Cette décision une fois prise et acceptée, nous devions nous occuper de
compléter le plus rapidement possible nos moyens de transport,
nos caisses de linge et de médicaments.

Mon ami M. Gachet, sous-intendant militaire attaché au 6e corps,
me procura dix-huit chevaux qui auraient été, une heure plus
tard, remis aux Prussiens. L'intendant militaire français, chargé
du service de la place, m'autorisa sur ma demande à prendre
douze voitures d'ambulance à un seul cheval, modèle Masson, remi-
sées près du rempart; les dix autres chevaux devaient me servir
à emmener trois caissons des ambulances militaires. Je me proposais de faire amener ces voitures dans l'intérieur de l'hôpital
Fabert et de les faire peindre en gris bleu, couleur adoptée pour
les nôtres. Je croyais pouvoir en agir ainsi sans manquer à la
loyauté, dont on ne doit jamais s'affranchir même à l'égard de

l'ennemi, et sans abuser du laissez-passer qui m'avait été donné par l'autorité prussienne; car, en vertu de la loi, c'est-à-dire de la convention de Genève, ces voitures appartenaient bien réellement à la France, puisqu'elles ne faisaient pas partie du matériel des hôpitaux de Metz, et c'était à tort qu'on les livrait ainsi aux Prussiens.

L'arrivée du délégué de la Société de secours aux blessés devait rendre inutiles tous mes efforts. Le 1er novembre, M. le comte de Rohan-Chabot se présenta à moi comme délégué du comité; il m'apprit que la Société avait épuisé toutes ses ressources pécuniaires; qu'elle n'avait pu continuer à entretenir quatre ambulances qu'en répartissant entre elles cent mille francs donnés par le Comité anglais; mais, que cette somme épuisée, ces ambulances seraient livrées à leurs propres ressources. En même temps, M. de Chabot me remit la lettre suivante :

« Bruxelles, le 29 octobre 1870.

« Monsieur,

« M. le comte de Chabot, membre du conseil de notre Société et de la délégation de Bruxelles, vous dira ce qu'il nous a été impossible de vous faire savoir plus tôt la situation actuelle de la Société et les résolutions imposées par les circonstances aux délégations de Bruxelles et de Tours.

« La circulaire du 28 courant jointe à cette lettre me dispense d'autres renseignements, M. Chabot étant d'ailleurs en mesure de vous informer mieux que personne.

« Votre position exceptionnelle et les éminents services que vous avez rendus sont trop bien appréciés par la délégation pour qu'elle ne s'empresse pas de vous venir en aide, dans la mesure des moyens dont elle dispose, en tenant compte de tout ce qui vous est dû après la rude épreuve et les privations du siège de Metz. Vous connaissez la situation.

« La délégation ne peut mieux faire que de vous faire juge vous-même des mesures qu'il vous convient de prendre, et de ce que vous jugerez utile et possible dans l'intérêt de votre personnel, et ceux de l'œuvre française dont vous savez la situation difficile.

« M. de Chabot vous porte un premier secours en argent; après-

demain (1er novembre) un délégué accompagnera un envoi de
25 barriques de vin de Bordeaux, des viandes conservées, couvertures et *acide phénique.*

    « Agréez, etc.

              Signé : « Colonel Hubert Saladin. »

Cette lettre me laissant le choix entre les partis à prendre, j'exposai à M. Chabot mon intention de rejoindre l'armée, en licen-
ciant, une fois arrivé, la plus grande partie de nos infirmiers;
mais il me fallait pour cela un secours pécuniaire, car nous avions
constaté avec regret qu'en mettant en commun nos ressources
personnelles, elles ne pourraient suffire à nourrir les infirmiers
et les chevaux jusqu'aux lignes françaises. Les 9,000 francs que
M. de Chabot pouvait mettre à ma disposition rendaient le projet
réalisable, même après avoir payé à Metz les petites dettes dont
le payement était urgent. Nous aurions vu plus tard, une fois dans
nos lignes, à provoquer, par nous-mêmes, s'il le fallait, des souscriptions, ou à prendre régulièrement et tous ensemble du service
dans l'armée; M. de Chabot m'objecta que les divers comités
étaient sans argent, que M. de Flavigny fils avait télégraphié de
Tours à Bruxelles, « point d'argent disponible, sous aucun prétexte
n'envoyez ambulance », que le comité de la délégation avait
décidé le licenciement de toutes les ambulances et qu'il fallait
licencier la nôtre à Metz même.

*Je refusai nettement de le faire sous ma responsabilité et volon-
tairement.* Je ne pouvais consentir à abandonner en pays occupé
par l'ennemi, avec 75 francs en moyenne pour toute ressource, des
jeunes gens qui s'étaient confiés à nous, qui étaient pour la plupart fort éloignés de leur famille et qui, en s'engageant à servir
la Société pendant la durée de la guerre, devaient croire que l'engagement était réciproque.

Je ne pouvais également laisser sans ressources et en pays
occupé par l'armée allemande les infirmiers qui nous avaient suivis, bien que j'eusse tant de motifs pour être mécontent de la
plupart d'entre eux.

Je ne pouvais surtout me résoudre à laisser se perdre un matériel qui nous avait coûté une assez forte somme et à laisser inutile à Metz, alors que les Prussiens me permettaient de l'emmener,
alors que notre armée, par suite des désastres de Sedan et de
Metz, avait perdu tout son matériel d'ambulances.

Je dis à M. de Chabot que j'avais le droit de m'étonner de recevoir du président du comité de Bruxelles une lettre par laquelle on me laissait le choix du parti à prendre, alors qu'on venait précisément m'imposer le seul parti auquel je ne pouvais songer, et je lui déclarai que je n'obéirais qu'à ordre écrit de licenciement, ne voulant accepter aucune participation à un acte que je réprouvais hautement. Cet ordre me fut remis par M. de Chabot sous la forme suivante :

« Metz, le 2 novembre 1870.

« *Société de secours aux blessés des armées de terre et de mer.*

« Monsieur,

« En raison des circonstances dont je vous ai entretenu depuis mon arrivée, *je vous prie positivement, au nom du comité central,* de vouloir bien licencier le plus tôt possible le personnel de la première ambulance. Le matériel pourra être laissé en dépôt à Metz chez M. de Gargan, et les chevaux seront conduits dans le Luxembourg pour y être vendus dans les meilleures conditions possibles.

« Recevez, etc.

Signé : « Comte DE ROHAN-CHABOT. »

Aussitôt cette lettre reçue, j'en donnai lecture à mon personnel. puis, aidé des infirmiers, je remis tout le matériel chez M. de Gargan : tentes, vivres, ustensiles, outils, linge, voitures, médicaments, instruments de chirurgie, etc.

Cette remise effectuée entre les mains de M. de Chabot qui représentait le comité, mon rôle de chirurgien de la Société de secours, mes devoirs envers elle étaient terminés. Ce n'était plus ni M. Liégeois ni moi qui étions responsable du matériel; ce matériel, le comité nous le reprenait; obéissant à ses ordres, nous le lui rendions, c'était ce comité ou son représentant qui en devenait responsable, et mon devoir envers ce comité ne m'eût pas retenu une minute de plus à Metz, si je n'y avais pas été retenu par d'autres devoirs dont personne ne pouvait me relever.

Bien que M. le Dr Thierry de Maugras eût pris officiellement avec ses aides-majors le service de notre hôpital, je ne pouvais songer à abandonner nos malades. Aidé de quelques-uns de nos médecins, je secondai mon habile et excellent collègue militaire dans les soins qu'il leur prodiguait et dans les difficultés de leur évacuation sur les divers hôpitaux militaires. Cette évacuation était rendue nécessaire par l'abaissement de la température, l'absence de moyens de chauffage et le licenciement des infirmiers. Nous pûmes l'effectuer en deux ou trois jours.

Je ne pouvais non plus abandonner purement et simplement nos médecins et nos infirmiers. Très bien secondé par M. Roussel, notre comptable, et avec l'autorisation de M. de Chabot, nous répartîmes le mieux possible l'argent resté disponible. Notre pénurie nous permit seulement de donner aux sous-aides une indemnité de 75 francs, faible somme qui pour plusieurs était leur seule ressource ; les aides et chirurgiens reçurent, à titre d'indemnité, le cheval que le comité leur avait confié au départ. Le licenciement laissait inutile pour beaucoup d'entre nous le sauf-conduit collectif qui m'avait été donné par l'autorité militaire allemande ; il fallait à chacun un sauf-conduit personnel, puisque nous nous séparions dans toutes les directions ; de plus, une fois arrivés dans les lignes françaises, tous avaient besoin de feuilles de route, soit pour faire constater leur identité, soit pour profiter de réductions de tarif sur les voies ferrées. Grâce à l'obligeance des sous-intendants militaires, MM. Pérot et Joba, je pus donner à chacun cette feuille de route, et l'autorité prussienne nous donna à tous des laissez-passer individuels, non plus militaires, mais civils.

Enfin, le 4 novembre, lorsque mon ambulance de la préfecture eut été évacuée par ordre de l'autorité prussienne, lorsque j'eus vu partir pour le Luxembourg les sous-aides malades, lorsque j'eus procuré à tous, médecins et infirmiers, les pièces officielles qui devaient leur faciliter le voyage, lorsque j'eus vu les derniers de nos blessés quitter notre hôpital Fabert désormais vide de ses habitants, je montai à cheval à la porte même de l'hôpital et je quittai Metz, libre alors, puisque l'on m'empêchait de rester médecin, de songer que j'étais père et que j'avais quitté, pour me dévouer à l'œuvre des ambulances, une fille en danger de mort et que je ne devais plus revoir ; de songer surtout que j'étais Français et que le devoir m'obligeait à offrir mes services à l'armée du Nord ou à celle de la Loire.

Que s'est-il passé à Metz après notre départ? Des faits que regretteront tous ceux qui ont souci d'une bonne gestion. Les chevaux d'attelage, provenant des omnibus de Paris, ces chevaux pour lesquels nous avions fait tant de sacrifices, en raison du prix excessif des fourrages, ces chevaux que nous avions conservés quand l'armée voyait mourir les siens et qui eussent été si utiles sur la Loire, furent vendus par le délégué du conseil au prix dérisoire de 100 francs, et notre matériel si précieux fut vendu à l'encan à des prix plus dérisoires encore.

Telle fut la fin de la première ambulance !

Les médecins de l'ambulance ne pouvaient être rendus responsables des difficultés qu'avait aggravées le peu de prévoyance du conseil de la Société de secours; tous avaient fait leur devoir et quelques-uns même avaient montré un dévouement exceptionnel.

Vers la fin de septembre, le commandement s'occupait des récompenses méritées par une armée qui, si elle n'avait pas été victorieuse, avait fait preuve d'un invincible courage. Je demandai à M. le maréchal Bazaine s'il m'autorisait à lui faire directement des propositions de récompenses, et, sur sa réponse affirmative, je lui adressai le rapport suivant :

« Monsieur le maréchal,

« Votre Excellence a bien voulu m'autoriser à appeler sa bienveillante attention sur quelques-uns des médecins attachés à l'ambulance volontaire de la Société de secours aux blessés.

« La première ambulance est la seule qui ait figuré dans l'armée placée sous votre commandement, car les vicissitudes de la guerre ont empêché l'arrivée des autres ambulances et borné mon action à celle que j'accompagnais au départ.

« Cette ambulance se compose d'un chirurgien en chef, M. Liégeois, de quatre chirurgiens, de onze aides et de douze sous-aides-chirurgiens, c'est-à-dire de vingt-huit médecins, auxquels s'ajoutent un comptable et son aide, deux ingénieurs civils, soixante infirmiers, huit conducteurs d'attelages et cinq chefs ouvriers. MM. les abbés de Damas et Caussanel et M. le pasteur Durand-Dassier en constituent le service religieux.

« La première ambulance a figuré à Borny et a formé dans

ce village, pendant et après la bataille, une ambulance de plusieurs centaines de blessés.

« Appelée et secondée par nos collègues de l'armée, elle a ramené des ambulances établies à la ferme de Mogador un grand nombre de soldats blessés et prisonniers.

« Elle a ramené également dans nos lignes ceux de nos soldats qui, après la bataille de Borny, avaient été recueillis dans les ambulances prussiennes établies autour de Metz.

« A la bataille de Saint-Privat, elle a installé ses ambulances à Lessy, à Chatel, et ne les a quittées qu'après la retraite de l'armée et en ramenant ses blessés.

« Le 31 août et le 1er septembre, elle a fonctionné à Noiseville et à Lauvallier.

« Le 14 août, elle a organisé l'hôpital installé dans la caserne du génie et ne l'a abandonné que sur la revendication des médecins civils de Metz, pour créer, près de la préfecture, l'hôpital du jardin Fabert. Je crois donc, monsieur le maréchal, pouvoir appeler votre attention sur la première ambulance et devoir signaler à votre bienveillance :

« M. le Dr Liégeois, chirurgien en chef de la première ambulance, chargé de la direction du service des salles à l'hôpital Fabert, et dans lequel j'ai toujours trouvé un aide actif et plein de dévouement. M. Liégeois, professeur agrégé de la faculté de médecine de Paris, chirurgien de l'hôpital du Midi, a quitté, pour se consacrer au service des blessés, sa clientèle, sa jeune famille et la vie facile que donne la fortune.

« M. le Dr Good, chirurgien de l'ambulance, auteur de plusieurs travaux de chirurgie fort estimés, a, comme M. Liégeois, abandonné sa clientèle et une brillante situation, pour se consacrer à l'œuvre commune. Partout, M. le Dr Good a donné l'exemple du zèle et du dévouement; il m'a accompagné toutes les fois qu'avec votre autorisation ou celle de M. le général Coffinières nous sommes allés dans les ambulances prussiennes réclamer nos prisonniers blessés. M. Good, chargé en chef d'un des services à l'hôpital Fabert, a donné à tous l'exemple de soins bien conçus et bien dirigés.

« M. le Dr Gilette, prosecteur à la Faculté de médecine, et M. le Dr Sanné, ancien interne des hôpitaux de Paris, sont également à la tête d'un des services installés à l'hôpital Fabert; médecins

distingués, ils ont, comme leur collègue M. Good et comme
M. Liégeois, tout abandonné pour se consacrer au soulagement
de nos blessés, et leur dévouement ne s'est pas un instant
démenti.

« J'ai l'honneur, etc.

Signé : « Léon Le Fort. »

• Metz, 30 septembre 1870. »

Quelques jours après le combat de Ladonchamps, pendant
lequel M. le maréchal Bazaine avait été témoin du zèle déployé
par l'ambulance tout entière, M. le maréchal voulut bien me faire
remettre, par l'intermédiaire de M. le Dr Maffre, médecin de son
état-major, deux rubans de la Légion d'honneur, que j'eus le
bonheur de placer à la boutonnière de nos deux excellents collègues MM. Liégeois et Good.

Lorsque la défaite de l'insurrection socialiste eut permis de
rétablir le cours régulier des choses, j'appris que le conseil de la
Société de secours préparait des états de proposition à soumettre
au ministre de la guerre. J'écrivis, le 3 juillet 1871, à M. de Flavigny une lettre par laquelle je le priai de vouloir bien joindre aux
noms des élus ceux de MM. Sanné et Savreux-Lachapelle. M. de
Flavigny me fit savoir que mes désirs seraient remplis.

J'avais cru devoir substituer le nom de M. Savreux-Lachapelle à
celui de M. Gilette, non que ce dernier eût démérité, loin de là;
mais, M. Gilette ayant repris du service à Paris même, dans les
ambulances de la Société établies au Palais de l'Industrie, je
savais de source certaine qu'il était sur la liste de propositions
adressée au ministre par M. de Flavigny, et qu'il était de plus
chaudement appuyé par M. Chenu, qui avait été témoin de son
zèle à l'égard des blessés confiés à ses soins.

Vers le milieu de septembre, j'appris que le nom de notre si
dévoué pasteur, M. Durand-Dassier, ne se trouvait pas sur les
listes de propositions, j'adressai alors à M. le ministre de la guerre
la lettre ci-jointe :

« Monsieur le ministre,

« A la fin du blocus de Metz, M. le maréchal Bazaine voulut bien
m'autoriser à lui adresser des propositions de récompenses pour le
personnel de l'ambulance volontaire à ce moment sous mes ordres.

« MM. Good et Liégeois furent nommés chevaliers de la Légion d'honneur ; je crus devoir borner mes propositions au personnel médical, laissant au comité central de Paris le soin de discuter les mérites relatifs des aumôniers et des administrateurs.

« Le comité, trop exclusivement catholique, a été amené tout naturellement à oublier un peu les pasteurs protestants ; aussi je crois de mon devoir, monsieur le ministre, de vous signaler les services rendus dans nos ambulances, sur les divers champs de bataille et dans nos hôpitaux de Metz, par M. Durand-Dassier, pasteur de la première ambulance de la Société de secours aux blessés militaires, et de vous demander pour lui la croix de la Légion d'honneur.

« Daignez agréer, etc.,

« Léon LE FORT.

« Paris, 18 septembre 1871. »

Quelques jours après, craignant que MM. Sanné et Lachapelle ne fussent oubliés au milieu de nombreuses propositions, j'adressai cette nouvelle lettre au ministre de la guerre.

« Monsieur le ministre,

« L'extrême multiplicité des demandes de récompenses honorifiques a fatalement pour effet de rendre fort difficile une équitable répartition ; votre religion, monsieur le ministre, peut même être surprise par des certificats de complaisance, c'est ce qui m'enhardit et peut-être m'autorise à vous écrire. Enfermé dans Metz, j'ai pu, mieux que les membres du comité restés à Paris, savoir quelle a été la conduite des médecins placés sous mes ordres, et j'ai cru qu'il peut y avoir déni de justice, lorsque les récompenses, loin d'être données aux plus dignes, vont à ceux qui n'arrivent qu'assez loin dans la gradation des mérites.

« A la fin du blocus de Metz, sur la proposition qu'il voulut bien m'autoriser à lui soumettre, M. le maréchal Bazaine créa chevaliers de la Légion d'honneur MM. les Drs Liégeois et Good ; M. Liégeois a succombé depuis, et M. Good, atteint de paralysie, est dans un état de santé fort inquiétant. J'avais joint à ces deux noms celui de M. le Dr Sanné, j'aurais voulu y joindre aussi celui de M. le Dr Savreux-Lachapelle.

« M. le Dr Sanné, après avoir dirigé un des services de l'hôpital

Fabert en même temps qu'il prenait part à nos travaux dans les combats autour de Metz, se chargea, comme médecin traitant, d'un service de deux cents fiévreux à la caserne de Coylin, et il s'acquitta de ses fonctions avec un zèle remarquable.

« M. le Dr Savreux-Lachapelle est de tous les aides-chirurgiens celui qui a montré le plus de dévouement.

« Si votre bienveillance, monsieur le ministre, peut accorder quelques récompenses à l'ambulance volontaire de Metz, si éprouvée dans la personne même de ceux qui ont été récompensés, c'est d'abord pour M. le Dr Sanné, et en seconde ligne pour M. le Dr Savreux-Lachapelle que j'intercède auprès de vous.

« Daignez agréer, etc.,

Signé : « Léon Le Fort.

- 23 septembre 1871. »

Le 15 octobre, le *Moniteur* nous apprenait la nomination de MM. Durand-Dassier, Sanné, Savreux-Lachapelle et Gilette comme chevaliers de Légion d'honneur ; quelques mois après, MM. Laugier et Nottin recevaient la même distinction, et pour tous, le décret inséré au *Moniteur* mentionnait comme motif de nomination la qualité de membres de la première ambulance volontaire. MM. Labadie-Lagrave et Parinaud avaient été décorés antérieurement, pour services rendus à Vendôme ; mais il est certain que leurs services, à Metz, ont contribué à leur mériter cette récompense.

Avec l'histoire de la première ambulance devrait se terminer cet appendice ; cependant je ne puis m'arrêter là, car il m'importe de montrer que le licenciement de l'ambulance eut comme conséquence de me réduire malgré moi à l'inutilité, jusqu'au jour où l'armistice me permit de venir reprendre à Paris la direction de mon service d'hôpital.

Aussitôt sorti des lignes prussiennes, j'appris, outre les malheurs publics dont nous ignorions encore toute l'étendue, que le désordre le plus grand régnait dans tout ce qui avait rapport au service médical, surtout dans ce qui concernait les ambulances volontaires. Je vis avec étonnement notre uniforme porté par un grand nombre de personnes n'appartenant même pas de loin au corps médical ; je retrouvai partout l'abus incroyable du brassard, et je quittai avec douleur des insignes qu'on ne pouvait plus porter avec honneur.

Redevenu libre, mais voulant continuer à me consacrer tout entier au soulagement de nos blessés, après quelques jours donnés forcément aux soins de ma santé fortement compromise par les fatigues, les soucis, les privations du blocus et les chagrins paternels, je me rendis à Tours pour offrir mes services au gouvernement, comme chirurgien militaire.

Arrivé à Tours, je remis au ministère de la guerre la lettre suivante ;

« Tours, 4 décembre 1870.

« Monsieur le ministre,

« La Société de secours aux blessés ayant épuisé ses ressources a cru devoir licencier, lors de la capitulation de Metz, l'ambulance que j'avais dirigée depuis le début de la guerre.

« Dans la situation grave où se trouve le pays, chacun de nous doit coopérer à la défense commune dans la mesure de ses forces et de ses aptitudes.

« De retour depuis le 15 novembre, mais retenu quelques jours auprès de ma famille par la mort d'un de mes enfants, je suis aujourd'hui libre de me consacrer de nouveau aux soins de nos blessés, et je viens me mettre à la disposition du gouvernement dans le cas où mes services seraient nécessaires ou utiles.

« Veuillez agréer, etc.,

Signé : « Léon LE FORT,
« *Professeur agrégé à la Faculté de médecine de Paris.* »

Cette lettre ne reçut jamais de réponse. Du reste, j'avais rencontré à Tours une centaine de médecins militaires, dont beaucoup de mes amis, et la plupart attendaient inutilement, quelques-uns depuis assez longtemps, un emploi ou une destination. Je parcourus alors, mais sans succès, les lieux où je supposais que mes services pourraient être utiles : Angers, Nantes, Le Mans, Laval, Rennes, etc. Je vis partout des ambulanciers, partout des maisons ayant le drapeau de la convention de Genève ; mais aussi partout le même désordre : soldats débandés allant au hasard, abandonnant leurs armes dans les gares ; malades, blessés ou éclopés s'évacuant de leur autorité privée sur des destinations inconnues; mobiles sans armes, mobilisés presque sans vêtements ; francs-tireurs de toute espèce dans les costumes les plus étranges, tous en proie à la même misère, mais tous aussi en proie à l'indiscipline et à la plus déplorable ivrognerie. L'issue de la lutte ne pouvait être douteuse, malgré les talents et l'énergie des généraux d'Aurelles de Paladines et Chanzy, malgré le bon ordre relatif qu'ils avaient pu introduire dans la partie de l'armée placée immédiatement sous leurs ordres. Cependant, mon inaction forcée, que je promenais çà et là sans pouvoir la faire cesser utilement, me devenait de plus en plus pénible ; une lettre d'un des membres les plus dévoués de la première ambulance, M. Couttolenc, me fit espérer que le Comité anglais me donnerait peut-être les moyens d'en sortir. Ne pouvant retrouver dans la chirurgie militaire une place quelle qu'elle fût, je me rendis à Londres le 3 janvier ; M. Couttolenc m'y rejoignit, et je mis aussitôt en rapport avec M. Genery Shee et M. le colonel Lindsay, délégué et président du Comité anglais. Nous avions posé les bases de la création d'une ambulance anglo-française : anglaise par l'argent et le matériel, française par le personnel, lorsque j'eus connaissance, par le *Daily News*, du décret signé par M. Gambetta, décret qui plaçait toutes les ambulances volontaires agissant en France sous la direction de M. le marquis de Villeneuve Bargemon. J'écrivis aussitôt à M. Gambetta la lettre suivante :

« Londres, 5 janvier 1871.

« Monsieur le ministre,

« Le numéro du *Daily News*, publié à Londres ce matin, reproduit un décret publié au *Moniteur* du 31 décembre, décret par lequel les ambulances volontaires, *quelles qu'elles soient*, sont placées sous la direction de la Société française de secours aux blessés, dite Société internationale.

« On ne saurait qu'applaudir à l'idée, même un peu tardive, de rendre plus efficace, en les coordonnant, des efforts jusque-là trop disséminés, et cette coordination implique l'unité de direction.

« Mais cette direction paraîtrait tout naturellement devoir être attribuée au Conseil de santé militaire, ou, auprès de chaque armée, au chirurgien en chef de cette armée, voire même à l'intendance, bien que les faits aient depuis longtemps montré qu'il est urgent d'émanciper les chirurgiens militaires d'une tutelle préjudiciable au salut de nos blessés.

« Il est donc bien plus anormal encore que cette direction soit dévolue, comme il résulte du décret, à un comité composé de personnes honorables, très dévouées au bien public, mais qui, n'appartenant ni au corps médical, ni à l'administration militaire, n'ont même pas pour elles l'expérience que l'intendance peut invoquer en sa faveur. Si les médecins peuvent, comme je n'ai pas hésité à le faire dès le début de la guerre, sacrifier spontanément leurs affections de famille, leur repos, leur santé, leurs intérêts matériels, ce n'est qu'à la condition de pouvoir espérer que ce sacrifice sera utile à ceux qui versent leur sang pour la défense du pays ; ils ont, au contraire, plus que le droit de s'abstenir, si leurs efforts doivent être stérilisés par l'incompétence d'un comité dirigeant, composé de personnes n'ayant pas l'expérience antérieure des besoins de la chirurgie d'armée.

« Libre depuis la capitulation de Metz par le licenciement de l'ambulance que je dirigeais, n'ayant pas encore reçu de réponse à la lettre par laquelle, lors de mon séjour à Tours, j'avais l'honneur de mettre mes services à la disposition du gouvernement, j'étais venu, il y a trois jours, à Londres dans l'espoir de pouvoir reconstituer, à l'aide de la bienfaisance anglaise, l'ambulance que le comité français avait été forcé de dissoudre faute d'argent, malgré les sommes considérables mises à sa disposition. Le premier effet de ce décret est de me faire renoncer à cette tentative, bien qu'elle ait été sympathiquement accueillie par le comité anglais ; car, si je puis accepter, si je *réclame* comme utile la direction du conseil de santé ou des chirurgiens en chef de l'armée, si je puis *subir* celle de l'intendance militaire, je ne saurais me résoudre à voir, presque à coup sûr (le passé répond de l'avenir), mes efforts paralysés par un comité, dont le véritable rôle, en rapport avec les aptitudes des membres qui le composent, ne saurait être que de provoquer les souscriptions, de réunir les ressources matérielles et de les répartir suivant les indications du corps médical ou de l'administration de la guerre.

« *Centralisation*, mais entre les mains du chirurgien en chef de l'armée, telle peut être seulement l'organisation à donner aux ambulances volontaires.

« Veuillez agréer, etc.,

Signé : « Léon Le Fort. »

Quatre heures après avoir écrit cette lettre, je me mis en route pour la France, ne voulant pas m'en éloigner, même quand je ne pouvais y être utile. Je passai quelques jours auprès de ma famille ; mais, à la nouvelle des combats autour du Mans, j'adressai de Saint-Malo, au maire de Laval, mes offres de service. Malheureusement nos blessés, comme cela ne fut que trop fréquent, étaient tombés entre les mains de l'ennemi ; aussi, l'on me répondit de Laval, la lettre suivante :

2ᵉ armée de la Loire.

« Laval, le 22 janvier 1871.

« Monsieur le docteur,

« Le maire de Laval m'a communiqué l'offre que vous lui avez faite de vos services ; il n'y a à Laval qu'un très petit nombre de blessés ; votre présence n'y serait que peu utile en ce moment : le cas échéant, nous accepterons vos services avec empressement.

« Pour le médecin en chef de l'armée de la Loire,

Signé « (illisible), médecin-major. »

Cependant, sans attendre l'arrivée de cette réponse, à la première nouvelle de ce qui se passait du côté du Mans, je m'étais mis en route. A Laval, à Rennes, mes services me parurent en effet inutiles ; mais à Rennes, j'appris fortuitement d'un de mes collègues de l'armée que la direction du service de santé avait été confiée à un de mes maîtres, professeur à la Faculté de médecine, M. Robin. Je partis aussitôt pour Bordeaux ; et, sitôt mon arrivée, je me rendis au ministère de la guerre. Là M. Robin me remit la lettre suivante, adressée à l'intendant de l'armée du Nord :

« Ministère de la guerre.

« Bordeaux, 24 janvier 1871.

« Monsieur l'intendant,

« Je prends la liberté de vous prier de vouloir bien nommer M. le Dʳ Léon Le Fort inspecteur des lignes d'évacuation pour le 7ᵉ réseau, dans le cas où la nomination ne serait pas encore faite. C'est M. Le Fort que j'aurais choisi pour occuper ce poste, si les communications avec le reste de la France eussent été libres.

« Recevez, etc.

Signé : « CH. ROBIN,

« Sous-directeur des services médicaux militaires. »

Je me mis immédiatement en route pour Saint-Malo, afin de m'y embarquer; Southampton, Londres et Calais étant alors la voie de communication la plus rapide entre l'ouest et le nord de la France. Au moment de l'embarquement, le bateau anglais qui arrivait nous apporta le *Times* et la nouvelle de la capitulation de Paris. J'attendis vingt-quatre heures, et lorsque l'issue fatale du siège de Paris, trop facile à prévoir depuis longtemps pour qui savait que Paris n'avait aucun secours à attendre, nous fut de nouveau confirmée par les dépêches étrangères, je me mis en route pour reprendre mon véritable poste, celui de chirurgien de l'hôpital dont j'avais à Paris la direction. J'y repris mon service le lendemain de mon arrivée à Paris, et j'y assistai au second siège, aux folies, aux désordres et aux horreurs de la Commune, dont je pus, sinon malheureusement comme citoyen, du moins *fictivement* et comme fonctionnaire public, ignorer l'existence ; car, aidé par la fermeté de son directeur, nous pûmes empêcher, lorsqu'elle voulut se produire, l'immixtion des représentants de la Commune dans les affaires intérieures de l'hôpital Cochin, et nous restâmes toujours en communication avec Versailles.

Je suis entré dans le détail de bien des faits qui ne sont que personnels ; mais on me pardonnera, je l'espère, d'avoir trop parlé de moi, si l'on songe que la direction imprimée aux ambulances par le conseil et par les délégués de la Société de secours aux blessés militaires a, dans ma pensée, été déplorable, et que j'avais d'autant plus à me justifier de n'avoir pris part, en quoi que ce soit, depuis le 4 août 1870, à la direction de cette Société, que l'appel public adressé par moi à nos collègues, au début de la guerre, pouvait laisser subsister des doutes sur la permanence de ma collaboration. Quant à la responsabilité de la direction imprimée à la première ambulance, je fais plus que de l'accepter, je la revendique.

Sans doute, des médecins civils, heureux de leur qualité de volontaires, regardaient trop souvent et trop facilement comme une atteinte à leurs prérogatives et comme un abus de pouvoir tout ce qui pouvait ressembler à un ordre formel; mais tous étaient pour moi des confrères, des élèves, des amis, et, si je n'ai pu dans toutes les circonstances, leur imprimer l'impulsion que j'eusse voulu leur voir suivre, je suis le premier coupable; si je n'ai pu les convaincre toujours, c'est que je ne savais pas prendre alors le chemin qui m'eût permis d'arriver à porter la conviction dans leur esprit, ou d'obtenir de leur affection le sacrifice de leur opinion et de leurs préférences individuelles.

Toutefois, dix croix de la Légion d'honneur accordées au tiers des membres de la première ambulance, par M. le maréchal Bazaine et par un ministre qui, général à l'armée du Rhin, fut témoin de nos efforts, prouvent les services que nous avons rendus à Metz. Je crois avoir le droit de dire que ces récompenses données aux médecins placés sous mes ordres justifient pleinement, par leur multiplicité même, la direction imprimée à la première ambulance par celui qui fut, presque malgré lui, son chirurgien en chef; je les regarde comme l'approbation formelle et autorisée de mes actes et comme une distinction plus significative encore que n'eût été pour moi une récompense personnelle.

V

LA MÉDECINE MILITAIRE

ET LA

LOI SUR L'ADMINISTRATION DE L'ARMÉE [1]

Dix années se sont écoulées depuis nos désastres, et la loi sur l'administration de l'armée, présentée à l'Assemblée nationale en juillet 1874, votée par le Sénat en 1876, attend encore le vote de la Chambre des députés. Cette loi a pour but de porter remède à un mal dont toutes nos guerres contemporaines, même celles qui se sont terminées par la victoire, ont montré la réalité et l'étendue. Ce mal, c'est le fonctionnement défectueux des services chargés de l'approvisionnement des troupes en campagne et de l'organisation des secours à donner aux malades et aux blessés. L'origine en est dans l'excessive étendue et, pour ce qui concerne la médecine, dans la nature même de la tâche imposée à nos administrateurs militaires, car tous ces services sont centralisés sous la direction de l'intendance. Le remède est dans la réorganisation, sur des bases logiques, de tous les services dits administratifs. Cette réorganisation, à laquelle doit pourvoir la loi depuis si longtemps en gestation parlementaire, entraînera nécessairement des modifications importantes et même des restrictions notables dans les attributions du corps de l'intendance. On conçoit dès lors que l'intendance militaire s'efforce de contester la nécessité des

<hr>

(1) *Revue des Deux Mondes*, 1880.

réformes et qu'elle cherche tout au moins à reculer le moment où ces réformes, déjà votées par le Sénat, seront votées par la Chambre des députés. Elle n'a jusqu'à ce jour que trop bien réussi, et, si l'on en croit le bruit public, elle serait puissamment aidée dans ses efforts par une haute autorité parlementaire. Vraie ou fausse, cette opinion est assez répandue pour que nous la retrouvions jusque dans les journaux étrangers.

La loi sur l'administration de l'armée soulève deux questions principales dont l'importance n'échappera à personne. L'intendance conservera-t-elle son indépendance ou sera-t-elle soumise à l'autorité du commandement, c'est-à-dire du général commandant le corps d'armée? La chirurgie militaire continuera-t-elle à faire partie des services administratifs, à être dirigée par l'intendance; ou bien, obtenant son autonomie, comme le génie et l'artillerie, sera-t-elle dirigée par un médecin en chef sous la haute et unique autorité du commandement militaire? Tels sont les deux problèmes dont la loi, toujours en discussion, doit régler la solution.

Je ne discuterai pas la première question, qui n'est pas de ma compétence; mais j'espère, en abordant la seconde, montrer que la médecine militaire doit être affranchie du joug funeste de l'intendance et qu'elle a droit à l'autonomie, parce que cette autonomie lui est nécessaire pour l'accomplissement de son importante et difficile mission. Chose digne de remarque, le gouvernement de 1848, « considérant qu'il est urgent de reconstituer le service de santé sur des bases plus favorables à l'intérêt général aussi bien qu'à la dignité des hommes de science et de dévouement auquel ce service est confié, » avait, par le décret du 3 mai 1848, proclamé cette indépendance de la chirurgie militaire. Trente-deux ans se sont écoulés depuis lors, et, grâce à l'opposition de l'administration, facilement victorieuse d'un corps que son libéralisme rendait suspect, ce décret resta lettre morte. Les désordres révélés par les guerres de Crimée et d'Italie, en ouvrant les yeux à l'Europe entière, devaient plus tard amener dans toutes les armées la réorganisation du service médical sur les bases posées par le décret de 1848; seule, la France, qui jadis en avait eu l'initiative, est restée en arrière du progrès, et l'intendant a continué à conserver un pouvoir qui ne saurait plus longtemps lui appartenir.

I

En France, dans l'état actuel des choses, la subordination de la médecine militaire à l'intendance est complète. Il existe bien, sans doute, au ministère de la guerre, un conseil de santé; mais si, d'après le règlement du 31 août 1865, sur le service de santé de l'armée, ce conseil « *peut être* consulté sur toutes les questions d'alimentation, d'habillement, de casernement et autres touchant l'hygiène militaire »; l'article 10 ajoute : « Les fonctionnaires de l'intendance exercent la direction et le contrôle du service de santé; les divers personnels qui concourent à son exécution sont placés sous leur autorité. » Qu'il s'agisse de la direction des hôpitaux en temps de paix, « le médecin en chef propose au sous-intendant militaire ses vues d'amélioration (art. 38) ». — « Les officiers de santé, quels que soient leur grade et leurs fonctions dans les hôpitaux militaires, ne peuvent s'immiscer dans les détails du service administratif (art. 65). » Or, il faut savoir qu'il n'est rien, — propreté des salles, préparation des aliments, organisation du matériel employé pour les malades, — qui ne rentre dans ce qu'on appelle le service administratif.

Les choses ne sont pas plus libéralement organisées pour le service de santé en campagne. « Les officiers de santé en chef remplissent toutes les missions dont les charge l'intendant de l'armée et sont consultés par lui sur tout ce qui peut intéresser le service, sous quelque rapport que ce soit (règlem. du 4 avril 1867, art. 17). » Le médecin en chef, qui, mieux que personne, connaît les aptitudes des médecins, ses subordonnés, ne peut les répartir suivant les besoins auxquels il faut pourvoir. « Tous les ordres de service qu'il donne au personnel des officiers de santé du service hospitalier sont soumis à l'approbation de l'intendant en chef (art. 20). » La désignation des malades et les blessés dont le transport est possible ou désirable n'est pas davantage sous l'autorité du médecin. « Le médecin en chef d'ambulance ou d'hôpital *propose* au sous-intendant l'évacuation des militaires pour lesquels cette mesure est possible ou nécessaire (art. 39). »

Lorsqu'il faut en campagne établir des hôpitaux temporaires, le médecin peut, mieux que tout autre, apprécier si telle maison ou telle ferme n'est pas exposée à des causes d'insalubrité, si elle remplit les conditions nécessaires au logement des malades ou des blessés ; cependant « le choix des emplacements des hôpitaux temporaires est fait par les fonctionnaires de l'intendance, qui prennent l'avis des officiers de santé et des comptables (art. 118) ». Nous verrons combien peu les conseils dont parle l'article 17 et les avis que mentionne l'article 118 sont demandés et comment on les accueille, même lorsque le médecin en chef croit de son strict devoir d'en prendre l'initiative.

L'intendance militaire s'est réservé le droit de donner à l'armée des médecins en nombre suffisant, de les répartir suivant les besoins, de mettre à leur disposition les instruments, les médicaments, les objets de pansement nécessaires, de fournir aux blessés des hôpitaux salubres et des moyens de transport qui ne soient pas une cause d'aggravation de leurs blessures : or, il est facile de montrer, avec les documents officiels, que même en Crimée et en Italie, il y eut manque de médecins, d'instruments, d'objets de pansement, de moyens de transport, tout cela par la faute de l'intendance, car les réclamations du corps médical ont été incessantes. Il y eut plus : nos blessés ont parfois manqué de nourriture.

Alexandrie, 27 mai 1859. — Monsieur l'intendant général. Le premier corps n'avait pas de caisson d'ambulance à la date du 24 courant... Près de huit cents blessés de Montebello ont été nourris pendant quatre jours par la commisération publique... — Baron LARREY, médecin en chef de l'armée.

Je ne m'arrêterai pas cependant sur cette partie de la question ; l'insuffisance déplorable de l'intendance est prouvée par les lettres officielles d'un grand nombre de nos médecins publiées par M. Chenu dans ses livres sur les guerres d'Italie et de Crimée ; je les ai citées dans mon livre sur *la Chirurgie militaire et les Sociétés de secours en France et à l'étranger* ; enfin, dans la dernière discussion à la Chambre des députés. MM. Larrey et Marmottan, s'appuyant en partie sur des correspondances officielles, ont fait une lumière complète sur cette insuffisance de l'administration de l'armée.

Pour beaucoup de personnes étrangères aux choses de la médecine et de l'hygiène, pour les intendants militaires en particulier, le rôle du médecin se borne à prescrire des médicaments, à prati-

quer des opérations. Pour eux, par conséquent, l'indépendance du
médecin militaire est complète du moment où l'intendance ne
l'empêche pas de soigner ses malades de telle ou telle manière.
« L'indépendance, dit M. le général Farre dans son discours du
15 juin dernier, mais nous la donnerons, nous l'affirmerons par
la loi et par les règlements. » Et, en effet, il la donne à sa manière,
dans l'article 17 de son projet déposé dans la séance du 18 juin.
« Un décret détermine les attributions des officiers de santé militaires, affirme leur indépendance absolue *en tout ce qui concerne
la science et l'art de guérir.* » Mais l'indépendance si fièrement
promise n'est qu'apparente, car le décret ne fait que les appeler
« à *participer* à toutes les mesures *relatives à l'hygiène* et à la
préparation des approvisionnements nécessaires pour assurer, en
paix comme en guerre, l'exécution du service de santé ». Quelle
seront la nature et l'étendue de cette participation? Elle se réduira,
comme par le passé, au droit pour le médecin, de donner des avis.
— à la condition que l'intendance lui en demande; ce sera pour
l'intendance le droit de ne pas suivre ses conseils, même lorsqu'il
s'agira de la vie de milliers d'hommes. On peut prévoir d'avance,
en lisant le discours du ministre, ce que serait ce décret signé du
général Farre et rédigé par l'intendance. La manœuvre est habile.
car elle a pour effet de leurrer nos députés; puissent-ils ne pas
donner dans ce piège beaucoup trop apparent! C'est dans la loi
que doit être inscrite l'autonomie du corps de santé militaire, et
cette loi ne saurait se contenter de promettre un décret qui pourrait être absolument contraire aux intentions du législateur.

La médecine ne nous enseigne pas seulement à soigner les malades, elle nous montre comment on peut en diminuer le nombre,
en prévenant les maladies par des mesures d'hygiène. Dans la vie
civile, où chacun conserve son indépendance, le rôle du médecin
dans le domaine de l'hygiène est fort restreint; mais dans la vie
militaire, là où, du reste, le danger augmente par la réunion d'un
grand nombre d'hommes, mais aussi là où le commandement agit
non plus seulement par des conseils, mais par des ordres, ce rôle
de l'hygiène peut être considérable. Ainsi que le dit si justement
le règlement allemand sur le service de santé en temps de guerre :
« Les armées étant toujours sous la menace d'épidémies, *qui sont
les plus redoutables ennemis des troupes en campagne,* » la direction des mesures d'hygiène ne saurait être laissée à une adminis-

tration incompétente, et le rôle du médecin ne saurait être réduit
à celui d'un simple praticien. La guerre de Crimée n'a que trop
montré que le plus grand danger pour le soldat n'est pas toujours
le feu de l'ennemi, et qu'une mauvaise organisation est plus
meurtrière que les balles. Les Russes nous ont tué 20,000 hommes,
les maladies ont coûté la vie à 75,000 de nos soldats; on ne
saurait trop méditer les leçons que nous donne cette guerre de
Crimée.

Les deux armées alliées, réunies autour de Sébastopol, soumises
aux mêmes misères atmosphériques, se heurtant aux mêmes difficultés matérielles, sont exposées aux mêmes risques, sont menacées des mêmes fléaux : le choléra, le typhus. Quel fut le sort de
l'une et de l'autre? Pendant le premier hiver passé devant Sébastopol, l'armée française, plus préparée à la guerre que l'armée
anglaise, trouvait dans ses approvisionnements antérieurs des
ressources qui manquaient à nos alliés; l'armée anglaise souffrait
davantage, et le chiffre de sa mortalité devait, en s'élevant, témoigner de ses souffrances. En effet, du mois de novembre 1854 au
mois d'avril 1855, dans une période de six mois, l'armée anglaise
perdit 10,889 hommes et l'armée française 10,934; mais comme
l'effectif moyen de la première (31,000) n'était pas même la moitié
de celui de la seconde (79,000), l'armée anglaise subit une perte
qui était relativement double ou triple de celle de l'armée française.
Le fort de Malakoff est pris au mois de septembre; mais les forts
du Nord résistent encore, la paix n'est pas faite, et un second
hivernage est probable; l'expérience du passé a parlé, que va-t-il
arriver?

Les Anglais, à l'instigation du corps médical, imaginent cette
baraque, si bien conçue sous le rapport de l'hygiène, qui est connue
depuis sous le nom *Crimean hut*. Les vêtements de flanelle,
les bas de laine, les conserves alimentaires affluent en Crimée,
et l'armée anglaise, chaudement logée, bien nourrie, bien vêtue,
passe l'hiver à l'abri de toutes ces causes de mort qui avaient si
puissamment et si malheureusement agi sur elle pendant l'hiver
précédent.

L'administration française, omnipotente dans son incompétence,
imprévoyante à l'extrême, malgrés les avis réitérés de Scrive, de
Baudens, de Michel Lévy, ne veut pas comprendre qu'elle n'a plus
affaire à une armée fraîchement débarquée, ayant en quelque

sorte apporté avec elle une provision de santé aujourd'hui épuisée, mais à des hommes affaiblis, harassés par les fatigues d'un long siège, débilités par les privations, à des hommes enfin, qui sont tous plus ou moins en imminence morbide et préparés à être la proie de cette maladie qu'engendrent la misère et l'encombrement, le typhus des camps. Et alors, dans ces six mois d'hiver, pendant que nous n'avons que 323 blessés et les Anglais 165, l'armée anglaise perd 600 hommes; l'armée française, grâce à l'imprévoyance de l'administration et à l'obstination de l'intendance, perd, *par les maladies*, 21,190 hommes!

Est-il juste de rendre l'administration militaire responsable de pareils malheurs? Le corps médical en possession de sa légitime indépendance eût-il pu les prévenir? Qu'on en juge! les faits parlent par eux-mêmes. Le corps médical conseille des mesures, l'intendance les rejette; les Anglais les adoptent et ne laissent à nos médecins que le regret de leur impuissance.

Scrive, médecin en chef de l'armée, demande à l'intendance la création d'un hôpital à Smyrne; l'intendance refuse, les Anglais adoptent à leur profit le projet de Scrive. Michel Lévy, inspecteur du service de santé, demande la transformation de deux navires en hôpitaux flottants; l'intendance refuse, les Anglais adoptent à leur profit le projet de Michel Lévy. Dans le second hiver, nos souffrances, notre pénurie furent telles, que le général anglais Storks, touché de nos misères, crut devoir et pouvoir proposer d'aller installer dans un de nos camps un hôpital complet pour 1,000 malades, de les nourrir même et de les traiter, si on le désirait.

Deux épidémies terribles frappèrent l'armée française en Turquie et en Crimée : en 1854, le choléra, en 1855, le typhus; l'un importé et dont on peut arrêter l'extension par des précautions contre la contagion, l'autre qui naît sur place, mais dont on peut empêcher le développement ou tout au moins diminuer les ravages, puisque les médecins savent pourquoi il se développe et comment il se propage. Aussi les médecins français, privés de toute initiative, firent-ils un incessant appel à cette intendance militaire qui possède seule le droit d'agir; et lorsqu'ils s'adressèrent au général en chef, leur situation subalternisée nuisit à leur influence légitime auprès du commandement lui-même. En vain, Scrive, Baudens, Michel Lévy réclament l'érection de baraques; en vain ils signalent les dangers de l'encombrement qui augmente le mal, les dangers des évacuations de malades d'un lieu sur un autre, évacuations qui, par la contagion, font naître la maladie là où elle n'était pas et qui sèment la mort et le deuil partout où elles passent : rien ne se fait, ou le peu qu'on fait se fait trop tard.

Constantinople, 12 juillet 1854. — Que Votre Excellence me permette cet aveu, je suis effrayé de la fixation de deux mille cent malades pour l'hôpital de Pera ; le bel édifice ne sera bientôt plus qu'un foyer d'infection. Cinq cents à six cents malades par hôpital, tel est le chiffre que l'expérience autorise. — MICHEL LÉVY.

Résultat :

Constantinople, 29 novembre 1854. — Depuis que l'hôpital de Pera compte plus de douze cents malades, l'infection purulente s'y multiplie chez les blessés. Si je n'étais pas un directeur purement nominal du service de santé, j'aurais le droit et l'initiative nécessaires pour prévenir de pareils dangers ; mais j'ai dû me borner à les notifier à M. l'intendant, qui me répond placidement : « Je les déplore avec vous, mais le moment ne me parait pas venu d'y apporter le remède que vous indiquez. » — MICHEL LÉVY.

Autre exemple :

L'hôpital Daoud-Pacha aura mille deux cents lits de malades au premier étage ; son rez-de-chaussée loge mille cinq cents soldats convalescents ; sa cour est encombrée de tentes-abris qu'habitent d'autres militaires sortis de convalescence. Voilà un hôpital créé contre mon avis et malgré mes résistances... La suite édifiera Votre Excellence sur les résultats de cette expérience. — MICHEL LÉVY.

Résultat :

20 janvier 1856. — Mille cent quarante *malades* présents à l'hôpital de Daoud-Pacha ; mortalité du mois jusqu'à ce jour : cent... C'est précisément à partir de ce moment que le typhus a commencé à sévir ; il avait fallu rapprocher les lits... Le mal s'accroît rapidement, suivant pas à pas le progrès de l'encombrement dans les salles. — GARREAU, médecin en chef de l'hôpital de Daoud-Pacha.

Constantinople, 28 janvier 1856. — Votre Excellence prescrit d'envoyer à Constantinople les soldats malingres des régiments de Crimée. Cette mesure pouvait être bonne quand je l'ai conseillée ; ces malingres sont aujourd'hui des malades. — BAUDENS.

Constantinople, 3 mars 1856. — La contagion continue ses progrès... Des cinq mille places que je demande, j'en ai obtenu mille. J'ai beaucoup de peine à détruire dans l'esprit du commandement et de l'administration une sécurité grosse de dangers. — BAUDENS.

La lettre suivante montre quelle est la situation du corps de santé soumis à l'omnipotence et à l'incompétence administratives ; elle met en lumière les sentiments que cette situation pouvait inspirer à un homme de la valeur de Michel Lévy.

Constantinople, 20 novembre 1854. Monsieur le maréchal, ministre de la guerre. — L'épuisement de ma santé par cinq mois de luttes au milieu des circonstances les plus pénibles et les plus critiques me fait désirer que Votre Excellence veuille bien mettre un terme à ma mission. Celle-ci d'ailleurs devient chaque jour plus difficile à concilier avec l'action de l'intendance, telle qu'elle entend l'exercer, en vertu de la législation existante, jusque dans un ordre de choses qui échappe à son appréciation. Tant que les circonstances ont recommandé l'abnégation, je me suis tu... L'inspecteur médical de l'armée d'Orient est contraint, pour donner force exécutoire à ses désignations, de les soumettre à la sanction de M. l'intendant... Qu'il me soit donc permis d'exposer à Votre Excellence l'état de ma santé, qui ne me laisse pas la force de continuer une sorte d'expérience, où j'ai épuisé, sous les enseignes d'une direction purement nominale, ce que j'ai de prudence, de réserve et d'humilité. — MICHEL LÉVY.

Si la guerre de Crimée a mis en évidence, par le sacrifice de vingt et un mille hommes, la funeste influence de la subordination du corps médical à l'intendance, ses fâcheux effets se sont fait sentir dans toutes nos guerres, et, même en temps de paix, elle se manifeste chaque jour dans les mille détails du service médical. Depuis vingt ans la science s'est enrichie d'une science nouvelle qu'on appelle l'hygiène hospitalière, les médecins de toutes les nations ont étudié les modifications à apporter aux brancards, aux voitures d'ambulance, aux trains sanitaires ; les armées étrangères ont créé et fait fonctionner les hôpitaux mobiles de champ de bataille, les compagnies sanitaires; le matériel de toute nature a été puissamment amélioré; en France, rien n'est fait, tout est à faire. C'est qu'à l'étranger, là où la médecine militaire est autonome, le médecin peut apporter au service médical les modifications dont l'expérience a démontré la valeur, tandis qu'en France ce sont toujours les intendants qui se réservent le droit de juger de ce qui est nécessaire au soulagement et à la guérison des malades et des blessés. Il est temps qu'on mette fin à un pareil état de choses; assez de victimes ont été sacrifiées.

II

Lorsque nous demandons l'autonomie et l'indépendance de la médecine militaire, nous ne demandons pas que le médecin absorbe toutes les fonctions que comporte la direction des hôpitaux et des ambulances.

Il ne saurait lui appartenir de passer des marchés, de réunir des approvisionnements. Il ne s'agit donc pas de substituer l'élément médical à l'élément administratif, mais de faire à chacun sa part d'action et d'influence.

Trois sortes de fonctionnaires concourent à l'exécution du service médical : le médecin, compétent pour tout ce qui relève de la médecine et de l'hygiène ; le pharmacien, à peu près inutile, chargé de préparer les médicaments ; le comptable, qui a pour mission légitime l'achat des vivres destinés aux malades et la gestion financière. A ces trois services vient s'ajouter, dans les ambulances de guerre, le train des équipages chargé de la conduite des fourgons et des voitures d'ambulance. A qui pensera-t-on que doive appartenir la direction du service médical, la direction des hôpitaux et des ambulances ? A celui évidemment dont le rôle est prédominant. Le pharmacien n'a d'autre rôle que d'exécuter les prescriptions du médecin. C'est au médecin qu'il appartient d'indiquer au comptable les objets nécessaires aux besoins des malades et du service médical. C'est donc au médecin que doit appartenir la direction du service médical, et ce service doit constituer un corps autonome fonctionnant dans les conditions où existent et fonctionnent en France les corps du génie et de l'artillerie.

Quelles sont les objections que l'on fait, on que l'on peut faire, à cette revendication légitime du corps de santé militaire ? Nous les trouvons formulées et résumées par M. le ministre de la guerre dans le discours prononcé par lui à la Chambre des députés, dans la séance du 15 juin dernier : « La question, dit M. le général Farre, est délicate ; s'il ne s'agissait que du service en temps de paix, je *passerais facilement condamnation*. Quel que soit le parti que nous prenions en temps de paix, nous trouverons toujours le moyen de sortir d'embarras, mais, en temps de guerre, il en est tout autrement. Quand je vois la nature des responsabilités qui incombent en temps de guerre aux directeurs du service de santé, je suis vraiment épouvanté des attributions ou plutôt de la charge qu'on veut faire peser sur le médecin en chef. »

Si quelque chose est capable d'étonner ceux qui connaissent l'état de la question, mais si quelque chose explique aussi trop clairement qu'une déplorable organisation puisse résister même aux condamnations portées par l'expérience, c'est de voir un ministre de la guerre proclamer de pareilles hérésies. A la rigueur, en temps de paix, les mesures à prendre sont en général assez peu urgentes pour que le médecin puisse en référer à l'administration et que son initiative, par conséquent, soit restreinte, sans trop de dommage pour le service; mais c'est précisément en temps de guerre, et on l'a bien compris partout, que le médecin a besoin de toute son initiative. En quelques heures, ce sont des milliers de blessés qu'il s'agit de relever, d'opérer, de panser, de coucher. Il faut transformer en petits hôpitaux les églises, les maisons, les fermes placées aux environs du champ de bataille ; est-ce l'intendant ou le médecin qui pourra le mieux apprécier si la situation de telle ou telle maison est suffisamment salubre ! Il faut se créer sur place des ressources de toute nature; est-ce l'intendant qui saura ce qui convient aux malades? Il faut, quelques heures, quelques jours après la bataille, évacuer sur les hôpitaux d'arrière-ligne ou sur les villes voisines, les blessés transportables; est-ce l'intendant qui saura quels blessés peuvent ou doivent être transportés, quels moyens de transport seront pour eux bons, médiocres ou mauvais ? Le temps presse, chaque heure de retard dans les soins qu'on leur donne compromet le salut des blessés, et le ministre proclame que c'est précisément alors que le médecin doit laisser à l'intendance toute l'initiative, consulter l'administration et ne rien faire par lui-même !

M. le général Farre se déclare « vraiment épouvanté des attributions qu'on voudrait faire peser sur le médecin en chef » ; mais en quoi est-il plus effrayant de faire peser la responsabilité sur un médecin compétent plutôt que sur un intendant incompétent, comme le veut l'organisation actuelle, et l'on sait ce qu'elle a produit? « Quand il s'agit, dit le ministre, de former un hôpital, d'organiser une ambulance, de recueillir les ressources du pays où l'on se trouve, on comprend que ces opérations puissent être faites avec entente, avec mesure et en même temps avec énergie *par ceux qui ont l'habitude de traiter les affaires* et qui ont parcouru une carrière administrative. Mais un médecin, qui est complètement étranger à la pratique de l'administration, quelle sera sa situation et comment pourra-t-il venir à bout de toutes ces difficultés ? Il aura, il est vrai, à sa disposition tous les agents, mais ne sera-t-il pas embarrassé pour leur donner des ordres ? J'avoue que cela m'inquiète très fort ». Cet argument répond à un préjugé fort répandu et contre lequel on se heurte lorsqu'on réclame, aussi bien dans la vie civile que dans la vie militaire, la part légitime du corps médical dans l'organisation des services hospitaliers. Cet argument réduit à une concision brutale peut ainsi se condenser : le médecin est peut-être capable de soigner des malades, mais il est à coup sûr incapable de faire autre chose. Ainsi, l'homme qui a reçu une éducation aussi complète que possible, qui tout d'abord a dû acquérir les connaissances que représentent les deux baccalauréats ès lettres et ès sciences, l'homme qui a dû pour arriver au doctorat connaître la physique, la chimie, toutes les sciences naturelles, l'hygiène, la structure et le fonctionnement de l'organisme humain et ses altérations par la maladie, cet homme, par cela même qu'il est instruit, ce qui le suppose intelligent, est incapable d'acquérir en administration des aptitudes et des connaissances que possèdent sans doute, par grâce d'état, des administrateurs, dont l'instruction générale est fort au-dessous de celle d'un docteur en médecine. On ne sait que ce que l'on a appris. Que l'intendant connaisse l'administration, qu'il ait la pratique des affaires, nous n'avons garde de le nier. Que le médecin, dans l'état actuel des choses, avec une organisation qui lui interdit toute pratique administrative, ne fasse qu'un administrateur des plus médiocres, nous ne voulons pas le contester ; mais qu'il ne puisse par la pratique acquérir, dans la direction du service médical, les aptitudes et la compétence des intendants et des comptables, c'est ce que nous ne saurions admettre. On a parfaitement compris à l'étranger que, pour qu'il puisse être en temps de guerre le chef unique du service médical, il fallait que le médecin pût en temps de paix se préparer à ce rôle difficile. Aussi verrons-nous tout à l'heure que, si, dans la plupart des armées, les hôpitaux sont dirigés en temps de paix par le médecin en chef, avec le concours d'une commission consultative que ce médecin préside, l'Allemagne et l'Angleterre, en particulier, ont supprimé ces commissions et attribué, même en temps de paix, au médecin la direction absolue de l'hôpital, afin de lui donner l'expérience dont il aura besoin en temps de guerre. Nos collègues de l'armée française, lorsqu'on leur en donnera les moyens, sauront acquérir par la pratique et par l'expérience ces qualités d'administrateur, qu'ont su acquérir nos collègues anglais, allemands, russes, autrichiens, etc.

Après avoir dit qu'il était convaincu « qu'il n'y aurait aucun inconvénient, au moins pendant le temps de paix, à confier aux médecins la direction du service de santé à l'intérieur, » M. le Ministre, craignant sans doute d'avoir outre-passé son programme ajoute : « Cependant, messieurs, permettez-moi de vous faire observer qu'en définitive les administrations municipales ne confient pas aux médecins la direction de leurs hospices. Pourquoi donc le ferait-on pour les hôpitaux militaires?... En vérité, je me demande pourquoi nous confierions aux médecins la direction de nos hôpitaux, quand il n'y a pas un exemple d'un hôpital civil dirigé par un médecin. »

Ici, M. le ministre commet une erreur de fait, puisqu'en France même, la plupart de nos asiles d'aliénés sont dirigés et administrés par les médecins en chef et qu'un grand nombre d'hôpitaux civils en Allemagne, en Autriche, en Russie, sont sous la direction du médecin. M. le ministre ignore-t-il donc que les médecins civils français se plaignent, comme leurs collègues de l'armée, de ce que le médecin n'a pas une part assez grande dans l'organisation et le fonctionnement des hôpitaux? D'ailleurs, peut-on comparer la situation de deux médecins chargés d'un service, l'un dans un hôpital civil, l'autre dans un hôpital militaire, quant à leurs rapports avec l'administration de l'hôpital?

Le médecin civil, dans la plupart de nos plus grandes villes, doit sa place au concours, ce qui lui donne déjà un haut degré d'indépendance. Dans la vie sociale, dans le monde, hors de l'hôpital, le médecin, par sa position scientifique, par ses relations, presque toujours par sa fortune, occupe un rang bien supérieur à celui du directeur, de l'économe ou de l'agent administratif chargé de la gestion de l'hôpital auquel ce médecin est attaché. Nous ne sommes pas, que M. le ministre le sache bien, les subordonnés de l'administration des hôpitaux, dans le sens qu'on donne à ce mot. Pour le médecin militaire français, au contraire, cette subordination est complète, comme est dans la vie militaire toute subordination. Le médecin d'hôpital civil réclame le droit de peser de toute son autorité scientifique sur la direction du service hospitalier, mais il n'accepterait pas d'être le directeur de l'hôpital. Ce qui est logique pour le médecin en chef d'un asile d'aliénés, ce qui est logique pour les médecins directeurs des hôpitaux civils étrangers, lesquels n'ont pas d'autre rôle à remplir que celui de diriger l'établissement qui leur est confié et dont les appointements sont en rapport avec les fonctions, serait pour le médecin d'hôpital civil français une charge inacceptable. Nos fonctions hospitalières étant presque toujours gratuites, ou à peu près, ce n'est pas l'hôpital, mais la clientèle qui nous fournit nos ressources ; si donc nous pouvons donner, par amour pour la science, par dévouement pour l'humanité, une grande part de notre temps au traitement des malades que renferme l'hôpital, nous ne saurions par surcroît nous charger de la direction de l'hôpital lui-même. Le médecin militaire, au contraire, n'ayant et ne devant avoir à s'occuper d'autre chose que de son service hospitalier, peut donner à l'administration, à la gestion de l'hôpital, tout le temps que lui laissent disponible ses fonctions plus directement médicales.

Si les hôpitaux civils français sont, en général, administrés par des commissions administratives, il y a pour cela d'excellentes raisons qui n'existent pas pour les hôpitaux militaires. Si les hôpitaux civils reçoivent très souvent une subvention de la caisse municipale, la plus grande partie, ou du moins une grande partie de leurs ressources provient de revenus de propriétés, de rentes, résultats de dons, de legs ou de souscriptions. Il faut gérer ces propriétés, passer des baux, recueillir des fermages, élever des constructions, veiller à leur entretien, et tout cela n'est nullement dans le rôle du médecin. Pour les hôpitaux militaires, c'est tout autre chose ; ces établissements trouvent dans le budget de la guerre les revenus dont ils ont besoin, et le médecin, pas plus que l'intendant, ne sont chargés de faire rentrer les impôts.

Enfin, tous les malades ne sont pas admis de droit dans les hôpitaux civils et surtout dans les hospices. Il y a des conditions d'indigence, d'âge, de durée de séjour, de droit au secours, qui ne peuvent être laissées à l'appréciation du médecin, qui lui, ne voit que la maladie et aurait grand'peine à tenir compte, s'il était libre, des restrictions à l'admissibilité dictées par des nécessités budgétaires. Les hôpitaux militaires au contraire ont une clientèle absolument définie : être malade est pour le soldat la seule règle qui justifie et commande l'admission.

Les arguments de M. le ministre de la guerre, qui sont aussi ceux de l'intendance, n'ont donc aucune valeur, et l'assimilation des hôpitaux militaires aux hôpitaux civils est sous tous les rapports inacceptable.

III

Au-dessus de tous les raisonnements *a priori*, il y a les faits, il y a l'expérience, et nous allons voir que ce qu'on déclare inapplicable et à peu près impossible en France est appliqué à l'étranger ; nous allons voir que l'Angleterre, l'Allemagne, l'Autriche, le Portugal, l'Italie, la Belgique, la Russie, nous ont, ici encore, devancés dans la voie du progrès, en donnant à leur médecine militaire cette autonomie jusqu'ici refusée à la médecine militaire française.

Les campagnes de Crimée et d'Italie avaient mis en évidence les désastreux effets de notre organisation médicale militaire et l'insuffisance absolue de l'intendance. Si cette leçon fut perdue pour nous, l'étranger sut en profiter. Aussi, lorsque les États-Unis, au début de la guerre de la Sécession, organisèrent leur service médical, ils donnèrent, pour la première fois, aux médecins la direction exclusive de ce service. Le résultat fut, on peut le dire, merveilleux. La chirurgie américaine, livrée à elle-même, pouvant déployer toute son énergie, toute son initiative et mettre à profit ses connaissances, sut ouvrir aux soldats blessés et malades 202 hôpitaux renfermant 136,894 lits, qui furent successivement occupés par le chiffre énorme de 143,318 blessés et 2,247,403 malades. Aussi est-ce avec un légitime orgueil que le compte rendu officiel de la guerre (circulaire n° 6) a pu dire : « Au lieu de placer à la tête d'établissements consacrés au soulagement des malades et des blessés des officiers de l'armée qui, quelles que puissent être leurs autres qualités, ne sauraient comprendre ce que réclame la science médicale et qui, avec les meilleures intentions du monde, peuvent gravement compromettre les soins du chirurgien... notre gouvernement, avec la plus sage confiance, fit, du chirurgien le chef, le commandant de l'hôpital, et tandis qu'il le rendait responsable de ses mesures organisatrices, il lui mettait entre les mains le pouvoir de rendre les résultats favorables... *Jamais auparavant, dans l'histoire du monde, la mortalité des hôpitaux militaires ne fut si faible en temps de guerre, et jamais ces hôpitaux ne furent aussi complètement garantis des maladies qui y prennent naissance.* »

Jusqu'à cette époque, l'organisation de la chirurgie militaire des armées européennes était, dans ses grandes lignes, calquée sur la nôtre ; les deux exemples, si opposés dans leurs résultats, de la France en Crimée, en Italie, et des États-Unis pendant la guerre de Sécession devaient éclairer les gouvernements, — à l'exception du nôtre — sur la nécessité d'une réforme radicale. La Prusse, dès 1863, l'Autriche en 1864, la Russie, l'Angleterre, l'Italie, le Portugal, l'Espagne, et récemment la Belgique, ont affranchi leur chirurgie militaire du joug de l'intendance et donné au corps médical cette autonomie, que nous ne cesserons de réclamer pour la médecine militaire française. L'expérience du Schleswig, en 1864, de la guerre de Bohême en 1866, consacra l'utilité de ces réformes, faites d'abord avec une certaine réserve, et quelques États ont remanié plusieurs fois leur organisation sanitaire, mais toujours dans le sens d'une large et plus libre action du corps médical militaire. L'Autriche, après avoir modifié en 1870 son règlement de 1864, a promulgué en 1878 un ordre impérial réglementant dans tous ses détails le service de santé militaire. La Prusse, par l'ordonnance de 1863, avait réformé son organisation, jusque-là copiée sur la nôtre ; l'expérience de 1866, le désir incessant du progrès qui caractérise l'Allemagne, amena la grande réforme de 1868. La guerre franco-allemande montra qu'il y a toujours place pour des améliorations : de là les ordonnances de 1873 sur le service en temps de paix, de 1878 sur le service en campagne. L'Angleterre, dont l'organisation sanitaire était déjà si libérale, a, par les décrets du 1er janvier et du 1er février 1878, étendu encore les attributions du corps médical.

Il est cependant un pays qui a suivi à cet égard, mais sur un point seulement, une marche rétrograde ; ce pays, c'est l'Espagne. Les règlements du 19 mai et du 1er septembre 1873, donnaient au corps médical, dans les ambulances et dans les hôpitaux, une autonomie complète. Pendant une longue guerre civile qui a mis sur le pied de guerre une armée de plus de deux cent mille hommes, pas une seule épidémie n'a été observée ; la proportion des malades n'a pas dépassé 4 p. 100 de l'effectif ; la proportion des guérisons a été des plus favorables. Cependant, un décret du 19 avril 1880 a eu pour effet de donner à un officier de l'armée la direction des hôpitaux en temps de paix, et d'en confier le service subalterne à des religieuses. Les deux motifs allégués furent : l'un que la journée d'hôpital avait dépassé depuis six ans les prix antérieurs, ce qui n'a rien d'extraordinaire ; l'autre que la mortalité avait augmenté, ce qui est fort discutable. Peut-être trouverait-on l'explication de cette fâcheuse mesure dans ce fait, que le ministre actuel est l'ancien directeur de l'intendance au ministère de la guerre et que le rédacteur du rapport (lequel contient, du reste, de graves erreurs de fait, quant à l'organisation des diverses armées de l'Europe) est un intendant militaire.

Nous ne croyons pas utile de donner avec quelque détail l'organisation particulière à chaque pays ; nous l'avons déjà fait ici même, il y a quelques années, pour la Prusse et pour l'Autriche[1] ; il nous suffira de montrer comment, dans les grandes armées de l'Europe, la direction du service médical a pu avec avantage être confiée aux médecins ; ce sera la meilleure manière de répondre aux objections de ceux qui, par excès de dévouement envers l'intendance, par fidélité à la routine, ou par ignorance de ce qui se passe au delà de nos frontières, s'opposent aux progrès de notre organisation médicale militaire. Il ne leur restera plus qu'un argument qu'ils n'oseraient produire : c'est qu'en pareille matière, un Français n'est pas assez intelligent pour remplir des fonctions qu'on a pu avec avantage confier à un Russe, un Anglais, un Allemand, un Portugais, un Italien, un Autrichien, un Belge, etc.

Voyons d'abord ce qui se passe en temps de paix auprès du pouvoir central et dans les hôpitaux. En France, le conseil de santé des armées n'a que voix consultative, il n'est pas en rapport direct avec le ministre, et ce n'est que par l'intermédiaire de la cinquième direction, celle des services administratifs, qu'il transmet au ministre les avis qu'on peut lui demander. C'est à cette direction des services administratifs qu'appartient la direction du service de santé. En Allemagne, à la tête du corps de santé est le médecin-major général de l'armée, lequel centralise entre ses

<hr>

(1) Voyez la *Revue* du 1ᵉʳ novembre 1871.

mains tout le service. Il est au ministère le chef d'un département spécial, immédiatement subordonné au ministre et correspondant directement avec lui. L'Angleterre, le Portugal, l'Italie, ont une organisation semblable. En Autriche-Hongrie, l'administration centrale du service de santé forme la quatorzième division du ministère de la guerre. Placée sous la direction d'un des deux médecins-majors généraux de l'armée, elle centralise toutes les affaires relatives au service de santé dans toutes ses branches. A côté de cette direction existe « un comité de santé » composé de médecins choisis en raison de leurs connaissances scientifiques, mais sans acception du grade, et présidé par l'autre médecin-major général. Les attributions de ce comité sont exclusivement scientifiques et ne se rapportent pas au service proprement dit. En Russie, à la tête du corps de santé, est le médecin-inspecteur-général (Dr Kosloff), dont les attributions comprennent la direction du personnel, l'exécution pratique du service, la gestion des fonds et du matériel, la vérification et le contrôle de la comptabilité.

Il n'est pas inutile de noter que, dans les armées allemande, anglaise, autrichienne, italienne, portugaise, russe, les médecins ne sont pas seulement assimilés comme grades aux officiers de l'armée, ils sont personnes militaires (*personen des soldaten-standes*), c'est-à-dire officiers combattants, et leur pouvoir disciplinaire n'a d'autre limite que leur grade.

En France, nous l'avons déjà dit, la direction des hôpitaux militaires appartient à l'intendance et à ses représentants, auxquels les médecins, même le médecin en chef, sont subordonnés. Presque partout, à l'étranger, cette direction, en temps de paix et pour les hôpitaux de l'intérieur, appartient aux médecins, mais avec des attributions plus ou moins étendues. En Autriche, le médecin en chef de l'hôpital a autorité sur le personnel des médecins et des pharmaciens, qui ne relèvent que de lui, et donne des ordres, en ce qui concerne le service, au personnel de la troupe sanitaire et au comptable de l'hôpital. Mais il existe un conseil d'administration de l'hôpital composé de l'officier commandant la troupe sanitaire, du comptable et du médecin en chef, lequel préside le conseil. En cas de conflit, la question est soumise au commandant de la garnison pour les affaires militaires, au médecin en chef de la circonscription pour les affaires médicales, ou à l'intendant pour les difficultés administratives ou financières. En Russie, le médecin en chef est aussi le chef direct de tout le personnel sanitaire; il préside la commission administrative, composée des médecins et employés de l'hôpital. Cette commission peut de son autorité prendre des mesures dont l'exécution n'exige pas une dépense de plus de 100 roubles. Elle relève, pour ce qui concerne le service médical, du médecin en chef de la circonscription, et pour ce qui a trait aux affaires administratives, de l'inspecteur des hôpitaux.

En Allemagne, en paix comme en guerre, l'autorité du médecin en chef d'un hôpital est complète, s'étend sur tout le personnel et comprend la gestion tout entière. Depuis les ordonnances du 1er janvier 1873, les hôpitaux de paix, au lieu d'être administrés par des commissions, sont placés sous la direction du médecin en chef. Le médecin en chef exerce le commandement sur le personnel médical, les aides de lazaret, les infirmiers, etc.; il a le pouvoir disciplinaire d'un commandant de compagnie non détachée. Il peut infliger aux employés administratifs et aux pharmaciens des amendes allant jusqu'à trois thalers, au besoin leur interdire provisoirement leurs fonctions, sauf à en rendre compte à l'autorité supérieure compétente. A son entrée en fonctions, l'hôpital lui est remis avec un inventaire, et le procès-verbal de prise de possession est adressé à l'intendance. Dans les hôpitaux peu importants, le médecin en chef a la gestion économique. Dans les hôpitaux plus importants et dans lesquels il existe des agents soumis au cautionnement, le médecin est déchargé du détail de la gestion; on forme, en ce cas, une « gérance de caisse et d'économat » attribuée à un ou deux comptables (inspecteurs de lazaret), qui doivent se conformer aux ordres du médecin en chef, sauf, en cas de désaccord, à provoquer de sa part une décision formelle. Alors un procès-verbal est dressé et il est soumis, à l'époque des inspections, à l'intendant et au médecin général. Les contrats passés par la gérance doivent recevoir l'assentiment du médecin en chef; on soumet également à son approbation les comptes, la correspondance administrative, etc. Le médecin a le devoir de contrôler le service des agents de la caisse et de l'économat, de surveiller l'entretien des bâtiments, du matériel, l'emploi régulier des denrées, des vivres, etc. Chaque mois et aussi quand il y a lieu de supposer que la caisse a subi un dommage (incendie, vol, etc.), il la vérifie. En dehors de ce cas, la vérification n'est faite par lui qu'avec l'autorisation de l'intendant. Le médecin en chef est responsable des fautes commises par ses agents, en tant que son contrôle a été insuffisant.

En Italie, la direction de l'hôpital appartient au médecin, et l'article 2 du décret du 17 novembre 1872 est ainsi conçu : « L'officier de santé, directeur des hôpitaux militaires d'une division, chargé déjà de la direction technique du service de santé dans ces hôpitaux, joindra à ces attributions la direction administrative et la direction disciplinaire; il sera en conséquence revêtu de l'autorité d'un chef de corps, tant en ce qui concerne le personnel qu'en ce qui concerne le matériel. » En Angleterre (ordonnance du 1er juillet 1876), le médecin en chef de l'hôpital a sous sa juridiction et sa surveillance les officiers et sous-officiers attachés à l'établissement. Enfin, en Portugal, la direction des hôpitaux militaires appartient exclusivement au médecin en chef.

Quelque complète que soit presque partout en Europe l'autorité du médecin, il est à peine utile d'ajouter que le médecin en chef d'un hôpital ne constitue pas dans l'armée une autorité indépendante, ne relevant que des autorités médicales supérieures. Cela ne saurait être et n'existe nulle part. Le général en chef d'une armée, d'une circonscription, d'un corps d'armée, est le chef naturel de tous les services militaires que comprend l'armée ou la circonscription qu'il commande; la médecine, pas plus que le génie ou l'artillerie, ne sauraient, malgré leur autonomie, échapper à son autorité. Au-dessus du médecin en chef d'un hôpital, il y a donc le général en chef du corps ou ses représentants directs; qui sont dans l'espèce, lorsqu'il s'agit d'un hôpital placé dans une ville, non pas comme en France l'intendant, ou même ce que nous appelons le commandant de place, mais le commandant de la garnison, c'est-à-dire le représentant direct du général en chef.

Il est facile de voir par ce rapide aperçu que si, dans tous les grands États de l'Europe, à l'exception de la France et aujourd'hui de l'Espagne, la direction des hôpitaux en temps de paix appartient au médecin; si, pour quelques-uns d'entre eux, il existe à côté du médecin en chef un conseil d'administration que ce médecin, du reste, préside, c'est qu'en temps de paix il y a rarement urgence à prendre une décision. Mais, en temps de guerre, tout change ; la rapidité d'exécution ne pouvant s'obtenir qu'avec l'unité de direction, le conseil d'administration disparaît, et partout la direction des hôpitaux de guerre et des ambulances appartient exclusivement au médecin. On voit ce que valent sur ce point les opinions de M. le ministre de la guerre, qui accorderait, dit-il, assez volontiers l'autonomie en temps de paix, mais qui serait effrayé de la voir exister en temps de guerre.

L'arrêté royal promulgué en Belgique au mois de mai dernier est ainsi conçu : « Attendu que l'expérience des dernières guerres a démontré qu'il est avantageux de donner au corps médical la direction et la responsabilité du service de santé en campagne... Sur la proposition de notre ministre de la guerre, avons arrêté et arrêtons :

« Article premier. — Le service de santé de l'armée, en temps de guerre, constitue un organe distinct, placé sous l'autorité directe du commandant et sous le contrôle financier de l'intendance.

« Art. 2.— La direction et la responsabilité du service de santé en campagne sont confiées au corps médical militaire, etc. »

Le règlement allemand du 10 janvier 1878, comme celui de 1869, donne au médecin seul la direction du service. Le chef du service de santé est, au grand quartier général, l'autorité centrale chargée de la direction sanitaire sur le théâtre de la guerre. Il est responsable de l'exécution du service de santé en campagne *dans toute son extension...* Le chef du service de santé des armées est le chef de tout le personnel de santé sur le théâtre des opérations ; il est revêtu de l'autorité disciplinaire d'un commandant (général) de division. Les fonctions de chef du service de santé sont remplies par le médecin-major général de l'armée (*general-stabsarzt der armee*), ou à son défaut par un médecin général (art. 19). » L'armée allemande en campagne se divise en armées dont chacune comprend un certain nombre de corps d'armée. Le service médical de chacune de ces subdivisions est fondé sur le même principe. « Au quartier général de chaque armée est attaché un médecin général d'armée (*armee-general-arzt*), chargé d'exercer, d'après les indications du général commandant en chef de l'armée, la haute direction sur l'ensemble des corps d'armée composant l'armée ; il a l'autorité disciplinaire d'un général de brigade (art. 20). » Dans chaque corps d'armée, la direction du service médical est confiée, d'après les mêmes principes, à un médecin général de corps d'armée (*corps-general-arzt*). Les fonctions de médecin en chef d'un corps d'armée en temps de paix ou en cas de mobilisation sont intéressantes à connaître. Elles comprennent les opérations suivantes : appel à l'activité du personnel médical, — répartition, dans les corps de troupes de ce personnel, des pharmaciens et des infirmiers, — réception du personnel administratif fourni par l'intendance, — réception des hommes et chevaux fournis par le train, — réception des voitures et du matériel hospitalier en consigne au dépôt du train, achat des médicaments et denrées, qui ne doivent être acquis qu'au moment de la mobilisation, etc. Le service de santé de seconde ligne est organisé sur ces mêmes principes de la direction médicale.

Il serait inutile de reproduire pour les autres armées les articles qni réglementent le service de santé en campagne. L'Autriche, l'Italie, l'Angleterre, la Russie ont une organisation calquée sur l'organisation médicale militaire de l'armée allemande; si quelques-unes en diffèrent, c'est, comme nous allons le voir, par une extension plus grande encore des droits donnés aux médecins en chef.

Un élément qui ne figure pas en temps de paix vient pendant la guerre s'ajouter au service de santé; cet élément, qui n'existe pas malheureusement encore en France, ce sont les compagnies sanitaires, comprenant une partie de ce que nous empruntons au train des équipages, et des détachements d'infirmiers brancardiers. En Italie, en Portugal, en Angleterre, les troupes sanitaires sont, comme tout le reste du personnel de santé, sous le commandement du médecin. En Allemagne, en Autriche, elles restent sous l'autorité directe de l'officier qui les commande, bien que cet officier soit tenu de déférer aux réquisitions du médecin en chef. Voici ce que disait à cet égard, au congrès de 1878, M. le Dr Roth, médecin général de l'armée allemande : « Nous commandons à tout le service de santé, mais les brancardiers sont encore sous les ordres des officiers de troupe, et il en résulte des choses désagréables pour nous et fâcheuses pour le bien du service. J'ai eu comme médecin en chef de l'armée l'expérience que deux puissances égales ne peuvent pas exister l'une à côté de l'autre. La chose nécessaire pour toutes les armées, c'est que l'on forme des troupes sanitaires spéciales organisées comme le génie, l'artillerie, le train ; que ces troupes sanitaires soient indépendantes des autres troupes et qu'elles puissent se recruter comme elles. Ces troupes, comme tout le reste du service médical, devraient être sous la direction des médecins. » A cette observation si juste, M. le Dr Longmore, chirurgien général de l'armée anglaise, répondait : « La question a été décidée en Angleterre, et j'ai vu les médecins exercer le commandement. Ils sont, en effet, à la tête des compagnies de brancardiers, et les officiers d'administration leur sont subordonnés. »

Enfin, il est un dernier élément qui, dans une certaine mesure, a fait obstacle à l'indépendance du corps médical français; c'est l'existence des pharmaciens militaires. Si l'on se reporte à la discussion de 1873 devant l'Académie de médecine, on voit que le pharmacien s'insurge à l'idée d'être subordonné au médecin, et peu s'en faut que, pour éviter cette subordination, il ne préfère la suprématie de l'intendance. Cependant là où il y a un chef, il y a des subordonnés, et personne n'a encore eu l'idée de donner au pharmacien la direction du service médical. Du reste, une des caractéristiques de notre organisation médicale militaire, c'est la place incroyablement considérable donnée au pharmacien. Dans le tableau B du projet présenté par le général Farre, pour un effectif de 1,300 médecins, il y a 185 pharmaciens; cependant l'Italie n'en a que 89, l'Autriche 65 et l'Allemagne, pour un effectif de 1,628 médecins, ne compte que 17 pharmaciens. Il y a plus, en Allemagne et en Autriche, tandis que les médecins forment un corps spécial d'officiers considérés comme personnes militaires, c'est-à-dire considérés combattants, ce qui n'est que justice, les pharmaciens appartiennent à la classe des employés militaires (*Beamten*). Il en est de même en Russie, où les pharmaciens ne portent pas l'épaulette que portent les médecins comme insigne de leur grade. S'il est indispensable d'avoir à la tête des dépôts de médicaments ou dans les laboratoires de la pharmacie centrale des savants ayant reçu, comme les pharmaciens, une instruction spéciale; s'il est utile, mais non indispensable, d'en avoir à la tête des dépôts du service pharmaceutique des grands hopitaux, le pharmacien est une superfétation dans les ambulances et même dans les hôpitaux mobiles en activité sur le théâtre de la guerre. Les médicaments officinaux sont tout préparés dans les caissons, et quant aux préparations extemporanées, qui ne consistent guère que dans des mélanges et des pesées, il n'est pas un médecin qui ne soit capable de les effectuer. Du reste, en temps de guerre, la mobilisation fournirait à la médecine militaire plus de pharmaciens qu'il n'en faut. Quoi qu'il en soit, dans toutes les armées étrangères, le pharmacien, n'étant que l'aide du médecin, lui est subordonné comme tout le personnel du service de santé.

Je ne crois pas devoir parler des secours volontaires et des sociétés que quelques personnes regardent comme pouvant se substituer en temps de guerre à la chirurgie militaire. L'ignorance et la présomption, si elles ne les justifient pas, excusent bien des absurdités. La substitution, en tout ou en partie, des sociétés de secours à la chirurgie militaire pourra être discutée par un homme sérieux le jour où l'on proposera sérieusement la suppression totale ou partielle de l'artillerie dans l'armée et son remplacement par les sociétés civiles d'artilleurs volontaires.

L'exposé sommaire de l'organisation de la médecine militaire dans les armées étrangères montre que, malgré les objections de ceux qui, ignorant ce qui existe ailleurs, substituent le raisonnement à l'expérience des faits, le service de santé militaire peut, pendant la paix comme pendant la guerre, être confié à la compétence et au dévoûment des médecins militaires. Mais nous pouvons nous demander si cette indépendance du corps médical a produit des résultats qui justifient l'autonomie accordée au corps de santé. C'est ce qui nous reste à examiner.

Les effets d'une bonne organisation doivent se faire sentir dans toutes les parties du service, depuis le moment où le blessé tombe sur le champ de bataille, jusqu'au moment où il trouve dans les soins éclairés des médecins la guérison de ses blessures. L'absence d'un service spécial de brancardiers, l'insuffisance numérique des soldats du train, conducteurs de cacolets et de litières, rendent impossible, dans notre armée, l'enlèvement rapide des blessés tombés sur le champ de bataille. Nous ne parlerons pas de la dernière guerre, pour ce qui concerne la France, puisque presque partout l'ennemi étant resté en possession du champ de bataille, c'est à lui qu'incombait le soin de relever nos soldats blessés. En Italie, beaucoup de nos blessés de Solferino sont restés sans secours deux jours et même trois jours sur le champ de bataille ; dans les armées allemande, autrichienne et russe, grâce au service des brancardiers de renfort choisis dans les régiments prenant part au combat, grâce aux compagnies d'infirmiers brancardiers, les blessés ont été aussitôt relevés. Chargé, après nos grandes batailles autour de Metz, d'aller en parlementaire réclamer dans les ambulances ennemies, soit nos blessés, soit même des médecins militaires prisonniers avec leur ambulance, nous avons été frappé de voir que, quelques heures seulement après la bataille, tous les blessés recueillis dans les ambulances allemandes étaient, amis ou ennemis, couchés, opérés et déjà pansés avec soin. Lorsque après Borny, chargé de la douloureuse mission de diriger, conjointement avec un des médecins en chef allemands, l'enterrement de nos morts tombés dans les lignes ennemies, nous pûmes parcourir librement le champ de bataille de la veille, nous eûmes la consolation de voir que pas un blessé n'avait été oublié.

Tous les blessés ne peuvent être hospitalisés jusqu'à leur guérison dans les environs du champ de bataille ; pour éviter l'encombrement, il faut évacuer tous ceux qui sont transportables. Les armées étrangères ont pour remplir cette mission des compagnies de brancardiers, des voitures d'ambulance, des brancards en nombre considérable ; en France, nous n'avons pour cela que les fourgons du train ou des voitures de paysan qu'on remplit de paille. C'est encore, même en 1870, tout ce qu'on put nous fournir pour ramener dans leurs lignes des blessés allemands échangés contre les nôtres, et nous dûmes plusieurs fois arrêter la marche du convoi, tant nous étions douloureusement impressionnés par les hurlements de douleur que poussaient de malheureux blessés que les cahots des voitures jetaient les uns sur les autres. L'Allemagne, l'Autriche, la Russie, peuvent transformer en temps de guerre leurs wagons à marchandises pour y suspendre des brancards, et ils constituent ainsi de véritables hôpitaux roulants. Pendant la guerre franco-allemande, la plupart des blessés allemands ont été évacués ainsi sur l'Allemagne ; pendant la guerre dernière, 21 convois, toujours en activité, ont transporté dans les hôpitaux de leur pays 200,000 malades et blessés de l'armée russe. Lorsqu'en Italie nous eûmes à transporter de Milan à Vérone des blessés autrichiens pour les rendre à leurs compatriotes, nous n'eûmes à notre disposition que des wagons à marchandises remplis avec de la paille, sur laquelle reposaient ces malheureux, et les choses ne furent guère meilleures en 1870.

Tous les blessés ne sont pas transportables; il en est qu'il faut traiter et par conséquent qu'il faut hospitaliser sur place. C'est ce que peuvent faire les armées allemandes qui possèdent des hôpitaux mobiles de champ de bataille (*Feld-Lazarethe*) ayant leur organisation propre en personnel et en matériel, qui possèdent des tentes-hôpitaux, des lits démontants, transportables, et nous savons par expérience que ces soi-disant *impedimenta* n'ont pas empêché l'armée allemande d'exécuter, en 1870, des marches foudroyantes. Grâce aux tentes d'ambulance dont j'avais donné le modèle en 1868, modification de la tente d'ambulance américaine, et que j'avais attribuées aux ambulances que j'avais organisées comme chirurgien de la Société de secours aux blessés militaires en 1870, grâce à des lits que je fis construire avec de simples planches, sur le modèle de ceux que j'avais vu employer par les Prussiens en 1864, lorsque je visitai leurs ambulances du Schleswig avec mon confrère et ami M. le député Liouville, je pus, dès les premières batailles autour de Metz, dresser et aménager en quelques heures un petit hôpital de plus de 100 lits. Depuis douze ans, j'ai hospitalisé chaque année, pendant six mois, sous des tentes d'ambulance, les blessés de mon service de l'hôpital Cochin et depuis 1873 de l'hôpital Beaujon, jamais un représentant de l'administration de la guerre n'a eu la curiosité, qui eût été pour lui un devoir, de venir s'enquérir sur place des avantages ou des inconvénients de ce mode d'hospitalisation spécialement destiné aux blessés militaires. La chirurgie militaire française étant privée des moyens d'hospitalisation temporaire que possèdent les armées étrangères, le transport des blessés s'impose à elle comme une nécessité, et ses moyens de transport eux-mêmes sont des plus défectueux. Or il est des opérations, telles que les résections des os et des articulations, qui permettent de guérir un blessé tout en lui conservant son membre; mais elles ne sont praticables qu'à la condition de pouvoir conserver dans une complète immobilisation le membre opéré. Pendant la guerre de Sécession, pendant les guerres de 1866 et de 1870, pendant la guerre de Turquie, les chirurgiens américains, allemands, autrichiens et russes ont pratiqué un grand nombre de résections au grand bénéfice de leurs malades; le chirurgien français ne peut guère, en campagne, avoir recours à cette chirurgie conservatrice qu'il pratique en temps de paix, et, s'il veut avoir quelque chance de sauver son blessé, il est obligé de le mutiler et de lui imposer l'amputation.

Comme il est facile de le deviner, un blessé qui est resté long-temps sur le champ de bataille sans être relevé, qui ne peut être par conséquent pansé ou opéré que fort tardivement, qui subit de longs transports par d'abominables moyens, qui n'a qu'un peu de paille comme lit, qui ne reçoit qu'une nourriture insuffisante et qui ne peut même toujours être pansé convenablement, parce que le médecin, par la faute de l'intendance, manque des appareils et des objets de pansement nécessaires, ce blessé a peu de chances d'échapper à la mort. Aussi, malgré la valeur scientifique de nos médecins, malgré leur zèle, malgré leur dévouement, la mortalité de nos blessés a toujours été beaucoup plus élevée qu'elle ne l'est dans les armées étrangères.

L'armée française en Crimée a perdu le chiffre énorme de 72 p. 100 de ses opérés, c'est-à-dire que, sur 100 opérés, il n'en guérit que 28. Sans doute on pourrait objecter que nous étions loin de la France, en pays ennemi, sans ressources à tirer de la contrée et par un hiver rigoureux; mais que peut-on dire de pareil pour la campagne d'Italie? Là, dans un pays ami, au milieu des ressources de toute espèce, pendant l'été et sous un des plus beaux ciels de l'Europe, à six heures de nos frontières, dans une campagne où nous fûmes toujours victorieux et qui ne dura que deux mois, entourés de villes et de villages où nous pouvions abriter nos blessés, nous perdîmes 63 p. 100 de nos opérés, 9 p. 100 seulement de moins qu'en Crimée, où tout était conjuré contre nous : climat, privations, fatigues d'une longue campagne, choléra, typhus, pourriture d'hôpital. Nous perdîmes en Italie 63 de nos opérés sur 100, quand les Anglais, sur ce champ de mort de la Crimée, n'en perdirent que 33 p. 100; quand les Américains, dans leur lutte gigantesque à travers un territoire dévasté par la guerre, au milieu de toutes les difficultés, n'en perdirent que 40 sur 100. Non, un pareil état de choses ne peut durer !

Au mois d'août 1878, pendant l'exposition, un congrès interna-tional sur le service médical des armées en campagne se réunit à Paris. Les gouvernements étrangers y envoyèrent des délégués offi-ciels choisis parmi les illustrations de la chirurgie militaire. Parmi eux se trouvaient le Dr Longmore, chirurgien général de l'armée anglaise ; le Dr Kosloff, médecin en chef et inspecteur général de l'administration médicale de l'armée russe ; le Dr Roth, médecin général de l'armée allemande ; le Dr de Losada, médecin inspecteur de l'armée espagnole ; le Dr Cunha Bellem, député et médecin principal de l'armée portugaise ; le Dr Neudorfer, un des médecins les plus éminents de l'armée autrichienne ; le Dr Kolff et le Dr Van Diest, médecins principaux l'un de l'armée hollandaise, l'autre de l'armée belge, etc. Les médecins inspecteurs Legouest, délégué par le ministre, baron Larrey, Gueury, Brault et quelques-uns de nos médecins principaux représentaient la médecine militaire française. Notre situation, à nous médecins français, fut des plus pénibles, car, tandis que nos collègues étrangers : allemands, russes, autrichiens, anglais, pouvaient nous montrer par leur propre expérience dans les guerres récentes combien de progrès avaient été réalisés, nous ne pouvions que baisser la tête et décliner la responsabilité de l'infériorité de notre organisation. On discutait le rôle des compagnies de santé pendant le combat, nous n'en avons pas ; le fonctionnement des hôpitaux mobiles, nous n'en avons pas ; l'utilisation des trains sanitaires, nous n'en avons pas ; l'organisation des services sur les champs de bataille, elle ne nous appartient pas.

Toujours, quand nous parlions de la France, la même conclusion revenait : Oui, cela devrait être, mais nous n'avons pas autorité pour imiter ce dont vous nous vantez l'utilité. Aussi ne saurait-on s'étonner que le congrès, en se séparant, ait voté à l'unanimité la conclusion suivante : « La subordination de la chirurgie militaire à une autre autorité que celle des médecins en chef, ainsi que l'existence de services parallèles ne relevant pas des médecins militaires en chef, sont incompatibles avec une bonne organisation des services médicaux et avec la protection que l'État doit aux soldats malades et blessés. Par conséquent, la direction du service médical militaire doit, comme cela existe dans presque toutes les armées modernes, appartenir exclusivement au médecin en chef de l'armée sous la haute autorité du commandement. »

Ce n'est pas tout encore. Le blessé tombé sur le champ de bataille perd momentanément sa nationalité. Pour l'ennemi qui le recueille ce n'est pas un prisonnier, c'est un malheureux qu'il faut secourir, et ceux qui, tout à l'heure, combattaient l'un contre l'autre, se retrouvent côte à côte, unis par la douleur, sur le grabat de l'ambulance. La bonne organisation de la médecine militaire d'une armée intéresse donc toutes les armées avec lesquelles elle peut se trouver en présence. C'est ce qui autorisait un de nos collègues, appartenant à un pays ami, de dire au congrès de 1878 : « Un État qui néglige son service médical militaire affaiblit par là, non seulement sa propre défense, mais fait preuve en même temps d'un manque de civilisation et d'humanité qui l'avilit aux yeux de ses voisins. » Cette parole vraie dans sa dureté était dite d'une manière générale, mais la rougeur nous monte au front quand nous songeons que ce n'est plus qu'à la France qu'elle peut s'appliquer aujourd'hui. Puissent nos législateurs, avant de se séparer, accomplir une réforme décrétée il y a trente-deux ans en France, mais que l'étranger seul a su accomplir! Qu'ils aient enfin pitié de nos malades et de nos blessés : il s'agit de l'armée, il s'agit de la France! Aujourd'hui que tout le monde est soldat, il n'est pas une famille française qui ne soit directement intéressée à voir cesser un état de choses qui s'est constamment traduit par la mort de milliers de victimes. Combien de nos soldats malades ou blessés, pendant la paix comme sur les champs de bataille, ont succombé dans les hôpitaux ou dans les ambulances, alors qu'ils auraient pu revoir leur famille et leur foyer, si le dévouement et le savoir de nos médecins militaires n'avaient pas été rendus impuissants par une organisation déplorable qu'on ne saurait plus longtemps conserver.

[A la suite de ce réquisitoire, un article intitulé la *Médecine militaire* et signé Louis Henrique, parut dans la *Nouvelle Revue*. L'auteur reprenait et cherchait à combattre les arguments de L. Le Fort, tirés des faits de la campagne d'Orient et de la campagne d'Italie : il s'efforçait de dégager les services administratifs de l'armée des reproches qui leur étaient adressés. Nous citerons les conclusions de l'article, parce qu'elles donnent une bonne idée de la vivacité de la polémique, et qu'elles permettront de mieux saisir la réponse de Léon Le Fort, qui va suivre.

« On a voulu faire un procès en due forme au régime administratif du service sanitaire de l'armée. Pour discréditer le système, il fallait atteindre les fonctionnaires qui en ont la direction, en les décrétant d'impuissance et d'omnipotence à la fois. Ils peuvent tout et ils ne font rien. Voilà le thème.

Et alors on nous a transportés en Orient; on a appelé en témoignage des noms honorables, Michel Lévy, Baudens et Scrive ; ces morts illustres qui ne peuvent pas mentir témoignent contre ceux qui évoquent leur souvenir.

On a cité à la barre les Anglais, nos alliés en Crimée ; ils ont raconté tout ce qu'ils ont fait pour diminuer leurs misères.

On a fait parler le Dr Chenu lui-même ; mais le bon docteur a des remèdes d'une efficacité merveilleuse. Quand ses pilules ne vous tuent pas, elles vous guérissent ; c'est-à-dire, pour parler sans figure, que ses chiffres servent à plaider le pour et le contre avec la même conviction.

On a accumulé les faits à sensation, les pièces à conviction, les lettres à révélations. Il se trouve que les faits, malgré l'art avec lequel ils ont été groupés, sont erronés, pour ne rien dire de plus. Il se trouve que les pièces à conviction sont des lambeaux de phrases soigneusement choisies, qui jurent de se trouver accolées quand on essaye de les mettre d'accord avec la vérité.

Bref, la note dominante de cette attaque contre les méfaits de l'administration militaire en Orient, c'est l'inexactitude, doublée de peu de bienveillance, il faut bien le confesser.

La misère des Anglais à Balaclava ! Inexacte, l'histoire le constate.

L'imprévoyance de l'administration française en présence des ravages de l'épidémie ?

Inexacte, la lettre de l'intendant Blanchot le prouve.

Les mesures préventives que la médecine militaire est censée avoir prises ou proposées pour arrêter le typhus ?

Inexactes, les controverses de MM. Cazalas, Tholozan et leurs confrères en sont la preuve.

Les critiques fondées sur le fonctionnement irrégulier des évacuations ?
Inexactes, c'est M. Chenu lui-même qui en fait foi.

Les plaintes de M. Michel Lévy au sujet de la contenance des hôpitaux ?

Inexactes, il les a réfutées lui-même par sa propre correspondance.

Les réclamations de Baudens au sujet des épidémies ?

Inexactes, ses lettres prouvent qu'il n'avait pas prévu les épidémies de 1856 plus que Michel Lévy n'avait prévu celles de 1855.

Quant à l'intervention de l'empereur en faveur des typhiques de Crimée, elle est indéniable. Il y a plus : elle fut aussi miraculeuse dans ses effets qu'elle avait été providentielle, mais tardive.

Enfin le pathétique récit du camp de Maslack ?

Inexact, un document non contesté établit officiellement que l'intendance n'a eu le pouvoir ni de refuser, ni de donner ce que l'inspecteur médical demandait.

Voilà le bilan de la campagne de Crimée.

Pour la guerre d'Italie, c'est toujours le même procédé de discussion qu'on emploie : tronçons de lettres, insinuations à défaut d'affirmations précises, statistiques de fantaisie, bâties sur des chiffres complaisants, vieilles histoires que l'on ramasse depuis vingt ans et que les médecins militaires ont fini par croire à force de les redire ; mais de faits, point. Ah! si, pourtant! il y en a deux. D'abord les boîtes à résection, ces fameuses boîtes, arrivées après la bataille et qu'apparemment un intendant de connivence avec le ministre de la guerre a dû détourner de leur destination pour molester le corps médical. Simplement puéril !

Puis le fait raconté par M. Chenu, l'épisode de Solferino, les blessés abandonnés cinq jours sur le champ de bataille sans boire ni manger. Odieux, mais fort heureusement démenti !

Et c'est tout ce que les champions exclusifs de la médecine militaire coalisée ont pu trouver à articuler contre la direction administrative du service de santé !

Le jour n'est pas éloigné, il faut l'espérer, où, à la faveur d'un grand débat parlementaire, la vérité se fera en pleine lumière. Peut-être, ce jour-là, le corps médical obtiendra-t-il l'autonomie administrative à laquelle on aspire pour lui, avec les responsabilités qui s'y attachent; peut-être même convient-il qu'il en soit ainsi ; mais la discussion établira que les accusations formulées à l'endroit du passé sont injustes et fausses ; elle montrera que l'administration fiscale de l'armée n'est pas et n'a pas été durement fiscale, comme on le lui a si amèrement reproché dans ces derniers temps surtout, et qu'elle a toujours su comprendre la double et haute mission qui lui incombe : de sauvegarder les intérêts du soldat en même temps que ceux de l'État.

Louis Henrique.]

VI

LA MÉDECINE MILITAIRE

ET L'INTENDANCE[1]

L'amour-propre d'auteur est de tous le plus ombrageux. Cependant, bien que M. Louis Henrique, ou du moins l'écrivain qui signe de ce nom, reproche à notre article de la *Revue des Deux-Mondes* de manquer d'ordre, de méthode et de fourmiller d'erreurs, nous ne saurions lui dissimuler que sa tentative de réfutation nous a causé plus de plaisir que de peine. Il nous annonce, en effet, « qu'il est possible que l'intendance laisse s'accomplir, sans protester, une réforme qu'elle considère, peut-être, comme une expérience nécessaire à l'intérêt de sa propre cause »…; « qu'il est possible aussi que le ministre de la guerre ne veuille pas refuser au sentiment public, fortement surchauffé par des considérations *plus sentimentales qu'humanitaires*, la satisfaction de cette expérience ».

Après cet aveu, nous pourrions, nous devrions peut-être négliger des critiques qui s'adressent surtout à l'auteur de l'article incriminé; mais nous nous défions à bon droit de cette prétendue résignation de l'intendance, en présence surtout de l'article de M. Henrique. D'ailleurs, laisser sans réponse ces objections et ces critiques pourrait donner à croire que nous avons, ce qui n'est

(1) *Nouvelle Revue*, 1881.

pas, commis quelques erreurs, et notre silence pourrait nuire à la cause dont nous sommes depuis longtemps un des plus ardents défenseurs. Cette cause n'est pas la nôtre, ce n'est pas davantage celle de nos collègues de l'armée ; c'est la cause sacrée des malheureux soldats qui, blessés ou malades, meurent au service ou pour le salut de la patrie ; aussi, le défenseur de l'intendance se sert-il d'un mot bien malheureux et qui, nous n'en doutons pas, a mal traduit sa pensée, lorsqu'il traite dédaigneusement de considérations *plus sentimentales qu'humanitaires* des observations qui ont pour point de départ les milliers de cadavres que recouvre la terre de Crimée ; qui ont pour base le respect profond de la vie humaine ; qui n'ont qu'un seul but : le désir de sauvegarder de précieuses existences mises en péril par une mauvaise organisation des services médicaux. Notre devoir est de ne pas laisser passer sans les rectifier les objections de M. Henrique, et nous avons l'espoir que la *Nouvelle Revue* voudra bien nous accorder une hospitalité à laquelle nous attachons le plus grand prix.

M. Henrique ayant bien voulu faire ce qu'il appelle un triage méthodique de nos griefs et de ce qu'il regarde comme nos erreurs, nous suivrons dans notre réponse sa classification, puisqu'il la qualifie de rationnelle.

I

Nous avons dit que pendant le second hiver devant Sébastopol (1855-56), c'est-à-dire après la prise de cette ville, les armées anglaise et française, « soumises aux mêmes misères atmosphériques, se heurtant aux mêmes difficultés matérielles, exposées aux mêmes risques, menacées des mêmes fléaux, le choléra et le typhus », avaient eu un sort bien différent ; car, tandis que l'armée anglaise ne perdait par les maladies que 606 hommes, l'armée française en perdait par la même cause 21,190. Nous rappelions que, pendant toute la campagne, si le feu de l'ennemi nous avait coûté la perte de 20,000 hommes, 75,000 de nos soldats (le quart de l'armée) avaient succombé par les maladies ; et, avec tous ceux qui se sont occupés de l'histoire médicale de l'armée d'Orient, nous n'avons pas craint d'attribuer cet effroyable désastre *à l'imprévoyance de l'administration et à l'obstination de l'intendance.*

M. Henrique ne peut malheureusement pas contester cette épouvantable mortalité. Il ne saurait non plus nier que les deux armées étaient soumises aux mêmes misères atmosphériques, puisqu'elles campaient côte à côte en Crimée ; qu'elles se heurtaient aux mêmes difficultés matérielles, puisque toutes deux étaient loin de la mère patrie ; qu'elles étaient exposées aux mêmes risques et menacées des mêmes fléaux, le choléra, le typhus, puisque toutes deux ont eu le choléra et le typhus, mais à des degrés aussi différents que l'était leur organisation administrative et médicale. Cependant, pour lui, rien de plus facile à expliquer que cette différence inouïe dans la mortalité des deux armées. « L'armée anglaise, d'après lui, vint camper près de Balaclava *sur un plateau sain et inoccupé jusqu'alors* », où, regardant la campagne comme terminée, « elle n'eut plus qu'à se laisser vivre ». L'armée française au contraire « manœuvrait de Sébastopol aux sources du Belbeck pour couper la retraite aux Russes, et nos troupes suffisaient à peine à la défense d'une ligne de quatorze lieues » ; puis elle revint reprendre son ancien campement sur un plateau étroit et déjà contaminé par une longue occupation. Si donc le typhus, par suite de cette contamination du sol, éclata dans l'armée, l'intendance, d'après M. Henrique, ne saurait en être responsable.

Il est inexact que les Anglais aient, comme le dit M. Henrique, campé près de Balaclava sur un plateau inoccupé jusqu'alors. Ils ne quittèrent pas leurs anciens campements et c'est là qu'ils établirent, pour toute leur armée, les baraquements confortables dans lesquels ils passèrent l'hiver. Les Anglais n'avaient à Balaclava, éloignée de près d'une lieue, que des magasins et des *hôpitaux* reliés à leur camp par un chemin de fer.

Cette erreur est difficile à comprendre de la part de notre contradicteur. En effet, puisqu'il empruntait à Scrive (p. 300) cette comparaison des deux armées, puisqu'il lui empruntait même cette phrase : « Pendant que nous manœuvrions de Sébastopol aux sources du Belbeck, afin de couper la retraite aux Russes et et que nos forces militaires étaient complètement absorbées par la défense d'une ligne de quinze lieues, » il est fâcheux qu'il ait oublié de lire les deux lignes suivantes : « Pendant que les Anglais demeuraient paisibles dans leurs ANCIENS camps, où ils élevaient des baraquements pour la troupe. » L'argument capital de M. Henrique est donc basé sur une erreur de fait qui enlève à ses déductions toute leur valeur, puisque cette influence malheureusement trop réelle de la contamination du sol, existant pour l'une et l'autre armée, ne pourrait expliquer la différence considérable dans leur mortalité.

Certes, au point de vue de l'hygiène, ce fut une faute pour les Anglais comme pour les Français que de continuer à occuper les anciens campements ; peut-être cette faute est-elle justifiée par des considérations stratégiques au-dessus de notre compétence, et dans tous les cas on ne saurait en faire porter la responsabilité sur l'intendance ; mais lorsque M. Henrique publie une lettre de M. l'intendant Blanchot, pour prouver que cet administrateur avait signalé à l'autorité militaire les dangers de cette réoccupation des anciens campements, il fait preuve d'une bien vive imagination. Que dit à ce sujet cette lettre ? « Il serait important de mettre une partie des ambulances sédentaires dans de meilleures conditions pour l'hivernage. Avant d'y faire exécuter de nouveaux travaux et de les pourvoir du supplément de matériel nécessaire, *je désirerais savoir si vous avez le projet de faire hiverner les divisions sur les campements qu'elles occupaient avant les mouvements qu'elles viennent d'exécuter. Je suis*, etc. Signé : BLANCHOT. »

Il faudrait une terrible bonne volonté pour voir dans cette fameuse phrase, qui doit innocenter et même glorifier l'intendance, autre chose que ceci : « Veuillez me dire où vous ferez hiverner les troupes, pour que je prenne mes dispositions en conséquence. » Et M. Henrique ajoute gravement : « Le général ne crut pas la mesure proposée par l'intendant général compatible avec les exigences de notre situation militaire, et refusa. L'intendant ne put que s'incliner devant une décision qu'il n'avait pas le droit de discuter. Le médecin en chef aurait-il pu faire autre chose ? » Certes, le médecin en chef n'eût jamais conseillé la seule, mais incroyable mesure que propose, dans sa première partie, la lettre que M. Henrique est si heureux de reproduire, mesure dont le général en chef a si bien fait de refuser l'accomplissement.

Quelle mesure proposait donc cet intendant qui, d'après M. Henrique, redoutait, pour les soldats valides, l'habitation sur un sol depuis longtemps occupé ? La création, dans Sébastopol même, d'un hôpital de deux mille lits ! Mais on ne saurait imaginer un conseil plus contraire aux règles les plus élémentaires de l'hygiène ! Comment ! on propose d'accumuler deux mille malades dans un hôpital placé au milieu d'une ville assiégée depuis plus d'un an, dans une ville prise depuis onze jours, sur un sol bien autrement contaminé que celui de nos camps, sur un terrain, où dans un espace restreint se putréfiaient des milliers de cadavres ; et c'est avec un pareil document qu'on croit montrer la compétence, sinon même la supériorité de l'intendance en matière d'hygiène. Vraiment, l'argument n'est pas heureux.

M. Henrique se demande si le médecin en chef pouvait faire autre chose. Oui, certes ! Un intendant, qui n'est pas plus médecin que le général auquel il s'adresse, n'aurait aucun droit pour donner à ce dernier des conseils sur l'hygiène des troupes ; mais ce que ne peut faire un intendant, le médecin peut le faire au nom de la science. Ces conseils, Michel Lévy et Baudens ont pu les donner, grâce à la mission exceptionnelle dont ils étaient chargés et qui leur conférait le droit, que ne possède pas un médecin en chef ordinaire, de correspondre directement avec le commandement. Déjà, dès le 5 mars 1855, bien avant la prise de Sébastopol, Michel Lévy écrivait au général en chef : « En présence du scorbut et des premières manifestations du typhus des camps, il y a urgence : 1° à supprimer les taupinières et à rétablir les tentes sur le sol, sans excavation intérieure ; 2° à *déplacer les campements des régiments et des troupes qui fournissent le plus de malades...* »

Le second argument invoqué par M. Henrique pour expliquer la mortalité si différente des deux armées n'est pas plus heureux que le premier ; il est basé sur les fatigues plus grandes que la guerre imposait à nos soldats. Il n'y eut, pendant ce second hiver, qu'un chiffre à peu près égal de blessés dans les deux armées, relativement à l'effectif : 165 du côté des Anglais, 323 du nôtre ; mais en janvier 1856, lorsque éclata la grande épidémie de typhus, les opérations de guerre avaient cessé. En effet, nos ambulances ne reçurent en décembre 1855 que 11 blessés ; elles n'en reçurent que 14 en janvier 1856 et n'en reçurent pas un seul depuis le 1er février jusqu'à la fin de la campagne. Il est par conséquent difficile d'attribuer seulement aux fatigues des combats les ravages que le typhus et le scorbut firent dans notre armée. D'ailleurs, il ne faudrait pas trop négliger la logique, car si l'armée se fatiguait « à manœuvrer sur une ligne de quatorze lieues, de Sébastopol aux sources du Belbeck », elle échappait du moins pendant ce temps aux funestes émanations du sol de son ancien camp.

Pourquoi les deux armées alliées hivernant en Crimée ont-elles été si inégalement frappées, que là où les Anglais perdaient 606 hommes, nous en perdions 21,190 ? Hélas ! l'explication n'est que trop facile. Pendant le premier hiver devant Sébastopol, l'armée française, plus préparée à la guerre que l'armée anglaise, trouvait dans ses approvisionnements antérieurs des ressources qui manquaient à nos alliés ; l'armée anglaise souffrait davantage et le chiffre de la mortalité devait, en s'élevant, témoigner de ses souffrances. En effet, du mois de novembre 1854 au mois d'avril 1855, dans une période de six mois, l'armée anglaise perdit 10,889 hommes et l'armée française 10,934 ; mais comme l'effectif moyen de la première (31,000) n'était pas même la moitié de celui de la seconde (79,000), l'armée anglaise subit une perte qui était relativement double et presque triple de celle de l'armée française. Sébastopol est pris le 8 septembre, mais la guerre n'est pas terminée ; un second hivernage est probable. Que va-t-il arriver ?

L'Angleterre ne recule devant aucun sacrifice pécuniaire. L'armée tout entière hiverne sous des baraques planchéiées bien closes et en même temps bien chauffées et bien ventilées ; les vivres, les conserves, les oranges et les citrons, si précieux contre le scorbut, affluent à l'armée ; on délivre aux soldats des vêtements chauds, des bonnets de laine ; on élève des hôpitaux munis non seulement du nécessaire, mais encore du confortable, et l'on donne au corps médical toute l'initiative possible pour faire exécuter les mesures commandées par les lois de l'hygiène. « *Le service hospitalier des Anglais*, dit Scrive (p. 301), *profite de l'influence favorable d'une direction absolue par le corps médical*..... Aussi devons-nous convenir que, réduits au strict nécessaire, nous sommes bien pauvres dans nos hospitalisations, devant le luxe et le confort des établissements de nos voisins et alliés. »

De notre côté, au contraire, ainsi que nous l'avons écrit ailleurs, « l'administration française, omnipotente dans son incompétence, imprévoyante à l'extrême, malgré les avis réitérés de Scrive, de Baudens, de Michel Lévy, ne veut pas comprendre qu'elle n'a plus affaire à une armée fraîchement débarquée, ayant en quelque sorte apporté avec elle une provision de santé aujourd'hui épuisée,

mais à des hommes affaiblis, harassés par les fatigues d'un long
siège, débilités par des privations, à des hommes enfin qui sont
tous en imminence morbide et préparés à être la proie de cette
maladie qu'engendrent la misère et l'encombrement : le typhus
des camps. »

S'il est une maladie qui indique bien l'état de misère et de
souffrance d'une armée, qui soit comme le thermomètre de ses
privations et des défectuosités dans son alimentation, c'est le
scorbut. Dans les trois premiers mois du premier hiver (octobre à
décembre 1854), il n'y eut dans les ambulances de Crimée que
195 scorbutiques; dans les mêmes mois du second hiver, leur
chiffre s'éleva à 2,705. Dans les six mois du premier hiver, d'octobre 1854 à mars 1855, le chiffre des scorbutiques fut de 2,186;
dans les mois correspondants du second hiver 1855-56, leur nombre
s'éleva au chiffre excessif de 12,823. Même en tenant compte de
la différence dans l'effectif des troupes (83,000 et 137,000), le
chiffre des scorbutiques, pendant l'hiver qui suivit la prise de
Sébastopol, dépassa de 9,215 la proportion de l'hiver précédent.
A moins de prétendre que l'armée eut moins de fatigues en assiégeant Sébastopol qu'en campant devant la ville, prise depuis
le 8 septembre précédent, on ne saurait attribuer cette aggravation de la morbidité à une aggravation dans les fatigues. La véritable cause, c'est que l'armée, déjà débilitée par de longues souffrances, qui auraient dû lui mériter un peu de bien-être, resta
exposée, sans défense, aux souffrances nouvelles d'un hiver rigoureux et à de regrettables privations.

Ajoutons à toutes ces causes le déplorable état des ambulances,
l'insuffisance des hôpitaux destinés à recevoir les malades du
camp. Malgré les démentis que lui donnaient d'avance les correspondances de Scrive, de Fauvel, de Baudens, notre contradicteur
prétend que les médecins n'avaient pas prévu l'aggravation dans
l'état sanitaire, non plus que la nécessité d'augmenter les ressources hospitalières, et, dans le but de prouver que Baudens
n'avait pas prévu la possibilité d'épidémies, M. Henrique cite une
lettre de cet illustre chirurgien, datée du 20 octobre 1855, et dans
laquelle Baudens ne demande que 6,000 lits pour les hôpitaux de
Crimée. Mais avec notre contradicteur il est toujours prudent de
vérifier les textes qu'il invoque. Or, M. Henrique a oublié dans sa
citation quelques mots qu'il importe de rétablir. Voici le passage

rectifié : « Des hôpitaux pour 6,000 malades, *ayant comme annexes les infirmeries régimentaires*, assureraient le service de santé... On peut à peu de frais se pourvoir ici amplement de baraques... » Or, les 6,000 lits d'hôpital que Baudens réclamait pour la Crimée, *ajoutés aux ressources qu'offraient les infirmeries régimentaires*, eussent largement suffi pour parer aux éventualités urgentes, même lorsque éclata le typhus. Ce qu'il y a d'étrange, c'est que le défenseur de l'intendance, qui blâme Baudens de n'avoir demandé que 6,000 lits, oublie une petite chose, oh ! toute petite et sans doute pour lui de peu d'importance : c'est que, ces 6,000 lits sous baraques, Baudens ne put jamais les obtenir de l'intendance ! En effet, quatre mois après, le couchage des ambulances en Crimée ne comprenait que 5,000 fournitures complètes, *dont un tiers en réparation* ; 2,000 malades étaient couchés sous la tente sur des nattes, des couvertures et du foin, par un froid de 20° !

Pour justifier l'intendance de son inaction en présence du typhus, et des réclamations incessantes du corps médical, M. Henrique croit pouvoir opposer les opinions de divers médecins sur la nature intime de la maladie : c'était pour les uns, dit-il, une fièvre intermittente ; pour d'autres, une fièvre à rechutes, une fièvre typhoïde scorbutique; d'après lui, en 1856, la question de contagion et d'infection n'était pas encore élucidée, et il veut bien nous apprendre ce qu'il y a à faire dans le cas où la contamination se fait par contagion et dans ceux où elle a lieu par infection. Cette argumentation ne prouve qu'une chose, c'est le danger de parler d'une science qu'on n'a pas étudiée. M. Henrique, ignorant la signification des termes médicaux, s'imagine que des expressions différentes caractérisent des maladies non moins différentes les unes des autres. Il ignore que, dans les armées arrivées à un certain état d'épuisement et de privations, dans les hôpitaux encombrés, les maladies prennent peu à peu un aspect typhoïde particulier, un aspect typhique même, jusqu'au moment où le véritable typhus, éclatant avec tous ses caractères, dissipe tous les doutes. C'est ce qui se passait à Metz, où le typhus, à la fin du blocus, était à l'état de menace. C'est ce qui se passa en Crimée au début de la maladie ; mais là, malheureusement, le doute ne fut pas longtemps possible. De même, quand M. Henrique, les opposant l'une à l'autre, nous parle de la contagion et de l'infection, il nous montre qu'il ignore que l'infection n'est qu'un des modes de la contagion. On méconnaissait encore, en 1855, ou du moins on discutait la contagiosité du choléra, de la fièvre puerpérale, de l'infection purulente, etc., cela est vrai; et ce n'est qu'en 1865 que, dans notre livre des Maternités, nous avons cru pouvoir poser cette loi: *Toute maladie susceptible de se transporter d'un lieu à un autre sous forme d'épidémie est contagieuse, et l'épidémie n'existe que parce qu'on a laissé la contagion s'exercer librement*. Mais, ce que nous ne savons que depuis quelques années pour certaines maladies, l'observation l'avait depuis longtemps démontré pour le typhus. Il y a plus, nous ne sommes pas armés d'un traitement certain contre le typhus, le choléra, la fièvre puerpérale, la fièvre jaune, l'infection purulente; mais si notre impuissance échoue contre ces maladies, une fois qu'elles sont déclarées, parce que la toute-puissance ne nous est pas donnée, nous savons *sûrement* en prévenir le développement et la propagation par les mesures d'hygiène, et ce sera, dans l'ordre de la médecine, la gloire du xixe siècle d'avoir découvert comment on peut opposer une barrière efficace à la marche de ces terribles fléaux. Ce n'est pas depuis 1856, c'est depuis 1524, c'est depuis que le typhus ravagea l'armée de Lautrec, que les médecins connaissent cette maladie; c'est depuis plus d'un siècle que nous savons qu'elle est transmissible, et si l'intendance l'ignorait et l'ignore encore, les médecins de l'armée d'Orient savaient, en 1854, ainsi que nous l'avons dit, « pourquoi il se développe et comment il se propage ».

Pourquoi les deux armées alliées hivernant en Crimée ont-elles été si inégalement frappées que, là où les Anglais perdaient 606 hommes, nous en perdions 21,190 ? « Le typhus, disait Baudens, est engendré par la misère, par l'accumulation, par l'encombrement dans les prisons, dans les navires, dans les camps, dans les hôpitaux; *on pourrait le faire naître et mourir à volonté...* Une fois né spontanément sous l'influence des causes précitées, le typhus se propage ensuite par infection. » Le typhus des camps est le triste compagnon des armées fatiguées par une longue campagne, soumises à de fâcheuses influences atmosphériques, débilitées par une nourriture insuffisante ou défectueuse. Notre armée, avant d'être ravagée par le typhus, était décimée par le scorbut, maladie qui est, celle-là, nul ne saurait le nier, sous la dépendance de la misère physique et d'une alimentation défectueuse. En octobre 1855, nous comptions 723 scorbutiques et seulement 10 typhiques ; en décembre, nous comptions 1,256 scorbutiques et 734 typhiques ; en février 1856, nous avions 4,341 scorbutiques et 3,402 typhiques. En six mois, comme nous l'avons dit plus haut, 12,823 scorbutiques entrèrent dans les ambulances de Crimée.

C'est à l'intendance française qu'il appartenait de nourrir nos soldats, de les protéger contre la maladie par une alimentation réconfortante. Or, nous pouvons faire appel aux souvenirs de ceux qui ont fait la campagne de Crimée ; que de privations, que de misères pendant ces deux années ! Le général Bosquet écrivait le 27 décembre : « Les corvées pour le bois des fours sont parties d'autant plus gaiement que cela nous promet du pain, dont la première division n'a touché pendant le mois de décembre que les 7, 12 et 16, et la deuxième division pas un seul jour, depuis cette époque. »

Baudens écrivant au ministre de la guerre, le 10 novembre 1855, loue, il est vrai, l'intendance d'avoir su jusque-là nourrir l'armée d'une manière convenable, bien qu'à 800 lieues de France ; mais il rappelle que pendant l'hiver précédent, chaque soldat ayant, pour travaux de siège, 50 centimes de haute paye par jour, pouvait améliorer les ordinaires et ajouter un supplément fort utile aux distributions de l'intendance ; mais Sébastopol étant pris et cette haute paye étant supprimée, « cette ressource, dit-il, fera défaut en grande partie, au préjudice de l'ordinaire ». « Pour suppléer, ajoute-t-il, au défaut de légumes frais, il faut envoyer en abondance des conserves juliennes, de la choucroute, des pommes de terre et des oignons... Des chargements de citrons et d'oranges dirigés sur la Crimée seraient nécessaires pour combattre et *même pour prévenir les affections* scorbutiques. » Les Anglais recevaient, par ration, du jus de citron conservé en barriques ; ils en faisaient des grogs en y ajoutant du rhum et du sucre. Ce n'est qu'à la fin de la campagne, et quand il était trop tard, que nos ambulances et nos infirmeries régimentaires en furent pourvues. Quant aux soldats valides, ils ne paraissent pas en avoir jamais reçu.

M. Henrique s'abrite sous l'autorité de Scrive, médecin en chef de l'armée de Crimée, qu'il voudrait représenter comme un défenseur de l'intendance. Or, Scrive écrivait le 31 janvier 1856 au conseil de santé : « Le scorbut ne laissera plus, si cela continue, un seul des anciens soldats du deuxième corps... *l'alimentation est toujours plus que médiocre.* » En février, il dit encore : « *Les vivres de guerre laissent beaucoup à désirer*, l'alimentation n'est pas assez variée; de plus, elle est souvent grossière et de difficile digestion. En définitive, les causes auxquelles on doit attribuer les maladies graves qui sévissent dans l'armée sont dans l'ordre de la plus grande influence : 1° les rigueurs extraordinaires de l'hiver, *sans abris suffisants;...* 2° l'humidité et l'infection des abris; 3° l'alimentation grossière, non variée, sans végétaux frais, *souvent médiocre comme qualité et parfois insuffisante...* Le climat de la Crimée est salubre... il n'y a pas d'officiers malades, et *s'ils ne sont pas atteints des maladies des soldats, c'est qu'ils sont convenablement abrités et bien nourris.* Actuellement, nous sommes encore une fois et plus fortement éprouvés que par le passé, parce que l'hiver a été rigoureux... parce que le séjour prolongé dans *des abris insalubres et une alimentation non variée, grossière et de médiocre qualité, ont compromis la constitution du plus grand nombre.* »

Pourquoi n'avions-nous pas ce que les Anglais avaient en abondance, eux qui n'avaient pas seulement le nécessaire, mais qui avaient même le superflu? Marseille n'est pas, que nous sachions, plus éloigné de la Crimée que ne le sont Londres ou Liverpool; et, quand il s'agit d'approvisionner une armée, la route de mer est des plus faciles, surtout quand aucune flotte ennemie ne peut inquiéter les convois.

Là n'était pas le secret de nos misères, car l'intendance française, dont la principale préoccupation est de réduire au minimum le prix de la journée d'hôpital, avait été, l'hiver précédent, jusqu'à enlever, même aux malades, le nécessaire dans l'alimentation.

Constantinople, 16 novembre 1854. — Monsieur l'inspecteur. L'état d'épuisement dans lequel tombent un grand nombre d'hommes venus de Crimée a déterminé les médecins chargés des différents services à demander l'introduction de plusieurs aliments susceptibles de modifier promptement la composition du sang, de rendre les forces qui ont disparu, et d'accorder une troisième panade aux hommes blessés à la bouche, etc.

Après des lenteurs regrettables..., ces améliorations, si impérieusement réclamées par les circonstances, n'ont été accordées qu'à la condition de supprimer 25 grammes de viande sur la portion de chaque homme ; portion qui se trouve ainsi réduite de 250 grammes à 225. Cette réduction, faite sans l'avis préalable du médecin en chef, est regrettable... SCOUTTETTEN, médecin en chef de l'hôpital de Péra.

Constantinople, 17 novembre 1854. — Monsieur le maréchal, ministre de la guerre. J'ai l'honneur de déférer à la haute appréciation de Votre Excellence une mesure fâcheuse prise par M. l'intendant au sujet de l'alimentation des blessés et des malades, mesure qui réduit à 225 grammes la quantité de viande à mettre à la marmite pour chaque malade, dans un pays où la viande n'a pas la valeur nutritive de celle de France, et pour ces malades presque tous épuisés, anémiés par les privations et les fatigues.

J'ose prier Votre Excellence de maintenir la ration de viande au taux de 250 grammes pour les malades de l'armée d'Orient, nonobstant les additions exceptionnelles au tarif du régime alimentaire, qui ont été accordées le 2 novembre par M. l'intendant, et qui, prescrites seulement à un certain nombre de malades affaiblis, ne sauraient compenser pour eux, ni pour les autres malades, la réduction de la quantité de viande. Donner d'une main et retirer de l'autre, ce n'est pas faire acte de libéralité, et une certaine libéralité d'alimentation sera, dans la situation actuelle des malades et blessés de l'armée d'Orient, *une économie réelle par la réduction* du nombre des journées d'hôpital. — MICHEL LÉVY, inspecteur du service de santé.

Ainsi, après quinze jours de réclamations infructueuses auprès de l'intendance, le chef du service de santé, un médecin illustre qui s'appelait Michel Lévy, dut, pour obtenir le droit de donner aux malades les 25 grammes de viande que voulait économiser l'intendance, écrire de Crimée à Paris, en référer au ministre et attendre sa décision ! Que devenaient pendant ce temps les malheureux malades? Et l'on nous parle de la liberté entière des médecins pour tout ce qui concerne l'art de guérir ! C'est une pareille organisation qu'on défend et qu'on veut conserver !

Nous n'avons jusqu'à présent parlé que des camps. D'après M. Henrique, les ambulances de Crimée seraient un titre de gloire pour l'intendance, car *rien ne lui coûtait* pour rendre ces ambulances parfaites et abondamment pourvues de tout. Là encore, faisant parler Scrive, il lui fait dire au profit de l'intendance : « Dans les ambulances des divisions, la surveillance est incessante et *rien ne coûte* (en italiques dans le texte) pour entretenir les conditions de salubrité, etc. » Mais ici encore la scène change si nous allons au texte, — ce qu'il est toujours prudent de faire avec notre contradicteur. Notons tout d'abord que nous ne sommes pas au funeste hiver de 1855-56, mais au 18 juillet 1855, c'est-à-dire en plein été. Scrive redoute les mauvais effets des grandes chaleurs, il vient de visiter les camps afin d'y faire observer les règles de l'hygiène et il dit : « *Les médecins des régiments* sont chargés de veiller à l'exécution rigoureuse des prescriptions hygiéniques de leur campement. Ils s'en occupent avec la plus remarquable sollicitude... Dans les ambulances des divisions, *dans les magasins de l'administration, dans les abattoirs*, la surveillance est incessante et rien ne coûte pour entretenir *dans ces établissements* les conditions de salubrité impérieusement réclamées par l'intérêt bien entendu de la santé générale de l'armée. » Cela veut-il dire que l'intendance ne reculait devant aucune dépense pour approvisionner les ambulances de tout le nécessaire? Scrive parle-t-il des intendants? En aucune façon; il vise les chefs de corps et surtout les médecins.

Qu'étaient donc, en février 1856, ces ambulances de Crimée *pour lesquelles rien ne coûtait* à l'intendance? Scrive et Baudens vont encore nous l'apprendre. Baudens écrivait, le 11 février 1856, au maréchal Pélissier : « 6,000 matelas *destinés à remplacer les nattes sur lesquelles couchaient les malades* ont été envoyés en Crimée; ces sages mesures ne suffisant pas néanmoins pour renoncer complètement à *mettre sous tente des malades qui n'ont pour literie qu'une natte et une ou deux couvertures, beaucoup ont eu les pieds gelés* et nous sont arrivés de Crimée dans le plus triste état. »

Scrive écrivait, le 20 février 1856, au conseil de santé : « Le couchage, d'après le chiffre donné par l'administration, est composé de 5,000 matelas et traversins; *les deux tiers* sont en service, *l'autre tiers en réparation ou au nettoyage*. Le complément du couchage est *constitué par du foin, des nattes et des couvertures*. » (Scrive, page 298.) Et 2,000 de ces malades étaient ainsi couchés sous la tente par un froid de 22 degrés!! Où étaient donc ces 6,000 lits sous baraques réclamés par Baudens? ces 6,000 lits qui, par leur trop petit nombre, prouvent, d'après le défenseur de l'intendance, l'imprévoyance du médecin en chef!

Si quelque chose était capable de nous étonner, c'était de voir représenter, comme un ami de l'intendance, Scrive notre compariote, le vieil ami de notre enfance, plus tard notre premier maître lorsque nous entrâmes dans la chirurgie militaire en 1848, Scrive que nous avons suivi jusqu'à ses derniers et si tristes jours, Scrive, qui, lors de la publication de son livre, n'étant pas encore inspecteur, était obligé de ménager l'intendance, mais qui, étant honnête homme, n'a pu retenir toujours son indignation et qui a écrit :

« En quatre mois, 47,800 hommes d'une armée de 145,000 hommes sont entrés dans nos ambulances *pour maladies;* 9,000 sont morts; un nombre égal, parmi les malades qui ont été évacués, a peut-être succombé dans les hôpitaux de Constantinople. En présence de ces faits, on éprouve une impression pénible, et l'on est en droit de s'étonner qu'au XIXᵉ siècle, *on n'emploie pas les moyens certains* de prévenir l'exagération de semblables pertes dans l'armée, ou au moins de les réduire à des proportions normales. »

Et ailleurs : « Dans les camps anglais... l'alimentation, dont nous avons pu juger, ne laisse rien à désirer au point de vue de la qualité, de la variété, de la quantité... Etait-il possible de faire jouir l'armée française de si magnifiques avantages? *Je réponds négativement, parce que les règles fondamentales du système que la France a adopté s'y refusent formellement...* Mais l'expérience qui est acquise par ces cruelles épreuves ne peut être perdue, j'en suis certain... *Ne pas profiter de ces enseignements serait un crime de lèse-humanité.* »

Aussi, en terminant son livre sur la campagne d'Orient, il résume en quelque sorte son opinion en disant : « Pour conserver à la médecine militaire toute la puissance curative et préservative, *il est impérieux de donner au personnel de santé la direction de ses chefs naturels* (p. 478). » Ah! n'insultez pas à la mémoire de Scrive, en le représentant, lui, l'ancien médecin en chef de l'armée de Crimée, comme un défenseur de l'intendance!

Plusieurs causes ont contribué à provoquer dans l'armée française, en Crimée, le scorbut et le typhus. Quelques-unes, dont la responsabilité incombe au commandement, auraient pu facilement être évitées; mais les causes les plus graves engagent directement la responsabilité de l'intendance; si nos soldats eussent été nourris, vêtus, abrités, chauffés comme les Anglais, si nous avions eu pour nos malades des infirmeries et des hôpitaux munis ne fût-ce que du strict nécessaire, le scorbut et le typhus n'eussent pas fait d'aussi terribles ravages. Si l'intendance eût fait son devoir, si elle eût donné aux malades des hôpitaux salubres, si seulement elle eût ajouté aux infirmeries régimentaires les 6,000 lits d'hôpitaux sous baraques, que réclamait Baudens, *pour éviter les évacuations de malades sur Constantinople*, elle n'eût pas eu besoin de recourir à ces évacuations qui, « par la contagion, font naître, ainsi que nous l'avons dit, la maladie où elle n'était pas et qui sèment le deuil et la mort partout où elles passent. »

M. Henrique nie cette influence des évacuations. Nous allons, hélas! lui en donner de tristes preuves. Tout d'abord, il croit, sur cette question des évacuations, nous mettre en contradiction avec Scrive, avec Chenu, avec Baudens, et il pourrait ajouter avec tous les médecins militaires. Cela vient de ce qu'il ne connaît pas ce sujet tout médical. Éviter l'encombrement est le premier point en hygiène hospitalière; aussi faut-il, en campagne, évacuer le plus tôt possible dans les hôpitaux d'arrière-ligne les blessés et les malades transportables. Mais lorsque, au lieu d'avoir affaire à des blessés ou à des malades ordinaires, on se trouve en présence du choléra, de la variole, et surtout du typhus, c'est-à-dire d'une maladie horriblement contagieuse, la scène change du tout au tout. Il faut construire, à l'arrière de l'armée, dans un isolement aussi absolu que possible, des hôpitaux improvisés sous baraques ou sous tentes, y placer les cholériques, les varioleux, les typhiques, et se garder à tout prix d'évacuer ces malades sur d'autres hôpitaux où la maladie se propagerait, et qui deviendraient ainsi de nouveaux foyers pestilentiels. C'est ce que n'ont pas manqué de faire les médecins anglais, en construisant leurs hôpitaux à Balaclava, loin des campements de l'armée anglaise.

Ayant commis la faute de ne pas élever en Crimée d'hôpitaux en nombre suffisant, comme le réclamaient les médecins français, l'intendance en commit deux autres : celle d'évacuer, *malgré les avis réitérés de Baudens, de Fauvel, sur les hôpitaux de Constantinople, les malades atteints de typhus;* et celle de procéder à ces évacuations par des moyens déplorables.

A bord des bâtiments transportant les malades, « la distribution des boissons et des vivres s'opérait sans aucune régularité,

L'indifférence des capitaines américains, en particulier, rendait
le rôle de nos médecins à la fois pénible et impuissant. On manqua souvent d'eau pour les tisanes comme pour les pansements.
Je fis parvenir à l'intendance plusieurs plaintes qui stigmati-
saient ces actes d'inhumanité. Les médecins qui ont été affectés
à ces transports se souviennent des tableaux émouvants qui
s'offraient à leurs yeux. La guerre apparaissait dans toute son
horreur ; *des hommes épuisés par la maladie, à peine protégés
par quelques lambeaux de couvertures, arrivaient à la plage*
pour être embarqués sur des navires de commerce frétés à cet
effet, car la marine impériale était débordée par les nécessités du
service ». (MARROIN, médecin en chef de l'escadre.)

« Sans discernement, sans humanité, on a embarqué, malgré
les plus vives réclamations de mes collègues, un nombre de
malades toujours double de celui que les bâtiments de la marine
pouvaient contenir. » (M. ARNAUD, de la marine, cité par M. Larrey.)

« Nos malades sont entassés dans les navires, *souvent sans
paille ni foin, toujours sans matelas*, la plupart n'ayant qu'une
demi-couverture, et *plusieurs dépourvus de toute couverture.* »
(MICHEL LÉVY, à bord du *Henri IV*, 10 novembre 1854.)

Entassés en trop grand nombre sur des bâtiments, non préparés à servir comme transports ; accompagnés rarement par un
médecin, car les hôpitaux eux-mêmes manquaient de médecins ;
laissés dans tous les cas sans linge, sans bandes, sans charpie,
sans médicaments, quelquefois sans vivres ; mêlés à des typhiques
ou à des cholériques, nos blessés et nos malades contractaient le
choléra ou le typhus dans ces navires devenus des foyers d'infection, et succombaient en foule. « La médecine ayant l'initiative
des mesures à prendre pour assurer ce service, aurait-elle pu
mieux faire? » nous demande M. Henrique. La question est naïve.
Oui, certes, elle aurait su d'abord éviter, comme les Anglais, le
fléau des évacuations, en construisant des hôpitaux ; si les évacuations lui eussent paru utiles, elle n'aurait pas du moins évacué
les typhiques ; elle n'eût pas embarqué le 50e de ligne sur le
Monarque qui venait de transporter des chevaux, et cela sans
désinfecter le navire qui devint un foyer de typhus ; elle n'eût pas
embarqué le 3e bataillon de chasseurs sur le *Glasgow*, qui avait
transporté des typhiques et qui n'avait point été nettoyé ; elle n'eût
pas importé le typhus dans les hôpitaux de Gallipoli, de Nagara,

de Constantinople; elle ne l'eût pas importé par ces évacuations qui, « par la contagion, font naître la maladie où elle n'était pas », à Marseille, à Toulon, à Porquerolles, au Frioul, à Avignon et à Paris, dans l'hôpital du Val-de-Grâce.

Quelque étendues, quelque terribles qu'aient été nos pertes en Crimée, pendant l'hiver qui suivit la prise de Sébastopol, elles n'eussent atteint que la moitié du chiffre excessif de 21,000 morts, si l'action funeste d'hôpitaux mal aménagés, infectés et encombrés n'était venue aggraver l'état déjà si triste des choses. On a peine à comprendre qu'un écrivain, eût-il l'excuse, n'étant pas médecin, de parler de ce qu'il ne connaît pas, ait pu avancer cette assertion audacieuse, absolument démentie par les faits les plus connus : « La vérité, dit M. Henrique, c'est que l'épidémie ne sévissait pas dans les hôpitaux, mais dans les camps. » Le 11 février 1856, Baudens écrivait au maréchal Pélissier : « Le personnel médical qui vit dans le milieu *contagieux* des malades paye un large tribut au typhus; plusieurs viennent encore de succomber (onze depuis le 1ᵉʳ janvier) et vingt-cinq sont en traitement dans les hôpitaux de Constantinople. Votre Excellence remarquera avec satisfaction que *pas un officier de troupe* n'a présenté aucune trace de typhus; ce qui prouve *qu'il est en quelque sorte emprisonné dans les hôpitaux*, et qu'il ne se propage pas dans les camps par contagion, bien qu'il y prenne naissance spontanément sous la tente. » Dans le seul mois de février 1856, il y avait 2,848 cas de typhus dans les hôpitaux français de Constantinople, et sur ce nombre, 1,235 *s'étaient développés par contagion à l'intérieur de l'hôpital*, sur les blessés, sur les hommes atteints d'autres maladies, sur les personnes bien portantes, mais en rapport avec les typhiques : médecins, religieuses, officiers d'administration, infirmiers; et, l'on ose dire après cela que le typhus ne régnait que dans les camps et non dans les hôpitaux!

L'histoire des hôpitaux et du service médical français est navrante; elle suffirait à elle seule pour faire condamner le système de la suprématie administrative. Dès le début de la campagne, quoi qu'en dise M. Henrique, c'est-à-dire avant le commencement de toute hostilité, le 3 juin 1854, Michel Lévy, une de nos plus grandes illustrations médicales, surtout dans le domaine de l'hygiène, débarquait à Gallipoli. L'armée avait alors et conserva comme médecin en chef Scrive ; mais le gouvernement, prévoyant de grandes difficultés dans l'organisation des services médicaux, n'avait pas cru inutile de mettre à la tête du service médical, avec des attributions plus étendues que ne le sont d'ordinaire celles d'un simple médecin en chef, un inspecteur du service de santé. La présence de Michel Lévy, sa mission exceptionnelle, sa haute compétence même, devaient porter ombrage à l'intendance. N'est-il pas à craindre, en effet qu'un haut dignitaire de la médecine, chargé d'une mission spéciale, ne cherchât à s'émanciper de cette subordination hiérarchique à l'intendance consacrée par le décret du 23 mars 1852? De là, comme le dit M. Henrique, si justement cette fois, car il est l'interprète fidèle de l'esprit résistant de l'intendance : « De là des tiraillements inévitables, des conflits perpétuels entre lui et les intendants de Crimée et de Constantinople. » Conflits inévitables, en effet, puisque le médecin ne voulait que le salut des malades; tandis que les administrateurs, doués sans nul doute de bonnes intentions, voyaient, au-dessus de tout, la défense de ce que M. Henrique appelle « l'autorité qui leur avait été dévolue par les règlements, et en particulier par le décret du 23 mars 1852 ».

Au moment où Michel Lévy débarquait en Turquie, le choléra, apporté d'Avignon par des troupes embarquées à Marseille sur le *Thabor* et l'*Alexandre*, éclatait en Orient et prenait de terribles proportions après la funeste expédition de la Dobrutscha. On n'avait à sa disposition que des hôpitaux en général fort insalubres et, de plus, en nombre insuffisant. Force fut donc d'installer provisoirement les malades sous la tente. Michel Lévy ne tarda pas à reconnaître combien la tente, qui permet l'aération et l'isolement, était préférable aux bâtiments clos. Il fut ainsi amené à indiquer cet immense progrès, si remarquablement réalisé l'année suivante en Crimée par les Anglais et plus tard en Amérique, pendant la guerre de la Sécession, par la création des hôpitaux baraqués. Les faits parlent d'eux-mêmes. Ainsi, les deux hôpitaux ordinaires de Varna reçurent, du 10 juillet au 18 septembre 1854, 2,314 cholériques, dont 1,389 succombèrent c'est-à-dire que sur trois cholériques il en mourut deux; tandis que les hôpitaux sous tentes, qui reçurent 2,635 cholériques n'eurent que 698 décès, ou un décès sur quatre cholériques. De plus, pas un médecin ne succomba dans les hôpitaux sous tente,

tandis que dix-sept payèrent de leur vie leur dévouement aux
cholériques dans les bâtiments clos de Gallipoli, d'Andrinople et
de Varna. Plus tard, des cas de choléra s'étant manifestés à Constantinople au commencement d'octobre 1854, surtout dans les
hôpitaux de Péra et de Rami-Tchifflick, Michel Lévy fit placer les
cholériques sous la tente, et deux fois l'épidémie s'arrêta promptement. Mais, vers la fin d'octobre, le mauvais temps nécessitant
la suppression des tentes de Rami-Tchifflick et la rentrée des malades à l'intérieur de l'hôpital, il s'y développa en neuf jours, du
27 octobre au 9 novembre, 14 cas intérieurs, tandis qu'il n'y en
avait eu aucun pendant que les cholériques étaient sous la tente.
Et M. Henrique accuse Michel Lévy d'avoir violé les lois de l'hygiène, parce que Michel Lévy, annexant des tentes à un hôpital.
porte le chiffre des lits disponibles à 1,250! Du reste, nous ne
connaissons pas, à la date du 18 février 1855, de lettre de Michel
Lévy proposant cette augmentation de 230 lits pour Rami-Tchifflick, et l'existence de cette lettre invoquée par M. Henrique nous
paraît d'autant plus étrange que, cinq mois auparavant dans une
lettre du 18 septembre 1854, lettre publiée, Michel Lévy, examinant les ressources des hôpitaux de Constantinople, qui, dit-il, ne
vont pas au delà de 3,500 lits, fait figurer déjà dans cette
énumération, pour 1,250 lits, l'hôpital de Rami-Tchifflick. Mais,
si 1,250 lits paraissent à l'avocat de l'intendance un chiffre
qui viole les lois de l'hygiène, pourquoi donc ses clients ont-
ils placé dans cet hôpital, en février 1895, 1,357 malades, et en
juillet 1,339.

De même, notre contradicteur croit réfuter victorieusement
les tristes prévisions de Michel Lévy quant à l'hôpital de
Daoud-Pacha, en disant que c'est celui dans lequel la mortalité
fut la moindre. Cela est vrai, je le reconnais; mais cela prouve-
t-il la salubrité de l'hôpital? Qu'on en juge. Voici le chiffre
des entrées et des morts, pour quelques-uns des hôpitaux les
plus importants, d'octobre 1855 à mars 1856, c'est-à-dire pendant
six mois :

Hôpital de Péra	5,603 entrées	1,601 morts.
— Dolma Batgtché	2,778 —	806 —
— Gulhané	5,537 —	1,222 —
— l'Ecole militaire	4,051 —	816 —
— Daoud-Pacha	4,206 —	744 —

Comment! parce que dans des hôpitaux insalubres, encombrés par l'intendance, la mortalité fut de 1 mort sur 4 malades à Gulhané et à l'École militaire, de 1 mort sur 3 malades à Péra et à Dolma-Batgtché, il nous faudra trouver salubre Daoud-Pacha, parce qu'il n'y mourut que 1 malade sur 5? Cette manière de se consoler, que dis-je! de se féliciter d'une mortalité épouvantable, en la comparant à une mortalité effroyable, peut satisfaire un intendant; elle ne saurait satisfaire ni un médecin, ni un père de famille.

Rectifions encore une des prétendues rectifications de M. Henrique. D'après lui, il y aurait toujours eu dans les hôpitaux de Constantinople plus de lits disponibles qu'il n'y eut de malades pour les occuper, et il nous donne les chiffres de ces lits en 1856, après que les efforts longtemps inutiles des médecins avaient eu pour effet l'augmentation du nombre des hôpitaux. Mais ce que ne dit pas M. Henrique, c'est que, si l'on obtenait ce chiffre, ce n'était qu'en encombrant de lits les salles et même les corridors au détriment de la salubrité; c'est que ces hôpitaux étaient devenus de tels foyers de typhus, que les médecins n'avaient qu'un seul désir : ne pas être obligés d'y exposer leurs malades au danger certain de la contagion. Nous venons de voir les résultats donnés par les hôpitaux permanents et par les hôpitaux temporaires sous des tentes; nous verrons les médecins Michel Lévy, Baudens, réclamant l'érection d'hôpitaux sous baraques, parce que, placer un malade à peine indisposé dans un de ces hôpitaux fixes cités par M. Henrique, c'était le vouer à la contagion et à la mort. Mais est-ce que l'intendance se préoccupe de pareilles questions? Il n'y a que 10,000 malades, nous avons 12,000 lits; qu'ont donc les médecins à nous réclamer d'autres hôpitaux? Les malades y meurent, nous le déplorons ; mais cela ne nous regarde pas, c'est au médecin de les guérir. Comme le dit Michel Lévy dans sa lettre du 29 novembre 1854 au ministre de la guerre : « …. Cette accumulation de malades peut, d'un moment à l'autre, engendrer des affections contagieuses et meurtrières. Si je n'étais pas un directeur purement nominal du service de santé, j'aurais les droits et l'initiative nécessaires pour prévenir de pareils dangers ; mais j'ai dû me borner à les notifier à M. l'intendant, qui me répond placidement : « *Je les déplore avec* « *vous, mais le moment ne me paraît pas venu d'y apporter le* « *remède que vous indiquez.* »

Voilà les bienfaits de la suprématie administrative.

Nous avons dit les heureux résultats obtenus par Michel Lévy en hospitalisant les malades sous la tente. Mais on ne peut, pendant l'hiver, placer des malades sous des tentes ordinaires et non chauffées. Ce que nous avons montré possible en 1869 à l'hôpital Cochin, sous nos tentes spéciales, n'était pas connu en 1855. Michel Lévy, constatant les dangers de l'encombrement, l'insalubrité des hôpitaux, les bienfaits de l'aération et de l'isolement relatif, demande des hôpitaux sous baraques. Ici, éclate dans tout son jour la beauté de la suprématie administrative.

Varna, 31 août 1854. — Monsieur le maréchal, ministre de la guerre. Depuis mon arrivée en Orient, je n'ai cessé d'insister auprès des autorités supérieures de l'armée sur la nécessité de pousser rapidement à Constantinople l'organisation de plusieurs hôpitaux en vue des éventualités. Aujourd'hui, ces éventualités sont à la veille de s'accomplir sur une formidable échelle, sans que les dispositions soient prises pour y faire face... Dans ce pays de torpeur et d'inertie, il existe une industrie : la construction de baraques... J'ai conseillé l'établissement d'hôpitaux en baraques. M. l'intendant adopte ce parti ; à quand l'exécution ?...— MICHEL LÉVY.

Varna, 18 septembre 1854. — Monsieur le maréchal, ministre de la guerre. ...Mais ce qu'il importe d'exécuter au plus tôt, ce sont les baraques. L'hiver approche et je vois avec inquiétude que nulle mesure n'est encore prise pour assurer les quartiers d'hiver. Les Anglais ont déjà fait établir à Gallipoli d'excellentes et vastes baraques... — MICHEL LÉVY.

Gallipoli, 10 novembre 1854. — L'hôpital de Nagara est un mauvais hôpital qu'on a eu tort de créer et qu'il faut supprimer. Des cellules destinées à un seul voyageur en quarantaine ont reçu huit lits! Encombrement effroyable... — MICHEL LEVY.

Constantinople, 14 novembre 1854. — A Gallipoli, on a repris possession des baraques de l'hôpital supérieur qui, enclavées, mal entourées, mal construites, ont été un foyer de choléra. On a passé outre à l'avis des médecins qui s'opposaient à cette mesure, sur laquelle je n'ai pas été consulté. A quoi bon la présence d'un inspecteur médical à l'armée d'Orient ? — MICHEL LÉVY.

Baudens succède à Michel Lévy, mais l'inertie administrative reste la même :

Constantinople, 28 février 1854. — Monsieur le ministre de la guerre. La marche du typhus continue à être ascendante. *Il se déclare en moyenne cent cinquante nouveaux cas par jour dans les hôpitaux de Constantinople...* Il faut y apporter un prompt remède ; le meilleur est simple, de l'air, toujours de l'air... Il faut bien vite transporter la moitié de notre population hospitalière dans les baraques inoccupées de Maslack... On me promet pour le 1er mars deux mille places sous baraques (j'en avais demandé cinq mille); ce sera très insuffisant. Nous avons des baraques pour loger vingt-cinq mille soldats; elles attendent une population ! Hâtons-nous de les occuper !... — BAUDENS.

Constantinople, 29 février 1856. — Monsieur le maréchal commandant en chef. Par un bonheur providentiel, nous avons aux environs de Constantinople des baraques pour loger 25,000 hommes. Transportons-y la moitié de notre population hospitalière, 5,000 malades, *et je réponds d'arrêter ici la marche et la mortalité du typhus presque immédiatement...* — BAUDENS.

Constantinople, 3 mars 1856. — Monsieur le maréchal, ministre de la guerre. La contagion continue ses progrès. Il en sera ainsi tant que nous ne serons pas arrivés à porter dans les baraques des camps inoccupés la moitié de nos malades des hôpitaux. Des 5,000 places que je réclame, j'en ai obtenu 1,000. J'ai beaucoup de peine à détruire dans l'esprit du commandement et de l'administration une sécurité grosse de dangers... — BAUDENS.

Enfin une haute intervention mit fin à ces atermoiements homicides. Le 15 mars 1856, le ministre de la guerre télégraphie à Baudens : « L'empereur m'a écrit ce matin. Me parlant de l'état sanitaire de l'armée, il ajoute : « Ce qui est est essen-« tiel, c'est d'établir le plus tôt possible les ambulances sous « baraques que réclame M. Baudens. Donnez des ordres pressants « en conséquence. » J'ai écrit par le télégraphe et par lettre au général Larchez, etc. »

Dès le 15 mars, deux ambulances profondément infectées sont fermées; le génie en construit immédiatement deux autres sous baraques, dans un emplacement désigné par Baudens. Le même jour, comme le demandait Baudens, le maréchal Pélissier fit évacuer sur Constantinople tous les malades de Crimée, A L'EXCEPTION DES TYPHIQUES. Baudens parcourut les régiments les uns après les autres, faisant part aux colonels de ses observations. « Il fut facile, dit-il, de constater les bons effets de ces mesures, malgré la prolongation d'un hiver rigoureux. En dix jours le chiffre des entrées aux ambulances diminua de 500; la mortalité en Crimée diminua d'un dixième. » Depuis le 17 mars, il n'avait plus été évacué sur Constantinople un seul homme atteint de typhus. On comptait 583 guérisons pour onze jours, tandis que, depuis le 1ᵉʳ janvier, chaque dizaine n'avait offert que 7, 14, 25, 36, 27, 62, 45 guérisons.

M. Henrique ne peut nier que « le nombre des typhiques, qui était en mars de 3,457, était tombé en avril à 237 »; mais il ajoute : « La dépêche impériale date du 15 MAI 1856; si après cela on veut prétendre que ce sont les prescriptions de Baudens qui ont sauvé l'armée, alors il faut se résigner à crier au miracle ? » Il y a dans tous les cas quelque chose d'étonnant, c'est qu'un critique qui dit si bien connaître les faits médicaux de la campagne d'Orient, connaisse si peu le fait capital de la liberté laissée à Baudens, grâce à cette lettre de l'empereur, et les heureux effets qui en ont été la suite; qu'il connaisse si peu ce qu'en ont dit Scrive, Fauvel et Baudens; enfin, qu'il date du 15 *mai* cette lettre qui est du 15 *mars*. Le fait n'en subsiste pas moins pour le bonheur de nos soldats, et il démontre que, si l'on eût donné à Baudens en 1855 les droits qu'on ne lui donna qu'en mars 1856, on eût évité bien des malheurs.

Le triomphe si heureux, si éclatant de l'hygiène sur l'incompétence administrative gêne sans doute l'avocat de l'intendance ; aussi, après avoir dit que ce n'est pas l'intendance, mais le général Larchez, qui a refusé ces baraquements, « parce qu'ils étaient destinés à recevoir deux divisions de France », il ajoute triomphalement : « Enfin, il est juste d'ajouter que, peu de temps après leur installation, *ces deux divisions étaient décimées par le choléra*, « parce que — ont dit ensuite les médecins — le « plateau était trop balayé par les vents. » Eh bien ! cela est faux, absolument faux ! Non seulement il n'y eut pas de cholériques au camp de Maslack en mars 1856, après que Baudens y eut fait transporter des malades, mais il n'y eut pas, *dans tous les hôpitaux de Constantinople réunis, depuis le 1ᵉʳ février* 1856 *jusqu'à la fin de la campagne, un seul malade atteint de choléra*. Il suffit, pour s'en convaincre, de consulter les relevés publiés par M. Fauvel. Savez-vous quand il y eut une forte épidémie de choléra à Maslack ? Ce fut un an auparavant; c'est dans la nuit du 14 au 15 avril 1855 que le choléra fit son apparition soudaine au camp de Maslack, au milieu des troupes arrivées de France et qui l'avaient apporté avec elles, car à cette époque, dit M. Fauvel (p. 124), « le choléra pouvait être considéré comme à peu près éteint dans les hôpitaux et dans le pays ». Pour les besoins de sa cause, M. Henrique croit pouvoir donner à nos troupes, en 1856, le choléra qu'elles n'eurent qu'en 1855 ; c'est peut-être un peu abuser de la liberté d'argumentation ; mais nous avons le regret de lui refuser cette épidémie qu'il était si heureux d'invoquer pour atténuer les immenses services que put rendre, — trop tard, hélas ! pour nos soldats, — l'illustre chirurgien de l'armée d'Orient.

Nous ne pouvons nos étendre davantage sur ce douloureux sujet. Si l'armée française eût été seule en Crimée, l'intendance pourrait, avec quelque espoir de masquer ses fautes, invoquer l'hiver, la difficulté des communications, les nécessités de la guerre, etc. Malheureusement pour elle. deux armées étaient côte à côte, aux prises avec les mêmes difficultés. L'armée anglaise n'a perdu par les maladies, pendant le second hiver, que 606 hommes, tandis que la nôtre en perdait 21,190. C'est que l'une était abritée sous des baraques planchéiées, à la fois bien closes et bien chauffées, tandis que l'autre habitait sur la terre nue, sous des tentes en toile et, par un froid qui atteignit 22 degrés ; c'est que l'une était bien nourrie, chaudement vêtue, tandis que l'autre souffrait d'une alimentation défectueuse et parfois insuffisante. C'est que l'une avait des hôpitaux salubres, isolés du camp, pourvus du matériel le plus confortable, tandis que l'autre n'avait que des hôpitaux insuffisants, insalubres et manquant du nécessaire, à tel point qu'un grand nombre de malheureux malades, couchés sur de la paille, du foin, des nattes, jetés sur un sol glacé, n'avaient pour abri, pendant un hiver rigoureux, que la toile d'une tente ! Ce qu'on fit pour une armée, il était possible de le faire pour l'autre, et toutes les arguties ne changeront rien au fait brutal. Mais ce qui distinguait les deux armées, c'est que dans l'une le corps médical libre, indépendant, put appliquer par lui-même les lois rigoureuses de l'hygiène, avec l'aide fraternelle d'une administration éclairée, sympathique à ses efforts et heureuse de recevoir ses conseils ; c'est que, dans l'autre, le corps médical, subordonné à une administration méfiante, jalouse de ses droits et qui eût cru compromettre sa suprématie hiérarchique en suivant les avis des médecins, ne put que conseiller des mesures qu'il eut presque toujours la douleur de ne pas voir exécuter.

II

La campagne d'Italie ne pouvait, comme celle de Crimée, présenter le spectacle d'un désastre au point de vue du nombre des malades : c'est déjà trop qu'elle ait donné le spectacle d'une excessive mortalité sur les blessés, car à peu près la moitié des amputés de l'avant-bras, plus de la moitié des amputés du bras, les deux tiers des amputés de la jambe et plus des trois quarts des amputés de la cuisse sont morts. La mortalité de nos amputés *en Italie* fut de 63, près de 64 p. 100, tandis qu'elle ne fut pour l'armée anglaise en Crimée que de 34 p. 100. Il est vrai qu'elle s'élevait pour la nôtre, dans les mêmes lieux et dans le même temps, à 72 morts sur 100 amputés! plus du double que du côté des Anglais.

Nous avions dit et nous le répétons : « Il y eut en Italie manque de médecins, d'instruments, d'objets de pansement, de moyens de transport, tout cela par la faute de l'intendance, car les réclamations du corps médical ont été incessantes. Il y eut plus, nos blessés ont parfois manqué de nourriture. » M. Henrique répond à cela : « Autant de mots, autant d'erreurs. » Nous allons lui montrer de quel côté est l'erreur.

Tout d'abord, il nie le fait des blessés de Montebello nourris pendant quatre jours par la commisération publique. La lettre que nous avons citée, dit-il, n'est pas du 27 mai, mais du 24 ; elle n'est pas de M. Larrey, mais de M. Champouillon, et cela montre, d'après lui, « la négligence avec laquelle nous avons dépouillé cette correspondance ». Singulier argument, qui se retourne contre son auteur. M. Champouillon a écrit en effet le 24 mai une lettre qui relate le fait de Montebello ; mais si M. Henrique eût dépouillé avec moins de négligence la correspondance officielle de l'armée d'Italie, dépouillement d'autant plus facile que ces lettres sont imprimées et classées, il aurait trouvé la lettre que nous avons citée, lettre signée de M. Larrey, en date du 27 mai, écrite d'Alexandrie, adressée à l'intendant général et qui dit : « Un fait bien regrettable exprimé dans le rapport de M. Champouillon, c'est que près de 800 blessés de Montebello ont été nourris pendant quatre jours par la commisération publique. » (P. 66.)

Cette erreur de M. Henrique importe peu. Le fait est-il vrai? Voilà l'essentiel. Or, lorsque nous parlons de Montebello, M. Henrique nous parle de Voghera. Soit! suivons-le à Voghera, cela nous donnera l'occasion de rectifier encore d'autres erreurs de sa part. Il s'évertue à nous démontrer qu'il ne pouvait y avoir près de 800 blessés à Voghera, puisque, sur les 729 blessés reçus dans les salles du collège et à l'hôpital Saint-Pierre, « il en a été évacué, après pansement, sur Alexandrie, 398. En sorte qu'il n'est resté à Voghera que 331 malades, dès le 22 mai ». Pourquoi M. Henrique a-t-il encore oublié de lire ces deux lignes : « 398 ont été évacués, après pansement, sur Gênes et Alexandrie, *sans compter des entrants aux hôpitaux de Voghera* »? et cette autre ligne : « Il arrive toujours de nouveaux blessés autrichiens. » Du reste, les blessés de Voghera ont été évacués peu à peu, dès le 22, et, au lieu de prétendre rectifier M. Champouillon, il aurait mieux fait de lire une autre lettre de ce chirurgien, car il se serait évité une nouvelle erreur : « *Voghera*, 22 mai. — Je dirige aujourd'hui une seconde évacuation sur Alexandrie... il ne reste plus à Voghera que 300 blessés environ, qui seront réunis dans une vaste caserne propre à les recevoir... — CHAMPOUILLON, médecin en chef du 1ᵉʳ corps. »

Parlant toujours du collège de Voghera transformé en hôpital, M. Henrique nous dit encore : « L'hôpital fut pour ainsi dire pris d'assaut par les dames piémontaises, qui rivalisaient d'ardeur à combler nos soldats de mets délicats, de boissons réconfortantes. *Fallait-il donc repousser à la baïonnette* ces femmes dévouées et avec elles les dons qu'elles apportaient? » C'eût été d'abord bien peu galant et dans tous les cas on aurait eu bien tort de repousser des dames qui créèrent en quelque sorte l'hôpital, donnèrent à nos blessés le nécessaire et remplacèrent les sœurs de charité et les infirmiers : « *Voghera*, 26 mai. — J'ai encore à vous faire connaître la belle conduite et le dévouement trop rare (on était au 26 mai ; plus tard, M. Périer n'eût plus ajouté ce mot: trop rare) dont ont fait preuve plusieurs dames de cette ville, *en improvisant d'abord un hôpital au collège, en l'approvisionnant abondamment de toutes les choses nécessaires et en se constituant ensuite les sœurs de charité et les infirmières des blessés.* » (PÉRIER, médecin en chef du 2ᵉ corps.)

On aurait eu grand tort de repousser à la baïonnette les dames

italiennes, dans l'état où l'intendance avait laissé les hôpitaux de
Voghera, quartier général du 1er corps :

Voghera, 22 mai 1859. — Le service est mal organisé ; nous n'avons
pas d'infirmiers ; quelques musiciens, que personne ne commande, ont
été désignés pour remplacer les infirmiers absents, et ne nous sont pas
utiles parce qu'ils ne savent rien. Les malades sont mal couchés. mal
nourris, mal soignés... MM. Barthet, Allain et Fleury, mes aides-majors,
se sont multipliés ; M. Allain est épuisé de fatigue et de diarrhée, il
résiste parce que c'est un homme de cœur ; M. Fleury n'en peut plus...
Martenot de Cordoux, médecin-major.

M. Henrique eût mieux fait pour ses clients de ne pas parler de
Voghera.

Le fait vrai est celui-ci. Le maréchal Baraguay d'Hilliers quitte
Voghera le 23 mai à cinq heures du matin, avec le 1er corps qu'il
commande, pour aller prendre position à Montebello. M. Champouillon quitte Voghera le 23 mai et remet le service à M. Périer,
médecin en chef du 2e corps; il suit à Montebello le 1er corps
dont il est le médecin en chef, et là, apprenant ce qui s'était
passé après la bataille du 20, bataille dans laquelle il y eut
549 blessés français et 718 blessés autrichiens, il écrit de Montebello, le 24, à M. Larrey, parlant non pas seulement des blessés
transportés à Voghera, mais de la totalité des blessés recueillis à
Montebello :

Montebello, 24 mai. — Je vous informe avec regret que, par suite de
l'inexpérience ou des préoccupations nombreuses de l'intendance, près
de 800 blessés de Montebello ont été nourris pendant quatre jours par la
commisération publique.

Et, si M. Henrique désire la suite de la lettre, nous la lui donnerons volontiers. Elle continue ainsi :

Les régiments et les ambulances continuent à manquer de médicaments
de même que nous sommes dépourvus d'infirmiers militaires.

Vient ensuite la fameuse histoire des boîtes à résections dont
M. Henrique essaye de se moquer agréablement : la chose n'est
pourtant pas plaisante. M. Larrey écrit le 17 mai, au conseil de
santé, de lui envoyer de Paris les boîtes à résections que l'ambulance avait oubliées, c'est-à-dire des instruments qui permettent
au chirurgien d'enlever des fragments d'os brisés et de conserver

le membre au lieu de mutiler le blessé par une amputation. Que répond l'intendance ? « La boîte à résections des os réclamée par M. Larrey est expédiée du magasin central des hôpitaux militaires. *A l'avenir toute demande nécessaire au service de l'armée devra être transmise directement par l'intendant général.* » (p. 66). Ce qui est grave dans cette réponse, c'est la dernière phrase ; sans que ce soit l'intention de l'intendance, elle revient à dire : Mutilez s'il le faut nos blessés, mais ne violez pas les prérogatives qui font de nous vos supérieurs hiérarchiques. Mais enfin sont-elles arrivées, ces fameuses boîtes? M. Henrique les fait arriver le 3 juin, *veille de la bataille de Magenta.* C'est prendre trop de liberté avec l'histoire. Comment se fait-il alors que M. Larrey, médecin en chef de l'armée, dans une lettre adressée de Valeggio au conseil de santé *le 6 juillet*, écrive ceci : « *On a oublié enfin* d'envoyer à chaque ambulance divisionnaire la boîte à résections dont le conseil avait approuvé la demande, dès les premiers jours de la campagne, *et qui a bien manqué aux ambulances de Solferino...* » Comment se fait-il que M. Bertherad, médecin en chef du grand quartier général, ait écrit dans son rapport adressé de Cavriana, le 26 juin : « ... Un certain nombre de plaies compliquées de fractures auraient nécessité la résection de pointes osseuses. Malheureusement, la boîte à résections, *instamment réclamée depuis longtemps, nous fait toujours défaut.* » Que vaut en présence de ces lettres l'assertion de notre contradicteur? « Simplement puéril, » dit M. Henrique en parlant de ce fait. Cela peut sembler tel à l'avocat de l'intendance ; mais quand, faute d'instruments, faute de pouvoir réséquer quelques os brisés, nous sommes obligés, nous chirurgiens, d'imposer à un malheureux, par une amputation, la perte d'un membre que la résection eût conservé, nous n'appelons pas cela une puérilité !

D'après M. Henrique, rien ne manquait aux ambulances d'Italie. Qu'on en juge :

Alexandrie, 19 mai. — Pas de litières, pas de cacolets, pas de fourgons. J'ai demandé avec instance du chloroforme, du perchlorure de fer, rien ne m'a encore été livré... — MÉRY, médecin en chef de la garde.

Sale, 17 mai. — Vous jugerez de nos embarras et de nos craintes, quand vous saurez qu'il n'existe pour toute ressource en matériel, dans ce corps d'armée, qu'un caisson d'ambulance. Nous manquons également ment de couvertures... — PÉRIER, médecin en chef du 2ᵉ corps.

Voghera, 23 mai. — Le 1er corps ne possède pas un seul infirmier militaire ; l'ambulance du quartier général du 1er corps est dépourvue de caissons. — CHAMPOUILLON, médecin en chef du 1er corps.

San Zeno, 19 juin. — Vous savez que nous n'avons toujours pas de cantines de pharmacie... — PÉRIER, médecin en chef du 2e corps.

Milan, 9 juin. — Monsieur l'Intendant général, Une nouvelle bataille semble imminente du côté de Lodi et il serait bien regrettable que nous fussions *encore pris au dépourvu, comme à Magenta*, pour assurer et régulariser l'assistance et le transport des blessés... — LARREY, médecin en chef de l'armée.

Valeggio, 7 juillet. — Les distributions de biscuit sont très fréquentes. *Depuis quinze jours quelques régiments n'ont reçu qu'une ou deux fois du pain, de très mauvaise qualité et présentant des moisissures.* Le vin manque complètement ; c'est à peine si en quinze jours une distribution a été faite. — MÉRY, médecin en chef de la garde.

Et l'on était en Italie !

Castel-Nuovo, 5 juillet. — Depuis l'ouverture de la campagne, les médecins des régiments se plaignent de n'avoir reçu de la pharmacie centrale aucun des médicaments qu'ils ont demandés, et dont ils ont grand besoin en ce moment... — CHAMPOUILLON, médecin en chef du 1er corps.

Montebello, 26 mai. — Jusqu'ici aucun des régiments compris dans le 1er corps n'a reçu les cantines d'ambulance... — CHAMPOUILLON.

Valenza, 30 mai. — Les régiments ont reçu des cantines, *mais elles sont vides !*... — CHAMPOUILLON, médecin en chef du 1er corps.

Il faut nous arrêter, mais ces quelques citations suffisent amplement à montrer ce qu'était l'organisation des ambulances en 1859.

M. Henrique félicite M. Larrey de n'avoir pas porté à la tribune « l'odieuse accusation de Chenu, qui a osé écrire que « nos soldats blessés sont restés cinq jours sur le champ de bataille sans secours et sans pain » ; et il nous reproche d'avoir cru M. Chenu sur parole. En cela, M. Henrique se trompe, car nous avons dit que beaucoup de nos blessés de Solferino étaient restés *sans secours* deux jours et quelques-uns trois jours sur le champ de bataille. Cela, nous le maintenons. Du reste, si nous n'avons pu trouver dans Chenu la phrase incriminée, nous y avons trouvé les phrases suivantes, qui émanent précisément d'un intendant :

A Solférino (24 juin) les ambulances volantes composées de mulets à cacolets, auxquels on joignit des caissons du train, furent dirigées sur les points où l'action s'était engagée pour relever les blessés et les porter aux ambulances. Il en fut amené 10,212 du 25 au 30 juin, mais en petit nombre pendant les journées du 29 et du 30.— PARIS DE LA BOLLARDIÈRE, intendant en chef de l'armée d'Italie.

Castiglione, 2 juillet. — Monsieur le médecin en chef, Dans la soirée et dans la nuit du 24 juin (jour de la bataille), nous avons reçu 1,735 blessés. Toute la nuit a été consacrée à faire placer les blessés et à donner les soins les plus urgents. La journée et la nuit du 25 au 26 n'ont pas été moins pénibles; on avait reçu 1,308 blessés... A défaut de voitures, nous ne pûmes évacuer que 115 blessés. Tout semblait cependant s'organiser, lorsque *dans la journée du 26* on reçut presque coup sur coup 2,700 blessés... — HASPEL, médecin principal.

Quand M. Henrique avance que « le champ de bataille fut nettoyé pendant la nuit », s'il entend par cela, et c'est ce qu'il veut faire entendre, que tous les blessés de Solferino furent relevés pendant la nuit, il avance un fait absolument inexact. « On a prétendu *bien à tort*, dit un témoin oculaire, M. Dunant, dans son livre sur Solferino, que la journée du 25, lendemain de la bataille, avait suffi pour relever et recueillir tous les blessés français et autrichiens, *ce qui est complètement inexact.* » Du reste, si notre contradicteur avait l'expérience personnelle du sujet sur ce point spécial, il saurait que, dans aucune armée, après une bataille comme celle de Solferino, on ne peut en quelques heures relever tous les blessés. Nous avons assisté à des combats et à de grandes batailles; nous avons eu à remplir ce devoir de relever les blessés et même, comme après Borny, à remplir la triste mission de présider à l'enterrement des morts, et il faut s'estimer heureux lorsque, dans les armées, même aussi bien organisées à ce point de vue que les armées allemandes, on est arrivé dans les vingt-quatre heures, à relever, à opérer et à panser tous les blessés. Si les choses se fussent bien passées à Solferino, le triste spectacle qu'offrirent son champ de bataille et ses ambulances n'aurait pas servi de point de départ à la campagne humanitaire qui eut pour conclusion heureuse la convention de Genève et la neutralisation des ambulances.

Enfin, M. Henrique prétend que M. Larrey eut toute latitude pour la répartition du personnel; cet exemple seul suffit à faire juger du bien fondé de cette assertion :

Oliosi, 5 juillet. — Monsieur le médecin en chef de l'armée, J'ai reçu le 4 juillet votre lettre du 30 juin, me prescrivant de diriger sans retard sur le grand quartier général trois médecins de mon ambulance. J'ai communiqué votre ordre à M. l'intendant Wolf, qui m'a dit *s'opposer formellement* au départ d'aucun des médecins du 4ᵉ corps et que, si je passais outre, il en référerait au maréchal Niel. Que faire ?... — FENIN, médecin en chef du 4ᵉ corps.

Certes, Larrey n'eut pas à soutenir en Italie, avec l'intendance, les luttes que Michel Lévy et Baudens, en Orient, eurent à subir avec elle. C'est que la situation de M. Larrey était toute différente. Lorsque l'empereur partit pour l'Italie, il devait emmener avec lui un de ses chirurgiens ordinaires, et Jobert (de Lamballe) avait été tout d'abord désigné. Scrive devait être médecin en chef de l'armée. Puis les intentions changèrent, et M. Larrey, chirurgien ordinaire de l'empereur, l'accompagna en la double qualité de chirurgien attaché à sa personne et de chirurgien en chef de l'armée. L'intendance ne pouvait songer à entamer une lutte ouverte avec un médecin, ami personnel de l'empereur, son hôte et son commensal de tous les jours. Là est le secret de la souplesse exceptionnelle de l'intendance.

III

Nous n'avions pas voulu parler de la guerre de 1870, bien que nous ayons pu voir personnellement à Metz et sur la Loire, mieux encore que nous ne l'avions vu jadis en Italie, les inconvénients de la subordination de la médecine militaire à l'intendance. Mais, dans son article, M. Henrique en parle pour réfuter un fait vrai cité à la tribune de la Chambre par M. le Dʳ Marmottan. Cet honorable député avait dit que les médecins de l'ambulance du quartier général du 1ᵉʳ corps avaient dû se rendre seuls et sans matériel sur le champ de bataille de Reichshoffen, l'officier comptable et le capitaine du train ayant refusé de marcher sans un ordre de l'intendant.

M. Henrique nie le fait, en s'appuyant sur une lettre de M. de Seganville, intendant général. « Dès le début de l'action, dit cet intendant, j'ai placé cette ambulance sous la direction de M. le sous-intendant Palisot de Warluzel, *qui ne l'a quittée qu'après la bataille* pour me rejoindre sur la route de Saverne. »

Que M. de Seganville ait placé l'ambulance sous les ordres de M. Palisot de Warluzel, nous ne le nions pas ; que tous deux, après la bataille, aient avec entrain chevauché de compagnie sur la route de Saverne, nous ne le nions pas davantage ; mais ce que nous nions, c'est que ce sous-intendant, qui n'a quitté l'ambulance qu'après la bataille, ait accompagné pendant la bataille les médecins de cette ambulance.

L'ambulance du quartier général du 1er corps comprenait comme médecins :

MM. Navarre, médecin principal de 2e classe, aujourd'hui retraité.
Bintot, médecin-major de 1re classe, aujourd'hui mort.
Roche, médecin aide-major de 1re classe, aujourd'hui mort.
Donnezan, médecin aide-major de 1re classe, aujourd'hui démissionnaire.
Ringeissen, médecin aide-major de 2e classe, aujourd'hui médecin-major de 2e classe.
Granjux, médecin aide-major de 2e classe, aujourd'hui médecin-major de 2e classe.

Médecin en chef de l'ambulance du quartier général du 1er corps d'armée, nous dit M. Navarre dans une note que nous avons sous les yeux, j'étais à Strasbourg attendant, avec mon personnel médical sous la main, un ordre pour suivre le corps d'armée. Le 5 août au matin, n'ayant rien reçu, j'allai à l'intendance demander l'ordre qu'on me paraissait avoir oublié de m'envoyer. Je ne trouvai que des bureaux vides et quelques garçons qui me dirent qu'ils n'avaient rien pour moi et que je retrouverais l'intendance à Haguenau. Arrivés à Hagueneau, voyant un Monsieur en bourgeois venir à nous, je lui demandai s'il savait où était l'intendance. Il me répondit qu'il était adjoint à l'intendance et que nous devions nous rendre à Frœschwiller. M. l'adjoint nous donna un permis avec lequel nous pûmes aller en chemin de fer jusqu'à Reichshoffen, où nous n'arrivâmes qu'à dix heures du soir. Au lever du jour, nous nous dirigeâmes vers Frœschwiller. A un kilomètre et demi environ en deçà des hauteurs où se trouve le château du baron de Turckeim, qu'occupait le quartier général, nous rencontrâmes sur le bord de la route une ambulance toute campée et qu'on nous dit être celle que nous devions servir. Le bruit de la mousqueterie et des mitrailleuses nous apprenant que la bataille était engagée, je fis remarquer à M. l'officier comptable qu'en restant aussi éloignés de l'action, nous ne pouvions être d'aucune utilité. Il en convint, mais refusa de me suivre, disant qu'il n'avait pas d'ordre à donner à l'officier du train, qui seul pouvait déplacer l'ambulance. J'allai trouver cet officier qui, tout en partageant mon avis, me dit qu'il ne pouvait quitter ce poste que lui avait assigné le sous-intendant.

Je montai à cheval et me dirigeai vers le quartier général, pour demander au premier sous-intendant que je rencontrerais l'ordre nécessaire pour faire avancer l'ambulance. Au bout de la montée, j'aperçus M. Legouest, médecin en chef du corps, et il me donna l'ordre de dire de sa part, puisque l'intendant était empéché, à l'officier du train et au comptable, d'amener le matériel sur le plateau de Frœschwiller. Je rejoignis l'ambulance ; l'officier du train et le comptable toujours à cheval partageaient mes désirs ; mais, en l'absence d'ordre de marche de la part de l'intendant, ils refusèrent d'obtempérer à l'ordre du médecin en chef du corps d'armée.

Ici, nous donnons la parole à un autre auteur du drame, médecin de l'ambulance, dont le nom, s'il en est besoin, sera donné à la tribune de la Chambre des députés :

MM. les officiers du train s'offrirent à se mettre à la recherche du sous-intendant, afin de lui expliquer la situation. Cette proposition fut acceptée avec enthousiasme et l'un des deux officiers partit immédiatement. Après trois quarts d'heure environ, il revint. Son cheval trempé de sueur témoignait de l'ardeur de ses recherches, malheureusement infructueuses. M. Navarre, persistant dans sa résolution d'aller là où les blessés nous appelaient, donna l'ordre au personnel médical de monter à cheval et nous partîmes pour Frœschwiller. Les officiers du train et d'administration, quel que fût leur regret de rester dans l'inaction, persistant dans leur résolution de ne pas marcher sans ordre, les pharmaciens et les médicaments, les comptables et les infirmiers, les officiers du train et les voitures d'ambulance restèrent à Reichshoffen où, m'a-t-on dit, ils furent faits prisonniers le soir, attendant toujours des ordres. Mais ce fait mérite confirmation de la part des intéressés.

En arrivant à Frœschwiller, nous rencontrâmes un sous-intendant appelé, je crois, M. Gray, appartenant à la division Douay, écrasée deux jours auparavant à Wissembourg. Son ambulance, y compris tous les médecins, avait été faite prisonnière ; mais il avait pu éviter son sort et s'échapper avec un caisson d'ambulance et quelques officiers d'administration. Il se fit une sorte de fusion entre ces deux parties d'ambulance, l'une composée de six médecins et de leurs ordonnances, mais sans autres ressources que leurs trousses ; l'autre composée d'un sous-intendant, de deux officiers comptables et d'un caisson. C'est ainsi que fut constituée l'ambulance de l'église. Voici quel fut son sort.

L'église, occupant le centre de la bataille, devint rapidement le point de mire de l'ennemi, dont les projectiles frappaient à nouveau nos blessés. C'est là que M. Bintot fut atteint d'un éclat d'obus pendant que nous aidions M. Legouest à pratiquer une amputation. Bientôt les obus incendièrent le toit du bâtiment ; nous brûlions lentement, impuissants, faute d'infirmiers, à enlever nos blessés. Du reste, les projectiles balayaient tellement la zone environnante, que sortir était aller au-devant d'une mort plus certaine encore, et M. Millaut, médecin-major au 2ᵉ tirailleurs, en voulant aller renouveler ses provisions épuisées de linge à pansement, fut blessé mortellement sur le seuil de l'ambulance.

Cependant nos soldats, battant en retraite en lançant un dernier coup de fusil, passaient devant l'église; bientôt l'ennemi nous entoura; MM. Navarre et Ringeissen se placèrent à la porte de l'église pour protéger nos blessés, criant aux soldats bavarois qui les couchaient en joue : *Lazareth! Lazareth!*

Pendant que M. Ringeissen, qui parle très bien l'allemand, arrêtait les soldats bavarois, survint leur capitaine qui, avec quelques hommes armés, entra dans l'église. Après s'être assuré que l'ambulance ne renfermait que des blessés, ce capitaine, rejetant les dégâts faits à l'église sur l'absence du drapeau d'ambulance, demanda pourquoi nous n'avions ni drapeau ni brassards. Que répondre ? Etait-ce le moment d'expliquer que la responsabilité n'appartenait qu'à l'intendance ? Le capitaine insistant pour que nous missions des brassards, chacun de nous s'attacha une bande autour du bras et, avec le sang de nos malheureux blessés, nous y traçâmes la croix rouge, signe de la neutralité des ambulances.

Les combles de l'église brûlaient toujours; l'officier allemand voyant que, faute d'infirmiers, nous ne pouvions sauver nos blessés, saisit avec un de ses sous-officiers un de nos brancards, et, donnant l'exemple à ses soldats, nous pûmes avec leur concours sauver nos blessés d'une mort certaine; car, à peine le dernier était-il enlevé, que le toit embrasé s'effondrait sur le parvis de l'église.

Les blessés avaient dû être portés au château qui touche à l'église. Un petit nombre fut placé au rez-de-chaussée, mais la majeure partie fut couchée sur le gazon du jardin, et ils durent y rester jusqu'au jour, où les gens du pays vinrent les recueillir. Les vivres faisant défaut, nous dûmes faire faire du bouillon de cheval qu'on ne put même saler. Faute d'infirmiers, les pansements ne furent finis que le quatrième jour. Nous avions 914 blessés ! La scène eût-elle été la même, si nous avions eu nos infirmiers et notre matériel d'ambulance ?

« Est-ce clair ? est-ce assez catégorique ? » dit M. Henrique après avoir rapporté la lettre de M. de Seganville. En aucune façon, répondrons-nous. L'intendant général nous dit que le sous-intendant n'a quitté son ambulance qu'après la bataille ? Eh oui ! sans doute, mais lorsqu'il parle d'ambulance, il ne peut parler que des voitures restées inutiles loin du champ de bataille, où les 934 blessés manquaient de tout, malgré le dévouement des médecins. L'ambulance n'existe que là où est le groupe de médecins qui la constituent.

Nous dirons à notre tour, après avoir fait connaître l'odyssée de l'ambulance : Est-ce clair ? Et pour être plus catégorique encore, nous publions cette déclaration qui sera, elle aussi, s'il en est besoin, produite à la tribune de la Chambre :

J'affirme que l'officier comptable et l'officier du train ont refusé de marcher, sur l'invitation du médecin en chef de l'ambulance du quartier général du 1er corps d'armée, le jour de la bataille de Frœschwiller.

Signé : NAVARRE.
Médecin principal en retraite.
Médecin en chef de l'ambulance
du quartier général du 1er corps
d'armée le jour de la bataille de
Frœschwiller.

Paris, le 2 janvier 1881.

Et maintenant, irons-nous, comme le veut M. Henrique, témoigner cette indignation dont doit être rempli tout homme de cœur ? En aucune façon. Le seul chef des comptables et des officiers du train est le sous-intendant. Ils avaient reçu de lui l'ordre de rester à Reichshoffen ; en l'absence de contre-ordre d'un sous-intendant, leur strict devoir militaire, leur devoir étroit, mais leur devoir était, quoi qu'il leur en coûtât, de ne pas désobéir. Dans une ambulance française, on le voit, le médecin n'est rien, l'administration est tout.

Accuserons-nous le sous-intendant d'avoir été, d'après l'expression de M. Henrique « si oublieux de son devoir? » Pas davantage. Si M. le sous-intendant n'était pas avec l'ambulance, c'est qu'il avait sans doute ailleurs d'autres devoirs non moins pressants à remplir; s'il avait à diriger une ambulance pendant la bataille, il avait aussi à faire préparer de quoi nourrir les troupes et les blessés après le combat. Ce n'est pas l'homme que nous incriminons. Mais ce que nous attaquons, c'est cette organisation déplorable, qui donne à un administrateur des fonctions si multiples qu'il est impossible de les concilier : c'est cette organisation qui, en donnant aux ambulances un chef qui leur est extérieur, les expose à rester inutiles dans les moments où leur action est le plus nécessaire. A l'armée, même dans ses subdivisions les plus minimes, il faut un chef qui commande, des subordonnés qui obéissent. Qu'on laisse aux administrateurs les choses de l'administration, aux médecins les choses de la médecine, et puisqu'il faut un chef à une ambulance, ce chef ne peut être que le méde-

cin. Voilà la seule conclusion légitime et *utile* qu'on puisse tirer
du fait grave que nous venons de rapporter.

IV

Nous devons aborder maintenant la discussion un peu aride
du règlement sur le service de santé, et nous serons aussi bref
que possible.

Nous avions dit, dans notre article de la *Revue des Deux-
Mondes :* « La subordination de la médecine militaire à l'intendance est complète. » Nous le maintenons parce que c'est la
vérité, sans qu'il soit besoin de rappeler qu'il ne s'agit que des
médecins attachés aux hôpitaux et aux ambulances, puisque les
médecins des régiments sont sous les ordres directs du commandement.

Pour nous convaincre d'ignorance, M. Henrique nous cite un
article 5 qu'on serait fort en peine de retrouver dans le décret du
25 mars 1852. Voici cet article tel que le donne notre contradicteur :

« Les officiers de santé jouissent, en ce qui concerne la science et
l'art de guérir, d'une *indépendance absolue;* ils n'ont d'autres limites à
leurs prescriptions que celles qui sont posées par le conseil de santé. Ils
sont sous l'autorité directe du commandement en dehors des hôpitaux,
et, en ce qui concerne le service dans ces établissements, ils ne
sont soumis à l'intendance qu'en *matière de discipline,* d'exécution
des règlements et de police des hôpitaux. » (Art. 5 du décret du
23 mars 1852.)

Le lecteur de bonne foi, qui lit ces lignes placées entre guille-
mets et suivies de la mention : Article 5 du décret du 23 mars
1852, doit croire que c'est là une citation exacte et textuelle de
l'article 5 du règlement; mais, avec M. Henrique, les règles
admises dans toutes citations de textes sont volontiers bouchever-
sées. Voici donc le véritable article 5 :

En ce qui concerne le service des hôpitaux, les officiers de santé des
deux professions employées dans les hôpitaux, dans les ambulances,
dans les dépôts de convalescents, dans les postes sédentaires et dans les
dépôts de médicaments, sont subordonnés, en matière de discipline,
d'exécution des règlements et de police des hôpitaux, aux officiers de
l'intendance militaire chargés de la direction administrative de ces établissements.

On entend par police des hôpitaux les ordres à donner pour maintenir l'exactitude dans les visites, les pansements, les distributions, la propreté dans les salles et dans les cours, *le bon ordre et la tranquillité parmi les officiers de santé*, les officiers d'administration et les infirmiers, ainsi que parmi les malades et blessés en traitement, etc., etc.   .

De la liberté absolue dans l'art de guérir, des limites posées par les prescriptions du conseil de santé, pas un mot dans l'article.

Voilà l'article dans toute sa brutalité; est-il personne qui, après l'avoir lu, soutiendra qu'il ne proclame pas, de la façon la plus explicite et la plus formelle, la subordination de la médecine militaire à l'intendance ?

Il faudrait cependant en finir une bonne fois avec toutes ces subtilités byzantines et ne pas chercher à égarer les esprits par une confusion préméditée entre l'indépendance scientifique ou professionnelle et l'indépendance fonctionnelle. La liberté pour ce qui regarde la science et l'art de guérir, c'est la liberté professionnelle, c'est celle du praticien, qu'il soit civil ou militaire, c'est celle qui nous fait prescrire à un malade, suivant que nous le jugeons utile, du quinquina ou de l'iodure de potassium. Cette liberté, nous ne la réclamons pas, parce qu'on n'a jamais songé à nous l'enlever, par la bonne raison qu'on n'a pas eu à nous la donner; nous la puisons dans notre science, dans notre expérience et dans notre conscience. Aussi quand l'intendance proclame notre liberté *dans la science et l'art de guérir*, elle proclame une naïveté.

Mais ce que nous n'avons pas, ce que nous voulons avoir, et j'ajoute ce que nous aurons, c'est la liberté fonctionnelle, celle du fonctionnaire dans la sphère de ses attributions *légitimes* ; c'est la liberté d'appliquer aux hôpitaux les lois de l'hygiène, de donner à nos malades l'alimentation qui leur convient, de donner à nos blessés les secours nécessaires, soit comme moyens de transport, soit comme hospitalisation ; d'avoir un outillage chirurgical à la hauteur des besoins de la pratique et des progrès de la science ; de pouvoir, par des mesures utiles, prévenir les épidémies ou en arrêter l'extension; de pouvoir répartir le personnel médical suivant les nécessités du service ; d'avoir enfin cette liberté pour le bien que possède aujourd'hui la médecine militaire en Angleterre, en Portugal, en Italie, en Hollande, en Belgique, en Autriche, aux États-Unis, en Allemagne, en Russie, cette liberté que le règlement français seul, dans le monde civilisé, refuse encore à ses médecins militaires.

Le personnel médical, dit M. Henrique, n'est pas subordonné à l'intendance. Oublie-t-il donc le décret organique du 23 mars 1852 et le règlement plus récent du 21 avril 1865 ?

Art. 10. — Les fonctionnaires de l'intendance exercent la *direction* et le *contrôle* du service (des hôpitaux). *Les divers personnels* qui concourent à son exécution sont placés sous leurs ordres.

Art. 16. — (Cet article est la reproduction de l'article 5 du décret de 1852 que nous avons cité plus haut, moins la définition de la police des hôpitaux.)

Art. 18. — Un officier de santé peut être mis aux arrêts simples par le sous-intendant militaire ayant la direction du service et pour une durée de trente jours.

Art. 19. — Les droits du colonel définis par l'ordonnance du 2 novembre 1833 sont attribués aux fonctionnaires de l'intendance , ayant la direction du service, et ceux de généraux de brigade aux intendants militaires pour les punitions à infliger aux officiers de santé.

Art. 23. — Les permissions d'absence sont accordées aux officiers de santé dans les limites suivantes :

Quatre jours avec solde de présence par le sous-intendant, huit jours avec solde de présence par l'intendant militaire ; au delà de ces limites, les officiers de santé rentrent dans le droit commun.

Art. 28. — Les officiers de santé de tous grades, à leur arrivée dans les établissements auxquels ils sont attachés, se présentent au sous-intendant qui fait connaître leur entrée en fonctions par la voie de l'ordre.

Nous le demandons maintenant à tous ceux que l'intérêt ou le parti pris n'aveugle pas : Est-ce que, dans toute armée comme dans toute administration, le militaire ou l'employé qui est placé sous l'autorité d'un chef (art. 10) ; qui peut être puni par lui (art. 12) ; qui ne peut s'absenter sans sa permission (art. 23) ; qui est installé par lui dans ses fonctions (art. 28), n'est pas en propres termes le subordonné de ce chef ?

« Mais, dit M. Henrique, il existe au ministère de la guerre un conseil de santé « placé sous l'autorité immédiate du ministre ». Il surveille et dirige, en ce qui concerne la science et l'art de guérir, *toutes les branches* du service de santé. A cet effet il entretient une correspondance suivie avec les officiers de santé en chef des armées, des hôpitaux, des corps de troupe. »

Tel est le texte de notre contradicteur, qui n'hésite pas à ajouter de son autorité privée le mot *immédiate* pour caractériser l'autorité du ministre, mais qui supprime à la fin de l'article les mots si importants : *Pour tout ce qui est relatif à la science et à l'art de guérir.*

Le véritable article 17 est ainsi conçu :

Le conseil est chargé, sous l'autorité du ministre de la guerre, de surveiller et de diriger, *en ce qui concerne l'art de guérir*, toutes les branches du service de santé et d'éclairer le ministre sur toutes les questions qui s'y rapportent. Il entretient une correspondance suivie avec les officiers de santé des hôpitaux et des corps de troupe, et avec les officiers de santé en chef des armées, *en tout ce qui est relatif à la science et l'art de guérir.*

Le conseil n'est pas sous l'autorité *immédiate* du ministre, puisqu'il n'a guère de rapports avec lui que par l'intermédiaire d'un intendant. Il ne constitue ni un comité comme ceux d'infanterie, de cavalerie, etc., ni une direction à la tête de laquelle est placé un officier général ou supérieur appartenant à l'arme. S'il surveille, s'il dirige, c'est pour ce qui concerne l'*art de guérir*, c'est-à-dire qu'il rédige un formulaire thérapeutique, qu'il fait des rapports sur les remèdes ou appareils nouveaux qu'on propose au ministre. S'il donne un avis sur la désignation des officiers de santé, cet avis n'est que *consultatif;* or nous savons dans la pratique le cas que fait l'intendance de cette désignation, et nous savons aussi que depuis quelque temps le conseil n'est plus même consulté. S'il entretient une correspondance avec les médecins, c'est au sujet des cas médicaux ou chirurgicaux intéressants, ou au sujet des épidémies.

Que le médecin en chef de l'armée d'Italie profite de cette correspondance pour prier le président du conseil de santé de lui envoyer des boîtes à résections oubliées par l'intendance, l'intendant lui rappellera que c'est à lui que la demande doit être faite, car, pour l'intendance, une boîte à opérations n'a rien à faire avec l'art de guérir ; une boîte, c'est du matériel et le matériel ne regarde pas les médecins ; et M. Henrique nous dit gravement, à propos des prérogatives du conseil de santé : « Il n'y a pas dans l'armée de corps qui jouisse de pareils privilèges. »

Il n'est vraiment pas permis de transformer les faits avec cette désinvolture.

Arrivons maintenant au rôle des médecins militaires dans les hôpitaux. D'après M. Henrique, « il n'est pas exact de dire que les officiers de santé n'ont aucune action sur la propreté des salles, la préparation des aliments, etc. ». Nous avons vu que tout ce que l'on entend par police des hôpitaux est du domaine de l'administration. « Le médecin en chef pourra lui proposer (au sous-intendant) ses vues d'amélioration et lui communiquer ses observations sur les objets de police ou d'administration qui lui paraissent intéresser les malades. »

Cela est vrai; mais le fonctionnaire de l'intendance n'est en aucune façon obligé d'accorder à ces propositions la moindre valeur.

Les médecins, d'après M. Henrique, « règlent *seuls* la température des salles ». Ici encore, M. Henrique, de son autorité privée, ajoute à cet article du règlement le mot *seul*, qui en change toute la signification, car on pourrait en inférer que le médecin a le droit de faire allumer du feu, ce qui n'est pas. Le médecin en chef a-t-il le droit de dire au comptable : Il fait froid dans les salles, il faudrait allumer du feu ou l'activer un peu plus? En aucune façon. Le chauffage est un détail administratif, car il entraîne une dépense de combustible, et le comptable peut renvoyer le médecin à l'article 65 du règlement :

Art. 65. — Les officiers de santé, quel que soit leur grade et leurs fonctions dans les hôpitaux militaires, ne peuvent s'immiscer dans les détails du service administratif ou donner aucun ordre aux agents de ce service.

De même, d'après l'article 44 :

Le médecin en chef procède chaque jour, concurremment avec le pharmacien en chef, à la dégustation des aliments préparés qui doivent être distribués aux malades, et inscrit ses observations sur un registre conservé à la dépense.

Mais s'il trouve que les aliments sont mal préparés, qu'ils manquent de la quantité de beurre allouée par le règlement, peut-il veiller à ce que ce fait ne se reproduise pas? Non; car le comptable lui répondra : L'emploi du beurre dans la préparation des aliments est un détail administratif dans lequel l'article 65 vous défend de vous immiscer; je n'ai pas d'ordres à recevoir de vous. Le médecin pourra, il est vrai, consigner ses observations sur un registre, mais le sous-intendant en tiendra le compte qu'il voudra.

Tout cela n'est pas sérieux, et c'est vouloir jouer sur les mots. Partout, et surtout dans l'armée, celui-là seul a l'autorité qui peut donner des ordres et veiller à leur exécution. Le médecin peut donner des conseils, ou même consigner par écrit des observations. mais il ne peut donner d'ordres, donc il n'a pas l'autorité ; on voit bien que M. Henrique n'a, heureusement pour lui, aucune expérience personnelle de cette situation très bien résumée dans une note de Michel Lévy, remise, le 9 janvier 1855, au prince Napoléon qui la lui avait demandée :

Dans nos hôpitaux, il y a des difficultés, des tiraillements et des luttes ; il y a une fâcheuse complication de chefferies, qui résulte de la juxtaposition d'un médecin, d'un pharmacien, d'un comptable et de la superposition d'un sous-intendant ; et si, malgré ces conditions, la régularité existe, si les luttes n'éclatent pas au dehors, c'est grâce à l'abnégation des médecins. Partout l'intendance s'interpose entre le service de santé et le commandement, au point que les généraux de division sont renseignés par les sous-intendants sur l'état sanitaire de leurs troupes, au lieu de l'être par les médecins en chef de leurs ambulances où se reflètent toutes les influences morbides et où l'observation de chaque jour suggère d'importantes observations.

Ce n'est pas tout. L'article 5 du décret du 23 mars 1852, par un artifice de définition de la police hospitalière, confère aux sous-intendants des attributions qui sont évidemment du ressort de la médecine et de l'hygiène, et peut motiver leur ingérence dans toutes les questions de salubrité, à l'exclusion de l'autorité médicale supérieure.

Vingt-cinq années se sont écoulées depuis que cette note a été écrite, des règlements nouveaux ont été édictés, mais rien n'a été changé dans les rapports de subordination des chirurgiens militaires aux intendants, de subordination de la médecine et de l'hygiène à l'administration.

V

Nous avons levé un coin du voile qui couvre nos misères et nos deuils ; l'intendance, par l'organe de son avocat, a cru pouvoir nous accuser d'erreur. Pas une des objections qui nous ont été faites n'est restée debout, qu'il s'agisse de faits de détail ou de questions de principe. Mais il est toute une partie de notre article de la *Revue des Deux-Mondes* à laquelle M. Henrique s'est bien gardé de faire allusion : c'est celle qui a trait à l'organisation de la médecine militaire à l'étranger.

Jusqu'en 1855, l'organisation de la chirurgie militaire était à peu près partout calquée sur la nôtre ; les désastres médicaux de l'armée d'Orient devaient ouvrir les yeux sur les funestes effets de la subordination des médecins à des administrateurs complètement ignorants des choses de la médecine et de l'hygiène. La guerre d'Italie acheva de faire tomber les dernières illusions. Aussi, lors de la guerre de la Sécession, les État-Unis confièrent-ils aux médecins la direction absolue du service de santé et, comme le dit si justement le compte rendu officiel : « Jamais auparavant, dans l'histoire du monde, la mortalité des hôpitaux militaires ne fut si faible en temps de guerre et jamais ces hôpitaux ne furent aussi complètement garantis des maladies qui y prennent naissance. » La Prusse, l'Autriche, l'Angleterre, le Portugal, l'Italie, la Russie, ont émancipé leur chirurgie militaire du joug funeste de l'intendance ; la Belgique, il y a six mois, la Hollande, il y a quelques jours, ont suivi leur exemple. La France seule continue à sacrifier le salut de ses malades et de ses blessés à la routine, ou aux intérêts honorifiques d'un corps administratif. L'intendance parle d'une expérience à faire ; cette expérience est faite depuis longtemps. Elle a été faite par les États-Unis pendant la guerre de la Sécession ; elle a été faite par la Prusse et par l'Allemagne dans les guerres de 1864, 1866, 1870 ; elle a été faite par la Russie dans sa dernière guerre d'Orient ; elle a été faite par l'Angleterre dans toutes ses campagnes depuis 1855. C'est parce que nous avons vu, au début de notre carrière, en 1848, comme chirurgien militaire, c'est parce que nous avons vu en 1859 en Italie, en 1870 à Metz et sur la Loire, les inconvénients et les dangers de la direction administrative ; c'est parce que nous avons vu, en 1864 au Schleswig, dans les ambulances autrichiennes et prussiennes, parce que nous avons vu en 1870, dans les ambulances allemandes que nous visitions en parlementaire, les heureux résultats de la direction médicale ; c'est parce que nous avons retrouvé ces mêmes bienfaits de la direction médicale en visitant les principaux hôpitaux militaires de la Belgique, de l'Angleterre, de la Hollande, du Danemark, de l'Allemagne, de l'Italie, de l'Autriche et de la Russie ; c'est parce que nous avons suivi pas à pas les progrès, réalisés en dehors de nous, dans la chirurgie militaire de toutes les nations de l'Europe, que nous croyons remplir un devoir de patriotisme en combattant, sans aucun intérêt personnel, pour l'émancipation de notre chirurgie militaire.

Nous ne sommes pas l'ennemi de l'intendance. Si ce corps n'était pas composé d'hommes instruits, intelligents, dévoués, et d'une intégrité au-dessus du soupçon, il ne jouirait pas d'une aussi formidable puissance et il y a longtemps que nous aurions gain de cause. Mais nous sommes l'ennemi d'une organisation qui confie à un corps administratif des fonctions au-dessus et en dehors de sa compétence, et qui, par la multiplicité et la diversité de ses fonctions, ne peut en accomplir convenablement aucune. Comment l'administration prendrait-elle intérêt à des choses dont elle ne comprend ni l'utilité ni l'importance ? Partout, depuis quinze ans, les médecins s'occupent d'améliorer l'outillage médical militaire, partout de grands progrès ont été réalisés : qu'a fait en France l'intendance depuis la dernière guerre ? Rien. Quels progrès a-t-elle réalisés ? Aucun. L'Autriche, l'Allemagne, la Russie, l'Angleterre, ont leurs compagnies de santé ; où sont les nôtres ? Elles ont leurs hôpitaux de guerre mobiles, leurs *Feld-Lazarethe;* où sont les nôtres ? Elles ont leurs tentes-hôpitaux, qui peuvent permettre l'hospitalisation sur place ; où sont les nôtres ! Elles ont leurs trains sanitaires toujours prêts, car elles ont disposé des centaines de wagons ordinaires de manière à pouvoir en quelques heures les transformer en wagons d'ambulance ; où sont les nôtres ? Impuissance, incompétence et, par suite, indifférence dans la préparation en temps de paix ; impuissance et incompétence pendant la guerre : tel est le bilan de l'intendance en tant que directrice du service de santé. Est-il une raison, une seule, qui puisse justifier cette subordination du corps médical aux officiers de l'intendance ? Il en est une pour l'intendance ou du moins pour son défenseur, et il l'applique aux médecins des hôpitaux civils comme aux médecins des hôpitaux militaires. « L'administration, dit M. Henrique, a le rôle d'exercer, vis-à-vis du malade, aux lieu et place de la famille absente, un droit de contrôle sur l'action du médecin, de *s'interposer entre le pouvoir de celui-ci et la faiblesse de celui-là ; de protéger l'un contre l'omnipotence de l'autre.* » Comment ! c'est

vous, vous, Messieurs de l'intendance et de l'administration, c'est
vous qui, au nom des familles, êtes contre le médecin les protecteurs du malade ! c'est vous qui devez protéger contre nous ce malade auquel nous donnons nos veilles, notre temps, notre santé et
parfois notre vie ? contre nous que rien ne rebute, que rien n'arrête ? contre nous, médecins militaires qui, aujourd'hui surtout,
exposés sur les champs de bataille au danger commun, devons,
dans l'excitation de la lutte, conserver, quoi qu'il arrive, le sang-
froid du chirurgien ? contre nous qui, en temps d'épidémie,
savons affronter froidement cette mort, sans gloire, qu'on respire
dans une salle d'hôpital ? Mais vous n'avez donc pas compris que
vous insultiez à la mémoire des 82 médecins français qui, dans
cette campagne d'Orient, ont succombé par le feu de l'ennemi ou
sous les coups du choléra et du typhus ! Savez-vous ce que vous
avez peut-être à défendre contre nous ? C'est cet argent qui vous
tient au cœur et au poids duquel vous pesez tous les services. Oui !
si nous étions libres, nous dépenserions davantage ; mais avec cet
argent nous sauverions du moins ces malades que vos économies
font périr ; car nous dirions, avec le maréchal de Belle-Isle : toute
parcimonie à la guerre est un assassinat ! Qu'importe l'argent
quand il s'agit de la vie des hommes, de l'intérêt et de l'honneur
de la patrie ! En maintenant l'ignorance, l'Empire économisait nos
finances ; la République prodigue les millions pour la combattre.
Qui oserait lui en faire un crime ! Oui, les Anglais en Crimée ont
accumulé à grands frais le matériel le plus confortable, et la
journée d'hôpital leur coûtait par malade 4 fr. 60, et vous
êtes fiers de dire que vos malades ne vous coûtaient par jour que
2 fr. 60 ! Mais en dépensant quelques millions de plus, les
Anglais n'ont perdu, dans le second hiver, que 606 hommes ; vous,
vous avez ménagé nos finances, mais vous avez laissé mourir
21,190 hommes. Eh bien ! puisque c'est la question pécuniaire qui
vous touche le plus, sachez qu'en laissant mourir 21,190 hommes,
même en ne les évaluant qu'au prix d'un esclave, vous avez coûté
à la France 63 millions ; et vous ne comptez pas ce que vous avez
coûté aux familles de deuil, de misère et de larmes ! Ce qu'il faut
ménager, ce n'est pas l'or de la France, c'est la vie de ses enfants.
Ne croyez pas cependant que nous vous accusions d'avoir été
insensibles aux souffrances de nos soldats. Ce serait une abomi-
nable injustice, qui toucherait à la folie. Dévoués à vos devoirs,

dévorés de soucis et d'inquiétudes, prodigues de vos fatigues et de vos veilles, anxieux de soulager les misères dont vous étiez les témoins, tels vous vous êtes toujours montrés. Mais c'est précisément ce qui condamne le système qui fait de vous les arbitres du corps médical, car nous comparons nos désastres à vos efforts impuissants, nos morts à votre dévouement inutile. Qu'on mette à votre disposition les millions qu'on ne vous refuserait pas, et votre impuissance sera la même, car ces millions, vous ne sauriez les dépenser utilement. Ce qui vous manque, c'est la science spéciale du médecin, la science de l'hygiéniste ; cette science qui nous apprend comment, par de bonnes mesures, prises en temps utile, on peut empêcher les épidémies et arrêter leurs ravages, cette science qui nous apprend ce qu'il faut aux malades et aux blessés.

Cette science, les médecins seuls la possèdent ; cédez-leur donc cette place que, pour le malheur de tous, vous avez trop longtemps occupée.

VII

LE SERVICE DE SANTÉ

ET

LA NOUVELLE LOI MILITAIRE[1]

———

Le nouveau « Projet de loi organique militaire » présenté au parlement par M. le général Boulanger supprime le volontariat et impose à tous l'obligation de servir pendant trois ans. Il serait facile de montrer combien cette mesure serait préjudiciable aux vrais intérêts du pays, puisqu'elle porterait une atteinte sérieuse à la haute culture intellectuelle de la jeunesse française et stériliserait en grande partie les efforts et les sacrifices que l'on pourrait faire pour maintenir à sa hauteur notre enseignement supérieur.

Une semblable démonstration serait complètement inutile, puisque nous nous trouvons en présence d'un parti-pris. C'est en vain que nos conseils généraux des facultés, nos conseils académiques ont énergiquement protesté. C'est en vain qu'on ferait observer que l'Allemagne a su constituer une armée instruite, disciplinée, et dont nous ne connaissons que trop la valeur, tout en établissant et en conservant le volontariat ; c'est en vain qu'on montrerait que, par l'éducation spéciale qu'elle donne à ses volontaires, elle assure un excellent recrutement pour ses officiers de réserve:

———

(1) *Revue des Deux Mondes*, 1887.

le volontariat me paraît condamné en France. Cette condamnation
ne tient pas seulement à ce que sa mauvaise organisation a donné
naissance à des abus ; elle est due surtout à ce déplorable sentiment qui pousse tant de gens à vouloir établir partout et toujours
une égalité absolue, alors qu'il y a tant d'inégalités que rien ne
saurait faire disparaître : les unes congénitales, comme l'intelligence ; les autres acquises, et légitimement acquises par l'éducation, l'instruction, le travail et l'étude. Individuellement, nos
députés et nos sénateurs resteront convaincus que la conservation
du volontariat est nécessaire, si l'on veut maintenir la France au
rang qu'elle doit occuper dans les sciences, les lettres, les arts et
l'industrie ; collectivement, ils n'oseront, par leurs votes, heurter
les opinions de leurs électeurs, de cette grande majorité de gens
illettrés, incapables de juger ces graves questions, incapables
même de soupçonner qu'elles existent, et pour lesquels toute inégalité paraît un attentat à leurs droits, une souveraine injustice,
alors même qu'elle est commandée par le juste intérêt de la nation
tout entière. J'ai donc la conviction profonde que la Chambre con-
damnera le volontariat pour ne pas s'aliéner les suffrages de
l'ignorance populaire, et que le Sénat ne voudra pas, en résistant
aux calculs électoraux des députés, paraître se faire le défenseur
de ce qu'on appelle les privilégiés, alors même que ces privilégiés
sont ceux de l'intelligence et de la science acquise.

Un accord est, dit-on, intervenu entre les ministres de la guerre
et de l'instruction publique. En vertu de cet accord, 500 jeunes
gens échapperaient plus ou moins, chaque année, aux rigueurs
du service de trois ans et recevraient des facilités pour continuer
leurs études. Cette exception est absolument illusoire. On peut
évaluer à 5,000 par an les jeunes gens qui, en France, entrent
dans les diverses branches de l'enseignement supérieur : médecine,
droit, lettres, sciences, beaux-arts. Notre Faculté de médecine de
Paris compte à elle seule, chaque année, 500 élèves nouveaux ; sur
ce nombre, 50 environ pourront bénéficier de la concession faite
au grand maître de l'Université par le chef de l'armée, puisque
les 500 exceptions portent sur la totalité des élèves de toutes les
facultés, de toutes les écoles d'enseignement supérieur. Cette
sélection se fera nécessairement à vingt ans, et par conséquent à
un âge où, nos élèves en médecine étant encore au début de leurs
études, il nous sera complètement impossible de connaître leur

valeur réelle et de soupçonner leur valeur future. Les notes d'examen ne pourront nous guider, puisqu'à vingt ans nos étudiants
n'ont encore subi aucun examen spécial à la médecine. Quant à
procéder par voie de concours, on ne saurait y songer, car il y a
impossibilité absolue à instituer tous les ans un concours sérieux
entre 500 candidats, dans une même faculté, devant un même jury.

Cet accord n'est qu'un leurre, un trompe-l'œil; il semble que
l'on veuille faire croire que les 500 élus suffiront à maintenir à sa
hauteur notre instruction supérieure, et à neutraliser l'atteinte
profonde portée par le projet de loi. L'inégalité paraît condam-
nable, contraire à tous les droits quand elle s'étend à 5,000 jeunes
gens; croit-on qu'elle cessera de l'être parce qu'on l'aura restreinte à 500 d'entre eux? En réalité, on ne fera que rendre cette
inégalité plus choquante; car, au lieu de respecter celle qui
existe forcément entre des jeunes gens illettrés et des jeunes gens
instruits, on l'instituera cette fois entre des jeunes gens absolument égaux en droits, puisqu'ils possèdent les mêmes titres universitaires.

La raison ne peut rien contre la passion. Si donc j'essaie d'intervenir dans ce débat, ce n'est pas pour défendre l'institution
générale du volontariat; elle me paraît condamnée devant le parlement, ce juge suprême, au nom de ce qui est pour lui le plus
puissant de tous les intérêts : l'intérêt électoral. Je ne veux envisager la question qu'au point de vue des intérêts de l'armée, qui
sont les intérêts les plus chers de la France. Médecin, je veux montrer que ces intérêts exigent qu'on accorde aux étudiants en médecine des facilités d'études que ne comporte pas la loi militaire; je
veux montrer surtout que cette loi, telle qu'elle est conçue, ne peut
donner à l'armée active, en temps de guerre, qu'un service médical insuffisant comme qualité; je veux montrer, enfin, qu'au lieu
de créer l'homogénéité du service médical, elle crée sûrement des
conflits permanents entre l'élément médical militaire et les médecins civils mobilisés, temporairement incorporés dans l'armée.
J'examinerai successivement ces deux parties de la question;
voyons d'abord la première.

I

L'article 38 de la nouvelle loi militaire établit que tout Français
de vingt à trente ans fait partie de l'armée active ou de sa réserve;

de trente à quarante ans, de l'armée territoriale ou de la réserve de cette armée; par conséquent, à vingt-neuf ans révolus, les médecins, comme tous les citoyens français, passent de droit dans l'armée territoriale et sont incorporés dans cette seconde portion de l'armée.

Il est facile de voir que, d'après cette organisation, la mobilisation donnera au service médical de l'armée active environ 10,000 médecins civils; mais cette armée, qui livrera des batailles, qui aura des milliers de blessés à relever, à secourir, à opérer, à soigner, à hospitaliser, ne recevra que des médecins âgés de moins de trente ans. Or, comme on n'est en général docteur en médecine qu'à vingt-six ans, le service médical de l'armée active recevra des milliers d'étudiants en médecine qui ne pourront être utilisés que comme infirmiers de visite, et à peine trois contingents annuels de jeunes docteurs n'ayant pas encore le savoir que donne seule l'expérience.

Au contraire, les dix contingents de l'armée territoriale se composeront en totalité de l'élite des médecins soumis à la loi militaire, de médecins qui auront, par la pratique professionnelle, fortifié les connaissances acquises, dans leur jeunesse, à l'école et à l'hôpital. Ces médecins, beaucoup plus capables de rendre de réels services, étant, en raison de leur âge, incorporés dans l'armée territoriale, seront perdus pour l'armée active et en partie inutilisés, car ce n'est qu'en cas de dure nécessité que l'armée territoriale deviendra armée de première ligne. Une pareille organisation ne saurait être conservée.

Il est vrai que le nouveau règlement sur le service de santé en campagne, établi par le décret du 25 août 1884, ne paraît tenir aucun compte de cette distinction entre l'armée active et l'armée territoriale. L'article 7 énumère le personnel qui concourt à l'exécution du service. Dans les *corps de troupe*, c'est-à-dire dans les régiments, nous ne trouvons que les médecins du cadre actif et de réserve; mais, dans les *formations sanitaires*, le personnel comprend « des médecins et des pharmaciens du cadre actif et de réserve, *ainsi que de l'armée territoriale* ». Or, sous le nom de formations sanitaires, figurent les *ambulances de champ de bataille* et les *hôpitaux de campagne* destinés à se substituer aux ambulances, dans la soirée, ou au plus tard dès le lendemain du combat. Les ambulances et hôpitaux de campagne appartenant essentiellement à l'armée active, c'est donc d'une manière absolument illégale que le règlement sur le service de santé en campagne fait figurer les médecins de la territoriale dans l'armée de première ligne, conjointement avec ceux de l'armée active.

Pour qui a-t-on fait, d'après l'âge, une distinction entre ces deux grandes divisions de l'armée? C'est qu'on a jugé que, dans l'intérêt même du pays, il ne fallait pas exposer les hommes de trente à quarante ans, pour la plupart mariés et pères de famille, aux mêmes fatigues, aux mêmes dangers, que les jeunes gens de vingt à trente ans; l'article 145 de la loi militaire établit que, en cas de mobilisation et de nécessité, « des militaires de l'armée active et de la réserve peuvent être employés dans les corps de troupe ou services de l'armée territoriale », mais la loi n'établit pas et ne pouvait établir la réciprocité. Puisqu'elle ne permet pas de prendre individuellement un soldat quelconque de la territoriale pour l'incorporer dans l'armée active, on ne pourrait, sans violer à la fois la loi et le droit, prendre individuellement ou collectivement des médecins de la territoriale pour les incorporer dans l'armée active. Je sais bien que beaucoup de personnes se diront : le médecin des ambulances n'est pas exposé au feu de l'ennemi. On peut tout d'abord leur répondre qu'elles se trompent, car nous ne sommes plus au temps des armes et des canons à courte portée[1]. Laissons de côté cette raison, qui importe peu. Quand le pays en a besoin, le médecin comme le soldat donne sa vie à la patrie; mais ce qui importe dans une loi, c'est le respect des droits de chacun et ces droits ne seraient pas respectés, si, pour les médecins, seuls, entre tous les citoyens, on supprimait purement et simplement, *et sans compensations suffisantes*, la distinction entre le service de la territoriale et celui de l'armée active.

Je dois aussi, dans le même ordre d'idées, signaler la possibilité de l'interprétation abusive des articles 146 et 198 de la nouvelle loi organique. L'article 146 est ainsi conçu : « En cas de mobilisation, les *unités* de l'armée territoriale peuvent être affec-

----

(1) Dans la dernière guerre, celle de Turquie (1877-78), la mortalité par 1,000 hommes d'effectif a été de 108 pour le génie, 92 pour l'infanterie, 86 pour l'artillerie; elle a été de 136 par 1,000 dans le personnel des ambulances volantes de division, de 212 par 1,000 pour le personnel des hôpitaux temporaires, au total de 174 p. 1,000, presque le triple de la mortalité moyenne des combattants. C'est qu'aujourd'hui, au danger du feu de l'ennemi, se joint, comme par le passé, celui des épidémies.

tées à la garnison des places fortes, aux postes et lignes d'étapes, à la défense des côtes, des points stratégiques; elles peuvent être aussi formées en brigades, divisions et corps d'armée destinés à tenir campagne. Enfin, elles peuvent être détachées pour faire partie de l'armée active. » L'article 198 se prête mieux encore à un abus d'interprétation : « Indépendamment des unités territoriales (infanterie, cavalerie, artillerie, génie, train) visées dans les deux articles précédents, le ministre de la guerre peut utiliser, suivant les besoins de la mobilisation, les ressources fournies par l'armée territoriale *pour constituer d'autres unités.* »

Certes, pour les législateurs qui auront à voter ces articles, à ce mot d'*unités* se rattachant l'idée de bataillons, de régiments, de brigades, etc,, ils n'hésiteront pas à les voter, puisque les circonstances peuvent être telles, que cette incorporation à l'armée active d'un nombre plus ou moins grand d'unités de l'armée territoriale s'impose comme une nécessité de la défense nationale. Toutefois, la dernière phrase de l'article 146, rapprochée de l'article 198 et du texte de l'article 7 du règlement sur le service de santé, cache un véritable piège, puisqu'il suffirait de regarder comme des unités les *formations sanitaires,* de les constituer dans l'armée territoriale, en vertu de l'article 198, pour se donner le droit, de par l'article 146, de les faire passer dans l'armée active. Je dis que c'est un piège, car le projet de loi n'a pas osé formuler nettement ses dispositions; il ne l'a pas osé, parce qu'il pouvait craindre que cette violation du droit ne fut pas consacrée par le vote du parlement. Si les droits de tous les citoyens sont également respectés par la loi, ce qui doit être, les médecins âgés de plus de vingt-neuf ans ne pourront figurer dans l'armée active qu'avec la partie de l'armée territoriale à laquelle ils appartiennent, et l'on ne pourrait, sans violer leurs droits, les incorporer dans la première portion de l'armée. On fait partie de l'armée active en raison de son âge et non en raison de la profession qu'on exerce. S'il est de l'intérêt de l'armée que les médecins âgés de plus de vingt-neuf ans et appartenant à la territoriale soient appelés, en temps de guerre, à faire partie de l'armée active, il faut que la loi le dise nettement et que la bonne foi du parlement ne soit pas surprise.

Je veux montrer que l'intérêt de l'armée exige absolument cette extension de la durée du service actif. La distinction entre l'armée active et la territoriale est très facile pour ce qui concerne les unités tactiques. Une division de l'armée territoriale forme une unité distincte qui peut servir de réserve à l'armée active, couvrir une place forte, etc., en un mot, avoir un rôle, sinon indépendant, du moins distinct. Pour le service médical, rien de pareil. Il commence sur le champ de bataille derrière les tirailleurs, se continue par les ambulances divisionnaires et les hôpitaux de campagne, se prolonge sans interruption par les trains d'évacuation et les hôpitaux d'étapes, pour se terminer au cœur même du pays, dans les hôpitaux permanents des villes placées à proximité des voies ferrées aboutissant au théâtre de la guerre. C'est un tout continu, un seul et même service, c'est une longue chaîne dont le blessé ou le malade, suivant la gravité de son état et s'il est transportable, parcourt les divers anneaux, et il n'est guère possible d'établir la limite où cessera d'agir le médecin de la territoriale, où commencera l'action du médecin de l'armée active. Il faut donc l'unification du service médical et la suppression de la distinction entre les deux ordres du contingent. D'autre part, je veux démontrer que l'équité aussi bien que l'intérêt de l'armée exigent qu'en échange de ce surcroît de charges, les médecins reçoivent des avantages sérieux, tout autres que ceux qui leur sont attribués par le projet de loi.

L'armée n'a pas seulement besoin de combattants, dont le recrutement et l'éducation sont toujours assez faciles ; elle a besoin, pour quelques-uns de ses services spéciaux : génie, intendance, télégraphie, chemins de fer, etc., d'hommes ayant acquis, en dehors d'elle, des connaissances techniques. Parmi ces services figure, en première ligne, la médecine militaire. Si l'armée, en cas de mobilisation, veut avoir pour ses services spéciaux des hommes possédant des connaissances spéciales, il faut qu'elle apporte dans leur recrutement des conditions particulières, qu'elle leur fasse même des avantages spéciaux, en rapport avec la spécialisation et l'importance de leur concours. Cela est d'autant plus juste que ces connaissances techniques qu'ils mettent à la disposition de l'armée et au service de la patrie, ce n'est pas l'éducation militaire qui les leur a donnés ; ils les ont acquises par un travail personnel, par des études personnelles, par des sacrifices pécuniaires personnels. D'un autre côté, c'est aller contre l'intérêt même de l'armée que de concevoir une loi militaire qui, sous le prétexte d'une éga-

lité qui heureusement n'existe pas, empêcherait les étudiants en
médecine d'acquérir ces connaissances dont l'armée aura besoin
plus tard.

Peut-on concilier ces intérêts de l'armée d'une part, ceux de
l'enseignement supérieur d'autre part? Je le crois, et je veux essayer de le démontrer. Toutefois, avant d'entrer dans le détail, je
résumerai d'une manière générale ma démonstration, en me supposant revenu à l'âge éloigné où j'étais encore étudiant en médecine
et en disant au ministre de la guerre, représentant l'armée et les
intérêts militaires de la France : « J'ai besoin que vous me lais-
siez la possibilité et la liberté de faire de bonnes études médicales, et votre nouvelle loi m'en empêche. Vous, de votre côté,
lorsque j'aurai plus de trente ans, vous aurez besoin de moi, non
pas seulement dans la territoriale, mais dans l'armée active. Donnant
donnant ! Laissez-moi aujourd'hui la liberté de faire mes études;
moi, je renoncerai pour plus tard au bénéfice de l'âge, et alors
que j'aurai, de par votre loi, le droit d'être dans la territoriale, je
resterai à votre disposition, comme si j'avais moins de trente ans,
et vous m'emploierez, si vous le jugez nécessaire ou utile, dans
les ambulances de l'armée active. »

Arrivons maintenant aux détails. On ne manquera pas d'objecter
que l'article 23 du projet de loi accorde aux élèves des facultés de
l'État, et par conséquent aux étudiants en médecine comme aux
étudiants en droit, un troisième et même un quatrième sursis
d'une année, et que, de plus, les docteurs en médecine, après une
année de service actif dans un corps de troupe, peuvent être nommés aides-majors de deuxième classe de réserve et renvoyés dans
leurs foyers. Cette concession est insuffisante et illusoire. Ainsi
que je l'ai dit plus haut, la plupart de nos élèves ne sont encore, à
vingt-quatre ans, qu'à la période des examens, ils ne sont pas encore docteurs. Les meilleurs d'entre eux, nos internes des hôpitaux de Paris, ne sont même docteurs que beaucoup plus tard,
puisqu'ils n'arrivent à l'internat, au plus tôt, qu'à leur quatrième
année d'études, et que pendant leur internat, qui dure quatre ans,
ils n'ont plus le droit, sous peine d'être déclarés démissionnaires,
de se faire recevoir docteurs. Limiter le maximum de sursis à
quatre ans, c'est, d'une part, détruire l'internat de nos hôpitaux,
cette pépinière de l'élite des médecins français; c'est, d'autre part,
engager les autres élèves à faire hâtivement leurs études, c'est-à-

dire à les faire incomplètes, afin d'être docteurs en temps utile pour profiter du quatrième sursis.

Ce n'est pas jusqu'à vingt-quatre ans, c'est jusqu'à vingt-six ans *révolus*, au moins, qu'il faut prolonger le sursis. C'est ce qui a été fait en Allemagne, et si, dans cette étude, je citerai souvent la loi allemande, c'est que cette loi, excellente dans ses effets, est le résultat d'une longue et sérieuse expérience.

L'article 152 de l'ordonnance du 9 décembre 1858 (*Die Militär-Ersatz-Instruction für die Preussischen Staaten*) fixait au 1er octobre de l'année dans laquelle ils accomplissaient leur vingt-troisième année le sursis accordé aux médecins volontaires d'un an ; mais il autorisait l'autorité supérieure de la province (*oberen Provinzial-Behörden*), à prolonger ce sursis jusqu'à l'âge de vingt-sept ans accomplis. Au delà, il fallait une autorisation ministérielle. Cette faculté de prolonger le sursis fut retirée par l'article 5 du *Verordnung über die Organisation des Sanitäts-Corps* du 6 février 1873, ainsi conçu : « Les élèves médecins qui font leur études dans les universités peuvent satisfaire au service militaire, soit en servant exclusivement dans le rang (*mit der Waffe*), dans un corps de troupe de leur choix; soit en servant six mois dans le rang, puis, après avoir obtenu le diplôme professionnel, en servant les six autres mois comme médecins[1]. »

« Le service de six mois dans le rang peut être fait par eux dans chacun des semestres de leur scolarité. Ceux qui s'engagent à faire les six autres mois en qualité de médecins, après qu'ils auront obtenu le diplôme professionnel, ont droit, par ce fait, à un sursis jusqu'à vingt-trois ans révolus. »

Il ne fallut pas longtemps pour qu'on s'aperçût que ce sursis était absolument insuffisant, et, deux mois plus tard, cette question fut définitivement réglée par l'article 82 d'un arrêté du 12 avril 1873, paru dans le n° 12 du *Journal militaire :* « En ce qui concerne la période de service qui reste à faire pour complé-

---

(1) En Allemagne, le titre de docteur en médecine que confèrent les universités, après des examens analogues aux nôtres, est un titre universitaire qui ne donne pas le droit d'exercer la médecine. Pour exercer la profession médicale, il faut passer devant des jurys spéciaux, dont les membres sont désignés par le ministre de l'instruction publique, des cultes et des affaires médicales, un examen spécial, constitué par des épreuves sérieuses, dit examen d'état *(Staats-Prüfung)*. Ce n'est que par cet examen qu'on acquiert le titre professionnel de médecin praticien *(Arzt)*.

ter les obligations du service actif, il peut être, une fois pour toutes, sursis à l'entrée au service jusqu'au 1ᵉʳ octobre de l'année où l'intéressé accomplit sa ving-sixième année. Un sursis plus considérable ne peut être accordé que par le commandement général et pour un an seulement. »

J'ajoute que l'article 11 prévoit les défaillances : « Quand, pendant la durée de leur sursis, les élèves médecins n'ont pas obtenu le diplôme professionnel (*Arzt*), ou s'ils ont renoncé aux études médicales, ils doivent compléter leur temps de service en servant dans le rang, puis ils sont mis en position de congé (*Beurlaubtenstand*) comme soldats. »

En résumé, depuis 1858 et surtout depuis 1873, le sursis pour les étudiants en médecine est prolongé jusqu'à vingt-six ans révolus. Il doit en être de même en France, parce que c'est une nécessité pour les études médicales.

On a pu remarquer que, dans ces différents articles, il est parlé de la division du service en deux périodes : l'une qui est faite dans le rang, comme soldat ; l'autre qui est faite comme médecin. Une explication est d'autant plus nécessaire qu'il se présente ici une question importante sur laquelle je désire appeler l'attention. L'ordonnance prussienne du 9 décembre 1858 permettait aux étudiants en médecine de ne pas servir comme soldats et de faire toute leur année de volontariat comme médecins, après qu'ils avaient obtenu le diplôme professionnel. On est en droit de supposer que l'expérience de la guerre de 1870 a montré que les étudiants en médecine et les jeunes médecins, appelés par la mobilisation à prendre rang dans le service de santé, avaient laissé à désirer sous le rapport de la discipline et de l'esprit militaire. En effet, l'article 5 de l'ordonnance du 6 février 1873, que j'ai cité plus haut, leur impose, au début de leurs études, six mois de service dans le rang. Une autre ordonnance du 9 avril 1873, complétant la première, s'exprime ainsi : « Avec la publication de cette ordonnance cesse, sans exception, la faculté accordée jusqu'à présent aux élèves médecins de satisfaire à leurs obligations militaires en servant exclusivement comme médecins, pendant toute la durée de leur volontariat d'un an.

« Peuvent seuls être admis, comme médecins, au service volontaire d'un an, les jeunes gens ayant servi six mois dans le rang et en mesure de produire le certificat de service désigné au paragraphe 4. (Certificat de leurs chefs militaires attestant leur bonne conduite, leur zèle et leur instruction militaire.) Faute de pouvoir produire ce certificat, ils servent dans le rang pendant les six mois qu'ils doivent encore passer au service actif. »

Ce qui est absolument caractéristique, c'est que les élèves des écoles spéciales de médecine militaire, bien que soumis dans ces écoles à des habitudes de discipline, sont obligés, comme tous les étudiants en médecine, de faire six mois de service dans le rang. (Ordonnance du 6 février 1873.) Ceux qui n'obtiennent pas leur certificat de bon service comme soldats peuvent être renvoyés de l'école. Enfin, l'ordonnance du 9 avril 1873 spécifie que « ces écoles mettent leurs élèves à la disposition du général commandant le corps de la garde, pour qu'ils y reçoivent pendant six mois l'instruction militaire. »

Nous devons imiter encore sur ce point l'exemple de l'Allemagne. Il faut que tous nos jeunes gens, sans aucune exception en vue d'une carrière future, soient incorporés dans le rang pendant six mois. La discipline est la première de toutes les vertus du soldat ; on ne l'acquiert que lorsqu'on est encore jeune. S'il n'y a pas de bonne administration sans l'application de ce principe, si peu appliqué en France : *the right man in the right place* ; il n'y a pas d'armée possible sans l'application stricte, absolue de ce second principe : *Un chef qui commande, des subordonnés qui obéissent.* Or, quand on entre au service à l'âge de vingt-quatre ans, ainsi que le concède l'article 23 de notre loi militaire, après avoir fait des études qui mènent à l'indépendance de l'esprit et du caractère, — indépendance si nécessaire en science, — on ne sait plus prendre cet esprit de discipline et de subordination, qui fait respecter dans ses chefs, non l'homme et sa valeur personnelle, mais le grade qu'il possède et l'autorité que donne ce grade. L'élève en médecine est plus que tout autre jaloux de son indépendance, et s'il est temporairement appelé à servir dans l'armée, il est quelque peu réfractaire à la discipline. Je suis donc absolument convaincu, et je me permets d'ajouter, par expérience, que nous devons imiter la loi militaire allemande et imposer à tous six mois de service comme soldats, et quand je dis comme soldats, ce n'est pas comme infirmiers ou soldats d'administration, c'est, comme disent les Allemands : *mit der Waffe*, avec le fusil, le mousqueton ou le sabre du fantassin, du cavalier ou de l'artilleur. Avec la faculté de devancer l'appel et de faire, à partir de dix-huit ans, ces six mois de service, il n'y a aucun obstacle sérieux apporté aux études, il y a même un avantage au point de vue du développement physique, et je dirai même du développement moral. C'est le lycée qui finit, c'est la vie réelle, la vie individuelle qui commence.

Il est encore une autre question qui ne figure pas dans la loi militaire et sur laquelle je dois attirer l'attention. En temps de guerre, il vaut mieux un médecin de plus qu'un soldat ou même qu'un officier de plus. En Allemagne, l'élève en médecine est libre de renoncer à l'avantage de ne faire que six mois de service comme soldat et six mois comme médecin. Il peut, comme tous ses concitoyens, remplissant les conditions voulues, faire tout son volontariat comme soldat, et, son année écoulée, être mis en position de congé comme officier de réserve. Or, en cas de mobilisation, cette faculté d'option semble disparaître. L'ordonnance du 12 avril 1873 établit que « les étudiants en médecine et les médecins de tout ordre appartenant au service actif ou placés en position de congé sont, en cas de mobilisation, incorporés dans le corps de santé ». (Article 1ᵉʳ.)

« Quand les officiers ou les soldats en position de congé et n'appartenant pas au corps de santé militaire acquièrent le diplôme de médecin praticien (*Arzt*), ils doivent avertir sans retard le commandement de la circonscription de landwehr à laquelle ils appartiennent... Leur nouvelle qualité doit être mentionnée sur les pièces personnelles et sur les contrôles (article 13). » Le commandant de la circonscription de landwehr doit, au 1ᵉʳ décembre de chaque année, établir la liste nominative des médecins diplômés qui figurent sur les contrôles et qui n'appartiennent pas au corps de santé militaire. Les listes doivent parvenir au commandement général le 15 décembre (article 14). »

Une disposition semblable doit être inscrite dans la loi militaire. C'est l'autorité militaire qui, suivant les besoins de l'armée ou les aptitudes professionnelles qu'elle suppose chez le jeune soldat, l'incorpore dans l'infanterie, la cavalerie, le train des équipages. L'État a donc le droit d'exiger qu'en cas de guerre le docteur en médecine serve dans le corps de santé, parce qu'il sera plus utile au pays comme médecin que comme soldat et même comme officier de la réserve ou de l'armée territoriale.

En résumé, l'organisation du service médical, en temps de guerre, ne comporte pas la distinction entre l'armée active et la territoriale, parce que ce service est un tout continu, commun aux deux ordres d'armées, et parce que cette distinction appliquée aux médecins civils mobilisés priverait l'armée active de la meilleure partie du contingent médical. La suppression de cette distinction doit être compensée par des avantages. D'un autre côté, si l'armée veut avoir des médecins instruits, il faut qu'elle leur donne, dans son intérêt même, toutes facilités pour faire leurs études. Si donc, l'on supprime l'institution générale du volontariat, elle doit être rétablie, sous une autre forme, pour la totalité des élèves en médecine.

Puisque le médecin sert en cette qualité, en cas de mobilisation et de guerre, c'est comme médecin qu'il doit faire son apprentissage militaire, et comme les études médicales ne sont pas terminées avant l'âge de vingt-six ans, le sursis de départ doit être prolongé jusqu'à cet âge. Une année suffit à connaître ce qu'a de spécial le service médical militaire, la durée du service imposé aux jeunes médecins ne doit être que d'une année, dont six mois dans un hôpital militaire et six mois dans un corps de troupe. En cas de mobilisation, les étudiants en cours d'études servent en qualité d'infirmiers de visite, chargés des pansements; toutefois les internes des hôpitaux nommés au concours, les élèves ayant passé les trois premiers examens devraient, après avoir subi un examen spécial, pouvoir être admis comme médecins auxiliaires.

II

J'ai dit que la loi militaire, au lieu de créer l'homogénéité du service médical, crée sûrement des conflits permanents entre l'élément médical militaire et les médecins civils mobilisés, temporairement incorporés dans l'armée. Il est malheureusement facile de le démontrer.

En cas de mobilisation et de guerre, il faut mélanger au cadre permanent de quatorze cents médecins militaires douze ou treize mille médecins civils ou étudiants en médecine[1]. Or, il ne s'agit

(1) Pendant l'année scolaire 1885-86, nos facultés de médecine ont conféré 539 diplômes de docteur, 120 officiers de santé ont été reçus : 48 par les facultés, 11 par les écoles de plein exercice, 61 par les écoles préparatoires, soit, pour une seule année, 659 diplômes donnant droit d'exercer. Par consé-

pas ici de simples soldats qu'on encadre dans un corps d'officiers
ou de sous-officiers, puisque le service de santé, dans sa partie
essentielle, ne comprend que des docteurs en médecine, qui tous,
qu'ils soient mobilisés ou en service permanent, ont rang d'officiers. Il ne s'agit pas davantage d'officiers d'infanterie, de cavalerie, d'artillerie, etc., auxquels viennent s'adjoindre en temps de
guerre des officiers de réserve. Dans l'armée combattante, il n'y a
aucune parité entre ces deux ordres d'officiers. Les premiers font
de l'état militaire leur unique carrière ; ils font de l'art militaire
à tous ses degrés le sujet constant de leurs préoccupations, de
leurs études, ils vivent au milieu de leurs soldats et le régiment
est leur famille. Les seconds, à l'exception des officiers retraités,
nommés lieutenants ou sous-lieutenants de réserve, après quelques
années de service dans l'armée active, ont quitté l'état militaire
pour exercer les professions les plus diverses, et c'est à l'exercice
de ces professions qu'ils consacrent leurs principales préoccupations. Il y a donc une très grande différence d'instruction technique, de savoir spécial, d'expérience entre les uns et les autres,
et il est tout naturel que les officiers de la carrière forment presque
exclusivement le contingent des hauts grades, tandis que les officiers de réserve sont, pour la plupart, confinés dans les grades
inférieurs.

Pour la médecine, les conditions sont absolument différentes.
Médecins militaires et médecins civils suivent la même carrière.
Pendant la paix, ils acquièrent auprès du lit de leurs malades,
qu'ils soient soldats ou ouvriers, les mêmes connaissances pratiques, et ils fortifient ces connaissances techniques par la lecture
des mêmes livres scientifiques. Pendant la guerre, les uns et les
autres appliquent aux blessés et aux malades des connaissances
identiques acquises pendant la paix. S'ils diffèrent entre eux, ce
ne saurait être par le grade militaire, qui n'est rien, ou par l'ancienneté, qui est peu de chose en médecine, c'est par la science et
l'instruction pratique qui seules font la valeur plus ou moins
grande du médecin.

quent, la mobilisation des dix contingents de l'armée territoriale adjoindrait
à la médecine militaire environ 5,400 docteurs et 1,200 officiers de santé auxquels il faut ajouter un nombre au moins égal de docteurs et d'étudiants en
médecine appartenant à l'armée active ou à sa réserve. C'est donc un total
de plus de 13,000 médecins civils, incorporés aux 1,400 médecins militaires
de profession.

En cas de mobilisation, la situation de l'officier de troupe doit être en rapport avec ses capacités militaires ; la situation du médecin, dans l'armée mobilisée, doit être, avant tout, en rapport avec sa valeur médicale. L'organisation de la médecine militaire en temps de guerre soulève donc un problème fort difficile à résoudre. La loi militaire l'a résolu d'une manière des plus simples. D'après elle, le médecin civil, quelles que soient sa situation dans le monde scientifique, l'importance de ses travaux, sa valeur personnelle comme médecin, quelle que soit même sa position officielle dans la carrière civile, ne sera rien ou ne sera que peu de chose dans l'armée mobilisée, et il n'y occupera que les situations les plus infimes. Quant au médecin militaire, quelque inconnu qu'il puisse être dans la science, quelque négative que puisse être sa valeur médicale, il dominera, commandera, dirigera les médecins qui, tout en étant médecins civils, lui seront parfois absolument supérieurs en connaissances théoriques et pratiques, en valeur scientifique et professionnelle.

Quand on lit l'article 275 de la loi organique militaire, le premier sentiment est l'étonnement, puisque aujourd'hui encore des médecins des hôpitaux, des agrégés ont le grade de médecin-major de première classe de réserve. L'étonnement ne tarde pas à faire place à l'indignation. Cet article est une injure qui nous est faite, à nous professeurs titulaires de la faculté de médecine, à nous chirurgiens des hôpitaux de Paris, à nous les représentants de la science française, et ce qu'il y a de grave et de profondément triste, c'est que cette injure nous soit faite dans un document officiel, dans un projet de loi présenté devant une chambre française, par la plus haute autorité du pays. Voici cet article :

Art. 275. — « Les médecins de réserve pourront être promus aux grades de médecin aide-major de deuxième et de première classe (lieutenant) et de médecin-major de deuxième classe (capitaine), dès qu'ils auront l'ancienneté de grade exigée par la présente loi pour la nomination au grade supérieur, *s'ils appartiennent à l'une des catégories suivantes : 1° professeur titulaire ou agrégé dans les facultés de médecine*, les facultés mixtes, les écoles supérieures de pharmacie et les écoles de médecine ; 2° médecins ou chirurgiens des hôpitaux *des villes où les emplois sont donnés au concours*. La durée du stage est réduite à six semaines

pour le personnel des officiers du service de santé appartenant
aux catégories mentionnées ci-dessus. »

Ainsi, les collègues, les successeurs des Velpeau, des Nélaton,
les hommes qui, par leur mérite établi par les concours et consacré en dernier lieu par l'élection de leurs pairs, tiennent légitimement la situation la plus élevée dans la médecine française, s'ils
sont arrivés de très bonne heure et par un mérite exceptionnel à
cette haute situation, ou s'ils veulent, en temps de guerre et
quoique exempts par l'âge, consacrer leurs fatigues, leur zèle et
leur savoir au salut de nos blessés, ceux-là auront le grade d'aide-
major de deuxième classe (lieutenant en second) et, pourvu qu'ils
aient l'ancienneté de grade, ils pourront s'élever jusqu'à la situation modeste de médecin-major de deuxième classe (capitaine);
mais ils ne pourront dépasser ce grade, et ils auront au-dessus
d'eux des majors de première classe, des principaux de deuxième
et de première classe, des inspecteurs du service de santé. Il en
sera de même des médecins et des chirurgiens des hôpitaux de
Paris, des agrégés de notre faculté de médecine, eux, les jeunes
maîtres de la science, eux qui sont l'honneur de la médecine et de
la chirurgie françaises, et supérieurs en savoir, en expérience clinique, en valeur scientifique à tout ce que pourrait leur opposer,
sauf sept ou huit exceptions, la médecine militaire tout entière.
Un seul mot fera comprendre la portée de la loi française et justi-
fiera notre indignation. Cette loi offre libéralement aux professeurs titulaires de la faculté de médecine de Paris, comme le grade
le plus élevé auquel ils puissent prétendre, celui de médecin-
major de deuxième classe et le rang de *capitaine;* la loi allemande
donne à nos collègues le grade et le titre de *chirurgien général.*
Voilà ce qu'on appelle organiser les services de l'armée !

Quand on voit le conseil de santé édicter, ou du moins accepter
de pareilles choses[1], on est en droit de dire à nos confrères de
l'armée : Pendant vingt ans, nous avons lutté pour vous émanciper du joug de l'intendance, parce que votre subordination, en
stérilisant tous vos efforts, était contraire à l'intérêt de l'armée,
au salut de nos soldats. Personnellement, je n'ai jamais oublié
que j'avais été des vôtres au début de ma carrière, et par mon

---

(1) Il est juste de dire qu'on nous affirme que le conseil de santé n'a pas
été consulté sur le projet de loi.

livre sur la *Chirurgie militaire*, par mes articles dans cette *Revue* et dans d'autres, j'ai lutté pour votre indépendance. J'ai eu, vous l'avez reconnu, une grande part dans le succès de cette campagne, cela me donne le droit de vous dire, aujourd'hui que vous êtes libres : vous voulez vous servir de votre liberté pour faire peser sur vos confrères civils un joug plus lourd encore que celui de l'intendance faisait peser sur vous, car il est plus préjudiciable au salut des malades et des blessés. Cela ne doit pas être, cela ne sera pas ! *Cuique suum.* A chacun suivant son mérite, à chacun suivant sa valeur personnelle. Ce sont nos fils qui constituent l'armée. En donnant leur vie, leur sang à la patrie, ils ne font que leur devoir ; mais nous voulons que ceux qui seront appelés à les soigner, en cas de maladie ou de blessures, soient les plus capables ; peu nous importe qu'ils soient civils ou militaires. En médecine, ce n'est pas le port permanent d'un pantalon rouge qui fait le talent et l'expérience.

Il ne faut pas que les gens du monde, ignorant l'état vrai des choses, se laissent prendre à cet argument que, le médecin militaire, en sa qualité de militaire, connaissant mieux les blessures par armes de guerre que le médecin civil, il est logique, il est naturel de lui donner la direction du traitement. Il est facile de montrer à quel point cet argument est faux. Dix-sept ans se sont passés depuis la fin de la guerre ; par conséquent, les médecins militaires, entrés au corps depuis cette époque, n'ont pas plus d'expérience sur ce point que les médecins civils. Je vais plus loin, j'ajoute qu'ils en ont moins, et il est facile de le montrer. En temps de paix, les plaies par armes à feu ne résultent guère que de crimes ou de suicides ; crimes et suicides sont absolument exceptionnels dans l'armée, mais ils sont malheureusement fréquents dans la population civile, et il est assez rare qu'on puisse, à un moment quelconque, visiter un de nos grands services hospitaliers, sans y rencontrer quelque blessé par armes à feu. En 1870, tous ou presque tous nous avons fait partie du service de santé de l'armée ou des ambulances, et par conséquent civils et militaires ayant plus de dix-sept ans d'études ou de pratique médicale ont été à la même école, la dernière guerre avant 1870 ayant été la campagne d'Italie. Enfin, ceux qui l'ont faite, ceux que j'y ai rencontrés ont au moins mon âge, et ceux-là sont morts ou, sauf de rares exceptions pour les plus jeunes d'alors, ils ont quitté par

la retraite la médecine militaire. La connaissance des plaies par
armes à feu n'est donc pas l'apanage des médecins militaires. Il y
a plus : en France, grâce, malheureusement, à nos guerres civiles,
ce n'est pas à des médecins militaires, c'est à des chirurgiens
civils que nous devons les plus importants progrès dans l'étude
et le traitement des plaies par armes à feu. Hors de France, et
à l'époque contemporaine, c'est à la chirurgie américaine, entièrement composée de médecins civils, que nous devons les admirables travaux qu'a provoqués la guerre de la Sécession.

La préoccupation de primer toujours et partout le médecin
civil, en cas de mobilisation, se retrouve dans toutes les parties de
la loi organique. Lorsque les étudiants en médecine se destinant
à la carrière militaire ont été reçus docteurs à la Faculté de médecine, ils entrent au Val-de-Grâce et, après une année, lorsqu'ils
passent dans un régiment comme médecins, c'est avec le grade
d'aide-major de troisième classe et le rang de sous-lieutenants.
Deux ans après, au plus, s'ils n'ont pas démérité, ils sont, de
par l'article 244 de la nouvelle loi, promus aides-majors de
deuxième classe (lieutenants), et ils arrivent rapidement à la
première classe, car le cadre ne comporte que 100 médecins de
troisième classe, 100 de deuxième classe, 290 de première classe
et 500 médecins-majors de deuxième classe. De telle sorte que le
chiffre des médecins-majors de deuxième classe dépasse celui
de tous les aides-majors réunis. Dans ces conditions, on ne reste
pas longtemps, — et ce n'est pas un mal, — dans les grades inférieurs.

Lorsque les médecins de la carrière civile ont été reçus docteurs, ils entrent comme médecins dans un régiment pour y
terminer leur temps de service ; mais, suivant l'article 23, « ils
accomplissent leur service actif dans un corps de troupe comme
médecins auxiliaires ». Comme tels, ces jeunes gens en possession de deux baccalauréats, du titre de docteur, déjà mûris
par l'âge et l'étude, ont le grade de sous-officier (adjudant).

« Si, après une année de présence, dit encore l'article 23, ils
sont l'objet d'un rapport favorable de leurs chefs, ils sont nommés médecins aides-majors de troisième classe (sous-lieutenants)
et renvoyés dans leurs foyers. » Ce sous-lieutenant, qui, par la
pratique civile, par ses études ultérieures, a chance de devenir
un médecin distingué, pourra-t-il du moins, comme couronne-

ment de ses efforts, en se soumettant à des examens spéciaux, en servant temporairement dans un corps de troupe ou dans un hôpital, obtenir un grade plus élevé? En aucune façon. Il gardera jusqu'à quarante ans le grade le plus infime de la carrière, il restera jusqu'à quarante ans aide-major de troisième classe (sous-lieutenant). N'oublions pas, en effet, que l'étonnant article 275 ne permet à un médecin de réserve de s'élever au delà du rang le plus inférieur que s'il est professeur titulaire ou agrégé d'une faculté de médecine, médecin ou chirurgien d'un hôpital, *nommé au concours!* L'auteur ou les auteurs de la loi organique ignorent certainement, non pas seulement ce que c'est qu'un professeur titulaire ou agrégé de faculté, mais aussi qu'il n'y a que six facultés de médecine en France, que la plupart de leurs professeurs titulaires échappent par leur âge à la loi militaire, et que les villes où le recrutement des médecins des hôpitaux se fait par le concours sont, en dehors de Paris et de Lyon, extrêmement rares en France. Le résultat le plus net de la loi militaire est de reléguer tous les médecins civils dans le grade du médecin aide-major de troisième classe (sous-lieutenant), moyen aussi simple que facile de résoudre le difficile problème de l'organisation du service de santé, puisque en donnant le dernier rang de la hiérarchie aux médecins civils, on les soumet à la supériorité hiérarchique de tous les médecins militaires sans exception.

Ainsi, un médecin distingué, âgé de trente-neuf ans, médecin en chef d'un hôpital important, habitué depuis longtemps à la pratique professionnelle, ayant l'autorité légitime que donnent l'âge, le savoir, l'expérience, devra reconnaître pour chef un jeune docteur, sorti tout récemment du Val-de-Grâce, et qui n'aura jamais, sous sa responsabilité personnelle, soigné un seul malade. Voilà ce qu'on appelle organiser un service! Il n'était pas besoin de quinze ans de réflexion pour mettre au jour cette monstruosité. Qu'arrivera-t-il en cas de mobilisation? Il est facile de le prévoir et je vais le dire.

Les quatorze cents médecins militaires seront noyés sous l'afflux de douze à treize mille médecins civils, docteurs ou étudiants en médecine appelés à l'activité. Ces médecins militaires auront la suprématie matérielle que leur donnent la loi et leur grade; ils n'auront pas l'autorité morale sans laquelle, il n'est pas d'autorité. L'un d'eux, et je ne prends pour exemple ni un médecin aide-major, ni même un chirurgien-major de première classe, l'un d'eux, dis-je, médecin principal, a sous ses ordres comme subordonné, non pas un professeur titulaire de la Faculté, mais un de nos agrégés, un de nos chirurgiens des hôpitaux. Que va-t-il arriver? Tous les médecins civils du service, temporairement militaires, se grouperont autour de ce subordonné, qui pourra n'être qu'aide-major de deuxième classe (lieutenant), mais qui a un nom dans la science, tandis que celui de son chef hiérarchique (lieutenant-colonel ou colonel) y est aussi inconnu que possible. Ils se grouperont autour de ce subordonné, les plus âgés parce qu'en science on ne reconnaît d'autre supériorité que celle du mérite, les plus jeunes parce que, dans ce médecin subalternisé de par la loi, ils retrouvent leur maître, celui qui, à l'école ou à l'hôpital, leur a enseigné ce qu'ils savent, tous parce qu'en regardant agir, en écoutant ce subalterne, ils continueront à recevoir les leçons d'un maître, à augmenter leurs connaissances. Il en sera de même du personnel inférieur, puisque la grande majorité des infirmiers de visite sera constituée par les étudiants en médecine, appelés au service par la mobilisation. C'est déjà l'isolement du chef hiérarchique ; mais ce n'est pas tout. Il arrivera fatalement, non pas une fois, mais dix fois, vingt fois, que le diagnostic porté par le supérieur sera fort différent de celui qu'aura porté l'inférieur et que celui de l'inférieur sera le diagnostic vrai. Il arrivera fatalement que l'opération proposée par le supérieur ne sera pas celle que l'inférieur, plus expérimenté, plus instruit, plus sagace, aurait cru convenable ou utile. Qu'on ne discute pas un ordre militaire donné par un chef militaire, rien de mieux ; mais un diagnostic se discute, l'opportunité d'une opération se discute : qu'est-ce qu'une consultation médicale, sinon la discussion des symptômes et des indications thérapeutiques? Le personnel médical aura donc à chaque instant, au point de vue scientifique, à prendre parti pour l'un ou pour l'autre ; combien de fois se rangera-t-il, en cas de divergence d'opinion, du côté du supérieur? Comment veut-on qu'un service marche dans ces conditions? Ne voit-on pas poindre à chaque instant des conflits d'amour-propre et même des conflits plus graves? Ici, ce n'est pas la hiérarchie qui règle le différend et qui prononce, c'est quelque chose de plus fort que l'autorité du grade, de plus fort encore que la loi : ce

quelque chose, c'est la vérité, c'est le fait matériel éclairé, soit
par la guérison, soit par l'autopsie. Il faut, je l'ai dit et je le
répète : un chef qui commande, des subordonnés qui obéissent;
mais il faut aussi *the right man in the right place;* et si l'on veut
la discipline, c'est-à-dire l'obéissance du subordonné, l'autorité
pour le chef, il faut que le chef soit supérieur au subordonné par
le savoir et par l'expérience.

Dans l'armée, le capitaine obéit à l'ordre du colonel, parce qu'il
n'a pas à discuter des ordres dont il ne connaît pas, dont il n'a
pas à connaître les motifs; il n'a d'autre responsabilité que celle
de l'exécution de l'ordre qu'il a reçu. Mais, en médecine, chacun doit
connaître, et, s'il est digne du rôle qu'il doit remplir, il connaît
les motifs de l'acte médical qu'il accomplit; toujours l'accomplissement de cet acte, quand il s'agit d'un malade, engage sa responsabilité devant sa conscience. Quelle que soit sa supériorité
hiérarchique, quand un chef dira à un subordonné : « Ouvrez cet
abcès, » s'il croit, comme cela eut lieu entre Pelletan et Dupuytren, que cet abcès est une hernie, le subordonné n'obéira pas,
parce qu'il n'y a pas de hiérarchie au monde qui puisse m'obliger, moi, chirurgien, alors que je suis convaincu que mon chef
se trompe, à tuer sciemment un malade, et cela par respect pour
l'autorité d'un chef insuffisamment instruit ou insuffisamment
éclairé.

Il est encore bien des circonstances où l'autorité du supérieur
médical pourra recevoir une atteinte sérieuse du fait même des
chefs militaires de l'armée. Quand il s'agit de la vie, mise en
péril par une maladie ou une blessure, on fait bon marché des
considérations de grade et de subordination. Croit-on que, si un
général, sérieusement malade ou gravement blessé, apprend que,
parmi les médecins subalternes de son corps d'armée, il se trouve
un agrégé de la Faculté, un chirurgien ou un médecin des hôpitaux de Paris, lui, ses amis, ses collègues hésiteront un instant à
appeler ce subalterne en consultation, à solliciter de lui un avis
dont ils connaissent la valeur? Il n'y a aucun doute à cet égard, et
l'on voit ce qu'il y aura d'étrange dans cette situation d'un subordonné venant, avec l'autorité que donne le savoir, donner un
conseil à ses supérieurs réunis, discuter leurs opinions et faire
prévaloir la sienne.

Ces conditions fâcheuses d'antagonisme ne se montreront pas

seulement dans des cas exceptionnels, où le subordonné sera un
médecin ayant une grande autorité scientifique ; elles se rencon-
treront ou pourront se rencontrer, d'une manière relative, à tous
les degrés de la hiérarchie scientifique.

III

J'en ai dit assez pour montrer ce qu'il y a de déplorable dans la
conception qui a présidé à la rédaction de l'article 275, pour montrer combien est détestable le projet de loi en ce qui regarde la
mobilisation des médecins civils. Il est détestable, parce qu'il part
d'un principe absolument faux : la subordination partout et toujours du médecin civil, quel qu'il soit, au médecin militaire quel
qu'il puisse être. Mais il ne faudrait pas, de ce que je viens de
dire, parce que cela serait vrai si l'article 275 était maintenu dans
la loi, croire que je regarde comme établie la supériorité de la
médecine civile sur la médecine militaire prises dans leur
ensemble, m'attribuer la pensée que nos collègues de l'armée
manquent de savoir et d'expérience, cela serait profondément
injuste. La médecine militaire française compte un certain
nombre d'hommes éminents ; plusieurs, auxquels l'âge a imposé la
retraite ou qui sont encore en activité, sont nos collègues à l'Académie de médecine ; ils sont l'honneur de cette compagnie et de
la science française ; la Société de chirurgie en compte d'autres
parmi ses membres les plus distingués. J'ajoute que, par son
mode de recrutement actuel, par son fonctionnement depuis la
nouvelle organisation qui la régit, la médecine militaire peut avec
avantage soutenir la comparaison avec l'ensemble de la médecine
civile.

Elle se recrute parmi les élèves de nos facultés et elle élimine
ceux qui ont subi deux échecs au même examen, condition éminemment favorable à un bon recrutement. Les élèves reçus docteurs dans nos facultés n'entrent dans l'armée qu'après avoir
acquis pendant une année, au Val-de-Grâce, un supplément d'instruction technique. Il y a peu de temps encore, les médecins de
régiment, envoyant leurs malades à l'hôpital, où ils étaient soignés
par d'autres médecins, pouvaient passer de longues années sans
soigner une maladie sérieuse ; aujourd'hui, tous soignent leurs

propres malades dans les hôpitaux et augmentent ainsi leur instruction pratique. Dans ces conditions nouvelles, obtenues après de longues années de lutte, la médecine militaire a droit à l'estime et à la confiance de tous. Mais, ce droit, la médecine civile l'a au même titre. Dans l'une et dans l'autre, il y a des hommes inégaux en savoir, en expérience ; il est donc absolument injuste de subordonner tous les médecins civils, quels qu'ils puissent être, à tous les médecins militaires, quels qu'ils soient. Ce qu'il faut, c'est une fusion de ces deux éléments ; ce qu'il faut, c'est faire disparaître du projet l'article 275, qui, outre qu'il est détestable, constitue de plus une injure faite, de par la loi, à ceux qui honorent devant l'étranger la science médicale française.

Le problème de la fusion des éléments civils et militaires est difficile, je l'avoue, mais il est loin d'être insoluble, et nous verrons tout à l'heure qu'il est depuis longtemps résolu, et résolu d'une manière satisfaisante, dans l'armée allemande. Pour arriver à une bonne solution, il faut tout d'abord partir de principes justes, et ces principes sont faciles à établir.

Le rôle du médecin dans l'armée, en temps de guerre, est double. Lorsqu'il s'agit de soigner, d'opérer, de panser les malades et les blessés, la seule supériorité est celle du savoir. Cet élément doit donc entrer pour beaucoup dans la fixation des fonctions et, par conséquent, des grades. Toutefois, en raison du milieu et des conditions où elle s'exerce, la médecine militaire, aujourd'hui émancipée et ayant la direction de ses services, exige, surtout en temps de guerre, une connaissance particulière du rôle du médecin dans l'armée, de son action sur le personnel sanitaire inférieur, de ses rapports avec le commandement, avec l'administration de l'armée. Elle exige la connaissance pratique de l'organisation des secours, des ressources qu'offre le matériel réglementaire, de la manière de suppléer par l'improvisation à celles qui font défaut, etc. C'est là un élément essentiellement militaire dont il faut tenir grand compte. Ces deux éléments se combinent dans l'action du médecin militaire, et il faut apprécier leur importance relative et essentiellement variable suivant les degrés de la hiérarchie, si l'on veut arriver à une détermination juste et rationnelle des grades et des fonctions. C'est ce que la loi militaire n'a pas même essayé de faire. Elle n'a tenu compte que d'un seul élément, l'éducation militaire ; elle a négligé, d'une manière presque absolue, l'éducation médicale. Or, si l'on veut se rendre un compte exact de l'importance variable de l'un et de l'autre de ces éléments, il faut envisager le rôle du médecin dans les différents emplois qu'il peut occuper, en raison de son grade, dans une armée en campagne.

Qu'il soit dans les corps de troupe, les ambulances, les hôpitaux, le médecin aide-major de 2ᵉ ou de 1ʳᵉ classe est presque toujours subalternisé; il n'a pas ou n'a que peu de direction à exercer; son rôle médical domine son action militaire. Les connaissances spéciales que comporte ce grade, le médecin civil a pu les acquérir facilement, soit pendant la durée de son stage obligatoire, soit par un stage facultatif ultérieur, dans un hôpital ou dans un corps de troupe; par conséquent, rien ne s'oppose sérieusement à ce qu'un médecin civil de la réserve ou de la territoriale, après s'être soumis à des conditions de stage et d'examens techniques dont je parlerai tout à l'heure, ne puisse remplir dans l'armée mobilisée les fonctions d'aide-major de 1ʳᵉ classe et en posséder le grade. Nous avons vu que la loi militaire ne lui laisse, sauf de très rares exceptions, que le grade d'aide-major de 3ᵉ classe.

Les choses sont déjà un peu différentes quand il s'agit du grade de chirurgien-major, et suivant qu'il est attaché aux corps de troupe ou aux hôpitaux, tantôt les aptitudes militaires, tantôt les aptitudes médicales prennent une importance prédominante. Dans les corps de troupe, le chirurgien-major est chef du service; il a sous ses ordres un certain nombre d'aides-majors, des infirmiers, et au moment du combat, des brancardiers régimentaires; chef médical du régiment, il doit, dans les marches, le bivouac, l'organisation des secours de première ligne, mettre en œuvre une expérience militaire spéciale. En temps de guerre, il ne soigne plus ses malades dans les hôpitaux régimentaires; la mobilité même du régiment auquel il est attaché l'oblige à les envoyer dans les hôpitaux de campagne. En cas de bataille, s'il concourt puissamment aux soins immédiats à donner aux blessés, ce concours n'est que momentané, puisque ses blessés, il ne tarde pas à les abandonner aux soins des ambulances et des hôpitaux temporaires. Il est donc évident que le médecin-major attaché à un régiment a besoin de connaissances spéciales et surtout d'une expérience pratique que peut difficilement posséder un médecin civil n'ayant fait dans l'armée que des séjours temporaires et de peu de durée. Donc, le médecin-major de la réserve est moins apte que celui de la carrière à remplir les fonctions de ce grade dans un corps de troupe.

Les choses sont différentes s'il s'agit des ambulances ou des hôpitaux. Si l'hôpital est important, le médecin-major n'y figure qu'à titre de médecin traitant, car la direction de l'hôpital appartiendra à l'un des cent médecins principaux que comporte le cadre régulier de la médecine militaire en temps de paix. Dans ce cas, la valeur médicale du médecin-major l'emporte en importance sur toutes les autres conditions. Si l'hôpital n'est que d'importance secondaire, le médecin-major peut en avoir la direction ; mais il sera en même temps médecin traitant, et par conséquent, fera acte de médecin plus encore que d'administrateur. En effet, la direction d'un petit hôpital, tel qu'un hôpital d'étapes, par exemple, est assez simple, et un médecin civil peut assez facilement avoir acquis, par des stages suffisants en temps de paix, les connaissances spéciales militaires que comportent ces fonctions. La guerre de 1870 a montré que des médecins civils, antérieurement, il est vrai, chirurgiens des hôpitaux, pouvaient, même sans apprentissage militaire, devenir rapidement d'excellents chefs d'ambulance. Ainsi donc, jusqu'au grade de chirurgien-major inclusivement, exception faite pour le service régimentaire, les aptitudes médicales priment les aptitudes militaires. Il n'y a donc aucune raison pour refuser à un médecin civil, antérieurement médecin en chef d'un service d'hôpital (qu'il soit ou non nommé par concours), la possibilité d'arriver au grade de chirurgien-major, à la condition de prouver, par des examens spéciaux, qu'il a acquis, par un stage suffisant, les connaissances militaires que comporte ce grade.

Nous allons voir, au contraire, qu'il est des situations dans lesquelles les aptitudes militaires priment absolument les aptitudes exclusivement médicales. Ces situations commencent avec le grade de médecin principal. La médecine militaire dirigeant elle-même ses services, le grade de principal comporte d'importantes fonctions de direction. S'il est à la tête d'un hôpital, il doit s'occuper de l'installation, de l'alimentation de tous les malades, du fonctionnement d'un assez nombreux personnel de médecins, d'infirmiers, de soldats d'administration. S'il est à la tête du service d'une division, d'un corps d'armée, sa mission est plus difficile encore, puisqu'il lui faut régler tout le service médical dans les marches, les campements, les combats. Pour cela, il faut une connaissance des choses militaires, une expérience particulière qu'on n'obtient que par une longue pratique et qu'il est impossible d'acquérir par des stages successifs et temporaires dans l'armée. Par conséquent, nous devons poser ici cet autre principe, c'est que le médecin de la réserve, quelles que puissent être sa valeur médicale, sa situation dans la science, ne peut avoir, avec le grade de médecin principal, les fonctions que comporte ce grade, parce que ces fonctions, il est incapable de les remplir.

Si un médecin autre qu'un médecin militaire de la carrière ne peut avoir *les fonctions* de médecin principal, que peut-on faire quand la mobilisation incorpore à l'armée des médecins civils auxquels on ne peut donner un grade inférieur sans leur faire injure, et surtout sans diminuer les services qu'ils peuvent rendre? Que peut-on faire, si l'on se trouve en présence de médecins, de professeurs titulaires de faculté ayant passé l'âge de la mobilisation, mais voulant mettre leur science au service de l'armée et auxquels on ne pourrait légitimement offrir d'autre grade que celui d'inspecteur, les uns et les autres étant cependant incapables de remplir les fonctions militaires que paraissent comporter ces grades? La réponse est facile. C'est seulement par leur valeur scientifique que ces médecins méritent ce grade; donnez-leur le grade, mais ne leur donnez que des fonctions scientifiques. Ils n'ont pas l'aptitude aux fonctions militaires que comporterait le grade, laissez-leur le grade, mais ne leur donnez aucune action, aucune fonction militaire. C'est ainsi que l'Allemagne, pour le grand bien de son armée, pour la sauvegarde et le salut de ses blessés, a résolu le problème, en créant en temps de guerre les chirurgiens consultants, en leur donnant, par l'ordonnance du 29 avril 1869, le grade de chirurgien général de corps d'armée, en ne leur donnant que des fonctions scientifiques, à l'exclusion de toute direction purement militaire.

L'Allemagne a fait plus : elle a trouvé moyen de créer l'homogénéité absolue de la médecine militaire et de la médecine civile réunies, dans l'armée, par la mobilisation. Elle a trouvé le moyen de permettre aux médecins civils d'acquérir les connaissances militaires nécessaires au médecin, en temps de guerre. En soumettant les uns et les autres à des examens spéciaux identiques, elle a permis à tous les médecins civils soumis à la loi militaire d'acquérir, comme les médecins militaires, ce grade de chirurgien-major que la loi française ne permet qu'à ceux pour lesquels l'offre du grade est une atteinte portée à leur situation scientifique. Je crois donc faire une œuvre utile en donnant un aperçu de cette organisation que j'ai tout lieu de croire trop peu connue en France.

L'organisation actuelle de l'armée allemande a été établie par le *Verordnung* du 6 février 1873. Je n'en rapporte que les principales dispositions et seulement celles afférentes à notre sujet :

« Les médecins volontaires d'un an, à l'expiration de la durée de leur service dans l'armée active, reçoivent du médecin-général du corps d'armée un certificat (*Qualifications-Attest*) qui spécifie si, pendant leur temps de service, ils se sont montrés dignes d'être promus dans le corps de santé (art. 5).

« Si le médecin volontaire d'un an désire être promu dans le corps de santé, il doit posséder le certificat sus-mentionné et, après un mois de service, il est proposé, par le médecin-général du corps d'armée, au médecin-général-major de l'armée, pour l'emploi de sous-aide (*Unter-Arzt*)... Avant son placement définitif il doit, bien qu'il ait déjà servi un an comme médecin volontaire, signer l'engagement de servir une année au moins comme médecin dans l'armée active (art. 6). »

Jusque-là le médecin sous-aide, qui n'a que le rang de porte-épée, n'est pas officier, et ne fait pas, à proprement parler, partie du corps de santé. Pour y entrer, il lui faut obtenir le grade de médecin aide-major de deuxième classe (*Assistenz-Arzt*), qui lui donne rang de lieutenant en second.

Ici, nous allons rencontrer une disposition qui paraîtra, à beaucoup de nos concitoyens, assez singulière, mais qu'on ne peut qu'approuver, parce qu'un corps d'officiers est comme une grande famille, et que cette disposition sauvegarde le corps contre l'intrusion de collègues dont l'honorabilité pourrait donner lieu à des soupçons. C'est une sorte d'élection, et les membres du corps de santé sont les électeurs : « Les médecins sous-aides du service actif, *lorsqu'ils sont en possession du diplôme professionnel* (*Arzt*), et qu'ils ont fait trois mois de service dans un corps de troupe, peuvent, sur la proposition de leur chef médical le plus élevé en grade, et après approbation écrite du commandant militaire, être proposés par le médecin de la division pour la nomination au grade d'aide-major (*Assistenz-Arzt*) » (art. 7).

La promotion a lieu dans une réunion provoquée par le médecin de la division et à laquelle prennent part les médecins de la division ayant rang d'officier, ainsi que les médecins des corps de troupe et des services ne faisant pas partie de la division, mais appartenant à la garnison. Comme base du jugement à prononcer figurent le certificat du chef de corps et celui du médecin du régiment, établissant que le candidat, par sa conduite et son application au service, aussi bien que par son caractère, son éducation et ses qualités morales, est digne de la promotion. Les médecins de la division appartenant à d'autres garnisons adressent leur votes par écrit (art. 8).

Par cette élection, les médecins de la division déclarent qu'ils jugent le candidat digne de prendre place parmi eux. Si la majorité est contre l'élection, le sous-aide ne peut plus se représenter ; si la minorité, ou même si un seul membre est contre l'élection, les opposants doivent motiver leur avis défavorable, et le médecin-général du corps examine si les objections sont fondées. D'après le résultat de cet examen, et en tenant compte des raisons données par la minorité, il se prononce sur l'admission (art. 9).

Ceux qui n'ont pas fait l'objet d'une proposition de promotion, ou qui n'ont pas été promus, accomplissent ultérieurement leur temps de service obligatoire dans le grade acquis antérieurement (art. 10).

· Je reviens maintenant à ce qui concerne les jeunes médecins se destinant uniquement à la carrière civile. Nous avons vu plus haut qu'après la terminaison de leur volontariat, ils peuvent, en faisant un mois de service, être promus au grade de sous-aide ; mais ils doivent s'engager à servir encore une année dans l'armée active. Cette année écoulée, ils sont libres de retourner à la vie civile, et, en cas de mobilisation, ils rentreront au service comme sous-aides, grade qui équivaut à notre grade d'aide-major de troisième classe. Cependant un médecin peut trouver pénible d'être, en cas de mobilisation, incorporé dans le grade le plus inférieur ; il peut désirer obtenir un grade moins infime. D'après notre nouvelle loi, ce désir reste lettre morte pour le médecin français ; au contraire, la loi allemande offre au médecin civil la possibilité de monter en grade. Le médecin retourné dans ses foyers, mis en position de congé comme sous-aide, peut obtenir du médecin du régiment le certificat dont j'ai parlé plus haut, en faisant un service volontaire pendant six semaines dans un corps de troupe. Lorsqu'il est en possession de ce certificat, il est proposé pour le grade d'aide-major dans les mêmes conditions et avec le même mode d'élection que les sous-aides de l'armée active. Aussitôt que, par sa nomination au grade d'aide-major de deuxième classe, il est entré dans le corps de santé, il doit faire pendant un mois le service de son grade dans un hôpital militaire désigné par le médecin-général du corps (art. 12).

Lorsqu'il a satisfait à ses obligations, le médecin retourne à la vie civile et à sa clientèle, comme aide-major de deuxième classe en position de congé. Mais il peut encore ne pas limiter à ce grade sa légitime ambition et désirer, en cas de mobilisation, occuper une situation en rapport avec son mérite et sa situation dans le monde médical. La loi allemande lui en donne encore le moyen. Il doit, dans ce cas, suivre un cours d'anatomie chirurgicale et d'opérations et, pendant cette période, faire le service médical dans un régiment ou dans un hôpital (art. 24).

Veut-il monter plus haut encore et arriver au grade de médecin-major (*Ober-Stabsarzt*), il le peut : il lui suffit pour cela de prouver qu'il possède les connaissances scientifiques et militaires qu'exigent les fonctions inhérentes à ce grade. Il y a près de vingt ans, le *Verordnung* du 20 février 1868 n'exigeait la preuve que de connaissances scientifiques, et il obligeait tous les aspirants au grade de médecin-major à posséder le diplôme du *Physikat* [1].

---

(1) Le *Physikat* est un diplôme scientifique très important, qu'on obtient en remplissant des conditions d'aptitude déterminées par les ordonnances de 1764, 1808, 1812, 1825, et définitivement établies par le règlement du 20 février 1863. Ses principales dispositions sont les suivantes : 1° pour se présenter à l'examen, il faut être reçu médecin praticien *(Arzt)* depuis cinq ans au moins ; 2° on ne peut s'y présenter que sur l'autorisation du ministre de l'instruction publique et des affaires médicales, laquelle est donnée sur le vu d'un certificat émané de la régence royale du cercle, attestant que le candidat a une bonne réputation comme médecin cultivant la science, qu'il a *l'estime de ses collègues* et qu'on peut lui confier des fonctions officielles. — Les médecins militaires doivent produire un certificat du médecin général auquel ils sont subordonnés ; 3° l'examen se passe devant la députation scientifique (comité consultatif annexé au ministère et composé de douze membres qui sont tous de hautes notabilités scientifiques). — L'examen comprend

Le *Verordnung* du 6 février 1873 a substitué au *Physikat* un examen spécial de médecine militaire, examen à la fois médical et militaire, imposé aussi bien aux aides-majors de la réserve qu'aux aides-majors de l'armée active pour passer chirurgiens-majors. Ceux qui ne le subissent pas avec succès sont par cela même exclus de l'avancement au grade de médecin-major. Comme on le voit, il y a parallélisme entre le service actif et la réserve, et les médecins sont tous, jusqu'au grade de médecin-major, soumis aux mêmes conditions. C'est à ce point que, sur les états de mobilisation, « les aides-majors et les médecins-majors en position de congé (réserve et territoriale) sont proposés pour l'avancement concurremment avec leur serre-file de l'armée active, pourvu qu'ils répondent aux conditions exigées pour l'avancement » (art. 24).

Il y a plus encore, les médecins de la réserve peuvent entrer avec leur grade dans le service actif. « Pour passer dans le service actif, les médecins-majors et aides-majors ont besoin de l'autorisation de l'empereur. Si elle leur est accordée, leur rang d'ancienneté est fixé sur un rapport du médecin général-major de l'armée, en se basant sur la durée de leur service actif, leurs titres scientifiques et leur âge (art. 24). » Nous voilà bien loin de notre loi organique militaire. Cette fois, je ne voudrais pas demander pareille chose pour notre armée. Grâce à l'intervention constante et si funeste de la politique, nous serions exposés à voir la protection toute-puissante d'un député influent imposer à la faiblesse ministérielle l'incorporation dans le corps de santé d'un médecin de peu de valeur, sans clientèle et sans avenir, mais ayant été l'agent électoral actif d'un candidat heureux.

Il nous reste à voir comment la loi allemande s'est comportée à l'égard des médecins ayant une grande situation scientifique, et qui, la plupart, sinon tous, échappent par leur âge à la loi militaire. La Prusse avait compris qu'il est de l'intérêt de l'armée

---

trois épreuves : écrite, pratique et orale; 4° six mois sont donnés pour l'épreuve écrite, la même pour tous, et qui consiste en un mémoire sur une question de médecine légale, d'hygiène ou de médecine militaire; 5° les épreuves pratique et orale ont lieu à la Charité de Berlin, devant la députation scientifique : elles portent sur la clinique et la médecine légale; 6° le candidat qui a échoué deux fois à l'examen ne peut plus se représenter.

d'utiliser de pareils hommes, et elle a créé pour eux la situation particulière de chirurgiens consultants. Lorsqu'en 1864 je visitai, pour en étudier l'organisation et le fonctionnement, les ambulances autrichiennes et prussiennes du Schleswig, j'ai pu constater les immenses services que rendit par ses conseils le professeur Von Langenbeck, aujourd'hui l'un des derniers survivants d'une pléiade de chirurgiens illustres, dont la grande majorité appartenait à la France. En 1870, la plupart des notabilités de la science allemande firent partie de l'armée en qualité de chirurgiens consultants et avec le grade de chirurgiens généraux. Les résultats obtenus, les services rendus ont été si évidents que le *Kriegs-Sanitäts-Ordnung* du 10 février 1878 a généralisé et régularisé la mesure. Les hautes notabilités scientifiques continuent à recevoir des missions particulières à l'armée; mais, à chaque corps d'armée, des chirurgiens d'une situation élevée, quoique moins exceptionnelle, figureront dorénavant et d'une manière régulière en qualité de chirurgiens consultants.

Quelques extraits du règlement de 1878 sur le service de santé permettront de se rendre compte de cette organisation.

Art. 22. — En dehors des hautes notabilités scientifiques, des médecins consultants peuvent être adjoints à l'armée et surtout à l'armée combattante. Ils sont nommés par l'empereur et roi sur la proposition du médecin général-major de l'armée. Le médecin en chef de l'armée leur assigne le quartier général auquel ils doivent être attachés. Ils communiquent directement, d'une part, avec le commandement général, de l'autre, avec le médecin général d'armée.

Art. 200. — L'action des chirurgiens consultants s'étend sur les ambulances et les hôpitaux. Elle est essentiellement scientifique et technique, et ne porte pas sur le personnel et sur la gestion des affaires médicales militaires (§ 1). — Aux ambulances, particulièrement à l'ambulance centrale, ils sont à côté des médecins pour les aider de leurs conseils et de leur intervention opératoire (§ 2). — Ils doivent inspecter aussi souvent que possible les hôpitaux de leur ressort. Dans le lieu où ils séjournent, l'inspection doit se faire au moment de la visite médicale (§ 3). — Dans ces inspections, le chirurgien consultant recherche avec le médecin en chef les moyens de porter remède aux *desiderata* observés (§ 4). — Le médecin en chef doit surtout prendre son avis pour ce qui lui paraît important dans le traitement des maladies en général ou en particulier. En cas de divergence d'opinions, celle du chirurgien consultant est prépondérante (§ 5). — Si le chirurgien consultant constate que ses avis ne sont pas suivis, il donne par écrit l'ordre de remplir ses instructions, qui doivent être alors suivies sans restriction (§ 6).— La responsabilité de ces ordres incombe à lui seul. Dans les cas importants, il doit adresser de suite un rapport au général commandant et à son supérieur médical immédiat, le médecin-général de l'armée (§ 7). — Le chirurgien consultant doit se rendre aussitôt que possible aux demandes qui lui sont faites par le médecin en chef de la circonscription pour des consultations ou des opérations (§ 8).

Telle est l'organisation générale du corps de santé militaire dans l'armée allemande. On voit qu'elle diffère essentiellement de celle que nous propose la loi militaire. L'une tient compte du mérite personnel des médecins civils, l'autre n'en tient aucun compte. L'une fait à chacun sa place suivant ses mérites et permet au médecin de réserve, s'il remplit les conditions techniques, d'être le collègue et l'égal de son confrère militaire ; l'autre subordonne partout et toujours le médecin civil au médecin militaire de profession. La loi allemande a créé un service médical homogène ; la loi française créera un service où, dès le premier jour, l'élément civil beaucoup plus nombreux, mais absolument sacrifié, sera en lutte d'abord sourde, bientôt ouverte, avec l'élément militaire. L'expérience a prononcé et l'organisation allemande a fait ses preuves. Envoyé en parlementaire après chacune des trois grandes batailles autour de Metz, soit pour demander la remise de nos blessés prisonniers, remise que j'ai constamment obtenue, soit pour présider à la triste mission de l'enterrement des morts dans la partie du champ de bataille qu'un accord réciproque avec mes confrères allemands nous assignait, j'ai eu l'occasion de visiter un certain nombre d'ambulances allemandes quelques heures après les batailles, et j'ai pu constater avec quelle rapidité les blessés, quelle que fût leur nationalité, avaient été relevés, hospitalisés, opérés et pansés ; avec quelle homogénéité médecins militaires de profession et médecins civils mobilisés concouraient au même but humanitaire.

Si nous ne pouvons pas, en raison de la différence de nos mœurs et de notre organisation générale, nous assimiler complètément la loi allemande sur le service de santé, nous pouvons du moins lui emprunter son esprit et ses principales dispositions. Loin d'accentuer encore la séparation entre le militaire et le civil, il faut la faire disparaître. Il faut permettre au médecin civil retourné dans ses foyers avec un grade très inférieur d'arriver à un grade plus élevé, en faisant volontairement un stage militaire d'une durée déterminée. Il faut que le médecin de la réserve qui a pu, par ce stage, acquérir les aptitudes techniques à un grade supérieur, puisse, devant un jury spécial et par des examens, faire constater qu'il possède ces aptitudes et qu'il est digne d'arriver à un grade supérieur. Ce qu'il faut seulement et exclusivement réserver aux médecins militaires, ce sont les fonctions militaires élevées, dans lesquelles l'action directrice est dominante, dans lesquelles il faut une expérience, que le médecin militaire de profession peut seul acquérir.

Il ne faut pas chasser de l'armée ceux qui, par leur savoir, leur expérience, leur habileté opératoire, peuvent rendre les plus grands services; il faut, au contraire, les y attirer et obtenir leur concours alors qu'ils ne sont plus soumis à la loi militaire; il faut transporter dans notre armée l'institution allemande des chirurgiens consultants. Dans la vie civile, quand la maladie frappe une famille, que le cas est grave et obscur, l'on s'impose parfois de lourds sacrifices pour appeler en consultation un médecin qu'on a le droit de supposer plus expérimenté que le médecin traitant. S'il faut pratiquer une opération difficile, on la confie à un chirurgien dont on connaît l'habileté opératoire, la sûreté du coup d'œil et du jugement. A l'armée, en temps de guerre, c'est à chaque instant que ces circonstances se présentent. Tantôt on hésite sur la nature et la profondeur des lésions, sur l'opportunité de telle opération; tantôt le chirurgien chargé du traitement pense que, par une opération délicate, difficile, on pourrait sauver la vie du malade, ou lui conserver un membre gravement blessé; mais cette opération, il ne l'a jamais faite, et il n'ose pas l'entreprendre, dans la crainte de ne pouvoir la terminer. Ah! si on avait sous la main, comme dans l'armée allemande, un des maîtres de l'art, on l'appellerait, on lui demanderait conseil, et si ce chirurgien consultant jugeait l'opération utile, il ne craindrait pas de l'entreprendre, parce qu'elle lui est familière, parce qu'il possède à la fois l'esprit qui conçoit, la main expérimentée qui exécute. Grâce

à lui, on sauverait la vie de ce pauvre soldat, voué fatalement à
la mort ; par lui, on sauverait ce membre qu'une amputation brutale va abattre. Mais ces maîtres de l'art, on ne les a pas, car la
loi militaire française les chasse de l'armée, et si elle les y admet,
elle les réduit à l'impuissance, car elle les réduit à une infime
situation subalterne. Si elle fait cela, c'est parce qu'il ne faut pas
que le médecin civil, incorporé dans l'armée, puisse jamais égaler
et encore moins primer un médecin militaire ; parce qu'il faut
sauvegarder, ménager l'amour-propre des médecins de l'armée.
Et c'est pour obéir à de pareilles considérations que l'on annihi-
lerait les efforts des médecins civils mobilisés, que l'on sacrifierait,
quand on pourrait les sauver, ces pères de famille, ces jeunes
hommes, ces enfants qui, pour obéir moins à la loi militaire qu'à
l'appel de la patrie, iront en si grand nombre exposer leur vie sur
les champs de bataille et arroser de leur sang le sol sacré qu'ils
doivent défendre ! Non, cela ne peut être, une loi pareille ne saurait exister.

DEUXIÈME PARTIE

ENSEIGNEMENT

I

LA LIBERTÉ DE LA PRATIQUE

ET LA

LIBERTÉ DE L'ENSEIGNEMENT

DE LA MÉDECINE[1]

26 janvier 1866.

Mon cher ami,

La création d'une commission chargée d'élucider les problèmes si difficiles et si nombreux qu'entraîne la nécessité, non pas d'organiser, mais de réorganiser le haut enseignement de la médecine, a excité à juste titre les préoccupations du corps médical. Les questions de liberté de l'enseignement, de liberté de la pratique, ont été agitées depuis quelque temps par la presse médicale, résolues de bien des manières; et, dans des questions si importantes, il est du devoir de chacun de nous d'apporter à la discussion sa part d'idées ou d'arguments. Tous, ou presque tous, réclament la liberté de quelque chose; mais quand on arrive à discuter la nature de la libertée réclamée, les moyens de l'obtenir, les limites qu'elle doit subir, les dissidences commencent, et l'accord cesse d'exister.

La liberté de l'enseignement de la médecine est aujourd'hui celle qui est réclamée avec le plus d'ensemble et de vigueur. Cette liberté existe-t-elle ou doit-elle exister? Quelles doivent être ses limites, quels sont ses avantages et ses périls? Telles sont les questions que nous examinerons brièvement ensemble; mais comme les écoles officielles sont destinées à former des médecins

____

(1) Lettres adressées à M. le Rédacteur en chef de la *Gazette hebdomadaire*.

officiels, il nous faut tout d'abord examiner et chercher à résoudre le problème de la liberté et du monopole de la pratique médicale.

La théorie qui, chez toutes les nations de l'Europe, a présidé à l'organisation de la profession médicale est celle-ci : l'État ayant l'obligation morale de veiller sur la santé des citoyens, mais ceux-ci étant incapables de pouvoir apprécier si tel ou tel individu a les connaissances suffisantes pour pratiquer la médecine avec sécurité pour les malades, l'État revêt de certains titres et marque, en quelque sorte, du sceau de sa garantie ceux qu'il présente aux citoyens comme dignes de leur confiance.

A cette première théorie s'en est ajoutée une seconde, acceptée de tous les États de l'Europe, mais repoussée par l'Angleterre : pour préserver, même malgré eux, les citoyens de la tentation de s'adresser à des personnes n'offrant pas à l'État, et ne devant offrir à personne, des garanties suffisantes de savoir, l'exercice de la profession médicale est monopolisé entre les mains de ceux qui ont obtenu les titres légaux ; ce droit est dénié à tous les autres, et l'exercice illégal est considéré comme un délit.

Enfin une troisième théorie, repoussée encore par l'Angleterre accompagnée cette fois de la Belgique, mais acceptée par la France, l'Autriche, la Prusse, la Russie et les États de l'Allemagne, est celle-ci : pour se donner à lui-même la garantie que les individus qu'il couvre de son patronage auront le degré et la *qualité* d'instruction qu'il juge nécessaires, l'État monopolise l'enseignement; l'instruction est donnée dans des écoles soutenues par le budget de l'État, formées de professeurs fonctionnaires de l'État, et les titres de docteurs, officiers de santé, médecins, chirurgiens, accoucheurs, sages-femmes, etc., conférés sous certaines conditions par l'État, sont la garantie *officielle* du savoir des titulaires.

Examinons dans leur légitimité et dans leurs résultats pratiques ces diverses théories, en les jugeant d'après les deux principes qui seuls peuvent assurer le progrès : pour les institutions scientifiques, la libre concurrence, mais aussi le *Self-Government;* pour les individus, la libre concurrence, mais aussi la responsabilité; principes qui, pour les institutions comme pour les individus, se résument en une loi qui est celle de notre nouvel état social : à chacun suivant ses mérites, à chacun suivant ses œuvres.

L'organisation de la médecine en Angleterre est en grande partie basée sur les principes de la libre concurrence; elle servira à nous montrer la possibilité de cette liberté dans la pratique, et en même temps ses avantages et ses inconvénients.

On peut à peu près caractériser la situation du corps médical en Angleterre, avant le *Medical Act* de 1858, en disant que la profession médicale y était absolument libre; car l'État ne conférait personnellement aucun droit, aucun titre à l'exercice légal. Des universités, des corporations, des collèges, *officiellement reconnus*, conféraient des titres, qui, suivant l'importance du corps qui les accordait et la nature de ce titre, offraient au malade une garantie de savoir plus ou moins grande. Ces titres ne pouvaient être usurpés que par ceux qui n'y avaient pas droit, sans exposer les usurpateurs aux sévérités de la loi et aux poursuites de la corporation, à laquelle ils prétendaient à tort appartenir. Le titre de docteur ou de bachelier en médecine, conféré par les Universités, ceux de membre, de licencié, de compagnon (*Fellow*), conférés par les collèges de médecine et de chirurgie d'Angleterre, d'Écosse ou d'Irlande, représentaient une valeur scientifique relative; c'était au malade à choisir son médecin, suivant le titre que celui-ci possédait.

C'était là de la liberté presque absolue, telle que quelques-uns de nos confrères paraissent même la désirer. Mais il n'est pas besoin de réfléchir longtemps pour comprendre tout le danger d'une pareille liberté. S'il n'y avait pas usurpation, comme en France, du titre légal donnant droit à l'exercice, il y avait usurpation fréquente des titres scientifiques pouvant inspirer aux citoyens une confiance trompeuse. Chaque corporation, chaque corps savant ne pouvait faire la police des villes et hameaux d'Angleterre, d'Écosse et d'Irlande, pour savoir si les titres qu'ils conféraient n'étaient pas usurpés par quelque ignorant ou par quelque charlatan effronté. Et d'ailleurs, comment les citoyens pouvaient-ils apprécier la valeur scientifique des 50 ou 60 titres donnés par les 15 ou 20 corporations, collèges ou universités enseignant la médecine, titres indiqués le plus souvent par une série d'initiales F. R. S. E., qui, outre *Fellow of the Royal College of Surgeons. England*, peut vouloir dire *Fellow Royal Society Edinburgh*, et bien d'autres choses encore, comme le G. C M. P. C. de cet excellent M. Pickwick.

L'Angleterre est donc avec raison revenue à la théorie : « L'État, ayant charge de la santé publique, doit veiller à ce que les citoyens puissent être soignés dans leurs maladies par des médecins vraiment dignes de ce titre, Les citoyens ne pouvant apprécier la capacité de chaque personne s'offrant à eux pour les soigner et pour les guérir, l'État présente au public, revêtus de sa garantie officielle, tous ceux qu'il en juge dignes. »

Mais comment apprécier leur mérite? comment l'État acquerra-t-il la preuve qu'il peut, en quelque sorte, garantir le savoir de tel ou tel? Comment peut-il rendre manifeste et sensible pour tous la confiance qu'il croit pouvoir accorder à ses élus? C'est ce qu'a fait. le *Medical Act* de 1858.

Un registre officiel, appelé le *Medical Register*, renferme par ordre alphabétique les noms, prénoms, titres scientifiques et adresses de tous ceux qui peuvent *légalement* pratiquer la médecine, de tous ceux, en un mot, que l'État investit de sa confiance. Ce registre est publié tous les ans sous forme de livre (grand in-8 de 400 pages), et le client le plus ignorant des choses de la médecine peut y constater facilement la présence ou l'absence du nom auquel il désire se confier.

Là où l'État ne distribue pas lui-même l'instruction, à quelles conditions accordera-t-il sa confiauce et l'inscription sur le registre? Certains titres scientifiques conférés, sous des conditions. suffisamment sérieuses, par certaines sociétés, associations ou écoles de médecine d'Angleterre, *légalement reconnues et autorisées*, paraissent à l'État des garanties suffisantes d'instruction, de capacité, d'expérience; et tous ceux qui justifient de l'obtention de ces titres peuvent être inscrits sur le *Medical Register*.

Mais qui établira que tel individu réclamant son inscription sur le registre est légitimement possesseur du titre qu'il présente? Le *General Council of Medical Education and Registration* du Royaume-Uni est chargé de ce soin, et ce conseil se compose de dix-sept membres choisis à l'élection par chacun des corps enseignants légalement reconnus, et de six autres membres nommés par la Reine, sur la présentation de son conseil privé.

Tout individu inscrit sur le registre médical peut légalement pratiquer la médecine. Mais qu'est-ce que l'exercice légal dans un pays où il ne semble pas y avoir d'exercice illégal? C'est ce qu'expliquent les articles suivants du *Medical Act* :

Art. XXXI. — Toute personne enregistrée suivant cet acte aura droit, suivant son titre ou ses titres, à pratiquer la médecine ou la chirurgie, ou la médecine et la chirurgie, suivant le cas, dans toutes les parties des possessions de Sa Majesté; de demander et d'obtenir devant toutes les juridictions, en même temps que les frais de poursuite, le payement d'honoraires raisonnables pour avis, visite et assistance professionnelle, ainsi que le remboursement des médicaments et autres appareils de médecine et de chirurgie livrés ou fournis par lui à ses malades...

Et l'article XXXII ajoute : « Aucune personne ne sera admise à exercer ces poursuites si elle ne prouve aux débats qu'elle est inscrite sur le registre médical. »

Art. XXXV. — Toute personne inscrite suivant les prescriptions de cet acte sera, si elle le désire, exempte des fonctions de juré pour tout jugement ou enquête ; des charges de corporation, de paroisse, de canton, de ville ; du service de la milice ; et les noms de ces personnes ne seront plus rétablis sur les listes des individus susceptibles de servir dans la milice ou dans les emplois ci-dessus.

Art. XXXVI. — Après le 1ᵉʳ janvier 1859, aucune personne ne pourra tenir des emplois de médecin, chirurgien ou autres fonctions médicales dans l'armée ou la marine, sur les navires d'émigrants ou autres ; dans aucun hôpital, infirmerie, dispensaire, maternité (non complètement entretenus par des contributions volontaires), dans aucun asile d'aliénés, prison, pénitencier, maisons de correction ou d'asile, *workhouses* et maisons de pauvres des paroisses, unions paroissiales ou autres établissements, corporations ou institutions publiques ; dans aucume société pour l'assistance mutuelle des malades, des infirmes et des vieillards, ou comme médecin de la salubrité, s'il n'est enregistré suivant les prescriptions de cet acte.

Enfin aucun certificat médical n'est valable s'il n'a été signé par un médecin légalement inscrit.

L'Angleterre donne le droit de pratique à tous les individus en possession légitime de certains titres; mais l'Etat dit aux citoyens : Vous pouvez vous adresser en toute confiance aux personnes dont l'inscription sur le *Medical Register* vous garantit en mon nom les qualités scientifiques. Les différents titres dont elles sont.

revêtues sont des preuves que ces capacités sont ou peuvent être plus ou moins grandes, mais je vous affirme et certifie qu'elles sont suffisantes; à vous de choisir suivant vos besoins, vos préférences ou votre fortune. Vous pouvez, cependant, vous faire soigner par toute autre personne à votre choix; mais je vous en dissuade, car elles ne me paraissent vous offrir aucune garantie. Si ces personnes vous donnent leurs soins, elles sauront qu'en cas de malheur elles s'exposent à être condamnées pour homicide par imprudence, puisqu'elles n'ont pas fait ce qu'il faut pour se mettre, par une éducation médicale suffisante, aussi à l'abri que possible des malheurs en médecine. Elles sauront enfin que si elles ont soigné et guéri un ingrat, elles ne pourront judiciairement vous réclamer des honoraires, puisque *légalement* elles n'avaient pas le droit de vous soigner.

L'Etat doit-il aller plus loin, et dire aux citoyens : Comme vous êtes incapables de jugement, je veillerai sur vous, et je vous empêcherai de pouvoir vous faire soigner, même si tel était votre désir, par un individu qui pourrait tromper votre confiance; je suis votre tuteur, et *seul je sais ce qu'il vous faut;* si donc vous vous adressez à ceux auxquels je n'ai pas donné droit d'exercice légal, vous attirerez sur ces personnes une punition ou tout au moins une amende.

Pour moi, je crois erronée cette théorie, qui est celle de la loi française, chaque jour ouvertement éludée. L'Etat doit, en pareille matière, ses conseils et rien de plus, ou il s'expose à attenter ce qu'il y a de plus sacré, la liberté individuelle. Prenons un exemple : je suppose une femme atteinte d'un cancer du sein; elle a consulté ceux qu'on appelle avec complaisance les princes de la science ; tous les consultants ont déclaré qu'elle a un cancer incurable, inopérable, et ils refusent de l'opérer. Sa seule perspective est la mort, lorsqu'elle apprend qu'un semi-nègre, ne se disant pas docteur, se prétend possesseur d'un remède pour guérir les cancers ; de quel droit, je le demande, l'Etat peut-il arguer, pour l'empêcher de se rattacher à cette espérance et d'aller se soumettre aux soins du médecin marron? et, s'il lui plaît de reconnaître par un payement quelconque des soins même inutiles, de quel droit réel peut-on l'empêcher de le faire ? La loi doit toujours être respectée parce qu'elle est la loi ; mais puisqu'elle est perfectible, on peut quelquefois la regarder comme imparfaite.

L'Etat a rempli complètement son devoir de protection quand il a montré l'écueil et le danger ; tant pis pour les imprudents ou les niais qui s'y précipitent en connaissance de cause.

Mais pour que la garantie morale de l'Etat soit sérieuse, il faut que nul ne puisse prendre un titre qui ne lui appartient pas, et l'Etat a le droit et le devoir d'empêcher ces usurpations. Si le guérisseur nègre, au lieu de se donner le titre de faiseur de miracles, breveté par Ezéchiel *s. g. d. g.*, prend le titre plus modeste peut-être de docteur en médecine ou d'officier de santé, titres garantis par l'Etat comme preuves d'une certaine éducation médicale, tout change ; l'Etat doit le poursuivre et le punir, non seulement parce que, assimilant si tristement la médecine à un métier pur et simple, et le savoir du médecin à une marchandise, il y a tromperie sur la qualité de la chose vendue ; mais encore parce que l'Etat, gardien de la santé publique, ne doit pas permettre que la santé et la vie d'un citoyen ainsi trompé soit mise en péril par une usurpation de qualité dont l'Etat seul peut et doit vérifier l'exactitude.

C'est ce que fait la loi anglaise. Tous les titres donnant droit à l'inscription sur le *Medical Register* n'ont pas la même valeur scientifique : un *Fellow* du collège des chirurgiens présente plus de garanties de savoir qu'un *Member* du même collège ; un *docteur* en médecine d'une université, plus qu'un bachelier en médecine de la même université ; de même qu'en France un professeur de la Faculté, un médecin d'hôpital, un membre de l'Académie de médecine présentent plus de garanties scientifiques qu'un simple officier de santé. Donc, l'Etat doit veiller, et il veille en Angleterre, à ce que personne ne puisse prendre un titre qui ne lui appartient pas, puisque chaque titre témoigne, chez l'homme qui le porte, d'une valeur scientifique plus ou moins grande, et donne au public incompétent une garantie qui doit être réelle. Aussi ne tolérerait-il pas ce qui est possible en France, l'usurpation du titre de membre correspondant de l'Académie de médecine, l'usurpation du titre de docteur par un officier de santé, docteur, il est vrai, mais d'une université étrangère.

Art. XL. — Toute personne qui, à dessein et faussement, prétendra posséder les noms ou titres de médecin, docteur en médecine, licencié en médecine ou en chirurgie, bachelier en médecine, chirurgien, *General Practitioner* ou apothicaire; ou qui prendra les noms, titres, désignations impliquant son enregistrement suivant cet acte, ou sa reconnaissance légale comme médecin, chirurgien, licencié en médecine et chirurgie, ou médecin praticien, ou apothicaire, sera, après condamnation sur procédure sommaire, tenu à payer, pour chacun de ces délits, une somme n'excédant pas vingt livres (500 francs).

L'article XXXIX spécifie un emprisonnement de douze mois au plus pour toute tentative d'inscription illégitime sur le *Medical Register*.

Garantir aux citoyens la certitude de soins éclairés, leur désigner ceux qui possèdent des titres réels à leur confiance; leur donner des conseils, mais les laisser libres de les suivre ou de les repousser; punir ceux qui, en usurpant un titre auquel ils n'ont pas droit, compromettent la santé publique et se couvrent d'une garantie officielle qu'ils ne possèdent pas et dont ils ne sont pas dignes, tels sont les principes qui ont présidé à l'organisation actuelle de la médecine en Angleterre. Un jour viendra, et peut-être n'est-il pas éloigné, où les vingt ou trente titres divers donnant droit à l'inscription sur la liste officielle des médecins seront plus ou moins unifiés; mais aujourd'hui ils sont loin de l'être, et il y a là une grave lacune à combler, car il est peu de personnes qui sachent se rendre un compte exact de la valeur de ces titres si divers. L'unité de titre est désirable à la condition que cette unité existe, et dans la dénomination, et dans la somme de connaissances que ce titre résume et traduit. Nous aurons à revenir plus loin sur ce point important, au moment peut-être de voir les Facultés de médecine se multiplier en France; mais il nous faut maintenant montrer que les intérêts du public, comme ceux des médecins eux-mêmes, sont assurés par la liberté dans la pratique médicale, telle que nous venons de la représenter, aussi efficacement et plus efficacement même qu'avec le monopole garanti par l'Etat tel qu'il s'exerce aujourd'hui.

2 février 1866.

Mon cher ami,

J'ai cherché à montrer, dans ma précédente lettre, que le monopole de l'exercice de la médecine, accordé et garanti par l'État aux individus possesseurs de certains titres scientifiques conférés par lui-même, n'était pas, en théorie, conforme aux principes sur lesquels se base notre état social. Je dois maintenant établir que, dans la pratique, cette garantie est aujourd'hui en France absolument illusoire.

Il n'est pas besoin, pour cette démonstration, d'entrer dans de bien longs détails, puisque l'État lui-même, c'est-à-dire le garant, ou plutôt, comme je le montrerai tout à l'heure, le *supposé* garant, commet journellement des infractions au prétendu contrat de garantie. Un médecin étranger, docteur d'une université prussienne ou hanovrienne, c'est-à-dire sans titre légal à l'*exercice* médical dans son propre pays, vient en France et demande à y pratiquer la médecine. Il adresse sa demande à une Faculté, qui, l'exemptant de l'obligation des quatre années d'études, lui accorde de se présenter de suite aux examens. Le ministre, comme c'est son droit, plus gracieux envers lui que la Faculté, l'admet immédiatement à la libre pratique. Voilà donc un médecin de plus, et qui plus est un docteur de plus, car le nouveau praticien, prenant son titre universitaire sans y accoler le certificat d'origine, se présente à la bonne foi publique non seulement revêtu d'un titre qu'on peut supposer conféré par une Faculté française, mais encore entouré d'une auréole de gloire, car le public doit croire qu'une pareille faveur faite à un étranger n'est accordée qu'à un mérite absolument exceptionnel.

La pratique illégale étant ou devant être poursuivie comme un délit, il en résulte que, toutes les fois qu'un individu exerce ouvertement la médecine ou la chirurgie sans être l'objet de poursuites, le peuple s'habitue à le considérer comme légalement autorisé en raison de ses hautes capacités ou en raison de la possession de secrets thérapeutiques. Il n'est pas de ville qui ne possède ses consultations de religieux ou religieuses ; combien pourrions-nous citer, dans l'enceinte même de Paris, de communautés donnant ouvertement des consultations gratuites, de religieuses faisant même de la chirurgie, ouvrant des abcès, des panaris ! Combien aussi ne rencontrons-nous pas dans nos hôpitaux de malheureuses victimes de l'ignorance de ces bonnes sœurs ! Mais c'est en province qu'éclate dans toute sa splendeur cette débauche de bienfaisance, cette surabondance de charité : la dame du château a sa petite pharmacie et s'en sert largement ;

M. le curé lit Raspail à ses moments perdus et met ses lectures à profit dans sa clientèle médicale ; la religieuse connaît les vertus merveilleuses des simples, et applique d'odorants cataplasmes composés d'épinards, de bouse de vache, de fromage frais et... d'excréments d'oie ; le taupier a un remède héroïque contre la fièvre ; le maréchal ferrant possède un remède pour la guérison de la pustule maligne, secret que l'Académie de médecine a voulu, dit-il, lui acheter, mais qu'un écart de 2,000 francs entre l'offre et la demande l'a empêché de vendre. Que devient le médecin au milieu de concurrents qui, pour la plupart, croient de bonne foi rendre d'éminents services, que la population considère souvent comme des bienfaiteurs et que l'autorité même se garde bien de persécuter ? Combien de fois n'avons-nous pas rencontré à Paris même, et non plus parmi d'ignorants campagnards, de gens croyant au remède du taupier, secret de famille, dit-on ; croyant à la compétence du maréchal ferrant, et blâmant la pernicieuse lésinerie de l'Académie de médecine ! Que l'autorité intervienne et les poursuive, et vous verrez des témoins venir à l'audience attester de très bonne foi leurs services ; s'étonner, en cas de condamnation, qu'on punisse ce qui paraît être du dévouement aux malheureux ; et vous verrez surtout, les 11 francs d'amende payés, la clientèle du condamné s'augmenter en raison même de la notoriété qu'augmente sa condamnation. Comment ! empêcher la châtelaine, le prêtre, la religieuse, de soigner à la fois l'âme et le corps de leurs voisins ! Mais ce serait un acte d'inhumanité, et puis, d'ailleurs... ils ne font pas payer leurs visites et leurs remèdes, tandis que le médecin, moins humain, a la prétention de vouloir vivre de son travail, nourrir et élever sa famille, et fait payer ses médicaments et ses visites.

Parlerai-je de la quatrième page des journaux, où le médecin, membre de l'Académie nationale (vous êtes libre de supposer qu'il s'agit de l'Académie de médecine), place ses annonces, à côté de la sage-femme qui traite à domicile, comme un vrai docteur, toutes les maladies des femmes ; à côté de la somnambule, qui donne ouvertement les heures de sa consultation. Que serait-ce si je parlais du monopole de la pharmacie et des *seuls* remèdes pour guérir telle ou telle maladie, dont l'annonce brille même sur la couverture des journaux de médecine ? Il n'est pas besoin, du reste, d'entrer dans plus de détails, et il serait inutile de chercher à démontrer ce que nous savons tous : la garantie accordée au monopole en faveur des docteurs en médecine et des officiers de santé est absolument illusoire.

Mais cette garantie peut s'exercer de deux façons : ou l'État, c'est-à-dire le garant, veillera lui-même à ce qu'aucune atteinte ne puisse être portée à l'exercice du monopole et poursuivra spontanément, d'office, en son nom et par ses délégués judiciaires, tous ceux qui se rendront coupables de pratique illégale de la médecine ; ou le médecin, à défaut d'action spontanée des autorités judiciaires, réclamera lui-même l'exécution du contrat de garantie, en signalant à la justice les infractions commises au préjudice du monopole qui lui est conféré.

Si donc le ministère public ne poursuit pas d'office, les médecins *lésés par une concurrence illégale* pourront-ils dénoncer les coupables à la vindicte des lois, et, pour éviter ce qu'a toujours d'odieux le rôle de dénonciateur, ce rôle ne pourra-t-il pas être confié aux sociétés locales ou générales, qui, au nom du corps médical, demanderont moins la punition d'un délit dont elles n'ont pas à connaître, que la réparation du tort matériel fait aux médecins par le charlatan, le rebouteur ou la somnambule. Telle a été la pratique suivie plusieurs fois par quelques-uns de nos confrères. Je n'ai ni le droit ni l'intention de les blâmer d'avoir pris ce parti, sur lequel vous-même, mon cher ami, avez fait autrefois de si fortes réserves ; mais, jugeant seulement la théorie de leur intervention, je puis, sans éveiller de justes susceptibilités, la regarder comme regrettable et illégitime, quel qu'ait pu en être le résultat.

Réclamer des dommages-intérêts en pareille matière est assimiler la pratique de la médecine à la vente de produits brevetés. Sans doute, la patente nous assimile aux commerçants, et je n'ai pas perdu le souvenir de ma première année de doctorat, où, pour avoir fait 50 francs de clientèle, j'avais à payer 63 francs de patente ; mais si cette assimilation s'est faite malgré nous, si elle est une injure au dévouement qui nous fait donner nos soins à des malades pauvres, alors que nous savons d'avance ne pouvoir être payés du malade, ne méritons pas du moins cette assimilation par notre conduite, et surtout ne la réclamons pas comme faveur.

D'ailleurs, avons-nous réellement le droit de nous considérer comme lésés ? Le malade qui a été consulter la somnambule, que vous avez fait condamner, serait-il venu réclamer votre avis? La chose est au moins douteuse.

Enfin, et c'est là la question la plus grave, ne nous ferions-nous pas illusion sur nos prérogatives, et cette garantie de notre monopole, qui n'existe pas en fait, existe-t-elle réellement en droit? Au risque d'éveiller quelques récriminations, je réponds par la négative.

Pourquoi l'État a-t-il conféré aux docteurs en médecine et aux officiers de santé le monopole de l'exercice de la médecine? Est-ce dans l'intérêt des médecins? Serait-ce en compensation des sacrifices qu'ils ont dû faire pour arriver à conquérir le droit de pratique ? Est-ce en échange des droits de diplômes payés à l'État ? Je ne le crois en aucune façon. L'État, fidèle à la théorie que nous énoncions dans notre premier article, s'est dit : Il faut que la santé publique soit protégée ; il faut que le malade ne puisse être soigné que par des médecins capables ; je vais donc créer des docteurs qui n'obtiendront leur titre qu'à des conditions telles que je pourrai les autoriser à pratiquer librement, dans toute la France, la médecine, la chirurgie et les accouchements. Comme je ne pourrai en trouver un nombre suffisant, je vais créer aussi des officiers de santé qui, en raison d'une éducation médicale moins complète, n'auront droit qu'à une pratique restreinte, et, pour empêcher que des charlatans ne puissent compromettre la santé de malades ignorants et crédules, je ne permettrai l'exercice de la médecine qu'aux docteurs et aux officiers de santé, et je punirai comme coupables du délit de pratique illégale tous ceux qui, sans avoir ces titres, se livreront à la pratique médicale.

C'est donc en faveur du malade seul, et non en faveur du médecin, que le monopole a été créé, et, si le médecin en profite, c'est par la force seule des choses.

Le payement des frais d'études médicales et d'études universitaires ont les mêmes caractères; les droits d'examen et de diplôme existent pour le doctorat en médecine comme pour le doctorat ès lettres, comme pour le baccalauréat. La patente même est un impôt, pas autre chose ; elle donne droit, cela est vrai, à l'exercice d'une profession, elle en garantit l'exercice, mais elle n'en garantit pas le monopole. Où est le contrat exclusif passé entre l'État et le jeune docteur? Nous ne le voyons nulle part; s'il existe, ce n'est qu'un contrat unilatéral et non, heureusement pour nous, un contrat bilatéral, comme cela existe parfois en Allemagne. En Bavière, dans le duché de Nassau, le médecin a passé avec l'État un véritable contrat bilatéral; il a le monopole exclusif de la médecine, garanti par l'État; mais, en échange, il devient fonctionnaire public. Qu'en résulte-t-il, c'est que l'État ne le laisse pas libre d'aller exercer sa profession là où il le désire, mais lui désigne le poste qu'il devra aller occuper : dans les montagnes et dans les plus petits villages, suivant les notes obtenues aux examens, et aussi suivant le nombre et le crédit de ses protecteurs; et il ne pourra venir exercer dans les grands centres qu'après plusieurs années de pratique dans les petites villes, et toujours avec l'assentiment de l'État. Il est, en définitive, délégué et représentant de l'État pour la médecine, comme le sont en France, dans un autre ordre de choses, le notaire, l'avoué, l'huissier, l'agent de change, etc. L'État a fixé, suivant les besoins de la population, le nombre des charges nécessaires dans toute l'étendue du territoire; l'État consacre la nomination à chacune des charges vacantes, et garantit la jouissance exclusive de l'emploi.

Le monopole ne suppose pas seulement la limitation du nombre des emplois, la désignation du lieu où ils s'exercent, il suppose encore, pour le public et pour les délégués de l'autorité, le droit de réquisition. Où en serions-nous si le notaire, l'avoué, c'est-à-dire les officiers ministériels ayant le monopole de certaines fonctions, aussi bien que les conducteurs d'omnibus, ou les administrations de chemin de fer, étaient libres de donner ou de refuser leur concours aux citoyens qui en ont besoin.

Mais il y a plus, tout monopole officiellement garanti aux titulaires privilégiés doit garantir les citoyens par un tarif : ainsi en est-il en France pour les officiers ministériels; ainsi en est-il officiellement en Allemagne pour les médecins; et si la garantie diffère d'étendue dans tous les États allemands, partout, même en Autriche, où le titre de docteur emporte droit légal d'exercice, il existe un tarif, dont le public, en cas de contestation, est toujours libre de réclamer l'application : pour l'amputation du sein, 30 francs; pour la ponction d'une hydrocèle, 3 fr. 50; pour l'amputation du bras, 37 fr. 50 ; pour un accouchement naturel, 7 fr. 50 ; pour une consultation donnée dans son cabinet, 0 fr. 46 ; pour une consultation de plusieurs médecins au domicile du malade, 1 fr. 70 par consultant.

Tel est le tarif officiel en vigueur aujourd'hui encore pour la Prusse, et que chaque médecin possède imprimé en tête de son carnet de visite ; s'il n'est que rarement appliqué, il est applicable. Désignation du lieu de résidence du médecin, suivant les besoins appréciés par l'État; droit de réquisition ; limitation de l'exercice du monopole par un tarif, telles sont les conséquences logiques du monopole de la pratique exercée *avec garantie des droits des médecins*. Qui de nous en voudrait à ce prix? Sondons nos plaies, mais examinons un peu aussi celles des autres avant de vouloir y appliquer les mêmes remèdes ; car, si nous avons pour la réglementation de notre profession plusieurs choses à emprunter à l'étranger, j'estime, après avoir étudié sur place le fonctionnement de la profession médicale dans presque toute l'Europe, que nous n'avons pas encore, relativement, trop à nous plaindre.

Dans tous les cas, je crois avoir montré que l'interdiction de la pratique médicale, prononcée par la loi *française* envers tous ceux qui ne possèdent pas les titres légaux, est faite pour garantir la santé publique et non les droits des médecins; que le médecin n'a pas, comme sauvegarde de ses intérêts et en échange de charges imposées par l'État, le monopole *garanti* de sa profession; *les titres de docteur et d'officier de santé sont une garantie que l'État nous demande avant de nous admettre à la pratique ; mais non une garantie, qu'il nous donne directement, d'un monopole professionnel;* car c'est au public seul qu'il la donne. Cette protection officielle n'existe même pas pour l'officier de santé dont on cantonne la pratique. Si donc, comme je le crois, cette garantie n'existe pas en droit, si personne ne nie qu'elle n'existe pas en fait, pourquoi ne pas nous réfugier dans la liberté, et peut-être nous sauver par elle? La libre pratique enlèverait à la tourbe des médicastres, praticiens illégaux, l'apparente autorité que leur confère, devant une foule ignorante, l'indulgence souvent forcée des dépositaires de la loi; le public s'habituerait à s'enquérir du titre que chacun de ceux, s'offrant à le guérir, offrirait à sa confiance ; l'État serait amené forcément à faire pour les titres de docteurs ce qu'il fait pour les rubans rouges de certaines décorations étrangères, simulant la Légion d'honneur; n'ayant plus de prétexte pour éviter les regards, le rebouteur, la somnambule et toutes les âmes charitables laisseraient voir assez vite que la médecine est une science qu'on n'acquiert que par l'étude, un art qu'on ne pratique avec sécurité qu'après de longues années d'observation et d'expérience.

Mais le devoir de l'État serait toujours le même; il doit garantir la santé publique en donnant aux citoyens un nombre suffisant de médecins, possédant une instruction suffisante et revêtus d'une marque incontestable de sa confiance. Il doit veiller à ce que le recrutement soit au *minimum* en rapport avec les besoins de la population; il doit veiller, il a l'obligation de veiller à ce que leur instruction soit en rapport avec leurs fonctions. Laisser absolument libre l'éducation médicale serait s'exposer à ce que le niveau de cette éducation s'abaissât outre mesure; l'État a donc le devoir de s'assurer qu'une éducation complète sera donnée aux médecins qu'il patronne; il ne doit pas livrer complètement cet enseignement aux chances aléatoires de la liberté d'enseignement, il doit donc instituer des écoles officielles, des universités, des facultés officielles, un enseignement officiel.

Mais ces écoles créées, ce fonctionnement de l'éducation médicale assuré, l'État a rempli les obligations qui lui incombent. Doit-il, pour l'enseignement comme pour la pratique de la médecine, créer un monopole? doit-il garantir à des professeurs un cortège d'auditeurs, comme on voudrait qu'il garantît à ses médecins un nombre suffisant de malades? ou bien, doit-il, même malgré eux, protéger l'inexpérience des élèves contre la propagation de fausses doctrines, comme l'incompétence des malades, contre les dangers du charlatanisme médical? La réponse n'est pas douteuse. Le monopole est funeste parce qu'il crée l'immobilité; la libre concurrence est la loi du progrès, c'est la loi de l'avenir, et je montrerai dans un prochain article quelle est la théorie qui a présidé à l'organisation de l'enseignement libre en Angleterre et en Belgique; les raisons qui en ont amené la monopolisation en Allemagne, en Russie et en France, ce qu'est et ce que doit être, suivant le degré d'instruction spéciale que possède un pays, la liberté de l'enseignement de la médecine.

9 février 1866.

Mon cher ami,

Avant de rechercher de quelle nature peut être la concurrence faite par l'enseignement libre à l'enseignement officiel, sous quelles conditions et dans quelles limites cette concurrence peut s'exercer, je dois, après avoir montré la nécessité d'un enseignement officiel, chercher à résoudre la question de l'unicité ou de la multiplicité des Facultés, universités et écoles ; celle non moins importante des moyens d'y entretenir l'émulation indispensable aux progrès de l'enseignement, et surtout celle de la nature, et de la valeur légale des titres qu'elles peuvent ou doivent conférer.

Si l'on accepte cette théorie, que l'Etat doit veiller à ce que l'instruction des médecins qu'il patronne soit en rapport avec les fonctions dont il leur confie le libre exercice, on doit admettre aussi que l'État devra, au moyen de professeurs *subventionnés*, sinon choisis par lui, se garantir contre un abaissement du niveau des études, *toutes les fois que l'enseignement libre seul* n'offrira pas les garanties suffisantes d'une bonne éducation médicale.

C'est dans cette situation que se trouvent aujourd'hui, sans aucune exception, les différents États de l'Europe, et si parfois nous trouvons des écoles libres, à côté des écoles officielles, *id est* subventionnées, comme à Gand et à Liége, nous trouvons des Facultés ayant le monopole de l'enseignement en France, en Autriche, en Prusse, en Hanovre, en Saxe, en Bavière, en Russie. Non seulement les écoles subventionnées existent, mais encore elles doivent exister, sous peine de voir l'enseignement péricliter rapidement.

Supposons, pour un instant, l'enseignement absolument libre, et, pour appeler les choses par leur nom, sans aucune subvention de l'État, croit-on qu'on trouverait en France beaucoup de médecins ou de chirurgiens sacrifiant, pendant plusieurs années consacrées à des études spéciales, les compensations matérielles que donne l'exercice de la profession, aux ressources fort éventuelles du payement de leur cours par les élèves. Peut-être trouverait-on parfois un professeur faisant un cours d'ophtalmologie, de maladies des femmes et des enfants, d'accouchement, d'orthopédie, de laryngoscopie, faisant des leçons sur les maladies des reins, du foie, de la poitrine, faisant, en un mot, de la spécialité bien plus en vue de la notoriété et de la clientèle, qui en est la conséquence, qu'en vue de l'instruction des élèves. Mais où trouverait-on, en dehors des médecins attachés à un service d'hôpital, des professeurs de pathologie interne ou externe ? Presque toujours parmi ceux qui, n'ayant pu réussir dans la pratique, seraient réduits à faire des cours élémentaires sur des parties de la science qu'ils ne connaissent que théoriquement, et souvent d'une manière insuffisante. Quant aux professeurs de clinique médicale ou chirurgicale, il est de toute évidence qu'ils devront être médecins ou chirurgiens d'hôpital, c'est-à-dire que, pour arriver à être professeurs libres, ils devront commencer par acquérir une situation officielle, et ils perdront par cela même leur liberté, puisqu'ils ne pourront professer sans l'autorisation de l'autorité de laquelle dépend l'hôpital.

La base de l'éducation médicale est l'étude du malade, l'élément principal de cette éducation est la clinique ; l'enseignement libre, indépendant de toute autorisation ou investiture officielle, est à cet égard impossible.

On ne saurait m'opposer ce qui existe à Londres dans les écoles non subventionnées annexées aux différents hôpitaux ; si des hommes éminents y professent la médecine et la chirurgie, c'est tout d'abord parce qu'ils sont médecins et chirurgiens de ces hôpitaux, et s'ils ont recherché cette position, c'est, avant tout, parce qu'elle leur donnait un service d'hôpital. Qui de nous, à Paris, hésiterait si on lui donnait à choisir entre la place de chirurgien des hôpitaux et celle de professeur libre, subventionné uniquement par les élèves, quel que soit leur nombre ? On ne saurait m'opposer davantage ce qui existe en Belgique pour l'université libre de Bruxelles et l'université catholique de Louvain. Notre organisation et notre éducation politiques sont différentes, et il faut compter avec ces difficultés, quand de la théorie on veut passer à la pratique. Du reste, je montrerai, en revenant sur cette question de la liberté d'enseignement, que cette liberté *absolue* n'existe nulle part en Europe pour des corps enseignants pouvant accorder directement à leurs élèves un titre *légal* à l'exercice de la médecine.

Non seulement les écoles subventionnées existent et doivent

exister, mais, même en tenant compte de ce qui existe en Angleterre, je ne crois pas, pour ma part, que l'enseignement libre,
laissé à lui-même, sans l'émulation et l'impulsion de l'enseignement officiel, puisse de longtemps présenter des garanties suffisantes. Qu'elles se recrutent par le concours, comme en France et
en Russie, ou à l'élection par les professeurs, comme dans toute
l'Allemagne, les écoles officielles se composent, en réalité, de
l'élite du corps enseignant, puisqu'elles sont le but de tous ceux
qui se vouent à l'éducation médicale des élèves. Supposons, cette
fois, l'enseignement libre fonctionnant parallèlement et concurremment, n'est-il pas évident que le principal mobile des professeurs de Facultés libres, voués surtout à l'enseignement et non à
la pratique civile, serait de recevoir, par leur admission au
nombre des professeurs officiels, la consécration qu'à tort ou à
raison donne, aux yeux du monde médical ou extra-médical, la
nomination au concours ou à l'élection faite par des juges compétents du mérite de chacun. Que l'enseignement officiel disparaisse
et cette cause incessante d'émulation disparaît avec lui. D'ailleurs
toute discussion, à cet égard, serait aujourd'hui inutile dans la
pratique, car je ne crois pas que personne, dans l'état actuel des
choses, puisse soutenir la thèse que l'enseignement libre pourrait
en France remplacer l'enseignement officiel.

Il faut donc des écoles subventionnées ; mais de telles écoles,
surtout quand le monopole s'exerce à leur profit, sont presque
fatalement vouées, sinon à l'immobilité, du moins à une marche
lente vers le progrès, si elles n'ont pas comme stimulant la concurrence des autres écoles du même pays, et si les professeurs
eux-mêmes ne trouvent pas dans l'organisation de l'enseignement
le stimulant dont chaque homme a besoin.

Partout on a senti la nécessité de multiplier les écoles, soit
pour mettre matériellement la science à la portée de tous, soit
pour empêcher l'agglomération des élèves autour d'une source
d'instruction pratique restreinte, et le résultat a été en même
temps de créer l'émulation. Rarement nous trouvons une Université unique pour un seul pays : Tubinger pour le Wurtemberg ;
Iena pour la Saxe-Meiningen ; Leipzig pour la Saxe royale ; Ros-
tock pour le Mecklembourg ; Giessen pour la Hesse-Darmstadt, et
Marbourg pour la Hesse-Électorale ; Gœttingue pour le Hanovre,
Mais, comme nous l'a montré mon ami et collègue M. Jaccoud,

dans son livre sur l'organisation de l'enseignement en Allemagne, toutes les Facultés germaniques sont réunies par un lien commun : l'échange des idées, des élèves et des professeurs. La Belgique compte deux Universités officielles : Liége et Gand ; nous en trouvons encore deux pour le duché de Bade : Heidelberg et Fribourg-en-Brisgau ; deux en Danemark : Copenhague et Kiel (Schleswig-Holstein). A mesure que l'étendue du pays augmente, le nombre des universités augmente également. La Bavière en a trois : Munich, Wurzbourg, Erlangen ; comme la Hollande : Leyde, Utrecht, Groningue ; comme la Suisse : Zurich, Berne, Bâle ; comme la Suède : Upsala, Lund et Stockholm. L'Italie en compte six : Bologne, Naples, Pavie, Palerme, Pise et Turin ; la Prusse en a le même nombre : Berlin, Kœnigsberg, Greifswald, Breslau, Halle, Bonn. L'Angleterre en a sept : Oxford, Cambridge, Londres, Édimbourg, Glasgow, Aberdeen, Dublin ; la Russie sept également : Pétersbourg, Moscou, Dorpat, Kieff, Kharkoff, Kasan et Varsovie. L'Autriche en compte huit : Vienne, Gratz, Innsbruck, Prague, Lemberg, Cracovie, Pesth, et Padoue, auxquelles il faut ajouter les écoles de chirurgie de Salzbourg et d'Olmutz.

La France ne compte que trois Facultés ; mais elle possède en revanche le luxe de *vingt-deux* écoles secondaires ; total : *vingt-cinq* écoles de médecine, en y comprenant celle d'Alger : c'est beaucoup trop et ce n'est pas assez.

Les écoles secondaires de médecine, telles qu'elles sont instituées, ne servent guère qu'à former des officiers de santé, et à préparer pendant deux ou trois ans au plus des aspirants au doctorat, lesquels viennent ensuite dans les Facultés compléter leurs études. Pour ces derniers, l'école secondaire n'est qu'un lieu de passage, et à peine l'élève commence-t-il à être connu de ses maîtres, qu'il les quitte pour venir se perdre dans la foule de nos étudiants. Le professeur, de son côté, est presque fatalement condamné à ne faire que des cours élémentaires, car s'il expose devant ses auditeurs novices le fruit de ses recherches personnelles, il est presque certain de n'être pas compris ; s'il travaille, tout encouragement manque à ses efforts, car un livre publié en province trouve autant de difficultés à être apprécié à sa valeur qu'un travail médiocre publié à Paris y trouve de facilités et d'indulgence ; et puis, il faut bien le dire, l'exiguïté des émoluments attachés à ses fonctions oblige le professeur des écoles de province à chercher dans la clientèle seule les moyens de subvenir aux nécessités de la vie.

Il faut une décentralisation scientifique, c'est-à-dire la substitution de plusieurs centres à un centre unique; mais les écoles secondaires ainsi disséminées outre mesure ne pouvant devenir des centres scientifiques ont laissé subsister la centralisation. Cette décentralisation n'a pu être obtenue parce qu'on a dépassé les limites du nécessaire, je dirai même du possible, en supposant qu'on pourrait trouver en France le nombre de professeurs indispensable au fonctionnement de vingt-quatre écoles de médecine. Or, je le demande à vous, comme à tous ceux qui voient de près les choses, suffit-il d'être docteur en médecine pour pouvoir professer la médecine? On ne s'improvise pas professeur; il faut, pour mériter ces fonctions, une éducation spéciale, de longues années données au travail en dehors de toute préoccupation de pratique professionnelle; il faut se tenir au courant de ce qui se dit et s'écrit autour de soi et dans les pays voisins; trouvera-t-on dans les vingt-deux écoles secondaires cent vingt professeurs au moins qui se voueront à ce pénible labeur, sans avoir même comme espérance, en cas de succès remarquables dans leur enseignement, de quitter la petite école où ils professent, et la ville où les attache la clientèle, qui seule les fait vivre, pour échanger leur titre contre celui de professeur d'une Faculté. Les écoles secondaires de médecine n'ont pas rempli et ne pouvaient remplir le but que leurs fondateurs s'étaient proposé, et la plupart possèdent un cadre d'officiers qui n'est plus en rapport avec le nombre de leurs soldats.

Les soldats sont au contraire trop nombreux dans nos Facultés, et les trois Facultés de Paris, Strasbourg et Montpellier sont insuffisantes pour la France. Les élèves viennent pour la plupart faire ou compléter à Paris leurs études médicales, et leur nombre est de beaucoup supérieur à ce que laisserait soupçonner l'état fort incomplet de réplétion du grand amphithéâtre de la Faculté lors de la plupart des cours. Cette agglomération excessive des étudiants à Paris a des inconvénients multiples, et le plus important, car tous les autres en dérivent, c'est que les élèves, absolument inconnus de leurs professeurs, sont sans aucune direction. Comment doivent-ils étudier, que doivent-ils étudier, quels cours doivent-ils suivre? personne, la plupart du temps, n'est là pour le leur dire. L'hôpital est la grande école de la médecine; mais, ou bien les élèves libres de leur temps vont s'entasser dans des cliniques fort bien faites, si l'on veut, mais où ils ne peuvent que de très loin apercevoir de temps en temps un malade; ou bien ils vont dans un hôpital excentrique faire le service de stagiaires, qu'ils accomplissent avec autant de zèle qu'on pourrait en mettre à s'exonérer d'une corvée disciplinaire. Que fait l'élève sans direction, sans conseils? Il prépare ses examens de fin d'année, puis ses examens de doctorat, en oubliant l'anatomie pour ne pas apprendre la pathologie, vient suivre les examens pour présumer les questions habituelles des professeurs, suit quelques jours le service de ceux qu'il espère ou redoute comme examinateurs, et il devient docteur sans avoir ouvert un abcès, sans avoir fait un accouchement ou une saignée, et souvent sans avoir suivi l'histoire d'un seul malade. Que beaucoup puissent agir autrement, je ne le nie pas, nul moins que moi ne méconnaît l'habileté, les talents et le zèle de mes maîtres; mais si, appartenant à la Faculté, je signale les inconvénients de l'état de choses actuel, c'est que le premier devoir pour celui qui parle ou écrit est de dire ce qu'il croit être la vérité.

Nos élèves sont d'une apathie déplorable pour l'étude; en Angleterre, ils payent pour être attachés aux hôpitaux; en Prusse, ils payent pour suivre les cliniques; en Autriche, ils ne sont admis à faire le service d'interne et même d'externe qu'après avoir passé des examens de doctorat; à Paris, les cliniques leur sont libéralement ouvertes, les hôpitaux réclament leur concours dans les soins à donner aux malades; ils viennent s'y promener en curieux, semblent rendre un service quand ils pansent un malade, et sont de fort bonne foi très étonnés, quand par hasard, en cas d'ignorance absolue, nous les refusons aux examens. Or, c'est chez moi une conviction profonde, basée sur l'observation de ce qui se fait à l'étranger, que cet état de choses a son point de départ dans l'isolement de l'élève au milieu d'une foule où personne ne le distingue. A Londres, à Berlin, à Vienne, à Leipzig, à Gœttingue, partout enfin où j'ai vu fonctionner l'enseignement clinique, le nombre des élèves est proportionné aux ressources de la Faculté et des hôpitaux, et c'est nominalement que le professeur appelle dans l'auditoire l'élève qui doit, sous sa surveillance, interroger un malade entrant, lire l'observation du malade sortant, étudier la marche de l'affection chez le malade en traitement, et formuler de vive voix ou par écrit une prescription que le professeur critique, approuve ou désapprouve en donnant les motifs de son approbation ou de son rejet.

Il n'y a qu'un remède à ce mal fort inquiétant pour l'avenir de notre profession : disséminer les Facultés pour arriver à la dissémination des étudiants. En quel nombre devront-elles être créées; dans quelles villes devront-elles être placées? C'est ce qu'il me faut examiner.

Deux principes doivent nous guider dans cette limitation fort approximative : le nombre de médecins pouvant remplir les fonctions de professeurs de Faculté; le nombre de villes renfermant une population suffisante pour pouvoir fournir les éléments d'une bonne éducation clinique.

Le degré d'application du premier principe est essentiellement variable; cependant, en tenant compte également de l'étendue du territoire, du nombre des élèves, je crois que sept ou huit Facultés représentent un chiffre en rapport avec les besoins et les ressources de l'enseignement; Paris, Strasbourg, Montpellier, Lyon, Bordeaux, Lille, Nantes et Rouen, me sembleraient désignées par leur situation topographique, le chiffre de leur population et les ressources scientifiques qu'elles possèdent. N'est-il pas fâcheux, par exemple, de voir perdus, non pour la science, grâce à nos éminents collègues, mais pour l'enseignement, les ressources précieuses qu'offrent à l'instruction des élèves l'Hôtel-Dieu de Lyon, l'hôpital Saint-André de Bordeaux, l'hôpital général de Lille, etc. Loin de redouter la concurrence, appelons-la, et sachons, en invoquant, pour nous comme contre nous, le principe : A chacun suivant ses œuvres, exciter l'émulation et provoquer le progrès.

Mais deux objections se présentent à mon esprit, objections déjà faites et auxquelles l'observation de ce qui se passe ailleurs me permettra facilement de répondre. La première est celle-ci : on manquera de cadavres pour les travaux anatomiques. Ancien prosecteur à la Faculté, on me permettra de faire observer qu'à Paris même le nombre des cadavres est tout aussi insuffisant, non pas seulement parce qu'il y existe réunis un grand nombre d'élèves, mais parce que les élèves, et j'ai fait comme eux jadis, entendent la dissection d'une façon qui me paraît singulière, depuis que j'ai vu ce qui se fait ailleurs. Pour la plupart de nos élèves, la dissection n'est pas le moyen d'arriver à exécuter une préparation qui leur mette sous les yeux une région, un organe, un appareil; ce n'est pas, en un mot, un acte préparatoire, c'est un but final. Disséquer, c'est, à Paris, dépouiller adroitement un muscle de son aponévrose d'enveloppe, c'est nettoyer le cylindre d'une artère remplie d'injection. Quand ce but est atteint, la tâche est accomplie, et les cas sont bien rares où un élève étudie, livre en main et dans ses détails, la préparation qu'il a terminée. Disséquer des muscles, quelques artères, est l'idéal de l'étudiant parisien, et, dans mes cinq années d'école pratique, je n'ai vu qu'une seule fois un élève disséquer, pour l'étude, les nerfs craniens, leurs ganglions et leurs branches, étudier l'oreille interne, l'œil et ses membranes. Je n'ai pas vu une seule fois un élève tenter de pratiquer des injections fines de la peau, du foie, des reins, du poumon, et tous eussent regardé comme un curieux phénomène celui qui eût recherché au microscope la structure histologique d'un organe quelconque. Avec de tels procédés d'étude, on manque toujours de cadavres, à Paris comme à Lyon ou à Bordeaux, et l'on n'apprend pas l'anatomie. Lyon, Nantes, Bordeaux manqueraient, dit-on, de cadavres; mais comment font donc nos confrères de l'Allemagne, nos maîtres aujourd'hui en anatomie, alors que, dans la plupart des États allemands, on ne livre aux dissections que les suppliciés, les suicidés et les individus morts en prison. Lille manquerait de cadavres; mais Wurzbourg, qu'illustre Kœlliker et où il fait chaque jour deux cours d'anatomie, n'a que 32,000 habitants. Rouen n'offrirait pas de ressources suffisantes, quand Gœttingue, qui n'en a que 11,300, suffit aux admirables travaux d'Henle! D'ailleurs, ce n'est pas seulement en maniant le scalpel qu'on apprend l'anatomie, et l'on multiplie ses ressources, si, comme à Gênes, à Leyde, à Gœttingue, à Leipzig, presque partout enfin où j'ai visité les amphithéâtres de dissection, on prend soin de conserver, dans de grandes caisses hermétiquement fermées et remplies d'un liquide conservateur, les pièces anatomiques exigeant une longue et minutieuse dissection, pièces sur lesquelles l'élève peut revoir et étudier les préparations qu'il a déjà faites.

La seconde objection est celle-ci : la création de facultés multiples empêchera-t-elle l'agglomération des élèves dans les deux ou trois facultés principales et même à Paris seulement? Pour l'empêcher, faudrait-il des mesures administratives, une réglementation quelconque? C'est une question sur laquelle je reviendrai. On pourrait dire que, si Berlin, Vienne, Londres, ont plus d'élèves que Halle, Innsbruch ou Aberdeen, la répartition s'y fait néanmoins assez régulièrement suivant l'état de la population, suivant les ressources qu'offrent à l'instruction des élèves les diverses Facultés ; que Scanzoni et Kolliker attirent à Wurzbourg, comme Henle et Baum à Gœttingue, comme Esmarch et Bartels à Kiel, comme Wunderlich et Gunther à Leipzig. On pourrait encore s'en fier à l'intérêt qu'a tout professeur, et par là toute faculté, à mériter les préférences des élèves. Mais à la prospérité des Écoles des départements, lorsqu'elles sont nombreuses, il y a, dans les universités étrangères, des conditions spéciales, et il faudra voir à quel prix, en France, pourrait être obtenu le même résultat. C'est ce que j'aurai à rechercher dans la suite de ces études.

23 février 1866.

Mon cher ami,

J'ai cherché à montrer, dans ma dernière lettre, que la formation de vingt et une écoles secondaires, loin de créer la décentralisation scientifique, c'est-à-dire la substitution de plusieurs centres à un seul, avait laissé subsister dans toute sa force et avec tous ses inconvénients la centralisation parisienne. J'ai cherché aussi à montrer que plusieurs de nos villes de province pourraient avec avantage devenir le siège de facultés de médecine. En désignant, comme je l'ai fait, quelques villes de préférence à d'autres, non pas comme s'il s'agissait de discuter un projet nouveau, mais pour donner un corps matériel à des vues théoriques, je me suis laissé guider par les considérations suivantes : situation topographique, grande population agglomérée, nombreux et importants hôpitaux, en un mot ressources matérielles suffisantes.

Je n'ai pas fait entrer en ligne de compte, pour déterminer ces désignations, la valeur scientifique et le nombre des professeurs que possèdent actuellement nos diverses écoles secondaires, car le recrutement des facultés serait nécessairement fort différent de celui des écoles secondaires. Les conditions faites à l'enseignement supérieur feraient disparaître la nécessité où l'on se trouve aujourd'hui de prendre les professeurs parmi les praticiens de la ville ; ce que l'on est obligé de faire, car le professorat, si pauvrement rétribué, n'est souvent pour nos collègues qu'un honneur accessoire et un titre à la clientèle.

Suffirait-il, pour obtenir le résultat cherché, de substituer purement et simplement aux vingt et une écoles françaises actuellement existantes, et qui devraient disparaître, cinq ou six facultés en laissant subsister l'ensemble de l'organisation actuelle, c'est-à-dire en permettant à ces facultés la délivrance du titre de docteur? Je ne le crois pas, ou plutôt je crois qu'il y aurait dans cette mesure un immense danger pour la sécurité des malades. Le titre de docteur en médecine donne aujourd'hui, en France, le droit de pratiquer la médecine et la chirurgie dans toute l'étendue de l'empire ; ce titre est conféré par l'État, conféré par un diplôme délivré par l'État sur la présentation du certificat d'aptitude accordé par les trois Facultés de Paris, Montpellier et Strasbourg, aux élèves ayant subi les examens exigés par la loi. C'est donc l'État qui confère et le diplôme et les droits qu'il comporte ; le titre est unique pour la France, sa valeur légale est la même pour tous, sa valeur scientifique doit être aussi la même pour tous. Cette valeur scientifique est-elle la même toujours et dans les trois Facultés? Je n'hésite pas à répondre par la négative. Qu'arriverait-il donc si, au lieu de trois corps enseignant et examinant, il y avait en France six facultés ayant le droit de faire des docteurs ? Il est facile de le prévoir. Tel élève refusé à Paris s'en irait passer ses examens à Lille, à Nantes, à Strasbourg, si les professeurs de ces Facultés (et je n'ai pas besoin de dire que cette désignation est purement hypothétique), afin d'attirer les élèves, se montraient plus indulgents qu'il ne convient. Ne peut-on pas supposer, avec la certitude de faire une supposition juste, que les études médicales n'auraient pas dans toutes les Facultés la même valeur scientifique, théorique ou pratique ; ne peut-on pas affirmer que l'État donnerait à des capacités individuelles très différentes un titre et des droits identiques ?

Du moment où, dans un pays, les facultés de médecine se multiplient, bien que le titre légal à l'exercice de la pratique médicale y reste unique, il y a nécessité absolue de sauvegarder la valeur représentative de ce titre légal, en ne laissant aux facultés, corps scientifiques, que le droit de délivrance de titres scientifiques, dont la valeur varie avec le degré d'instruction exigé pour leur obtention; tandis que l'État, par un jury spécial, unique pour tout le territoire, nommé et désigné par lui, confère pour tout le territoire un titre unique, dont la valeur scientifique est, autant qu'il est possible, la même pour tous ceux qui le possèdent, comme leurs droits sont les mêmes, comme est la même aussi la signification que ce titre doit avoir à la confiance du malade. C'est ce qu'ont compris depuis longtemps presque tous les pays qui nous entourent.

En Belgique, par exemple, il existe quatre universités : deux officielles, appartenant à l'État (Liége et Gand) ; deux indépendantes (Louvain, Université catholique ; Bruxelles, Université libre, et, mieux peut-être, libérale). Les grades que confèrent, rarement du reste, ces universités, ne donnent pas droit de pratiquer la médecine en Belgique. Pour acquérir ce droit, il faut subir devant des jurys nommés par l'État, mais pris parmi le personnel des Universités, la série des épreuves suivantes : 1° l'examen de *gradué en lettres;* 2° l'examen de *candidat en sciences naturelles ;* 3° celui de *candidat en médecine;* 4° le premier, le second et le troisième examens de *doctorat.*

S'agit-il du troisième examen de doctorat : les professeurs de clinique interne, de clinique externe, d'accouchements et de médecine opératoire d'une faculté libre, sont réunis aux mêmes professeurs d'une faculté de l'État, sous la présidence d'un médecin *étranger à l'enseignement.* Cette combinaison varie d'année en année, de telle sorte que l'Université de Louvain est alternativement réunie à celle de Liége et à celle de Gand. Un arrangement semblable a lieu pour les examens de candidature en sciences, en médecine, etc. Il y a de la sorte pour chaque examen deux jurys combinés qui fonctionnent simultanément, et qui se déplacent pour siéger successivement aux deux universités, dont leurs membres sont tirés. L'élève peut se présenter devant le jury de n'importe quelle ville universitaire. Ces jurys combinés n'ont qu'une session, au mois de juillet, à l'exception de celui du troisième de doctorat, qui a une session aux vacances de Pâques.

Les opérations des jurys combinés ou universitaires terminées, ils se forme à Bruxelles un jury dit *central,* également nommé par l'État; il est composé d'*un* professeur de chacune des quatre universités, et, pour le reste, de membres pris parmi les savants et les médecins étrangers à l'enseignement. L'étudiant peut se présenter d'emblée devant ce jury, ce qui offre une planche de salut aux élèves qui ont échoué devant les jurys universitaires dans leurs examens préliminaires au grade de docteur.

En Prusse, comme dans la plupart des États de l'Allemagne, les universités donnent le titre de docteur, titre uniquement scientifique, qui ne donne en aucune façon droit d'exercice. Le droit est conféré par l'État, donné par une jury spécial après un examen qui prend le nom significatif d'examen de l'État (*Staats Prüfung*).

Ce jury nommé par l'État n'est pas constitué par des professeurs des universités, à l'exception cependant de ceux d'anatomie et de physiologie, qui en font partie ; il est formé de praticiens éminents choisis par le ministre de l'instruction publique. Ce jury, unique pour la Prusse, siège une fois l'an à Berlin pendant le mois de novembre.

Dans la Hesse, le Hanovre, les choses sont organisées de même, sauf qu'il y a deux examens d'État, l'un pour la médecine, l'autre pour la chirurgie.

En Bavière, c'est encore à Munich que siège ce jury spécial, composé cette fois d'un professeur de chacune des trois Universités du royaume et de trois praticiens désignés par le gouvernement.

En Autriche, le titre de docteur, conféré par les universités, donne le droit à l'exercice légal ; mais le docteur des Universités de Padoue ou de Pesth, par exemple, désirant venir pratiquer à Vienne, doit passer un nouvel examen devant l'Université de Vienne.

En Suisse, où chaque canton possède son administration propre, il existe cependant une règle acceptée par presque tous les cantons : c'est que les titres conférés par les universités, même celles du pays, ne donnent pas droit à l'exercice légal ; ce droit n'est accordé qu'à ceux qui, comme en Prusse, ont passé l'examen d'État. Dans le canton de Genève, l'organisation est extrêmement libérale : tout médecin ayant acquis, dans n'importe quel pays, un titre donnant droit à l'exercice légal dans le pays où ce titre lui a été conféré, peut pratiquer dans le canton de Genève ; dans le cas contraire, il doit passer devant un jury spécial *un examen d'État*. Ainsi, un docteur en médecine français peut pratiquer à

Genève, tandis qu'un docteur d'une université prussienne, hano-vrienne, etc., ne peut le faire, puisque dans ces pays le titre de *Arzt* (médecin), donné par le jury de l'État, et non celui de docteur, accordé par les universités, donne seul droit à la pratique. Or, comme le titre de docteur français est bien autrement facile à acquérir que le titre allemand de *Arzt*, c'est en France que la plupart des Génevois viennent faire leurs études médicales.

En Angleterre, au milieu du chaos dans lequel sont confondus tant de titres donnant droit à la pratique légale, on peut distinguer cependant la tendance à confier à des corps non enseignants la délivrance de ces titres. Les diverses écoles annexées aux hôpitaux de Londres, par exemple, ne délivrent que des diplômes sans valeur légale pour la pratique ; ce droit appartient aux collèges ou aux corporations des médecins et des chirurgiens. Les universités confèrent, il est vrai, à leurs élèves des titres de bachelier et de docteur en médecine donnant droit à la pratique légale ; mais la création du conseil médical général, du registre médical, laisse prévoir que le *Medical Act* aura pour conséquence, s'il n'a déjà comme but, l'unification du titre légal.

Comme vous le voyez, mon cher ami, l'étranger nous donne sur ce point spécial un exemple qu'il serait, je crois, bon de suivre, et, pour ma part, je ne crois pas faire de la théorie ou caresser une utopie en souhaitant que le titre de docteur en médecine ou tel autre titre donnant droit à l'exercice légal soit conféré par un jury unique pour la France, nommé *chaque année* par le ministre de l'instruction publique, qu'il représente en définitive, choisi autant que possible, et pour une certaine part, EN DEHORS DU CORPS ENSEIGNANT, siégeant à Paris et à des époques déterminées. Cette organisation, utile aujourd'hui, deviendrait indispensable avec l'augmentation du nombre des facultés.

Pourquoi, m'objectera-t-on tout d'abord, imposer aux candidats des frais de déplacement considérables, des frais de séjour à Paris, ajoutés à ceux déjà si onéreux de longues années d'études. L'objection eût été fondée il y a vingt ans ; elle ne me paraît plus l'être aujourd'hui, car, avec les facilités actuelles de communication, 100 fr. est à peu près le maximum de ce que nécessite le voyage de Paris. Or, quand un élève a dépensé de 8 à 10,000 fr. pour ses études médicales, quand il est sur le point d'en dépenser autant pour son installation, cette dépense peut, sans devenir onéreuse, s'ajouter aux autres. D'ailleurs, ne peut-on diminuer les frais d'examen, d'inscription et surtout de diplôme? Quant aux frais de séjour à Paris pendant un mois, cette dépense n'est-elle pas largement compensée par la possibilité pour l'élève de faire ses études en province, où la vie est moins chère, et l'organisation actuelle n'a-t-elle pas pour résultat de le retenir à Paris, non plus un mois, mais cinq années?

Les examens de l'État devant le jury spécial devraient être passés dans une même session; c'est ce qui a lieu généralement en Belgique, en Angleterre, en Prusse, en Bavière, en Hanovre, en Russie, et notre organisation actuelle me frappe vivement par ses défectuosités.

L'élève qui se présente à un jury qui doit lui conférer le titre légal à l'exercice de la médecine doit, au moment où il recherche et où il reçoit ce titre, posséder toutes les connaissances qu'il suppose. En France, où l'élève peut laisser écouler plusieurs mois et même plusieurs années entre chacune des six épreuves dont le résultat favorable entraîne le titre et les droits du docteur en médecine, il est arrivé presque fatalement que l'élève apprend exclusivement l'anatomie pendant plusieurs mois en vue du premier examen; puis il passe à l'étude de la pathologie, qu'il laisse, après son deuxième examen, pour l'étude de la chimie et de la physique. Pendant qu'il apprend la chimie, il oublie l'anatomie, que souvent il n'a pas su; il attend, pour apprendre la médecine opératoire, que le deuxième examen s'approche, et, pour étudier les accouchements, que le moment soit venu de passer son cinquième examen.

Pourquoi n'avez-vous pas suivi l'année dernière le cours de pathologie? demandait l'autre jour à un élève un de nos maîtres, à côté duquel je siégeais comme examinateur. — Je préparais mon examen d'anatomie, répondit fort ingénument le candidat au doctorat, croyant l'excuse parfaitement légitime. Faire pour les examens de médecine ce qu'on fait pour toute l'Europe et ce qu'on fait en France pour les examens de baccalauréat, pour nos concours, me paraît d'une nécessité évidente pour qui voit de près les choses.

Lorsque je parle de l'examen d'État, je n'entends pas seulement la substitution d'un jury à un autre; des modifications radicales seraient urgentes, quant à ce qui regarde les examens que nous

faisons subir aux élèves, et quant à la manière dont ces examens
sont conduits. Pour moi, je déclare que je reste presque toujours
dans le doute quant à la valeur réelle de candidats que je n'ai pu
interroger que pendant dix minutes ; et je déclare non moins formellement que le cinquième examen, c'est-à-dire l'examen clinique, tel qu'il est organisé, ne m'a jamais éclairé d'une manière
suffisante sur la capacité professionnelle d'un candidat. Comment,
il suffirait de faire examiner pendant dix minutes un malade
nouvellement entré à l'hôpital, de faire deviner à l'élève le diagnostic probable, de lui demander, et toujours pendant dix minutes, quelques indications séméiologiques et thérapeutiques ; il
suffirait de lui faire simplement examiner une femme en couches,
encore pendant dix minutes, pour donner au juge, non plus la
présomption, il faut ici la certitude, que l'on pourra, après la formalité d'une thèse, confier *légalement* au candidat, sous la
garantie de l'État, sous la responsabilité morale des professeurs
qui furent ses juges, la vie des citoyens malades, l'avenir d'une
famille ! Les examens d'État, tels que les connaît l'Allemagne,
les examens de doctorat, tels qu'ils existent en Russie, présentent
des garanties bien autrement sérieuses.

L'examen d'État a pour résultat d'instituer des praticiens
légaux ; sans négliger la théorie, c'est la pratique qui devient la
partie importante du programme et c'est par la clinique que la
série des épreuves commence. L'examen d'État, en Prusse, comprend : 1° l'examen pratique d'anatomie ; 2° la médecine opératoire et l'application des appareils ; 3° la médecine clinique ; 4° la
chirurgie clinique ; 5° la pharmacie et la thérapeutique ; 6° les
épreuves orales terminales.

S'agit-il de médecine clinique ? L'élève doit visiter, pendant huit
à quatorze jours, mais accompagné de deux juges, les malades
qui lui sont confiés à l'hôpital de la Charité de Berlin ; il les
examine devant ces juges, discute les changements survenus dans
la marche de la maladie, le traitement à suivre chaque jour,
d'après les indications qui se présentent chaque jour, et ce traitement il doit chaque jour le formuler par écrit, jusque dans les
plus petits détails. Après quoi il remet au jury l'observation
écrite de ces malades.

S'agit-il de l'examen d'accouchement ? On désigne au candidat,
dans la maternité de la Charité ou dans celle de l'Université, une

femme sur le point d'accoucher. Il l'examine en présence des examinateurs, diagnostique la position et la présentation, ainsi que la période du travail, indique le pronostic, prescrit le traitement, et *fait lui-même l'accouchement en présence des examinateurs*. Puis il rédige l'observation complète de l'accouchement qu'il remet le lendemain à l'examinateur ; mais il la continue pendant les sept premiers jours qui suivent l'accouchement, pour ce qui regarde la mère et l'enfant. Deux examinateurs alternent pour cette partie de l'examen.

Les deux examinateurs examinent, en outre, pendant ces sept jours et à plusieurs reprises les capacités du candidat, en profitant des occasions que présentent d'autres femmes sur le point d'accoucher ou nouvellement accouchées, des cas pathologiques ou des accidents qui surviennent chez les accouchées de l'établissement.

Pendant ou après cet examen clinique, les deux examinateurs examinent le candidat, sur le mannequin, par rapport au diagnostic des positions anormales, à la version, à l'application du forceps dans la présentation de la tête ou des pieds. Pour cet examen, on ne laisse que quatre candidats subir l'examen à la fois.

On n'admet à cet examen d'accouchement que les élèves qui, dans tous les examens théoriques et pratiques que j'ai énumérés plus haut, ont eu au moins la note *bien* (règlement additionnel du 8 octobre 1852).

Voilà ce qu'est en Prusse, en Allemagne, en Russie, et ce que devraient être partout les examens conférant à des élèves la mission difficile, redoutable même, de disposer, suivant leur ignorance ou leur habileté pratique, de la vie des citoyens. C'est un rôle ingrat, je ne le sais que trop, de montrer à ses concitoyens que l'amour-propre national les aveugle, que chaque jour les progrès plus rapides faits à l'étranger nous font en définitive, car tout est relatif, faire un pas en arrière ; je n'ai pas la prétention dans mon impuissance de chercher à modifier l'état des choses ; mais, juge et chargé d'instituer de jeunes docteurs, j'ai le devoir de dire que depuis plusieurs mois j'ai fait, laissé faire, ou dû faire des docteurs qui, en Allemagne, seraient barbiers-chirurgiens, et auxquels je ne confierais ni ma personne, ni aucun des êtres vivants qui m'entourent.

Le jury spécial doit être choisi en partie en dehors du corps enseignant, vous disais-je tout à l'heure. C'est là encore pour moi une mesure fort sage prise par presque tous nos voisins. Que doit-on demander au candidat docteur? De solides qualités professionnelles. Or, un médecin ou un chirurgien d'hôpital, un membre de l'Académie de médecine, un praticien honorablement connu par sa valeur scientifique, sont aussi capables que nous de constater quel est le degré de l'éducation médicale pratique du candidat. Il y a même des inconvénients graves à ce qu'un titre, aussi sérieux par les droits qu'il confère que celui de docteur, soit donné par les professeurs qui ont été chargés de l'éducation de l'élève. Qu'on me pardonne l'expression libre d'une opinion basée sur l'expérience directe des choses. D'ailleurs, moi aussi, je dois faire quelquefois mon *meâ culpâ*. Ne m'arrive-t-il pas souvent de voir passer devant moi, sur le banc qui ressemble assez à celui des accusés, un élève qui a été attaché à mon service ou qui m'a fait quelquefois l'honneur d'être mon auditeur. J'ai beau alors faire appel à toute mon impartialité, au sentiment du devoir et de la responsabilité, qui ne comprend que l'indulgence pèse dans la balance du juge?... D'autres fois, et plus souvent encore, un juge plus autorisé vous dit ces quelques mots : C'est un excellent élève, très assidu à mon service. Or, cet excellent élève a été si assidu à ce service d'hôpital qu'il a négligé tout le reste : il vous répond d'une façon déplorable, montre une ignorance absolue des questions importantes; mais... votre proposition de le renvoyer même à six mois n'aboutit qu'à le faire recevoir avec la note *passable*. Quelquefois encore c'est le contraire, et tel élève est refusé parce qu'il a suivi un autre cours et pris d'autres idées que celles du juge professeur.

Un jury composé de professeurs pris dans diverses facultés, de praticiens éminents, de médecins et de chirurgiens d'hôpital, présenterait, personne, je crois, ne le niera, des garanties bien plus sérieuses, en même temps que, par le nombre des réceptions, il contrôlerait, en quelque sorte, la valeur de l'enseignement des diverses écoles, comme cela a lieu pour les lycées et les écoles préparatoires dans les concours généraux et ceux des écoles spéciales.

Cette séparation du jury d'État d'avec les jurys universitaires, outre qu'elle est une nécessité, est en même temps le moyen de créer l'émulation entre les diverses écoles et d'empêcher dans une certaine mesure l'agglomération des élèves à la Faculté de Paris. Elle créerait l'émulation, car l'élève irait de préférence faire ses études là où l'enseignement serait le plus fortement organisé, et, comme je le dirai tout à l'heure, on a su en Allemagne, en Angleterre, ajouter à l'émulation produite par une satisfaction d'amour-propre une émulation basée sur une satisfaction plus matérielle : celle des intérêts pécuniaires. Cette séparation contribuerait aussi à empêcher l'agglomération des élèves à la Faculté de Paris. Telle est du moins mon opinion; il me reste à donner les raisons sur lesquelles elle se base.

Il y a trop d'élèves à Paris, non pas en raison des ressources qu'offrent les hôpitaux, car ces ressources sont au-dessus des besoins, mais en raison des ressources qu'offre l'enseignement monopolisé dans une seule faculté ou centralisé dans quelques cours de clinique. Il y a de toutes façons utilité à créer en province de nouveaux et de sérieux centres d'étude. Mais comment les facultés de province pourraient-elles lutter avec les attraits variés qu'offre Paris aux yeux de l'étudiant? Oubliant ou méconnaissant ce qui existe à l'étranger, beaucoup de nos confrères imaginent comme indispensables des combinaisons fort variées. Examinons-les rapidement.

La plus radicale est celle-ci : Paris attire trop les élèves et les attirera toujours, quoi qu'on fasse; pour les retenir dans les facultés de province, il faut supprimer celle de Paris. Traduction : pour relever l'enseignement, supprimez les chaires qu'occupèrent ou qu'occupent nos illustrations françaises : Andral, Bouillaud, Velpeau, Nélaton, Chomel, Rostan, etc., car je ne pense pas que le plus petit d'entre nous consente actuellement à quitter Paris, son service d'hôpital et, il faut bien le dire, sa clientèle assurée ou naissante pour la plus belle chaire de la meilleure faculté de province.

Une seconde combinaison est moins radicale : la Faculté, disent-ils, devrait cesser de recevoir des élèves ayant moins de seize inscriptions; elle deviendrait une école de perfectionnement où les élèves ne pourraient venir qu'après avoir fait dans les facultés de province leurs études élémentaires. Vous aviez, je crois, mon cher ami, admis un instant la sagesse de cette organisation; j'ai cependant le regret de ne pouvoir cette fois me ranger à votre avis. A côté de l'école, et je serais bien tenté de dire au-dessus de l'école, il y a les hôpitaux, la vraie source de l'éducation des élèves, mais aussi le refuge de tous ceux qui souffrent et ont besoin des soins de la médecine et des médecins.

Si Paris ne renfermait plus que des élèves en nombre restreint, ayant accompli leur quatre années d'études, comment assurerait-on le recrutement du personnel nécessaire au service hospitalier? Les élèves ne pourraient devenir internes qu'au commencement de leur cinquième année d'études et ne deviendraient docteurs qu'après leur neuvième année. Cela sans doute serait encore possible; mais comment recruter les externes? Quel élève de cinquième année consentira à aller faire des pansements à Beaujon ou à Lariboisière, alors qu'il n'a plus, comme compensation de la nécessité de l'externat, le droit de concourir pour l'internat? On les y obligera, pourrait-on dire. Quant à cela, nous avons vu, nous chirurgiens d'hôpital, ce qu'a produit le stage forcé établi depuis deux ou trois ans.

Si, au contraire, on laisse venir à Paris les étudiants de facultés de province, ayant accompli seulement leur troisième année d'études, que deviennent alors ces facultés d'ordre inférieur, et quelle serait la situation des professeurs réduits au rang d'instituteurs primaires de la médecine?

On pourrait encore, disent quelques personnes, diviser la France en circonscriptions universitaires et forcer les élèves à aller faire leurs études au chef-lieu de leur circonscription académique, à la faculté dans le ressort de laquelle le hasard les a fait naître. Un pareil projet n'est pas discutable, car il méconnaît les droits les plus sacrés de la liberté humaine, de l'autorité du chef de famille. Jamais je n'eusse étudié la médecine, si j'eusse été *forcé* de l'étudier ailleurs qu'à Paris, et, si j'habitais certaines parties de la France, jamais je n'enverrais mon fils étudier dans telle ou telle faculté. Si l'on me forçait à le faire, il renoncerait à la carrière professionnelle et irait étudier la science à Berlin, à Vienne, à Londres; il irait, s'il le faut, pratiquer à l'étranger; mais en France, jamais!

J'en dirais presque autant d'une autre théorie qui limiterait le nombre des élèves de chaque faculté française : Paris en aurait, si l'on veut, 500; Strasbourg, 300; Montpellier, 200; Lyon, 400, etc. Or, de trois choses l'une : ou l'on prendra pour point de départ du choix des élèves le lieu de naissance, ou le concours, ou le rang, l'ordre des demandes d'inscription. La première hypothèse est inadmissible, je viens de le dire; la seconde est irréalisable. Comment faire concourir des élèves qui n'ont pas encore commencé leurs études? Cela se fit jadis pour les trois hôpitaux militaires d'instruction de Lille, Metz et Strasbourg, et cela était possible, parce que les trois écoles avaient la même valeur. Mais ici encore je fais appel à mes propres souvenirs, et je déclare bien sincèrement que, si le sort des nominations m'eût envoyé à Metz, alors que je voulais être à Lille, j'eusse immédiatement, sans hésitation, renoncé à la carrière, en admettant même que ma famille ne m'y eût pas forcé.

Les inconvénients restent les mêmes, si, au concours, on substitue l'ordre et le rang des demandes d'inscription; le recrutement du corps médical diminuant, et il n'est pas douteux que ce serait le premier résultat atteint avec ces mesures restrictives, la dernière faculté dans l'ordre de la faveur publique pourrait bien se trouver réduite à ses professeurs. D'ailleurs, il me paraît inutile de discuter de pareilles idées, qui ne pourraient venir à l'idée d'aucune personne sachant ce que sont les besoins de l'enseignement, les conditions indispensables à une bonne éducation médicale et ne faisant pas table rase de principes sociaux d'ordre supérieur qu'il ne m'appartient pas de discuter ici.

Mais est-il besoin de mesures restrictives pour empêcher l'agglomération parisienne? C'est la première demande qu'il faut s'adresser, et j'y réponds par la négative. Pourquoi les élèves viennent-ils à Paris? Parce que ces élèves ne pouvant faire leurs études médicales complètes dans les écoles secondaires, il faut bien qu'ils viennent les terminer dans une des trois facultés. Pourquoi viennent-ils à Paris plutôt qu'à Strasbourg et à Montpellier? La réponse est encore facile : Montpellier, malgré l'incontestable talent de ses professeurs, parmi lesquels je compte plusieurs amis, ne possède que des ressources limitées en malades, en sujets pour les dissections, et une tradition doctrinale que, pour ma part, je ne partage pas. Je n'y enverrais donc pas mon fils, si j'en avais un qui eût à choisir la faculté où il dût terminer ses études. Pourquoi, d'ailleurs, irais-je envoyer mon fils à Strasbourg ou à Montpellier, lorsque habitant le nord, le centre ou l'ouest de la France, je puis, avec quelques inconvénients, mais aussi avec d'incontestables avantages, l'envoyer à Paris? Au contraire, pourquoi irais-je m'imposer de lourds sacrifices pécuniaires, abandonner ce fils à toutes les chances que créent à Paris le manque de direction, l'isolement et l'attrait des plaisirs, lorsqu'il pourrait faire de bonnes études à Lille, si j'habite le Nord, la Picardie, l'Aisne ou la Somme; à Rouen, si j'habite la Normandie; à Nantes, si j'habite la Bretagne; à Lyon ou à Bordeaux, si j'habite la zone moyenne de la France; à Montpellier ou à Marseille, si j'habite le Midi; lorsqu'il pourrait non seulement y faire de bonnes études, mais encore les faire complètes, et ne venir à Paris que pour y chercher le titre *à l'exercice légal?* J'hésiterai quelquefois entre Lyon et Strasbourg, entre Nantes, Bordeaux ou Rouen, entre Lille et Paris, et mon choix sera déterminé par la valeur des études faites dans ces diverses facultés, valeur que me permettra d'apprécier le nombre des réceptions des élèves de ces Facultés par le jury central annuel chargé de délivrer le droit à la pratique médicale. Si cependant mes préférences et l'état de ma fortune s'accordent avec son désir, s'il me semble que son ardeur au travail, son intelligence, ses aptitudes, doivent l'engager dans la voie périlleuse de la science pure, lui laissent l'espoir de conquérir un nom ou un titre par de longues années de travail, je triplerai les sacrifices, et je l'enverrai continuer à Paris des études commencées en province.

Paris offre, en effet, comme toutes les capitales, des ressources scientifiques que ne peuvent jamais présenter des villes de second ordre; ces ressources ne doivent pas être perdues, et ici, mon cher ami, je me rapproche de la théorie : Paris, école de perfectionnement.

J'ai cherché à montrer tout à l'heure que Paris ne pouvait être privé d'une faculté de médecine; mais une faculté, destinée à convertir en quatre ans des élèves sortant du collège en praticiens capables, ne peut et ne doit posséder que des cours en quelque sorte pratiques; car, pour embrasser dans cette courte période toute la médecine et la chirurgie, le professeur ne doit pas gravir les sommets des grandes théories, entrer dans des développements tels, que le cours d'une année ne comprenne que l'histoire des fièvres éruptives, celle des hernies ou des affections chirurgicales de la tête et de la face, la description du système nerveux, la physiologie de la digestion, ou l'histoire médico-légale des attentats aux mœurs.

Il faut en même temps, sous peine de voir la science française rester de plus en plus en arrière des progrès faits à l'étranger, que l'on puisse faire quelque part pour la médecine ce que l'on fait si brillamment pour les sciences à la Sorbonne, au Collège de France, au Muséum. A côté de ces chaires d'instruction professionnelle, Paris doit posséder des chaires d'instruction scientifique, d'enseignement supérieur. Qui eût voulu forcer Claude Bernard ou Longet à faire en un an toute la physiologie ; Malgaigne, toute la médecine opératoire ; Denonvilliers, toute l'anatomie ; Bouillaud, Rostan, Andral, Chomel, toute la pathologie, n'eût-ce pas été annihiler ou du moins amoindrir les immenses services qu'ils ont rendus à l'enseignement, à la science ? Il faut donc que Paris, qui possédera toujours les hommes qui pourraient les remplir dignement, conserve toujours ou acquière des chaires d'enseignement supérieur à côté des chaires de l'enseignement ordinaire. La confusion des deux ordres d'enseignement sacrifie forcément ou les intérêts de la science ou ceux de l'élève. Laissez-moi vous citer en exemple le maître dont le souvenir m'est si cher. Il n'y eut jamais, il n'y aura peut-être jamais en Europe de cours de médecine opératoire aussi brillant, aussi élevé que celui de Malgaigne. C'était un cours de haut enseignement, et les sujets favoris du maître : hernies, fractures, luxations, orthopédie, histoire de l'art, y étaient traités avec une érudition et une hauteur de vues qui eussent fait de Paris la première école du monde, si tous les cours eussent été faits de la même manière. Mais si, me plaçant à un autre point de vue, je ne regarde que l'élève qui débute dans la carrière des études, et si alors je me demande : eût-il mieux valu pour cet élève assister à des leçons élémentaires, pratiquer les opérations, comme cela a lieu à l'étranger, sous les yeux du professeur, plutôt que d'entendre développer pendant toute une année, mais d'une manière admirable, l'histoire seule des hernies ? La réponse n'est plus douteuse. Confondre l'enseignement ordinaire et l'enseignement supérieur, c'est consentir à voir disparaître, sans être remplacée, la brillante phalange de ceux qui furent nos maîtres et la gloire de notre pays. On s'expose à ce que l'enseignement donné aux élèves soit insuffisant, précisément parce qu'il serait trop complet sur quelques points exclusifs. Il faut donc à Paris une faculté pour convertir des élèves en médecine en praticiens ; mais il faut un corps enseignant supérieur, pour donner à ceux des élèves sortis des facultés le supplément d'instruction que recherchent ceux qui se destinent à la science en même temps qu'à la pratique, à l'enseignement en même temps qu'à l'exercice de la profession, à ceux enfin qui, outre le minimum suffisant d'instruction professionnelle que l'État doit exiger de tous ceux auxquels il confère le titre légal à l'exercice, veulent acquérir un degré plus élevé d'instruction scientifique.

Mais pour que tout cela ait quelque effet, il faut que le professorat ne soit plus un titre donnant à Paris de gros appointements, dans les écoles secondaires de province, des appointements insignifiants; partout un moyen d'acquérir ou d'augmenter la clientèle; qu'il ne soit nulle part un titre donné surtout pour couronner une longue carrière dignement remplie; il faut que le professorat soit ce qu'il est presque partout à l'étranger, une *fonction*, et une fonction pénible, difficile à remplir, et qu'on ne remplit bien que dans la période active de la vie; il faut enfin que le professorat ne soit pas une éventualité heureuse dans la vie d'un praticien; il faut qu'il soit une carrière, et une carrière qui puisse donner à celui qui la remplit dignement le pain de chaque jour. Le médecin, le chirurgien d'hôpital, pourraient, devraient peut-être ne recevoir aucune indemnité pécuniaire; le professeur doit pouvoir vivre de son enseignement seul. Nos voisins, hommes pratiques en général, ont compris que la fixité des appointements, excellente pour des employés, est un mauvais principe quand il s'applique à des fonctions où l'initiative est une nécessité journalière. Partout en Allemagne les appointements fixes de l'État mettent le professeur à l'abri du besoin; mais on lui laisse dans les revenus aléatoires, qu'augmente ou diminue le nombre d'élèves qu'il sait attirer à ses cours ou à la Faculté à laquelle il appartient, le moyen de se créer par ses efforts constants le superflu et l'abondance. Minimum d'appointements donné par l'État, revenus aléatoires puisés dans le payement des élèves, payement remplaçant les inscriptions françaises, tel est le moyen employé en Autriche, en Prusse et dans le reste de l'Allemagne, pour exciter les efforts individuels et créer l'émulation entre les diverses facultés. Il en est de même en Angleterre, là où on pourrait dire qu'il n'y a pas d'enseignement officiel, puisque les professeurs des universités, comme ceux des hôpitaux-écoles, ont comme appointements le payement des élèves. On peut théoriquement dire de très belles choses et faire du sentiment sur la supériorité comme stimulant de l'honneur et du devoir; mais il y a des personnes qui ne craignent pas de s'appuyer sur l'observation, pour soutenir l'opinion bien peu éthérée que le vil métal a comme excitant des propriétés électromotrices.

Disons maintenant un mot, mon cher ami, de cette grosse question : la liberté d'enseignement.

Il s'est établi sur ce point une certaine confusion, les uns confondant le droit de faire des cours libres, au sein même d'une Faculté officielle, avec celui de professer individuellement en dehors de l'intervention officielle ; presque personne ne parlant de l'enseignement libre collectif constituant des Facultés libres.

Partout ou presque partout, en Europe, chacun a le droit de faire individuellement, à son domicile, ou dans un local loué par lui, des cours particuliers sur telle ou telle partie de la médecine, en se soumettant aux lois et règlements sur les réunions, dans les pays du moins où n'existe pas le droit absolu de réunion. Sur ce point, en France comme ailleurs, la liberté est complète, *sauf* l'autorisation de la police ; mais l'Université n'a rien à voir à pareille matière, et l'on peut dire que, sous le rapport de l'enseignement individuel, la liberté existe.

Mais beaucoup de personnes réclament davantage : le droit, par exemple, de faire des cours libres dans l'enceinte même de la Faculté de médecine, à l'École pratique, par exemple. Sur ce point, dussé-je passer pour tout à fait illibéral, je me sépare complètement de cette opinion. Si vous voulez faire de l'enseignement libre, dirai-je à mes contradicteurs, commencez par vous rendre libres en ne demandant aucun secours à l'État : c'est pour moi la condition *sine quâ non* de la liberté et de l'indépendance. Cependant, tout en réclamant le droit d'être libres, en demandant pour chacun le droit de faire un cours, vous venez demander à la Faculté de vous donner un local, l'éclairage, le chauffage et le matériel indispensable ou utile ; c'est, vous me l'avouerez, entendre la liberté d'une façon singulière ; car, en admettant que vous n'ayez pas la prétention de venir faire concurrence à l'enseignement officiel, mais seulement et plus modestement de lui venir en aide, la Faculté serait parfaitement fondée en droit, et elle est fondée en fait, ce qui est encore meilleur, de trouver qu'elle n'a pas besoin d'aide extérieure, et qu'elle possède dans son sein tous les éléments nécessaires à l'instruction de ses élèves.

Si donc vous voulez faire un cours à l'École pratique, commencez par demander à la Faculté si elle croit avoir assez besoin de vos services pour vous donner un local dans son enceinte. Examiner les demandes d'autorisation, les accorder ou les refuser suivant le cas, est donc pour l'autorité qui règle l'enseignement supérieur plus qu'un droit, c'est un devoir. C'est ce qu'ont logiquement et parfaitement compris les Universités allemandes, leurs *Privat-Docent* ne sont pas des professeurs libres, dans le sens qu'on attache en France à ce mot ; ce sont des professeurs non subventionnés, des aspirants au professorat, des savants voués à des études spécialisées, et l'Université ne les reçoit dans son sein, n'inscrit leur nom sur la liste de son corps enseignant, qu'après s'être assurée de leurs aptitudes par l'examen de leurs titres et l'épreuve de leurs leçons publiques devant un jury de professeurs.

Je dirai donc à ceux qui veulent en France l'enseignement libre individuel : si vous voulez être indépendants de l'État, rendez-vous libres en ne lui demandant aucun service, la colonie ophtalmologiste allemande fixée à Paris vous en donne l'exemple. Si vous voulez professer dans l'enceinte même de la Faculté, ne réclamez pas plus de liberté ; car, pour ma part, je trouve qu'on vous comble d'une liberté qui, bien que fort limitée, est encore au-dessus de ce qu'en droit elle devrait être, car la Faculté a la responsabilité *morale* de l'instruction donnée dans son enceinte, par tous ceux qui y font des cours, professeurs officiels, comme professeurs libres.

Si je repousse la prétention à l'indépendance des professeurs libres, faisant des cours dans l'enceinte de la Faculté, il ne s'ensuit pas que je repousse de la Faculté les savants placés en dehors du corps officiel enseignant, loin de là. L'enseignement officiel subventionné doit être encyclopédique, car le nombre des professeurs ne peut être augmenté sans péril. Un professeur de chirurgie peut s'assimiler et vulgariser les découvertes faites dans l'étude des maladies syphilitiques, ophtalmologiques, des voies urinaires, etc. Il fait avancer la science, chez le plus grand nombre, en la vulgarisant ; mais il ne peut presque jamais la faire avancer par ses découvertes propres. C'est par la spécialisation,

sachons le reconnaitre, que le champ de la science peut s'agrandir ; mais il suffit à un chirurgien de quelques mois d'études pour
se rendre familière la découverte faite par le spécialiste. La Faculté ne doit donc pas créer une chaire pour chaque découverte
faite ; mais il est de son intérêt et de l'intérêt de ses élèves de
permettre au spécialiste de venir, comme *Privat-Docent*, exposer
avec tous les développements désirables les résultats auxquels
l'ont conduit ses études spéciales. Si cependant la Faculté, à tort
ou à raison, ne croit pas utile de le faire, partout, à Paris comme
ailleurs, le spécialiste est libre de professer sa doctrine à ses frais
et risques, et si, en fait, il peut se plaindre de l'indifférence de la
Faculté, en droit sa plainte n'est nullement fondée.

Ne soyons pas cependant trop optimiste ; j'ai connu un temps
où on élevait la prétention, au nom du monopole, de retirer à
l'administration des hôpitaux le droit d'enseigner l'anatomie dans
son magnifique amphithéâtre de la rue du Fer-à-Moulins, et cela
au profit de l'École pratique, sans rivale en Europe…, heureusement pour le reste de l'Europe. J'ai connu même un temps où l'on
allait jusqu'à demander à l'administration d'interdire aux médecins et aux chirurgiens des hôpitaux de faire des cliniques dans
leurs services respectifs ; mais passons sur ces souvenirs, la
Faculté elle-même se fût opposée à une telle prétention, qui eût
été l'aveu formel d'une impuissance qui ne saurait exister.

La vraie, la grande question de la liberté d'enseignement est
celle de la liberté de l'enseignement collectif. Voyons d'abord
quels sont les principes qui doivent diriger notre jugement sur la
question. L'État, avons-nous dit, a le devoir de veiller sur la santé
des citoyens, en leur présentant, comme méritant leur confiance
et revêtus d'un titre officiel, des médecins capables ; il doit de
plus assurer le recrutement suffisant du corps médical, et assurer
aussi, contre toute éventualité, un degré suffisant d'instruction,
par l'institution d'un *enseignement officiel*. Mais ce résultat nécessaire obtenu, tant mieux et non tant pis si l'initiative privée vient
multiplier les sources d'éducation, aider et stimuler par la concurrence l'enseignement officiel. L'Autriche, la Prusse, les États
allemands, la France, la Russie, ont à tort, selon moi, repoussé
ce principe ; mais les États allemands, la Prusse et la Russie ont
une excuse du moins à faire valoir : c'est que, sauf la subvention
qu'elles reçoivent de l'État, les Facultés, ou si l'on aime mieux les

Universités, sont absolument, complètement indépendantes de l'Etat, se régissent d'elles-mêmes, nomment elles-mêmes leurs professeurs qu'elles choisissent dans toute l'Allemagne et même à l'étranger, comme le montre la nomination récente de Griesinger, passé de Zurich à Berlin ; c'est que ces Universités multipliées rentrent, en définitive, dans les conditions de l'enseignement libre. C'est le jury d'État et non la Faculté qui donne le droit légal à la pratique.

En Angleterre, c'est à peine si l'on peut dire qu'il existe un enseignement officiel. Les professeurs des Universités reçoivent leur traitement, non de l'État, mais directement des élèves ; les professeurs des hôpitaux-écoles partagent au prorata de l'importance de leur chaire le revenu résultant des frais payés par les élèves, que l'éclat de leur enseignement attire en plus ou moins grand nombre. Cependant, parfois l'État se réserve la nomination à certaines chaires dans les universités; telle est la chaire de clinique chirurgicale à l'Université d'Edinburgh, occupée par l'illustre Syme. L'enseignement libre est la base de l'éducation anglaise; mais l'État impose des conditions à l'obtention du titre légal; chacun peut ouvrir une école; mais l'*incorporation* par ordre du parlement donne seule à ces écoles une existence scientifique légale. Les élèves ayant fait leurs études dans ces écoles peuvent seuls se présenter aux examens, qu'ils subissent devant certaines corporations officiellement reconnues, corporations qui leur délivrent alors un titre leur donnant droit à l'inscription sur le *Medical register*, c'est-à-dire à la pratique légale.

En Belgique, à côté des deux universités de l'État (Liège et Gand) existent deux universités libres : celle de Bruxelles, qu'on nomme par excellence *Université libre*, est soutenue par des souscriptions du parti libéral ou maçonnique; l'autre, l'Université catholique de Louvain, fondée en 1834, est soutenue par le corps épiscopal belge. Les catholiques belges souscrivent pour soutenir cette université.

Chaque université comprend une faculté de philosophie et lettres, une faculté des sciences, une faculté de droit et une faculté de médecine; il y a en plus, à Louvain, une faculté de théologie, une école des mines, des arts et manufactures, et de génie civil.

Les professeurs de l'Université catholique de Louvain, comme ceux de l'Université libre de Bruxelles, ne sont pas payés par

l'État. Les premiers reçoivent un appointement fixe du corps épis‑
copal, plus le montant des inscriptions à leurs cours. L'Université
catholique est instituée en vertu de la constitution, sans autorisa‑
tion ministérielle ou législative préalable. Les grades qu'elle con‑
fère, rarement d'ailleurs, ne donnent pas droit de pratiquer la
médecine en Belgique, ce droit ne s'obtient, comme je vous l'ai
dit plus haut, que par l'examen d'État.

Tels sont l'organisation et le fonctionnement de la liberté d'en‑
seignement à l'étranger, et je ne verrais aucun inconvénient, pour
ma part, si Landerneau ou Brives-la-Gaillarde créaient de leurs
deniers une faculté de médecine libre, rivalisant par la force des
études avec la faculté officielle et subventionnée de Paris, à la
condition d'avoir ce que je trouve indispensable : l'examen d'État
comme garantie de l'éducation des élèves et de la valeur du titre,
unifié pour toute la France, de docteur en médecine. Cette unifica‑
tion du titre m'amènerait à examiner l'institution de nos officiers
de santé, auxquels, en France, il est interdit de faire de la chi‑
rurgie, tandis qu'on le permet au *Wundarzt*, son collègue de
l'autre côté du Rhin, mais en lui interdisant, au contraire, la
pratique de la médecine ; mais cette lettre, déjà trop longue, m'o‑
blige à remettre à quelques jours l'examen de ces importantes
questions.

8 mars 1886.

Mon cher ami,

J'ai cherché, dans ma dernière lettre, à montrer la nécessité
de l'unification *scientifique* du titre de docteur en médecine. Peut-
on arriver à l'unification *professionnelle* par la suppression du
titre et des fonctions des officiers de santé? Telle est la question
que je veux examiner.

Il n'y a pas, a-t-on dit souvent, de demi-malades, il ne doit pas
y avoir de demi-médecins. C'est une vérité qui demeure incontes‑
table, malgré le démenti que lui donnent la création et l'organi‑
sation des officiers de santé des *Wundaerzte*, des *Feldscher*.

Un fait important domine toute l'histoire de l'organisation pro‑
fessionnelle de la médecine jusqu'au siècle où nous vivons.

La pratique de la médecine appartenait seulement aux corpora‑
tions médicales les plus élevées dans l'échelle hiérarchique, aux
hommes ayant obtenu des titres attestant un degré supérieur

d'instruction scientifique; tandis qu'on ne permettait aux chirurgiens, maîtres en chirurgie, etc., ayant des études scientifiques
moins complètes, des études pratiques moins étendues, que la pratique de la chirurgie.

Cette organisation, quoique sur le point de disparaître partout,
se retrouve encore presque partout en Europe. Nous pouvons à
peine citer l'Angleterre, car la confusion des titres et des fonctions, disparue en principe par la mise en vigueur, du *Medical
Act*, n'y disparaîtra que peu à peu en fait, et au fur et à mesure
que disparaîtront ceux qui, quel que fût leur titre, ont continué
à avoir droit d'exercice, par cela seul qu'ils exerçaient au 1ᵉʳ août
1815. Le *surgeon* tient encore souvent officine de pharmacien;
mais le moment n'est pas éloigné où l'accord établi entre toutes
les corporations, aidé peut-être de l'intervention du *Conseil général*, fera disparaître un état de choses peu conforme à la dignité
professionnelle. Mais s'il y a encore, en Angleterre, des titres
scientifiques de valeur très différente, donnant droit à l'exercice
légal, il n'y a pas *légalement* plusieurs classes de médecins, tout
individu inscrit sur le *Medical Register* ayant le droit de pratiquer
la médecine et la chirurgie dans toute l'étendue du Royaume-Uni;
droit dénié à tous les autres.

En Allemagne, et dans presque tous les États qui la constituent,
nous retrouvons, sous le titre de *Wundarzt* de 2ᵉ classe (chirurgien, médecin des blessés), un médecin d'ordre secondaire, qu'il
ne faudrait pas confondre avec son collègue de 1ʳᵉ classe, véritable docteur en médecine. Ce chirurgien d'ordre inférieur peut
pratiquer la réduction des fractures et des luxations, certaines
opérations de chirurgie; mais *il ne peut pratiquer la médecine.*

Le chirurgien-barbier paraît même avoir laissé quelques traces
dans certaines contrées de l'Allemagne. Un dimanche, que je ne
savais que faire dans les rues de Cannstadt, séduit par l'enseigne :
SCHAFFER, *Wundarzt, Rasirstube und Haarschneid-Cabinet*, j'allai,
contre mon habitude, livrer mon menton au rasoir d'un barbier,
que j'aurais pu au moins appeler : *Mein theuerer und erlauchter
Mitbruder*, si, pour beaucoup de raisons, je n'avais préféré ne pas
risquer..... en allemand, une conversation peut-être longue avec
le cher et illustre confrère.

Aujourd'hui, l'Allemagne a compris l'inconvénient des demi-
médecins. La Prusse ne fait plus que des médecins praticiens

(*Arzt*), supérieurs, comme éducation professionnelle, à nos docteurs en médecine; l'Autriche a supprimé l'école de chirurgie de Laybach, elle a transformé celle de Gratz en faculté, et, dans un avenir peu éloigné, les grades secondaires auront complètement disparu de toute l'Allemagne.

En Russie, nous retrouvons le *Feldscher* fort supérieur à nos officiers de santé, ne pouvant, dans la pratique civile, que faire de la petite chirurgie, mais pouvant aussi soigner les fractures et les luxations. Le *Feldscher*, cependant, ne constitue pas, dans la réalité des choses, un médecin d'ordre secondaire. Élevés, instruits dans les écoles spéciales, où ils entrent vers l'âge de dix à quatorze ans, ils sont plutôt destinés à donner aux hôpitaux des surveillants habiles, des aides pour les opérations et les pansements, et se rapprochent des infirmiers-majors de nos hôpitaux militaires, qu'ils surpassent toutefois beaucoup comme instruction générale et spéciale.

Il y a deux genres de médecins en Russie : le médecin et le docteur en médecine; mais le médecin, élève des facultés universitaires, ayant fait, comme le docteur, des études littéraires préalables constatées par un diplôme analogue à celui de bachelier ès lettres, fait, comme nos docteurs français, et, pendant quatre à cinq années, des études médicales suffisantes. Ce grade de médecin correspond donc, à tous les points de vue, à notre grade de docteur. Au contraire, le grade de docteur en médecine est, en Russie, supérieur au nôtre; il exige de plus longues études théoriques et pratiques, demande un degré d'instruction de beaucoup supérieur, et il n'est guère recherché que par ceux qui se destinent à l'enseignement ou à la pratique hospitalière. Le titre de docteur est, en effet, exigé pour devenir professeur, chirurgien ou médecin en chef d'hôpital, ou pour obtenir certaines fonctions médicales d'ordre supérieur.

Ainsi, dans toute l'Europe, la division des médecins en plusieurs classes, *dont l'inférieure est limitée dans l'étendue de la pratique professionnelle*, tend à disparaître ou a disparu. Il n'en est pas de même en France, et ici la question se complique d'un singulier élément : l'officier de santé peut pratiquer la médecine et ne peut pratiquer la chirurgie; tandis que le *Wundarzt* de 2° classe, le *Magister chirurgiæ*, le *Feldscher* peuvent pratiquer la chirurgie et non la médecine.

Qui a raison, de la France du xviiie siècle imitée par l'Allemagne, ou de la France du xixe siècle?

Je ne sais quels furent ceux qui imaginèrent l'organisation encore aujourd'hui en vigueur, mais en croyant pouvoir permettre l'exercice de la médecine à des médecins d'ordre secondaire auxquels ils croyaient devoir interdire l'exercice de la chirurgie, ils envisagèrent la médecine à la façon des gens du monde, c'est-à-dire d'une étrange façon. Souvent on entend agiter cette question : la médecine est-elle plus difficile à pratiquer que la chirurgie ? et l'on répond tantôt par la négative, tantôt par l'affirmative, suivant qu'on examine complètement ou incomplètement, c'est-à-dire bien ou mal, le problème. Prise dans *toute* l'étendue de sa pratique, la chirurgie est plus difficile que la médecine, par la raison qu'on ne peut être *bon* chirurgien sans être en même temps *bon* médecin. La chirurgie n'est pas ce qu'elle est encore parfois en Allemagne et en Russie : l'art manuel des opérations. On ne voit plus, comme dans quelques villes de ces pays, un hôpital avoir son opérateur, praticien de la ville qu'on appelle pour faire une trachéotomie, une amputation, une opération de hernie étranglée et qui, après avoir fait l'opération jugée utile et prescrite par le médecin, comme il prescrirait une potion calmante, s'en retourne chez lui sans plus avoir à s'occuper du malade qu'il vient d'opérer par ordonnance médicale.

La chirurgie, dont le cadre s'étend chaque jour, est la médecine des affections externes ou des maladies dans le traitement desquelles la main seule ou armée d'instruments intervient comme moyen thérapeutique. Envisagée dans l'étendue *complète* de son domaine, la chirurgie, comme science *pratique*, comme art, est plus difficile que la médecine.

Mais il intervient ici une donnée importante. Un médecin se trouve en présence d'un cas de chirurgie nécessitant une opération grave ou délicate; il s'agit d'un polype naso-pharyngien, pour lequel il faudrait enlever le maxillaire ; d'une ovariotomie, d'une pupille artificielle ou d'une cataracte, d'une opération d'anévrisme, etc.; presque toujours, s'il juge l'opération au-dessus de ses forces, il peut la différer et peut adresser le malade à un chirurgien plus habile et plus expérimenté ; l'urgence en chirurgie est exceptionnelle *lorsqu'il s'agit d'opérations graves ou délicates.* En médecine, au contraire, l'urgence existe presque toujours;

pneumonie ou fièvre typhoïde, affection cérébrale ou fièvre éruptive grave, il faut que le médecin voie sur-le-champ ce qu'il ne faut pas faire, et qu'il fasse ce qu'il faut faire à son malade ; il ne peut, comme le chirurgien, remettre à quelques semaines son intervention ; or, cette condition différente établit dans la pratique de la profession une différence notable entre la médecine et la chirurgie. Ainsi entendue, *dans ce qui a trait à la pratique professionnelle*, la médecine devient bien autrement difficile que la chirurgie, puisque ne pouvant éliminer aucun cas morbide, elle exige l'intégrité des connaissances théoriques et pratiques.

Cette intégrité des connaissances nécessaires, les officiers de santé ne la possèdent pas.

C'est donc à tort qu'on leur a confié la pratique intégrale de la médecine ; trois années d'études ne suffisent pas pour acquérir les connaissances nécessaires à l'exercice de notre profession, et il ne me serait pas difficile de démontrer que la santé publique est gravement compromise par cette malheureuse institution de demi-médecins pouvant faire la médecine tout entière ; et qu'il eût mieux valu encore avoir des demi-chirurgiens que des demi-médecins.

La préoccupation sous l'influence de laquelle ont agi les législateurs de notre profession a été évidemment celle-ci : le nombre des docteurs en médecine est insuffisant pour toute l'étendue du territoire ; les frais qu'entraînent les études nécessaires à l'obtention du titre sont tels, que ceux qui l'ont obtenu ne consentiront pas à aller exercer dans de pauvres villages, lorsqu'ils peuvent arriver dans les villes à une situation matérielle plus en rapport avec les sacrifices pécuniaires qu'ils ont dû faire. Il faut donc créer une classe de médecins desquels on exigera moins d'études littéraires antérieures, auxquels on imposera moins de sacrifices, mais auxquels aussi on ne permettra qu'une pratique restreinte ; ils ne pourront pratiquer la chirurgie que sous la surveillance d'un docteur, et *ils ne pourront pratiquer la médecine que dans la circonscription territoriale pour laquelle ils ont été reçus.*

Pourquoi cette dernière restriction? Pour en connaître le véritable motif, il me faudrait remonter dans le passé jusqu'à l'origine de la loi et rechercher les opinions émises par le législateur. Je ne l'ai pas fait, car ces motifs on peut les deviner par le raisonnement. Ce qu'on a voulu faire, c'était de donner des médecins non aux grandes villes, mais aux villages, aux chefs-lieux de canton, et pour cela on a laissé, en quelque sorte, au jury médical de chaque circonscription le soin d'apprécier le nombre d'officiers de santé nécessaires aux besoins de la circonscription. On n'a pas été, comme en Bavière, en Hanovre, etc., jusqu'à indiquer au praticien e ndroit où il s'établirait ; mais on lui a dit : Nous vous admettons, bien que vous ne soyez pas docteur, à pratiquer la médecine, parce que tels et tels départements manquent de docteurs, et, comme c'est par ce motif seul que nous admettons à la libre pratique un médecin n'ayant que des connaissances incomplètes, vous perdrez le droit d'exercice que nous vous conférons, toutes les fois que vous dépasserez les limites de la circonscription territoriale pour laquelle vous n'avez été nommé que parce que le nombre des docteurs y a paru insuffisant. C'est fort gratuitement, et tout à fait à tort, qu'on me semble parfois prêter à la loi, qu'on me pardonne l'expression, l'absurdité de déclarer que tel médecin capable de soigner un malade dans tel village placé à la limite d'un département devient incapable de reconnaître et de soigner la maladie d'un habitant du village voisin, rattaché administrativement à un autre département.

Mais ce n'est pas tout. On a voulu, *on a dû vouloir*, comme je viens de le dire, donner des médecins aux villages, aux chefs-lieux de canton ; mais on a oublié d'inscrire dans la loi ce petit article additionnel : La pratique dans les villes ayant plus de 2,000, 3,000 habitants, n'est permise aux officiers de santé que dans les cas où ces villes ne possèdent pas un docteur en médecine. Grâce à cette omission, la création des officiers de santé n'a pas eu l'effet qu'en attendaient ses auteurs : les officiers de santé se gardent bien de se contenter de la pratique modeste des campagnes ; ils préfèrent le chef-lieu du département au chef-lieu d'arrondissement, celui-ci au chef-lieu de canton. Paris, pour sa part, en possède le chiffre respectable de 246, tandis que les campagnes manquent de médecins.

L'institution des officiers de santé, telle qu'elle existe, est donc passible des reproches les plus graves. Elle refuse la pratique de la chirurgie à des hommes auxquels elle ne craint pas de confier dans toute son intégrité la pratique de la médecine ; elle permet dans toute son intégrité la pratique de la médecine à des demi-médecins, ayant fait des études officiellement, en droit comme en fait, incomplètes ; elle confie la vie des citoyens à des médecins qui peuvent souvent la compromettre ; elle impose à l'exercice de la profession des limites territoriales illogiquement tracées, et cette mesure restrictive ainsi appliquée, fait dévier l'institution du but qu'avaient dû chercher à atteindre ceux qui ont cru devoir la créer. Il serait donc à désirer de voir disparaître, *telle qu'elle existe aujourd'hui*, cette institution des officiers de santé. Pour ma part, je la repousse et j'appelle de tous mes vœux le jour où la France, marchant sur les traces des nations voisines, aura pu arriver à l'unification du titre professionnel donnant droit à l'exercice légal.

Malheureusement, ce jour est encore éloigné, et, il y a impossibilité de trouver aujourd'hui en France un nombre de docteurs en rapport avec l'étendue des besoins si nombreux dans les villages ou les petites villes. C'est là une vérité pratique incontestable aujourd'hui encore. Peut-on concilier cette nécessité d'un ordre secondaire de médecins avec les exigences de la sécurité des malades ? C'est ce que je veux essayer de démontrer en recherchant s'il n'y aurait pas quelque moyen de donner à la France un plus grand nombre de médecins véritablement dignes de ce titre.

Pourquoi un jeune homme embrassant la carrière médicale se fait-il officier de santé ? Est-ce parce qu'on exige de lui une durée moins longue d'études *médicales ?* Je ne crois pas que ce motif puisse être légitimement allégué. Il faut à l'aspirant au doctorat quatre années d'études, il en faut trois seulement à l'officier de santé ; aussi ce n'est que dans des cas exceptionnels que cette raison pourra intervenir pour engager des jeunes gens à se contenter d'un titre fort inférieur par les droits qu'il confère, et il est rare que la famille, s'imposant pour lui les sacrifices de trois années d'études, ne puisse pas suffire à ceux qu'exigerait une quatrième année.

Est-ce parce que l'officier de santé peut faire ses études dans une école secondaire, tandis que le docteur doit suivre deux ans les cours d'une des trois facultés ? Cette fois, le motif allégué devient beaucoup plus sérieux. Telle famille peut disposer de la somme nécessaire à l'entretien d'un jeune homme dans le chef-lieu du département ou d'un département voisin, qui ne pourrait supporter la dépense d'un séjour de deux ans à Paris. La multiplication des facultés provinciales atténuerait en grande partie cet inconvénient.

Mais la principale, on pourrait presque dire la seule raison qui force un jeune homme à renoncer au doctorat, c'est la nécessité, *sine quâ non*, d'être bachelier ès lettres ou ès sciences. Or, je ne crois pas que personne puisse contester cette vérité : on peut être excellent praticien sans avoir fait des études littéraires complètes, et en ignorant même le grec et le latin ; on ne peut, sans danger pour les malades, être médecin sans avoir fait des études médicales complètes et en ignorant à peu près la médecine.

Est-ce à dire pour cela que j'admette l'inutilité de certaines études littéraires antérieures ? Loin de là ; je les considère comme absolument indispensables, et celui qui n'a pas fait l'éducation préalable de son intelligence ne pourra être apte aux opérations intellectuelles qu'exige l'étude des sciences dont l'ensemble constitue la médecine. Mais faut-il, parce qu'un jeune homme n'a pu, par suite souvent de son peu de fortune, faire les études littéraires fort étendues exigées pour l'obtention du titre universitaire de bachelier, lui interdire, sinon l'étude complète de la médecine et de la chirurgie, du moins le droit de mettre à profit ces connaissances en lui interdisant la pratique de la chirurgie ? Je ne le pense pas.

Aujourd'hui, l'Angleterre, comme presque toutes les autres nations de l'Europe, exige du jeune étudiant la possession de certains titres universitaires répondant à notre baccalauréat ; cependant, à titre d'exception, ceux qui n'ont pu être dirigés d'assez bonne heure dans la voie qui aboutit à leur obtention, mais qui ont pu, dans d'autres conditions d'âge, de temps, de lieu ou de fortune, acquérir un degré suffisant de connaissances littéraires, sont admis à subir un examen spécial avant leur immatriculation comme étudiants en médecine. Ainsi, en 1865, il leur fallut, pour obtenir leur inscription sur les registres du Collège royal des chirurgiens, subir un examen sur les sujets suivants : grammaire anglaise, dissertation écrite en anglais, arithmétique, géographie de l'Europe, et en particulier des Iles Britanniques ; histoire d'Angleterre, livres Ier et II d'Euclide ; traduction d'un passage des *Commentaires* de César, *De bello gallico ;* traduction de l'évangile de saint Jean, d'après le texte grec ; traduction de l'histoire de Charles XII, de Voltaire ; traduction des deux premiers livres de l'histoire de la guerre de Trente ans, de Schiller, avec interrogations sur les grammaires latine, grecque, française et allemande ;

algèbre jusqu'aux équations simples inclusivement; mécanique, chimie, botanique et zoologie élémentaires.

Il est un principe qui doit présider à l'organisation du corps médical de tous les pays, et dont on ne peut se départir sans mettre en danger la santé et la vie des citoyens : tout médecin admis *légalement* à pratiquer la médecine, tout médecin présenté avec la garantie de l'État et par l'État lui-même à la confiance des malades, doit posséder la somme de connaissances *médicales* indispensables à l'exercice de la profession. Cette somme de connaissances, l'officier de santé ne la possède pas en droit, et malheureusement il est extrêmement rare qu'il la possède en fait. Certes, un officier de santé intelligent, travailleur, bon observateur, peut devenir et deviendra souvent meilleur praticien qu'un docteur qui fermerait ses livres après avoir passé sa thèse, et oublierait la profession et la science dans l'exercice du métier; mais cela est rare, car la somme des connaissances ne s'accroît en médecine que lorsque l'on a acquis tout d'abord pendant le temps des études scolaires une éducation suffisante.

Ce qu'on demande aujourd'hui d'instruction médicale aux docteurs français est le minimum de ce qu'exige le respect et la sécurité de la vie du malade. Ce minimum doit être requis, exigé de tous les futurs praticiens, quel que soit leur titre.

Il serait donc à désirer que le titre de docteur en médecine, donné par un jury unique pour la France, siégeant à Paris, ou, s'il le fallait, tenant chaque année une seconde session dans une des facultés du midi de la France, devînt bientôt dans l'avenir, et pour nos futurs confrères, le seul titre légal à l'exercice de la médecine.

Mais puisque aujourd'hui il ne pourrait en être ainsi, puisqu'il serait impossible de trouver pour toute la France un nombre suffisant de docteurs, puisqu'il paraît indispensable de créer ou de conserver un titre médical d'ordre inférieur, je crois que, conservant cette belle organisation sociale qui permet à chacun d'arriver à toutes les fonctions en raison de sa valeur personnelle, et non en raison du nom et de la fortune de ses parents, nous pourrions emprunter à l'Allemagne ses facultés multiples et son examen d'État, à la Belgique ses jurys combinés, à l'Angleterre ses examens probatoires pour ceux n'ayant pu acquérir en temps utile les titres universitaires; à la Russie, ses deux ordres de praticiens, les uns suffisant à leurs fonctions professionnelles, les autres y joignant une instruction scientifique plus élevée, pour arriver à cette organisation transitoire que je vais essayer de vous esquisser brièvement.

L'instruction médicale est confiée à six ou sept facultés placées dans les villes les plus importantes.

Les élèves, libres de choisir la faculté où ils désirent faire leurs études, ne peuvent s'y faire inscrire qu'en présentant un diplôme de bachelier ès lettres; en cas d'absence de diplôme, l'élève doit subir un examen probatoire analogue à celui que je vous ai cité plus haut pour le Collège des chirurgiens de Londres.

Les deux premières années sont consacrées à l'étude des sciences physiques, chimiques, naturelles, anatomiques et physiologiques; sciences enseignées, soit à la Faculté de médecine, soit conjointement à la Faculté des sciences. L'élève ne peut être admis à aborder les études médicales proprement dites avant d'avoir passé un examen devant un jury composé de professeurs des deux facultés de médecine et des sciences, ou seulement de la Faculté de médecine.

Les deux années suivantes sont consacrées uniquement à l'étude de la médecine, de la chirurgie, de l'anatomie topographique, de la médecine opératoire, de la clinique médicale et chirurgicale.

A la fin de la quatrième année, l'élève, dans une seule session, subit des épreuves orales, écrites, cliniques et pratiques, sur les matières enseignées pendant les deux dernières années devant un jury combiné composé de professeurs de deux facultés de médecine. Ainsi, par exemple, le jury fonctionnant à Bordeaux en 1964 comprend quatre professeurs de Bordeaux et quatre professeurs de Nantes; le jury de 1965 comprend quatre professeurs de Bordeaux et quatre de Montpellier; tandis que le jury fonctionnant à Nantes s'adjoignait, en 1964, quatre professeurs de Rouen et, en 1965, quatre professeurs de Bordeaux.

L'élève reçu à ces examens prend le titre de licencié en médecine. Le titre de docteur ne peut être obtenu qu'après une cinquième année d'études à la Faculté de Paris, même par ceux ayant obtenu leur titre de licencié à cette faculté; mais ce titre de docteur, au lieu d'être donné par les professeurs de la Faculté, est donné par un jury composé de professeurs honoraires de toutes les facultés, de membres de l'Académie de médecine, de médecins et de chirurgiens des hôpitaux nommés chaque année par le ministre de l'instruction publique.

Le titre de bachelier ès lettres est exigé pour l'inscription à la candidature au doctorat, quelle que soit, par rapport à celui de licencié, l'époque où ce titre a été obtenu. Le titre de bachelier en médecine, donné par une université libre reconnue par l'État, permet, comme celui de licencié, de se présenter devant le jury du doctorat.

Quels droits professionnels entraîne la possession de ces divers titres? Puisqu'il faut renoncer, temporairement je l'espère, à l'unité des titres, il faut bien renoncer à l'unité des droits; puisque l'État crée deux ordres différents de médecins afin d'assurer le service médical des villes et des campagnes, il faut bien encore admettre une limitation différente dans l'étendue et la liberté de la pratique *légale*.

Le bachelier en médecine ne peut légalement pratiquer la médecine, mais il peut comme le licencié se présenter aux examens du doctorat; le licencié en médecine peut *légalement* et sans restriction pratiquer la médecine et la chirurgie dans toute l'étendue du territoire, à l'exception des villes ayant plus de 3 ou 4,000 habitants, sauf les cas où ces villes ne posséderaient pas de docteurs en médecine.

Telle pourrait être la réglementation provisoire de la profession, puisqu'il paraît impossible de se passer en ce moment de médecins d'ordre secondaire. Mais ce que je vous disais dans mes lettres précédentes pouvait vous montrer que je voudrais voir le titre de licencié sans droit à la pratique être donné par chacune des facultés, et par les professeurs de cette faculté elle-même; celui de docteur, *seul titre* LÉGAL *à la pratique*, étant donné à Paris seulement et par un jury spécial; mais, entre ce que je crois bon et ce qui aujourd'hui me paraît défectueux, il y a place pour des améliorations sans s'exposer à compromettre par des mesures que je crois bonnes, utiles et applicables, mais dont les effets, exigeant pour se produire la participation de tant d'éléments divers, peuvent tarder à se montrer; sans oublier qu'on ne doit pas à la légère et brusquement modifier de fond en comble une grande institution publique; sans oublier que, s'il faut sauve-

garder sans délai la santé et la vie des citoyens quand il est démontré qu'elle est compromise par ce qui existe, il faut, à l'exemple
de nos voisins d'outre-Manche, modifier et non détruire, et, sans
se lancer tout à coup dans l'inconnu, arriver à métamorphoser en
modifiant progressivement; je crois qu'il y a urgence à apporter
des changements importants à l'organisation de l'enseignement
et de l'exercice de la médecine en France. La question est à
l'étude, nous avons droit d'espérer une heureuse solution de la
part des hommes distingués chargés de la rechercher et de la
proposer à qui de droit, avec toute l'autorité qui s'attache à leurs
noms, à leurs talents et à une longue expérience de la pratique et
de l'enseignement.

II

ÉTUDE

SUR

L'ORGANISATION DE LA MÉDECINE

EN FRANCE ET A L'ÉTRANGER [1]

> .... Si la France est de tous les pays (à
> l'exception de l'Espagne et de ses colonies)
> celui où l'on accepte le plus facilement les
> révolutions. c'est aussi celui où l'on aime le
> moins les réformes...
>
> (Léon Le Fort. — *La chirurgie militaire*.)

INTRODUCTION

La Faculté de médecine de Paris est assez souvent saisie de
demandes faites par des médecins ou des étudiants étrangers
désirant obtenir l'autorisation de subir les épreuves exigées pour
l'obtention du titre de docteur en médecine. La plupart des postulants sollicitent en même temps la remise des inscriptions ou
même de quelques examens, en équivalence des titres médicaux
qu'ils ont déjà acquis dans d'autres pays. La grande diversité de
ces titres, leur valeur très différente, sont pour la Faculté une
cause fréquente d'incertitude sur l'accueil qu'il convient de faire
à ces demandes. Dans l'Assemblée du mois de mars 1874, mes
collègues, se souvenant que j'avais étudié sur place l'organisation des études médicales dans presque tous les pays de l'Europe,
à l'exception toutefois de l'Espagne et du Portugal, ont bien

(1) 1 broch., chez Germer-Baillière, 1874.

voulu me charger de rédiger un rapport sur la valeur des titres médicaux délivrés à l'étranger.

Afin de faire mieux apprécier la valeur de ces titres, je crus devoir donner un aperçu de l'organisation des études médicales dans les écoles étrangères. Puis, lorsque la première partie de ce travail eut été rédigée, je pensai qu'il pourrait être utile de mettre immédiatement à profit les enseignements résultant du rapprochement de toutes ces organisations, pour étudier la nature et la portée des réformes qu'exige depuis si longtemps la fâcheuse situation de la médecine en France, et aussi pour apprécier l'utilité ou la nocuité de projets, qui préoccupent, à juste titre, tout notre corps médical. La longueur de ce rapport que je remis à la Faculté le mois suivant, la multiplicité et la diversité des détails, en auraient rendu l'audition fastidieuse et inutile; la Faculté décida qu'il ne serait discuté qu'après avoir été imprimé. Malheureusement les règlements qui nous régissent ne nous laissent pas le droit de connaître l'état de notre budget et encore moins de discuter la répartition, entre les différentes chaires, des crédits affectés au fonctionnement de la Faculté.

Nous nous étions fait illusion sur l'étendue des ressources pécuniaires attribuées à notre école et leur inanité n'a pas permis à notre doyen de donner suite à la décision de ses collègues.

M. Wurtz crut devoir adresser ce rapport au ministère de l'instruction publique en demandant son impression à l'imprimerie nationale. Le ministre ne pouvait évidemment, en faisant imprimer ce rapport et en le publiant, paraître approuver des idées dont quelques-unes sont en contradiction avec les siennes. Le manuscrit me fut donc remis et il ne me restait plus qu'à l'enfouir dans mes cartons, ou à le détruire.

Sur le conseil d'un grand nombre de mes collègues, je publie moi-même ce travail auquel j'ai cru devoir faire quelques additions justifiées par les récentes discussions législatives. Si je lui conserve sa forme primitive de rapport, il n'en reste pas moins ce qu'il a toujours été, une œuvre exclusivement personnelle, dont l'auteur réclame l'entière responsabilité, et qui ne saurait engager en aucune façon celle de la Faculté, puisque ce rapport ne lui a pas été lu.

Léon Le Fort.

Paris, 28 juillet 1874.

RAPPORT

SUR LA VALEUR DES DIPLÔMES MÉDICAUX PRÉSENTÉS A LA FACULTÉ PAR DES MÉDECINS ÉTRANGERS, A L'EFFET D'OBTENIR L'AUTORISATION DE SE PRÉSENTER AUX EXAMENS DU DOCTORAT

Messieurs,

Dans sa réunion du 12 mars dernier, la Faculté m'a fait l'honneur de me confier la mission de lui soumettre un rapport sur la valeur des titres qui lui sont présentés par des médecins ou des élèves en médecine étrangers, désirant obtenir l'autorisation de pratiquer la médecine en France, ou passer devant la Faculté les examens exigés pour l'obtention du titre de docteur.

La santé, la vie de nos concitoyens sont intéressées à une juste solution de cette question, et sa gravité est d'autant plus grande, que tous nos gouvernements, en s'appuyant du reste sur la loi du 19 ventôse an XI et sur le décret du 22 août 1834, ont trop souvent accordé, sans les soumettre à un examen probatoire, l'autorisation de pratiquer la médecine en France à des médecins étrangers, venant chercher parmi nous des moyens d'existence et des succès que l'insuffisance de leur instruction médicale ne pouvait leur permettre d'espérer auprès de leurs compatriotes. Parfois même, et toujours sans violer cette loi de l'an XI dont l'abrogation serait si désirable, cette autorisation a été donnée à des personnes n'ayant pas, dans leur propre pays, droit à la pratique de la médecine.

Pour que nous puissions répondre en pleine connaissance de cause aux demandes qui nous sont soumises et qui s'appuient sur la présentation de diplômes médicaux étrangers, il importe que nous sachions exactement quelle est la valeur de ces diplômes; et, pour que nous puissions l'apprécier avec toute la rigueur désirable, je ne crois pouvoir mieux faire que de vous donner un aperçu rapide de l'organisation de la pratique et des études médicales dans les pays étrangers.

LÉON LE FORT.   48 — II

ALLEMAGNE

Si l'Allemagne ne forme plus aujourd'hui qu'un seul empire, l'organisation scientifique n'est pas encore complètement unifiée. Elle différait et diffère encore assez dans quelques-uns des États allemands pour qu'il soit nécessaire d'examiner séparément la valeur des titres scientifiques et l'organisation des études médicales en Bavière, en Saxe et en Prusse.

BAVIÈRE

Une ordonnance royale datée de Lindau, le 22 juin 1858, rendue par Maximilien II, a modifié l'ancienne organisation réglée par l'ordonnance du 30 mai 1843.

Les études médicales se font dans les trois universités de Munich, Wurzbourg et Erlangen. Leur durée est de six années. Pour avoir le droit de pratiquer la médecine, il faut avoir passé les examens suivants, énumérés par l'article 2 de l'ordonnance :

A. L'examen ès sciences naturelles, subi après au moins une année d'études à l'université.

B. L'examen de Faculté de médecine, subi dans le huitième semestre d'études médicales à la Faculté de médecine.

C. L'examen d'État écrit et oral, subi après au moins une année de perfectionnement dans la pratique.

Sont seulement admis à passer les concours donnant accès aux fonctions ayant trait à l'hygiène publique et à la médecine légale, ceux qui ont eu à l'examen d'État les notes « satisfait avec distinction » ou « très bien » (§ 3).

EXAMEN ÈS SCIENCES NATURELLES

Cet examen se passe au siège des trois universités bavaroises, devant un sénat composé d'un président et de quatre membres (§ 4).

Ce sénat d'examen est formé des professeurs de l'université, compétents sur les matières de l'examen. Les membres sont nommés par le ministère d'État sur la présentation du sénat académique. Le président est nommé par le roi et pour une durée de trois ans (§ 5).

Il y a deux sessions par an, trois semaines avant la fin de chaque semestre (§ 7).

Pour s'y présenter, il faut avoir subi dans un gymnase l'examen appelé *absolutorium*, et produire un certificat d'une année d'études dans une université (*Hochschule*), ou au moins de deux années dans un lycée (§ 8).

Chaque série d'examen se compose de deux candidats et de deux examinateurs. Chaque candidat est interrogé pendant une demi-heure par chaque examinateur. L'examen comprend la physique, la chimie générale, organique et analytique, la botanique, la minéralogie et la zoologie (§ 9).

Les questions sont faites conformément à un programme. Le questionnaire est changé de temps en temps (§ 10). Chaque candidat tire dans une urne les numéros correspondant aux questions (§ 11).

Les notes d'examen sont : 1° « satisfait avec distinction » ; 2° « satisfait » ; 3° « non satisfait » (§ 12). Le candidat ayant obtenu la note *non satisfait* sur l'ensemble de l'examen est ajourné à six mois (§ 14).

Le candidat ne peut être admis qu'une seule fois à se représenter et seulement devant la même école (Hochschule), devant laquelle il a passé sans succès pour la première fois son examen (§ 15).

Tout candidat refusé perd ses droits à une remise des inscriptions ou à toute allocation pécuniaire de l'État (*stipendium*) (§ 16).

EXAMEN DEVANT LA FACULTÉ

L'examen devant la Faculté embrasse toute la médecine, la chirurgie et l'obstétrique, à l'exception de la médecine légale et de la médecine mentale (§ 17).

Ces examens se passent dans chacune des trois universités, devant un sénat composé d'un président, d'un vice-président et de six membres (§ 18).

Le mode de nomination est le même que pour le jury d'examen ès sciences naturelles (§ 19). Pour être admis à cet examen, il faut présenter : 1° le diplôme d'examen ès sciences naturelles ; 2° un certificat de huit semestres d'études médicales, dans lesquels ne sont pas compris les deux semestres d'études exigés pour l'examen ès sciences naturelles ; 3° un certificat de présence aux cours pendant six années (§ 22). Les examens ont lieu deux fois par an à la fin de chaque semestre ; ils comprennent des épreuves *pratiques* et *orales* (§ 23).

Épreuves pratiques. — *Anatomie.* — Elles comprennent :

1° L'ouverture d'une des trois grandes cavités splanchniques ; la description de la forme, des rapports, de la constitution des organes et des altérations pathologiques qu'ils peuvent présenter.

2° Une préparation de nerfs ou d'artères.

3° La démonstration d'un viscère ou d'un os. L'examen est public. Chaque série se compose de quatre candidats. Les questions sont désignées par le sort (§ 26).

Médecine. — L'examen consiste à observer cliniquement pendant huit jours deux malades au moins, désignés par le jury, et à rédiger l'observation (§ 27).

Chirurgie. — L'examen comprend, comme en médecine, une épreuve de huit jours sur deux malades ; la pratique de deux grandes opérations et d'une opération ophtalmologique sur le cadavre ; l'application d'au moins deux bandages ou appareils (§ 28).

Accouchements. — Le candidat doit pratiquer deux accouchements, rédiger l'observation d'un accouchement et de ses suites pendant huit jours ; examiner deux femmes enceintes ; faire sur le mannequin le diagnostic de deux présentations et pratiquer deux opérations (§ 29).

Dans tous ces examens pratiques, le public est exclu, à l'exception des autres candidats inscrits et des internes (assistants) du service.

Les notes sont : « satisfait avec distinction », — « satisfait », — « non satisfait » (§ 30).

Le candidat refusé est ajourné à six mois (§ 31). Il ne peut repasser son examen que devant la même Faculté (§ 33). LE CANDIDAT REFUSÉ TROIS FOIS NE PEUT PLUS SE REPRÉSENTER AUX EXAMENS DE MÉDECINE (§ 33).

Épreuves orales. — Elles comprennent : 1° l'anatomie générale et descriptive dans ses rapports avec la médecine et la chirurgie ; 2° la physiologie ; 3° la pharmacologie ; 4° la pathologie générale et l'anatomie pathologique ; 5° la thérapeutique et l'histoire de la médecine ; 6° la pathologie interne ; 7° la chirurgie ; 8° l'obstétrique (§ 34).

Chaque examinateur interroge pendant un quart d'heure au moins. L'examen pour chaque candidat dure deux à trois heures (§ 36).

Le refus entraîne un ajournement à six mois ou à un an, et les mêmes conséquences que celles qui ont été spécifiées au paragraphe 33 (§ 38).

EXAMEN D'ÉTAT

L'élève ayant satisfait aux examens précédents doit rester pendant une année au moins attaché comme *pratiquant* à une des cliniques de l'université. Il étudie pendant cette période la médecine légale, l'hygiène publique, les maladies mentales et l'art vétérinaire, les maladies des enfants, l'ophtalmologie et les maladies syphilitiques (§ 40).

L'examen d'État a lieu chaque année à Munich. La session s'ouvre le 1ᵉʳ octobre (§ 42).

La commission d'examen se compose de six membres présidés par un haut fonctionnaire médical, lequel n'examine pas. Le jury se compose, par moitié, de médecins praticiens ou chargés de fonctions officielles d'ordre médical et de professeurs ordinaires des trois universités. Le président est nommé chaque année par le roi ; les membres sont désignés par le ministre de l'intérieur (§ 47).

L'*examen oral* est public. Deux candidats forment une série. L'examen dure trois heures et comprend la médecine, la chirurgie, l'obstétrique, la médecine légale, l'hygiène publique, la médecine mentale et l'art vétérinaire (§ 48).

Les notes sont : « *très distingué* », — « très bien », — « suffisant », — « insuffisant ».

La note *insuffisant* donnée par un juge sur une des matières de l'examen, et lorsque la majorité du jury partage cette opinion, a pour résultat l'ajournement à un an ; mais le candidat ne repasse son examen que sur la matière pour laquelle il a été jugé insuffisant. Si cette note porte sur l'ensemble de l'examen, il est également remis à un an et doit alors repasser tout l'examen. APRÈS DEUX REFUS, ON N'EST PLUS ADMIS A SUBIR UN NOUVEL EXAMEN (§ 50).

L'*examen écrit* termine la série. Il dure trois jours et comprend six séances de quatre heures (§ 51). Les notes et leurs conséquences sont les mêmes que pour l'examen oral (§§ 55, 57).

Après avoir satisfait à cet examen, l'élève n'a pas encore le droit de pratiquer la médecine. Il doit se rendre auprès de la Faculté devant laquelle il a passé son examen de Faculté, et, après y avoir soutenu une thèse, il obtient le grade de docteur (§ 59).

Le candidat qui, dans l'examen d'État, a obtenu la note *très distingué*, doit, sur sa demande au gouvernement de la province, être placé comme médecin praticien dans une ville de premier ordre. Il doit l'emporter sur tous les autres postulants quand il s'agit d'une demande pour une allocation de voyage ; pour le droit de pratique dans les petites villes ou dans la campagne, pour une place de *Privat-docent* dans une université (§ 60).

Pour comprendre la portée de ce dernier article, il faut se rappeler qu'en Bavière tous les médecins sont des fonctionnaires dans toute l'acception du mot. Ils ne peuvent s'établir que là où le gouvernement les envoie, suivant leurs notes aux examens et aussi suivant l'ancienneté de leur nomination ; d'abord dans des villages, puis dans les petites villes. Munich et les villes importantes de la Bavière sont réservées aux candidats ayant eu les meilleures notes, aux praticiens les plus expérimentés et aussi... aux plus protégés par le ministère.

Il est inutile d'insister sur ce qu'a de regrettable et, pour dire le mot, d'absurde, un pareil système appliqué à des médecins et à un art comme la médecine. Les devoirs d'un médecin sont tout autres que ceux d'un fonctionnaire, car sa mission exige un dévouement qui s'exerce jour et *nuit*. Or, comme la perfection n'appartient pas plus aux médecins qu'aux autres hommes, il ne faut pas oublier qu'on ne fait bien que ce qu'on fait volontiers ; qu'on peut imposer des devoirs avec l'espoir de les voir remplis, mais qu'on n'impose pas ce qui est plus que le devoir : le dévouement, le sacrifice et l'oubli de soi-même.

SAXE

L'examen d'État n'existait pas en Saxe, et le *diplôme de docteur conférait le droit à l'exercice légal*. La durée des études était de cinq années. Après la deuxième année, l'élève passait un premier examen consistant en trois épreuves sur l'anatomie, la physiologie, les sciences physiques, chimiques et naturelles. L'examen du doctorat, soutenu après la cinquième année, comprenait dix épreuves. La première, dite d'admissibilité, consistait en la présentation de deux observations de maladies désignées par le professeur de clinique médicale. Les autres épreuves étaient à la fois théoriques et pratiques. Ces dernières avaient lieu de la façon suivante : l'élève, sous la direction d'un des juges, était attaché pendant un temps variable à un service de clinique; il observait les malades qui lui étaient désignés, proposait chaque jour le traitement, indiquait les changements survenus dans l'état du patient et posait le diagnostic des malades entrants. La durée de ces épreuves était, pour chaque candidat, de quatre semaines pour la médecine, de trois semaines pour la chirurgie, d'une semaine pour la gynécologie, d'une semaine pour l'ophtalmologie. Il y avait, de plus, des épreuves consistant en une autopsie avec démonstration orale, une épreuve pratique de médecine légale, autopsie et rapport, etc. Le dernier examen, appelé *rigorosum*, consistait en une épreuve publique orale de quatre heures de durée, portant sur l'ensemble des sciences médicales, et enfin une thèse soutenue contre trois argumentateurs. On voit qu'il y avait loin de ces épreuves à la manière dont se passe notre cinquième examen. La loi du 11 novembre 1869 s'applique aujourd'hui, ainsi que nous allons le voir, à toute la Confédération de l'Allemagne du Nord.

PRUSSE ET CONFÉDÉRATION DE L'ALLEMAGNE

Le *collège médical* (*collegium medicum*), créé en 1724 pour s'occuper de tout ce qui concernait la médecine et la pharmacie, fut supprimé en 1808 et remplacé par une division des affaires médicales dépendant du ministère de l'intérieur. En 1817, tout ce qui se rapportait aux cultes, à l'instruction publique et à la médecine, rentra dans les attributions d'un nouveau département ministériel, le ministère de l'instruction publique et des cultes, dont le premier titulaire fut *von Altenstein*. Toutefois certaines affaires, comme celles se rattachant à la police sanitaire, à l'assistance des malades pauvres, à la direction de quelques établissements hospitaliers, restèrent dans le ressort du ministère de l'intérieur; de là des conflits assez fréquents entre les deux administrations. Aussi, par ordonnance royale du 22 juin 1849, tout ce qui concerne la médecine fut attribué au ministère de l'instruction publique, à l'exception seulement de la médecine militaire, et ce ministère prit le nom de ministère des cultes, de l'instruction et de la médecine (*Ministerium der Geistlichen, Unterrichts und medicinal Angelegenheiten*). Enfin, une ordonnance du 27 avril 1872 en a détaché la médecine vétérinaire, qui rentre dans le ressort du ministère de l'agriculture.

La division médicale du ministère des cultes, de l'instruction et de la médecine, a pour chef suprême le ministre : le Dr Falk. Elle se compose d'un directeur, sous-secrétaire d'État : Dr Sydow, et de conseillers qui sont aujourd'hui (1874) les docteurs en médecine Grimm, Knerck, Housselle, Frerichs, de la Croix, Dahrenstaedt et Eulenberg.

Cette commission a dans ses attributions tout ce qui concerne la médecine et l'hygiène (*medicinal und sanitäts Polizei*), la surveillance du personnel médical (sur lequel elle a l'autorité disciplinaire que possèdent, pour les avocats français, nos conseils de l'ordre), la répartition des médecins dans les services publics, la haute direction sur les établissements hospitaliers officiels ou privés, sur les mesures d'hygiène, sur les sages-femmes et sur la statistique médicale.

Sous l'autorité directe de la division médicale sont placées :

1º La députation scientifique;

2º La commission supérieure pour l'examen d'État;

3º La commission technique des affaires pharmaceutiques.

La *députation scientifique* forme un comité consultatif dont la mission est de provoquer et de constater les progrès de la science médicale, d'éclairer le ministère sur le fonctionnement des affaires médicales. La députation se compose d'un président et de douze membres. Le président est le sous-secrétaire d'État Dr Sydow ; les membres sont les Drs Jüngken, Langenbeck, Housselle, Martin, Frerichs, Virchow, Hofmann, Bardeleben, Quincke, Shrzeczka et Eulenberg. La députation scientifique a dans ses attributions les examens pour le *Physikat*. Je dirai plus loin quel est le rôle du *Kreis-Physicus*, ou médecin de cercle (circonscription politique et administrative).

DES ÉTUDES MÉDICALES

En vertu de l'ordonnance du 23 juin 1825, nul ne peut être immatriculé dans une université comme étudiant en médecine sans présenter un certificat de maturité (*Maturitäts-Zeugniss*) analogue à notre diplôme de bachelier ès lettres.

Les ordonnances du 26 novembre 1825 et du 7 janvier 1826 ont fixé à une période de quatre années la durée des études médicales. Nul ne peut se présenter aux examens du doctorat sans avoir subi avec succès, après le quatrième semestre ou avant le septième semestre d'études, un examen spécial, lequel, avant le 1er octobre 1861, se passait devant la Faculté de philosophie et s'appelait *tentamen philosophicum*. Cet examen, analogue à celui de notre baccalauréat ès sciences, se passe, depuis le 1er octobre 1861, devant une commission dont les membres sont nommés chaque année par le ministre de l'instruction et de la médecine; il porte aujourd'hui le nom de *tentamen physicum*.

Cet examen porte sur la physique, la chimie, l'histoire naturelle, l'anatomie et la physiologie; c'est une combinaison du baccalauréat ès sciences et des deux premiers examens de fin d'année des Facultés françaises.

Le programme des études médicales est ainsi réglé. Je prends comme exemple la Faculté de Berlin pour l'année 1873-74.

1re Année.

Ier semestre (hiver).	*IIe semestre (été).*
Chimie inorganique.	Chimie organique.
Ostéologie et syndesmologie.	Physique.
Anatomie humaine.	Botanique. — Zoologie.
Dissections.	Anatomie comparée.

Leçons de mathématiques, de logique, de psychologie, minéralogie, géologie, anthropologie, géographie physique, météorologie, histoire naturelle médicale.

2e Année.

IIIe semestre (hiver).	*IVe semestre (été).*
Physiologie (spéciale).	Physiologie générale.
Dissections.	Histoire du développement.
Anatomie microscopique.	Anatomie pathologique.

Anthropologie, exercices de chimie, de botanique, de physiologie et d'histologie.

3ᵉ Année.

Vᵉ semestre (hiver).	*VIᵉ semestre (été).*
Pathologie générale. Thérapeutique et matière médi- cale. Pathologie médicale et chirur- gicale. Gynécologie et accouchements. Chimie physiologique et patho- logique. Toxicologie.	Pathologie médicale et chirur- gicale. Cliniques médicale et chirurgi- cale. Oculistique. Médecine opératoire. Exercices d'accouchement sur le mannequin. Leçons sur la syphilis, les mala- dies de la peau, du système nerveux, maladies mentales.

4ᵉ Année.

VIIᵉ semestre (hiver).	*VIIIᵉ semestre (été).*
Médecine opératoire. Cliniques médicale, chirurgicale, obstétricale. Clinique des maladies mentales, des yeux, des enfants, de la peau, syphilitique.	Histoire de la médecine. Médecine historique et géogra- phique. Médecine légale. Lois et règlements sur les services publics de l'ordre médical. Cliniques (comme le VIIᵉ semestre).

Cours pratiques et exercices d'ophtalmologie, de médecine opératoire, d'histologie pathologique, de laryngoscopie, d'électrothérapie,
maladies des dents, des oreilles, balnéologie.

EXAMENS DE DOCTORAT

Les examens du doctorat se passent après· l'expiration de la
quatrième année.

Ils comprennent deux examens, le *tentamen medicum* et l'*examen rigorosum*.

Le *tentamen medicum* se compose de deux épreuves, une écrite,
l'autre orale.

L'épreuve écrite se passe devant le doyen et à son domicile;
elle consiste en une composition sur un sujet de médecine, théorique ou pratique, indiqué aux candidats, séance tenante, par le
doyen. L'épreuve orale a lieu également devant le doyen. Si
celui-ci est satisfait, il autorise l'élève à se présenter au *rigorosum*, et le candidat est tenu d'aller en personne faire une visite
à ses juges futurs, qui sont les professeurs de l'université.

L'*examen rigorosum* consiste à présenter et à soutenir une thèse écrite en latin ou en allemand. Les droits d'examen sont de 468 fr. 75, plus 18 fr. 75 pour la bibliothèque de l'université.

EXAMEN D'ÉTAT

Les examens universitaires n'ont pas paru donner de garanties suffisantes pour la pratique de la médecine : cela se comprend facilement ; aussi le droit de pratiquer la médecine n'est-il donné qu'à ceux qui ont satisfait à un examen que fait subir, au nom de l'État, un jury nommé par le gouvernement. Cet examen est celui qu'on appelle *examen d'État (Staats-Prüfung)*.

Depuis la loi du 21 juillet et l'ordonnance du 11 novembre 1869, applicables à la Confédération de l'Allemagne du Nord, le titre de docteur n'est plus nécessaire pour être admis à se présenter à l'examen d'État ; mais ce titre est exigé de tous les médecins qui désirent remplir une fonction publique d'ordre médical.

Sur 421 candidats, qui, en 1871-72, se sont présentés à l'examen d'État en Prusse, 91 n'avaient pas le titre de docteur.

La loi fédérale du 21 juin 1869 a réglé les conditions et la pratique de l'examen d'État pour la Confédération de l'Allemagne du Nord ; son importance m'engage à en donner une analyse un peu détaillée en suivant l'ordre des articles.

§ 2. L'examen pour la médecine peut être passé, soit devant la commission supérieure de Berlin, soit devant une des commissions d'examen fonctionnant au siège de chaque université de la Confédération du Nord.

§ 3. Les pièces exigées des candidats à l'examen doivent être remises au ministère pour les candidats se présentant devant la commission supérieure à Berlin, et au curateur de l'Université, pour ceux qui se présentent devant les commissions académiques.

Ces pièces sont les suivantes :

1° Le diplôme de maturité d'un gymnase (collège), (équivalent au baccalauréat ès lettreifranças) ;

2° Le diplôme de sortie d'une université ;

3° Le diplôme d'examen universitaire en sciences naturelles d'une université de la Confédération (*tentamen physicum*) ;

4° Les pièces constatant que le candidat a fait du service dans une clinique médicale et dans une clinique chirurgicale au moins pendant deux semestres dans chacune d'elles, et qu'il a pratiqué personnellement au moins quatre accouchements dans une clinique obstétricale.

Les sessions d'examen durent de novembre au 15 juillet.

§ 5. L'examen d'État comprend cinq séries d'épreuves :

1° Anatomie physiologique et anatomie pathologique ;

2° Chirurgie et oculistique ;

3° Médecine ;

4° Gynécologie et obstétrique ;

5° Examen oral.

I. — *Examen en anatomie physiologique et anatomie pathologique.*

§ 6. L'examen a lieu devant trois membres de la commission d'examen, lesquels doivent avoir fait de l'anatomie, de la physiologie et de l'anatomie pathologique, l'objet spécial de leurs études.

§ 7. Cet examen comprend trois parties et comporte quatre séances, deux pour l'anatomie, une pour la physiologie, la quatrième pour l'anatomie pathologique.

Quatre candidats sont interrogés dans la même séance.

§ 8. Pour l'anatomie, le candidat tire au sort une question d'ostéologie et de splanchnologie, et disserte sur la préparation qui lui est présentée.

Il doit, de plus, faire sur le cadavre et devant les examinateurs, une préparation de nerfs, et il en fait la démonstration dans une seconde séance, devant l'un des examinateurs.

§ 9. Dans la partie de l'examen ayant rapport à la physiologie, le candidat doit répondre à une question d'histologie et à une question de physiologie.

Il doit, de plus, faire une préparation d'histologie et montrer qu'il connaît la pratique du microscope.

§ 12. Si dans l'examen le candidat obtient, en anatomie, la note *bien*, et en physiologie la note *médiocre*, il doit recommencer la partie physiologique de l'examen, après un intervalle de temps fixé par le président.

Si en anatomie *ou* en physiologie ou pour les deux, il a la note *mal,* il doit recommencer l'examen d'anatomie et de physiologie, et il peut être renvoyé à l'année suivante.

§ 13. Le président ne doit admettre à passer les autres épreuves que ceux qui ont eu dans cette partie de l'examen la note *bien.*

§ 14. *Pour l'épreuve d'anatomie pathologique,* le candidat fait devant le troisième examinateur une autopsie totale ou partielle, dicte le procès-verbal d'autopsie, et fait la démonstration des pièces pathologiques qu'il a préparées, en se servant, s'il y a lieu, du microscope.

S'il ne satisfait pas à cette partie de l'examen, il est soumis aux mesures édictées dans le paragraphe 12, alinéa premier.

II. — *Examen de chirurgie et d'ophtalmologie.*

§ 15. L'examen de chirurgie se passe devant trois membres de la commission s'étant occupés spécialement de chirurgie et d'oculistique et connus comme opérateurs.

Trois candidats au plus forment une série.

§ 16. Cet examen comprend une partie clinique et une partie technique.

§ 17. L'examen clinique a lieu dans le service de chirurgie d'un grand hôpital ou dans la clinique de l'Université. Chaque candidat doit être chargé pendant huit jours du traitement de deux malades.

Le premier jour de l'examen, un des juges donne à chacun des trois candidats un malade; le lendemain, le second malade est donné par un autre juge, et ces deux juges assistent alternativement, chacun de deux jours l'un, à la visite des candidats.

Le candidat doit en présence de l'examinateur examiner le malade, établir l'étiologie, le diagnostic, le pronostic, et proposer le traitement.

Après la séance, les candidats sont conduits dans une pièce séparée, et là, en l'absence de tout secours étranger, ils rédigent par écrit et en allemand l'observation, qu'ils déposent entre les mains de l'assistant (chef de clinique), lequel la remet le lendemain à l'examinateur de service.

§ 18. Dans les sept jours qui suivent, les candidats visitent le malade deux fois par jour et rédigent, dans la forme ordinaire, le journal de la maladie. Le journal et l'observation sont confiés à la garde de l'assistant.

§ 19. L'examinateur désigné doit assister au moins à trois des visites du matin. Dans la première visite, il prend connaissance de l'observation et signale au candidat les erreurs ou les omissions graves qu'elle peut présenter. Dans les autres visites, il soumet à l'examen des candidats d'autres malades que ceux dont ils doivent poursuivre l'observation, et s'assure de l'étendue de leurs connaissances sous le rapport du diagnostic ou de la pratique des opérations de petite chirurgie.

§ 20. L'examen chirurgical technique comprend deux épreuves :

1° Une épreuve de médecine opératoire, consistant à faire l'histoire d'une opération, à la décrire, à apprécier sa valeur, et à la pratiquer, lorsqu'il y a lieu, sur le cadavre.

2° Une épreuve portant sur la pathologie spéciale des fractures et des luxations, avec démonstration des manœuvres sur le mannequin et application d'un appareil.

Les juges sont invités à faire pratiquer aux candidats, sur le cadavre, en outre des opérations qui leur sont échues par le sort, une ligature d'artère et quelques opérations moins importantes.

§ 21. Chaque candidat doit en outre observer pendant trois jours un malade atteint d'une affection des yeux.

§ 22. Le candidat qui n'a pas satisfait à l'une ou à l'autre partie de cet examen est ajourné pour un temps dont la durée dépend du vote du jury.

III. — *Examen de médecine.*

§ 23. L'examen de médecine clinique se passe devant deux examinateurs et de la manière indiquée aux paragraphes 17, 18, 19.

§ 24. Les juges doivent s'assurer avec grand soin des connaissances des candidats en thérapeutique, matière médicale et pharmacologie ; les interroger sur la composition et la préparation des pilules, potions, mixtures ; leur faire reconnaître plusieurs substances médicamenteuses ; les interroger sur les doses maxima et minima des médicaments.

Les candidats, qui, dans cette partie de l'examen, sont jugés insuffisants, ne peuvent pas être regardés comme ayant satisfait à l'examen de médecine, même quand ils auraient montré des connaissances scientifiques suffisantes.

§ 25. Les dispositions de l'article 22 sont applicables à cet examen.

IV. — *Examen de gynécologie et d'obstétrique.*

§ 27. Cet examen se passe à l'hôpital, dans les cliniques d'accouchement ou dans les maternités. Le jury se compose de deux examinateurs.

§ 28. Une femme en travail est désignée pour chaque candidat ; celui-ci l'examine en présence du juge, du premier assistant ou de la sage-femme en chef, diagnostique l'époque de la grossesse, la position de l'enfant, et si l'accouchement est normal, il le pratique lui-même,

§ 29. L'accouchement terminé, le candidat, pendant une semaine, continue à observer l'accouchée et son enfant, rédige l'observation dans les conditions indiquées paragraphes 17, 18.

§ 30. Pendant sept jours le juge soumet à l'examen du candidat un certain nombre de femmes enceintes ou en travail, et lui fait établir le pronostic. Il s'assure également des connaissances du candidat en gynécologie.

§ 31. Pendant ou après cette épreuve clinique, les examinateurs font faire au candidat des manœuvres sur le mannequin, principalement la version et l'application du forceps.

§ 32. Même disposition qu'au paragraphe 22.

V. — *Examen oral.*

§ 33. L'examen oral a lieu en présence du président de la commission, de trois examinateurs au moins et du commissaire chargé de la police médicale et de l'hygiène publique.

§ 34. Quatre candidats au plus forment une série ; nul ne peut se présenter à cet examen, s'il n'a eu au moins la note *bien* aux épreuves pratiques.

§ 35. L'examen oral porte sur toutes les parties de la médecine que doit connaître un médecin praticien (médecine, chirurgie, thérapeutique, pharmacologie, police médicale, hygiène, accouchements).

§ 36. L'examen se termine par un vote.

Une note *mal* ou deux notes *médiocre* entraînent le refus.

Dispositions générales.

§ 39. Les notes sont : « extrêmement bien », — très bien », — « bien », — « médiocre », — « mal ».

La note finale « extrêmement bien » ne peut être donnée que si le candidat a eu au moins la note « très bien » à toutes les épreuves.

§ 40. La note *mal* ajourne à six mois au moins ; la note *médiocre* à trois mois au moins.

Celui qui, après deux ajournements, ne passe pas avec succès ses épreuves, ne peut plus se représenter à l'examen d'État.

§ 41. Les épreuves de l'examen doivent être subies sans interruption. L'intervalle entre deux épreuves ne doit pas excéder huit jours. L'élève qui ne se présente pas au jour indiqué est renvoyé à l'année suivante.

MÉDECINS DE CERCLE (*Kreis-Physicus*)

Au siècle dernier, dans les villes et dans les cercles de la Prusse, un médecin était chargé de certaines attributions officielles d'ordre médical ; ce médecin était nommé soit par les magistrats de la cité, soit par le commandant du cercle, et il s'appelait, suivant les cas, *médecin de cercle*, ou *médecin communal* (*Kreis-Physiker* ou *Stadt-Physiker*).

Une ordonnance royale du 5 décembre 1764 établit que cette qualité ne pourrait être attribuée qu'à des médecins ayant donné certaines preuves de savoir en médecine, hygiène et médecine légale. L'ordonnance du 26 décembre 1808, l'édit du 30 juillet 1812, changèrent complètement la situation de ces médecins, qui devinrent des fonctionnaires nommés par le gouvernement, agissant au nom de l'État et comme fonctionnaires de l'État. Ce sont ces fonctionnaires d'ordre médical qui portent le nom de *Kreis-Physicus*.

Le rôle du *Kreis-Physicus* est de pourvoir à tout ce qui concerne la médecine publique.

La médecine publique (*Staats-Arzneikunde*) est ainsi définie officiellement. « C'est la science qui apprend à faire concourir au but recherché par l'État toutes les connaissances que donnent les sciences médicales et naturelles. On doit considérer comme tel :

1º *Le progrès de la médecine comme science générale.*

Le devoir qui incombe à l'État de veiller à l'existence d'un personnel médical expérimenté se lie intimement à la préoccupation de faire progresser la science médicale.

Le *Physicus* aura donc pour mission de stimuler dans la mesure du possible l'esprit scientifique des médecins de sa circonscription et à encourager entre eux les relations scientifiques.

Les comptes rendus médicaux (*Sanitäts Berichte*) qu'il doit établir, et dans lesquels il mentionne ses remarques sur la constitution médicale et les phénomènes morbides prédominants, les cas particuliers intéressants, et ses observations sur ce qui peut être du domaine de la médecine, lui servent à mettre en lumière les résultats obtenus par ses efforts.

2º *Tout ce qui est du domaine de la police médicale et sanitaire.*

Par conséquent, la surveillance générale de tout ce qui peut influencer favorablement ou défavorablement et intéresser la santé des citoyens : la salubrité des habitations, le bon état des approvisionnements, la prescription et la surveillance dans leur exécution des mesures ayant trait à la destruction des principes nuisibles, comme les exhalaisons, à l'usage des substances vénéneuses, aux prescriptions destinées à prévenir l'apparition ou à restreindre l'extension des maladies épidémiques. Au *Kreis-Physicus* appartient ce qui concerne la création et le fonctionnement des établissements hospitaliers officiels, la direction du service de la vaccine et de la petite vérole, le soin de veiller à la bonne organisation des secours médicaux pour les malades pauvres, la surveillance du personnel médical et de tout ce qui concerne la pharmacie, les bains et les sources médicinales.

3º *Tout ce qui est du domaine de la médecine légale.*

« L'exercice de ces fonctions exige une étude constante et approfondie des sciences naturelles, la connaissance de l'organisation des affaires médicales et de la jurisprudence qui s'y rapporte, et une grande habitude de tout ce qui est du domaine de la médecine légale. »

On n'a pas cru en Prusse que le titre donnant droit à la pra-

tique légale de la profession médicale était une garantie suffisante
pour des fonctions aussi importantes, et l'on n'a pas voulu que
l'on pût confier au premier médecin venu le soin de décider des
questions délicates d'hygiène publique, ou des questions bien plus
redoutables encore de médecine légale.

Les règlements et ordonnances de 1764, 1808, 1812, et du 1ᵉʳ décembre 1825, établissant les conditions d'aptitudes au *Physikat*,
ont été remplacés par les règlements suivants du 20 février 1863.

Je me borne à en rappeler les principales dispositions.

Pour être nommé aux fonctions de *Kreis-Physicus*, il faut avoir
subi devant la *députation scientifique* siégeant à Berlin (dont j'ai
donné plus haut la composition) des examens spéciaux.

§ 1. Pour se présenter à l'examen du *Physikat*, il faut être reçu
médecin praticien depuis *cinq ans au moins*. Les médecins ayant
eu, lors de leur réception à l'examen d'État, la note *extrêmement
bien*, peuvent se présenter après *deux années* d'exercice ; ceux
qui ont eu la note *très bien*, après trois ans.

§ 2. Les demandes d'autorisation pour se présenter à l'examen
doivent être adressées à la régence royale du cercle, qui les
transmet au ministre de l'instruction et de la médecine, après
s'être assurée que le candidat a une bonne réputation comme
médecin cultivant la science, la confiance de ses malades et l'*estime de ses collègues*, et qu'on peut lui confier sans hésitation des
fonctions officielles.

Les médecins militaires doivent produire un certificat du médecin général auquel ils sont subordonnés.

§ 3. L'examen se passe devant la députation scientifique et se
compose de trois épreuves : écrite, pratique et orale.

§ 4. L'épreuve écrite consiste en deux compositions, l'une sur
la médecine légale, l'autre sur la police sanitaire. Cette dernière
peut être remplacée par une question de statistique médicale, de
médecine militaire ou d'hygiène.

Le sujet proposé est envoyé par la députation scientifique au
ministre des affaires médicales, lequel, par l'intermédiaire des
régences royales, le transmet aux candidats.

§ 5. Les compositions doivent être adressées au ministère six
mois au plus après que le sujet a été indiqué ; elles doivent être
accompagnées d'une déclaration du candidat attestant, sous ser-
ment, qu'il n'a eu recours à aucun secours étranger, en dehors des

livres et documents ayant trait à la question. La composition, écrite en allemand, doit renfermer l'indication bibliographique exacte des sources où a puisé le candidat.

§ 6. Celui qui a laissé passer le délai sans remettre son épreuve ne peut se représenter que l'année suivante. S'il laisse cette fois encore passer le délai, il est pour toujours exclu de l'examen.

§ 7. Celui qui obtient la note *passable* ou *mal* est ajourné pour un temps qui peut varier de trois mois à deux ans. Un deuxième ajournement exclut pour toujours de l'examen.

§ 8. Les épreuves pratique et orale ont lieu six mois au plus après l'épreuve écrite, à l'hôpital de la Charité de Berlin, en présence de la députation scientifique.

§ 9. L'épreuve pratique consiste en une épreuve clinique sur un cas de blessure ou de maladie mentale, avec considérations ayant trait à la médecine légale.

Une seconde épreuve sur le cadavre consistant en une autopsie avec procès-verbal.

§ 10. L'examen oral a lieu par séries de trois candidats devant un jury de trois juges, appartenant à la députation scientifique; il peut porter sur toutes les matières qui sont du domaine de la médecine publique (*Staats Arzneikunde*) y compris le *police vétérinaire* (*Veterinär-Polizei*).

§ 11. Un procès-verbal mentionnant les questions faites, l'opinion et le verdict des juges, doit être remis au ministre.

§ 12. Le candidat insuffisant peut subir un ajournement de trois à six mois. Un second refus exclut pour toujours de l'examen du *Physikat*.

DENTISTES

Nul ne peut pratiquer la profession de dentiste sans avoir subi un examen d'État spécial, dont les conditions sont ainsi réglées par l'ordonnance du 25 septembre 1869.

L'examen se passe devant une commission spéciale d'examen.

Pour se présenter à l'examen, le candidat doit fournir les pièces suivantes :

1° Un certificat de maturité d'un gymnase ou d'une école des arts et métiers (*Realschule*) de la confédération de l'Allemagne du Nord ;

2° Un certificat de deux années d'études à l'université ; .

3° Un certificat d'exercice pratique de l'art spécial du dentiste.

L'examen comprend quatre parties :

1° Une épreuve clinique sur un cas d'affection des dents, des gencives, des mâchoires, et une composition écrite sur la nature, l'étiologie et le traitement de la maladie observée ;

2° Une épreuve orale, dans laquelle le candidat est interrogé sur dix questions, tirées au sort, ayant trait à l'anatomie, la physiologie, la pathologie, la thérapeutique générale, et à la pathologie et thérapeutique spéciales à l'art dentaire ;

3° Une épreuve pratique sur le cadavre ou le squelette dans le but de constater les connaissances du candidat dans l'extraction des dents, ou l'application des dents artificielles ;

4° Une dernière épreuve sur la physiologie, l'anatomie, la pathologie et l'hygiène dentaires, les maladies des dents et des gencives ; les indications des opérations qui se pratiquent sur les dents.

Le médecin praticien qui désire pratiquer l'art du dentiste doit subir les mêmes épreuves, puisqu'il doit faire preuve de connaissances spéciales qu'on n'exige pas du médecin ordinaire ; il est seulement exempté de la deuxième épreuve qui porte sur des matières d'instruction médicale générale.

En résumé, le titre de docteur des Universités de Berlin, Breslau, Königsberg, Greifswald, Halle, Bonn, Göttingen, Heidelberg, Tübingen, Giessen, Marburg, Freiburg en Brisgau, Kiel, Iéna et Leipzig est *purement universitaire*. Dans toute la confédération du Nord, le titre de médecin (*Arzt*) donne seul droit à la pratique légale. Ce titre est conféré à ceux qui ont satisfait à l'examen d'État.

Mais, il ne faut pas oublier qu'il y a peu de temps encore, il existait de graves abus dans la délivrance du titre de docteur, surtout dans les universités de Giessen et d'Iéna. Les élèves appartenant à la nationalité allemande étaient soumis à toutes les formalités d'un examen qui mérite le nom de *rigorosum ;* mais les étrangers pouvaient *honoris causâ* et même *in absentiâ* obtenir, c'est-à-dire acheter, le diplôme de docteur. Or, à Iéna en particulier, ce diplôme tout à fait spécial n'entraînait pas pour celui qui le possédait le droit de pratiquer la médecine en Saxe et encore moins en Allemagne. Il était donné avec une déplorable facilité et était recherché par un certain nombre d'individus étrangers à l'Allemagne, lesquels, sans posséder des connaissances suffisantes ont pu obtenir, sur la présentation de ce titre et à la faveur de la loi du 19 ventôse an XI, l'autorisation de pratiquer la médecine en France. Aujourd'hui l'abus n'existe plus, mais on peut encore, en s'appuyant sur d'anciens diplômes, demander au ministère l'autorisation de pratiquer la médecine. C'est un point sur lequel je crois nécessaire d'appeler l'attention.

ANGLETERRE

Avant 1858, l'État ne conférait directement aucun droit, aucun titre à l'exercice légal.

Des universités, des corporations, des collèges *officiellement reconnus*, donnaient, après des examens dont la nature et le nombre variaient beaucoup, des titres qui, suivant l'importance du corps qui les accordait, offraient au malade une garantie de savoir plus ou moins grande. Les titres de docteur ou de bachelier en médecine, conférés par les universités, ceux de membre, de licencié, de compagnon (*fellow*), donnés par les collèges de médecine et de chirurgie d'Angleterre, d'Écosse et d'Irlande, représentaient une valeur scientifique très différente. C'était au malade à choisir son médecin suivant le titre que celui-ci possédait. L'exercice de la médecine sans diplôme médical ne constituait pas un délit, il n'y avait de punissable que l'usurpation des titres médicaux.

C'était là de la liberté, telle quelle existe encore en Amérique, telle que quelques esprits paraissent la désirer pour la France, mais cette liberté n'est en réalité que du désordre, et il est facile d'en comprendre les dangers. Chaque corporation avait le droit de poursuivre l'usurpation des titres qui lui appartenaient; mais chaque corporation, chaque corps savant ne pouvait faire la police des villes et hameaux du Royaume-Uni. D'ailleurs, comment le public aurait-il pu apprécier la valeur scientifique des cinquante ou soixante titres donnés par quinze ou vingt corporations, titres indiqués d'ordinaire par une série d'initiales. L'Angleterre revint donc à la théorie acceptée par tous les gouvernements européens. « L'État ayant charge de la santé publique, et chaque citoyen ne pouvant apprécier le degré de capacité de chaque personne s'attribuant les connaissances nécessaires à la pratique de la médecine, l'État présente au public, après les avoir revêtus de sa garantie officielle, tous ceux qu'il juge dignes de la confiance des citoyens. »

Le *Medical Act* de 1858 établit que les noms de toute personne offrant les garanties nécessaires pour la libre pratique de la médecine et de la chirurgie devront être inscrits sur un registre spécial appelé le registre médical (*medical register*), imprimé, publié et mis en vente chaque année.

La rédaction de cette liste fut confiée à un conseil appelé *General Council of medical Education and Registration* composé de dix-huit membres nommés à l'élection par les diverses corporations et corps enseignants et de six membres nommés par la reine sur l'avis de son conseil privé. Ce conseil médical, véritable conseil de l'ordre, a de plus le droit de citer devant lui et, après jugement contradictoire, de rayer des registres et par conséquent de priver du droit à l'exercice légal, tout médecin ayant manqué aux lois générales de l'honneur ou à l'honneur professionnel. Les questions de théorie, de doctrine médicales ne peuvent être en aucun cas un motif de blâme ou d'exclusion.

La loi a déterminé quels seraient les titres donnant droit à l'inscription sur le registre et par conséquent à l'exercice légal. Les titres sont les suivants :

1° Fellow, member, or extra-licentiate of the Royal College of physicians of London ;

2° Fellow, member, or extra-licentiate of the R. Coll. of phys. of Ireland ;

3° Fellow or licentiate of the King's and Queen's College of physicians of Ireland ;

4° Fellow, member, or licentiate in Midwifery of the Royal College of surgeons of England ;

5° Fellow or licentiate of the Royal College of surgeons of Edinburgh ;

6° Fellow or licentiate of the Faculty of physicians and surgeons of Glasgow ;

7° Fellow or licentiate of the Royal College of surgeons in Ireland ;

8° Licentiate of the Society of apothecaries (London);

9° Licentiate of the apothecaries Hall (Dublin);

10° Doctor, bachelor or licentiate of medecine, or master in surgery de toute université du Royaume-Uni, ou doctor of medecine, par doctorat octroyé avant 1858, par l'archevêque de Cantorbery;

11° Docteur en médecine d'une corporation ou d'une université étrangères ou coloniales, pratiquant comme médecin dans le Royaume Uni avant le 1ᵉʳ octobre 1858, à la condition de produire des certificats prouvant, à la satisfaction du conseil, qu'il a pris ses grades de docteur en médecine après des examens réguliers, et de montrer au conseil, d'une manière satisfaisante que, suivant l'article 46 du *Medical Act*, il existe des motifs suffisants pour l'admettre à l'enregistrement.

Telle est l'organisation de l'Angleterre médicale depuis le 1ᵉʳ janvier 1859.

J'ajoute que, malgré ou plutôt à cause des bons résultats relatifs obtenus, l'Angleterre a compris que la réforme était insuffisante, et que pour arriver à égaliser, à unifier la valeur réelle de tous ces titres à l'exercice légal, il fallait unifier la valeur des examens donnés par tous ces corps divers. Presque tous les médecins réclament un *véritable examen d'État* passé devant un jury représentant l'État et formé comme le conseil général d'éducation par des délégués des divers corps enseignants. Le *Conjoint Examination Board* réalisera bientôt, selon toute probabilité, cette réforme au moment même où en France quelques personnes voudraient augmenter encore le désordre, en attribuant à des facultés trop multipliées la délivrance du diplôme donnant, avec le titre de docteur, le droit à l'exercice légal.

En résumé, s'il y a dans le Royaume-Uni de très nombreuses écoles de médecine annexées à des hôpitaux, il n'en est aucune (en exceptant les universités royales) dont le diplôme donne droit à l'exercice légal. Mais les élèves ayant fait leurs études dans ces hôpitaux-écoles vont passer des examens devant certaines corporations, et les diplômes accordés par neuf seulement de ces corporations donnent droit à l'inscription sur le *Medical Register*. Rien n'est plus facile que de savoir si un médecin est légalement en possession du droit de pratique en Angleterre, puisqu'il suffit de posséder et de consulter le *Medical Register*, publié chaque année au nom du gouvernement par le *General Council of Medical Education and Registration*.

Cependant, tous les titres donnant droit à l'inscription sur le *Medical Register* n'ont pas la même valeur scientifique; un *fellow* du collège des chirurgiens présente plus de garantie de savoir qu'un *member* du même collège; un *docteur* en médecine d'une université, plus qu'un bachelier en médecine de la même université. Donc, l'État doit veiller, et il veille en Angleterre, à ce que personne ne puisse prendre un titre qui ne lui appartient pas, puisque chaque titre témoigne, chez l'homme qui le porte, d'une valeur scientifique plus ou moins grande, et donne au public incompétent une garantie qui doit être réelle. Aussi ne tolérerait-on pas en Angleterre ce qu'on tolère en France, l'usurpation du titre de docteur par un officier de santé, lequel ajoute à son titre officiel de *médecine* celui de *docteur*, alors qu'il n'est docteur que d'une faculté étrangère et bénéficie de cette confusion au détriment du malade qu'il trompe sur sa qualité et sa valeur comme médecin.

L'article 40 du *Medical Act* est ainsi conçu : « Toute personne qui, à dessein et faussement, prétendra posséder les noms ou titres de médecin, docteur en médecine, licencié en médecine ou en chirurgie, bachelier en médecine, chirurgien, *general practitioner* ou apothicaire; ou qui prendra les noms, titres et désignations impliquant son enregistrement suivant cet Acte, ou sa reconnaissance légale, comme médecin, chirurgien, licencié en médecine et chirurgie ou médecin praticien, ou apothicaire, sera, après condamnation sur procédure sommaire, tenu à payer pour chacun de ces délits une somme n'excédant pas vingt livres (500 francs). »

L'article 39 spécifie un emprisonnement de douze mois au plus pour toute tentative d'inscription illégitime sur le *Medical Register*.

J'ai dit plus haut que le fait de donner moyennant payement des conseils médicaux à un malade, alors qu'on ne possède pas, mais qu'on ne se donne pas comme possédant, un titre médical ne constitue pas en Angleterre un délit; on est donc amené à se demander ce que peut être l'exercice légal, dans un pays où il ne semble pas y avoir d'exercice illégal. C'est ce qu'expliquent les articles suivants du *Medical Act*.

Art. 31. — « Toute personne enregistrée suivant cet acte aura droit, suivant son titre ou ses titres, à pratiquer la médecine ou la chirurgie, ou la médecine et la chirurgie, suivant le cas, dans toutes parties des possessions de Sa Majesté ; de demander et d'obtenir devant toutes les juridictions, en même temps que les frais de poursuite, le payement d'honoraires raisonnables pour avis, visites et assistance professionnelle, ainsi que le remboursement des médicaments et autres appareils de médecine ou de chirurgie livrés ou fournis par lui à ses malades. »

L'article 32 ajoute : « Aucune personne ne sera admise à exercer les poursuites si elle ne prouve aux débats qu'elle est inscrite sur le registre médical. »

Ce n'est pas tout encore. L'État, en reconnaissant un titre légal, ne devait permettre l'exercice de la médecine dans les établissements publics qu'aux médecins pourvus d'un diplôme légal.

Art. 36. — « Après le 1ᵉʳ janvier 1859, aucune personne ne pourra tenir les emplois de médecin, chirurgien ou autres fonctions médicales dans l'armée ou la marine, sur les navires d'émigrants ou autres; dans aucun hôpital, infirmerie, dispensaire, maternité (non complètement entretenus par des contributions volontaires), dans aucun asile d'aliénés, prison, pénitencier, maison de correction ou d'asile, *workhouses* et maisons de pauvres des paroisses, unions paroissiales ou autres établissements, corporations ou institutions publiques; dans aucune société pour l'assistance mutuelle des malades, des infirmes et des vieillards ou comme médecin de la salubrité, s'il n'est enregistré suivant les prescriptions de cet acte. »

Enfin, et c'est là la consécration logique du principe, les tribunaux punissent sévèrement l'exercice illégal, lorsqu'un accident survenu au malade appelle officiellement leur attention; non pas, je le répète, parce que l'exercice illégal est par lui-même un délit, mais parce que le fait même de pratiquer la médecine sans avoir acquis un diplôme suffisant constitue une imprudence. La mort d'un client, qui ne serait légalement pour un médecin diplômé qu'un malheur, prend pour le médecin non diplômé le caractère d'un homicide par imprudence. C'est ainsi qu'il y a quelques jours encore, le 7 avril 1874, la Cour centrale criminelle condamnait à un an de prison, avec travail forcé et comme coupable d'homicide, un étudiant en médecine ayant accepté de faire un accouchement, mais qui, en présence de difficultés inattendues, avait abandonné sa cliente, laquelle, bien qu'ayant été ensuite soignée par un médecin diplômé, succomba deux jours après à des accidents qui, dans l'opinion des juges, auraient eu moins de gravité, si la malade eût été, dès le début, entre les mains d'un médecin suffisamment instruit.

Pour que vous puissiez apprécier la valeur générale des titres donnant droit à l'exercice légal en Angleterre, je crois devoir dire quelques mots de la manière dont se font les études médicales et des conditions exigées pour l'obtention des diplômes. Comme il n'y a pas de plan uniforme dans l'organisation des études, et que chaque école, chaque corps examinant a ses règlements spéciaux, il faudrait pour être absolument précis donner successivement ceux de toutes ces écoles, ce qui serait peu utile, fort long et surtout fort ennuyeux à lire. On peut cependant ramener à des lois générales cette organisation si diverse dans le détail, en séparant les universités des corporations.

Les universités sont au nombre de douze, dont quatre pour l'Angleterre : Oxford, Cambridge, Londres et Durham ; quatre pour l'Écosse : Édimbourg, Glasgow, Saint-Andrews et Aberdeen ; quatre pour l'Irlande : Dublin et Queen's University, qui comprend les trois collèges de Belfast, Cork et Galway.

Avant d'être admis en qualité d'étudiant en médecine, il faut avoir pris un degré ès arts, c'est-à-dire passé un examen analogue à ceux de nos baccalauréats ou subi un examen spécial dit d'*immatriculation*. La durée des études médicales est, en général, de cinq années. Les grades conférés par les examens sont ceux de bachelier et de docteur en médecine, de bachelier et de maître en chirurgie.

A Cambridge par exemple, le baccalauréat en médecine ne peut être subi qu'après trois années d'études. Il se compose de trois épreuves. Le premier examen porte sur la mécanique, l'hydrostatique, la chimie, la physique et la botanique.

Le second sur l'anatomie humaine et comparée, la physiologie, la pharmacologie.

Le troisième sur la médecine théorique et clinique avec examen de malades et la médecine légale.

Pour être docteur en médecine, il faut être depuis trois ans bachelier en médecine et avoir continué ses études. L'examen consiste en une épreuve écrite et des épreuves orales.

Pour être maître en chirurgie, il faut également être depuis trois ans bachelier en médecine, avoir suivi depuis trois ans un service de chirurgie, avoir été interne ou panseur (*dresser*) dans ce service pendant au moins six mois, avoir pris part pendant une année aux dissections et pratiqué dix accouchements.

L'examen porte sur l'anatomie chirurgicale, la pathologie et la clinique chirurgicales et l'obstétrique.

L'élève peut faire toutes ses études à l'université, qui est, comme nos facultés, une école et un corps donnant des diplômes.

Il n'en est pas de même des corporations. Celles-ci ne donnent que des diplômes, après avoir fait subir aux candidats certains examens ; mais elles ne se chargent pas de leur instruction et c'est dans les hôpitaux-écoles qui en revanche ne donnent pas de diplômes, mais donnent l'instruction, que les élèves n'appartenant pas aux universités vont faire leurs études médicales.

Ces hôpitaux-écoles sont très nombreux dans le Royaume-Uni. En ne comptant que les plus importants, l'Angleterre seule en comprend vingt-deux, dont onze à Londres : Saint-Bartholomew's, Charing-Cross, Saint-Georges, Guy's, King's College, London Saint-Mary's, Middlesex, Saint-Thomas, Westminster et University College and Hospital ; trois à Birmingham : Queen's College, Queen's Hospital et General Hospital ; trois à Bristol ; Medical School, General Hospital, Royal Infirmary ; un à Leeds ; deux à Liverpool : Royal Infirmary, Northern Hospital ; un à Manchester ; un à Sheffield.

Outre leurs universités, l'Écosse et l'Irlande ont également des hôpitaux-écoles qu'on trouve surtout nombreux à Dublin.

Pour être reçus dans ces hôpitaux, les élèves doivent payer une certaine somme, dont le chiffre varie, La plus faible pour Londres (Westminster Hospital) est de 1.750 francs pour toute la durée des études, la plus forte (Saint-Bartholomew's) est de 2.750 francs. Ce qui distingue à un certain point de vue les hôpitaux anglais des nôtres, c'est que les élèves faisant les fonctions d'externes ou d'internes, au lieu de recevoir une rémunération (ce qui laisse croire à nos élèves qu'ils rendent un service à l'administration, alors qu'en réalité c'est un service qu'on leur rend, puisqu'on leur donne les moyens de s'instruire), payent pour être admis à faire des pansements. La plupart des hôpitaux-écoles que j'ai énumérés ont un personnel enseignant nombreux et complet, les études anatomiques et de médecine opératoire se font aujourd'hui dans tous ces établissements.

Lorsque les élèves ont, dans ces divers hôpitaux, terminé leurs études, ils viennent passer devant les corporations désignées par le *Medical Act* des examens, à l'effet d'obtenir un diplôme, leur donnant droit à l'exercice légal. J'ai donné plus haut la liste de ces corporations.

Les formalités à subir pour obtenir le diplôme varient un peu pour chaque corporation. Il faut, avant tout examen, présenter un des nombreux diplômes ou certificats attestant des études littéraires classiques ; diplômes et certificats d'études délivrés par des établissements dont la liste est donnée dans le règlement de la corporation. Dans le cas où le candidat ne possède pas un de ces diplômes, il doit passer un examen préliminaire portant sur les lettres, les sciences et les mathématiques.

Aujourd'hui la création du Conseil général d'éducation et d'enregistrement a amené une sorte d'uniformité et de centralisation, car tout élève qui commence ses études médicales doit se faire inscrire comme tel auprès de ce comité. C'est à partir de cette inscription que commence la période des quatre années exigées par le Conseil, depuis le mois d'octobre 1871, de tout candidat à un diplôme pouvant donner droit à l'exercice légal.

L'inscription comme étudiant ne peut avoir lieu que sur la présentation d'un diplôme d'études littéraires, analogues à celles qui sont exigées pour notre baccalauréat. Le Conseil médical a publié la liste des diplômes et certificats reconnus valables. L'extrême longueur de cette liste m'empêche de la reproduire.

Toutefois, si un futur élève en médecine n'est pas pourvu d'un de ces diplômes, il peut le remplacer par un certificat attestant qu'il a été examiné avec succès par un des jurys d'examen reconnus par le Conseil, sur les sujets suivants : 1° l'anglais ; 2° l'arithmétique ; 3° l'algèbre jusqu'aux équations simples ; 4° la géométrie (les deux premiers livres d'Euclide) ; 5° le latin (traduction et grammaire), 6° la mécanique, l'hydrostatique, la pneumatique ; 7° le grec, le français, l'allemand (une de ces langues, au choix du candidat).

Je crois utile d'indiquer la nature des examens passés devant ces corporations ; et je prendrai pour exemple ce qui se passe au collège royal des chirurgiens de Londres.

Avant d'être admis à l'examen qui confère le diplôme, il faut produire des certificats prouvant quatre années d'études médicales depuis le moment où l'élève ayant subi des examens préliminaires a été enregistré comme étudiant en médecine. Le règlement spécifie la durée des études théoriques et pratiques d'anatomie, de physiologie, de médecine opératoire, de médecine et de chirurgie, Il n'y a sous ce rapport rien de particulier, sauf cette clause que le candidat doit avoir fait de la pharmacie pratique pendant au moins trois mois.

Les examens pour acquérir le titre de membre (*member*) sont au nombre de deux. Le premier porte sur l'anatomie et la physiologie avec démonstrations pratiques. Le second comprend l'anatomie chirurgicale, la médecine et la chirurgie théorique et pratique avec épreuve clinique.

Pour acquérir le titre de *fellow*, il faut avoir vingt-cinq ans au moins, avoir été pendant six années attaché à un service hospitalier, avoir suivi des cours de matière médicale, de thérapeutique, de médecine légale, d'accouchement. Il y a deux examens : l'un d'anatomie et l'autre de physiologie avec épreuve pratique ; l'autre de médecine et de chirurgie, avec épreuve clinique et exercice de médecine opératoire.

En somme, les examens, pour le titre de membre, sont *au-dessous* de ce que sont les examens exigés pour le doctorat français ; ils sont plus sérieux quand il s'agit du *fellowship*, ce titre n'étant guère recherché que par les chirurgiens se destinant non pas seulement à l'exercice de la profession, mais aussi à la carrière scientifique.

Au point de vue spécial des questions qui font l'objet de ce rapport, il importe de dire que le titre de docteur n'a pas une valeur scientifique supérieure à celui de *fellow* d'une corporation. Autrefois cependant il avait une valeur *sociale* beaucoup plus grande, car ce titre ne peut s'acquérir que dans une université, et à l'époque, encore peu éloignée, où il n'existait en Angleterre que les universités d'Oxford et de Cambridge, les frais considérables qu'entraînaient le séjour dans ces établissements les rendaient accessibles seulement aux fils de familles riches. De là la considération extra-scientifique attachée au titre de docteur. Mais il ne faut pas oublier que les grands chirurgiens dont s'honore l'Angleterre ne possédaient pas et même ne possèdent pas aujourd'hui le titre de docteur, mais celui de *fellow* du Collège Royal des chirurgiens.

AUTRICHE

L'organisation médicale de l'empire d'Autriche a été modifiée par l'ordonnance ministérielle du 15 avril 1872 ; il me paraît utile pour donner une idée exacte de cette organisation, de reproduire en les résumant les principaux articles de cette ordonnance.

Disons d'abord que l'examen d'État n'existe pas en Autriche au même titre qu'en Prusse, et que le titre de docteur y donne droit à l'exercice de la médecine. Cependant, comme nous le verrons, bien que les examens soient passés au siège des universités, les juges n'appartiennent pas tous au corps enseignant.

Il existait antérieurement en Autriche des écoles de chirurgie donnant des diplômes de chirurgien (*Wundartz*), sorte d'officiers de santé ne pouvant exercer que la chirurgie. Cette organisation n'existe plus et ses effets cesseront en 1876.

Le titre de docteur obtenu devant une des universités de l'empire donnait le droit de pratique pour toute l'Autriche, sauf pour Vienne. Les docteurs d'universités autres que celles de Vienne et de Prague devaient, pour exercer la médecine dans la capitale, subir de nouveaux examens devant l'Université de Vienne. Cette organisation est également supprimée.

Les dispositions de l'ordonnance du 15 avril 1872 sont les suivantes :

Le droit d'exercer la médecine et la possession du titre de docteur sont obtenus après trois examens sérieux (*drei strangen Prüfungen*) appelés *rigorosum*.

Le premier examen a lieu après la deuxième année d'études. L'élève, pour y être admis, doit présenter le diplôme de maturité (analogue au baccalauréat ès lettres), un certificat attestant qu'il a satisfait aux trois examens préparatoires sur les sciences naturelles (botanique, zoologie et minéralogie), un certificat attestant son assiduité pendant quatre semestres aux cours de la Faculté et pendant deux semestres à l'amphithéâtre de dissection.

Les deuxième et troisième examens se passent à la fin de la cinquième année. Le candidat doit fournir le diplôme du premier *rigorosum* en médecine, un certificat attestant qu'il a suivi les services de clinique médicale et chirurgicale pendant quatre semaines et les cliniques d'ophtalmologie et d'accouchement pendant au moins un semestre.

Le premier *rigorosum* passé à la fin de la seconde année d'études médicales porte sur la physique, la chimie, l'anatomie et la physiologie. Il comprend deux épreuves pratiques, l'une sur la physiologie, l'autre sur l'anatomie.

Le deuxième *rigorosum* passé à la fin de la cinquième année comprend la pathologie générale, la thérapeutique, la pharmacologie et la médecine proprement dite. Il comporte deux épreuves pratiques : une de clinique interne au lit du malade, plus une préparation et une démonstration d'anatomie pathologique sur le cadavre.

Le troisième *rigorosum* comprend la *chirurgie,* l'*ophtalmologie,* la *gynécologie,* la *médecine légale.* Les épreuves pratiques consistent en trois épreuves cliniques de chirurgie, d'oculistique, d'accouchement ; une épreuve de médecine opératoire sur le cadavre, et une épreuve de gynécologie sur le cadavre ou le mannequin.

L'élève ne peut subir les épreuves théoriques et orales de chaque examen qu'après avoir eu aux épreuves pratiques la note « *satisfait* ».

La note « *non satisfait* » entraîne pour la première fois un ajournement à deux mois, pour la seconde fois un ajournement à quatre mois. L'élève refusé deux fois ne peut se représenter une troisième fois sans une autorisation du ministre, qui n'est donnée qu'après un rapport spécial de l'assemblée des professeurs.

L'élève admis à l'examen en vertu de cette autorisation et refusé ne peut plus dès lors parvenir au doctorat, et la carrière médicale lui est définitivement fermée (article 20 de l'ordonnance).

Le candidat au doctorat doit passer tous ses examens dans la même faculté.

En cas de motifs graves il peut obtenir une dispense du ministre de l'instruction publique, d'après un rapport fait par l'assemblée des professeurs.

Le jury pour le *rigorosum* se compose :

1° D'un président, lequel est le doyen de la faculté ou son délégué. Le président a le droit, mais non l'obligation, d'interroger les candidats ;

2° D'examinateurs ordinaires (professeurs à la faculté) ;

3° D'examinateurs extraordinaires désignés par le ministre, dans le cas où le nombre des candidats est considérable ;

4° Du commissaire de la régence (fonctionnaire d'ordre médical) ;

5° D'un examinateur adjoint pour le deuxième ou le troisième examen. Le commissaire et les examinateurs adjoints peuvent appartenir au corps enseignant.

Le diplôme de docteur des universités de Vienne, Prague, Graz, Inspruch et Cracovie donne droit à la pratique de la médecine dans l'empire d'Autriche. Les diplômes étrangers n'ont aucune valeur. Le médecin étranger, pour pouvoir pratiquer en Autriche, doit subir les trois examens dits *rigorosum*.

BELGIQUE

L'organisation médicale de la Belgique est fort importante à connaître ; non parce qu'elle est excellente, mais parce qu'elle se prête à des abus dont les malades français sont indirectement les victimes, et parce que cette organisation est surtout vantée par ceux qui voudraient introduire en France les errements suivis en Belgique.

La Belgique possède deux universités dirigées et entretenues par l'État ; celles de Gand et de Liège. Il existe en outre deux universités dites libres : celle de Bruxelles créée et soutenue par le parti libéral, celle de Louvain qui s'intitule Université catholique, et qui est vigoureusement soutenue par le parti clérical. Toutes ces facultés peuvent conférer elles-mêmes les grades de candidat et de docteur en médecine ; *mais ces titres purement honorifiques ne donnent pas droit à l'exercice légal de la médecine*.

Le diplôme *légal* est, il est vrai, celui du docteur, mais ce titre *légal* n'est donné que par une sorte de jury d'État composé par parties égales de professeurs d'État et d'une université libre.

Tout ce qui concerne la collation des grades académiques est régi par la loi du 1er mai 1857 et par le règlement organique du 10 juin de la même année.

Je crois utile d'en rapporter les principales dispositions.

Article premier. — Il y a pour la philosophie et les lettres, les sciences, le droit et la médecine, deux grades : celui de candidat et celui de docteur.

Art. 2. — Nul n'est admis à l'examen de candidat en médecine, s'il n'a reçu le titre de candidat en sciences naturelles..... en outre, nul n'est admis au grade de docteur en médecine, s'il ne prouve qu'il a fréquenté avec assiduité et succès, pendant deux ans au moins, la clinique interne, externe et des accouchements.

Art. 5. — Toute personne peut se présenter aux examens et obtenir des grades, sans distinction du lieu où elle a étudié et de la manière dont elle a fait ses études.

Art. 10. — Les matières d'examen pour la candidature en sciences naturelles sont :

Les éléments de chimie organique et inorganique.

La physique expérimentale, les éléments de botanique et la physiologie des plantes.

Les matières à certificat sont : la zoologie et la minéralogie ; la psychologie.

Ce mot *matières à certificat* demande une explication. Elle est donnée par l'article 29 de la loi. Ces certificats, délivrés par le maître qui a donné les leçons, ou, suivant le cas, par le chef de l'établissement d'instruction, tiennent lieu d'examen. Cependant, l'article 30 laisse au jury, dans le cas où il ne les croirait pas réguliers, ni sincères, le droit de soumettre le candidat à un examen sommaire sur ces matières. Le candidat a également le droit pourvu qu'il en prévienne le gouvernement au jour de son inscription, de préférer l'examen à la présentation du certificat.

Le certificat ne doit être délivré qu'en raison d'un certain nombre d'heures de présence au cours ; cette durée est déterminée par l'article 31 de la loi. « Les cours de physiologie comparée et de médecine légale comprennent au moins soixante heures de leçon, ou trois heures par semaine, pendant la moitié de l'année scolaire. »

Nous savons tous par expérience ce que peuvent valoir ces certificats.

Art. 13. — Les matières d'examen en médecine, en chirurgie et en accouchements sont :

1° *Pour le grade de candidat :*

L'anatomie et la physiologie humaines ; les démonstrations anatomiques, la pharmacologie.

Matière à certificat : les éléments d'anatomie comparée.

2° *Pour le premier examen du doctorat :*

La thérapeutique générale, la pathologie interne.

Matières à certificat : La pathologie générale, l'anatomie pathologique.

3° *Pour le deuxième examen du doctorat :*

La pathologie chirurgicale; la théorie des accouchements.

Matières à certificat : l'hygiène et la médecine légale.

4° *Pour le troisième examen du doctorat :*

La clinique interne et externe, la pratique des accouchements et des opérations chirurgicales.

Ainsi, ces examens du doctorat, au nombre de quatre, ne comprennent ni la pathologie générale, ni l'anatomie pathologique, et l'on néglige de même la médecine légale et l'hygiène en se contentant de certificats de présence aux cours. Ajoutons cependant que, dans la nouvelle loi que prépare le ministre de l'intérieur, le système des certificats serait abandonné.

La constitution des jurys mérite d'attirer l'attention. Pour chaque section il est institué :

« 1° Des jurys universitaires siégeant dans les villes d'université et composés en nombre égal de professeurs d'une université de l'État et de professeurs d'une université libre. » Le président nommé par le ministre est pris en dehors des corps enseignants. Le règlement du 10 juin 1857 instituait de plus « un jury central pour chaque grade, siégeant à Bruxelles, et composé en nombre égal de professeurs des quatre universités, et de membres pris en dehors de ces établissements ». Il m'a été affirmé que, depuis plusieurs années, ce jury central avait cessé de fonctionner pour la médecine.

Enfin, l'article 34 spécifie que « dans l'examen oral, les élèves des universités sont autant que possible, interrogés principalement par leurs professeurs ».

Art. 36. — Nul ne peut pratiquer en qualité de médecin, de chirurgien, d'accoucheur ou d'oculiste, s'il n'a été reçu docteur, conformément aux prescriptions de la présente loi.

« Néanmoins, le gouvernement peut accorder des dispenses spéciales pour certaines branches de l'art de guérir, après avoir pris l'avis du jury d'examen. »

Art. 37. — Le gouvernement peut accorder des dispenses aux

étrangers munis d'un diplôme de licencié, de docteur ou de pharmacien, sur un avis conforme du jury d'examen.

Telle est la loi qui régit en Belgique l'exercice de la médecine. La création des jurys combinés a-t-elle donné de bons ou de fâcheux résultats ; quelle est la valeur du diplôme *légal* de docteur? Ce sont là des questions sur lesquelles je dirai, à la fin de ce rapport, l'opinion que m'a inspirée ce que j'ai vu et observé en Belgique ; mais il importe au plus haut point d'attirer l'attention sur trois autres variétés de diplômes de *docteurs*, non plus de doctorat *légal*, mais de doctorat *scientifique* ou *honorifique* conférés par chacune des quatre universités belges, et ne donnant pas droit, comme le diplôme *légal*, à l'exercice de la médecine.

1° Les facultés belges délivrent sans frais, ni examens (*honoris causâ*), aux nationaux et aux étrangers qui ont illustré la science, le diplôme de docteur. Mais la faculté ne peut l'accorder qu'après un vote unanime et le renvoi de la proposition au conseil académique, qui donne ou refuse son approbation.

2° Les facultés de l'État (Gand et Liège) et même les universités libres délivrent un *diplôme scientifique de docteur à ceux qui ont déjà le diplôme du doctorat légal* et après certains examens. Il y a plusieurs diplômes : 1° docteur en anatomie, en physiologie, en médecine, en chirurgie, en accouchements ; 2° docteur ès sciences médicales. Ce titre sert à ceux qui veulent entrer dans l'enseignement, il correspond à peu près à celui d'agrégé, avec cette différence capitale qu'il s'obtient par des examens et non par des concours, et que le nombre des titulaires n'est pas limité.

Ces deux premières variétés du diplôme de docteur n'ont guère à nous arrêter; elles ne constituent pas pour nous une cause d'erreur et de danger. Il n'en est pas de même de la troisième variété.

Les quatre facultés belges, surtout celles de Louvain et Bruxelles, délivrent un diplôme *scientifique ne donnant pas droit à l'exercice de la médecine*, mais qui remplace, pour les officiers de santé français, le diplôme *in absentiâ* que délivraient jadis les universités d'Iéna et de Giessen.

Pour se présenter à l'examen du *doctorat scientifique*, il faut avoir le titre *belge* de candidat en médecine, ou un titre équivalent étranger, en particulier celui d'*officier de santé en France*, et subir un examen sur la pathologie interne et externe, la théra-

peutique générale, l'art de formuler et la théorie des accouchements. Or, et j'insiste sur ce point, beaucoup d'officiers de santé
français vont en Belgique prendre ce titre de docteur, et, grâce à
ce subterfuge que tolèrent malheureusement nos magistrats, ils
usurpent la confiance de nos concitoyens en s'intitulant le
Dr X..., médecin ; ou même s'ils sont reçus officiers de santé à
Paris, le Dr X..., médecin de la Faculté de Paris. Il y a là
un abus qu'il est urgent de faire disparaître, et une confusion
dans la valeur des divers doctorats belges qu'il est utile de faire
cesser pour ce qui nous concerne.

BRÉSIL

L'organisation médicale du Brésil se rapproche beaucoup de la
nôtre, mais elle lui est supérieure sur beaucoup de points, en
particulier sur la durée des études et la limitation du nombre des
refus aux examens.

Il existe au Brésil deux facultés de médecine : Rio-de-Janeiro et
Bahia.

Les professeurs sont nommés au concours, mais les agrégés
(*oppositores*) peuvent seuls être admis à concourir.

Les places d'agrégé sont également données par le concours.
Les agrégés sont dans chaque faculté divisés en trois sections : ceux de médecine, de chirurgie et de sciences accessoires.
Ils sont au nombre de cinq pour chaque section, mais ils restent
toute leur vie en exercice et ne sont remplacés qu'après leur
décès, leur retraite par l'âge, ou leur nomination, par concours,
au professorat. Leurs fonctions consistent à remplacer les professeurs en cas d'empêchement par maladie ou par autre cause.

Pour être admis à étudier la médecine, il faut être bachelier ès
lettres et bachelier ès sciences. Toutefois on peut également étudier la médecine sans être en possession de ces diplômes, mais il
faut alors passer devant la faculté un examen préliminaire qui se
rapproche du baccalauréat ès lettres. Cet examen comprend : le
latin (pas le grec), le portugais, le français, l'anglais, la géographie, l'histoire, les mathématiques et la philosophie.

Les élèves en médecine pourvus de diplôme de bachelier ès

sciences sont dispensés de la partie des examens de fin de première et de seconde année, portant sur la physique, la chimie et
l'histoire naturelle.

La durée des études est de six années. Elles sont ainsi réparties :

Première année. — Physique, chimie minérale, anatomie descriptive.

Deuxième année. — Anatomie descriptive, chimie organique,
botanique, zoologie, physiologie.

Troisième année. — Physiologie, pathologie générale, anatomie
générale et anatomie pathologique, histologie.

Quatrième année. — Pathologie interne et externe, accouchements.

Cinquième année. — Médecine opératoire, matière médicale et
thérapeutique, pathologie interne et externe.

Sixième année. — Pharmacie théorique et pratique, hygiène et
médecine légale.

Pendant la durée de la troisième et de la quatrième année, les
élèves doivent suivre les cliniques de chirurgie ; pendant la cinquième et la sixième, ils sont attachés aux cliniques de médecine.

Les examens se passent à la fin de chaque année scolaire et
portent sur les matières du programme des études correspondantes ; ces examens de fin d'année sont donc des examens de
doctorat. Après que l'élève a passé son sixième examen, il subit
encore trois examens pratiques sur la clinique médicale, chirurgicale et obstétricale. Il donne pour chacune de ces trois sections
trois observations de malades suivis par lui, sur la désignation
du professeur ; il doit de plus examiner devant les juges, et pour
les trois examens cliniques, un quatrième malade.

L'élève passe enfin une thèse. Tous les candidats reçus à la
thèse dans une même session sont réunis dans une cérémonie
imposante, présidée souvent par l'empereur, et reçoivent solen-
nellement le diplôme de docteur.

L'ÉLÈVE REFUSÉ A UN DES EXAMENS EST AJOURNÉ A UN AN. DEUX
REFUS A N'IMPORTE LEQUEL DES EXAMENS ENTRAÎNENT L'INTERDICTION DE
POURSUIVRE LES ÉTUDES MÉDICALES.

DANEMARK

Il existe en Danemark deux classes de médecins, le *kandidat* et le docteur; le pays ne possède qu'une seule université, celle de Copenhague. Les études sont organisées de la manière suivante :

Tous les élèves se destinant à l'étude du droit, de la théologie ou de la médecine passent, dans l'école où ils ont fait leurs humanités, un examen appelé *examen artium*, qui comprend le latin, le grec, le français, l'allemand, l'anglais, les mathématiques, l'histoire, la géographie, la botanique, la zoologie et l'histoire naturelle.

Après que l'élève a subi avec succès cet examen, il appartient à l'université en qualité d'étudiant.

Après un an passé à l'université, *tous* les étudiants passent un nouvel examen appelé *examen philosophicum*, lequel porte sur la logique, la psychologie et la propédeutique (sous ce nom on entend l'enseignement préparatoire à l'étude de toutes les sciences; on y comprend même les questions sur les œuvres les plus remarquables des divers musées de l'Europe, des notions de statistique, d'organisation, etc.). Après cet examen, a lieu la bifurcation vers l'étude des sciences spéciales : droit, théologie, médecine.

L'élève qui se destine à la médecine est encore soumis à un examen préliminaire qui porte sur la zoologie, la botanique, la physique et la chimie.

La durée *normale* des études est de quatre ans, mais cette durée n'est que facultative, et de plus on peut aller étudier partout où l'on veut. On n'exige donc ni inscription, ni stage, de l'élève qui se présente aux examens devant donner le titre professionnel; seulement ces examens sont très sérieux et réglés de la façon suivante :

Chaque jury d'examen est composé de trois juges : un professeur de l'université et deux médecins n'appartenant pas à l'enseignement, mais désignés par l'assemblée des professeurs. Le professeur seul interroge les candidats, les deux autres juges se prononcent seulement sur la réception ou l'ajournement. Chaque série ne comprend que deux candidats.

Le *premier examen* embrasse l'anatomie, la physiologie et la pharmacologie; il comprend quatre épreuves : trois épreuves d'une heure sur l'anatomie, la physiologie, la pharmacologie, et une épreuve pratique de dissection, pour laquelle il est donné douze heures. Chaque candidat à chaque examen est interrogé pendant une demi-heure.

Le *second examen* porte sur la médecine, la chirurgie, les accouchements et la médecine opératoire. Il se décompose en dix épreuves :

1º Trois épreuves écrites de six heures chacune : sur la médecine, la chirurgie et la médecine légale;

2º Une épreuve d'anatomie pathologique, consistant en préparation de pièces pathologiques et examen oral;

3º Deux épreuves orales sur la thérapeutique chirurgicale et médicale;

4º Deux épreuves cliniques sur la médecine et sur la chirurgie;

5º Une épreuve orale sur l'obstétrique;

6º Une épreuve pratique de médecine opératoire.

Lorsque l'élève a satisfait à ces deux examens, qui en réalité en constituent quatorze, il doit encore suivre pendant six mois un cours clinique de médecine, pendant six mois un cours clinique de chirurgie et pendant six semaines un cours clinique d'accouchements. C'est alors qu'il reçoit le nom de *kandidat*. Bien que ce diplôme lui donne le droit de pratique, le plus ordinairement le *kandidat* reste encore deux ou trois ans interne au grand hôpital (*Commune hospital*) et suit en même temps un cours sur les maladies mentales.

Pour être docteur, il suffit d'écrire et de soutenir une thèse. Contrairement à ce qu'ont avancé quelques personnes mal informées, le doctorat n'est pas *nécessaire* pour être professeur. Il y a en Danemark à peu près un docteur pour cent *kandidats*.

ESPAGNE [1]

Il existe en Espagne dix facultés qui toutes confèrent les grades de licencié (*licenciado*) et de docteur (*doctor*). Il existe de plus,

____

(1) N'ayant visité ni l'Espagne, ni le Portugal et n'ayant pas sur ces deux pays de renseignements personnels, j'emprunte les détails qui les concernent aux articles de M. Dureau (*Gaz. hebd.*, 1872), en déclinant toute responsabilité sur ce point.

en vertu d'une ancienne organisation, des praticiens (*practi-cantes*).

Pour étudier la médecine, on n'exige ni minimum d'âge, ni certificat d'études universitaires ; mais, pour obtenir le titre de licencié, il faut justifier d'un degré en *artes*, ce qui comprend une partie de nos baccalauréats. La durée des études n'est pas limitée, la présence aux cours n'est pas obligatoire.

Le licencié peut exercer la médecine et la chirurgie ; le titre de docteur est exigé pour arriver au professorat. Ces titres sont considérés, par la plupart de ceux qui se sont occupés de l'organisation médicale de l'Espagne, comme ayant une valeur assez restreinte.

Les médecins étrangers peuvent pratiquer en Espagne moyennant la présentation de leur diplôme et le payement d'une somme de 2,224 francs.

ÉTATS-UNIS D'AMÉRIQUE

Je n'ai pu encore visiter les États-Unis, et par conséquent je ne puis parler de l'organisation de la médecine en Amérique que d'après les renseignements fournis à cet égard par des Américains ou d'après ceux que j'ai pu puiser à quelques sources officielles, telles que la publication des règlements de quelques écoles de médecine, et le rapport de M. le Dr de Valcourt [1].

L'action de l'État ne s'exerce ni sur l'enseignement, ni sur la pratique de la médecine civile ; et si la concurrence excessive entre de très nombreuses écoles a pu avoir pour résultat de produire un certain nombre de professeurs dont quelques-uns sont du plus grand mérite, la liberté poussée jusqu'au laisser-faire le plus absolu a créé aux États-Unis une situation des plus déplorables pour ce qui regarde l'exercice de la médecine.

Le délit d'usurpation de titres n'existant pas, chacun peut se parer de celui de docteur. Du reste, outre que ce titre de docteur, même lorsqu'il est légitimement obtenu d'une université ou d'une école, ne représente, comme je le montrerai, qu'une somme insuffisante de connaissances, il n'est non pas seulement donné, mais

(1) DE VALCOURT, *Les Institutions médicales aux États-Unis*, rapport au ministre de l'instruction publique, 1869.

vendu par quelques écoles à des individus résidant en Europe et pouvant ne savoir ni lire ni écrire. Je crois utile de joindre à ce rapport la preuve de ce fait.

Au mois de décembre 1871, un de nos confrères, M. le Dr Duvivier, me remit une lettre qui avait été adressée à son concierge, lequel exerçait en outre la profession de masseur. Cette lettre était ainsi conçue :

« Monsieur,

« Si vous désirez obtenir d'une université célèbre d'Amérique le grade et le diplôme de docteur en médecine, veuillez me le faire savoir, et je vous indiquerai mes conditions.

« En attendant votre réponse, etc.

Signé : « MEDICUS.

« 46, King street, à Jersey. »

Cette lettre était accompagnée d'une annonce découpée dans un journal de Jersey et ainsi conçue : *Promotion aux degrés universitaires sans déplacement.* — OCCASION UNIQUE. — Les personnes désireuses d'obtenir les titres de docteur, bachelier et maître dans les différentes facultés qui font partie de l'enseignement supérieur, peuvent s'adresser à Medicus, rue du Roi, 46, à Jersey (Angleterre), par lettre affranchie, qui donnera gratuitement toutes les informations nécessaires. »

Je crus d'abord à une mystification ; mais ayant acquis la preuve que cette lettre était un prospectus sérieux, je l'insérai avec quelques réflexions dans la *Gazette hebdomadaire*. En même temps, M. le Dr Dechambre chargea son domestique de se mettre en rapport par lettre avec « Medicus ». Il reçut en réponse une lettre du D^r van Yver, se disant délégué de l'université de Philadelphie et lui offrant pour la somme de 600 francs le diplôme de docteur de cette université. Après quelques objections faites dans le but d'acquérir une certitude complète de cet incroyable trafic, la somme fut réduite.

Cependant les articles de la *Gazette hebdomadaire* ayant attiré l'attention aux États-Unis, un procès fut intenté à l'université par le grand juge en janvier 1874 ; mais le jury, si ce que les journaux ont publié est exact, trouvant sans doute que mettre fin à ce négoce, c'était porter atteinte à la liberté de l'enseignement, se prononça, il y a quelques mois, en faveur de l'université.

Il y a cependant en Amérique quelques écoles sérieuses. New-York en possède trois principales : le *New-York College of Physicians and Surgeons*, fondé en 1791 ; l'*University medical College*, fondé en 1841, et le *Bellevue hospital's medical College*. New-York possède en outre une école préparatoire de médecine, une école homœopathique, une école ophtalmologique, un collège médical pour les femmes.

Boston possède une université et un collège médical (*Massachusetts medical College*); Chicago, le *Rush medical College ;* Philadelphie, l'université qui a tant attiré notre attention. Or, comme cette dernière n'est pas la moins célèbre d'Amérique, on comprend qu'on doive faire quelques réserves quant à la valeur des diplômes délivrés par toutes ces corporations, qui ne relèvent en rien de l'État.

Du reste, même lorsqu'ils sont légitimement délivrés, ces diplômes n'ont, au point de vue de l'équivalence avec les nôtres, aucune espèce de valeur.

L'organisation générale, d'après les détails contenus dans le livre de M. de Valcourt, peut se résumer ainsi :

La durée nominale des études est de trois années, qui, en réalité, se réduisent à deux, car l'élève doit employer la troisième année à suivre la pratique civile d'un médecin connu, et prouver, par un certificat de ce médecin, qu'il a rempli cette formalité. Il y a plus, l'année se borne aux sessions d'hiver.

Pendant le cours de ses études, l'élève ne subit aucun examen. Pour être admis au grade de docteur, il doit être âgé de vingt et un ans et remettre au doyen une thèse écrite de sa main. Si ce travail est reconnu valable, l'étudiant est examiné par chaque professeur séparément; l'examen n'est pas public et il peut même être passé en tête à tête dans la maison du professeur. Quand tous les étudiants composant la session ont été ainsi interrogés, la faculté s'assemble et confère à ceux qui ont eu moins de trois boules noires le diplôme de docteur. Le nombre des candidats éliminés est insignifiant.

Pour que la faculté ne s'étonne pas trop de l'étrangeté de ces détails, je reproduis textuellement un article du règlement de l'université de Philadelphie, la plus ancienne et la plus célèbre d'Amérique, fondée il y a plus d'un siècle (1762). « Le candidat devra écrire et défendre publiquement une thèse devant le collège, à moins qu'il ne soit de l'autre côté de l'Océan ou qu'il demeure si loin dans l'intérieur de l'Amérique, que le voyage ne soit trop difficile; dans ce cas, il enverra une thèse écrite par lui-même et assez remarquable pour que la Faculté l'approuve; le postulant recevra alors le titre de docteur, et sa thèse sera imprimée et publiée à ses frais. » C'est, sans doute, en vertu de cet article que le D^r van Yver exerce son métier à Jersey et que d'autres délégués ont conféré à Londres en 1872 le titre de docteur, sur la présentation d'une thèse dont la *Gazette hebdomadaire* a rendu compte.

J'ajoute, enfin, qu'on délivre en Amérique comme en Angleterre, et cela sur de magnifiques parchemins enrichis de rubans et de sceaux, de simples certificats d'assiduité aux cours pendant un semestre. Le bureau de la faculté en possède quelques exemplaires qui lui ont été remis par un candidat s'appuyant sur ces pièces sans valeur pour demander à être admis directement aux examens du doctorat. C'est ce qui m'a engagé à attirer sur ce point l'attention de la Faculté.

Comment un état de choses aussi déplorable peut-il coïncider et concorder avec les travaux si remarquables publiés en Amérique, et en particulier avec les admirables publications faites par le département médical du ministère de la guerre. sous la direction de M. le Dr Barnes? Sans doute on peut arguer que les merveilleux résultats obtenus par la chirurgie américaine, pendant la guerre de la Sécession, sont dus à cette circonstance que le service médical militaire a été, contrairement à ce qu'on dit si souvent en France, absolument et uniquement dirigé par le ministère de la guerre par l'intermédiaire des chirurgiens généraux, le Dr Hammond, et plus tard le Dr Barnes; mais il resterait à expliquer comment on a pu inculquer à tant de médecins un esprit de recherche, une exactitude dans l'observation tels qu'on a pu recueillir, conserver pendant la guerre et rassembler au Musée de la médecine militaire, à Washington, des milliers de pièces anatomiques, l'histoire détaillée de tous les malades et blessés, ce que n'a pu faire encore la chirurgie militaire d'aucune nation européenne. Il y a là un problème dont je ne puis donner la solution, n'ayant pas visité et étudié l'Amérique. Toutefois il ne faut pas oublier que c'est à l'hôpital que se fait la véritable éducation médicale, et que l'Amérique a de nombreux et magnifiques hôpitaux. Enfin, il faut aussi avoir égard à cette circonstance, qu'un grand nombre de médecins américains font leurs études en Europe, quelques-uns à la Faculté de Paris, mais le plus grand nombre aujourd'hui à Berlin, à Londres, et surtout à Vienne.

HOLLANDE

Il existe en Hollande trois universités : Leyde, Grœningen et Utrecht, conférant toutes trois le titre de docteur. La durée des études y est en général de six à sept ans.

Pour obtenir le titre de docteur en médecine, il faut subir les examens suivants :

1° Un examen d'admission (*admissie examen*) devant la faculté de littérature et de philosophie. Cet examen porte sur le latin, le grec et les mathématiques;

2° Un examen devant la faculté de philosophie et sciences naturelles, appelé *propedeutica*. Il embrasse la physique, la chimie, la botanique et les mathématiques supérieures. Le candidat doit produire de plus un certificat attestant qu'il a suivi avec fruit .les cours de logique. A défaut de certificat, il passe un examen sur cette matière;

3° Un examen devant la faculté de médecine, appelé la candidature (*candidats examen*), lequel embrasse l'anatomie (avec préparation anatomique), l'histologie, la physiologie, la matière médicale et la pathologie générale. Le candidat doit produire, sous les mêmes réserves que précédemment, un certificat de présence au cours d'anatomie comparée;

4° Un examen dit de doctorat (*doctorat examen*) comprend toute la médecine théorique et pratique;

5° L'examen de *promotion*, qui n'est qu'une partie du précédent, consiste en une thèse imprimée, soumise d'abord à l'approbation de la faculté et soutenue devant le Sénat académique.

Jusqu'en 1865, le titre de docteur donnait droit à la pratique; mais depuis la loi promulguée en 1865, les docteurs des universités doivent, pour avoir droit de pratique, subir un examen d'État. L'examen porte sur la pratique de la médecine, de la chirurgie et de l'obstétrique. Le jury d'examen, nommé chaque année par le roi, sur la proposition du ministre de l'intérieur, siège en général à Amsterdam ou à Rotterdam, qui possèdent les hôpitaux les plus importants. Sont appelés à siéger comme juges (*examen commissies*) des professeurs et des médecins civils et militaires.

Cependant on peut acquérir le droit de pratique sans suivre la voie des études universitaires et sans posséder des titres académiques. D'après les articles 3, 4 et 5 de la loi du 1er juin 1865, ce droit peut être acquis en passant trois examens : 1° un examen préparatoire portant sur les langues anciennes et modernes, et les mathématiques ; 2° un examen de sciences naturelles, comprenant l'anatomie, la physiologie et l'anatomie comparée : cet examen correspond aux trois examens académiques (*admissie, propedeutica, candidats examen*); 3° un examen théorique et pratique, portant sur l'anatomie pathologique, la médecine, la chirurgie, l'obstétrique, la matière médicale, l'hygiène, la médecine légale et la pharmacie. Après ces examens, on obtient le titre de *Arts* (médecin), mot emprunté à l'allemand *Arzt*, et qui désigne en Allemagne ceux qui ont subi l'examen d'État.

Pour se présenter aux examens donnant le titre de *Arts*, il n'est pas nécessaire, comme je l'ai dit plus haut, d'avoir suivi les cours d'une université hollandaise; on peut faire ses études où l'on veut.

La ville d'Amsterdam entretient à ses frais un athénée (*Atheneum illustre*), espèce d'université libre, mais n'ayant pas le droit de délivrer des titres académiques et encore moins des titres donnant droit à la pratique. Les professeurs de cet établissement sont nommés par le conseil municipal. Cette école eut fort peu de succès, et elle serait aujourd'hui presque sans élèves, si l'État n'avait pas, en 1867, transféré à Amsterdam l'école de médecine militaire qui était alors à Utrecht.

Les étudiants en médecine militaire suivent les leçons des professeurs de l'école d'Amsterdam. Ils sont au nombre de cent cinquante (pour l'armée, la marine et l'armée coloniale). A la tête de l'école est un médecin principal de première classe, ayant rang de colonel; les élèves sont dirigés dans leurs études par des médecins militaires, au nombre de six, remplissant les fonctions de répétiteurs.

Pour être médecin militaire, il faut avoir le titre de *Arts* (article 25 de la loi).

Le ministre de l'intérieur a présenté récemment à la Chambre une nouvelle loi sur l'instruction universitaire. D'après ce projet, les universités ne pourront donner que des titres purement scientifiques, et les commissions d'État donneront seules le droit à la pratique, qui sera le même pour tous, sous le même titre; tandis qu'aujourd'hui il existe deux jurys d'État, l'un pour les docteurs des universités, l'autre pour les médecins praticiens (*Arts*).

ITALIE

Il existe en Italie dix-sept universités royales possédant une faculté de médecine, et donnant, après examens, le titre de docteur en médecine. Ces universités sont les suivantes :

Bologne.	Messine.	Parme.	Sienne.
Cagliari.	Modène.	Pavie.	Turin.
Catane.	Naples.	Pise.	
Gênes.	Padoue.	Rome.	
Macerata.	Palerme.	Sassari.	

Il existe en outre quatre universités libres : *Camerino, Ferrare, Pérouse, Urbino*, et une école d'enseignement supérieur à *Florence*.

Les élèves ne peuvent acquérir dans ces universités libres (soumises, du reste, aux mêmes lois que les autres) le titre de docteur. Ils doivent passer leurs deux dernières années d'études dans une université royale, où ils subiront leurs derniers examens pour le doctorat.

Il faut, pour être reçu élève de l'université, posséder le diplôme de *licenza liceale* (diplôme de maître ès arts, ès sciences et ès lettres, analogue à notre double baccalauréat).

La durée des études médicales est de six années. Le programme des cours pour les quatre premières années est ainsi réparti :

1re Année.	**2e Année.**
Zoologie et anatomie comparée.	Anatomie humaine.
Botanique.	Chimie organique et médicale.
Chimie inorganique.	Physique médicale.
Histologie.	Anatomie des régions.
Anatomie humaine.	

3° Année.	**4° Année.**
Physiologie.	Pathologie interne. ⎰ Théorie et
Pathologie générale.	— externe. ⎱ clinique.
Thérapeutique générale.	Obstétrique théorique.
Anatomie pathologique.	Médecine légale.
	Hygiène.

A la fin de chaque année, l'élève passe un examen comprenant les matières contenues dans le programme des études pour l'année correspondante. Il n'y a exception que pour l'anatomie; l'élève n'est interrogé sur l'anatomie qu'à la fin de la seconde année.

Chacun de ces examens se compose d'autant d'épreuves distinctes, c'est-à-dire d'examens à des heures ou à des jours différents, qu'il y a de sujets distincts dans le programme. Ainsi, pour la quatrième année, il y a cinq épreuves séparées pour la médecine, la chirurgie, l'obstétrique, la médecine légale et l'hygiène.

Après la quatrième année, l'élève aborde sérieusement la clinique, et ne peut suivre valablement que les cours des universités royales. Les études pour la cinquième et la sixième année sont ainsi réparties.

5° Année.	**6° Année.**
Clinique médicale.	Clinique médicale.
— chirurgicale.	— chirurgicale.
— obstétricale.	— des maladies syphilitiques.
— ophtalmologique.	— des maladies de la peau.
Médecine opératoire.	— — mentales.

Là encore, il y a autant d'épreuves pratiques et théoriques (analogues aux nôtres) qu'il y a de matières différentes dans le programme; toutefois l'examen de clinique médicale et chirurgicale n'a lieu qu'à la fin de la sixième année.

L'élève refusé à une des épreuves composant l'un de ces six examens peut continuer à subir les autres épreuves du même examen et à continuer ensuite ses études. Mais, à la fin de l'année suivante, il ne peut, s'il a été, par exemple, refusé à l'épreuve de pathologie du troisième examen, subir les épreuves de la quatrième année sans avoir satisfait à l'épreuve sur laquelle il avait été refusé l'année précédente. S'il est de nouveau refusé, il est remis à un an.

Lorsque l'élève, à la fin de sa sixième année d'études, a subi avec succès son sixième examen, c'est-à-dire subi avec succès vingt-cinq épreuves distinctes, il peut subir sa thèse, et il obtient alors le titre de docteur, lequel lui donne droit de pratiquer dans toute l'Italie.

Malheureusement pour l'Italie, des nécessités politiques ont forcé de laisser subsister dans l'université de Naples une organisation ancienne et tout à fait exceptionnelle. A partir de la quatrième année d'études, l'élève qui se croit capable de répondre victorieusement à l'examen peut s'y présenter. Il en résulte qu'il peut être docteur après quatre années seulement d'études, comme cela existe non moins malheureusement en France, et cette exception amène à l'université de Naples, qui n'est point la meilleure, un grand nombre d'élèves.

Les médecins étrangers ne peuvent pratiquer la médecine en Italie sans se présenter devant l'une des universités royales et y subir au moins l'examen de la thèse.

PORTUGAL

Le titre légal à l'exercice de la médecine en Portugal est celui de médecin-chirurgien, conféré par les écoles médico-chirurgicales de Lisbonne et de Porto. Les titres de bachelier et de docteur en médecine sont conférés par la faculté de médecine de Coïmbre, mais ils ne donnent pas de privilèges quant au droit de pratique. Le grade d'officier de santé (*licenciados minores*), établi en 1836, aboli en 1843, a été rétabli par le décret du 22 juin 1870.

La durée des études pour le médecin-chirurgien est de cinq années. Les examens sont au nombre de douze, répartis à la fin de chacune des cinq années d'études. Après ces douze examens, l'élève soutient une thèse et reçoit son diplôme.

Il n'est pas délivré de diplômes *honoris causâ*.

La durée des études à la faculté de Coïmbre est également de cinq ans, A la fin de la quatrième année, l'élève obtient le grade de bachelier en médecine (*bacharel*) ; à la fin de la cinquième année, il reçoit le diplôme de médecin-chirurgien et le droit d'exercice. Pour obtenir le grade de docteur, il faut une sixième année d'études, un nouvel examen oral et une thèse.

Les officiers de santé font leurs études à l'université de Coïmbre. La durée de leurs études n'est que de trois ans. Ils ont le droit de pratiquer la médecine et la chirurgie, mais avec des restrictions analogues à celles qui existent pour nos officiers de santé.

ROUMANIE

Le *Monitorul medical ol Romaniel* du 15 mars 1862 a publié le décret réglant l'exercice de la médecine dans les Principautés Unies. Le règlement d'organisation, portant la signature de l'inspecteur général *Davila*, établit cinq examens absolument calqués sur ceux de nos facultés. J'ignore comment fonctionne la faculté de médecine de Bucharest, mais ce que nous savons, c'est qu'un grand nombre de Roumains viennent de préférence étudier la médecine à Paris.

A la date de ce décret d'organisation, le nombre des docteurs en médecine pratiquant en Roumanie était de 99. Ils se répartissaient ainsi, suivant le pays où ils avaient reçu leur diplôme : Autriche, 34 ; Allemagne, 22 ; France, 14 ; Italie, 18 ; Russie, 1 ; Turquie, 3 ; Grèce, 4 ; Angleterre, 1 ; Suisse, 1 ; Belgique, 1.

RUSSIE

L'organisation médicale de la Russie est peu connue ; aussi me pardonnera-t-on d'entrer dans quelques détails à ce sujet.

Il existe en Russie deux classes de praticiens : le médecin proprement dit (*Liekar*) et le docteur en médecine. Le médecin correspond à nos docteurs ; le docteur russe a une valeur qui est, au point de vue de la science et de la pratique, supérieure à celle du docteur français. Ce titre n'est pas nécessaire pour la pratique, mais on ne peut, sans le posséder, obtenir certaines situations officielles.

Le *Feldscher*, sorte d'infirmier instruit et ayant reçu une éducation spéciale, n'est pas un praticien. J'ai donné dans mon livre sur la chirurgie militaire un aperçu de leur organisation.

Il existe en Russie neuf universités : Saint-Pétersbourg, fondée en 1819 ; Moscou, 1755 ; Kharkov, 1803 ; Kasan, 1804 ; Dorpat, 1834 ; Kiev, 1834 ; Helsingfors, Varsovie, 1862 ; Odessa, 1864. L'université de Pétersbourg n'a pas de faculté de médecine, l'Académie médico-chirurgicale en tient lieu. Dorpat a une faculté de théologie ; Saint-Pétersbourg et Kasan, une faculté de langues orientales.

A la tête des universités est un *curateur* nommé par l'empereur. Il a la surveillance de toutes les écoles du district universitaire. Au-dessous de lui est le *recteur*, pris dans une des facultés et nommé par les professeurs réunis des facultés de droit, médecine, belles-lettres, mathématiques (sciences) et philologie. Il est nommé pour trois ans et rééligible.

Chaque faculté possède son doyen, élu par les professeurs pour une durée de trois ans ; il est également rééligible.

L'Académie médico-chirurgicale de Saint-Pétersbourg remplace la faculté de médecine de l'Université ; elle est destinée aux élèves civils et militaires, relève du ministère de la guerre, et peut être regardée, au point de vue du moins de l'organisation *matérielle*, comme la première école du monde.

Lorsque je visitai la Russie en 1864, la réglementation des études médicales était la suivante. Je ne crois pas qu'elle ait été modifiée depuis.

Avant de pouvoir commencer des études médicales, le jeune étudiant doit produire un certificat d'études littéraires faites dans un gymnase. Ce certificat est analogue à celui de bachelier ès lettres. S'il a fait ses études dans sa famille, l'élève passe cet examen devant un jury spécial. L'examen comprend le latin, le russe, l'allemand, le français, l'histoire naturelle, la chimie, la physique, l'histoire, les mathématiques et la statistique.

Dès son arrivée à l'Université ou à l'Académie médico-chirurgicale de Pétersbourg, quatre conditions différentes s'offrent à l'étudiant. Il peut :

1° Payer à l'État une redevance analogue à nos inscriptions ;

2° Recevoir gratuitement l'éducation ;

3° Recevoir un secours pécuniaire (*stipendium*) ;

4° Être entretenu par l'État. (Cette condition n'existe que pour l'Académie de Saint-Pétersbourg.)

A. En payant à l'État 50 roubles par an, soit 1,000 francs pour les cinq années d'études, l'élève reçu médecin est libre de tout engagement et peut exercer librement la médecine dans toute l'étendue de l'empire.

B. L'élève qui a fait gratuitement ses études doit à l'État, une fois reçu médecin, deux années de service comme médecin civil ou militaire. Ceux de l'Académie de Pétersbourg servent dans l'armée. Après ces deux années, ils sont et restent libres.

C. Le *stipendium* n'est donné qu'aux élèves ayant déjà deux années d'étude et de bons certificats des professeurs. On leur rembourse les dépenses des deux premières années. L'élève doit *au ministère qui a fourni le stipendium* cinq ans de service, s'il a reçu par mois 26 francs ; dix années, s'il a reçu 52 francs par mois.

D. L'élève qui, à l'Académie de Pétersbourg, est entretenu par l'État, reçoit 100 francs par mois ; il doit en échange dix ans de service dans la chirurgie militaire. En sortant de l'école, ses appointements sont de 1,800 francs par an, y compris le logement, l'éclairage, le chauffage et une ordonnance.

ORGANISATION DES FACULTÉS

Il existe trois classes de professeurs : ordinaires, extraordinaires, agrégés. Il faut y ajouter les *Privat-docenten*.

La nomination aux chaires a lieu par un système mixte d'élection et de concours. Lorsqu'une chaire est déclarée vacante, les professeurs agrégés ou particuliers font acte de candidature. On procède à leur élection comme candidats. Si aucun d'eux n'obtient la majorité ou si, en cas d'une candidature unique, il y a majorité de billets blancs, on proclame la mise au concours de la chaire vacante. La nomination est soumise à la sanction de l'empereur· Il n'y a pas d'exemple qu'elle n'ait pas été ratifiée.

Les épreuves consistent en deux leçons, après une heure de préparation sans livres et la présentation d'un travail sur un sujet laissé au choix du candidat. Les appointements des professeurs ordinaires sont de 12,000 francs; ceux des professeurs extraordinaires, de 8,000 ; ceux des agrégés, de 4,800. *Après la publication d'un livre important, les appointements peuvent être doublés.* La retraite est obtenue après vingt-cinq ans de service ou vingt-cinq ans de grade de médecin ou de docteur. Elle est pour les professeurs de 10,000 francs par an. Un professeur arrivé à l'époque de la retraite peut, sur la décision de l'assemblée des professeurs, être prolongé de cinq ans dans son exercice. Les *Privat-docenten* sont nommés par la faculté, après deux épreuves consistant en deux leçons faites en public.

Les professeurs doivent posséder le titre de docteur en médecine.

ORGANISATION DES ÉTUDES

La durée des études est de cinq ans, divisée en périodes : l'une de deux ans, l'autre de trois ans.

1re *année.* — Physique, chimie, histoire naturelle, anatomie.

2e *année.* — Anatomie, physiologie, chimie organique, pharmacie.

Il n'existe pas en général à la faculté de médecine de chaires de chimie, de physique et d'histoire naturelle ; les élèves suivent ces cours à la faculté des sciences.

A l'expiration de ces deux années les élèves passent l'examen dit des sciences naturelles, et ce n'est qu'après y avoir satisfait qu'ils peuvent aborder l'étude de la médecine proprement dite.

3e *année.* — Pathologie interne et externe (théorie), pathologie générale, thérapeutique et pharmacologie. — Anatomie pathologique. — Micrographie, exercices pratiques de percussion, d'auscultation, de médecine opératoire, d'anatomie chirurgicale.

4e *année.* — Clinique médicale et chirurgicale. — Médecine légale et mentale (théorie.) — Accouchements et gynécologie. — Maladies des enfants (théorie).

5e *année.* — Clinique médicale et chirurgicale. Clinique dans les services spéciaux de médecine légale, maladies mentales, maladies des enfants, d'ophtalmologie, de syphilis.

Dans toutes ces cliniques, chaque élève est chargé de suivre un certain nombre de malades et d'en prendre l'observation.

C'est après cette troisième année, qui complète les cinq années d'études, que l'élève est appelé à subir ses examens de médecin. Ils se composent de cinq séries d'épreuves orales et pratiques sur la médecine, la chirurgie, les maladies spéciales, syphilitiques, cutanées, mentales, maladies des femmes et des enfants, médecine légale et chirurgie opératoire. L'élève refusé à une de ces épreuves peut continuer ses examens ; mais il doit, après trois mois au moins et six mois au plus, subir de nouveau l'épreuve dans laquelle il a été ajourné. Si après avoir été de nouveau ajourné, ou si, lors de son premier ajournement, il a été refusé à une des épreuves qui suivent celle dans laquelle il a été ajourné, il doit recommencer à subir tout son examen et toutes les épreuves.

Il n'y a pas de thèse pour le grade de médecin.

EXAMENS DU DOCTORAT

Le doctorat n'est obligatoire que pour arriver à certaines fonctions officielles. Après un temps qui est d'ordinaire de trois années, le médecin praticien qui désire obtenir le titre de docteur passe de nouveaux examens théoriques et pratiques et soutient une thèse sur un sujet de son choix.

Les examens sont de même nature que ceux passés pour le grade de médecin, mais plus complets. Le candidat est chargé pendant quelque temps, sous la surveillance d'un des juges, du traitement de plusieurs malades. Dans les épreuves orales et écrites on exige une connaissance sérieuse de la littérature médicale ancienne et actuelle du pays et de l'étranger.

Le titre de docteur permet seul d'arriver au professorat et au grade de médecin en chef d'un hôpital ou d'un régiment. (Les régiments, en général, surtout ceux de la garde, ont leur hôpital.) Le médecin adjoint d'un hôpital, quoique chargé d'un service, n'a pas besoin de posséder le titre de docteur.

ÉDUCATION SPÉCIALE DU PERSONNEL SCIENTIFIQUE ET ENSEIGNANT

Tous les ans, parmi les élèves qui ont subi leurs examens de médecine, l'Académie médico-chirurgicale de Pétersbourg choisit les dix candidats qui ont le mieux satisfait aux épreuves. Ceux-ci peuvent, s'ils acceptent, séjourner encore trois ans à l'école où ils remplissent les fonctions de chef de clinique, de laboratoire, etc. Dès ce moment ils se spécialisent comme médecins, ou comme chirurgiens. Ensuite, à l'expiration des trois années, alors qu'ils

ont passé leurs examens de doctorat, on choisit parmi ces dix
candidats les trois qui ont paru au jury avoir le plus de valeur, et
ces trois élus sont envoyés pendant deux ans à l'étranger (France,
Angleterre, Allemagne, Italie). Ils reçoivent de l'État une subvention annuelle de 8,000 francs. Ils doivent tous les six mois envoyer
un rapport sur les sujets scientifiques qui leur ont paru offrir le
plus d'intérêt. C'est parmi ces élus que sont pris en général les
professeurs. Comme, depuis quelques années, presque tous
suivent les cours de facultés allemandes, le professeur Pirogoff est
depuis dix ou douze ans délégué par l'État pour suivre dans ces
universités les progrès des docteurs russes voyageant aux frais du
gouvernement.

MÉDECINS DE DISTRICT ET DE GOUVERNEMENT

A l'exemple de la Prusse, la Russie ne confie qu'à des médecins
dont la valeur a été constatée par des examens particuliers les
fonctions médicales d'ordre administratif, et elle ne confie certaines fonctions spéciales qu'à ceux qui ont prouvé par des
examens spéciaux leur aptitude à les remplir.

Pour être *médecin de rayon et de district*, il faut avoir passé
des examens spéciaux sur la médecine légale, la police médicale,
l'hygiène, et fait une expertise médico-légale avec autopsie et
rapport.

Pour être *chirurgien de district*, il faut, après avoir passé le
même examen, observer à l'hôpital pendant quinze jours deux
malades de chirurgie ; subir un examen oral, satisfaire à
une épreuve pratique d'anatomie chirurgicale, faire plusieurs
opérations sur le cadavre et deux grandes opérations sur le
vivant.

Pour être *accoucheur de district*, il faut, après avoir subi
l'examen de médecin de district, subir un examen portant sur la
gynécologie, l'obstétrique et les maladies des enfants ; faire un
accouchement avec observation écrite, recueillir deux observations
obstétricales (forceps ou version) et répéter sur le mannequin
quelques manœuvres obstétricales.

Pour être *inspecteur médical*, il faut passer de nouveaux
examens sur la médecine légale et la toxicologie et avoir dix ans
de service comme médecin de district.

SUISSE

L'organisation médicale de la Suisse est si différente, suivant les cantons, que beaucoup de médecins suisses hésitent, lorsqu'on les interroge sur les lois en vigueur dans les cantons auxquels ils n'appartiennent pas.

Toutefois, cette organisation peut se ramener à deux types principaux. Dans trois des quatre cantons de langue française (Vaud, Genève et le Valais), et dans le canton de langue italienne (Tessin), il suffit, pour y pratiquer la médecine, d'être muni d'un diplôme donnant droit à l'examen légal dans le pays où ce diplôme a été obtenu. Ainsi, pour celui qui a fait ses études en France ou en Italie, le diplôme de docteur ; pour le médecin venant d'Allemagne, le diplôme de *Arzt;* pour celui qui a étudié dans la Suisse allemande, le diplôme donné par le jury d'État. Cependant, dans le canton de Vaud, quels que soient les titres et les diplômes reçus à l'étranger, ou dans un autre canton, il est nécessaire de subir un nouvel examen oral sur les différentes branches de la médecine.

Les dix-sept cantons de langue allemande ont conclu entre eux une sorte de concordat, auquel a adhéré le canton de Neuchâtel; l'organisation est calquée sur celle de l'Allemagne. Les trois universités de Bâle, Berne et Zurich délivrent après examens le titre de docteur, mais ce titre purement universitaire ne donne pas droit à la pratique. Ce droit n'appartient qu'à ceux qui ont subi l'examen d'État, examen qui se passe du reste au siège de ces universités, devant un jury composé de professeurs et de médecins n'appartenant pas au corps enseignant.

Pour se présenter devant ce jury, il faut avoir le titre de docteur d'une université suisse ou étrangère.

CONCLUSIONS

De l'examen rapide, mais forcément un peu long, des lois qui régissent la profession médicale à l'étranger, résulte la constatation de plusieurs faits très importants pour la solution des questions qui font l'objet de ce rapport.

La théorie qui, chez toutes les nations de l'Europe, a présidé à l'organisation de la profession médicale est celle-ci : *L'État ayant l'obligation morale de protéger la santé et la vie des citoyens,* mais ceux ci étant incapables de pouvoir apprécier si tel ou tel individu a les connaissances suffisantes pour pratiquer la médecine avec sécurité pour les malades, *l'État revêt de certains titres et marque, en quelque sorte, du sceau de sa garantie ceux qu'il présente aux citoyens comme dignes de leur confiance.* Seuls les États-Unis d'Amérique font exception à cette loi générale.

A cette première théorie s'en est ajoutée une seconde, acceptée également par tous les États de l'Europe, mais repoussée par l'Angleterre. Pour préserver les citoyens de la tentation de s'adresser à des personnes n'offrant pas des garanties suffisantes de savoir et pour les protéger contre les sollicitations, les surprises du charlatanisme et même contre leur propre incompétence, l'exercice de la profession médicale est monopolisé entre les mains de ceux qui ont obtenu le titre légal, ce droit est dénié à tous les autres, et l'exercice sans le diplôme, devenant dès lors illégal, est considéré comme un délit.

Enfin, une troisième théorie, repoussée encore par l'Angleterre accompagnée cette fois de la Belgique, auxquelles on peut joindre l'Italie et la Hollande, mais acceptée par la France, l'Autriche, l'Allemagne et la Russie, est celle-ci : pour se donner à lui-même la garantie que les individus qu'il couvre de son patronage auront le degré et la *qualité* d'instruction qu'il juge nécessaires, l'État monopolise l'enseignement ; l'instruction est donnée dans des écoles soutenues par le budget de l'État, formées de professeurs fonctionnaires de l'État. Cependant, *même dans les pays où existe la liberté de l'enseignement*, aucun corps indépendant de l'État ne peut donner le titre donnant droit à l'exercice légal, et l'État intervient *toujours* à la fin des études pour contrôler, avant de leur permettre de se livrer à la pratique professionnelle, le degré d'instruction donné par les écoles libres.

Ainsi, en Angleterre, l'État, par le *Medical Act* de 1858, en ne reconnaissant comme valables que certains titres, donnés sous certaines conditions par certaines corporations, transforme ces corporations en institutions d'État, et le *General Council of medical Education and Registration* exerce au nom de l'État un contrôle fort sévère, puisqu'il peut aller jusqu'à la radiation de la liste de médecins légalement investis du droit de pratique, mais convaincus d'indignité, même seulement professionnelle.

En Belgique, les jurys *combinés* fonctionnent au nom de l'État, sous la présidence d'un délégué de l'État, et les diplômes des universités isolées ne donnent pas droit à la pratique.

En Hollande, il en est de même, et le jury d'État y fonctionne comme en Allemagne.

En Italie, enfin, les universités libres ne délivrent pas de diplômes et les élèves doivent passer leurs deux dernières années d'études dans les universités de l'État.

Puisque chaque pays exige de ceux qui veulent embrasser la carrière médicale la preuve de connaissances spéciales, il semblerait tout d'abord possible de ne demander aux médecins étrangers, désirant exercer en France, que la présentation du diplôme leur donnant droit à l'exercice légal dans leur propre pays. Malheureusement, ce principe ne pourrait être admis que si dans tous les États ce titre légal avait la même valeur scientifique. Or, cette parité n'existe pas. On peut même dire qu'elle ne saurait exister.

En effet, si la médecine est une, si l'étendue des connaissances nécessaires à la pratique de l'art de guérir ne varie pas avec la constitution politique des États, la relation entre les besoins et les ressources varie beaucoup de pays à pays. Dans ceux où l'instruction générale est peu répandue, où le nombre des médecins est trop peu élevé par rapport au chiffre de la population, l'État ne peut se montrer et ne se montre pas difficile dans la collation des grades. C'est seulement ainsi que peut s'expliquer l'existence en France des officiers de santé, médecins insuffisants, créés grâce à la permanence d'une institution déplorable qui est supprimée aujourd'hui dans toute l'Europe, sauf en Portugal.

Peut-on du moins admettre l'équivalence légale au titre de docteur en médecine français, à l'égard des pays conférant un titre ayant une valeur égale à celui que confèrent les facultés françaises ? Ici encore je crois qu'on doit répondre par la négative.

Je ne tire point un argument, qui serait du reste légitime, de ce fait que le médecin français ne peut exercer nulle part à l'étranger, sauf en Espagne et en Suisse (et seulement dans trois ou quatre cantons), sans avoir subi dans le pays où il désire s'établir des examens probatoires ; mais s'il est digne de la France d'ouvrir largement ses portes à ceux qui viennent lui demander asile, je n'admets pas qu'il nous soit permis de pousser le libéralisme jusqu'à compromettre la santé et la vie de nos concitoyens en les confiant sans contrôle préalable à l'ignorance ou à l'insuffisance *possibles, sinon probables*, de médecins étrangers.

Cette exclusion adoptée par toutes les grandes nations de l'Europe se justifie d'elle-même. En effet, chaque pays soumet les candidats au titre de médecin à des conditions d'étude et à des examens qui lui paraissent pouvoir assurer le plus efficacement la valeur des garanties qu'offre, pour le public, la possession du titre à l'exercice légal ; si certaines conditions exigées à l'étranger semblent à un gouvernement quelconque capables d'augmenter encore la valeur de cette garantie, ce gouvernement les introduit dans sa législation spéciale.

De là ces réformes effectuées en Angleterre, par le *Medical Act* de 1858 ; en Prusse, par la loi de 1869 ; en Autriche, par celle de 1872 ; en Hollande par celle de 1865 ; de là aussi les réformes proposées actuellement en Hollande et en Belgique. Il est donc naturel que, regardant la législation en vigueur dans les autres pays comme inférieure à celle qu'il a adoptée, chaque gouvernement soumette le médecin étranger à des examens qui ne sauraient, du reste, être pour le postulant qu'une simple formalité, s'il possède réellement les connaissances nécessaires à l'art de guérir.

Il y a plus, si, au lieu de se perdre dans les nuages de la théorie et dans les rêveries de l'idéologie libérale, on reste dans le terre à terre de la pratique, on constate qu'un médecin ne quitte presque jamais le pays où il a fait ses études, obtenu ses diplômes et commencé à pratiquer, que s'il y réussit peu, ou si des causes plus graves, qu'il se garde bien d'avouer, le forcent à s'éloigner. La France est pour ceux-là un refuge, et si elle compte alors un médecin de plus, elle ne s'enrichit pas en général d'un savant de plus ; car ce n'est pas pour cultiver la science, c'est pour cultiver la clientèle, ou, pour appeler les choses par leur nom, c'est pour gagner de l'argent que ces médecins viennent s'établir en France. C'est donc par un sentiment de prudence, qu'on ne saurait trouver exagéré, que les nations de l'Europe les plus avancées dans la voie du progrès et les plus réellement libérales, exigent que le médecin étranger, quel que soit son diplôme, se soumette aux examens qui ont pour effet de donner à celui qui y satisfait le titre légal à l'exercice de la profession médicale, et quand, pour obéir à la loi, on a obligé des hommes comme Dumas et Soubeiran à se soumettre à la formalité du doctorat, avant d'être nommés professeurs de notre Faculté, on ne voit pas pourquoi les médecins étrangers, qui demandent à obtenir une faveur qui livre entre leurs mains la vie de nos compatriotes, se refuseraient à subir ce qui ne doit être pour eux qu'une simple formalité.

Cependant, la loi française permet au gouvernement d'admettre l'équivalence des diplômes étrangers. L'article 4 de la loi du 19 ventôse an XI établit « que le gouvernement pourra, s'il le juge convenable, accorder à un médecin ou à un chirurgien étranger *gradué dans une Université étrangère*, le droit d'exercer la médecine et la chirurgie sur le territoire de la république ».

Cette loi aurait dû être abrogée depuis longtemps et elle le serait sans doute depuis longtemps, si la France n'était pas le pays où on subit le plus de révolutions, mais où l'on fait le moins de réformes.

L'organisation actuelle de la médecine dans plusieurs États de l'Europe rendrait dangereuse l'application stricte de la loi, prise dans sa lettre et non dans son esprit, puisqu'elle donnerait au gouvernement la faculté de concéder le droit de pratiquer en France à des gradués d'universités étrangères, *n'ayant pas le droit de pratiquer la médecine* même dans le pays auquel appartient l'université qui leur a conféré leur titre. Ainsi, les gradués de quelques universités étrangères, c'est-à-dire ceux ayant obtenu le diplôme scientifique de docteur en médecine dans les quatre universités belges, les trois universités hollandaises, les trois universités suisses et dans toutes les universités de l'empire d'Allemagne pourraient, de par la loi du 19 ventôse an XI, être autorisés à pratiquer la médecine en France, alors qu'ils n'ont pas le droit de l'exercer dans leur pays, si à leur titre de docteur ils ne joignent pas, pour la Belgique, le diplôme donné par les jurys combinés, et pour la Hollande, la Suisse allemande et l'empire d'Allemagne, le diplôme donné par l'examen d'État.

Sans doute, le gouvernement reste libre d'user ou de ne pas user de la faculté que lui donne la loi ; mais tous ceux qui se sont succédé jusqu'aujourd'hui, quel qu'ait été leur titre, l'ont si souvent mise à profit, qu'il suffit de parcourir la liste des médecins pour y trouver bon nombre de docteurs d'Iéna, de Giessen, de Louvain et de Bruxelles. Mais, il faut bien le dire, les gouvernements, en donnant ces autorisations, n'ont pas toujours obéi à leurs réels désirs, et nous nous trouvons ici en présence d'un des graves inconvénients de la loi de l'an XI. Un ambassadeur étranger demande au gouvernement français d'accorder le droit de pratique à un de ses compatriotes, qu'il protège. C'est, dit-il, un homme distingué, jouissant d'une grande réputation dans son pays et autres arguments de même valeur, c'est-à-dire à peu près toujours d'une valeur nulle. Le gouvernement, peu favorable à la demande, se retranche derrière son incompétence scientifique et la nécessité de consulter la Faculté, compétente en matière de médecine ; il oppose même l'avis défavorable de la Faculté antérieurement consultée ; mais l'ambassadeur, armé de la loi de l'an XI, montre que le gouvernement a le droit, s'il le veut, d'accorder la demande sans consulter la Faculté ; il objecte que, si on ne lui accorde pas la faveur qu'il demande, il ne saurait voir dans ce refus qu'une preuve de mauvais vouloir, et le résultat de tout ceci est..... que la France et surtout Paris sont devenus comme le rendez-vous des charlatans de l'Europe et du Nouveau Monde.

Il est donc indispensable, urgent, que cet article de la loi de l'an XI soit complètement abrogé, et que nul ne puisse être autorisé à pratiquer la médecine en France sans avoir prouvé, par un examen subi devant des juges compétents, qu'il a les qualités requises pour exercer la médecine sans danger et avec profit pour les malades.

Il serait souverainement imprudent de continuer à admettre, comme on le fait trop souvent, l'équivalence des diplômes ; mais ce serait dépasser les limites de la prudence que d'obliger tous ceux qui veulent pratiquer en France à se soumettre à la loi commune et à suivre pendant quatre années les cours d'une Faculté avant d'être admis aux examens. Considérer les titres obtenus à l'étranger comme l'équivalent des quatre années d'études, admettre de suite le postulant aux examens du doctorat, c'est allier à la fois la prudence et le véritable libéralisme.

Telle est, du reste, la doctrine suivie par la Faculté, et elle propose d'ordinaire au ministre, toutes les fois qu'elle est consultée, d'accorder aux médecins étrangers l'autorisation de se présenter directement aux examens du doctorat, lorsque ces médecins sont en possession de titres médicaux obtenus par des examens sérieux.

Mais ici une difficulté se présente, et c'est précisément la solution de cette difficulté qui a motivé ce rapport ; quels titres devons-nous prendre en considération ? Quels sont ceux dont la valeur peut être regardée comme suffisante ?

Nous n'admettons nos élèves à passer leurs examens du doctorat qu'après un certain nombre d'années d'études, et même nous voulons que pendant un temps, dont la durée minimum est fixée à deux ans, ils aient suivi la pratique des hôpitaux. Pourquoi cela ? C'est parce que nous voulons nous garantir contre les surprises et les hasards toujours possibles de l'examen. Si la loi a cru devoir fixer à une époque minimum de quatre années la durée des études médicales, c'est parce qu'il faut, pour pratiquer la médecine non seulement des connaissances théoriques, mais aussi une certaine expérience. Il est donc juste et logique de vouloir que l'étranger, avant d'être admis à subir les examens du doctorat français, ait subi aussi cette initiation préalable, et lorsque des élèves ou des médecins étrangers viennent demander la dispense des seize inscriptions, c'est-à-dire de la scolarité, il est important de savoir si les titres qu'ils nous soumettent représentent ce minimum de garanties, ce minimum d'années d'études que nous exigeons de nos élèves.

Or, la valeur de ces titres varie suivant les pays, et quelques-uns représentent une somme de connaissances notamment inférieure à celles que doivent posséder les docteurs en médecine français ; car ils peuvent être obtenus sans que le candidat ait subi l'initiation préalable que la loi française exige de tous ceux qui se présentent aux examens du doctorat. C'est pour cette raison que l'autorisation de se présenter directement aux examens ne devrait pas, dans l'opinion de votre rapporteur, être accordée à ceux qui sont seulement en possession des titres de *licenciado* donné en Portugal aux officiers de santé, de *licencié* d'une faculté espagnole et d'un titre quelconque de provenance américaine, car ils représentent une somme de connaissances insuffisante, et de plus ces derniers sont l'objet d'un trafic scandaleux qui leur retire toute valeur.

Il faudrait de même repousser les titres de docteur d'une université belge (diplôme scientifique); docteur d'une université allemande (autre que Wurzburg, Erlangen, Munich); bachelier en médecine de la faculté de Coïmbre; docteur des universités de Bâle, Berne, Zurich, Utrecht, Leyde, Groningen, lorsque à ce diplôme universitaire n'est pas joint le diplôme de docteur donné par l'examen d'État, ces titres ne donnant pas droit à l'exercice de la médecine, même dans le pays où ils ont été délivrés.

Les titres donnant droit à l'exercice légal et pouvant être acceptés par la Faculté comme équivalent à nos quatre années d'études sont :

Pour la Belgique, le doctorat *légal*, titre obtenu devant les jurys combinés.

Pour la Hollande, le titre de docteur des universités de Leyde, Utrecht, Groningen, accompagné du diplôme conféré par l'examen d'État, et le titre de *arts*.

Pour la Bavière, le titre de docteur des universités de Wurzburg, Erlangen, Munich.

Pour l'empire d'Allemagne (sauf la Bavière), le titre de *Arzt* donné par l'examen d'État.

Pour l'Autriche, le titre de docteur des universités de Vienne, Prague, Gratz, Inspruck, Cracovie.

Pour le Danemark, les titres de candidat et de docteur en médecine.

Pour le Portugal, les titres de docteur de l'université de Coïmbre et celui de médecin-chirurgien des écoles de Lisbonne et de Porto.

Pour l'Espagne, le titre de docteur.

Pour l'Italie, le titre de docteur.

Pour la Suisse, le titre donné par l'*examen d'État* devant les facultés de Berne, Bâle, Zurich (mais non le simple titre de docteur donné par ces universités).

Pour la Russie, les titres de médecin (*liekar*) et de docteur.

Pour le Brésil, le titre de docteur.

Mais il ne faut pas oublier que la plupart des médecins qui viennent en France pour y exercer la médecine n'y viennent en général que parce qu'ils ne rencontrent pas chez eux de chances suffisantes de succès ; que l'expatriation a quelquefois des causes peu avouables ; enfin, que *le diplôme peut avoir été volé ou falsifié*.

Il serait donc à désirer qu'avant d'accorder ainsi aux étrangers l'autorisation de se présenter aux examens, le bureau de la Faculté se mît toujours en rapport, par lettre officielle, avec le corps ayant délivré le diplôme qu'on lui présente, afin de savoir si ce diplôme a été valablement délivré ou si le droit de pratique n'a pas été supprimé au titulaire pour cause d'indignité professionnelle ou de délits de droit commun.

Quant aux médecins en possession d'un diplôme non acceptable comme n'étant pas équivalent aux quatre années d'études, il serait utile de les soumettre à un examen oral *officieux* avant de se prononcer sur leur demande, et l'autorisation de se présenter aux examens du doctorat ne leur serait délivrée qu'après avis favorable du jury de professeurs chargé de cet examen officieux.

Enfin, il est un dernier point sur lequel il importe d'appeler l'attention du gouvernement. Beaucoup d'officiers de santé français en possession du titre de docteur des universités *belges* ou *allemandes*, titres sans valeur légale en Belgique et en Allemagne ; beaucoup d'individus exerçant l'art de dentiste et en possession du titre de docteur d'une université américaine, belge ou allemande, accolent à leur nom le titre de docteur et surprennent ainsi la bonne foi des malades qui les croient docteurs d'une faculté française.

Il serait à désirer que la loi française interdît de prendre publiquement et dans l'exercice de la profession médicale le titre de docteur, *toutes les fois que ce titre n'a pas été obtenu devant une faculté française*. On interdit le port d'un ruban étranger simulant celui de la Légion d'honneur; il y a bien plus d'importance encore à empêcher le port d'un titre qui, par la similitude avec celui que confèrent les facultés françaises, inspire à tort aux malades une confiance qui peut leur coûter la vie.

APPENDICE

Ici, Messieurs, devrait s'arrêter ce rapport, et c'est ici en effet, qu'il s'arrêtait tout d'abord. Mais quelques-uns de nos collègues m'ont engagé à y ajouter sous forme d'appendice l'examen des projets aujourd'hui en discussion et l'indication des principales réformes qu'exige l'imperfection actuelle de nos institutions médicales, en mettant à profit l'expérience que nous fournit l'étude de l'organisation de l'enseignement de la médecine à l'étranger.

J'ai quelque temps hésité à entreprendre ce travail, d'abord parce qu'essayer ce rapprochement, c'était convertir ce rapport en une sorte de réquisitoire contre ce qui existe dans notre pays ; en second lieu, parce que les arguments que je pourrais produire ne sauraient avoir aucune influence sur les décisions à prendre. En France, à l'inverse de ce qui se passe en Angleterre, en Allemagne, en Autriche, en Russie, lorsqu'il faut organiser ou réformer la médecine civile ou militaire, ce n'est pas à des médecins, seuls juges compétents cependant, que l'on confie le soin de discuter la nature et l'étendue des réformes, mais à des commissions dans lesquelles le médecin ne figure qu'à titre d'exception, sous le prétexte assez singulier, qu'étant intéressé dans la solution du problème, qu'il connaît pourtant mieux que tout autre, il ne saurait être un juge impartial.

Un pareil argument, s'il pouvait jamais avoir quelque valeur, ne saurait dans aucun cas vous être applicable. Lorsque après une vie consacrée à l'étude et au travail, on a l'honneur d'être arrivé au professorat, à la Faculté de médecine de Paris, c'est-à-dire à la situation la plus élevée à laquelle on puisse parvenir dans la carrière médicale, on ne saurait être accusé d'agir dans un intérêt personnel, en réclamant des améliorations et des réformes dans le domaine des choses de la médecine.

L'enseignement médical est en général mieux organisé à l'étranger qu'il ne l'est en France, et bien des causes expliquent l'infériorité de notre organisation.

En Prusse, en Russie, en Autriche, lorsqu'il s'agit de modifier en quelques points la médecine civile ou militaire, l'examen des réformes à effectuer, la rédaction des nouveaux projets, sont toujours confiés à des médecins. De plus, la direction des affaires médicales centralisée dans un ministère ou dans une division spéciale d'un ministère est confiée à un médecin ou à une réunion de médecins : en Russie, à chacun des trois médecins, chefs des trois départements de la médecine civile, militaire et navale ; en Prusse, à la commission médicale dont j'ai donné plus haut les attributions et la composition ; en Autriche, à une division spéciale du ministère et à une commission, dont le professeur Rokitansky est le président ; en Angleterre au *General Council of medical Education.*

Presque partout, si nous exceptons le médecin militaire qui relève naturellement du ministère de la guerre, le médecin, qu'il s'agisse de son instruction comme élève, ou de sa pratique professionnelle comme médecin praticien, relève d'une même administration, toujours compétente, puisque à sa tête est un médecin ; et, pour mieux marquer ce qu'a d'important et surtout de technique l'organisation médicale, le ministère de l'instruction publique en Prusse prend le nom de *ministère de l'instruction publique, des cultes* ET DES AFFAIRES MÉDICALES.

En France, un médecin peut relever de trois ministères : comme médecin praticien, du ministère de l'agriculture et du commerce ; comme chirurgien des hôpitaux de Paris, du ministère de l'intérieur ; comme professeur à la Faculté, du ministère de l'instruction publique. Ce n'est pas tout, en France comme en Italie, il n'existe pas de Conseil spécial pour la médecine, mais un Conseil supérieur de l'instruction publique ; aussi, la compétence spéciale des deux ou trois membres, qu'il pourrait posséder, est-elle annihilée par l'incompétence (du moins pour ce qui concerne la médecine), de tous les autres membres composant le Conseil. Ici, comme en beaucoup d'autres choses, le précepte qu'on suit le moins en France est celui que caractérise si bien la maxime britannique : *The right man in the right place.*

Aujourd'hui comme en 1870, des questions de la plus haute gravité s'agitent autour de nous et, malheureusement, je dois dire aussi, en dehors de nous. Qu'il s'agisse de créer de nouvelles facultés, de décréter la liberté de l'enseignement supérieur, personne ne songe à demander à votre expérience, à votre compétence, si des dangers immenses ne sont pas cachés sous de pareils projets. Ces dangers, je crois utile de les mettre en lumière et, pour en apprécier l'étendue, pour montrer comment on peut les éviter, nous joindrons à l'expérience personnelle que vous devez à une longue carrière exclusivement consacrée à la médecine, l'expérience acquise par les autres peuples et que nous pouvons nous approprier par l'étude des réformes effectuées à l'étranger dans l'organisation de l'enseignement et de l'exercice de la médecine.

Deux projets attirent en ce moment l'attention du corps médical : la liberté de l'enseignement supérieur, la création de nouvelles facultés de l'État. Or, dans les discussions actuelles sur la réforme et l'organisation de l'enseignement supérieur en France, on oublie trop qu'il faut placer absolument hors cadre et isoler la médecine.

La médecine, en effet, comme enseignement et comme pratique, diffère absolument des autres branches de la science. On peut créer où l'on veut des facultés de droit, des lettres, des sciences, de théologie ; il ne faut pour cela (outre le personnel enseignant nécessaire partout, quel que soit le siège de la Faculté) que de l'argent pour construire des bâtiments, pour ouvrir des salles de cours, pour fonder une bibliothèque ; et, lorsqu'il s'agit d'une faculté des sciences, pour organiser des musées et des laboratoires On peut donc placer ces facultés dans des villes de troisième et de quatrième ordre ; il y a même à cela cet avantage que professeurs et élèves ne sont pas troublés par l'agitation inséparable des grandes villes.

Pour la médecine, il n'en est plus de même : les salles de cours,

les bibliothèques, les musées, les laboratoires, l'argent même, ne
suffisent plus, il faut pouvoir annexer à la faculté des hôpitaux
renfermant un nombre suffisant de malades. On ne peut donc
placer une école de médecine que dans une ville importante et
dont la population ouvrière et industrielle puisse offrir, dans les
maladies ou les accidents qui la frappent, de suffisants sujets
d'étude : Paris, Lyon, Bordeaux, Lille, Nantes, Marseille et Rouen
sont à peu près les seules villes qui offrent *à cet égard* des ressources suffisantes. La Faculté de Montpellier, placée dans une
ville qui ne compte que 57,000 habitants, a pu être justement
célèbre à une époque où la médecine, se faisant à peu près en
dehors du malade, se bornait à discuter de hautes subtilités phi-
losophiques ; aujourd'hui elle manque des éléments indispensables à un enseignement clinique sérieux. Quant à la nouvelle
faculté de Nancy, il est regrettable qu'on ait transformé une question toute pratique d'organisation en une question de sentiment,
et qu'on ait oublié, en voulant doter la Lorraine d'une faculté,
qu'on ne vivifie pas plus un mort-né qu'on ne fait revivre un
cadavre. Pour moi, j'ai la conviction profonde que l'intérêt de la
France serait de voir la Faculté de Montpellier transférée à Bordeaux et celle de Nancy à Lyon, où elle aurait dû être placée tout
d'abord.

Réunir au siège d'une université les cinq facultés, ainsi que le
demandent les projets législatifs et le rapport de M. Bert, c'est, ou
bien se condamner à réunir seulement dans quelques grands
centres les étudiants en droit, en lettres, en sciences, ou bien s'exposer à réduire à l'impuissance la faculté de médecine, si elle
était placée, avec l'université, dans des villes de troisième ou quatrième ordre dépourvues de grands hôpitaux. On peut, comme le
conseille M. Bert, rechercher pour une faculté de médecine le contact d'une faculté des sciences ; on le peut d'autant mieux que,
dans beaucoup d'universités étrangères, c'est à la faculté des
sciences que se font les cours de chimie, de physique, de botanique, destinés aux élèves de la faculté de médecine ; mais, quant
au contact des facultés de droit et des lettres avec la faculté de
médecine, il me paraît avoir plus d'inconvénients que d'avantages.

Ce rapprochement des facultés existe à Paris, et, pour mon
compte personnel, je ne vois pas en quoi nos collègues de l'Ecole

de droit peuvent m'aider dans mon enseignement et, comme le
dit le rapport de M. Bert, « exciter mon émulation ». J'ignore
jusqu'au nom de la plupart de ces professeurs, car nos études, nos
fonctions, notre profession, n'établissent entre nous aucun point
de contact. Le café me paraît être le seul lieu où se fasse la réunion des étudiants en droit ou en médecine, à moins qu'elle ne
s'opère dans l'une ou l'autre des écoles, quand il s'agit d'y porter
le désordre et de troubler le cours d'un professeur, regardé comme
trop sévère aux examens.

Les différences entre les facultés ne sont pas moins grandes
lorsqu'il s'agit d'examiner la question du titre professionnel ;
question grave à laquelle on se heurte tout d'abord dans l'étude
des projets concernant la liberté de l'enseignement supérieur et
qui, si elle est mal résolue, comme le rapport de M. P. Bert
m'autorise à le craindre, peut causer l'abaissement, l'avilissement même de la profession médicale et la mort de bien des
malades.

Les titres de docteur ès lettres, en théologie, sont plutôt honorifiques et universitaires que professionnels ; il n'en est plus de
même des titres donnés par les facultés de droit et de médecine.
Or, supposons qu'on ait accordé la liberté de l'enseignement et
commis la faute inouïe de donner à des facultés libres, et même
seulement à de *nouvelles facultés de l'Etat*, le droit de faire des
licenciés en droit, des docteurs en droit et en médecine ; supposons
(et cette supposition se réaliserait infailliblement) qu'une ou plusieurs de ces facultés donnent trop facilement ces titres *professionnels ;* quelles seront les conséquences de cette indulgence ?
Elles seront peu graves pour le droit, elles seront désastreuses
pour la médecine.

L'avocat inscrit au tableau, grâce à un titre trop libéralement
donné, subit le contrôle incessant des collègues qui l'écoutent,
des juges qui accueillent ou repoussent ses conclusions, et même,
s'il se borne à donner des consultations, il ne pourra longtemps
jouir de la faveur imméritée de ses clients, car ceux-ci, en perdant
leur procès, verront qu'ils ont été mal conseillés. Un avocat instruit
peut rester dans l'ombre faute d'une occasion qui le mette en
lumière ; un avocat incapable, fût-il docteur en droit, verrait à
coup sûr se stériliser entre ses mains le titre professionnel qui lui
aurait été trop facilement donné.

Pour le médecin, les conditions sont toutes différentes. Pour lui, pas de contrôle; tout se passe, non plus au grand jour d'un tribunal, mais dans l'intimité, dans le secret d'une chambre de malade. Le résultat de ses soins ne pourra même pas éclairer le client sur leur valeur, car celui-ci, incapable d'apprécier l'action du médecin, tantôt lui imputera à tort la mort d'un parent soigné avec toute la science possible; tantôt accablera de sa reconnaissance et de ses louanges un médecin insuffisant dont l'intervention n'aura pu heureusement *empêcher* une guérison survenue malgré une médication inopportune. Le tombeau fait le silence sur les erreurs et l'incapacité du médecin; l'arrêt du tribunal consacre hautement l'intelligence, le savoir et le talent de l'avocat.

Il est de salut public, du devoir strict de l'État, de n'abandonner à personne autre qu'aux juges auxquels il délègue ses droits, et qui agissent en son nom, la mission délicate, difficile, de se prononcer sur la valeur réelle de ceux qui désirent obtenir le droit légal d'exercer la médecine. Confier, ou plutôt abandonner la collation des grades à des facultés libres, c'est *provoquer à l'homicide légal par ignorance.* S'imaginer que les professeurs de ces facultés libres feront toujours preuve d'une juste sévérité, qu'ils ne craindront pas de montrer, par de nombreux refus aux examens, l'insuffisance de leur propre enseignement, c'est témoigner d'une bien faible connaissance du cœur humain.

Adopter l'institution des facultés libres délivrant des diplômes de docteur en médecine, c'est aller au-devant de malheurs irréparables. Donner, comme le veut la loi dont M. Bert est le rapporteur, et qui heureusement n'est encore qu'à l'état de menace, le droit à cinq facultés de faire des docteurs, c'est augmenter le désordre qui règne déjà aujourd'hui, créer le chaos et compromettre gravement la sécurité des malades, en les exposant à donner leur confiance à des médecins insuffisamment instruits.

Le droit étant égal pour tous les docteurs, ce titre de docteur, le même pour tous, doit représenter une somme de connaissances sensiblement égale pour tous. Or, on peut être assuré que l'une ou plusieurs de ces cinq facultés attireront vers elles la faveur des élèves, moins par la supériorité de leur enseignement que par l'indulgence des examinateurs. Aujourd'hui même, alors que ces causes d'indulgence n'existent pas, il arrive trop souvent que la sévérité des juges n'est pas égale dans toutes nos facultés, et l'exemple

suivant, que le hasard de mes fonctions de juge a placé sous mes
yeux et qui peut être exceptionnel, deviendrait la règle avec des
facultés multiples conférant le titre à l'exercice professionnel. Je
reproduis d'abord le dossier du candidat.

Char... (Antoine), né à J... (Haute-Loire).
Seize inscriptions à Paris, de novembre 1860 à juillet 1866.

1er examen, fin d'année.	24 juil. 1861, reçu avec la note. *satisfait*	
2e —	11 août 1862. . . . . ajourné	
	19 nov. 1862, reçu avec la note. *satisfait*	
3e —	12 novembre 1863 . . . . . . ajourné	
	18 nov. 1864, reçu avec la note. passable	
1er examen de doctorat.	5 juillet 1866. . . ajourné à six mois	
	12 janvier 1867 . . ajourné à trois mois	A Paris.
	16 mai 1867. . . . id.	
	5 juin 1869. . . . id.	
	12 août 1869. . . . id.	
	22 déc. 1869, reçu avec la note. *satisfait*	
2e examen de doctorat.	4 mai 1870 . . . . ajourné	
	29 mai 1870 . . . . ajourné	
	13 juin 1871, reçu avec la note. médiocre	
3e examen de doctorat.	24 juin 1871, id. id. médiocre	A Montpellier.
4e examen de doctorat.	4 juil. 1871, id. id. *satisfait*	
5e examen de doctorat.	19 juil. 1871, id. id. médiocre	
Thèse.	23 août 1871. . . . . ajourné	A Paris. A Montpellier.
	24 janv. 1872, reçu avec la note. passable	

Ainsi, ce candidat refusé cinq fois à son premier examen de
doctorat, refusé deux fois à son second examen, ayant mis quatre
ans pour ne passer avec succès qu'un examen de doctorat (du
5 juillet 1866 au 29 mai 1870), va à Montpellier, et, là en trente-
six jours (du 13 juin au 19 juillet 1871) il passe avec succès quatre
examens. Aurait-il donc, pendant ce triste hiver de 1870-71, réparé
le temps perdu et acquis des connaissances qu'il n'avait pas à
Paris? en aucune façon; car le 23 août, juge de sa thèse et constatant qu'il ne connaissait même pas le sujet sur lequel il était
sensé avoir écrit, j'ai cru devoir, comme la loi m'y autorise,
l'interroger sur les matières de ces examens passés si rapidement
à Montpellier, et la nullité du candidat nous imposa le devoir de
le refuser. Ayant mieux appris la question faisant le sujet de sa
thèse, il a pu être reçu docteur le 24 janvier 1872, avec la note
passable. Il est certain que, si l'on instituait de nouvelles facultés
ayant le droit de donner le diplôme professionnel, de pareils can-

didats, *qui ne devraient jamais être docteurs et qui ne pourraient,* comme je le dirai tout à l'heure, *avoir le titre légal ni en Autriche, ni en Prusse,* ne mettraient pas quatre ans pour n'arriver qu'à satisfaire à un examen, ils trouveraient facilement dans une de ces facultés une indulgence qu'ils ne trouveraient pas à Paris ou dans les autres facultés nouvelles, telles que semblent le comporter les projets discutés en ce moment à l'Assemblée nationale. Et cependant, partout en Europe, à l'époque actuelle, la tendance générale est à l'unifaction du titre donnant droit à l'exercice légal. La Prusse, la Hollande, la Suisse allemande, la Bavière ont l'examen d'État ; l'Autriche a introduit dans les jurys des facultés des juges n'appartenant pas au corps enseignant et qui, attachés tantôt à une université, tantôt à une autre, établissent ainsi une sorte de parité dans la sévérité des divers jurys. L'Angleterre cherche à réaliser la mise en pratique de l'examen d'État, et poursuit la création de jurys spéciaux formés de juges délégués par l'État et par les corporations enseignantes, ou donnant des titres. Si donc, on croyait devoir augmenter le nombre des facultés, il faudrait, comme je le dirai plus loin, instituer l'examen d'État, en l'appropriant à notre organisation et à la constitution géographique de notre pays.

L'argument sur lequel on s'appuie le plus volontiers pour justifier la création de facultés nouvelles est tiré de la pénurie des secours médicaux, de la décroissance dans le nombre des médecins. Il semble, d'après le rapport de M. Bert, qu'il suffit de créer des facultés pour augmenter proportionnellement le chiffre du personnel médical. C'est là une erreur qu'on est étonné de voir commettre par un savant aussi distingué que M. Bert, et qu'on ne peut s'expliquer que par cette circonstance : que le titre de docteur en médecine n'est, pour notre éminent collègue, qu'un titre honorifique, qu'il a eu la bonne fortune de ne pas devoir utiliser pour l'exercice de la profession.

Une seule cause suffirait déjà pour expliquer la diminution générale du nombre des médecins. Cette cause que les médecins praticiens ne connaissent que trop, c'est que la profession médicale, en échange d'une éducation longue et coûteuse, d'une vie d'étude, de travail, de fatigue, de dévouement, ne donne qu'une rémunération insuffisante. Trop souvent, à la fin d'une longue carrière, la mort du médecin prive sa famille du seul capital qui lui avait permis de s'élever et de vivre dans une situation, il est vrai, presque toujours précaire. La multiplication des sociétés de secours mutuels, des caisses de secours a encore aggravé cette situation en avilissant le prix des visites, et cet avilissement a été rendu possible par le fait de la concurrence des médecins, obligés par la pénurie de leurs ressources pécuniaires à accepter et même à solliciter la clientèle de ces sociétés.

Le rapport de M. Bert, et très probablement ceux au nom desquels il est rédigé, semblent croire qu'il suffit seulement, pour donner des médecins aux villages qui en sont dépourvus, d'augmenter le nombre des docteurs en médecine que possède la France. C'est là une erreur complète qu'il importe de combattre. Le nombre des médecins ne pourrait guère être augmenté, par la seule raison qu'il y en a déjà tout autant, sinon plus, que la clientèle ne peut en nourrir, et que dans toutes les professions l'offre est toujours à peu près en rapport avec la demande. Mais supposons un instant que le chiffre actuel soit doublé (ce qui est impossible), les campagnes bénéficieraient-elles de ce surcroît de médecins? en aucune façon. La concentration dans les villes n'en subsisterait pas moins; seulement l'exagération de la concurrence aurait pour résultat la misère du plus grand nombre. Par suite de l'impossibilité de vivre de leur profession, les plus malheureux y renonceraient pour essayer d'une autre carrière. Chassés des villes, ils ne se rejeteraient pas sur la clientèle rurale et cela pour une seule et bonne raison : c'est que dans presque toute la France, la clientèle exclusivement rurale ne suffit pas à nourrir un médecin.

Il est très facile en se servant de la statistique, et en divisant le chiffre total des habitants d'un département par celui des médecins qui s'y sont fixés, de montrer que le nombre des médecins est insuffisant; il est plus facile encore de faire de l'élégie et de peindre les malheureux villageois privés de tous secours médicaux; mais pour ceux qui ont étudié la situation vraie, pour ceux qui restent sur le terrain de la pratique et de l'expérience, il est impossible de méconnaître que le bon, mais ignorant villageois, préfère au médecin le rebouteur ou le sorcier du pays; qu'à cette concurrence se joint trop souvent celle du curé, de la bonne sœur, ou de la *dame du château*, presque partout celle du pharmacien; et que le médecin obligé à de longs déplacements, peu ou pas rémunérés, ne trouverait même pas dans les profits de sa clientèle de quoi nourrir les chevaux nécessaires à sa profession, s'il l'exerçait loin de tout centre important d'habitation et au milieu d'une population clairsemée.

Si le nombre des médecins diminue, c'est parce que la médecine est un carrière qui ne donne pas un revenu en rapport avec le capital argent et le capital travail et intelligence qu'elle exige; parce que c'est une carrière dans laquelle on ne crée de capital réalisable que par l'accumulation des revenus et que les revenus du médecin lui suffisent à peine pour vivre. Le commerçant, l'industriel, s'ils viennent à mourir jeunes, laissent du moins à leurs enfants, dans l'établissement qu'ils ont constitué, un capital réalisable; s'ils vivent, leurs enfants peuvent leur succéder. Au contraire, la mort qui frappe un médecin fait disparaître, avec les revenus, le capital lui-même, et il ne reste le plus ordinairement aux enfants que la gêne et trop souvent la misère. Si le nombre des médecins diminue, c'est parce que beaucoup d'entre eux, et je suis de ceux-là (car la situation que j'ai pu acquérir par le travail n'est point susceptible de transmission héréditaire), souhaitent pour leurs enfants une autre carrière que celle de la profession médicale, telle du moins que l'a faite en France une déplorable organisation.

A cette cause générale, s'en joignent d'autres spéciales à certaines régions de la France, et qui expliquent à la fois la pénurie des docteurs et le grand nombre relatif des officiers de santé. Dans les pays industriels, dans le nord de la France par exemple, les jeunes gens appartenant à des familles pouvant faire les sacrifices pécuniaires qu'exigerait l'étude de la médecine, se gardent bien d'embrasser une profession trop souvent ingrate et qui ne peut guère laisser espérer la fortune. Élevés au milieu de l'industrie et du commerce, ils prennent de préférence les carrières industrielles et commerciales. Au contraire, ceux dont les familles n'ont pu faire les frais d'une éducation universitaire, et qui n'ont pas non plus les capitaux nécessaires pour se créer un établissement, se dirigent assez volontiers vers les professions médicale et *sacerdotale*, et, faute de posséder le baccalauréat, se contentent d'autant plus facilement du titre d'officier de santé, que les habitants du nord de la France ne font pas assez de différence entre un officier de santé et un docteur. Telle est l'explication d'une situation qui a paru si étrange au rapporteur de la loi sur la création de facultés nouvelles. Croire qu'en multipliant les facultés on augmentera fatalement le nombre des médecins, c'est méconnaître l'état réel des choses; croire, comme l'a cru M. Bert, que si des villes de 12 à 15,000 habitants n'ont pour médecin qu'un officier de santé, cet état de choses tient à l'insuffisance numérique des médecins dans le département, c'est prouver qu'on méconnaît absolument la situation du corps médical en France. La difficulté pour un jeune médecin de découvrir un endroit où il puisse avoir l'espoir de s'établir avec quelque chance de succès est si grande, qu'on doit soupçonner de prime abord que si une ville de 15,000 habitants n'a qu'un médecin, c'est que cette ville offre des conditions telles qu'il n'y aurait pas pour un second médecin l'espoir, ou même la possibilité, d'y gagner de quoi vivre [1].

Pour augmenter en France le nombre des docteurs, on croit nécessaire ou du moins utile de créer de nouvelles facultés, par cette raison que la suppression de lointains déplacements engagerait un plus grand nombre de jeunes gens à entreprendre l'étude de la médecine. C'est sur cet argument que repose principalement

---

(1) La ville d'Halluin, ville du département du Nord, canton de Tourcoing, et comptant 10,803 habitants, est une de celles que cite en particulier le rapport de M. Bert, comme ne renfermant qu'un seul officier de santé et pas un seul docteur, situation sur laquelle s'appuie à plusieurs reprises l'honorable député pour mieux faire ressortir la pénurie des médecins dans le département du Nord. Or, voici la véritable situation à cet égard : elle permettra d'apprécier la valeur de l'argument. Halluin est une sorte de grand village renfermant de nombreuses fabriques de tissage et dont la population est presque exclusivement ouvrière. Halluin est situé sur l'extrême frontière, à un ou deux kilomètres au plus de la ville belge de Menin, qui possède six médecins, bien que sa population soit peu importante. Dans la classe aisée on consulte les médecins de Menin, ou l'on appelle ceux de Tourcoing, et, dans les cas graves, un médecin de Lille. Il y a peu de temps encore, Halluin comptait, non pas un, mais quatre médecins, MM. Cassette, Rée....., Dub...., et X..., plus un pharmacien, donnant, comme d'ordinaire, des consultations, et une sage-femme. Le premier médecin est mort, les deux autres sont partis, faute de gagner de quoi vivre, et à un moment on aurait pu dire qu'Halluin, malgré ses 10,803 habitants était privé de médecin, car le dernier, M. X..., ne gagnant presque rien, s'était fait fabricant de toiles ; et si aujourd'hui il y a un médecin, c'est que pour des motifs dont nous n'avons pas à nous enquérir, le fabricant de toile se livre de nouveau à la pratique de la médecine. Quant à la cause de cette pénurie de médecins, elle n'est que trop simple. Un accouchement à Halluin, dans la classe ouvrière, est coté 5 francs, payables 50 centimes par semaine ; et neuf fois sur dix on ne perçoit les 50 centimes que pendant deux ou trois semaines. Un accouchement pour 5 francs et souvent pour 1 fr. 50 ! qu'on s'étonne après cela de ne pas trouver de médecins et surtout de docteurs !

le rapport de M. Bert. Or, les chiffres et les tableaux statistiques fournis à M. Bert par le ministre de l'instruction publique, et publiés par lui dans son rapport, infirment précisément toute sa thèse. Si la proximité d'une faculté avait pour effet d'augmenter le nombre des médecins, nous devrions trouver la proportion la plus favorable dans les départements qui avoisinent Paris, Montpellier et Strasbourg. Qu'existe-t-il à cet égard? La Seine et l'Hérault présentent, il est vrai, une proportion exceptionnelle, mais Paris doit être mis à part, et quant à l'Hérault on comprend que l'existence seule de la Faculté de Montpellier, en fixant dans cette ville un nombreux personnel de 41 professeurs et agrégés libres ou en exercice, change toutes les conditions ordinaires, car Montpellier avec ses 74 docteurs en médecine compterait 1 docteur pour 800 habitants environ. Quant aux départements qui avoisinent Paris, Montpellier et Strasbourg, leur dénombrement réfute l'argument de M. Bert, car les départements de Seine-et-Marne, Seine-Inférieure, Eure, Eure-et-Loir, Somme, Pas-de-Calais et Nord assez voisins de Paris ; les départements de l'Ardèche, de l'Ariège, de la Lozère, des Hautes-Alpes, de la Drôme, qui avoisinent Montpellier ; ceux du Haut-Rhin, de la Meurthe, de la Moselle et des Vosges, qui entourent Strasbourg, sont précisément, si l'on en excepte la Bretagne, ceux qui comptent la moindre proportion de docteurs en médecine ; tandis que la proportion la plus favorable se rencontre dans les départements du centre et du sud-ouest les plus éloignés des trois facultés.

Il y a plus, si la théorie, si l'argument de M. Bert, étaient fondés, on devrait trouver dans chacune des trois facultés les élèves appartenant aux départements voisins. Or, il n'en est rien, et le rapport même de M. Bert nous montre que dans l'Aveyron (29 contre 20), le Tarn (23 contre 6), Haute-Garonne (52 contre 6), Ariège (13 contre 5), l'Aude (12 contre 10), le plus grand nombre des étudiants en médecine appartient à la Faculté de Paris et non à celle de Montpellier.

Toutefois, d'après M. Bert, « une assez forte proportion de ces élèves revient chaque année recevoir de la Faculté de Montpellier un grade dont l'origine est justement honorée dans les régions du Midi ». Ici, il y a plus qu'une erreur d'appréciation, il y a une erreur de fait. Le nombre des élèves passant leurs examens à Montpellier et venant à Paris passer leur thèse, afin d'avoir le

titre de docteur de Paris, fut tel, il y a quelques années, que
l'administration s'opposa à ces permutations et décida qu'elles ne
pourraient avoir lieu que sur une autorisation spéciale du ministre.

Quoi qu'on dise, quoi qu'on fasse, Paris attirera toujours les
élèves en médecine par les éléments d'instruction que renferment
ses hôpitaux, et aussi pour d'autres raisons que je ne puis développer, parce qu'elles vous sont personnelles. M. Bert, après avoir
établi qu'il faut, pour que les nouvelles facultés soient prospères,
qu'elles comptent de 6 à 700 élèves, estime qu'elles arriveront à
acquérir cette clientèle. Je doute fort, pour ma part, que la Faculté
de Montpellier, qui n'en compte guère que 400, conserve même le
quart de ce chiffre, si l'on crée une faculté à Lyon; et que celle-ci
arrive à plus de 300 élèves, si l'on conserve la Faculté de Montpellier. Les facultés ne couvrant pas leurs frais, il faudra que l'État
leur vienne en aide, et ce sera, comme aujourd'hui, au détriment
du budget de notre faculté; car nous versons de l'argent au trésor,
nous sommes une source de revenus, alors que nous ne pouvons
pas faire les dépenses les plus indispensables qu'exigeraient les
besoins de notre enseignement. Ce qu'il importe, c'est non pas
d'avoir beaucoup de facultés, c'est d'en avoir de bonnes, et loin
de vouloir multiplier le nombre des écoles de médecine, je voudrais, au contraire, en voir restreindre le nombre par la suppression des écoles secondaires. Nous ne pouvons oublier que pour
faire une école de médecine, il faut ce que je pourrais appeler le
matériel d'enseignement, c'est-à-dire l'hôpital et les malades qu'il
renferme; il faut aussi un personnel de professeurs, personnel
qu'on n'improvise pas, et qui aujourd'hui ne me paraît pas numériquement suffisant.

M. Bert a laissé à peu près complètement de côté une partie
importante de la question : quel sera le sort des écoles secondaires
de médecine? Si l'on crée une faculté à Lyon et à Bordeaux, on
réduit presque à l'impuissance la faculté de Montpellier; on frappe
de mort les écoles secondaires de Clermont, Grenoble, Limoges,
Poitiers, Toulouse et peut-être quelques autres encore. Notre
organisation n'est pas seulement défectueuse, elle est mauvaise,
et si l'on veut y toucher, il faut la réformer dans son ensemble.

Quelle est aujourd'hui cette organisation? A côté de trois
facultés donnant le titre de docteur, nous avons 21 écoles secondaires, ce qui fait pour la France 24 écoles de médecine! Ces

écoles secondaires n'ont pas le droit de faire des docteurs, elles ne peuvent conserver utilement les élèves que jusqu'au quatorzième trimestre d'études, et ces quatorze trimestres ne valent aux élèves de ces écoles que douze inscriptions de faculté. Or, il faut avoir le courage de dire la vérité, malgré la certitude de déplaire à nos collègues de la province : un grand nombre de ces écoles sont détestables et l'enseignement y est complètement insuffisant. Le matériel d'enseignement est dans quelques-unes absolument nul; le personnel enseignant est presque partout composé de praticiens instruits et honorables, mais qui n'ayant et ne pouvant avoir que des appointements insignifiants, n'ayant rien à attendre de la science et attendant tout de la clientèle civile, ont forcément pour principale sinon même pour unique préoccupation, l'exercice de la profession. On parle beaucoup des facultés et des universités allemandes; il n'y a pas de rapprochement possible, ne serait-ce qu'au point de vue du personnel enseignant, de la valeur et du nombre des travaux scientifiques sortant de ces universités et de nos écoles secondaires.

En Allemagne, le professorat est une carrière. L'élève ne paye pas comme en France une somme fixe pour avoir le droit de suivre tous les cours, il s'inscrit au secrétariat de la faculté pour suivre les cours qui lui paraissent les mieux faits et les plus utiles; cet argent va au professeur par l'intermédiaire de l'administration de l'école et constitue pour lui, outre les appointements fixes, une source parfois très importante de revenus. Mais, pour arriver à ce résultat, le professeur joint au cours public (*publicum*), des cours particuliers (*privatum, privatissimum*), il ne fait que de l'enseignement et de la science. L'élève constituant sa clientèle, le *privat-docent* s'efforce, par le travail, d'acquérir la notoriété qui, avec l'augmentation du nombre des élèves, lui vaudra l'augmentation de ses ressources pécuniaires et l'espoir d'être appelé, par les suffrages de ses pairs, à aller occuper dans une faculté d'abord peu importante une chaire de professeur devenue vacante. Plus tard, il a l'espoir d'arriver par le travail, la notoriété et le choix de ses pairs, professeur à Vienne, à Berlin, à Leipzig. Si le professeur quitte la ville où il professait d'abord, un bon nombre de ses élèves le suivent, et cette ville, il la quitte d'autant plus facilement qu'il n'a pas le souci d'abandonner en même temps une clientèle de malades qu'il ne retrouverait peut-être pas dans sa nouvelle résidence. Aussi voit-on les professeurs passer facilement d'une ville ou même d'un pays dans un autre : comme Griesinger et Billroth, passés de Zurich, l'un à Leipzig, l'autre à Vienne.

En France, il n'en est plus de même ; on ne vit ni à Paris, ni en province avec des appointements de professeur ; il faut donc se créer d'autres ressources, et ces ressources, la clientèle seule les fournit au detriment de la science. Le professorat, dans les écoles secondaires, ne pouvant être une carrière, le personnel enseignant ne peut se recruter que parmi les médecins de la ville où est placée l'école. Le titre de professeur n'est pour les titulaires qu'une recommandation auprès de la clientèle et un moyen de primer leurs collègues, étrangers à l'école, ou n'y ayant que des fonctions de professeur adjoint ou suppléant. Qu'on transforme en facultés quelques-unes de nos écoles secondaires, la situation restera la même. Peut-être quelques-uns de nos jeunes agrégés consentiront-ils à aller y occuper des places de professeurs de clinique; mais sauf ces exceptions qui, si elles existent, seront très rares, ce sera toujours parmi les médecins de la ville qu'on pourra seulement recruter le personnel de la faculté et de l'école. Un professeur de l'école de Lille ou de Reims ne consentiraitp as à se rendre à Lyon, puisqu'il perdrait dans ce déplacement sa clientèle de malades, la seule partie vraiment importante de ses ressources.

En résumé, je suis énergiquement opposé à la création de nouvelles *facultés*, c'est-à-dire d'*écoles ayant le droit de faire des docteurs*, en raison des dangers que j'ai signalés plus haut, dangers déjà grands avec des *facultés de l'État* trop multipliées, dangers immenses avec des *facultés libres*. Mais, si au lieu de créer des facultés, on crée des écoles de *plein exercice*, pouvant donner le titre professionnel que pourrait seul conférer l'examen d'État, organisé comme je le dirai plus loin, je crois qu'il y aurait avantage à multiplier ces écoles (semblables sous le rapport de l'enseignement à nos facultés), pourvu qu'elles ne soient pas trop nombreuses et qu'elles soient placées dans des villes offrant, avec une nombreuse population ouvrière, des ressources réelles pour l'étude de la médecine. Lyon, Bordeaux, Nantes, Toulouse, Lille, avec la Faculté de Montpellier (puisqu'elle existe), devenant une école de plein exercice, avec Paris formant avec ses agrégés une école de même ordre, et par ses professeurs une école de perfectionnement, présenteraient les conditions requises et suffiraient à l'éducation médicale PROFESSIONNELLE de la jeunesse française. Cette organisation aurait pour résultat de diminuer le nombre des élèves fréquentant l'école de Paris. Ce résultat serait avantageux pour ceux qui ne sont encore qu'au début de leurs études ; car, pour les autres, Paris, quoi qu'on puisse dire et faire, restera toujours, par les ressources multiples de ses hôpitaux, par l'expérience et le savoir du personnel hospitalier et du personnel enseignant, la ville où l'on pourra le mieux acquérir des connaissances médicales sérieuses et complètes. Quant aux écoles secondaires, je ne connais qu'une seule mesure à prendre à leur égard : leur suppression, du moins comme écoles subventionnées par l'État.

DE LA LIBERTÉ DE L'ENSEIGNEMENT DE LA MÉDECINE

Nous avons trop souvent en France le défaut grave de nous payer des mots sans nous rendre compte des idées que le mot représente et résume, et nous adoptons une idée générale, sans rechercher s'il y a un moyen pratique de réaliser cette idée. Le mot de liberté de l'enseignement a presque fait une révolution dans les esprits, sans qu'on se soit donné la peine d'établir nettement ce qui caractérisait cette liberté, par quelles mesures l'idée pouvait passer dans le domaine des faits.

On parle beaucoup de la liberté de l'enseignement à l'étranger ; on cite même assez volontiers l'Allemagne, ce qui prouve une fois de plus avec quelle facilité on parle en France de ce qu'on ne connaît pas [1]. Non, il n'existe pas en Allemagne, n'on il n'existe

---

(1) En 1870, je fus appelé devant la commission, dite de l'enseignement supérieur, en compagnie de mon collègue, le Dr Jaccoud, pour donner des renseignements sur l'organisation de l'enseignement supérieur à l'étranger (mais non, ainsi qu'on eut soin de nous le dire, pour donner notre appréciation sur cette organisation). A la première séance, après nous avoir remercié d'avoir bien voulu nous rendre à l'appel de la commission, le président, M. Guizot, s'exprima ainsi : « Ma première question sera celle-ci : Veuillez nous dire comment les établissements d'enseignement supérieur libres fonctionnent en Allemagne à côté des établissements d'enseignement officiel. » Lorsque j'eus répondu : « Monsieur le président, il est impossible de répondre à votre question, car il n'existe en Allemagne aucun établissement libre d'enseignement supérieur, » l'étonnement des membres de la commission me prouva qu'ils ignoraient les premiers éléments de l'organisation de l'enseignement supérieur à l'étranger, bien que cette organisation dût être le point de départ des réformes qu'ils étaient appelés à effectuer en France.

nulle part en Europe de facultés, d'écoles libres donnant le titre
légal à l'exercice de la médecine. S'il existe en Belgique des facultés libres, à Bruxelles et à Louvain, elles ne confèrent le titre
légal qu'avec la participation des facultés de l'État, par des examens d'État, surveillés, contrôlés par un président représentant
l'État et n'appartenant pas au corps enseignant. Si malheureusement elles peuvent *isolément* donner le titre *scientifique* de docteur, ce titre *qui ne donne pas le droit de pratiquer en Belgique,*
ce titre avili par la facilité avec laquelle on le délivre, est surtout
recherché par les charlatans français ou étrangers, ou par des
officiers de santé français, peu scrupuleux, qui se servent de la
similitude du mot et de l'indulgence de nos magistrats pour faire
précéder leur nom de ce titre de docteur qu'ils n'ont pas le droit
de porter, qu'ils n'ont pas acquis en France et qui ne leur confère
même pas en Belgique le droit de soigner un malade. Le système
belge est accueilli avec faveur en France par beaucoup de personnes qui ne l'ont certainement pas vu fonctionner et qui se rendent un compte inexact des résultats fâcheux qu'il amène, malgré
la présence du président désigné par le gouvernement. La loi de
1857, qui a créé ces jurys, spécifie (art. 39) que le candidat appartenant à une faculté doit être interrogé oralement par le juge
appartenant à la même faculté. Ce juge est naturellement indulgent, et son collègue de l'université rivale siégeant à côté de lui
s'exposerait, en se montrant sévère, à une accusation de partialité,
à une discussion pénible, vive peut-être, avec son collègue du
jury, et le résultat de cette organisation est une indulgence excessive. C'est par les fruits qu'on connaît la valeur de l'arbre.

Il existe en Belgique un certain nombre de médecins en possession d'une juste célébrité. La Faculté de Louvain possède elle-
même un chirurgien éminent, M. Michaux, que notre Académie
de médecine et notre Société de chirurgie comptent parmi leurs
membres correspondants; mais ces savants distingués se sont
formés sous l'empire d'une autre législation, et l'organisation
actuelle de la Belgique a eu pour résultat un affaiblissement marqué dans le niveau des études et l'absence de plus en plus grande
de travaux scientifiques émanant de la jeune génération médicale
belge.

La Hollande possède une sorte d'université libre à Amsterdam,
mais cette école « municipale » n'a pas le droit de délivrer des

titres scientifiques et encore moins des diplômes donnant droit à l'exercice de la médecine.

L'Italie compte quatre facultés libres, à Camerino, Ferrare, Pérouse, Urbino; mais, non seulement elles ne peuvent pas comme les facultés royales donner le titre professionnel, elles ne peuvent même pas conserver les élèves jusqu'à la fin de leurs études et ceux-ci, pour être docteurs, doivent au moins passer les deux dernières années dans une université de l'État.

Il est cependant un pays où existe la liberté de l'enseignement, liberté comme quelques-uns la demandent pour la France, c'est-à-dire allant jusqu'à la collation des grades et allant même jusqu'à la liberté de pratiquer la médecine sans avoir fait d'études médicales ; ce pays, c'est la république des États-Unis. Titres vendus au rabais, non plus seulement sur place, mais par l'intermédiaire de commis voyageurs, comme le sieur Van Yver : voilà ce qu'a produit ce merveilleux système qui doit, au dire de quelques personnes, régénérer la science médicale française. Que les partisans de la liberté de l'enseignement méditent les faits consignés dans la première partie de ce rapport et qu'ils demandent, s'ils l'osent, la liberté comme en Amérique, puisque c'est là seulement qu'existe la liberté complète de l'enseignement supérieur.

Cette croisade, entreprise en faveur de la liberté de l'enseignement supérieur, est une œuvre de parti, et l'on comprend que le parti clérical, dont les idées sont si opposées à celles de la civilisation moderne, veuille continuer dans l'enseignement supérieur la propagation des doctrines inculquées à la jeunesse dans l'enseignement primaire et secondaire. Que les idées religieuses puissent intervenir dans l'enseignement de la philosophie, on le conçoit facilement, puisqu'il ne s'agit que de théorie pure ; on comprend déjà plus difficilement qu'elles interviennent dans l'étude du droit, puisque, après tout, le Code est la règle uniforme pour tous ; mais ce que je ne puis comprendre, c'est qu'elles interviennent dans les sciences et surtout dans la médecine. Quelle que soit la religion du médecin, et nous avons parmi nos élèves des catholiques, des orthodoxes, des protestants, des israélites, des mahométans et d'autres encore venus de l'extrême Orient, pour tous elle en change rien ni au diagnostic, ni au traitement d'une maladie, le protestant ne donne pas pour caractéristique de la pneumonie le râle sibilant, tandis que le catholique lui attribue le râle cré-

pitant ; on ne fait pas une amputation par un procédé différent
suivant la religion du chirurgien ou du malade. Il y eut, il est
vrai, au VIᵉ siècle, une médecine et une pharmacie catholiques.
Pour donner à un médicament toute sa valeur, il fallait dire à
voix basse : *Deus Abraham, Deus Isaac, Deus Jacob, huic phar-
maco vires largiatur.* (AETIUS, *Tetrab.*, IV, *Sermo* III, *caput* XIV).
Pour guérir un malade chez lequel un corps étranger s'était
arrêté dans le pharynx ou l'œsophage, il fallait se placer devant
le patient et dire : *Egredire, os, si tamen os, aut quidquid tan-
dem existis* (excellente manière de se mettre à l'abri des erreurs
du diagnostic) ; *quemadmodum Jesus Christus ex sepulchro
Lazarum eduxit et quemadmodum Jonam ex ceto. Atque ap-
prehenso agri gutture dic : Blasius martyr et servus Christi
dicit, aut ascende aut descende.* » (AETIUS, *Tetrab.* II, *Sermo* IV, *caput* L.) Si c'est cette médecine-là qu'on se propose d'enseigner dans
les facultés catholiques, les études seront singulièrement simpli-
fiées, mais leurs élèves auraient peu de succès dans la pratique,
car il est à croire que les malades préféreront un médecin ayant
confiance dans une pince œsophagienne bien maniée et non dans
le secours du martyr Blaise. La science a pour base l'observation
et l'expérience ; la science, qui est la vérité recherchée, discutée,
démontrée, n'a rien de commun avec les religions si diverses qui
se partagent le monde et qui toutes ont pour base, à des degrés
divers, la foi et l'absence de démonstration. La science et les religions sont par nature et doivent rester absolument séparées, c'est
en cela que je ne puis arriver à concevoir l'intervention des
théories religieuses dans la pratique de la médecine, un enseignement médical différant suivant la religion de l'élève, et je ne
sache pas que mon très éminent collègue et ami, le Dʳ Michaux,
professeur à la Faculté de médecine de Louvain, ait eu en chirurgie une pratique et des doctrines différentes des nôtres.

J'ai parlé plus haut des dangers qu'offrirait la multiplicité des
facultés de l'État, j'en ai donné des preuves matérielles ; ces dangers seraient bien plus grands encore avec des facultés libres ;
car, après tout, le professeur de l'université n'a qu'un intérêt
moral à avoir de nombreux élèves, tandis que ceux des facultés
libres auraient un intérêt matériel, pécuniaire, à attirer les élèves;
et le meilleur moyen de les attirer serait une indulgence, même
excessive, aux examens. Ainsi que je l'ai dit plus haut, en rappe-

lant dans quelles conditions s'exerce la profession médicale, en montrant à quel point elle échappe à tout contrôle, à toute appréciation exacte de la part du public, accorder à des facultés libres le droit de donner le titre professionnel, c'est *autoriser légalement l'homicide par ignorance.*

D'autres personnes entendent d'une façon plus singulière encore la liberté de l'enseignement supérieur, et nous avons vu émettre cette idée étrange : que tout individu possédant le titre de docteur devrait avoir le droit de venir, dans l'enceinte même de la faculté, professer la médecine, en concurrence avec les professeurs de l'enseignement officiel. Soutenir une pareille thèse, c'est ne pas savoir que ce droit serait surtout revendiqué par la tourbe des charlatans, qui en profiteraient pour attirer sur eux l'attention, pour se parer du titre de professeur, titre jusqu'ici respecté en France, et pour surprendre la confiance de leurs dupes. Ici encore on a beaucoup parlé de l'Allemagne, bien que la liberté de l'enseignement n'y existe pas plus pour les personnes que pour les corporations, à la manière, du moins, dont on l'entend en France. L'Autriche et la Prusse ont ce qu'on appelle en Allemagne, la liberté d'étudier et de professer (*Lehr-und Lernfreiheit*). Mais ce qu'on ignore trop en France, c'est la manière dont on entend ce mot : liberté. L'élève est libre de suivre les cours qui lui paraissent les mieux appropriés à ses besoins. Quant à la liberté d'enseigner, elle est représentée par l'institution des *privat-docenten.* Mais, le *privat-docent* n'est pas un homme qui se fait professeur de son autorité privée ; il n'est admis à professer qu'après avoir subi des épreuves spéciales devant la faculté, il fait partie du personnel officiel de l'université ; son enseignement est un enseignement officiel, soumis à l'approbation de la faculté, à la surveillance du doyen, complétant l'enseignement donné par les professeurs ordinaires et extraordinaires. On ne tolérerait *nulle part* à l'étranger qu'on puisse dans l'enceinte de la faculté, jeter le ridicule sur son enseignement et sur son personnel, et se servir de l'autorisation de professer pour faire appel à la clientèle au moyen d'affiches, annonçant des cours qu'on ne fait pas ou qui se bornent à quelques leçons. Aussi, cette campagne entreprise en France non seulement en faveur de la liberté de l'enseignement, mais surtout contre l'enseignement officiel, a-t-elle causé à l'étranger un profond étonnement. Nulle part la voie de l'enseignement , *officiel*, l'accès aux situations *officielles*, comme médecin ou comme chirurgien d'hôpital, n'est plus largement ouverte à tous qu'en France. Ce n'est ni par droit de naissance, ni par la faveur des gouvernements, c'est par le concours, qu'on arrive interne, aide d'anatomie, prosecteur, médecin, chirurgien d'hôpital, agrégé de Faculté ; on n'acquiert les situations médicales officielles que par l'intelligence et par le travail ; ceux-là mêmes qui attaquent les hommes et les choses constituant les corps officiels de la médecine *ont presque tous essayé d'en faire partie*, et ils ne doivent leur échec qu'à l'imperfection de leurs connaissances ou à l'insuffisance de leur travail. Montrer les lacunes, les desiderata de l'enseignement officiel, réclamer pour le corps enseignant officiel une liberté plus complète d'action (la liberté qui lui manque, non pas même de pratiquer, mais seulement de proposer les réformes qui lui paraissent indispensables), c'est faire une chose juste et utile ; croire que l'enseignement libre, confié à ceux qui n'ont pu, par leurs capacités, faire partie du corps dit officiel, donnera de meilleurs résultats que ceux que donnerait ce corps mis en possession des moyens d'action dont il est malheureusement dépourvu, est une erreur complète. Appliquer comme une tache, comme une marque d'impuissance, d'insuffisance et d'infériorité l'épithète d'*officiel* aux hommes et aux institutions, c'est obéir à cet esprit, fatal pour la France, qui conduit à regarder le gouvernement, *quel qu'il soit*, comme l'ennemi public et à considérer comme désintéressés, indépendants et comme dignes d'estime ceux-là seuls qui font opposition aux institutions légales et aux hommes qui les dirigent.

DU JURY D'ÉTAT

Si je suis l'ennemi acharné et convaincu des facultés libres *pouvant donner le titre professionnel*, je suis tout prêt à accepter le principe de la liberté de fonder, sous certaines conditions, des facultés libres. Qu'elle réussisse ou non, l'expérience peut être tentée sans dommage ; mais *à la condition, expresse, absolue, que l'on instituera l'examen d'État* et que le titre professionnel, aussi bien pour les facultés de l'État que pour les facultés libres, sera donné par un jury nommé par le ministre compétent, agissant au nom de l'État et conférant au nom de l'État un droit que l'État, en qualité de représentant légal de la société formée par la réunion des citoyens français, a seul le droit de donner.

Ainsi qu'on peut le voir en parcourant la première partie de ce rapport, l'examen d'État existe en Bavière, dans la Confédération de l'Allemagne du Nord, en Hollande, et dans les cantons allemands de la Suisse (et à peu près en Belgique avec les jurys combinés). Seule, l'institution du jury d'État permet de multiplier avec plus d'avantages que d'inconvénients le nombre des facultés; seule elle pourrait permettre de faire sans grand péril l'expérience de la liberté de l'enseignement supérieur en laissant se créer partout où on le voudra des écoles de plein exercice, libres, municipales, cléricales, libérales, peu importe. Supposons que la loi autorise la création facultative des écoles de plein exercice à la condition que ces écoles aient pour professeurs des docteurs ès sciences médicales (je m'expliquerai plus loin sur ce titre), et qu'elles aient aussi comme annexe un hôpital renfermant au moins deux cents lits — à l'exclusion des lits d'hospice, c'est-à-dire de ceux occupés par des vieillards, des infirmes, des aliénés, des orphelins, etc. Supposons que ces écoles aient, comme celles de l'État, le droit de donner après une durée spécifiée d'études médicales et des examens, dont le nombre et la nature seraient également fixés par la loi, un titre scientifique ne donnant en aucune façon droit à la pratique, celui de *licencié en médecine*, par exemple (l'expression *docteur* ayant dans l'esprit de nos concitoyens une acception qu'il est impossible de modifier et qui entraîne l'idée d'un médecin praticien). Supposons enfin que ce titre, *sans valeur professionnelle*, donne seulement à celui qui l'a obtenu le droit de se présenter à *l'examen d'État*, afin d'obtenir par cet examen, avec le titre de docteur en médecine, le droit à la pratique de la profession; quelles seraient les conséquences de cette organisation? Elles sont faciles à prévoir. Il en serait de toutes ces écoles de médecine comme des écoles préparant les candidats à Saint-Cyr ou à l'École polytechnique. La réception au doctorat devant le jury d'État serait le *criterium* de la valeur d'une école. Celles qui verraient beaucoup de leurs élèves reçus au doctorat seraient en possession de la faveur publique et seraient suivies par les étudiants; celles dont les élèves n'éprouveraient que des échecs périraient faute de clientèle, ou se réformeraient. C'est à l'émulation due à l'institution du jury d'État qu'est due l'ar-

deur au travail qui règne dans les facultés allemandes ; d'autant
plus qu'à l'honneur de compter beaucoup d'auditeurs, se joint,
pour le professeur (je continue à insister sur ce point), le bénéfice
pécuniaire que lui procure le payement de ses leçons par les élèves
inscrits à son cours.

Mais que peut, que doit être ce jury d'État ? comment doit-il
être composé ? où, quand, comment devra-t-il fonctionner ? Comme
l'expression : liberté d'enseignement, l'expression : jury d'État a
fait fortune en France, mais sans que personne ait bien spécifié ce
qu'il fallait entendre par ces mots. Ceux-là mêmes qui proposent
le jury d'État refusent d'entrer dans l'examen des procédés d'exécution, et se bornent à dire : c'est là une question de détail ; on
verra plus tard. Ce n'est pas ainsi qu'on fait de la pratique et de
l'organisation.

La première question qui se présente est celle-ci : Comment
sera composé ce jury ? sera-t-il formé seulement de professeurs,
ou seulement de personnes étrangères à l'enseignement ; ou bien
des uns et des autres dans de certaines proportions ? Je repousse
pour ma part les jurys composés uniquement de professeurs, parce
que l'examen d'État doit servir à contrôler l'enseignement des
facultés et des écoles de médecine. Je repousse les jurys composés
de médecins étrangers à l'enseignement, parce que pour les
examens de physiologie, d'anatomie, de médecine et de chirurgie
théoriques, il n'y a guère qu'un professeur qui puisse être au courant de la science ; je crois qu'il faut, comme cela se fait en Bavière, en Prusse, en Suisse, en Hollande, que le jury soit composé
de professeurs et de médecins non voués à l'enseignement.
Depuis 1866, époque à laquelle j'ai cherché à provoquer ce progrès en France, on m'oppose cette objection, que la fonction de
juge exige des qualités spéciales que le professeur possède presque
seul. Or, il ne faut pas oublier qu'il s'agit de constater si le candidat possède les connaissances nécessaires à la pratique professionnelle, on n'a pas à lui demander de faire preuve d'une grande
érudition ; la partie importante de l'examen sera l'épreuve de clinique, et sur ce point nous possédons heureusement en France un
assez grand nombre de médecins et de chirurgiens, dirigeant avec
talent des services hospitaliers, pour qu'on ne soit pas en peine
de trouver d'excellents juges, en nombre suffisant. Du reste,
aujourd'hui même il n'en est pas autrement ; les agrégés des facul-

tés de médecine sont examinateurs, et il faut bien reconnaître que, grâce à une mauvaise organisation de nos écoles, ils n'ont de professeur que le nom, sans les fonctions. Qui a jamais eu l'idée d'exiger la qualité de professeur pour être juge des concours pour le bureau central des hôpitaux de Paris ? Or, il est bien plus facile de s'assurer de la capacité d'un simple aspirant au doctorat, que de décider à quel candidat doit appartenir la place de méde_ cin ou de chirurgien d'hôpital mise au concours. L'objection basée sur cet argument est donc sans valeur suffisante.

Pour que le titre de docteur eût toujours une valeur sensiblement égale, il faudrait que ce jury fût central et unique. C'est ce qui existe en Hollande, en Bavière ; mais en France, l'étendue du territoire rend cette centralisation à peu près impossible. Je crois que l'examen d'État, dans la manière de régler les épreuves cliniques, doit être calqué sur l'organisation bavaroise et prussienne; mais on ne peut imposer à tous les candidats un voyage et un séjour de douze à quinze jours au moins à Paris. Or, comme il faut pour cet examen avoir à sa disposition un grand nombre de malades, Paris, Lyon, Bordeaux devraient être les trois villes où se passerait l'examen d'État. Ajoutons que ces villes, outre leur personnel de professeurs, comprennent un assez grand nombre de médecins et de chirurgiens distingués, pour qu'on puisse y constituer un jury local, auquel on n'aurait qu'à adjoindre, outre le président délégué par le ministre, deux ou trois juges venant d'une ville autre que celle dans laquelle siège le jury. Pour Paris, cette adjonction serait inutile, car le corps médical des hôpitaux suffirait largement à la constitution du jury. Les mutations opérées entre les juges étrangers à la ville, siège de la session d'examen, suffiraient, comme en Prusse et en Autriche, à déterminer une parité assez exacte dans l'indulgence et la sévérité des divers jurys.

Toutes les épreuves constituant l'examen devraient être passées dans une même session, et deux sessions par an, l'une du 1ᵉʳ août au 15 septembre, l'autre du 1ᵉʳ avril au 1ᵉʳ mai, suffiraient à faire tous les examens. En comptant par an six cents candidats, il faudrait pour la session d'août : 27 juges à Paris, 6 à Lyon, 6 à Bordeaux, chiffre qu'il faudrait doubler, si l'on relevait ces juges de leurs fonctions après trois semaines. Trois des juges pour Bordeaux et Lyon, neuf pour Paris, seraient chargés des examens d'anatomie et de physiologie.

Voici comment je comprendrais ces examens. Trois jours seraient d'abord consacrés à l'examen théorique et pratique d'anatomie et de physiologie. Puis viendraient les examens de médecine et de chirurgie. Chaque série se composerait de neuf candidats, ayant pour juges trois examinateurs : un médecin, un chirurgien, un accoucheur. Les examens de clinique dureraient six jours. Les neuf candidats seraient divisés en trois séries. Le premier jour on désigne aux neuf candidats réunis à l'hôpital les deux malades de médecine et de chirurgie qu'ils ont à examiner et dont ils doivent suivre la maladie. Ils les interrogent et prennent l'observation, qu'ils remettent à l'un des juges. Chaque matin ils se rendent à l'hôpital et continuent leurs observations, sous la surveillance des juges, qui interrogent le candidat sur les modifications survenues depuis la veille et sur le traitement applicable. Le soir, la première série passe, pendant deux heures, l'examen théorique et les deux autres séries de trois élèves sont interrogées les deux jours suivants. Dans la matinée du lendemain, après avoir visité les malades dont ils doivent suivre l'observation, la première série reçoit des juges la désignation de deux malades, l'un de médecine, l'autre de chirurgie. Ces élèves les examinent; puis sous la surveillance d'un employé et sans s'aider de livres ni de conseils, ils rédigent une consultation sur ces malades. Deux heures sont données pour cette composition écrite. La deuxième série opère de même le lendemain. Le cinquième jour, après la visite de l'hôpital, a lieu le matin et le soir, pour les neuf candidats divisés en deux séries, l'une de cinq, l'autre de quatre élèves, l'examen spécial d'accouchement. Enfin, le sixième jour, les neuf candidats, quatre le matin, cinq le soir, donnent lecture des observations recueillies pendant la semaine. Après quoi a lieu le jugement : la note passable entraînant l'ajournement à six mois, la note mal à un an; deux ajournements suivis d'un troisième refus entraînant l'*ajournement définitif et sans appel*.

Telle est l'idée générale : je la crois applicable puisqu'elle est appliquée en Allemagne ; mais je suis loin de croire que les dispositions que j'indique ne puissent être utilement modifiées. Ce que je crois pouvoir affirmer, c'est que l'institution du jury d'Etat peut seule lever toutes les difficultés qu'entraînent les projets aujourd'hui en discussion ; ce que j'affirme hautement, c'est que l'institution des facultés libres et même de nombreuses facultés de l'Etat *conférant le droit d'exercice* serait la perte de la médecine en France, l'avilissement du diplôme de docteur, l'avilissement du titre et de la profession de médecin, un immense danger pour les malades. Le gouvernement, les législateurs qui commettraient la faute de donner à de nombreuses facultés de l'Etat, et surtout à des facultés libres, le droit de faire des docteurs, encourraient la responsabilité morale de nombreux homicides par ignorance, commis légalement avec la complicité de la loi.

DOCTEURS ET OFFICIERS DE SANTÉ

Avant d'examiner dans leurs détails les questions qui se rattachent à l'enseignement de la médecine, il en est une qui doit nous arrêter : c'est celle de la coexistence de médecins de deux ordres : les docteurs et les officiers de santé.

Les médecins d'ordre inférieur ont disparu de toute l'Europe. La Prusse, l'Autriche, les anciens Etats allemands, l'Italie, la Belgique, la Hollande, ont supprimé les *Wundärzte* de 2ᵉ classe, les *magister chirurgiæ*, les *médecins de campagne*, les chirurgiens et les barbiers chirurgiens. Le *Feldscher* russe n'est qu'un infirmier instruit, et l'Angleterre, par l'inscription sur le registre médical de ceux-là seuls qui ont acquis les diplômes de certaines corporations, a fait un premier pas vers l'unicité du titre. Si en Russie, en Danemark (on pourrait y ajouter l'Allemagne), il existe deux ordres de médecins, le grade le plus inférieur correspond à notre doctorat français et le grade supérieur n'est donné, après des examens spéciaux, ainsi que je le dirai plus loin, qu'à un personnel d'élite plus spécialement voué à la carrière scientifique, mais ayant déjà le titre garantissant la possession de connaissances professionnelles suffisantes. Seule la France (à laquelle il faut cependant ajouter le Portugal, qui les a rétablis en 1870) a conservé les officiers de santé, c'est-à-dire des médecins en possession de connaissances insuffisantes.

Cette coexistence de deux ordres de médecins est des plus regrettables, elle est pour la vie de nos concitoyens un danger sérieux; mais on a invoqué en faveur de cette institution les arguments suivants.

Les dépenses qu'entraîne l'obtention du doctorat en médecine étant telles que les docteurs ne trouvent une rémunération suffi-

santé que dans les villes et les grands centres de population, les
petites villes et les villages seraient dépourvus de médecins, si
l'on n'en augmentait le nombre par la création des officiers de
santé. Enfin, on ne pourrait supprimer les officiers de santé,
sans diminuer dans les campagnes les services médicaux déjà
insuffisants.

Ces arguments sont sans valeur.

En limitant à une circonscription territoriale le champ de la
pratique des officiers de santé, en confiant leur réception à un
jury local, le législateur paraît avoir eu pour but de proportionner
le chiffre des réceptions à l'étendue de besoins très variables suivant les départements. Malheureusement la loi a omis de dire :
que l'officier de santé ne pourrait s'établir que dans les communes
d'une population inférieure à un certain chiffre d'habitants, et
dans celles dans lesquelles le service médical ne serait pas assuré
par la présence des docteurs en nombre suffisant. Or, si, d'après
la loi, l'officier de santé ne peut exercer au delà des limites d'une
circonscription administrative, il peut du moins, dans l'étendue
de cette circonscription, s'établir où il lui plaît. Aussi va-t-il,
comme le docteur, se fixer surtout là où la densité ou la richesse
de la population lui assurent des revenus aussi élevés que possible. Il va même très volontiers s'installer à côté du docteur dont
il ne redoute pas la concurrence, car, outre qu'il descend plus
volontiers au niveau des mœurs et des habitudes des paysans
qui l'entourent, il attire à lui la clientèle par la modicité de ses
honoraires, et il n'est pas rare de voir un officier de santé forcer
ainsi un docteur, établi avant lui dans la commune, à lui céder la
place. Il suffit de jeter les yeux sur un annuaire médical pour
constater la présence de nombreux officiers de santé dans les
grands centres de population. Paris en possède près de 300, et,
pour ne citer qu'un des départements qui en comptent le plus, le
département du Nord, nous voyons que Lille, à côté de 44 docteurs, compte 27 officiers de santé, Roubaix 9 docteurs et 7 officiers de santé, Armentières 4 docteurs et 4 officiers de santé,
Douai 10 docteurs et 4 officiers de santé, etc., etc.

L'institution des officiers de santé ne remplit donc pas le but
cherché ; elle n'assure pas, en proportion du chiffre des titulaires,
le service médical dans les campagnes.

Une raison bien autrement puissante doit faire rejeter d'une

manière absolue l'existence des médecins d'ordre inférieur :
l'officier de santé, je n'hésite pas à le proclamer hautement, est
en général, et sauf quelques honorables exceptions, plus nuisible
qu'utile.

Dans tous les Etats de l'Europe où s'était conservée l'institution,
aujourd'hui supprimée, des praticiens d'ordre inférieur, l'exercice
de la chirurgie leur était permis, tandis qu'il leur était interdit
de pratiquer la médecine. Sans doute il y avait dans cette interdiction un souvenir de cette organisation ancienne dans laquelle
le barbier-chirurgien, et même le maître en chirurgie était dans
le monde scientifique, comme dans la société, l'inférieur du médecin; mais au moins cette interdiction de pratiquer la médecine
était logique. Lorsque la pratique de la chirurgie se borne au
traitement des plaies, des ulcères, des fractures, des luxations,
elle n'exige qu'une instruction spéciale assez limitée, pour qu'on
puisse l'acquérir en trois années. C'est à cette partie de l'art chirurgical que se limitait en général la pratique du *Wundartz* et
du *magister chirurgiæ;* ils étaient peu tentés d'aller au delà, car
on ne se hasarde à tenter les grandes opérations que lorsqu'on
se sent en possession de connaissances anatomiques et chirurgicales suffisantes.

En France, par une opposition singulière, la chirurgie est
interdite aux officiers de santé, tandis qu'on leur permet le libre
exercice de la médecine et le libre emploi de toute la pharmacopée. Or, l'intervention médicale ne peut pas, comme l'intervention chirurgicale, se limiter à des cas spécifiés ; on ne peut choisir
ni les malades, ni les maladies qu'on est apte à traiter, car il faudrait tout d'abord savoir les reconnaître, et c'est surtout au point
de vue du diagnostic qu'on peut répéter que puisqu'il n'y a pas
de demi-malades, il ne saurait y avoir de demi-médecins. Si
encore, en cas de doute dans le diagnostic, l'officier de santé était
assez sage pour s'abstenir, le malheur serait moins grand ; mais
la temporisation, la surveillance attentive de la marche naturelle
des maladies sont seulement le fait de médecins doués de savoir
et d'expérience, et l'on peut dire que par l'administration intem-
pestive de médicaments inutiles et trop souvent nuisibles, un
médecin insuffisamment instruit peut amener la terminaison
fatale d'une maladie qui, laissée à elle-même, se fût terminée par
la guérison.

Il n'y a donc pas à hésiter sur ce point. Les médecins d'ordre inférieur doivent être supprimés en France, comme ils le sont partout à l'étranger (sauf en Portugal); il ne doit exister qu'un seul ordre de praticiens.

Ici intervient une autre objection : Si l'on supprimait les officiers de santé, les populations rurales seraient à peu près privées de médecins. Je pourrais répondre à cela qu'il vaudrait mieux pour elles ne pas en avoir que d'avoir ceux que la loi leur donne généralement; mais, sans même employer cet argument, trop souvent fondé, je puis répondre qu'il y a d'autres moyens que la suppression pure et simple des officiers de santé. Cette difficulté d'assurer le service médical dans les campagnes est la même pour tous les pays de l'Europe; il faut donc examiner comment elle a été levée là où il n'existe plus qu'un seul ordre de médecins, et rechercher en même temps s'il est possible de faire disparaître les causes qui empêchent les officiers de santé français d'acquérir les connaissances et le titre de docteur.

On a invoqué comme obstacle à la recherche du doctorat les dépenses que nécessite l'habitation au siège d'une faculté, et surtout à Paris; la durée plus longue des études, les frais d'examen plus considérables, et en particulier ceux de la thèse (formalité le plus souvent inutile et qu'on devrait supprimer). Toutes ces causes sont réelles et concourent à éloigner les élèves du doctorat; mais il ne faudrait pas s'en exagérer l'importance.

La durée des études pour le docteur est en France de quatre années; elle est pour l'officier de santé de trois ans. Cette différence est assez minime pour qu'on ne puisse attribuer l'obstacle qui arrête les jeunes gens dans la recherche du doctorat à l'impossibilité de supporter les frais d'une éducation médicale prolongée d'une année, même en tenant compte de ce fait, que l'officier de santé peut faire ses études en province, tandis que le futur docteur doit habiter au siège d'une des trois facultés. D'ailleurs (et j'ai pu m'en assurer en interrogeant beaucoup d'officiers de santé) beaucoup de ceux qui ne recherchent que l'officiat possèdent assez de ressources pécuniaires pour pouvoir prolonger d'un an et même de deux années leurs études médicales. L'obstacle réel, la cause qui oblige beaucoup de jeunes gens à renoncer au doctorat, c'est la nécessité du baccalauréat. Je ne sais si l'on pourrait trouver en France des officiers de santé en possession du baccalauréat, ayant dû, pour insuffisance de ressources pécuniaires, renoncer au doctorat.

Soit que les parents n'aient pas les ressources pécuniaires nécessaires pour faire donner à leurs enfants une éducation universitaire complète; soit qu'ils n'aient pas compris la nécessité d'études pouvant seules donner le diplôme qui ouvre l'accès de presque toutes les carrières libérales ; soit enfin qu'ils aient voulu, en refusant à leur fils cette éducation, l'obliger à suivre dans l'industrie, l'agriculture, le commerce, la carrière paternelle, il n'en résulte pas moins ce fait que beaucoup de jeunes gens qui pourraient faire des études médicales complètes ne peuvent, faute du baccalauréat, aspirer au doctorat; car ils ne peuvent à dix-huit ou vingt ans, lorsque la nécessité de vivre en travaillant se fait sentir pour eux, sacrifier trois ou quatre années à refaire leur éducation littéraire. Ils se contentent alors du titre d'officier de santé.

Est-il donc nécessaire, pour être *médecin praticien*, d'avoir fait des études littéraires complètes? est-il nécessaire de savoir, ou d'être censé savoir le grec et le latin, ces langues absolument mortes, qui caractérisent, en France, l'instruction secondaire? Quelles que soient les idées qui subsistent encore à cet égard, je nie absolument cette nécessité. On peut être un excellent médecin praticien et ignorer les langues anciennes. A. Paré, J.-L. Petit, John Hunter, ignoraient le latin, qui cependant était encore la langue scientifique universelle. Pour guérir un malade, et même pour faire avancer la science, il vaut mieux connaître les progrès réalisés chaque jour à l'étranger que de pouvoir lire dans l'original les auteurs de l'antiquité, et y démêler, au milieu d'un fatras d'erreurs et d'absurdités, les quelques vérités que reproduisent, du reste, tous les livres modernes. A ceux qui mesurent à leur antiquité le respect qu'ils ont pour les doctrines, je répondrai avec Bacon : *L'antiquité des temps est la jeunesse du monde, et puisque le monde a vieilli, c'est nous qui sommes les anciens.* Aujourd'hui le latin a cessé d'être la langue scientifique usuelle, chaque peuple écrit dans sa langue nationale, et, pour ma part, quoique je ne me borne pas à être un praticien, et sans vouloir faire parade d'ignorance, j'ai le regret de dire que bien que bachelier, j'ai si peu étudié le grec, que je sais à peine aujourd'hui en épeler les mots sans les comprendre, et que je comprends moins bien le latin, qu'on m'a appris au lycée, mais dont j'ai à faire assez rarement usage, que les cinq ou six langues scientifiques modernes dont j'ai besoin chaque jour pour savoir ce qui se fait à l'étranger, pour suivre la marche de la science et le progrès de la pratique. Cette connaissance, je l'ai acquise, non plus au collège, mais depuis que l'étude de la médecine, le spectacle de ce qui se passe autour de nous, et surtout la visite des écoles de médecine et des hôpitaux de l'Allemagne, de la Hollande, de la Belgique, de la Suisse, du Danemark, de l'Angleterre, de l'Irlande, de la Russie, m'ont fait comprendre, bien avant nos défaites, la nécessité d'être de son époque, de vivre avec son siècle, avec ses contemporains, à quelque nationalité qu'ils appartiennent.

C'est ce qu'on a parfaitement compris à l'étranger. Partout un diplôme d'études littéraires ouvre l'accès des écoles de médecine, en Russie, en Autriche, en Allemagne, en Angleterre; mais on n'en ferme pas la porte d'une manière définitive et absolue à ceux qui ne le possèdent pas. Lorsqu'un élève n'ayant pas ce diplôme, désire se livrer à l'étude de la médecine, on le soumet à un examen moins sévère pour la partie littéraire, plus sévère pour la partie scientifique, et tel qu'il permet aux juges de s'assurer si l'*état intellectuel* du candidat le rend apte à pouvoir étudier avec fruit une science qui demande plus qu'une intelligence moyenne. Cet examen, du reste, ne donne ni grade, ni diplôme universitaire; il n'est accessible qu'à ceux qui, se proposant d'étudier la médecine, n'ont pas de diplômes analogues à notre baccalauréat, et il leur donne seulement, en cas de réception, le droit de commencer leurs études médicales. Mais, à partir de ce moment, toute exception, toute distinction cessent; appelés à suivre la même carrière, à exercer la même profession, tous sont soumis aux mêmes conditions dans la durée et la nature des études; tous doivent avoir les connaissances nécessaires à la pratique de la médecine; et si en Allemagne, par exemple, les uns pourront joindre au titre commun de *Arzt* donné par l'examen d'État le titre de docteur, ce dernier titre, purement universitaire, ne leur donne pas droit à la pratique : ce droit ne leur est conféré que par le titre de *Arzt* donné par l'examen d'État, examen exclusivement professionnel et beaucoup plus sérieux que les nôtres.

Imitons donc l'exemple de nos voisins, supprimons les officiers de santé, n'exigeons donc pas forcément le baccalauréat pour les futurs médecins; faisons subir à ceux qui ne sont pas bacheliers un examen préalable par lequel nous puissions nous assurer que leur esprit est préparé à recevoir la culture scientifique. Mais exigeons de tous les mêmes études médicales; assurons-nous, par des examens plus sérieux qu'ils ne le sont, de l'aptitude des candidats à exercer la médecine, et nous aurons, en relevant la profession, qu'abaisse l'existence des officiers de santé, protégé plus efficacement la santé publique, multiplié, loin de le restreindre, le nombre des médecins; nous aurons assuré mieux qu'il ne l'est aujourd'hui le service médical des campagnes, et cela en donnant aux populations rurales des médecins dignes de ce nom, et vraiment capables de leur rendre, pendant leurs maladies, de réels services.

J'ai examiné dans la première partie de ce rapport les lois et règlements qui régissent dans les principaux États de l'Europe l'exercice de la profession médicale ; il me reste maintenant à passer en revue ce qui concerne l'enseignement de la médecine et l'obtention du titre légal.

DES RÉFORMES A APPORTER DANS L'ORGANISATION DE L'ENSEIGNEMENT ET DES EXAMENS

Installation matérielle des facultés. — Répartition des cours.

Il est impossible de comparer l'installation matérielle de notre Faculté à ce qui existe à Berlin, à Vienne, à Saint-Pétersbourg, sans être profondément affligé. Ici, notre infériorité est plus qu'un malheur, c'est une honte pour la France. L'instruction supérieure, qui est à l'étranger l'objet de dépenses importantes, quelquefois considérables, est devenue en France une forme de l'impôt. La Faculté de médecine de Paris, qui manque de tant de choses, a dû, l'année dernière, verser au Trésor près de 200,000 francs, excédent de ses recettes, sur les 400,000 francs de dépenses que lui alloue le budget. Nos élèves ont payé à l'État un tiers de plus que les sommes dépensées par l'État pour leur instruction médicale. Il est également impossible de comparer notre école pratique d'anatomie aux magnifiques établissements consacrés aux études anatomiques à Vienne, à Berlin, à Saint-Pétersbourg; mais il est un point sur lequel je crois utile d'attirer l'attention.

A Paris, les cliniques de la Faculté sont disséminées dans

divers hôpitaux qui ne relèvent pas de la Faculté. A l'étranger, la Faculté a ses cliniques réunies dans un véritable hôpital d'instruction : à Berlin, dans la Charité royale ; à Vienne, dans l'Hôpital général, à Pétersbourg, dans l'Académie médico-chirurgicale. Là, se trouvent non seulement les cliniques médicales et chirurgicales, mais les cliniques spéciales confiées à des professeurs de la Faculté. Nous trouvons pour Berlin :

Clinique médicale . . . . professeur	Frerichs.		
— . . . . —	Traube.	Nombre	
— . . . . —	Meyer.	de lits, 450.	
— . . . . —	Frantzel.		
Clinique chirurgicale. . . . . . —	Langenbeck.	300 lits.	
— . . . . . . —	Bardeleben.		
Maladies des enfants. . . . . . —	Henoc.	40 —	
— des yeux. . . . . . . —	Schweigger.	85 —	
— mentales nerveuses . . —	Westphal.	230 —	
— de la peau et syphilis. —	Lewis.	270 —	
Gynécologie. . . . . —	Martin.	28 —	
Obstétrique . . . . —	Schöller.	40 —	

A *Vienne*, le service de clinique du professeur Duchek ne renferme que 50 lits, et celui du professeur Bamberger 45 ; mais les malades offrant des sujets d'étude clinique se recrutent dans les cinq services des Drs Haller, Scholz, Lobel, Kolisko et Standthartner, lesquels renferment ensemble 412 lits.

De même, les services de chirurgie des professeurs Billroth (51 lits) et Dumreicher (56 lits) sont en relation avec les services des Drs Zsigmondy, Salzer, Dittel qui contiennent 284 lits.

Il y a de plus deux services de clinique ophtalmique : professeur Jager (81 lits) ; professeur Arlt (50 lits). — Deux services cliniques pour la syphilis : Sigmund (133 lits) ; Zeissl (136 lits). — Une clinique pour les maladies de la peau : Hebra (91 lits). — Deux cliniques d'accouchement confiées aux professeurs Braun et Spath.

A *Saint-Pétersbourg*, outre les mêmes cliniques générales et spéciales, disséminées dans l'enceinte de l'Académie, sur une étendue de deux kilomètres carrés, il y a de plus un hôpital spécial consacré uniquement à la clinique des maladies mentales.

A *Paris*, il est fâcheux que la répugnance, trop souvent légitime, contre les errements de la spécialisation professionnelle se soit étendue à la spécialisation vraiment scientifique. Il y a quarante ans, l'École de Paris était non pas seulement la première, elle était à peu près la seule grande école scientifique du monde entier, et l'on ne regardait à l'étranger une éducation médicale comme complète que si elle s'était perfectionnée ou achevée à Paris. Ce n'était pas seulement parce que la Faculté comprenait dans son sein beaucoup d'hommes illustres, c'était aussi parce qu'il y avait dans les hôpitaux spéciaux de Paris l'enseignement de Guersant, de Blache, de Lugol, de Cazenave, de Ricord, de Civiale, d'Esquirol.

A l'étranger, au contraire, il n'existait guère alors de services spéciaux, et cette lacune aujourd'hui comblée contribue à attirer et à retenir les élèves à Berlin et à Vienne. Je crois pour ma part qu'il ne suffit pas de donner, comme nous le faisons à Paris, le titre de complémentaires aux cours cliniques sur les maladies des enfants, la syphilis et l'ophtalmologie, il serait utile de les rattacher plus intimement à la Faculté. Je crois profondément regrettable que le nouvel Hôtel-Dieu n'ait pas été converti en un véritable hôpital d'instruction, consacré à ne recevoir que les cliniques de la Faculté et à inaugurer des cliniques spéciales qu'alimenterait une consultation, contre laquelle ne pourraient lutter toutes ces cliniques spéciales qui pullulent autour de la Faculté, et qui jouissent, il faut bien le reconnaître, de la faveur de nos élèves, parce qu'ils trouvent dans quelques-unes d'entre elles des éléments d'instruction que la Faculté ne met que trop incomplètement à leur disposition.

Le nombre et la répartition des cours, les moyens d'étude, sont très différents, si nous comparons l'état des choses à Vienne, à Berlin, à Londres, à Saint-Pétersbourg, d'une part, et à Paris, d'autre part. Je dois me borner, pour ne pas trop étendre cette étude, à prendre pour terme de comparaison Vienne et Paris.

COURS DE LA FACULTÉ DE MÉDECINE A PARIS ET A VIENNE

Année scolaire 1873-1874 [1].

Pathologie expérimentale et comparée (l'été). — M., j., s., 2 3. . VULPIAN, P.	*Pathologie générale et expérimentale.* — L., m., m., j., v. . . STRICKER, P. E.

(1) Les jours sont indiqués par leurs initiales. — Les chiffres indiquent l'heure et la durée des cours. — Pour Paris (colonne de gauche), P. signifie professeur ; A., agrégé. — Pour Vienne, P. O. signifie professeur ordinaire ; P. E., professeur extraordinaire ; P. D., Privat-docent.

Cerveau, organes des sens, nerfs appar. de la diges- tion, de la respiration, génito-urinaires (l'hiver). — L., m., v., 4-5 . . . . SAPPEY, P.

Cerveau, système nerveux, organes des sens. — L., m., m., j., v., 2-3 . . . . HYRTL, P. O.

Anat. descrip., bassin et membres infé- rieurs. — S., 7 1/2-9 et de 1 1/2-3 . . . . HYRTL, P. O.

Système vasculaire. — L., m., m., j., v., 2-3 . . . . FRIEDLOWSKY, P. D.

Système nerveux. — L., m., m., 12-1 . . . . VOIGT, P. O.

Embryologie. — J., v., 12-1. VOIGT, P. O.

Organes génitaux (homme). — S., 12-1 . . . . VOIGT, P. O.

Organes des sens, nerfs, système circula- toire. — L., m., m., j., v., s. . . . . LANGER, P. O.

Embryologie. — 2 fois la semaine. . . . . PATRUBAN, P. D.

Anatomie chirurgicale. — M., j., s., d. . . . . PATRUBAN, P. D.

Microscopie pratique. — M., j., 10 11 . . . . WEDL, P. O.

Histologie normale et pa- thologique des tissus et des systèmes (l'hiver). — M. j., s., 4-5. ROBIN, P.

Histologie avec démonstrations. — J., v., 3 1/2-5 1/2 . . . . TOLDT, P. D.

Exercices histologiques. — S., d., 8-9 1/2. . . . . WEDL, P. O.

Exercices histologiques. — L., m., m., j., v., 8-10 . . . . EXNER, P. D.

Exercices pratiques maniement du micros- cope. — 1-3 . . . . . . TOLDT, P. D.

Percussion et auscultation. — L., m., m., j., v., 7-8 . . . . . . KOLISKO, P. D.

Pathologie et thérap. médicales. — L., m., m., j., v., 5-6 . . . . DRASCHE, P. D.

Pathologie interne (l'été). — M., j., s., 3-4. HARDY. *Pathologie interne* (l'hiver). — L., m., v., 3-4 . . . . AXENFELD, P.

Maladies des voies respiratoires (clinique). — L., m., m., j., v., 8-10 . . . . SCHNITZLER, P. D.

Auscultation et percussion. — L., m., m., j., v., 10-11 . . . . . SCHRÖTTER, P. D.

Leçons de diagnostic. — L., m., m., j., v., s., 2-3 . . . . STERN, P. E.

Leçons de diagnostic. SCHWANDA, P. E. — . HOFFELLA, P. D.

Path. et thér. du système nerveux. — 11-12. . . . . ROSENTHAL, P. D.

Maladies nerveuses. — 1 fois par semaine, 10-11 1/2 . . . . FIEBER, P. D.

Pathologie interne (l'été).
— M., j., s., 3-4. HARDY.
Pathologie interne (d'hiver).
— L., m., v., 3-4. . . .
. . . . . AXENFELD, P.
(suite)

Path. des maladies de l'abdomen. — 3 fois par semaine. . . . . . . OSER, P. D.
Laryngoscopie et rhinoscopie. — L., m., m., j., v., 9-10. . . SCHRÖTTER, P. D.
Clinique laryngoscopique. — M., j., s., 7-8 . . . . SCHRÖTTER, P. D.
Laryngoscopie. — L., m., m., j., v., 11-12. . . . . STÖRCK, P. D.

Anatomie patholog. (l'été).
— L., m., v., 2-3. . . .
. . . . . CHARCOT, P.

Anatomie pathologique. — L., m., m., j., v., 11-12. . . . . ROKITANSKY, P. O.
Exercices d'anatomie pathologique. — L., m., v., 3-4. . . . . ROKITANSKY, P. O.
Histologie pathologique, théorique et pratique. — L., m., v., 2-3. . WEDL, P. O.
Exercices d'histologie pathologique. — M., j., 2-4 . . . . . KUNDRAT, P. D.
Exercices d'anatomie et d'histologie pathologiques. — L., m., m., j., v., s., 9-12. .
. . . . KLOB, P. D.
Physiologie. — L., m., m., j., v., 11-12. .
. . . . BRUCKE, P. O.
Physique médicale. — M., m., j., 12-1 1 2.
. . . . SCHWANDA, P. E.
Physique médicale. — L., m., m., j., 11-12.
. . . . MICHAEL.

Physiologie (l'été). — L.,
m., v., 12-1. BÉCLARD, P.
Physique médicale (l'hiver).
— M., v., 12-1 ; 1. 5-6. .
. . . . . GAVARRET, P.

Développement de l'homme et des vertébrés. — S., d., 9-10. . . . . SCHENK, P. D.
Physiologie du système nerveux et des organes des sens. — L., m., j., v., 4-5. . .
. . . . SCHENK, P. D.
Histologie physiologique. — 1 fois par semaine, 2-3. . . . . . SCHENK, P. D.
Optique physiologique. — L., m., m., j., 4-5 . . . . EXNER, P. D.
Exercices pratiques de physiologie. — 2-5.
. . . . EXNER, P. D.

Histoire de la médecine (l'hiver). — M., j., s., 5-6 . .
. . . . . . LORAIN, P.

Histoire de la médecine. — L., m., m., j., v., 9-10 . . . . . . SELIGMANN, P. E.

Pathologie générale (l'hiver). — L., m., v., 5-6. .
. . . . CHAUFFARD, P.

Pathologie générale. — L., m., m., j., v., 10-11 . . . . SCHROFF, P. O.

Thérapeutique et matière médicale (l'été). — M., j., s., 5-6. . . GUBLER, P.

Matière médicale. — M., 3-4. . . . . . .
. . . . SCHROFF, P. O.
Matière médicale. — 2 fois par semaine. .
. . . . SCHROFF, P. D.

Thérapeutique et matière médicale (l'été). — M., j., s., 5-6. . . GUBLER, P. (*suite*)	*Maladies nerveuses et Électrothérapie.* — L., m., m., j., v. . . . FIEBER, P. D.
	Électrothérapie. — L., m., m., j., v., 8 1/2-11. . . . . . . BENEDIKT, P. E.
	Électrothérapie. — 3 fois la semaine. . . . . SCHWANDA, P. E.
	Hydrothérapie. — M., d., 8-9 1/2. . . . . WINTERNITZ, P. D.
	Hydrothérapie dans le trait. des maladies fébriles. — M., 4-5. WINTERNITZ, P. D
Pharmacologie (l'été). — M., j., s., 11-12. REGNAUD, P.	*Pharmacologie.* — L., m., j., 9-10. . . . . SCHROFF, P. D.
	Art de formuler. — M., 2-3. SCHROFF, P. O.
Médecine clinique. — Toute l'année, tous les jours. BOUILLAUD, P. BÉHIER, P. SÉE, P. LASÈGUE, P.	*Médecine clinique.* — L., m., m., j., v., 7-9. . . . . DUCHEK, P. O.
	Médecine clinique. — L., m., m., j., v., 7-9. . . . . BAMBERGER, P. O.
Clinique chirurgicale. Toute l'année, tous les jours. RICHET, P. GOSSELIN, P. BROCA, P. VERNEUIL, P.	*Clinique chirurgicale.* — L., m., m., j., v., 9-11. . . . . . . DUMREICHER, P. O.
	Clinique chirurgicale. . BILLROTH, P. O.
Pathologie chirurgicale (l'hiver). — M., j., s., 3-4. . . . . . DOLBEAU, P. *Pathologie chirurgicale* (l'été). — L., m., v., 3-4. . . . . TRÉLAT, P.	*Pathol. et thérap. chirurgicales.* — L., m., m., j., v., 9-11. . . . . DITTEL, P. E.
	Maladie de la prostate et de l'urèthre. — S., d., 9-11. . . . . . . DITTEL, P. E.
	Hernies. — S., d., 11-1. ENGLISCH, P. D.
	Luxations, fractures, orthopédie. — L., m., m., j., v. . . . . ENGLISCH, P. D.
	Diagnostic (exercices prat.). — 3 fois par semaine. . . . . FIEBER, P. D.
	Maladies de la vessie. — L., m., m., j., v., s., 11-12. . . . . . . ULTZMANN, P. D.
	Maladies des oreilles. — L., m., m., j., v., 12-1. . . . . POLITZER, P. E.
	Chirurgie dentaire. — S., d. . . . . ZSIGMONDY, P. D.
	Chirurgie dentaire. — M., v. . . . . STEINBERGER, P. D.
	Chirurgie dentaire. — 3 fois la semaine. . . . . SCHEFF, P. D.
Médecine opératoire (l'hiver). — M., j., s., 4-5. . . . LÉON LE FORT, P.	*Médecine opératoire.* — M., v., 5-6 1/2. . . . . SALZER, P. D.
	Médecine opératoire. — L., m., m., j., v., s. . . . . ALBERT, P. D.

Médecine opératoire (l'hiver). — M., j., s., 4-5. . . . . Léon Le Fort, P. (*suite*)	*Médecine opératoire.* — L., m., m., j., v., s. . . . . Mosetig, P. D. *Médecine opératoire.* — L., m., m., j., v., s. . . . . Böhm, P. D. *Médecine opératoire.* — L., m., m., j., v., s. . . . . Neudorfer, P. D. *Bandages.* — L., m., m., j., v. Fieber, P. D.
Cours complémentaire. — L., j., s., 8 1/2 (toute l'année). . . Roger, A.	*Maladies des enfants (cours clinique).* — L., m., m., j., v., 11-12. Widerhofer, P. E. *Maladies des enfants.* — L., m., m., j., v., 1-3. . . . . . . Max Politzer, P. D. *Maladies des enfants.* — L., m., m., j., v., 10-11. . . . . Monti, P. D. *Maladies des enfants.* — L., m., m., j., v., 3-4. . . . . . . Fleischmann, P. D. *Maladies des nouveau-nés.* — 3 fois par semaine, 5-6. . . . . . Fürth, P. D. *Vaccine.* — J., v., 3-4. Friedinger, P. D. — — M., s., 3-4. Fleischmann, P. D.
Cours complémentaire d'ophtalmologie (l'été). — L., j., 9-11. . . . . Panas, A.	*Ophtalmologie clinique.* — L., m., m., j., v., 10-12. . . . . Arlt, P. O. *Ophtalmologie clinique.* — L., m., m., j., v., 8-10. . . . . Jaeger, P. E. *Polyclinique ophtalm.* — L., m., m., j., v., 1-2. . . . . Reuss, P. D. *Polyclinique ophtalm.* — L., m., m., j., v., 10-11. . . . . Hock, P. D. *Ophtalmologie.* — M., m., j., v. . . . . Stellay, P. E. *Ophtalmologie.* — M., m., j., v. . . . . Schnabel, P. D. *Méd. opératoire ophtalmologique.* — L., m., m., j., v., s. . . . . . Reuss, P. D. *Ophtalmoscopie.* — L., m., m., j., v., 5-6. . . . . Kampf, P. D. *Ophtalmoscopie.* — L., m., m., j., v., 5-6. . . . . Hock, P. D. *Anomalies de la réfraction et de l'accommodation.* — L., m., m., j., v. . . . . Reuss, P. D. *Anomalies de la réfraction et de l'accommodation.* — 3 fois la semaine, 1-2. . . . . Schnabel, P. D.
Pas de cours	*Clinique des maladies mentales.* — L., m., m., j., v., 4-6. . . . . Meynert, P. O.

Pas de cours (suite). . . .
- *Clinique.* — L., m., m., j., v., s., d., 9-11. . . . . SCHALAGER, P. E.
- *Clinique.* — 3 fois la semaine. . . . . MARESCH, P. D.
- *Maladies mentales.* — M., j., s. . . . . LEIDESDORF, P. E.
- *Psychologie au point de vue de la médecine légale.* — S., 10-11. MEYNERT, P. O.

Accouchements (clinique). — Tous les jours, toute l'année. . . DEPAUL, P.
Accouchements (théorie). — M., j., s., 12-1 (l'été). . . . . PAJOT, P.
- *Accouchements (théorie et clinique).* — L., m., m., j., v., 1-3. . CH. BRAÜN, P. O.
- *Accouchements (théorie et clinique).* — L., m., m., j., v., 1-3. . . . SPATH, P. O.
- *Opérations obstétricales.* — L., m., m., j., v., 10-11. . . . J. ROKITANSKY, P. D.
- *Opérations obstétricales et gynécologiques.* — L., m., m., j., v., s., 5-6. . . . . MAYRHOFER, P. D.
- *Accouchements et gynécologie (théorie).* — 2 fois par semaine. . . . LOTT, P. D.

Pas de cours spécial. . . .
- *Maladies des femmes.* — S., d., 1-2. . . . . FUNK, P. D.
- *Maladies des femmes.* — S., d., 9-11. . . . . CHROBAK, P. D.
- *Opérations gynécologiques.* — L., m., m., v., 6-8. . . . . . . CHROBAK, P. D.
- *Clinique gynécologique.* — . . . . J. ROKITANSKY, P. D.

Hygiène. — M., j., s., 4-5 (l'été). BOUCHARDAT, P.
- *Hygiène et statistique.* — L., m., m., j., v., s. . . . . GLATTER, P. D.

Pas de chaire spéciale. . . .
- *Maladies de la peau (clinique).* — L., m., m., j., v., 7-8. . . . . . HEBRA, P. O.
- *Maladies de la peau (théorie).* — L., m., m., j., v., 8-9. . . . . . HEBRA, P. O.
- *Maladies de la peau.* — 3 fois la semaine, 2-3. . . . . REDER, P. D.
- *Maladies de la peau.* — S., d., 3-4. . . . . WERTHEIM, P. D.
- *Maladies de la peau.* — L., m., m., j., v., 10-11. . . . . NEUMANN, P. D.
- *Maladies de la peau.* — S., d., 11-1. . . . . AUSPITZ, P. D.

Cours complémentaires. — J., 9-11 (l'été). . . . . . FOURNIER, A.
- *Clinique des maladies vénériennes.* — L., m., m., j., v., 4-5. . . SIGMUND, P. O.
- *Syphiliographie.* — L., m., m., j., v., 10-11. . . . . ZEISSL, P. E.
- *Syphiliographie.* — L., m., m., j., v., 5-6. . . . . KAPOSI, P. D.

Cours complémentaires. — J., 9-11 (l'été). . . . . FOURNIER, A. (*suite*)

Syphiliographie. — S., d., 10-12. . . . . KOHN, P. D.
Maladies syphilitiques de la peau. — L.., m., m., j., v., 3-4. . . KAPOSI, P. D.

Médecine légale. — L., m., v., 4-5 (l'été). TARDIEU, P.

Médecine légale (théorie et pratique). — L., m., m., j., v., 12-1. . . DLAUHY, P. O.
Autopsies médico-légales. — M., j., 2-4. . . . . DLAUHY, P. O.

Chimie (l'hiver). WURTZ, P.
Histoire naturelle (l'été). . . . . BAILLON, P.

Outre les cours de chimie, d'histoire naturelle qui se font à la Faculté, il existe, pour les élèves en médecine, des cours de physique et de chimie faits à la Faculté de philosophie (sciences) et à l'École des hautes études.

Personnel des 2 Facultés.

PARIS.
- 29 prof. . . Professant.
- 26 agrégés. . Ne professant pas.

VIENNE.
- 19 prof. . . Ordinaires.
- 22 prof. . . Extraordinaires.
- 61 Priv.-doc.

102 prof. . . Professant.

Cette répartition si inégale des cours à Paris et à Vienne (et nous retrouverions cette même différence pour Berlin, si la longueur de la liste ne m'empêchait de la reproduire) doit attirer vivement l'attention. Cependant il ne faut pas exagérer cette différence, et ici encore les chiffres exacts, donnés sans commentaires, ou mal commentés, peuvent induire en erreur. Un grand nombre de cours cités plus haut et fait par des *Privat-docenten* ne durent que quelques semaines; il est vrai qu'aussitôt terminés, ils recommencent pour la plupart, car l'enseignement est pour le *Privat-docent* la principale et quelquefois la seule source de ses revenus.

On peut être frappé également du nombre d'heures que chaque professeur consacre par semaine à l'enseignement, et l'on pourrait être tenté de se demander pourquoi nous ne faisons en général que trois leçons par semaine et seulement pendant un semestre. Mais il y a une grande différence entre la situation des professeurs à Vienne et à Paris. A Paris, tous les professeurs de médecine et de chirurgie, d'anatomie pathologique, de médecine comparée, sont médecins ou chirurgiens d'hôpital; tous font chaque jour une visite hospitalière, laquelle, dans nos habitudes parisiennes, est presque toujours une leçon clinique. A Vienne, sauf les professeurs de clinique, la plupart des professeurs ne sont pas chargés de services hospitaliers. Enfin, pour ne nous arrêter qu'aux points principaux de ce parallèle, il y a une grande différence au point de vue de la fatigue physique et intellectuelle imposée au professeur entre ce qui a lieu à Paris et ce qui se passe à Vienne. La Faculté de Paris comptait en 1866 : 5,314 élèves ; la Faculté de Vienne n'en comptait dans le semestre d'été 1873 que 1,142, et dans le semestre d'hiver : 1,275 ; en moyenne 1,200, c'est-à-dire un peu moins que le quart du nombre des élèves inscrits à Paris. Or, le nombre plus restreint des élèves, coïncidant avec la multiplicité plus grande des cours, a pour résultat de donner à chaque professeur un chiffre peu élevé d'auditeurs ; de là des leçons familières, qui certes ont du bon, mais qui, au point de vue de la fatigue, ne peuvent se comparer à nos cours faits dans un immense amphithéâtre, devant quatre ou cinq cents auditeurs. Joignons à cela, pour Paris, l'obligation de siéger trois fois par semaine comme examinateur, et nous verrons qu'avec l'hôpital et l'école, chacun de nous a donné par semaine au service médical public et à l'enseignement vingt-sept heures de leçons, chiffre bien supérieur à ce que donnent nos collègues de Vienne. Nous pouvons dire sans exagération, qu'à moins de vouloir se suicider par excès de fatigue, nous ne pourrions ni faire cinq leçons par semaine, ni professer pendant toute l'année. Pour ma part, si pareille tâche m'était imposée, sans que rien soit changé aux autres conditions, et en particulier au service des examens, je renoncerais sans hésitation au laborieux honneur du professorat.

Pour que la comparaison entre Vienne et Paris soit juste, il faut ajouter qu'en dehors de la Faculté nos élèves trouvent auprès de tous nos collègues des hôpitaux un enseignement clinique permanent sans rival au monde. Je reviendrai plus loin sur ce sujet.

Cependant, même en tenant compte de toutes ces circonstances, lorsqu'on a, ainsi que je l'a fait, étudié sur place l'organisation et le fonctionnement des facultés étrangères, on ne peut s'empêcher de reconnaître que l'élève trouve plus de moyens de s'instruire à Berlin, à Leipzig, et en particulier à Vienne, que dans notre Faculté. J'ai trop l'habitude de la critique franche et sincère pour qu'il ne me soit pas, en revanche, permis de dire, bien qu'il s'agisse de vous, que sous le rapport de la valeur des hommes, nous sommes loin d'avoir rien à envier à aucun autre centre d'instruction médicale. La situation de notre enseignement n'est que le résultat d'une mauvaise organisation des choses, organisation qu'il ne nous est pas donné de changer, puisque, tenus en tutelle, ne possédant point, comme toutes les facultés étrangères, notre autonomie, n'ayant le droit ni d'élire notre doyen, ni de nous occuper de notre fonctionnement intérieur, ne pouvant ni dresser nos projets de budget, ni connaître la répartition des dépenses de la Faculté, nous ne sommes même pas admis à donner notre avis sur la valeur des plans proposés pour reconstruire nos amphithéâtres, nos salles de cours et nos propres laboratoires, car ces projets ne nous sont pas soumis. Or, si avec une bonne organisation, on fait facilement concorder les efforts de chacun vers un but commun; avec une mauvaise organisation on s'épuise en efforts stériles et l'on use sa vie sans utilité pour la science, sans profit pour le pays.

Paris a dans son personnel enseignant (ou plutôt capable d'enseigner) plus de ressources que n'en possède aucune autre capitale; seulement ces ressources ne sont pas utilisées. En effet, à côté de ses professeurs titulaires, la Faculté de Paris possède un corps d'agrégés, composé de savants assez âgés pour avoir l'expérience, assez jeunes pour avoir toute l'ardeur et toute la force de la jeunesse, et qui, à des connaissances étendues en science, joignent cet esprit sage, cette maturité du jugement que donnent les études cliniques. Tous, en effet (sauf ceux qui sont voués à l'étude de la chimie, de la physique et des sciences naturelles) étant, de par le concours, médecins ou chirurgiens de nos hôpitaux, ont sur les *Privat-docenten* allemands l'avantage d'une instruction scientifique plus étendue, plus sérieuse, et surtout plus générale et plus pratique.

S'ils ont moins, peut-être, étudié dans des laboratoires la chimie et l'histologie biologiques ou pathologiques, ils ont fait dans les salles de l'hôpital une étude bien autrement importante : celle du malade. Ils ont appris non point à deviner après la mort et sur de menues parcelles de cadavre à quelle maladie le médecin a eu affaire ; mais à reconnaître, pendant la vie, quelle est l'affection dont est atteint le malade qu'ils sont appelés à soigner, et comment aussi ils peuvent espérer le guérir. Qu'on ne laisse pas se stériliser, faute d'emploi, les ressources de l'agrégation ; que nos agrégés deviennent réellement nos collaborateurs ; qu'ils nous aident dans notre enseignement, en se chargeant, de concert avec nous, de professer une partie de notre programme, et les 55 professeurs que compterait alors la Faculté de Paris, constitueront un corps qui n'aura à redouter aucune comparaison avec ce que peuvent faire les 102 professeurs de l'école de Vienne. Si l'on dit des observations : *numerandæ sed perpendendæ* ; on peut dire des professeurs : le nombre ne remplace pas le mérite. L'institution des *Privat-docenten* doit être vue de près, si l'on veut en apprécier la valeur, et les *Privat-docenten* ne sauraient soutenir le parallèle avec nos agrégés. Faire entrer dans l'organisation de nos Facultés le *Privat-docent*, en ne lui demandant d'autres garanties de savoir que celles dont on se contente en Allemagne. ce serait faire un pas en arrière; ce serait abaisser le niveau de notre enseignement. Il faut le réformer, mais non le détruire; ce qui est bon à l'étranger, parce qu'il cadre avec une organisation et des habitudes spéciales, peut être fort mauvais en France. Conservons notre agrégation, fortifions-la, utilisons nos agrégés et nous n'aurons, je le répète, rien à envier ni à Londres, ni à Vienne, ni à Berlin.

Suivant toute apparence, l'Assemblée nationale adoptera à l'égard des agrégés la proposition de la commission du budget. Que cette amélioration soit le point de départ d'une organisation nouvelle; les appointements des agrégés, bien que doublés, resteront encore peu en rapport avec les services qu'ils rendront; mais ils n'hésiteront pas à faire à la science, au pays, le sacrifice de leur temps, de leur travail, de leurs fatigues. Pour ma part, je préférerais voir introduire en France l'habitude suivie presque partout, de recevoir les inscriptions des élèves pour certains cours et non pour tous les cours. A côté des appointements fixes, les revenus aléatoires, que les succès de son enseignement valent au professeur, sont un puissant stimulant du zèle de chacun. Sur ce point aucun doute n'existe à l'étranger; c'est la clé de voûte de tout l'édifice de l'enseignement médical en Autriche, en Prusse, en Bavière, en Angleterre; là est le secret de l'émulation qui règne au delà de nos frontières; mais je n'insiste point sur les avantages d'une mesure que je désespère de voir s'introduire en France.

Durée des études. — La durée des études est de six ans en Italie, en Bavière et au Brésil; de cinq ans en Autriche, en Portugal,

en Russie; de quatre ans en Allemagne, en Belgique; de trois ans
pour la plupart des universités américaines. Cette durée n'est pas
limitée en Espagne, en Hollande, et, en Italie, pour l'université
de Naples. Cinq ans devrait être le minimum exigé. Dans la pratique, l'élève français ne passant ses examens que dans la cinquième année, prolonge d'autant ses études, et la même circonstance se rencontre en Allemagne pour l'examen d'État; mais, même
en tenant compte de cette circonstance, il serait à désirer que la
durée des études, *non compris le temps consacré aux examens*,
fût prolongée d'une année.

Cette insuffisance dans la durée des études est plus grande
encore pour les élèves militaires que pour les élèves civils, car on
leur applique exceptionnellement les règlements en vigueur jusqu'en 1846, et ils passent leurs examens du doctorat, non plus à
la fin des quatre années d'études, mais pendant la durée même de
ces études. Toutefois, cette insuffisance de temps est compensée
par les répétitions et les cours que leur font au Val-de-Grâce
quelques-uns de nos collègues de l'armée.

Mais la situation devient tout à fait fâcheuse pour ce qui concerne les médecins de la marine, surtout les médecins dits auxiliaires, et depuis longtemps, Messieurs, vous avez été assez péni-
blement impressionnés par l'insuffisance des connaissances que
montrent trop souvent aux examens les médecins auxiliaires de la
marine, pour que vous m'ayez chargé récemment de vous faire un
rapport sur ce point.

L'insuffisance du recrutement des médecins *entretenus*, insuffisance qui est due pour la médecine navale comme pour la médecine militaire à la position moralement et pécuniairement fâcheuse
faite aux médecins, oblige le ministère de la marine à recourir à
des expédients regrettables dans le but d'assurer le service. Pour
compléter les cadres, on recrute, sous le nom de médecins auxiliaires, des étudiants pouvant n'avoir que deux années d'études.
Ceux-ci sont, pour la plupart, immédiatement détachés non pas
seulement dans les hôpitaux des colonies, où du moins ils pourraient apprendre quelque chose, mais dans de petits postes, aux
colonies, en Cochinchine, où ils se trouvent avec cinquante ou cent
hommes valides, loin de tout moyen d'études.

Puis, lorsque ces élèves ont ainsi passé deux ou trois années
dans ce service, le ministère leur délivre, par équivalence, les

inscriptions correspondantes, et ils viennent alors se présenter aux examens du doctorat. Or, si la loi exige des candidats au doctorat quatre années au moins d'études préalables, c'est parce qu'on a jugé que ces quatre années étaient nécessaires pour acquérir les connaissances indispensables à l'exercice de la profession; des services rendus à l'État, n'importe en quelle qualité, ne sauraient, quelque grands qu'ils puissent être, remplacer, pour l'obtention du titre de docteur, l'étude de la médecine. Je n'ignore pas que l'on peut opposer cette objection que la sévérité des juges est une barrière efficace contre l'insuffisance du candidat; mais comme la loi française, moins sage que celle qui existe en Autriche, en Bavière, en Prusse, au Brésil même, ne limite pas le nombre des refus aux examens, nous savons par expérience que la longue persévérance des candidats finit par lasser la patience ou surprendre l'indulgence et même la pitié des juges.

Je n'ai pas à faire ressortir ce qu'il y a de profondément regrettable à compromettre la vie de nos concitoyens servant dans la marine, en confiant la charge de les soigner dans leurs maladies à des étudiants de troisième année, c'est-à-dire à des élèves encore ignorants de la médecine et plus capables de nuire que d'être utiles par une intervention active. Je ne saurais non plus accepter cet argument que ces médecins, ainsi créés docteurs sans études préalables suffisantes, sont uniquement destinés au service maritime. Il n'est personne d'entre nous qui fasse moins de cas de la vie d'un marin que de celle d'un simple citoyen.

Les médecins de la marine et ceux de l'armée devraient donc être, pour l'obtention du doctorat, soumis aux mêmes conditions que les élèves civils; mais les ministères de la marine et de la guerre opposent à cette parité d'exigences la difficulté du recrutement. Cette objection doit être énergiquement combattue. Si la médecine militaire et surtout la médecine navale ont tant de peine à se recruter, c'est que la situation faite aux médecins est absolument au-dessous de ce qu'elle devrait être. Tourner cette difficulté en se montrant facile sur la somme de connaissances exigées des médecins, confier sans contrôle possible la vie des marins à des étudiants de troisième année, abolir, comme on se propose, dit-on, de le faire, la nécessité du doctorat pour les médecins de deuxième classe, c'est opposer à un mal déjà grand un remède plus funeste encore; c'est, je ne crains pas de le dire, ne pas avoir pour la vie

de nos marins le respect que mérite la vie humaine. Si la médecine navale a de la peine à se recruter, ce n'est pas en abaissant
le niveau des garanties que doivent présenter les médecins, qu'il
faut assurer le recrutement du service de santé maritime. Ce n'est
donc pas en échange d'autant de trimestres de service faits comme
médecin auxiliaire, mais dans des conditions telles que ces médecins ne peuvent voir de malades ; c'est en échange d'autant de trimestres passés *dans les hôpitaux de la marine*, ou *dans les écoles
de médecine navale*, que les inscriptions équivalentes devraient
être données. La loi demande pour arriver au doctorat quatre
années d'études et non quatre années d'un service quelconque.
L'erreur est à peu près la même que si l'on accordait aux volontaires d'un an quatre inscriptions en échange d'une année passée
comme soldat dans un régiment.

RÉPARTITION DES ÉTUDES ET DES EXAMENS. — En Autriche, en Russie, les études se divisent en deux périodes distinctes. A la fin de
la deuxième année, l'élève passe ses examens de sciences préparatoires à l'étude de la médecine ; puis, ce n'est qu'à la fin de la
cinquième année qu'il subit les examens de médecine proprement
dite. Cette répartition paraît supérieure à l'organisation italienne
qui espace les examens d'année en année, ou à l'organisation
française qui force l'élève à revenir à la fin de ses études médicales à la préparation des examens de chimie, physique et histoire naturelle. Quant à l'examen d'État allemand, il ne porte que
sur les parties de la science en rapport avec l'anatomie, la physiologie ou la médecine proprement dite.

Composition et fonctionnement des jurys d'examen. — En
Prusse, en Angleterre, en Bavière, en Autriche, en Hollande, les
professeurs ne sont pas seuls chargés des examens. Il entre dans
la composition des jurys un certain nombre de médecins, qui,
sans appartenir au corps enseignant, sont, par leurs études, leurs
travaux, leurs fonctions, capables de remplir les devoirs de juge.
Cette mesure a pour avantage de ne pas faire perdre sans utilité
un temps précieux aux professeurs ; de contrôler en quelque sorte
l'enseignement des facultés et d'unifier, par l'introduction d'un
personnel étranger et variable, la sévérité des jurys d'examens.

Ce qui doit surtout appeler l'attention la plus sérieuse est la manière dont se passent les examens pratiques en Autriche, en Prusse, en Russie. On ne saurait comparer l'épreuve si souvent illusoire du cinquième examen français à ces épreuves cliniques durant sept jours au moins pour chaque matière et consistant, non seulement à examiner un malade, mais à suivre pendant une semaine deux malades, à proposer chaque jour le traitement; en chirurgie, à faire les pansements; en obstétrique, à pratiquer un accouchement, et à tenir note, jour par jour, des phénomènes observés.

Ajournement aux examens. — On peut dire qu'en France un élève, quelque ignorant qu'il soit, peut avec de la persévérance, tantôt en fatiguant la patience des juges, tantôt en surprenant leur indulgence, d'autres fois en excitant leur commisération, arriver à obtenir le grade de docteur.

Le dossier suivant n'est pas le seul de ce genre que renferme les archives de la Faculté :

C. Scipion, né le 25 juillet 1840 à ... (Algérie).

Dispensé du baccalauréat ès lettres, par décision ministérielle du 18 octobre 1862.

Bachelier ès sciences le 9 avril 1862, à Aix.

1er et 2e examens de fin d'année à Alger.

11e et 12e inscriptions accordées par décision ministérielle.

3e examen de fin d'année à Paris, 22 décembre 1865 — *passable.*

1er examen. . . .	19 mars 1867.	refusé.
—	3 juillet 1868.	—
—	15 janvier 1868	—
—	5 juin 1868	*passable.*
2e examen. . . .	5 janvier 1869	refusé.
—	24 avril 1869	—
—	11 février 1870	—
—	29 juillet 1870.	*passable.*
3e examen. . . .	21 avril 1871	refusé.
—	15 décembre 1871. . .	—
—	15 mars 1872	*passable.*
4e examen. . . .	8 mai 1872.	*passable.*
5e examen. . . .	31 juillet 1872.	refusé.
—	28 février 1872	—
—	16 juin 1872.	*passable.*

Ainsi, après dix refus aux examens, cet élève pouvait enfin aborder à l'examen de la thèse, lequel le plus souvent n'est qu'une formalité coûteuse pour le candidat. Or, en Prusse, en Autriche, en Bavière, au Brésil, en Russie, non seulement il n'aurait pu dépasser le premier examen, puisque l'on est ajourné avec la note *passable;* mais il aurait dû abandonner, *heureusement pour ses futurs clients*, la carrière médicale.

En Russie, l'élève refusé deux fois à une épreuve doit repasser tous ses examens, même ceux auxquels il avait satisfait. En Autriche, en Bavière, au Brésil, en Prusse, le candidat refusé deux fois ne peut plus se représenter à l'examen sans une autorisation spéciale, soit des professeurs, soit du gouvernement; s'il est refusé une troisième fois, *la carrière médicale lui est à toujours fermée.*

Missions scientifiques à l'étranger. — En Russie, en Prusse, en Belgique, en Italie, les lauréats des facultés, les jeunes docteurs ou agrégés les plus distingués sont envoyés à l'étranger, en général pendant deux ans, pour y compléter leur instruction. Il est à peine besoin de faire ressortir les avantages de cette mesure. La France entretient à grands frais des écoles à Athènes et à Rome; il serait urgent de faire pour l'art médical ce qu'on croit devoir faire pour les beaux-arts. S'il est bon de chercher à embellir la vie de quelques-uns par la contemplation ou l'audition des chefs-d'œuvre de l'art, il est nécessaire de se préoccuper de sauvegarder, le mieux possible, la vie de tous.

RECRUTEMENT DU PERSONNEL ENSEIGNANT

MÉDECINE SCIENTIFIQUE

La nécessité de mettre le nombre des médecins en relation avec les besoins de la population, oblige à abaisser le plus possible les obstacles capables d'empêcher beaucoup de jeunes gens de poursuivre la carrière de la médecine. Ce qu'il faut s'attacher à faire, ce sont des praticiens instruits et non des savants, puisqu'il est impossible, dans notre organisation sociale, de songer à réunir ces deux caractères dans la généralité des médecins. Or, si l'on veut borner la durée des études à quatre années (et, dans mon opinion, cinq années au moins sont nécessaires), il faut que l'enseignement soit essentiellement pratique, qu'il ait pour but de préparer l'élève à l'étude de la clinique, en lui donnant en anatomie, en physiologie, en histologie et en sciences physiques et chimiques les notions auxquelles il aura recours au lit du malade; puis, après l'avoir initié à la théorie, de lui donner à l'hôpital cette forte éducation clinique, sans laquelle il ne saurait y avoir de bons médecins.

Mais, il est évident que si cet enseignement était dirigé partout vers la pratique seule, on arriverait bien vite à voir baisser le niveau scientifique, non seulement chez les élèves, mais aussi chez les professeurs. Le devoir de l'État ne se borne pas seulement à mettre à la disposition des malades un nombre suffisant de praticiens instruits ; il faut encore que le recrutement d'un personnel enseignant capable soit assuré; il faut enfin que le niveau scientifique ne soit pas exposé à s'abaisser au-dessous de ce qu'il est à l'étranger. Pour atteindre ce but et éviter ce danger, il faut qu'il y ait dans le pays une école au moins, dans laquelle l'élite des professeurs et des savants puisse faire ce qu'on appelle du haut enseignement et former des médecins joignant à de hautes connaissances pratiques, les notions purement scientifiques dont la possession n'est point indispensable au médecin praticien; il faut que l'on puisse faire quelque part pour la médecine, ce que l'on fait si brillamment pour les sciences à la Sorbonne, au Collège de France, au Muséum. A côté de chaires d'enseignement professionnel, Paris doit posséder des chaires d'instruction scientifique, d'enseignement supérieur. Qui eût voulu forcer Longet à faire en deux ans toute la physiologie; Malgaigne, toute la médecine opératoire; Bouillaud, Rostan, Andral, Chomel, Trousseau, Nélaton. Velpeau, toute la pathologie médicale ou chirurgicale? n'eût-ce pas été sinon annihiler, du moins amoindrir les immenses services qu'ils ont rendus à l'enseignement et à la science ? Il faut donc que Paris, qui possédera toujours les hommes qui pourraient les remplir dignement, conserve toujours ou acquière des chaires d'enseignement *supérieur*, à côté des chaires d'enseignement *professionnel*. La confusion des deux ordres d'enseignement sacrifie forcément ou les intérêts de la science ou ceux de l'élève.

Il faut supprimer à l'avenir les officiers de santé, médecins insuffisants, et à côté d'un corps médical composé de praticiens ayant *tous* les qualités requises pour soigner un malade, créer, pour remplir les situations exceptionnelles, un état-major médical joignant aux connaissances nécessaires à tous les connaissances qu'exigent certaines fonctions. Il faut qu'il y ait à Paris une faculté pour convertir les élèves en médecins et praticiens ; mais il faut aussi un corps enseignant supérieur pour donner à quelques-uns des élèves sortis des facultés le supplément d'instruction que recherchent ceux qui se destinent à la science en même temps qu'à l'exercice de la profession ; à ceux enfin qui, outre le minimum d'instruction professionnelle que l'État doit exiger de tous ceux auxquels il confie le titre légal à l'exercice, veulent acquérir un degré plus élevé d'instruction scientifique.

Il faudrait donc qu'à côté des agrégés chargés de l'enseignement des futurs praticiens, il y eut, à Paris, au moins, une école supérieure constituée par les professeurs actuels, devenant libres de se livrer à un enseignement en rapport avec leur savoir et leur expérience. Entrés dans cette sorte d'école normale de la médecine, les médecins déjà en possession du titre légal pourraient, après deux ou trois années d'études théoriques et pratiques, subir des examens spéciaux, qui leur donneraient le titre de *docteur-régent*, de *docteur ès sciences médicales* ou toute autre dénomination, et nul ne devrait pouvoir être professeur dans une faculté ou dans une école de médecine de l'État, municipale ou libre, nul ne devrait pouvoir être médecin des épidémies, médecin sanitaire, expert devant les tribunaux, médecin ou chirurgien en chef d'un grand hôpital, médecin ou chirurgien des hôpitaux de Paris, sans posséder ce titre scientifique [1]. L'empire d'Allemagne, la Russie, et dans une certaine mesure le Danemark, demandent à l'élite de leurs médecins des connaissances scientifiques assez élevées, constatées par des examens spéciaux, et ceux-là seuls qui ont pu les subir avec succès, peuvent (comme le Kreis-Physikus) aspirer aux fonctions médicales officielles d'ordre supérieur, et, comme le docteur russe, arriver au professorat, à une chefferie médicale ou chirurgicale dans un grand hôpital.

Toutes ces mesures adoptées à l'étranger ne peuvent, quelle que soit leur valeur, être purement et simplement introduites dans notre organisation. J'ai voulu montrer le but à atteindre, les

---

(1) J'ai été heureux de voir cette création proposée par moi en 1866, dans mes lettres sur l'enseignement et sur la pratique de la médecine, adoptée par le rapport de M. Bert.

moyens à employer, mais ces moyens doivent être modifiés pour qu'ils puissent s'adapter à l'esprit de nos institutions. L'enseignement et la pratique de la médecine varient notablement de pays à pays, et je crois utile de retracer, en terminant, les traits principaux qui me paraissent différencier l'organisation médicale en Allemagne et en France, à Berlin, à Vienne et à Paris.

A Paris, l'éducation médicale des élèves ne se fait pas seulement à la Faculté et dans les services de clinique qui en dépendent. Une administration puissante centralise la gestion de seize hôpitaux contenant 7,663 lits, et de douze hospices ou maisons de retraite en renfermant 11,692, ce qui donne un total de 19,355 lits, représentant un mouvement de près de 100,000 malades ou infirmes. Elle confie le soin des malades reçus dans les hôpitaux à 67 médecins et à 27 chirurgiens, dont chacun a la responsabilité et la direction médicale de son service. Il faut ajouter à ce personnel 15 médecins et 5 chirurgiens attachés au service du bureau central.

Arrivés à cette situation par des concours dans lesquels ils ont dû faire preuve de connaissances scientifiques et cliniques élevées, ces médecins, aux prises avec les difficultés journalières de la pratique, deviennent, forcément et peu à peu, bien plutôt des cliniciens que des hommes de cabinet et de laboratoire, sans qu'on puisse pour cela les accuser de ne pas se tenir au courant de la marche incessante de la science. Mais, si un assez grand nombre de jeunes médecins se livrent, dans la première partie de leur carrière, à des travaux scientifiques dans le but de parvenir à la situation de médecin ou de chirurgien d'hôpital, il n'en est qu'un petit nombre, si même il en existe, qui aient pour principal et encore moins pour unique objectif la carrière de l'enseignement. Cette carrière n'existe pas même en France pour la médecine, car on ne saurait vivre avec les dix-huit cents francs environ que donne à Paris la place de professeur agrégé, et en province celle de professeur d'une école secondaire. A Paris, on ne peut compter sur le professorat à la Faculté en raison du petit nombre des élus, et l'on n'arrive guère à cette situation qu'à quarante-cinq ans au plus tôt. En province, la place de professeur dans une école secondaire n'est enviable que pour les médecins livrés, dans la ville même, à la clientèle, et ceux-ci, comme ne le prouve que trop la rareté des travaux scientifiques émanés des écoles secondaires, ne font entrer que très accessoirement dans leurs préoccupations le culte, fort peu rémunéré, de la science. On ne peut donc vivre en France de l'enseignement de la médecine, et l'on est d'autant plus forcé de se préoccuper de la clientèle civile, que l'organisation officielle, en ne rétribuant à leur valeur ni les places de médecin d'hôpital, ni celles de professeur, reconnait et même impose la nécessité d'ajouter aux fonctions médicales officielles la pratique professionnelle qui seule peut donner au médecin et au professeur les moyens d'élever sa famille[1].

En Allemagne, en Autriche, l'organisation des hôpitaux comme celle de l'enseignement est tout autre. Vienne possède trois grands hôpitaux renfermant 3,716 lits; mais le plus important, l'*Allgemein Krankenhaus*, qui contient 2,056 lits, est surtout consacré à l'enseignement, et la direction de la plupart des services appartient à des membres du corps enseignant. A Berlin, les hôpitaux de *Bethanian, Catholique, Elisabeth, Lazare, Auguste, Juif, Français*, des *Enfants-Malades*, ne sont pas organisés comme ceux de Paris, au point de vue du recrutement du corps médical; ils sont, du reste, d'une importance fort secondaire, à l'exception de l'hôpital de Bethanian. La Charité, le plus important de tous, est surtout un hôpital consacré à l'enseignement, et dont les chefs de service sont pour la plupart des professeurs.

A Saint-Pétersbourg, presque tous les grands hôpitaux civils relèvent de la couronne et sont sous la direction de la quatrième section de la chancellerie impériale ; on n'y arrive pas par le concours. Le magnifique établissement qu'on appelle l'Académie médico-chirurgicale est, comme l'Hôpital-Général de Vienne et la Charité de Berlin, un vaste hôpital consacré à l'enseignement. Il n'y a donc pas, ni en Autriche, ni en Prusse, ni en Russie, de carrière analogue à celle que nous appelons à Paris : la carrière des hôpitaux. Le jeune médecin qui désire faire quelque chose de

(1) Il est regrettable de voir ériger en principe ce qui n'est que le résultat d'une mauvaise organisation. M. Bert, en déposant un amendement au projet de budget de 1875, par lequel il propose de n'élever les appointements que de onze professeurs, détournés, par la spécialité de leurs études, de la pratique de la profession, semble vouloir faire constater législativement qu'à l'avenir les autres auront le droit légal de négliger leurs devoirs de professeur. On ne saurait protester trop vivement contre une pareille doctrine, et je mets au défi M. Bert de citer un seul professeur de la Faculté de médecine de Paris qui ait un seul jour abandonné son cours pour sa clientèle.

mieux que de la clientèle professionnelle n'a d'autre voie ouverte
que celle de l'enseignement. Il s'y porte d'autant plus facilement
qu'en Allemagne, je ne saurais trop le répéter, l'enseignement
médical, grâce à la rétribution que paient les élèves pour les
leçons qu'ils reçoivent, est une carrière.

L'enseignement permet au *Privat-docent* de vivre et d'attendre
le moment, où, par son travail, il aura pu arriver au titre de professeur dans une faculté de second ordre. Mais sur quoi peut se
porter l'activité du *Privat-docent*? Elle ne peut se porter sur la
clinique, car il n'est pas chargé en chef d'un service, comme l'est
à Paris, à la même époque de la vie, un médecin d'hôpital. Cette
activité se porte dès lors sur les travaux de cabinet, de laboratoire,
et lorsqu'on observe le tableau de la vie paisible qu'on mène dans
les petites villes d'Allemagne, on comprend facilement pourquoi
le médecin français est surtout un clinicien, pourquoi le médecin
allemand, *à l'exception des professeurs de clinique et des rares
élus chargés d'un service hospitalier*, est surtout un érudit et un
savant. A chacun ses aptitudes, cherchons à progresser dans la
voie de l'expérimentation, de l'érudition bibliographique, mais
n'oublions pas que sous ce rapport nous aurons peine à égaler
l'Allemagne, et n'allons pas, en voulant violenter nos aptitudes,
cultiver l'expérimentation aux dépens de l'expérience clinique,
abandonner l'hôpital pour le laboratoire, car nous compromet-
trions cette qualité qui fait notre supériorité incontestable : celle
d'être plus que tous les autres des observateurs exacts, des praticiens expérimentés [1].

Je ne crois pas me laisser aveugler par un amour-propre natio-

(1) Il se fait en ce moment, à cet égard, une réaction qui me paraît dangereuse ; non pas que je trouve fâcheux de voir créer des laboratoires de
chimie biologique, de chimie pathologique, d'histologie normale et pathologique, mais parce qu'on semble négliger des études réellement pratiques et
professionnelles, nécessaires entre toutes au lit du malade. On dépense
91,000 francs pour faire un laboratoire à la Charité, mais, professeur d'opérations et appareils, je n'ai pas même un cabinet où je puisse aller répéter ou
étudier sur le cadavre une opération, réunir les instruments et le matériel
nécessaires à mon enseignement. On a créé à l'École un laboratoire de
chimie biologique, mais on ne donne pas aux élèves les moyens d'étudier
comment on fait une opération chirurgicale, ce qui, dans la pratique professionnelle, leur sera bien autrement nécessaire que toutes les analyses chimiques. Je suis chargé d'un enseignement, mais je suis privé de tout moyen
d'étudier et d'enseigner. L'Assemblée nationale en accordant cette année, à
la demande du rapporteur M. Bardoux, un crédit de 2,000 francs, affecté à la
chaire de médecine opératoire, aidera, je l'espère, si ce crédit est continué
chaque année, à changer un peu cet état de choses.

nal exagéré en disant qu'il y a à Paris un état-major médical, qui, par son nombre et sa valeur, est sans rival dans le monde. Mais à qui est due la constitution de cet état-major? devons-nous en porter uniquement l'honneur à l'organisation et au fonctionnement de notre enseignement universitaire? Je ne le crois pas. L'existence du concours d'agrégation y rentre pour une certaine part; mais une part extrêmement importante appartient à l'organisation de nos hôpitaux, de notre assistance publique, de nos concours pour le bureau central, et je crois pouvoir résumer ainsi cette comparaison entre la France, la Prusse et l'Autriche en disant : quelle que soit la carrière qu'il ait embrassée, l'homme y cherche la considération et l'aisance, à défaut de la fortune. En France, où la science ne saurait nourrir personne, l'enseignement ne saurait être une carrière, puisqu'il ne fournit de ressources pécuniaires suffisantes à une vie modeste que pour les rares élus arrivant à quarante ou cinquante ans au professorat dans une faculté. Le but de tout jeune médecin amoureux du travail et de la science est d'arriver aux hôpitaux, car c'est surtout ainsi qu'il pourra faire de la médecine scientifique, tout en acquérant par la clientèle une situation exceptionnellement honorable. Placé de bonne heure à la tête d'un service, il devient presque forcément (puisqu'il s'agit d'un personnel d'élite recruté par le concours) un clinicien habile.

En Prusse, en Autriche, la carrière des hôpitaux n'existe pas, ou tout au moins elle est distincte de la carrière scientifique. Le jeune médecin qui désire arriver à une situation élevée, se consacre à l'enseignement, parce que c'est là surtout qu'il trouvera des ressources pécuniaires, d'abord comme *Privat-docent*, plus tard et d'assez bonne heure comme professeur dans les universités secondaires. Mais, n'ayant pas sous sa direction immédiate un service d'hôpital, il n'a pour théâtre de son activité que la bibliothèque et le laboratoire, aussi est-il très fréquemment amené, pour se faire une clientèle d'auditeurs, à spécialiser son enseignement et ses études dans une partie plus ou moins restreinte de la science. C'est là pour moi ce qui explique pourquoi l'Allemagne publie un si grand nombre de travaux de bibliographie, d'expérimentation scientifique et de science spécialisée. Au même âge de la vie et avec une somme de travail au moins égale, pour ne pas dire supérieure, le médecin des hôpitaux de Paris a acquis en médecine l'expérience clinique, alors que le *Privat-docent* ou le médecin allemand ne peut encore cultiver que la médecine expérimentale, sur les animaux de son laboratoire.

Il y a donc en France un haut état-major médical et chirurgical représenté par les médecins et chirurgiens des hôpitaux de Paris, qui ne se retrouve nulle part au monde, excepté peut-être, mais avec moins de valeur et d'importance, dans les hôpitaux de Londres, dont l'organisation, sauf la centralisation administrative remplacée par une autonomie complète, a quelque analogie avec les nôtres.

Ce n'est pas tout encore. Chaque année, quarante élèves en moyenne arrivent, également par le concours, à l'internat des hôpitaux de Paris. Après quatre ans d'études pratiques sérieuses, d'autant plus profitables qu'elles sont fécondées par une excellente instruction théorique préalable, ils vont sur tous les points de la France se consacrer à l'exercice de la profession et forment, au milieu du corps médical français, un corps d'élite qu'on peut dire également sans rival au monde. En effet, si en Allemagne et en Russie, l'assistant a en général une instruction théorique et pratique plus élevée que celle de nos internes, ils sont beaucoup moins nombreux, représentent surtout nos chefs de clinique, et sont pour la plupart de jeunes médecins se destinant à la carrière de l'enseignement.

Mais, si nous retranchons du corps médical ceux qui doivent leur instruction à l'organisation de nos hôpitaux de Paris, si nous portons nos regards seulement sur ceux qui n'ont fait leurs études que dans nos facultés, qui n'ont pas été et n'ont pas cherché à être internes des hôpitaux de Paris, qui ont été seulement stagiaires et qui n'ont fait que suivre l'enseignement de la Faculté, à l'exclusion souvent des cliniques, puisque le stage les retenait à l'heure des cliniques dans des services hospitaliers ne dépendant pas de la Faculté, j'ai le regret de dire que ceux-là ont presque toujours une instruction scientifique et pratique insuffisante. Cette insuffisance se comprend d'autant mieux que presque tous les élèves laborieux étant, à tout le moins, externes des hôpitaux, le fait même de n'avoir pas cherché à être attaché officiellement à un service hospitalier est une preuve de peu d'ardeur pour l'étude, de peu de zèle pour l'instruction clinique.

Après avoir étudié les institutions médicales en France et à l'étranger dans leur organisation, leur fonctionnement et leurs résultats, je crois pouvoir résumer ainsi mon opinion personnelle sur les réformes à effectuer.

Puisque par le manque, quelquefois absolu, des ressources mises à notre disposition pour l'instruction de nos élèves, par l'organisation défectueuse de notre enseignement médical et de nos examens, un trop grand nombre de nos docteurs présentent une instruction à peine suffisante, réformons les lois qui président à la constitution et au fonctionnement de nos facultés ; prenons à l'Allemagne (qui n'a pas pour elle l'organisation de nos hôpitaux) l'excellente organisation de son enseignement universitaire, de ses examens d'État avec ses épreuves pratiques sérieuses imposées aux candidats au titre légal ; prenons-lui surtout le respect qui entoure les hommes qui se consacrent au culte de la science, l'intérêt que tous, citoyens et gouvernants, portent au progrès de l'instruction publique ; cessons de faire de l'enseignement supérieur une des formes de l'impôt, et ce ne sera plus alors, comme nous le sommes aujourd'hui, par la valeur et le nombre de nos médecins d'élite, ce sera par la généralité de nos médecins (parmi lesquels nous comptons malheureusement aujourd'hui plus de 4,000 officiers de santé) que nous serons supérieurs au corps médical du monde entier.

Mais si nous voulons arriver à ce résultat qui importe non pas seulement à l'honneur de la France, mais aussi à la sécurité des citoyens, sachons profiter de l'expérience acquise par les hommes compétents, par l'étude sérieuse des progrès réalisés au delà de nos frontières et ne livrons rien au hasard. Pour ma part, tout en rendant justice aux travaux émanant des commissions parlementaires, et en particulier au rapport de M. P. Bert, travail fort instructif et remarquable dans son ensemble, bien que j'aie dû le combattre dans quelques-unes de ses parties, je considérerais comme une faute grave de persévérer dans la voie qui a abouti jadis à la création de la Faculté de Nancy, et qui conduirait aujourd'hui à compromettre l'avenir par la création hâtive et prématurée de nouvelles facultés. Je crois avec la commission qu'il faut augmenter en France les écoles où l'on puisse acquérir une instruction médicale *sérieuse*, et par conséquent abandonner le système aujourd'hui jugé d'écoles secondaires, beaucoup trop multipliées, pour y substituer quelques écoles de plein exercice. Mais tout cela ne peut se faire utilement sans qu'on apporte à l'état de choses actuel des changements considérables. Or, avant de créer de nouvelles facultés, il est important de décider tout d'abord quel sera le nombre et le rôle des écoles et des facultés dans la nouvelle organisation. La loi sur l'enseignement et la pratique de la médecine doit donc précéder la loi dont M. Bert est le rapporteur, et si cette loi était adoptée telle qu'elle est, c'est-à-dire en laissant à cinq facultés le pouvoir de faire cinq variétés de docteurs en médecine ayant tous les mêmes droits à la pratique légale, bien que pouvant avoir un degré très différent d'instruction médicale, ce serait décréter l'abaissement de la profession médicale en France, ce serait compromettre gravement la santé des citoyens. Il est impossible d'établir une comparaison entre les diplômes très divers que donnent, avec peu d'inconvénients, de nombreuses facultés de droit, de lettres et de sciences, et le droit redoutable, mais légal, de vie ou de mort que confère à un médecin le diplôme de docteur en médecine, et malheureusement aussi celui d'officier de santé.

Pour moi, si j'avais l'honneur d'appartenir à l'Assemblée nationale, je proposerais à la loi, dont M. Bert est le rapporteur, l'amendement suivant :

La Faculté de Montpellier est transférée à Bordeaux.

Il est créé à Lyon une faculté de médecine. Les professeurs de l'ancienne Faculté de Strasbourg, actuellement professeurs à la Faculté de Nancy, sont de droit professeurs à la faculté créée à Lyon. La faculté de Nancy est supprimée.

Ou bien, si cette mesure paraissait trop radicale, je me bornerais à proposer cet autre amendement.

Les nouvelles facultés créées à Lyon et à Bordeaux n'auront le droit de faire subir les examens du doctorat et de conférer le diplôme de docteur en médecine qu'après la promulgation des lois ou règlements destinés à réorganiser l'enseignement et la pratique de la médecine en France.

Quelle serait cette réorganisation? Elle aurait pour base les dispositions suivantes :

Tout ce qui appartient à l'enseignement et à la pratique de la médecine et de la pharmacie civiles est placé dans les attributions du ministère de l'instruction publique.

Il est créé au ministère de l'instruction publique une direction spéciale dite : direction des affaires médicales.

Il est également créé auprès du même ministère une commission consultative des affaires médicales. Cette commission, présidée par le ministre ou à son défaut par le directeur des affaires médicales, se compose de onze membres :

1° Quatre membres de droit : le directeur des affaires médicales ; — l'inspecteur général des écoles de médecine ; — le président du conseil de santé des armées de terre ; — le président du conseil de santé de la marine.

2° Trois membres nommés directement par le ministre.

3° Quatre membres élus : — A. par l'Académie de médecine ; — B. par les professeurs des écoles de médecine de l'État ; — C. par l'Association générale des médecins de France ; — D. par les professeurs des écoles de pharmacie.

Cette commission a dans ses attributions la présentation au ministre des projets en rapport avec l'enseignement et la pratique de la médecine ; les propositions de nomination des membres du jury pour l'examen d'État. *Elle remplit de plus à l'égard des médecins le rôle que remplit à l'égard des avocats le conseil de l'ordre ; elle peut citer devant elle les médecins lui paraissant avoir manqué à l'honneur ou aux devoirs professionnels ; elle peut dans les cas graves et après débats contradictoires priver du droit de pratique ceux qui lui ont paru indignes d'exercer la profession médicale. Le médecin condamné peut faire appel devant le Conseil d'État. En aucun cas, les opinions politiques ou l'adoption d'une théorie médicale ne peuvent être cause de citation devant la commission.*

Sur la proposition de la commission, le ministre nomme dans chaque département un médecin départemental chargé de la direction du service médical en ce qui concerne les épidémies, la médecine légale, l'hygiène publique. Ce médecin doit en outre adresser tous les six mois au moins un rapport sur l'état de l'enseignement, de la pratique et des progrès de la médecine dans le département.

Pour être nommé médecin départemental, il faut posséder le diplôme de docteur ès sciences médicales.

Il est créé auprès du ministère de l'instruction publique une commission consultative chargée spécialement de tout ce qui concerne l'enseignement et la pratique de la pharmacie.

Il est créé cinq écoles de médecine à Paris, Lyon, Bordeaux, Lille et Nantes. Ces écoles, ayant pour mission *l'instruction professionnelle*, sont entretenues par l'État et fonctionnent sous l'autorité du ministre de l'instruction publique. Elles délivrent, après examens le diplôme de licencié en médecine.

Ces écoles libres sont placées, pour ce qui concerne l'exécution des programmes d'enseignement et le fonctionnement des examens, sous la surveillance et l'autorité du ministre de l'instruction publique. Ces écoles libres ne peuvent être instituées que si elles remplissent les conditions suivantes :

1° Les professeurs de chaires de médecine et de chirurgie théoriques et cliniques, de médecine opératoire, de thérapeutique médicale et chirurgicale, d'anatomie et de physiologie normales ou pathologiques doivent avoir le diplôme de docteurs ès sciences médicales.

2° 200 lits au moins d'hôpital seront affectés à l'enseignement de la clinique. Ne sont pas compris dans ce chiffre les lits destinés aux vieillards, infirmes, aliénés, orphelins, enfants trouvés ou assistés.

Le diplôme de licencié en médecine ne donne pas droit à la pratique de la médecine.

Le droit de pratiquer la médecine en France n'est accordé qu'aux médecins possédant le diplôme de docteur en médecine. Ce diplôme est donné, après examens spéciaux, dits examens d'État, par des jurys spéciaux, dits jurys d'État.

Ces jurys pouvant être composés de professeurs des écoles de l'État, de professeurs des écoles libres et de médecins n'appartenant pas à l'enseignement, sont nommés à chaque session par le ministre de l'instruction publique. Ils sont présidés par un membre de l'Académie de médecine nommé par le ministre de l'instruction publique.

Il y a deux sessions par an, l'une en avril, l'autre en août.

Les jurys d'État siègent à Paris, Lyon, Bordeaux, Lille, et Nantes, mais Bordeaux et Nantes, Lyon et Lille n'ont alternativement qu'une session par an, en avril pour Lille et Nantes, en août pour Bordeaux et Lyon.

Sont admis à se présenter à l'examen d'État tous les licenciés en médecine d'une école de médecine française (libre ou de l'État). Sont admis également à se présenter à l'examen d'État les médecins étrangers munis du diplôme donnant droit à l'exercice légal dans leur propre pays, et en ayant reçu l'autorisation du ministre de l'instruction publique.

Le diplôme d'officier de santé ne sera plus délivré.

Pour être admis à faire ses études médicales, il faut posséder le diplôme de bachelier ès lettres. Cependant les élèves non munis de ce diplôme pourront obtenir leur inscription comme étudiants en médecine après avoir subi avec succès un examen passé au mois de novembre de chaque année au siège d'une des cinq écoles de l'État.

Les élèves reçus à cet examen pourront se faire inscrire dans toutes les écoles de médecine françaises.

Chaque année la liste des élèves inscrits dans toutes ces écoles est transmise au ministre de l'instruction publique ; la constatation des cinq années exigées pour l'étude de la médecine résulte de cette immatriculation.

La Faculté de médecine de Paris est chargée de l'enseignement supérieur et scientifique de la médecine. Par la participation de ses agrégés à l'enseignement et par ses professeurs, elle constitue une école de plein exercice et une faculté des sciences médicales.

Pour être admis à la Faculté comme élève de l'école supérieure, il faut posséder le diplôme d'État de docteur en médecine.

La durée des études est de deux années au moins.

A l'expiration de ces deux années, la Faculté délivre, après des examens spéciaux, le diplôme de docteur ès sciences médicales.

Nul ne peut être professeur d'une école de médecine de l'État ou libre, médecin expert auprès des tribunaux, médecin des épidémies, ou chargé au nom de l'État de fonctions médicales d'ordre supérieur, sans posséder le diplôme de docteur ès sciences médicales.

Ce qu'il faut avant tout, c'est que la loi de l'an XI, loi aujourd'hui incompatible avec une bonne organisation de la médecine, soit abrogée par nos législateurs ; mais il ne faut pas qu'une autre loi la remplace. Si les suffrages des citoyens donnent l'autorité législative, le droit de faire des lois, ils ne sauraient donner la compétence technique, surtout lorsqu'il s'agit d'une science

comme la médecine. Peu de docteurs en médecine sont même
aptes à résoudre des questions d'enseignement, dont la pratique
du professorat peut seule faire apprécier les difficultés et la
portée. En Autriche, en Prusse, en Russie, ce sont des ordonnances, des règlements d'administration publique qui ont institué
l'état de choses actuel et réalisé d'incontestables progrès. Mais, le
soin de rédiger ces règlements a été confié à des commissions
spéciales, composées d'hommes *réellement* compétents sur les
choses de la médecine et de l'enseignement, c'est-à-dire de
médecins exerçant ou professant la médecine. Puisse cet exemple
être suivi en France, puissions-nous comprendre enfin qu'on ne
sait que ce qu'on a étudié, que sans une bonne organisation de
l'enseignement, des études et de la profession, le savant, le professeur, le médecin, usent leur vie sans profit pour la science,
pour l'humanité, pour. le pays!

III

RAPPORT SUR LA CRÉATION

DE

CHAIRES CLINIQUES SPÉCIALES

A LA FACULTÉ DE MÉDECINE[1]

Messieurs,

Le 30 décembre 1875, après avoir consacré de nombreuses et importantes séances à la discussion du rapport présenté par M. le professeur Broca, l'assemblée de la Faculté émit le vœu que des cours cliniques fussent consacrés à l'enseignement de spécialités médicales et chirurgicales, dont le nombre et la nature seraient déterminés par la Faculté.

Le 6 janvier 1876, elle adoptait en principe que l'enseignement des cliniques spéciales pourrait être donné par des professeurs titulaires.

Le 27 janvier, elle décidait qu'il serait demandé la création d'une chaire de clinique spéciale pour l'enseignement des maladies mentales. Le 3 février, croyant qu'il n'y avait pas lieu d'étendre davantage, pour le moment, l'application du principe adopté le 6 janvier, elle arrêtait que les maladies de la peau, les maladies des enfants, les maladies des voies urinaires, les maladies syphi-

---

(1) Lu, à la Faculté, au nom d'une commission composée de MM. Richet Hardy, Jaccoud, Guyon, Léon Le Fort, *rapporteur*, dans la séance du 18 avril 1878.

litiques et l'ophtalmologie seraient comme par le passé enseignées dans des cours complémentaires de clinique spéciale.

Deux années se sont écoulées depuis ce dernier vote de la Faculté ; mais, diverses circonstances étant venues montrer la difficulté d'organiser certains cours complémentaires, d'une manière conforme aux légitimes besoins de l'enseignement, un grand nombre de nos collègues ont pensé qu'il y aurait peut-être lieu aujourd'hui d'étendre à d'autres cours cliniques complémentaires le principe des chaires spéciales occupées par des professeurs titulaires, principe appliqué en janvier 1876 au cours clinique des maladies mentales. Par une lettre collective que j'ai eu l'honneur ᵈe déposer en leur nom dans l'assemblée du 4 avril, ils demandèrent que ce sujet fût de nouveau soumis à nos délibérations.

La Faculté, faisant droit à cette demande, nomma une commission composée de MM. Richet, Hardy, Jaccoud, Guyon et Léon Le Fort. Cette commission se réunit, et tous les membres de la commission présents à la discussion (M. Guyon n'assistait pas à la séance) ont regardé comme opportune la création de chaires nouvelles, en s'appuyant sur certaines considérations que le rapport doit faire connaître.

La création d'une chaire de clinique spéciale occupée par un professeur titulaire ne répond pas seulement aux besoins de l'enseignement, elle répond encore aux conditions, sinon même aux nécessités du progrès scientifique dans certaines parties des sciences médicales et chirurgicales.

Paris était, il y a quarante ans, le rendez-vous de tous les médecins étrangers désireux de compléter leurs études, et, parmi ceux qui, occupant une situation élevée dans la science, ont atteint ou dépassé l'âge de soixante ans, il en est fort peu qui n'aient passé à Paris une ou plusieurs années de leur jeunesse médicale. Il n'en est plus de même pour la génération qui les suit. Sans doute presque tous les professeurs, presque tous les savants de l'Europe ont visité Paris ; mais très peu y ont fait un séjour de quelque durée dans le but de suivre les enseignements de l'école médicale française. Ce changement dans les habitudes ne tient pas heureusement à une diminution dans la valeur absolue de notre corps enseignant ; il tient à d'autres causes dont quelques-unes, et des plus importantes, sont en rapport direct avec l'objet qui nous occupe, c'est-à-dire avec l'existence des enseignements spéciaux.

Il y a quarante ans, l'on eût vainement cherché à l'étranger un hôpital ou même un service spécial de quelque importance consacré au traitement des maladies de la peau, des maladies vénériennes, des maladies des enfants; on y eût plus vainement encore cherché un enseignement clinique spécial de ces diverses maladies.

Paris, au contraire, possédait déjà les hôpitaux de Saint-Louis, du Midi, des Enfants, de la Salpêtrière, et ces établissements n'offraient pas seulement aux nationaux et aux étrangers un admirable champ d'observations pour l'étude des affections vénériennes et syphilitiques, des maladies de la peau, des maladies des enfants, des maladies mentales; dans chacun de ces hôpitaux, des médecins, quoique n'appartenant pas au corps enseignant, y professaient avec succès et quelques-uns avec éclat. En même temps, la découverte de la lithotritie, opération toute française, rendait l'étranger tributaire de la France pour l'étude des maladies des voies urinaires. La Faculté de médecine, si brillamment représentée par quelques-unes de nos illustrations, concourait aussi à appeler et à retenir à Paris un grand nombre de médecins étrangers. Si le courant se porte aujourd'hui de préférence sur l'Allemagne et surtout sur Vienne, ce n'est pas que la Faculté de Paris ait dégénéré, c'est qu'à l'étranger de grands changements se sont effectués dans ces trente dernières années, tandis que notre organisation est restée beaucoup plus stationnaire.

L'Allemagne, l'Autriche, l'Angleterre, la Russie elle-même, ont, avec grande raison, voulu suivre le profitable exemple que leur donnait la France. Dans les grands centres de population, dans les centres universitaires, furent créés, comme ils l'étaient à Paris, tantôt des hôpitaux, tantôt des services spéciaux. On alla plus loin et l'on créa en même temps des enseignements spéciaux, laissés non plus à l'initiative de tel ou tel médecin d'hôpital, mais faisant partie intégrante de l'enseignement universitaire et donnés par des professeurs titulaires placés hiérarchiquement dans les mêmes conditions que tous leurs collègues. Dans toutes les facultés étrangères existent des chaires d'ophtalmologie, de dermatologie, de syphiligraphie, et si nous ne trouvons d'hôpitaux d'enfants qu'à Bâle, Berne, Berlin, Leipzig, Moscou, Munich, Pesth, Prague,

Londres et Margate, Vienne, Saint-Pétersbourg, cela tient à ce que ces hôpitaux ne peuvent être créés utilement que dans d'assez grands centres de population.

De même, les asiles d'aliénés, jusque-là fermés à tous, se sont ouverts à l'enseignement des maladies mentales ; des cliniques psychiatriques ont même été créées dans quelques grands hôpitaux généraux, et nous trouvons aujourd'hui des cliniques de maladies mentales à Bâle, Berne, Berlin, Breslau, Erlangen, Gœttingue, Greifswald, Iena, Inspruch, Leipzig, Munich, Prague, Strasbourg, Vienne, Wurzbourg, Saint-Pétersbourg, Moscou, Zurich, etc.

Ces changements amenèrent leurs conséquences logiques ; l'institution une fois créée, les professeurs, les aspirants au professorat se créèrent à leur tour ; les noms de Sigmund, d'Hebra, de Barensprung, de Greisinger, de de Græfe, de Pagenstecker, de Donders montrent combien a été féconde la création des chaires spéciales dans les universités étrangères.

Cependant Paris, qui d'abord avait ouvert la voie de la spécialisation scientifique, était loin de suivre le mouvement qui entraînait presque toute l'Europe. Plus frappés des inconvénients et parfois des abus de la spécialisation *professionnelle* que des avantages de la spécialisation *scientifique*, nos prédécesseurs furent pour la plupart les adversaires résolus de l'introduction au sein de la Faculté des enseignements spéciaux, et méconnaissant l'évolution qui s'accomplissait à l'étranger, ils ne virent pas suffisamment que le meilleur moyen d'éviter les spécialisations exclusivement professionnelles, c'était de leur permettre de devenir des spécialisations scientifiques.

L'arrêté ministériel du 14 août 1862, arrêté inspiré par M. Rayer, alors doyen de la Faculté, institua des cours complémentaires de clinique spéciale. L'article 3 de cet arrêté porte que « les agrégés *libres* seront chargés de ces cours complémentaires. Ils devront être médecins ou chirurgiens des hôpitaux ».

Ces cours, ou du moins quelques-uns d'entre eux, ont fonctionné depuis cette époque, mais ce fonctionnement a rencontré parfois des obstacles que la Faculté ne pouvait avoir le pouvoir de vaincre. Cet enseignement, malgré la valeur scientifique et le zèle de ceux qui en ont été chargés, n'a pas produit tous les résultats qu'il aurait pu produire avec une meilleure organisation. La situation faite aux agrégés chargés de ces cliniques complémentaires n'était pas de nature à donner à ces cours l'importance qu'ils devraient avoir, l'importance qu'ils ont à l'étranger, cette situation n'étant pas conforme aux conditions du progrès scientifique dans certaines parties des sciences médicales et chirurgicales.

S'il ne s'agissait que de donner à nos élèves les connaissances théoriques et pratiques indispensables à l'exercice de la profession médicale, l'enseignement par les agrégés pourrait suffire. Il n'en est aucun qui ne puisse, en spécialisant ses études, remplir, après quelque temps, les conditions qu'exigent ces divers enseignements. Mais notre ambition doit être plus haute.

Notre tâche n'est pas seulement de vulgariser les progrès réalisés en dehors de nous : nous devons provoquer, réaliser nous-mêmes le progrès scientifique dans les sections spécialisées de la science, comme nous le réalisons en médecine et en chirurgie générales. La France doit pouvoir opposer aux savants étrangers, sinon des illustrations nationales, du moins d'éminentes personnalités. Il ne faut pas que, dans certaines branches spéciales, telles que l'ophtalmologie, notre littérature nationale continue à se composer presque exclusivement de traductions d'ouvrages étrangers, tels que ceux de Mackensie, de Soelberg Wells, ou d'œuvres originales publiées en français, mais rédigées par des étrangers, comme le sont les traités de Wecker ou de Galezowski.

L'organisation donnée aux cours complémentaires par l'arrêté de 1862 ne permet pas l'espoir de voir se produire en France, sauf comme de rares exceptions, de hautes personnalités dans les branches spéciales de la science.

Tout agrégé qui, après avoir travaillé pour conquérir ce titre, continue à consacrer sa vie à l'étude et au travail, a l'ambition légitime d'arriver au professorat, mais ce titre de professeur titulaire n'existe que dans l'ordre de la médecine et de la chirurgie générales ; il n'existe pas pour les enseignements spéciaux, tels que l'ophtalmologie, la dermatologie, la syphiligraphie, les maladies des enfants. L'agrégé, chargé d'un cours clinique complémentaire, ne saurait sans danger, pour son avenir professoral, se consacrer entièrement à l'étude de la science qu'il professe ; car plus sa notoriété deviendrait grande dans une branche restreinte de la science, moins grandes deviendraient ses chances d'obtenir une des chaires actuelles de médecine ou de chirurgie. Eût-il même dans son enseignement les plus grands succès, il ne peut, s'il le continue, ambitionner d'autre titre que celui qu'il possède, le titre d'agrégé libre. Si donc, l'agrégé se charge d'un cours clinique complémentaire, son idéal est de l'abandonner le plus tôt possible pour une chaire de professeur titulaire.

D'un autre côté si, après avoir rendu pendant plusieurs années de grands services dans un enseignement spécial, l'agrégé est nommé professeur de pathologie interne ou externe, il doit renoncer à cultiver exclusivement la spécialité qu'il enseignait tout d'abord et dans laquelle il avait peu à peu acquis une expérience exceptionnelle.

Si nous voulons avoir des hommes se consacrant scientifiquement à l'étude d'une spécialité médicale ou chirurgicale, si nous voulons des hommes pouvant entrer en parallèle avec les plus hautes personnalités étrangères, nous devons leur donner une situation telle qu'ils n'aient plus comme objectif l'abandon de l'enseignement spécial que la Faculté leur avait confié. Si nous voulons qu'ils consacrent leur vie, toute leur vie, à l'étude d'une partie limitée de la science, si nous voulons qu'ils y apportent la lumière et le progrès, il faut qu'ils trouvent dans le titre et la situation de professeur titulaire la satisfaction d'une légitime ambition, la récompense de services rendus. Il faut donc élever au titre de chaires magistrales quelques-unes des places de chargés de cours complémentaires ; mais il faut aussi que la nomination à l'une de ces chaires spéciales ne soit pas amenée à devenir un moyen plus facile d'entrer à la Faculté, une porte latérale donnant plus tard accès aux chaires de clinique générale, une sorte de stage permettant d'arriver plus tard à d'autres enseignements ; il faut qu'il soit bien arrêté dans notre esprit que la permutation n'existera pas des chaires spéciales aux autres chaires.

En dehors de ces raisons générales et d'ordre supérieur, il est des raisons d'opportunité qui plaident en faveur de la création de chaires magistrales pour certaines spécialités scientifiques. L'organisation donnée aux cours cliniques complémentaires par l'arrêté de 1862 place la Faculté dans la dépendance presque absolue de l'administration de l'Assistance publique. Or, si d'après les renseignements que nous a donnés M. Chauffard au sujet de la création de la Faculté de Lyon, l'administration municipale, la commission administrative et le corps médical des hôpitaux

de cette ville ont fait tous leurs efforts pour faciliter l'organisation
de l'enseignement clinique de la nouvelle faculté; si tous ont compris que le mérite seul devait présider au choix des professeurs,
si toutes les considérations, plus ou moins justifiées, d'intérêt
privé ont su s'effacer devant une question d'intérêt général, nous
avons le regret d'avoir à constater qu'il n'en a pas été de même à
Paris. N'ayant point dans les hôpitaux spéciaux de services qui
lui appartiennent en propre, la Faculté de Paris ne peut choisir
ses professeurs de clinique complémentaire que parmi les médecins ou chirurgiens des hôpitaux que le hasard de l'ancienneté a
rendus titulaires d'un service dans les hôpitaux spéciaux où ces
cours peuvent être professés. Or tantôt, comme cela a lieu pour
l'hôpital des Enfants-Malades, l'agrégé désigné par la Faculté ne
possède qu'un service manquant précisément des éléments d'un
cours clinique, c'est-à-dire des maladies sur l'étude desquelles
doit surtout porter l'enseignement; tantôt la Faculté ne compte
aucun agrégé parmi les médecins de l'hôpital, et elle se trouve
dans l'alternative ou de suspendre son enseignement pour un
temps indéterminé, ou de charger un médecin non agrégé de faire
en son nom un cours de clinique complémentaire.

Cette annexion forcée, que ne permettait pas du reste l'arrêté
de 1862, mais que réalisait l'arrêté du 11 octobre 1877, offre un
danger et un abus faciles à mettre en lumière. Puisque la possession d'un service dans un hôpital *spécial* est la condition essentielle qu'on exige aujourd'hui d'un professeur de clinique complémentaire ; il suffirait à quelques médecins des hôpitaux de
s'immobiliser, de propos délibéré, dans un de ces services hospitaliers, de fermer la porte d'un hôpital à un agrégé, leur collègue
dans les hôpitaux, pour forcer la main à l'autorité universitaire
et pour concentrer sur eux seuls la possibilité d'une candidature à
l'enseignement spécial de la Faculté.

Une organisation qui obligerait la Faculté de médecine à limiter son choix au *seul* agrégé en possession, comme médecin des
hôpitaux, d'un service dans tel ou tel hôpital, sans qu'elle puisse
étendre ce choix à un autre agrégé, parce que celui-ci est attaché
comme médecin à un autre hôpital ; une organisation qui forcerait
la Faculté à suspendre son enseignement ou à subir malgré elle la
loi de l'ancienneté, qui régit le personnel médical de l'Assistance
publique, c'est-à-dire à choisir le titulaire des cours complémen-

taires hors de l'agrégation, alors qu'elle pourrait avoir parmi ses agrégés un médecin remplissant toutes les conditions scientifiques requises, est une organisation condamnée.

La faculté n'est pas une organisation particulière, ce n'est point une corporation, c'est une institution de l'État, dont l'accès est largement et librement ouvert à tous ceux qui ne craignent pas d'affronter l'épreuve vivifiante des concours publics de l'agrégation ; elle est chargée au nom de l'État, c'est-à-dire au nom de tous, de donner à la France des médecins sérieusement instruits : l'État doit donc lui fournir les moyens d'accomplir la haute et difficile mission dont elle est investie. Les progrès réalisés depuis un demi-siècle dans certaines parties de la science exigent aujourd'hui la création d'enseignements spéciaux : il faut que ces enseignements soient dotés des ressources qui leur sont indispensables ; il faut que des services de clinique spéciale soient créés dans les conditions admises depuis longtemps pour les cliniques générales, et, pour obtenir ce résultat, il nous paraît indispensable de demander au ministre compétent, et par lui au parlement de la nation, la création de chaires magistrales consacrées à certains enseignements spéciaux.

De quelle nature, en quel nombre doivent être ces chaires ? où doivent-elles être créées ? Telles sont les questions que nous devons maintenant examiner.

L'*ophtalmologie*, depuis la découverte de l'ophtalmoscope, depuis les progrès réalisés dans la connaissance des altérations de l'accommodation et de la réfraction, a pris un tel développement qu'elle est devenue une branche assez importante de la chirurgie pour exiger un enseignement spécial confié à un professeur titulaire. Cette chaire existe depuis longtemps dans toutes les facultés étrangères, elle existe aujourd'hui à la Faculté de Lyon, et cette dernière circonstance suffirait à démontrer la nécessité pour la faculté de modifier son vote de 1876. Nous ne devrions pas être moins bien traités que les facultés étrangères ; nous ne pouvons pas être privés de ce qui existe dans une autre faculté française.

Toutefois, Paris ne possède ni hôpital ni service spécial consacré au traitement des maladies des yeux, et le nombre des cas pouvant être observés dans nos services généraux de chirurgie est

trop peu considérable pour fournir les éléments d'un enseignement complet et régulier. Il faut donc que le service soit créé en
même temps que la chaire. Il existe, il est vrai, depuis plusieurs
années, à l'hôpital Lariboisière, une consultation spéciale d'ophtalmologie; mais, bien que cette consultation, dont j'ai été chargé
en 1872, soit très fréquentée, le nombre des cas de chirurgie générale est trop considérable dans cet hôpital, pour que le chirurgien
puisse attribuer un nombre suffisant de lits aux malades atteints
d'affections des yeux. De plus, l'hôpital Lariboisière est éloigné
du centre ordinaire de notre enseignement clinique ; il serait donc
à désirer que la clinique ophtalmologique fût créée dans un des
hôpitaux où existent déjà des cliniques de la faculté. Un service
de trente ou quarante lits suffirait au fonctionnement de cette clinique, car c'est surtout la consultation qui fournit pour l'ophtalmologie les éléments d'étude.

Toutefois, il est un point sur lequel votre commission insiste
résolument. Si nous demandons des chaires spéciales, c'est pour
avoir des professeurs se consacrant entièrement et sans arrière-
pensée à l'étude de certaines parties spécialisées de la science,
c'est pour que la science française puisse lutter sur ce point avec
la science étrangère ; le but ne serait pas atteint si on permettait
au titulaire de la chaire d'ophtalmologie de posséder, à côté de son
service spécial, un service de chirurgie générale. Le service de
clinique ophtalmologique ne devrait donc pas être annexé à un
autre service confié au même chirurgien.

Les maladies des enfants ont également paru à votre commission devoir faire l'objet d'une chaire spéciale.

Il n'est guère besoin de chercher à démontrer combien la pathologie de l'enfance, surtout dans les premières années de la vie,
diffère de la pathologie de l'adolescence ou de l'âge adulte. Les
importants traités publiés sur les maladies des enfants, l'existence
à Paris de deux hôpitaux spéciaux, montrent l'importance qu'a
acquise cette branche de la médecine. Or, l'organisation de nos
hôpitaux ayant pour résultat de fermer l'entrée de nos cliniques
générales aux enfants au-dessous de l'âge de seize ans, il est évident
que l'étude et l'enseignement des maladies de l'enfance ne peuvent
se faire que dans une clinique spéciale, placée dans un des hôpitaux destinés au traitement des enfants malades.

Dans quel hôpital, dans quelles conditions devrait être créé cet enseignement? C'est ce que nous avons dû examiner. Il est à peine nécessaire de dire que dans cet examen nous avons fait abstraction complète des personnes; nous ne nous sommes préoccupés que des intérêts de l'enseignement dans le présent et l'avenir.

Nos deux hôpitaux d'enfants ne reçoivent de malades qu'à partir de l'âge de deux ans : on ne peut donc y étudier les maladies de la première enfance. L'hôpital des Enfants-Assistés reçoit au contraire les enfants à partir de la naissance, et l'infirmerie de cet hôpital renferme des malades ayant atteint l'âge de douze à quinze ans. Nous nous sommes donc demandé s'il ne serait pas préférable de créer le service spécial de clinique à l'hôpital des Enfants-Assistés. Notre réponse unanime après discussion a été négative. Le nombre des enfants ayant dépassé l'âge de cinq ans est relativement peu considérable aux Enfants-Assistés. De plus, cet hôpital n'a pas comme les deux autres, les immenses ressources qu'offre à l'enseignement une très nombreuse consultation. Enfin il nous a paru que l'administration accepterait difficilement que l'hôpital des Enfants-Assistés fût largement ouvert aux élèves. C'est donc, en raison de sa situation, l'hôpital des Enfants-Malades de la rue de Sèvres qui nous a paru devoir être choisi pour y créer un service clinique; mais il nous a paru aussi qu'il serait désirable que le service des nourrices, placé jusqu'à présent à l'hôpital Necker, fût transféré à l'hôpital des Enfants-Malades et fût annexé au service clinique relevant de la faculté ; ce serait le meilleur moyen de permettre au professeur l'étude des maladies de la première enfance.

L'enseignement des maladies de la peau nous a paru devoir nécessiter la création d'une troisième chaire de clinique spéciale; mais ici nous nous sommes trouvés en présence de deux questions connexes qui devaient tout d'abord être résolues en principe. Fallait-il créer une chaire de dermatologie et une chaire de syphiligraphie; ou bien fallait-il réunir sous un même professeur l'enseignement des maladies vénériennes et des maladies de la peau?

A la faculté de Lyon, les deux cliniques sont réunies sous un même titulaire : M. le professeur Gailleton ; mais à Lyon l'hôpital de l'Antiquaille étant consacré au traitement des vénériens et des malades atteints d'affections cutanées, il était matériellement très facile de réunir, de fusionner les deux enseignements. A Paris, il n'en est pas de même ; deux hôpitaux distincts et même trois hôpi-

taux : le Midi, Lourcine, Saint-Louis, sont consacrés au traitement
de ces deux classes de malades. Ce n'est qu'à l'hôpital Saint-Louis
qu'on pourrait songer à instituer les deux enseignements fusion-
nés, et l'on ne saurait demander à l'administration d'ouvrir aux
vénériens l'accès régulier d'un des services de l'hôpital Saint-Louis
alors que l'hôpital du Midi et celui de Lourcine sont consacrés au
traitement des malades de cette catégorie.

D'ailleurs, nous pouvons nous demander si cette fusion est
scientifiquement possible et surtout profitable. Si nous cherchons
à nous éclairer en recherchant ce qui existe à cet égard dans les
facultés étrangères, nous voyons que partout la clinique dermato-
logique est confiée à d'autres professeurs qu'à ceux qui sont
chargés de l'enseignement des maladies vénériennes. Cette séparation est conforme aux intérêts de la science. Si la syphilis entre
pour une part importante dans les causes qui amènent beaucoup
de maladies de la peau, l'étude des accidents vénériens et syphilitiques est fort distincte de celle des maladies cutanées. Il ne suffit
pas de donner à une chaire un certain titre pour restreindre ou
étendre l'enseignement qui y est donné : c'est le professeur et non
le titre de la chaire qui catégorise l'enseignement ; ce sont les
préférences personnelles qui dirigent les études du savant dans
telle ou telle direction. Au point de vue unique de l'enseignement
à donner à de futurs praticiens, la fusion des deux enseignements
a pu être faite utilement à Lyon ; que produira-t-elle au point de
vue du progrès scientifique en syphiligraphie ou en dermatologie?
C'est encore le secret de l'avenir. Or, en créant des chaires spéciales, nous cherchons à joindre aux nécessités de l'enseignement
la réalisation, pour la France, du progrès scientifique dans certaines parties de la science, et l'on peut être assuré que si la
fusion des deux chaires était effectuée à Paris, la chaire, au point
de vue de son influence sur le progrès scientifique, deviendrait,
suivant la personnalité du professeur choisi, soit une chaire de
dermatologie, soit une chaire de syphiligraphie. Ce n'est pas le
nombre des malades atteints, c'est la variété des affections qui
justifie la spécialisation scientifique. Sous ce rapport, l'hésitation
ne nous paraissait guère possible, et nous nous sommes tous
trouvés d'accord sur l'importance bien autrement grande de la
dermatologie, qui comprend du reste l'étude de la plupart des
accidents éloignés de la syphilis.

L'étude des accidents primitifs de la syphilis, celle des accidents
vénériens de toute nature, sont certainement d'un grand intérêt
pratique ; mais cette étude, ainsi limitée et dégagée de tout ce qui
regarde les manifestations secondaires ou éloignées de la diathèse,
ne nous a pas semblé constituer une branche assez importante et
surtout assez vaste de la science pour qu'on puisse l'élever au rang
d'un enseignement digne d'une chaire magistrale. Il nous a paru
qu'il fallait laisser au cours clinique des maladies vénériennes et
des maladies syphilitiques, à la période primitive, le caractère
d'un cours complémentaire confié à un agrégé, cours pouvant être
fait soit à l'hôpital de Lourcine, soit à l'hôpital du Midi, puisqu'il
est impossible que le cours puisse être fait à la fois sur des malades
des deux sexes.

Faut-il comme cela existe à Lyon, donner à cette chaire le titre
de chaire des maladies cutanées et syphilitiques ? Nous avons déjà
fait pressentir notre opinion. L'hôpital Saint-Louis ne reçoit pas,
comme l'Antiquaille de Lyon, des vénériens, des syphilitiques, au
début de leur maladie, et si la syphilis est une des causes fréquentes des affections cutanées, nous ne pouvions faire figurer
dans le titre de la chaire une simple notion étiologique. Ce que
nous croyons utile de créer, c'est une chaire clinique des maladies
de la peau, et non une chaire de syphiligraphie et c'est sous le
titre de *chaire de dermatologie* que nous vous proposons de
demander l'institution de l'enseignement spécial des maladies
cutanées.

La Commission a été unanime à rejeter l'idée de la création
d'une chaire des maladies des voies urinaires. L'étude de ces maladies ne constitue pas un corps de science, et si elle peut faire,
comme beaucoup d'autres choses, l'objet d'une spécialisation professionnelle, elle ne fournit pas les éléments d'une spécialisation
scientifique. Il n'est pas un professeur de clinique chirurgicale, il
n'est pas un chirurgien d'hôpital qui ne puisse trouver dans son
service, et dans son expérience personnelle, les ressources nécessaires à l'enseignement complet de cette partie fort restreinte de
la chirurgie.

Nous en dirons tout autant de la gynécologie, dont les éléments
d'étude se trouvent disséminés dans les services d'accouchement,
dans les services de médecine et de chirurgie, mais qui s'y trouvent dans des proportions suffisantes pour fournir à nos collègues

chargés des cours de clinique générale les éléments nécessaires à un enseignement complet.

Il nous resterait à examiner si la création de trois nouvelles chaires magistrales en réduisant à deux le nombre des cours cliniques complémentaires, créés par l'arrêté de 1862, ne devrait pas entraîner la suppression de cet ordre d'enseignement ou du moins sa modification profonde. Nous n'avons pas voulu aborder cette question ; mais il nous a paru qu'elle devrait être examinée, lorsqu'on mettrait en pratique l'application du principe de la participation des agrégés à l'enseignement.

En résumé, votre Commission a l'honneur de vous proposer les résolutions suivantes :

La Faculté émet le vœu qu'il soit créé :

1° Une chaire et un service spécial d'ophtalmologie dans l'un des hôpitaux où existent des chaires de clinique générale ;

2° Une chaire et un service spécial des maladies des enfants à l'hôpital de la rue de Sèvres, avec annexion d'un service de nourrices ;

3° Une chaire et un service spécial de dermatologie, à l'hôpital Saint-Louis. Elle croit indispensable que ces chaires, pourvues d'un matériel et de locaux spécialement appropriés, soient créées dans les conditions qui règlent l'organisation actuelle des cliniques de la Faculté.

NOTA. — Ces conclusions ont été votées par la Faculté, à l'unanimité des suffrages exprimés, dans son Assemblée du 18 avril.

IV

RAPPORT

SUR LE MODE DE PARTICIPATION

DES AGRÉGÉS A L'ENSEIGNEMENT

ET SUR L'APPLICATION DE L'ARRÊTÉ MINISTÉRIEL

QUI INSTITUE DES CONFÉRENCES

DANS LES FACULTÉS DE MÉDECINE[1]

La Faculté a demandé, à diverses reprises, que les agrégés soient appelés à participer à l'enseignement. Plusieurs rapports fortement motivés ont été faits par des commissions qu'elle avait chargées d'étudier cette question, et ces rapports ont été adressés a l'autorité supérieure, après délibération de l'assemblée des professeurs.

Le décret du 20 août 1877, rendu après avis du Conseil supérieur de l'Instruction publique, a donné satisfaction à ce vœu de la faculté[2].

(1) 21 janvier 1878.

(2) Décret du 20 août 1877.

« ... Art. 6. — Les agrégés en exercice participent à l'enseignement de la
« Faculté. A cet effet, des locaux sont mis à leur disposition, soit dans les
« bâtiments de la Faculté, soit dans les bâtiments annexes.

« Chaque année le ministre de l'Instruction publique détermine l'objet et
« le nombre des leçons confiées aux agrégés. Ces leçons sont annoncées à la
« suite du programme des cours obligatoires de la Faculté.

« Les agrégés chargés de cours sont entendus, sur leur demande, par l'as-
« semblée de la Faculté, dans tous les cas où il est délibéré sur l'enseigne-
« ment qui leur est confié. »

Par un arrêté plus récent, en date du 5 novembre 1877, M. le ministre de l'Instruction publique, des Cultes et des Beaux-Arts, visant le décret du 22 août 1854, et la loi de finances du 29 décembre 1876, institue des conférences dans les facultés de médecine et les écoles supérieures de pharmacie à des agrégés.

Il y a donc là deux dispositions nouvelles introduites dans les statuts qui régissent les facultés de médecine. D'une part, les agrégés sont appelés à participer à l'enseignement magistral des facultés, à l'enseignement actuellement existant.

D'autre part, ils peuvent être chargés de conférences qui ont pour but, d'après les termes de l'arrêté précité, soit de fortifier, par des répétitions et des exercices pratiques, les leçons des professeurs titulaires, soit de compléter par de nouveaux enseignements le cadre des études de la faculté.

Avant d'examiner quelles pourront être les conférences instituées dans la faculté de médecine de Paris, il est nécessaire d'indiquer les conditions dans lesquelles les agrégés pourront participer à l'enseignement actuel de la faculté.

PARTICIPATION DES AGRÉGÉS A L'ENSEIGNEMENT DE LA FACULTÉ. — Les cours de la faculté sont de deux catégories : 1° ceux qui peuvent se faire suivant un programme déterminé et qui ont, par suite, un commencement et une fin ; 2° ceux au contraire qui, par nature, ne peuvent être astreints à aucun programme, et ont une étendue indéfinie.

Les cours de la première catégorie sont les cours théoriques, didactiques, ceux qui sont faits dans nos amphithéâtres de l'École de médecine, les autres sont les cours de clinique qui ont lieu dans les amphithéâtres des hôpitaux.

a). *Enseignement clinique.* — Il ne peut être réellement question de faire participer les agrégés à l'enseignement clinique proprement dit de la faculté, ou du moins cette participation ne saurait être organisée comme celle qui concernera les cours didactiques. Montrer chaque jour, au lit du malade, les données à l'aide desquelles on pose le diagnostic ; faire voir comment on suit l'évolution des maladies, comment on peut prévoir leur issue, comment on institue un traitement efficace ; exposer ensuite à l'amphithéâtre l'histoire des cas les plus intéressants parmi ceux qui ont été vus dans les salles ; indiquer les caractères qui les rapprochent des types ordinaires et les particularités par lesquelles ils en diffèrent : tel est, d'une façon très générale, l'objet de l'enseignement clinique. On conçoit qu'un tel enseignement, soumis à toutes les éventualités de l'entrée des malades dans les hôpitaux, ne comporte aucun plan et ne se prête à aucun partage. On ne peut scinder l'enseignement clinique médical, ou chirurgical, ou obstétrical, en deux parties, dont l'une appartiendrait au professeur, tandis que l'autre serait confiée à un agrégé.

On ne peut pas songer non plus à charger un agrégé, soit de répéter l'enseignement donné par le professeur, soit même de faire des leçons cliniques sur ceux des malades du service de clinique qui n'auraient pas été utilisés pour le cours proprement dit. Dans le premier cas, la tâche serait assurément ingrate et peu digne de la situation de l'agrégé ; dans le second, les leçons de l'agrégé porteraient vraisemblablement sur des faits d'un médiocre intérêt et n'auraient qu'une importance secondaire. D'ailleurs, tous les malades sont examinés chaque jour, et un nouvel examen fait par un agrégé entouré d'élèves pourrait avoir, il est à peine besoin de le dire, de tels inconvénients pour le sort de certains de ces patients, que l'on doit se refuser à proposer une mesure aussi pleine de dangers.

Des cours de clinique pourraient être faits, il est vrai, au nom de la faculté, par des agrégés, médecins ou chirurgiens des hôpitaux, placés dans des services hospitaliers autres que ceux une qui sont affectés à nos cliniques.

Cette mesure présenterait des avantages qu'on ne saurait méconnaître. Un petit nombre seulement de nos élèves peuvent suivre nos cliniques de la faculté. Le plus grand nombre se disséminent dans les divers services des hôpitaux ; mais, s'ils trouvent, dans certains de ces services, des chefs qui s'occupent de leur instruction médicale, ils sont pour la plupart dépourvus de toute direction. Si la faculté de médecine possédait un certain nombre d'enseignements cliniques annuels, annexés aux enseignements cliniques des professeurs titulaires, et fait par des agrégés, elle pourrait se charger de guider dans leurs études médicales pratiques un bien plus grand nombre d'élèves.

D'autre part, l'on réussirait peut-être, dans ces nouvelles conditions, à réorganiser le stage de telle manière qu'il pût offrir les garanties qu'on est en droit de lui demander.

Mais cette mesure ne pourrait pas être appliquée, dès à présent d'une façon régulière. Les agrégés des sections de médecine et de chirurgie ne pourraient pas être tous appelés à prendre part tour à tour à l'enseignement clinique officiel.

En effet, ces agrégés, au moment où ils sont nommés, ne sont pas tous médecins ou chirurgiens des hôpitaux : ceux-là même qui ont acquis ce titre peuvent être attachés au Bureau central pendant une partie de la durée de leur exercice; ils n'ont pas de service attitré et ils ne pourraient pas être chargés d'un cours annuel de clinique médicale ou chirurgicale. Quant aux agrégés en accouchements, ils n'auraient le plus souvent aucun moyen de prendre part à l'enseignement clinique, car ils n'ont jamais, pour ainsi dire, un service de femmes en couches à leur disposition pendant la durée de leur exercice.

Il y a donc là des difficultés sérieuses, et, bien qu'on sente qu'il y a quelque chose à faire dans cette voie, il paraît malaisé, pour ne pas dire plus, de s'y engager dès à présent.

b) *Enseignement didactique.* — Passons donc aux enseignements didactiques et voyons comment peut se faire la participation des agrégés à ces enseignements. Ici, pour la plupart des cours, il n'y a pas, à première vue, de véritables difficultés, si ce n'est cependant pour le cours d'anatomie et pour celui de médecine opératoire.

En ce qui concerne l'anatomie, le cours du professeur se faisant pendant l'hiver, le cours de l'agrégé aurait lieu pendant l'été. Si l'on admet que, pour cet enseignement, il soit absolument nécessaire de présenter aux élèves des préparations faites sur le cadavre, il semble que le second semestre se prêterait mal à une pareille condition, surtout pendant les grandes chaleurs de l'été. Mais on pourrait peut-être disposer ce cours du second semestre de façon à pouvoir se passer de préparations récentes pendant les mois les plus chauds : d'ailleurs, le professeur d'anatomie est formellement d'avis que l'emploi de liquides appropriés permettrait de faire des démonstrations sur des pièces récemment préparées, même au moment des plus grandes chaleurs. Les difficultés sont donc plus apparentes que réelles relativement à l'enseignement de l'anatomie et l'on peut, par conséquent, confier un cours d'anatomie à un agrégé pendant le second semestre.

Les difficultés sont-elles plus grandes pour le cours de médecine opératoire (*Opérations et appareils*)?

Ce cours ne peut guère se passer de démonstrations sur le cadavre : il a lieu pendant l'hiver. Or, on peut dire que cette saison est la moins favorable aux démonstrations de ce genre. En effet, pendant l'hiver, le nombre des sujets dont nous disposons suffit à peine aux besoins des dissections et des épreuves pratiques du premier et du second examens. Le professeur est donc dans la nécessité d'apporter une grande discrétion dans les demandes de corps destinés à son cours. Il pourrait ne plus en être tout à fait de même pendant l'été : les dissections ont cessé et le service des examens n'épuise pas nos ressources en sujets. Un agrégé se trouverait donc dans de bonnes conditions pour faire, pendant le second semestre de l'année scolaire, un cours de médecine opératoire analogue à celui que fait le professeur titulaire pendant le premier semestre.

Pour tous les autres cours qui ont lieu dans nos amphithéâtres, on ne voit, en principe, aucune difficulté à confier à des agrégés une partie des enseignements auxquels ces cours sont consacrés : il y a même avantage, semble-t-il, à ce qu'il en soit ainsi.

Les élèves en médecine ne fréquentent l'École que pendant quatre ou cinq années, et le nombre de connaissances qu'ils ont à acquérir pendant ce temps est considérable. Il ne leur est possible de suivre les cours qui peuvent leur être le plus utiles que pendant un ou deux ans au plus. Or, pourrait-on citer plusieurs de nos enseignements qui se donnent complètement en deux années? La plupart d'entre eux, pour être à peu près complets, durent au moins trois ans, et encore les professeurs sont-ils obligés de faire des sacrifices nombreux et parfois importants. Il suit de là qu'un élève, même très assidu à un de nos cours pendant deux ans, ne peut le plus souvent y acquérir qu'une partie des notions qui lui sont nécessaires, et qu'il est obligé de parfaire comme il le peut l'instruction incomplète qu'il a puisée dans nos amphithéâtres. Il n'en serait pas tout à fait de même si le professeur était aidé dans sa tâche par un agrégé. Au commencement de l'année scolaire, le professeur indiquerait, en séance de l'Assemblée, quelle partie de son enseignement doit être confiée à l'agrégé désigné pour être, pour ainsi dire, son coadjuteur, et la proposition du professeur, après délibération, serait transmise au ministre. Ce partage de l'enseignement entre les professeurs titulaires et les agrégés aurait évidemment pour résultat de permettre de faire un cours à peu près complet, sur telle ou telle branche de l'enseignement médical, en deux années, c'est-à-dire dans l'espace de temps qu'un élève peut consacrer à tel ou tel de nos cours.

Il n'est pas possible de donner plus de précision à cet aperçu. Il est clair qu'une grande liberté doit être laissée au professeur pour le choix du sujet de son propre cours, pour la manière dont il entend le traiter, comme aussi pour la désignation de la partie de son enseignement qu'il juge convenable, dans l'intérêt des élèves, de confier à un agrégé.

La Faculté de médecine est destinée à former des praticiens en médecine et en chirurgie ; mais elle a aussi pour mission de chercher à faire progresser les sciences médicales, de provoquer et d'entretenir chez les jeunes gens, qui se proposent d'entrer dans la carrière professorale, le goût des hautes études pratiques ou théoriques, et celui des recherches originales. Elle est donc à la fois un établissement de haut enseignement et un établissement d'enseignement professionnel. Ce n'est qu'en utilisant les agrégés, que la Faculté de médecine sera en mesure de donner ces deux sortes d'enseignement. Le professeur choisira, comme il a été dit, la part de l'enseignement qu'il voudra se réserver et il indiquera celle qui lui paraît devoir être confiée par la Faculté à un agrégé. L'agrégé désigné sera tenu de se conformer exactement, dans son enseignement, au programme qui lui aura été tracé, et, d'une façon générale, il conviendra que les cours faits par les agrégés, lorsqu'ils auront l'enseignement professionnel pour but, soient élémentaires et rapides, de façon à ne laisser aucune partie de ce programme en souffrance.

Dans ces conditions, les cours suivants pourraient, en principe, donner lieu à l'adjonction d'un agrégé au professeur titulaire. Ces cours seraient :

Le cours d'anatomie ;
      — de physiologie ;
      — de physique médicale ;
      — de chimie organique et chimie minérale ;
      — d'histoire naturelle médicale ;
      — de pathologie et thérapeutique générales ;

Les deux cours de pathologie médicale ;
Les deux cours de pathologie chirurgicale ;
Le cours d'anatomie pathologique ;
-      d'histologie ;
—   d'opérations et appareils ;
—   de pharmacologie ;
—   de thérapeutique et matière médicale ;
Cours d'hygiène ;
—   de médecine légale ;
—   d'accouchements, maladies des femmes en couches et des
enfants nouveau-nés ;
—   d'histoire de la médecine et de la chirurgie ;
—   de pathologie comparée et expérimentale.

L'insuffisance des locaux dont la Faculté peut disposer ne nous permet pas cependant d'étendre à tous ces cours la mesure dont il s'agit. Même en appropriant à l'enseignement, comme nous avons l'intention de le faire, deux des salles d'examen installées dans les annexes de la Faculté, il est impossible pour le moment d'augmenter dans une grande proportion le nombre de nos cours. Il faut donc restreindre notablement la participation des agrégés à l'enseignement, en l'appliquant seulement aux cours pour lesquels cette participation paraît le plus utile dès à présent, Ce seraient, par exemple, les cours d'anatomie, de physiologie, d'histoire naturelle, de chimie, de physique, de pathologie médicale, de pathologie chirurgicale, d'anatomie pathologique, d'histologie, de médecine opératoire, d'accouchements. Si plusieurs agrégés se trouvent en position d'être chargés d'un enseignement déterminé, à titre d'auxiliaires, un roulement serait établi entre eux, comme pour les remplacements des professeurs, et chacun à son tour serait chargé, chaque année, du cours semestriel complétant l'enseignement fait par le professeur titulaire pendant l'autre semestre. Ce roulement annuel aurait l'avantage d'établir une sorte de concours entre les agrégés d'une même section et de leur constituer des titres pour l'avenir.

Plus tard, lorsque la Faculté agrandie et l'École pratique reconstruite contiendront plusieurs amphithéâtres convenablement disposés, pourra-t-on doubler chaque professeur d'un agrégé qui compléterait l'enseignement de ce professeur dans la mesure qu'il

aurait déterminée? On peut prévoir qu'il y aura de grandes difficultés pour généraliser le partage de l'enseignement entre les professeurs et les agrégés. D'une part, s'il en était ainsi, il n'y aurait
plus de roulement possible parmi les agrégés, pour les cours
semestriels qu'ils peuvent être appelés à faire, et cette sorte de
concours dont on vient de parler n'aurait plus lieu; d'autre part,
il ne resterait plus ou presque plus d'agrégés en exercice pour les
conférences qu'on voudrait leur confier; les remplacements des
professeurs empêchés deviendraient plus difficiles : enfin, il
n'est pas démontré qu'il soit nécessaire, ou même utile, de
partager tous les enseignements, et d'en attribuer une part aux
agrégés.

Ce sont là des considérations dont il faudra tenir compte,
lorsque les agrandissements de la Faculté et de ses dépendances seront terminés et que la question de l'extension de
l'enseignement auxiliaire des agrégés se présentera à nos délibérations.

Conférences. — Après avoir cherché à établir quel doit être le
mode de participation des agrégés à l'enseignement de la Faculté,
il faut examiner si l'on peut, en outre, organiser, avec profit pour
les élèves, les conférences qui sont instituées par l'arrêté ministériel du 5 novembre 1877.

Ces conférences, d'après les termes de l'arrêté, « ont pour objet,
soit de fortifier par des répétitions et exercices pratiques les leçons
des professeurs titulaires; soit de compléter, par l'adjonction
de nouveaux enseignements, le cadre des études de la Faculté.

« Dans le premier cas, les maîtres de conférences reçoivent la
direction des professeurs auxquels ils sont attachés; dans le
second, ils enseignent suivant un programme qu'ils ont soumis au
doyen et qui doit recevoir l'approbation du ministre en comité
consultatif.

« Les maîtres de conférences sont nommés par le ministre pour
une année : mais leur délégation peut être indéfiniment renouvelée. Leur traitement normal est fixé à 3,000 francs.

« Les conférences de tout ordre sont nécessairement accompagnées d'interrogations adressées par le professeur aux élèves ou
échangées entre les élèves sous sa direction...

« Les conférences sont confiées, dans les facultés et dans les écoles supérieures de pharmacie, à des agrégés ou, à défaut d'agrégés, à des docteurs.

« Les conférences sont annuelles, et chacune d'elles comprend nécessairement trois leçons ou exercices d'une heure par semaine...

« A la fin de chaque trimestre, les maîtres de conférences sont tenus de remettre au doyen des notes sur le travail de leurs élèves. »

Il est clair que des conférences répondant à l'un et à l'autre but visés par cet arrêté ministériel peuvent être organisées dans la Faculté de médecine de Paris. Nous pouvons en effet demander la création de conférences ayant pour objet « de compléter, par l'adjonction de nouveaux enseignements, le cadre des études de la Faculté ». La toxicologie, par exemple, pourrait faire le sujet de conférences très utiles.

D'autre part, il serait tout aussi désirable que nous pussions organiser des conférences destinées à « fortifier par des répétitions et exercices pratiques les leçons des professeurs titulaires ». Ces conférences répondraient à un des besoins les plus impérieux de l'enseignement médical. Nous avons déjà obtenu l'institution de conférences de médecine légale pratique. D'après la discussion qui a eu lieu dans la séance de l'assemblée des professeurs, en date du 6 décembre 1877, les autres conférences pratiques qui pourraient être organisées à présent sont les suivantes :

1° Conférences pratiques de *Chimie ;*
2°   —   —   de *Physique ;*
3°   —   —   d'*Histoire naturelle ;*
4°   —   —   de *Pharmacologie* [1] *;*
5°   —   —   de *Physiologie expérimentale ;*
6°   —   —   d'*Histologie ;*
7°   —   —   d'*Obstétrique* (exercices sur le mannequin et anatomie relative à la tocologie);
8°   —   —   d'*Appareils, bandages, pansements, petite chirurgie.*

____

[1] Peut-être conviendrait-il, comme cela a été demandé dans la séance de l'Assemblée des professeurs en date du 6 décembre 1877, de réunir en une seule les deux conférences d'histoire naturelle et de pharmacologie.

Quant à organiser des conférences de clinique médicale, chirurgicale, obstétricale, il n'y faut point penser : les raisons que j'ai exposées plus haut, à propos de la question de la participation des agrégés à l'enseignement, conservent ici toute leur valeur.

Si les conférences pratiques que nous avons énumérées sont instituées, il sera nécessaire de faire observer à l'autorité supérieure, qu'à Paris, le nombre considérable des élèves de la Faculté de médecine ne permet pas de faire précéder ces conférences ou de les faire suivre d'interrogations régulières. En outre, le temps qui serait consacré à ces interrogations diminuerait celui qui est exigé par les conférences pratiques elles-mêmes, au grand préjudice de celles-ci.

L'on pourrait, au contraire, dans la plupart de ces conférences, faire participer les élèves aux exercices pratiques qu'elles comportent, les guider dans l'apprentissage nécessaire à l'emploi de tels et tels instruments, à la pratique des analyses chimiques, à la connaissance des corps organisés ou des substances tant organiques qu'inorganiques que doivent connaître les médecins, etc. Ces exercices pratiques remplaceraient avantageusement sous certains rapports, les interrogations dont parle l'arrêté et que nous ne croyons pas pouvoir être introduites dans les conférences de la Faculté de médecine de Paris.

Il importe aussi de rappeler que le titre de docteur en médecine est surtout un titre professionnel et ne peut pas, sans que l'on force outre mesure les analogies, être rapproché du grade universitaire de docteur ès sciences ou de docteur ès lettres. Le titre de docteur en médecine ne saurait donner aucun droit à l'enseignement. Par conséquent, dans les facultés de médecine, c'est à des agrégés seuls que les conférences peuvent être confiées d'une façon légitime.

Il n'est pas inutile non plus de faire observer que les conférences, à la Faculté de médecine de Paris, ne peuvent être organisées facilement qu'à la condition d'être semestrielles et non annuelles.

Enfin, des conférences ne peuvent être instituées dans les facultés de médecine que sur la proposition de ces facultés elles-mêmes, car elles seules sont compétentes pour signaler les lacunes que peuvent présenter leurs enseignements.

Les autres termes de l'arrêté ne soulèvent aucune difficulté sérieuse.

L'article qui dispose que ces conférences sont confiées à des agrégés dans les facultés et dans les écoles supérieures de pharmacie ne dit pas si ces agrégés doivent être en exercice. Il ressort de la nomination de M. Brouardel, agrégé libre, aux fonctions de maître de conférences, chargé des conférences de médecine légale pratique, que les conférences peuvent être confiées soit à des agrégés en exercice, soit à des agrégés libres. Tandis que la participation à l'enseignement normal de la Faculté appartient surtout, sinon exclusivement, aux agrégés en exercice, il semble qu'une part assez large pourrait être faite, en ce qui concerne les conférences, aux agrégés libres.

Il convient d'ajouter un mot, en terminant, à propos du traitement des agrégés, chargés de conférences. Lorsque ces agrégés seront en exercice, ils toucheront 3,000 francs qui, en s'ajoutant à leurs appointements réguliers, porteront leurs émoluments à la somme de 7.000 francs. Il paraîtra sans doute équitable d'élever au même taux le traitement de ceux des agrégés qui, participant à l'enseignement de la Faculté, auront un cours didactique semestriel à faire. L'autorité supérieure ne pourra pas laisser se produire une inégalité aussi inadmissible entre les émoluments de fonctionnaires de même ordre, rendant des services tout à fait équivalents [1].

— En résumé, la Faculté propose d'associer, dès à présent et dans la mesure du possible, les agrégés à son enseignement officiel.

Les agrégés en exercice pourront être chargés, sur la proposition de la Faculté, pendant un semestre de l'année scolaire, d'une partie de l'enseignement que font les professeurs titulaires pendant l'autre semestre.

Les professeurs titulaires indiqueront par écrit la partie de leur enseignement qu'ils désirent voir confier à un agrégé ; ce programme, adressé au doyen, sera soumis à la Faculté en séance d'assemblée et transmis, après délibération, au ministre de l'Instruction publique.

Tant que l'insuffisance des locaux ne permettra de faire parti-

<hr>

(1) Lorsque les professeurs de la Faculté de médecine de Paris auront, comme le réclame l'équité, un traitement égal à celui des professeurs des facultés de droit et des sciences, il sera tout aussi juste d'élever le traitement des agrégés *qui participent à l'enseignement* au même taux que celui des agrégés de la Faculté de droit (7,000 fr.).

ciper à l'enseignement qu'un certain nombre des agrégés en exercice, ces agrégés, sur la proposition de la Faculté, seront appelés, à tour de rôle, si cela est possible et si les intérêts du service n'en doivent pas souffrir, à faire les cours semestriels que la Faculté croira devoir leur confier.

Les cours semestriels qui pourraient être dès maintenant confiés à des agrégés, dans les conditions qui ont été déterminées, sont des cours : 1° d'anatomie ; 2° de physiologie ; 3° d'histoire naturelle ; 4° de chimie ; 5° de physique ; 6° et 7° de pathologie médicale et chirurgicale ; 8° de médecine opératoire ; 9° d'anatomie pathologique ; 10° d'histologie ; d'accouchements, de maladies des femmes en couches et des enfants nouveau-nés.

En second lieu, la Faculté de médecine de Paris propose d'instituer des conférences : 1° de chimie médicale ; 2° de physique médicale ; 3° de toxicologie ; 4° d'histoire naturelle et de pharmacologie ; 5° de physiologie expérimentale ; 6° d'obstétrique (exercices sur le mannequin et anatomie relative à la tocologie) ; 7° d'étude des appareils, des bandages, des pansements, de la petite chirurgie.

(Des conférences pratiques sur la médecine légale sont déjà instituées et ont commencé à fonctionner.)

S'il paraissait nécessaire plus tard d'établir d'autres conférences, la Faculté adresserait dans ce sens des propositions motivées à l'autorité supérieure.

Ces diverses conférences pourront être confiées sur la proposition de la Faculté, soit à des agrégés en exerciee, soit à des agrégés libres.

Enfin, la Faculté émet le vœu que les agrégés chargés de cours reçoivent, comme les agrégés chargés de conférences, un traitement annuel de 3,000 francs. Ce traitement, lorsqu'il s'agit d'agrégés en exercice, porterait leurs émoluments à la somme annuelle de 7,000 francs.

V

DE L'ORGANISATION

DU CONCOURS DE L'AGRÉGATION

DANS LES FACULTÉS DE MÉDECINE[1]

Une récente circulaire de M. le Ministre de l'instruction publique vient d'appeler l'attention et même de provoquer la discussion sur l'organisation du concours de l'agrégation dans les facultés de médecine. « Le concours, dit M. le Ministre, a donné lieu à d'assez nombreuses controverses. On a surtout insisté sur le temps, parfois très long, qu'un certain nombre de candidats sont obligés de passer hors de leur résidence habituelle, sur les changements qui pourraient être apportés à plusieurs épreuves, de manière à en augmenter la valeur. Je suis disposé à étudier avec soin ces diverses questions ; mais, tout d'abord, il me paraît nécessaire d'appeler les facultés à en délibérer. »

Nous ne saurions trop féliciter M. Paul Bert de cet acte de libéralisme. C'est le ministre lui-même qui nous provoque à une discussion qui ne peut, du reste, qu'éclairer l'administration sur les meilleures mesures à prendre pour atténuer les inconvénients inhérents à un concours qui, par la nature même des choses, comporte une assez longue série d'épreuves, subies par un grand nombre de candidats.

Dans l'organisation actuelle de ce concours, le jury se compose de neuf membres ainsi répartis : cinq professeurs de la Faculté de

<hr>

(1) Revue internationale de l'enseignement, février 1882.

Paris, deux professeurs des facultés provinciales, un membre de l'Académie de médecine, un agrégé de la Faculté de Paris, faisant fonction de secrétaire.

Les candidats se faisant inscrire, déclarent concourir soit pour une faculté spécifiée, soit pour deux ou plusieurs facultés, soit pour toutes les facultés à la fois.

Les épreuves se divisent en deux séries. La première série, dite d'admissibilité, comprend : 1° une épreuve écrite sur un sujet d'anatomie et de physiologie ; 2° une épreuve orale consistant en une leçon de trois quarts d'heure, faite après trois heures de réflexion.

Après ces deux épreuves et la lecture d'un rapport sur les titres scientifiques de chacun des candidats, rapport fait par l'un des juges, le jury se prononce par voie d'élection, au scrutin secret et à la majorité absolue, sur l'admissibilité des candidats à la seconde série d'épreuves. Le nombre des candidats conservés comme admissibles varie avec le nombre des places mises au concours, dans une proportion déterminée par les règlements. Sont conservés : trois candidats pour une place, cinq candidats pour deux places. A partir de trois places, on ne conserve plus que deux candidats par place. Je montrerai tout à l'heure que, pour les facultés de province, cette élimination, dans l'état actuel de l'organisation, est à peu près illusoire.

Les épreuves définitives comprennent : 1° une leçon d'une heure sur un sujet qui est indiqué vingt-quatre heures à l'avance ; 2° une leçon de clinique, après examen de deux malades ; 3° une thèse que le candidat doit défendre contre deux argumentateurs ; 4° l'argumentation de la thèse de deux des compétiteurs.

La nomination a lieu au scrutin secret, après la discussion de la valeur des candidats et des épreuves.

Cette organisation du concours a des inconvénients multiples, dont le plus grave est sa longue durée.

Bien que nous eussions siégé cinq jours par semaine, le dernier concours en chirurgie et accouchements, commencé le 15 mars 1880, ne se termina que le 13 juillet, c'est-à-dire après quatre mois.

Abréger la durée du concours paraît à tous, juges et candidats, d'une nécessité absolue. Ce qui prolonge le concours, c'est la réunion, à Paris, des candidats de toutes les facultés. Donner à chaque faculté le droit de recruter ses agrégés, par des concours spéciaux au siège de chacune d'elles, paraît à quelques-uns la solution toute naturelle et des plus faciles de ces difficultés.

Pour d'autres, au contraire, cette fusion des agrégations pourrait être conservée ; mais elle devrait avoir pour effet de remplacer l'agrégation spéciale devant telle ou telle faculté, par une agrégation générale, commune à toutes les facultés françaises ; de telle sorte que, suivant son rang de nomination, chaque candidat pourrait être appelé à exercer son droit de sélection pour Paris ou pour telle ou telle faculté provinciale. De plus, en cas de décès ou de démission, un candidat nommé dans une faculté provinciale pourrait être appelé à figurer, par voie de mutation, dans l'agrégation d'une autre Faculté. On ferait, en un mot, pour la médecine, ce qui existe pour le droit.

La circulaire ministérielle ne met pas en discussion ces questions de principe. « Il ne s'agit d'aucune manière, dit-elle, de rétablir les agrégations locales. » Le principe de la centralisation des concours à Paris n'est donc en aucune façon mis en cause. Mais, comme le fait très justement remarquer la *Gazette hebdomadaire de médecine*, il est plus que probable que les facultés seront amenées, par la nature même des questions spéciales qui leur sont soumises, à sortir du cercle qui leur est tracé. Cela est d'autant plus probable que les facultés provinciales, si j'en juge par ce qui s'est passé lors de l'élection de deux représentants au Conseil supérieur, paraissent désirer ardemment de pouvoir recruter elles-mêmes leurs agrégés par des concours particuliers pour chacune d'elles. Il me paraît donc utile d'étendre la discussion au principe lui-même, de répondre en quelque sorte d'avance aux objections qui ne manqueront pas d'être faites et d'examiner la question tout entière. C'est, du reste, ce que j'ai déjà fait.

Juge des trois derniers concours pour l'agrégation en chirurgie, frappé, comme tous mes collègues, de la nécessité de modifier une organisation défectueuse, je crus pouvoir remettre, en juillet 1880, à M. le Ministre de l'instruction publique, par l'intermédiaire de M. l'inspecteur général Gavarret, une note exposant mes idées personnelles sur les réformes qu'il me paraissait utile d'apporter au fonctionnement du concours de l'agrégation. C'est à cette note que j'emprunte les principaux éléments de cet article.

Examinons d'abord cette première question.

L'agrégation *générale en médecine* auprès de toutes les facultés peut-elle être substituée à l'agrégation spéciale auprès de telle
ou telle faculté ?

Cette substitution aurait, au premier aspect, plusieurs avantages. Elle établirait entre toutes les Facultés des rapports qui
n'existent pas aujourd'hui.

En supprimant la localisation des agrégés, en les faisant passer d'une faculté dans une autre, elle les détacherait de l'exercice
professionnel pour les rattacher plus intimement à l'étude scientifique.

En appelant à concourir pour le même titre et pour les mêmes
places les candidats de Paris et ceux de la province ; en donnant
ces places aux plus dignes, sans tenir compte de leur lieu d'origine, elle élèverait le niveau général de l'agrégation.

Malheureusement, si cette unification absolue de l'agrégation a
paru réalisable pour le droit, elle est irréalisable pour la médecine. C'est à tort également qu'on pourrait arguer de ce qui se
passe pour la médecine de l'autre côté du Rhin.

En Allemagne, le passage d'un professeur ordinaire ou extraordinaire d'une faculté à une autre ne rencontre pas, en général,
d'obstacles sérieux. Les élèves, comme les professeurs, passent
facilement d'une faculté à une autre. Ces échanges, d'où résulte
l'unification scientifique, ont eu une influence considérable sur
l'unification politique de l'Allemagne. Leurs effets ne sont peut-
être pas encore terminés, car ces échanges ont lieu entre tous les
pays de langue allemande, et le livre de Billroth montre que les
universités *der Deutschen Nation* comprennent, aux yeux des
Allemands, les universités de Bâle, Berne, Zurich et Dorpat. Mais,
en Allemagne, pour ce qui concerne le corps enseignant, la rétribution des professeurs par les élèves, pour les cours appelés
privatum et *privatissimum*, donne pour clients au professeur non
plus le malade, mais l'élève. C'est dans l'enseignement que professeurs et *privat-docenten* trouvent les moyens pécuniaires de
vivre et d'élever leur famille. De plus, l'étranger ne possède pas
cette organisation des hôpitaux civils qui a rendu possible notre
admirable institution des concours hospitaliers, depuis ceux de
l'externat jusqu'à ceux du bureau central, concours auxquels nous
devons l'existence, à Paris, d'un état-major de cliniciens sans
rival au monde, et auxquels nous devons pour toute la France

un état-major de praticiens qui, après avoir, comme externes et comme internes, passé six années au moins au lit des malades, maintiennent à un niveau élevé la situation générale de la médecine française. A l'étranger, rien de pareil; le *privat-docent* n'a pas et n'a guère l'espoir de devenir avant longtemps médecin d'hôpital. Il est ce qu'il est par l'enseignement; il n'a pas un autre titre, une autre fonction qui le fixent en un lieu déterminé, et rien n'empêche un *privat-docent* de quitter Berlin ou Vienne pour devenir professeur d'une faculté provinciale, avec l'espoir de revenir plus tard professeur dans la capitale où il avait commencé sa carrière. Partout où il ira, il retrouvera une bibliothèque et un laboratoire ; il ne laisse pas derrière lui la situation difficilement acquise de médecin ou de chirurgien d'hôpital ; il n'abandonne pas une clientèle civile qu'il lui faudra reconstituer dans sa nouvelle résidence. Il quitte, il est vrai, une clientèle d'élèves, mais celle-ci se déplace aussi facilement que le professeur et assez souvent elle le suit dans l'université qui s'est annexé le nouveau professeur, en raison surtout du succès de son enseignement.

En France, rien de pareil n'existe. Ce n'est pas dans l'enseignement, c'est dans la pratique professionnelle que la majorité des professeurs et des agrégés trouvent leurs ressources pécuniaires. Le candidat à l'agrégation, aussi bien que l'agrégé, doivent donc chercher à se créer dans la ville où ils habitent une clientèle de malades.

Lorsqu'ils l'auront créée, ils ne pourront, non sans raison, se résoudre à l'abandonner, et cette nécessité matérielle constitue déjà un obstacle presque invincible à l'établissement d'un roulement entre les agrégés.

Ce n'est pas tout encore, le niveau de l'agrégation ne pourrait être élevé que si les candidats parisiens consentaient à aller occuper en province les places d'agrégés auxquelles ils seraient nommés. Or, cela n'est pas et ne peut pas être. Notre carrière est double. Pour nous, à côté du concours pour l'agrégation, il y a le concours pour les hôpitaux, et il n'est pas un médecin, pas un chirurgien qui, au point de vue de son importance et de son influence sur la carrière, ne place le titre de médecin ou de chirurgien d'hôpital à Paris, au-dessus de celui d'agrégé. Sauf quelques exceptions, heureusement des plus rares, tous les agrégés de Paris, en médecine ou en chirurgie, sont médecins ou chirurgiens des hôpitaux ; beaucoup de concurrents à l'agrégation sont déjà en possession de ce titre et ceux qui ne le possèdent pas ont tous l'ambition et l'espoir de l'obtenir. On peut donc être assuré d'avance qu'aucun médecin, qu'aucun chirurgien de Paris, ne consentira à aller en province occuper une place d'agrégé. Si les candidats pour Paris s'abstiennent de concourir pour les facultés de province, alors que la plupart seraient certains de leur nomination, il serait souverainement injuste de faire passer à Paris, en cas de vacance, un agrégé de province. Il est donc impossible de remplacer par une agrégation en médecine, l'agrégation spéciale auprès de telle ou telle faculté.

L'agrégation spéciale étant maintenue, j'ai maintenant à examiner cette question : Chaque faculté doit-elle avoir son jury d'agrégation spécial, son recrutement autonome ?

Cette spécialisation des concours que réclament nos collègues de province serait même loin de déplaire à la plupart des professeurs de la Faculté de Paris. Cette réunion de tous les candidats étend d'une façon formidable la durée des épreuves ; de là, pour les juges, une déplorable perte de temps, et nous serions tous désireux de voir s'alléger ce qu'on pourrait appeler en style naturaliste « la corvée des concours ». Mais nous n'avons pas à consulter les intérêts personnels ; l'intérêt général seul doit nous servir de guide.

La question est donc assez délicate à traiter ; elle l'est d'autant plus que les raisons qui s'opposent à l'adoption de ce vœu ont dans leur exposition quelque chose qui pourrait paraître désobligeant à l'égard de nos collègues de province. Lorsqu'il s'agit de résoudre des problèmes d'organisation et d'administration, il faut laisser de côté les raisons de sentiment, les questions d'amour-propre. On peut toujours se taire et s'abstenir ; mais si l'on se décide à intervenir dans un débat, rien ne doit empêcher de dire ce que l'on croit être la vérité.

Si les facultés étaient des institutions particulières d'enseignement médical, on pourrait leur laisser l'autonomie la plus complète. Peu importerait en effet que telle ou telle faculté descendît, comme valeur de son personnel enseignant, au-dessous d'un niveau tolérable ; elle cesserait peu à peu de recevoir des élèves et finirait par disparaître.

Mais, les facultés sont des institutions d'Etat ; elles donnent au nom de l'Etat, à la suite d'examens, dont le nombre et la nature sont fixés par des lois et des règlements, les titres de docteur et d'officier de santé, c'est-à-dire le droit légal, mais redoutable, d'exercer la médecine. Les agrégés figurent comme juges dans ces examens ; il est donc absolument indispensable que ces juges possèdent les connaissances nécessaires à l'accomplissement de ces graves fonctions. D'ailleurs, il ne serait pas acceptable que ce titre d'agrégé, le même pour toutes les facultés de France, pût être avili par l'insuffisance absolue de quelques-uns. C'est pourquoi je n'hésite pas à répondre par une négation énergique à cette question de l'autonomie des jurys d'agrégation.

Juge dans les trois derniers concours pour l'agrégation en chirurgie, j'ai pu constater la très grande différence qui existe entre les candidats inscrits pour Paris et ceux qui, venant de la province ou même de Paris, concouraient pour les facultés provinciales. Toutefois, il n'est pas de règle sans exception, et je crois me rappeler avoir entendu dire par des collègues membres d'un des derniers jurys pour l'agrégation en médecine, que deux candidats inscrits seulement pour deux facultés de province auraient probablement été nommés pour Paris, si ces candidats n'eussent limité leur choix à leurs facultés d'origine.

Cette différence dans la valeur relative des candidats est caractérisée par un fait matériel. Dans le dernier concours pour l'agrégation en chirurgie, sur les huit candidats inscrits pour Paris, trois étaient déjà chirurgiens des hôpitaux et deux le sont devenus l'année suivante ; mais tous étaient d'anciens internes des hôpitaux de Paris, ayant depuis longtemps fini leur internat et ayant obtenu par le concours des places de prosecteurs soit à l'école pratique de la Faculté, soit à celle des hôpitaux. Sur les dix candidats concourant pour les facultés provinciales, quatre étaient des internes de Paris ; mais qui, loin d'avoir depuis longtemps terminé leur internat, loin d'être prosecteurs et surtout loin d'être chirurgiens des hôpitaux, étaient des jeunes gens presque tous très instruits relativement à leur âge, mais qui venaient seulement de quitter l'internat et de se faire recevoir docteurs, quelques mois ou quelques semaines seulement avant l'ouverture du concours auquel ils désiraient prendre part. Quant aux six candidats n'appartenant pas à l'internat de Paris, trois, se trouvant insuffisants,

se retirèrent d'eux-mêmes pendant le concours. Dans le concours
précédent, celui de 1878, quelques candidats provinciaux étaient
d'une insuffisance tellement grande, que nous ne les eussions pas
nommés, bien que le nombre des places à donner surpassât le
nombre des candidats; heureusement nous pûmes par des conseils
officieux transmis par le président du jury et pour leur éviter un
échec humiliant, les déterminer à abandonner le concours avant
la fin des épreuves. Nous fîmes même, à ce propos, insérer au
procès-verbal de l'élection à l'admissibilité pour les épreuves
définitives, le regret qu'éprouvait le jury de ne pouvoir exercer le
droit d'élimination que lorsqu'il y avait un nombre de candidats
supérieur au chiffre des admissions fixé par le règlement. Le jury
eût désiré pouvoir exercer ce droit à l'égard des candidats ayant
fait preuve d'une insuffisance trop marquée.

Nous n'avons pas hésité, lors du vote définitif, à laisser vacante
une des places mises au concours, plutôt que de la donner à un
candidat qui ne nous paraissait pas digne de l'occuper. Je puis me
tromper; mais j'ai peine à croire qu'un jury local aurait l'indépendance nécessaire, à l'égard de ses propres élèves, pour suivre
l'exemple du jury central.

Ce n'est pas tout encore. Les juges sont des hommes à Paris
comme en province, et nul n'échappe aux infirmités de la nature
humaine. Mais à Paris, le plus grand nombre de nos élèves nous
font échapper à peu près complètement, dans les concours de
l'agrégation, aux préférences et aux répulsions personnelles. En
province, aux préférences individuelles, s'ajoutent les préventions
d'origine, les influences des coteries régionales. Ici encore je puis
me tromper ; mais ce que j'ai vu m'a donné la conviction que
certains candidats, ayant fait leurs études à Paris et concourant
pour une faculté de province devant un jury local, auraient
grande chance, quelle que soit leur valeur, d'échouer devant des
compétiteurs élèves de la faculté devant laquelle se fait le concours. Peut-être aussi aurai-je le droit de soupçonner que tel
candidat provincial que nous avons nommé à Paris contre un de
ses compatriotes, parce que nous l'avons jugé supérieur et parce
que notre jugement était dégagé de toute influence intrinsèque,
eût échoué contre ce même candidat, si le concours avait eu lieu
dans leur pays commun d'origine.

La conclusion que je tire de tout cela est nette et absolue.

Instituer des jurys d'agrégation au siège de chaque Faculté, ce serait augmenter dans de fâcheuses proportions la valeur des influences locales, ce serait permettre d'élever au titre d'agrégé des concurrents d'une insuffisance déplorable. L'expérience nous montre la différence, déjà trop grande, qui existe forcément entre les agrégés parisiens et les agrégés provinciaux ; il ne faut pas qu'on aille jusqu'à avilir ce titre d'agrégé que nous sommes tous si fiers d'avoir acquis dans les luttes des concours. Les nominations d'agrégés en province ont besoin d'être contrôlées ; un jury central peut seul exercer ce contrôle ; ce jury ne peut siéger qu'à Paris.

Le jury central, *tel qu'il existe*, peut-il être conservé ? Ici, encore je réponds par la négative. Les inconvénients de l'organisation actuelle sont multiples. Ils portent sur les juges et sur les concurrents. La concentration des candidats, en multipliant leur nombre, augmente dans des proportions regrettables pour tous, la durée et les fatigues du concours. Les juges parisiens perdent, pendant quatre mois, une partie importante de la journée. Le sacrifice est bien plus grand encore pour les juges de province, qui doivent abandonner leur famille et leur clientèle. Aussi beaucoup d'entre eux repoussent-ils comme un trop dur sacrifice l'honneur de siéger dans les concours de l'agrégation.

Les inconvénients ne sont pas moindres pour les candidats. Ils doivent, pendant quatre mois, abandonner une clientèle en voie de formation, et beaucoup ne peuvent le faire. A cette époque de la vie et dans notre carrière, les ressources pécuniaires sont en général des plus limitées ; un long séjour à Paris coûte fort cher, et les dépenses sont d'autant plus grandes que le plus souvent le candidat laisse derrière lui, en province, une jeune famille, ou tout au moins une installation matérielle.

Des lettres particulières, reçues de jeunes chirurgiens de province, m'ont donné la preuve que l'organisation actuelle du concours de l'agrégation en éloigne des candidats d'une réelle valeur.

Le candidat de province, qui vient concourir à Paris, s'y trouve dans un état marqué d'inégalité au point de vue de la préparation de certaines épreuves. Il ne peut apporter avec lui ses notes, sa bibliothèque, et lorsqu'il doit en vingt-quatre heures, préparer une leçon, ce qui n'est qu'un jeu pour le candidat parisien qui, rentré chez lui, se trouve entouré de tous les documents que dix ou quinze années de travail ont accumulés, devient, pour le provincial exilé à Paris, une tâche extrèmement difficile. Il n'a pour ressources que la bibliothèque de la Faculté, mais elle ne lui est ouverte que pendant quelques heures de la soirée ; il travaille au milieu du mouvement des lecteurs et des bibliothécaires, tandis que s'il était chez lui, au milieu de ses livres, il aurait, en cas de besoin, toute la nuit pour les consulter.

L'inégalité est bien plus grande encore lorsqu'il s'agit de la thèse. Le candidat provincial n'a plus autour de lui ni amis ni maîtres pour lui donner des conseils, pour lui communiquer des observations. Ici encore, il n'a pour toute ressource que la bibliothèque publique.

De tout ce qui précède, je crois pouvoir déduire les conclusions suivantes : puisque la nécessité de maintenir sa valeur au titre d'agrégé s'oppose à la création de jurys locaux auprès de chaque Faculté, il est nécessaire de conserver à Paris la centralisation des concours.

Mais puisque, d'autre part, l'organisation actuelle de ce concours a des inconvénients tels qu'elle éloigne un certain nombre de candidats, qu'elle crée pour les candidats provinciaux une regrettable inégalité, qu'elle impose à tous, juges et candidats, de très lourds sacrifices, cette organisation doit être modifiée. Quelles peuvent être, quelles doivent être ces modifications ? C'est ce qui me reste à examiner.

Disons tout d'abord que la composition du jury central devrait être modifiée par la substitution d'un professeur de Faculté provinciale au juge appartenant à l'Académie de médecine. Les corporations peuvent à tort ou à raison être parfois soupçonnées de préventions ; aussi, lorsque les concours ne comprenaient que des candidats pour Paris et des juges appartenant tous à la Faculté, l'adjonction d'un juge, étranger à la Faculté, pouvait se comprendre.

Mais l'Académie n'est pas un corps enseignant ; aujourd'hui que le concours a lieu pour toutes les Facultés, il serait plus logique et surtout plus juste de donner aux Facultés de province la plus large représentation possible dans le jury central, en y plaçant trois de leurs professeurs.

Pour ma part, je ne crois pas que la durée des concours puisse être abrégée par la réduction dans le nombre des épreuves. Toutes ont leur raison d'être et me paraissent indispensables.

La composition écrite sur un sujet d'anatomie et de physiologie permet d'apprécier l'étendue et la solidité des connaissances sur des sciences qui forment la base de toutes les sciences médicales, sans que la timidité ou l'inexpérience de la parole puissent voiler la valeur réelle des candidats.

L'épreuve orale, après trois heures de réflexion, sans livres ni notes, montre le savoir du candidat et met en lumière ses qualités ou ses défauts comme professeur.

L'épreuve, dite des titres scientifiques, fait très justement entrer en ligne de compte les services déjà rendus à la science, les habitudes de labeur, la facilité de production. C'est après ces trois premières épreuves qu'a lieu l'élimination.

L'épreuve orale, après vingt-quatre heures de préparation, place le candidat dans les conditions ordinaires du professeur puisqu'il peut s'aider de ses notes antérieures, de ses livres. Elle nous montre comment le candidat sait ordonner une leçon, comment il sait présenter à son auditoire un sujet dont il possède pleinement la connaissance.

L'épreuve clinique met en relief la valeur du candidat comme praticien. Elle est indispensable, puisque l'agrégé peut être appelé à remplacer à l'hôpital un professeur de clinique.

Si aucune de ces épreuves ne me paraît susceptible d'être supprimée, telle ne semble pas être l'opinion générale, puisque la circulaire ministérielle nous demande si « les épreuves préparatoires ne peuvent pas être ramenées à des compositions écrites ». Supprimer l'épreuve après trois heures ou la remplacer par une épreuve écrite, me paraîtrait absolument regrettable. C'est à peu près l'épreuve la plus importante du concours ; elle permet d'apprécier, dans la leçon faite par le candidat, le fond et la forme. Le fond, puisqu'il n'a pu s'aider ni de livres, ni de notes ; la forme. puisqu'il a dû improviser l'ordre général de son discours et qu'il n'a pas eu le temps de charger sa mémoire d'un certain nombre de passages récités de mémoire. Je suis donc tout à fait opposé à sa transformation en épreuve écrite et bien plus encore à sa suppression.

Deux autres questions sont encore posées par la circulaire : « Quelle est la valeur de la thèse dans le concours d'agrégation ?

Doit-elle être maintenue, modifiée ou supprimée? Doit-elle être remplacée par une autre épreuve? Et dans ce cas, quelle serait cette épreuve ?

Cette question sera certainement la plus controversée. La thèse prête à quelques objections sérieuses ; elle impose au candidat une dépense parfois considérable, alors que le plus souvent ses ressources sont assez étroitement limitées, cela est vrai ; mais pourquoi avons-nous peu à peu métamorphosé cette épreuve? Qu'on se reporte aux anciennes thèses d'agrégation ; elles étaient d'abord des propositions ; plus tard elles devinrent des monographies assez courtes, ce qui ne les empêchait pas souvent d'être excellentes.

Aujourd'hui, les thèses sont de gros volumes, épaissis par l'adjonction de longues observations reproduites *in extenso*, mais cependant, malgré leurs défauts, elles constituent le plus souvent des œuvres de mérite qui enrichissent notre littérature médicale.

Cette habitude de donner à la thèse des dimensions exagérées, a donné naissance à un abus, celui d'appeler à la confection de la thèse un nombre plus ou moins grand de collaborateurs. Cet abus est devenu excessif depuis qu'une modification récente, apportée aux règlements de l'agrégation, a fait distribuer les sujets de thèse dès l'ouverture des épreuves définitives.

Pour remédier aux abus, ne proscrivons pas l'usage. Je reste, comme par le passé, partisan de la thèse, mais à la condition de revenir aux errements anciens. Ceux qui ont eu autrefois à accomplir ce tour de force qui consistait à rédiger et à faire imprimer dans un intervalle de douze jours francs, c'est-à-dire de quinze jours environ, une monographie d'une certaine importance, savent que la thèse est après tout, dans ces conditions, une épreuve sérieuse et, j'ajoute, probante.

Quand on n'a pas l'habitude du travail suivi, des recherches bibliographiques, quand on ne sait pas faire un choix parmi des matériaux accumulés à la hâte, dégager de la lecture et de la méditation des observations, des journaux et des livres ce qu'il y a de juste et de vrai, ce qu'il faut mettre en lumière ou seulement résumer, on est incapable de faire une bonne thèse ; et, quand tout cela doit être fait en douze jours, l'aide des amis, des élèves, des collaborateurs de toute nature devient de peu d'importance. Si le

candidat n'est pas déjà quelque peu rompu aux recherches bibliographiques, s'il ne sait pas où l'on doit chercher, où l'on peut
trouver des documents ; s'il n'a pas, pour mettre en œuvre ces
documents, la connaissance des langues étrangères, jamais, dans
un aussi court espace de temps, il n'arrivera à bout de sa tâche.
Quelle fièvre de travail pendant cette courte période, quelle inten-
sité de conception alors que l'intelligence surexcitée se concentre
sur un seul sujet! La thèse! mais c'est le souvenir le plus vivace
que nous conservons de cette longue vie de luttes et de concours
qui se termine par l'agrégation. Ramenée aux conditions où nous
la faisions autrefois, la thèse est, je le répète, une épreuve sérieuse
et probante.

« L'argumentation doit-elle être maintenue? » Telle est la troisième question que nous adresse la circulaire. Ici encore je réponds par l'affirmative. L'argumentation était jadis une des belles
épreuves du concours. L'argumentateur peut y faire preuve d'une
critique sage et éclairée, l'argumenté d'une connaissance profonde
de son sujet, de vivacité intellectuelle, d'esprit présent. Quelquefois, il est vrai, la discussion était un peu vive et l'homme spiri-
tuel et caustique avait un peu trop d'avantage sur le savant peu
fait aux reparties vives et promptes. Malgré quelques inconvénients, l'argumentation était encore une épreuve de haute valeur.
Mais que de changements! Jadis, les meilleurs amis étaient, pendant la demi-heure de l'argumentation, deux adversaires sérieusement aux prises; ils n'avaient peut-être qu'un tort, celui de ne
voir que des défauts dans le travail soumis à leur critique. Aujour-
d'hui, les adversaires que l'argumentation met en présence sont
des jeunes gens d'une douceur angélique, débutant par des com-
pliments d'une déplorable banalité, s'adressant à la personne aussi
bien qu'à l'œuvre du compétiteur. S'ils se font quelques reproches
anodins, c'est avec l'espoir évident (et presque toujours justifié)
que ce reproche se fondra à la fin en quelques éloges. Il y a plus;
je sais et j'affirme qu'il arrive parfois aujourd'hui que l'argumentateur, agissant comme un député à l'égard du ministre qu'il se
propose d'interroger, avertit d'avance l'argumenté des objections
qu'il a l'intention de lui faire.

Ce n'est pas tout encore. Aujourd'hui, qu'on fusionne pour la
thèse les candidats pour Paris et pour les diverses facultés de province, l'argumentation est devenue une simple formalité, oserai-je

dire, une mauvaise plaisanterie qui fatigue les juges et n'intéresse même plus le public des élèves. Quel intérêt peut avoir le candidat inscrit, pour Lyon ou pour Montpellier, à montrer à un candidat, inscrit pour Paris, les défectuosités de sa thèse? Qu'importe à un candidat, inscrit pour Lille, que ce soit celui-ci plutôt que celui-là qui soit nommé à Bordeaux? Il a tout intérêt à être doux et aimable envers son compagnon d'épreuves, car en s'abstenant, il ne s'expose pas à une riposte qui pourrait lui nuire dans l'esprit de ses juges. Conservons la thèse et l'argumentation, mais que l'argumentation et l'argumenté soient deux candidats, inscrits pour la même faculté, luttant pour conquérir une place qui ne saurait appartenir à tous deux, qu'ils soient, en un mot, des adversaires et non plus des indifférents.

Ainsi, pour moi, il y aurait des inconvénients sérieux à diminuer le nombre des épreuves et même à en modifier la nature: mais, d'autre part, il est indispensable de diminuer dans une large proportion la durée du concours. Ce résultat peut être obtenu par un moyen pouvant, dans une certaine mesure, donner satisfaction aux aspirations des facultés de province. Ce moyen consisterait à diviser les épreuves en deux séries; les premières épreuves éliminatoires se passeraient en province: les dernières, définitives. se passeraient, à Paris, devant le jury central.

Quelles seraient ces épreuves? Elles me paraissent indiquées par la nature même des choces.

La première continuerait à être la composition écrite sur un sujet d'anatomie et de physiologie. Il y aurait lieu d'examiner s'il n'y aurait pas avantage à intervertir l'ordre des épreuves orales, en plaçant parmi les épreuves définitives la leçon après trois heures de préparation. Voici ce qui pourrait justifier ce changement.

La leçon après vingt-quatre heures, permet au candidat de faire preuve de talent dans l'ordre et la clarté de son exposition, elle met en relief ses qualités comme professeur, mais elle est moins probante sous le rapport de l'instruction et du savoir; la leçon, après trois heures de réflexion sans livres ni notes, joint à la plupart des avantages de la leçon après vingt-quatre heures, celui de montrer si le candidat connaît ou non le sujet qui lui est échu par le sort. C'est pour cela qu'on pourrait songer à la réserver au jugement du jury central. Mais comme, d'un autre côté, le jury

local, le jury d'élimination n'a aucune base d'appréciation que
deux épreuves, il semble encore préférable de ne rien modifier à
l'ordre actuellement établi, afin de lui donner le jugement des
deux épreuves qui montrent le mieux la solidité et l'étendue du
savoir des candidats.

A ces deux épreuves s'ajoute, dans l'organisation actuelle, une
troisième épreuve, dite des titres antérieurs. Cette dernière, n'exigeant que deux séances, peut, sans inconvénient, être réservée au
jury central. Il y a même à cela cet avantage que l'évaluation des
titres par le jury central ne portera, comme cela doit être, que sur
les titres scientifiques ; tandis que le jury local n'ayant, en général, devant lui que des candidats appartenant à la faculté locale,
aura de la tendance à subir les influences locales ; à faire entrer
en ligne de compte les services rendus comme interne ou comme
prosecteur, peut-être même l'assiduité aux cours, la docilité de
caractère d'un candidat, qui, hier encore, était élève de la faculté.
De là, une inégalité évidente pour les candidats, qui, étrangers à
cette faculté et désirant y obtenir par le droit du concours une
place d'agrégé, se présenteraient devant des juges pour lesquels
ils ne seraient que des inconnus.

Le concours devant le jury local comprendrait donc deux
épreuves ; elles seraient subies au siège de chaque faculté devant
un jury local composé de quatre professeurs et d'un agrégé. Ce
jury se prononcerait sur l'admissibilité des candidats, suivant les
formes ordinaires, en établissant entre eux un ordre de classement.

Cette modification, si je prends pour exemple le dernier concours, celui de 1880, diminuerait de près de deux mois la durée
totale des épreuves ; car, l'ouverture du concours eut lieu le
15 mars et nous ne pûmes commencer qu'au 5 mai, c'est-à-dire
après cinquante-trois jours, la série des épreuves définitives. On
pourrait encore l'abréger de quinze jours, par une autre modification qui consisterait à intercaler la rédaction de la thèse entre
les deux séries d'épreuves.

Voici comment je comprendrais le fonctionnement des jurys.

Au jour indiqué par l'arrêté ministériel pour l'ouverture du
concours, le jury central se réunit à Paris à 10 heures du matin.
Il se constitue, arrête la liste des candidats pour toutes les facultés. Puis, il fait choix de la question qui sera donnée dans toutes

les facultés comme sujet d'épreuve écrite. Le libellé de la question
est immédiatement remis au ministre de l'instruction publique,
qui le transmet d'urgence, par dépêche télégraphique, aux présidents des divers jurys locaux.

Le même jour, à midi, les jurys locaux se réunissent au siège
de chaque faculté, se constituent, arrètent la liste des candidats
et attendent en séance la transmission télégraphique du libellé de
la question écrite. Les candidats procèdent immédiatement à la
rédaction de cette épreuve. De cette manière, le sujet traité est le
même pour tous les candidats et les compositions jointes, comme
annexe, aux procès-verbaux des jurys locaux sont transmises avec
ces procès-verbaux au président du jury central.

Le lendemain du jour où il s'est réuni pour faire choix du sujet
de la composition écrite, le jury central se réunit de nouveau et
arrête la liste des questions proposées comme sujets de thèse. Le
libellé de chaque question est mis dans une enveloppe particulière
cachetée et signée par le président. Toutes ces enveloppes sont
placées dans une urne et le président tire au sort un nombre d'enveloppes correspondant au nombre maximum des candidats
admissibles par chaque jury local. Les enveloppes destinées à une
même faculté sont mises dans une enveloppe commune que le
président du jury central transmet, soit directement par la poste,
soit par l'intermédiaire du ministère, aux présidents des jurys
locaux. A un jour et à une heure déterminés d'avance, les mêmes
pour toutes les facultés et lorsque les jugements sur l'admissibilité ont été rendus par tous les jurys locaux, ces jurys se réunissent et répartissent, par voie de tirage au sort, les sujets de thèse
entre les candidats admissibles.

Si un ou plusieurs candidats préfèrent rédiger et faire imprimer
leur thèse à Paris, ils en préviennent de suite le président du jury
local et, dans ce cas, la thèse peut être remise directement au président du jury *central* au moment de la remise des thèses par les
candidats inscrits pour Paris. Dans le cas contraire, les candidats
remettent leurs thèses au président du jury local, lequel les transmet au président du jury central par l'intermédiaire des recteurs
et du ministère de l'instruction publique.

Cette organisation ne permet pas le cumul des candidatures
pour toutes les facultés ; mais cela me parait avoir plus d'avantages que d'inconvénients. En effet le nombre des candidats

dépasse à peine le nombre des places mises au concours ; il en
résulte que des candidats à peine suffisants peuvent aspirer à une
nomination et l'obtenir. Or, pour des raisons que je n'ai pas à
examiner, certaines facultés peuvent être vouées à ne recevoir
que les candidats les plus faibles. Il y a là, à mon sens, un abus
à supprimer, car mieux vaut pour une faculté ne pas s'augmenter d'un agrégé que de s'augmenter d'une non-valeur.

On pourrait également objecter que cette affectation spéciale
des candidats à une seule faculté déterminée aurait pour effet de
rendre illusoires les épreuves d'admissibilité, puisqu'en raison du
petit nombre des candidats tous seraient admissibles. Cela est
vrai ; mais l'organisation actuelle est passible des mêmes objections.

An dernier concours nous avions, pour la province, cinq places
à donner en chirurgie, deux à Lyon, une à Bordeaux, Montpellier
et Nancy ; ce qui nous donnait quatorze places d'admissibles. Or,
nous n'avions pour les remplir, à la fin de la première série d'é-
preuves, que sept candidats, juste la moitié. On voit donc que
même avec le jury central, tel qu'il fonctionne actuellement, le
vote sur l'admissibilité est une formalité dérisoire et que tout candidat provincial est à peu près sûr d'être admissible.

Les épreuves définitives, sauf, peut-être, la substitution de
l'épreuve orale après trois heures à l'épreuve orale après vingt-
quatre heures, resteraient les mêmes. Dans le dernier concours,
cette seconde série d'épreuves, commencée le 5 mai, se terminait
le 13 juillet ; la durée du concours, pour ce qui regarde le déplacement des candidats, se réduirait donc à un peu plus de deux mois ;
mais si nous en retranchons de plus les quinze jours consacrés à
la rédaction de la thèse, on voit que cette durée ne serait plus
que de cinquante-quatre jours au lieu de cent vingt, durée du
dernier concours en chirurgie, lequel, commencé le 15 mars, ne
se terminait que le 13 juillet.

Cette organisation imposerait, il est vrai, aux professeurs de
province un voyage à Paris ; mais, qu'est-ce qu'un déplacement
de trois ou quatre jours, quand on le compare à un séjour de deux
mois à Paris, loin de la famille et de la clientèle ? Les modifications que je propose peuvent se résumer ainsi :

Les concours pour l'agrégation dans les facultés de médecine
comprennent quatre sections : 1° médecine, médecine légale et

hygiène ; 2° chirurgie et accouchement ; 3° anatomie, physiologie, histologie et histoire naturelle ; 4° chimie, physique et pharmacologie.

Les épreuves de ces concours sont divisées en deux séries : épreuves éliminatoires, épreuves définitives.

Les épreuves éliminatoires sont subies au siège de chaque faculté devant un jury composé de quatre professeurs et d'un agrégé.

Les épreuves définitives sont subies devant un jury central siégeant à Paris, ce jury se compose de cinq professeurs de la Faculté de Paris, de *trois* professeurs d'une faculté de province et d'un agrégé de la Faculté de Paris faisant fonction de secrétaire.

Les candidats déclarent, en s'inscrivant, pour quelle faculté ils désirent concourir. C'est devant le jury de cette faculté qu'ils doivent subir les épreuves éliminatoires. La nomination et le classement des candidats admissibles appartiennent aux jurys locaux, la nomination aux places d'agrégés est réservée au jury central.

Au jour indiqué pour l'ouverture du concours, le jury central se réunit à Paris, se constitue, arrête la liste des candidats et fait choix du sujet de l'épreuve écrite.

La question choisie est expédiée télégraphiquement aux jurys locaux simultanément réunis.

Le lendemain, le jury central se réunit de nouveau, fait choix des questions de thèse en nombre double du chiffre maximum des candidats admissibles. Les questions, placées dans des enveloppes scellées et paraphées par le président, sont tirées au sort et réparties suivant le nombre des candidats admissibles pour chaque faculté. Les questions échues par le sort, pour une même faculté, sont placées dans une enveloppe commune scellée par le président, signée par lui et par le secrétaire du concours et remise au ministère de l'instruction publique, qui la transmet au président de chaque jury local.

Les épreuves éliminatoires comprennent une question écrite et une épreuve orale de trois quarts d'heure après trois heures de préparation.

Lorsque tous les jurys locaux ont prononcé leur jugement sur l'admissibilité des candidats, ils se réunissent de nouveau à un jour indiqué par un avis ministériel, et procèdent au tirage au sort des questions de thèse entre les candidats admissibles.

Douze jours francs sont donnés pour la rédaction et l'impression de la thèse. Les thèses, au nombre de **125** exemplaires, doivent être remises soit au président du jury local, soit au président du jury central, suivant que la déclaration en a été faite par le candidat au moment du tirage au sort.

Les thèses remises aux présidents des jurys locaux, sont envoyées par leurs soins au ministère de l'instruction publique, qui transmet au président du jury central vingt exemplaires de chacune d'elles.

L'argumentation de la thèse a lieu, autant que possible, entre candidats pour une même faculté.

Les épreuves définitives ont lieu devant le jury central dans les formes actuellement en vigueur.

L'élection a lieu au scrutin secret et à la majorité absolue.

En cas d'insuffisance dans la valeur des candidats, le jury central peut, par un vote par bulletins blancs, déclarer, à la majorité absolue des votants, qu'il n'y a pas lieu à nomination.

VI

RAPPORT

SUR

L'ORGANISATION DU STAGE[1]

Messieurs,

La Commission à laquelle vous avez donné la mission d'étudier les modifications à apporter dans l'organisation ou dans le fonctionnement du stage imposé aux élèves pendant la durée de leurs études, s'est réunie tout entière à la Faculté et nos collègues m'ont fait l'honneur de me charger du soin de vous exposer le résultat de leurs délibérations. Tout d'abord, nous nous sommes demandé s'il était nécessaire ou seulement utile, d'imposer aux élèves l'obligation de suivre pendant un certain temps, à titre de stagiaires, un service hospitalier; si, en un mot, l'obligation du stage devait être maintenue. Notre avis sur ce point a été unanime. S'il est hors de toute question que la médecine ne peut s'apprendre qu'au lit du malade, si l'étude de la clinique est indispensable, on pouvait cependant se demander si l'élève devait être forcé par des dispositions réglementaires de se livrer à ces études, ou bien s'il n'était pas préférable de laisser à son initiative personnelle le soin de veiller lui-même aux nécessités de son éducation médicale. Nous avons le regret de dire que l'expérience n'a que trop montré le danger qu'il y aurait à affranchir les élèves de toute tutelle et à les laisser juges de la manière de conduire leurs

(1) 9 juillet 1885.

études. Je me hâte d'ajouter que cette absence de sagesse n'est point l'apanage exclusif de nos élèves, car les lois belges, allemandes, autrichiennes, danoises, russes, etc., imposent toutes aux élèves l'obligation réglementaire d'un stage plus ou moins long dans les hôpitaux ou plutôt dans les cliniques.

Nous n'avons donc pas à nous étendre sur ce point, à un moment surtout où de nouveaux règlements imposent aux élèves des études pratiques d'anatomie et de médecine opératoire, un véritable stage dans nos pavillons et nos laboratoires de l'école pratique. L'objet de notre réunion était donc uniquement de chercher par quels moyens on rendrait plus sérieux, plus efficace, le stage que le décret du 18 juin 1862, l'arrêté du 1er juillet, les circulaires du 10 juillet et du 29 août 1862, ont essayé d'organiser et ont rendu obligatoire pour les élèves de nos facultés. Nous savons tous que les obligations imposées par ce décret ont été peu à peu éludées par les élèves, nous savons qu'un trop grand nombre d'entre eux se portent surtout sur les services dans lesquels leur présence effective est constatée avec le moins de rigueur; qu'ils se bornent le plus souvent à signer la feuille de présence; nous savons que trop souvent cette feuille est fausse par l'apposition par un seul élève de plusieurs sigatures données pour des camarades absents. Ce n'est pas d'aujourd'hui seulement que ces abus existent. L'ordonnance du 3 octobre 1841 imposait aux élèves l'obligation du stage pendant leur troisième année d'études. Or, la circulaire ministérielle du 3 juillet 1862, notifiant aux recteurs le décret du 18 juin précédent, s'exprimait ainsi :

« Dans les premiers temps qui suivirent la promulgation de l'ordonnance du 3 octobre 1841, on put croire qu'on avait atteint le but. Les étudiants se rendaient en effet assidûment dans les hôpitaux auxquels ils étaient attachés et y suppléaient efficacement les élèves externes et internes. Mais peu à peu le zèle se refroidit; les stagiaires, plus libres et plus indépendants, cessèrent de s'astreindre à un service régulier; ils devinrent bientôt d'un fâcheux exemple pour les élèves de l'administration, qui voyaient dans les exigences du service de l'externat et de l'internat, une gêne dont les simples stagiaires pouvaient s'affranchir. »

Ce qu'écrivait le ministre en 1862, nous pouvons le redire aujourd'hui; le zèle a fait plus que de se refroidir, il s'est, chez la

plupart des élèves stagiaires, complètement évaporé. Or, pour
faire disparaître les abus, que nous connaissons tous, pour rendre
le stage réel, sérieux, efficace, il nous a paru qu'avant de chercher un remède aux abus, il fallait en rechercher les causes.

La première, la plus importante, celle qui est le point de départ de toutes les autres est celle-ci : le stage est un moyen de
perfectionner l'instruction des élèves, c'est un des éléments importants de l'éducation médicale, et cependant l'organisation du
stage, la répartition et la surveillance des élèves stagiaires n'appartiennent pas à la Faculté, mais à l'administration des hôpitaux.

C'est l'administration des hôpitaux qui, par un arrêté de son
directeur en date du 12 décembre 1861, pris sur l'avis du conseil
de surveillance, approuvé par le préfet de la Seine, visé par l'arrêté ministériel du 1er juillet 1862 réglant la mise en activité du
18 juin précédent, c'est cette administration, dis-je, qui a désigné
les hôpitaux où les élèves pourraient être admis au stage. Ces
hôpitaux sont les suivants : Hôtel-Dieu, Pitié, Charité, les Cliniques, les Enfants-Malades, Necker, Cochin et l'hôpital du Midi.

« Toutefois, dit l'arrêté ministériel, les élèves pourront, *sur
leur demande expresse et motivée*, être attachés en qualité de
stagiaires par l'administration de l'Assistance publique aux hôpitaux de Lourcine, Sainte-Eugénie, Saint-Antoine, Saint-Louis,
Lariboisière, Beaujon, et à l'infirmerie de l'hôpital de la Vieillesse (femmes). »

Sur quelques points, nous ne saurions faire d'objections. Il est
logique que l'administration, qui ouvre les portes de ses hôpitaux à des élèves qui lui sont étrangers, soit juge des hôpitaux où
ces élèves peuvent être admis sans inconvénients. Si cependant
les hôpitaux sont divisés en deux classes, cette distinction qui
appartient non au décret, mais à l'arrêté ministériel, est faite
dans l'intérêt des élèves. La première catégorie comprend en effet
les hôpitaux rapprochés du centre, dans lesquels les élèves peuvent être envoyés d'autorité, tandis qu'ils ne peuvent être qu'avec
leur assentiment envoyés dans les hôpitaux de la seconde catégorie, qui sont des hôpitaux fort éloignés de la Faculté. Mais la
répartition des élèves dans ces divers hôpitaux est faite non par
la Faculté et suivant les nécessités de l'instruction des élèves,
mais par l'administration des hôpitaux et suivant les besoins du
service hospitalier.

Bien que rien ne soit nettement spécifié à cet égard, dans le décret du 18 juin, ce droit de l'administration résulte implicitement de l'article 2 de l'arrêté du 1er juillet 1862, puisque l'élève ne peut être admis à prendre une inscription au commencement de chaque trimestre qu'en présentant un certificat de l'administration des hôpitaux attestant qu'il est déjà inscrit comme stagiaire dans un des services hospitaliers pour y commencer son service au commencement du trimestre, et un second certificat attestant que, pendant tout le trimestre précédent, il a régulièrement accompli son stage.

Il résulte surtout de l'article 7 de l'arrêté du 1er juillet 1862, puisque d'après cet article, les élèves seront *distribués par l'administration de l'Assistance publique suivant les besoins du service* et autant que possible, d'après la valeur des notes obtenues par les élèves dans leurs examens.

De ce privilège donné à l'administration découle fatalement cette conséquence; c'est que ne pouvant, n'ayant pas le droit de faire de distinction entre les divers médecins et chirurgiens des hôpitaux qui lui appartiennent, cette administration répartit les élèves indistinctement dans tous les services d'un même hôpital, de sorte qu'en fait, l'élève est à peu près seul maître dans le choix du service auquel il sera attaché comme stagiaire. Tous nos collègues des hôpitaux sont indistinctement des médecins éminemment instruits et expérimentés, mais un seul devoir leur est imposé, et ce devoir tous l'accomplissent, celui de soigner avec un zèle éclairé et un dévouement incessant les malades qui leur sont confiés par l'administration. Toutefois, l'accomplissement le plus strict de ce devoir n'entraîne pas fatalement pour l'élève qui suit la visite des malades la possibilité de s'instruire et encore moins la facilité d'apprendre les relations qui existent entre les symptômes qui frappent ses yeux, la thérapeutique employée par le chef de service et les résultats définitifs du traitement.

L'élève a besoin au lit du malade d'être guidé par les conseils du maître, et, quel que puisse être le zèle d'un médecin dans l'accomplissement de son service, quel que puisse être son amour pour l'étude de la clinique, il ne s'ensuit pas fatalement qu'il possède le désir de communiquer aux élèves qui le suivent le résultat de ses investigations, et encore moins celui d'initier le spectateur aux premiers éléments des études cliniques.

Sans doute beaucoup de nos collègues des hôpitaux, le plus grand nombre même, consacrent un temps plus ou moins long à l'instruction de leurs élèves, mais tous ne le font pas et tous cependant reçoivent ou peuvent recevoir des stagiaires.

A chacun son rôle et ses devoirs. Le rôle, le devoir de la Faculté est d'instruire les élèves ; ce devoir elle doit l'accomplir. Qu'elle soit puissamment aidée par cette magnifique institution hospitalière qui, par ses chefs de service constituant un état-major médical sans rival au monde, se charge de l'éducation de ceux de nos élèves qui appartiennent à l'administration comme internes et comme externes, rien de mieux ; mais qui se chargera de l'éducation de ceux de nos élèves qui, moins zélés que les autres, ne veulent pas se soumettre aux luttes des concours, au labeur journalier, mais instructif de l'hôpital ? C'est ceux-là surtout que nous devons veiller et ce serait logiquement dans les services de clinique de la Faculté que le stage devrait s'accomplir.

Malheureusement, le grand nombre d'élèves inscrits à la Faculté de Paris, s'il est un honneur pour elle, a plus d'inconvénients que d'avantages ; le nombre des stagiaires est de près de 700 et il est impossible de songer à les reporter dans les huit services de clinique générale de la Faculté. Il est donc nécessaire d'en placer un certain nombre dans les services hospitaliers, et peut-être pouvons-nous le faire sans qu'ils échappent pour cela à notre action, à notre surveillance.

L'expérience nous montre qu'une surveillance sévère peut seule mettre un terme à l'indifférence coupable des élèves à l'égard de leur instruction médicale ; le stagiaire doit être surveillé, sa présence dans les salles, sa participation au service doivent être constatées, et le chef de service peut seul exercer à cet égard une surveillance efficace. Cette surveillance désagréable, pénible comme tout ce qui est d'ordre disciplinaire, nous ne pouvons la demander à des collègues des hôpitaux étrangers à la Faculté, mais nous pouvons l'attendre de ceux d'entre eux qui appartiennent à la Faculté comme professeurs ou comme agrégés.

En exceptant ceux de nos collègues chargés de cours spéciaux de clinique, nous trouvons dans les hôpitaux du centre, dans ceux qui sont désignés comme tels par l'article 6 de l'arrêté du 1er juillet 1862, six professeurs et un agrégé en exercice qui se répartissent de la manière suivante :

Hôtel-Dieu.
Pitié. — 2 professeurs : **MM.** Peter, Brouardel.
          1 agrégé : **M.** Lancereaux.
Charité. — 3 professeurs : **MM.** Vulpian, Laboulbène, Trélat.
Enfants-Malades.
Necker. — 1 professeur : **M.** Guyon.
Cochin.
Midi.

Dans les hôpitaux de la seconde catégorie, nous trouvons :
Lourcine.
Sainte-Eugénie.
Saint-Antoine. — 1 professeur : **M.** Hayem.
          3 agrégés : **MM.** Duguet, Fernet, Rigal.
Saint-Louis.
Lariboisière. — 2 professeurs : **MM.** Jaccoud, Bouchard.
Beaujon. — 1 professeur : **M.** Le Fort.
La Salpêtrière. — 1 professeur : **M.** Charcot.

A ces hôpitaux nous pouvons ajouter :
Laënnec. — 2 agrégés : **MM.** Legroux, Terrillon.

Aux onze services dirigés par des professeurs, aux six services
dirigés par des agrégés en exercice, nous devons joindre les huit
services généraux et les quatre services spéciaux de clinique,
ce qui nous donne déjà 23 services dirigés par des professeurs
et 6 par des agrégés, au total 29, ce qui, par la répartition des
700 stagiaires en nombre égal par service, nous en donnerait 24 par
service.

Mais, aux agrégés en exercice, nous pouvons ajouter un grand
nombre d'agrégés libres, car il est certain que **MM.** Bucquoy,
Damaschino, Duplay, Lannelongue, Le Dentu, Lecorché, C. Paul,
Proust, Raynaud, Tillaux, etc., continueraient à porter à l'instruction de nos élèves l'intérêt qu'ils leur portaient lorsqu'ils étaient
agrégés en exercice. C'est donc de ce chef 10 services au moins
que nous pouvons ajouter aux 29 déjà cités et la répartition
des 700 stagiaires dans les 39 ou 40 services hospitaliers ne nous
donnerait que le chiffre maximum de 17 élèves par service, même
en acceptant comme n'étant pas majorée l'évaluation à 700 du
nombre de stagiaires.

Cependant une objection se présente de suite à vos esprits. L'administration des hôpitaux acceptera-t-elle cette ingérence de la Faculté dans l'organisation de ses services hospitaliers, les médecins et chirurgiens des hôpitaux ne réclameront-ils pas contre une organisation qui diminuera pour quelques-uns le chiffre des élèves qui suivent leurs visites ; ces réclamations ne seront-elles pas fondées de la part de ceux de nos collègues des hôpitaux, qui, bien que n'appartenant pas à la Faculté, se livrent à l'enseignement de la clinique. Enfin, quelques élèves désireux de suivre les leçons de certains médecins ou chirurgiens ne réclameront-ils pas aussi contre une mesure qui leur interdirait pendant la 3ᵉ et la 4ᵉ année de leurs études l'accès de certains services.

Votre Commission a pensé que l'on supprimerait quelques-unes de ces objections et qu'on atténuerait la portée des autres en attachant comme stagiaires à certains services les élèves que les médecins et chirurgiens des hôpitaux réclameraient nominativement.

En admettant comme accepté le droit de la Faculté de répartir elle-même les élèves dans les services désignés pour recevoir des stagiaires, il reste à résoudre la difficulté pratique de leur répartition.

Quelques services par leur proximité du centre scolaire ou pour d'autres motifs seront plus recherchés par les élèves. Sur quelles bases établira-t-on la préférence donnée à quelques-uns d'entre eux.

Cette base nous est donnée par l'article 7 de l'arrêté du 1ᵉʳ juillet 1862. Cet article est ainsi conçu :

Pour leur 1ʳᵉ année de stage, les élèves de la Faculté de médecine de Paris, qui auront obtenu à leur examen de fin de 2ᵉ année la note *extrémement* ou *très satisfait* seront appelés à choisir, parmi tous les établissements spécifiés au 1ᵉʳ et au 2ᵉ paragraphe de l'article précédent, celui auquel ils désirent être attachés.

Ceux qui auront eu une note inférieure à la note très satisfait seront distribués *par l'administration de l'Assistance publique* suivant les besoins du service, et *autant que possible suivant la valeur de leur note d'examen*, dans les établissements spécialement désignés au premier paragraphe de l'article précédent.

Ils pourront d'ailleurs, s'ils le demandent, être attachés aux établissements compris dans le 2ᵉ paragraphe.

Pour leur 2ᵉ année de stage les élèves de la Faculté de médecine de Paris, qui auront obtenu dans leur examen de fin de 3ᵉ année une note supérieure à la note passable, pourront choisir, parmi tous les établissements spécifiés au 1ᵉʳ et au 2ᵉ paragraphe de l'article précédent, celui auquel ils désirent être attachés. Les élèves qui n'auront eu que la note passable resteront à la disposition de l'administration de l'Assistance publique pour être distribués dans les établissements spécialement désignés au 1ᵉʳ paragraphe de l'article précédent et pourront *s'ils le demandent*, être attachés aux établissements compris dans le 2ᵉ paragraphe.

En raison des modifications apportées au nombre, à la nature et à l'époque des examens, il nous suffit de substituer au 2ᵉ examen, fin d'année, la mention du 1ᵉʳ examen de doctorat et au 3ᵉ examen de fin d'année, la mention du 2ᵉ examen de doctorat, pour que cet article, au moins dans ses dispositions générales, puisse continuer à être appliqué.

Une autre question fort importante dans la pratique reste à résoudre, c'est le *modus faciendi* de cette répartition des élèves. A moins d'admettre, ce qui est impossible, que les bureaux de la Faculté enverront d'autorité les élèves sans avoir au préalable consulté leurs préférences, dans tel ou tel service, il faut bien accepter la convocation simultanée ou par catégorie des élèves ayant à choisir le service où ils feront leur stage. Il ne nous a pas paru possible de supprimer cette difficulté sans imiter dans une certaine mesure la conduite de l'administration des hôpitaux lorsqu'il s'agit de la répartition des élèves externes. Voici comment nous comprenons cette organisation.

Les bureaux de la Faculté préparent d'avance au nom de chacun des élèves appelés à faire le stage, une carte analogue à celle qui est délivrée aux internes et externes des hôpitaux. Au début du semestre d'hiver et du semestre d'été, les stagiaires de 2ᵉ année sont appelés à 10 heures du matin, par exemple, dans le grand amphithéâtre. Un professeur membre de la Commission scolaire, à défaut du Doyen ou de l'un des assesseurs assistés du secrétaire de la Faculté et d'un nombre suffisant d'employés de bureau, fait procéder à l'appel des stagiaires par catégories établies d'après les notes obtenues et dans chaque catégorie d'après la date de l'examen. Un registre porte le nom de tous les chefs de service devant recevoir des stagiaires et le chiffre d'élèves affectés à chacun d'eux. Au fur et à mesure de l'appel de leur nom, l'élève se présente devant le représentant de la Faculté, fait sa demande de service et reçoit la carte sur laquelle on inscrit le service auquel il doit être attaché.

Deux séances au plus suffiraient à cette répartition.

Si pendant le semestre un élève attaché à un service spécial désirait changer de service pour le 2ᵉ trimestre, ce changement pourrait être facilement opéré dans les bureaux de la Faculté.

Quoi qu'il en soit, il a paru utile à votre Commission que les stagiaires soient tenus de passer au moins un trimestre dans l'une des cliniques de médecine et de chirurgie de la Faculté, ce qui fait au total un semestre. Cette condition est facile à remplir; les deux années de stage comprennent 4 semestres, ce qui, à raison de 8 cliniques, donne 32 semestres à répartir entre un maximum de 700 élèves. Il y aurait environ 20 élèves à la fois pour chacune des 8 cliniques.

Quelle doit être la durée minimum du stage? Le décret de 1862 l'a fixée à deux années; nous pouvons la regarder comme un temps minimum. Ce temps d'étude est à peine suffisant, aussi est-il souvent plus considérable à l'étranger. Si en Allemagne la durée du stage est d'une année en médecine et en chirurgie, avec l'obligation de pratiquer *personnellement* au moins 4 accouchements dans une clinique obstétricale; si elle n'est que de deux ans en Belgique, d'après la nouvelle loi du 20 mars 1876, elle est de trois années en Autriche et en Russie. En Autriche, outre les 4 semestres dans les services de clinique médicale et chirurgicale, l'élève doit passer un semestre dans la clinique d'ophtalmologie et un autre semestre dans la clinique d'accouchements; aussi la durée minima des études médicales est-elle de cinq années en Autriche, en Belgique, en Russie.

Nous avons pensé que ces deux semestres ne devaient pas comprendre le stage obligatoire dans un service d'accouchements, et nous vous proposerons d'ajouter ces trois mois de stage spécial, qui devront être faits par l'élève avant qu'il puisse se présenter à l'examen clinique de chirurgie et d'accouchements.

La plus grande difficulté dans l'organisation du stage est, il faut bien le dire, la partie disciplinaire ? Le problème du stage peut être résolu de deux manières différentes à Paris, où le nombre des stagiaires est si considérable : maintenir en principe l'obligation du stage, mais ne pas se préoccuper de la difficulté de faire appliquer le principe, et se borner par une bonne organisation des examens cliniques et par une juste sévérité à barrer le passage aux élèves insuffisants, ou bien, tout en se servant du contrôle de l'examen, contrôler aussi l'application sérieuse du principe du stage.

Le premier moyen ne saurait être adopté que sous l'empire de la nécessité, si, comme cela est à craindre, on se heurte à une opposition de l'administration hospitalière, et si l'on rencontre trop de difficultés dans l'organisation du stage imposé à 700 élèves.

Si l'on adopte le dernier moyen, et tel est l'avis de votre Commission, il faut que les signatures apposées par les élèves sur les feuilles de présence ne soient plus illusoires.

Il faut que l'appel des élèves soit fait par le chef de service.

Il faut que les absences trop fréquemment répétées, 4 au plus par mois, soient punies de la perte du trimestre, et par conséquent de l'inscription ;

Que le service défectueux d'un stagiaire expose l'élève à subir la même peine après décision de la Commission scolaire.

Il est donc à désirer que le chef de service, en signant les certificats, non plus trimestriels, mais mensuels, spécifie la manière dont le stagiaire a fait son service. Les certificats mensuels, repris par les soins de la Faculté dans chaque hôpital, seraient soumis à la Commission scolaire à la fin de chaque trimestre.

De quelle nature doit être ce service ?

Quelques stagiaires ont la prétention de ne pas contribuer aux pansements, sous le prétexte que le rôle de pratiquant appartient aux externes et qu'ils ne suivent le service que dans un but d'instruction personnelle.

Il n'est pas inutile, à ce propos, de lever tous les doutes en rappelant l'article 4 du décret du 18 juin 1862. Cet article est ainsi conçu :

« Les inscriptions prises pendant l'accomplissement du stage ne seront délivrées, soit dans les Facultés, soit dans les écoles secondaires, que sur l'attestation du chef de service et du directeur de l'hospice, constatant que l'élève a rempli avec assiduité, pendant le trimestre expiré, *les fonctions auxquelles il aura été appelé pour le service des malades.* »

Il nous resterait à examiner l'organisation à donner au stage pour ce qui concerne les études obstétricales. Sur ce point, la Commission se borne à demander un stage spécial d'au moins trois mois, mais elle laisse à M. le professeur Depaul le soin de proposer cette organisation.

Les idées que nous venons d'exposer pourraient se résumer dans ce projet de règlement.

1° Les élèves en médecine sont soumis pendant leur troisième et quatrième année d'études à l'obligation du stage dans les services hospitaliers désignés à cet effet.

Deux semestres doivent être passés dans un service de médecine, et deux dans un service de chirurgie. Les cliniques spéciales de la Faculté sont comprises parmi ces services.

Pendant la durée du stage, trois mois seront passés dans l'une des cliniques médicales et trois mois dans l'une des cliniques chirurgicales de la Faculté.

2° Les services hospitaliers auxquels pourront être attachés les stagiaires, à l'exception des hôpitaux de Bicêtre et de Tenon, auxquels les élèves ne pourront être envoyés que sur leur demande, sont ceux ayant comme titulaires des professeurs, des agrégés en exercice, ou des agrégés libres désignés par la Faculté.

Cependant les médecins et chirurgiens des hôpitaux pourront recevoir comme stagiaires les élèves qu'ils auront réclamés nominativement.

3° La répartition des stagiaires dans les différents services se fera au commencement de chaque semestre par les soins du doyen ou du professeur auquel il aura délégué cette mission.

4° La répartition des stagiaires se fera d'après leur demande, mais dans les conditions suivantes :

Seront appelés d'abord les élèves de quatrième année ayant obtenu à leur second examen de doctorat les notes supérieures à la note satisfait, puis ceux ayant obtenu la note satisfait.

Seront appelés ensuite les élèves de troisième année ayant eu à leur premier examen de doctorat une note supérieure à la note satisfait, puis ceux ayant obtenu la note satisfait.

Enfin les deux dernières séries comprendront les élèves de quatrième année, puis ceux de troisième année n'ayant obtenu que la note passable.

Dans chacune de ces catégories l'ancienneté de la date d'examen règle l'ordre d'appel.

5° Au commencement du deuxième et du quatrième semestre les changements de service seront effectués sur la demande des élèves dans les bureaux de la Faculté, sur avis conforme du Doyen.

6° L'élève stagiaire doit faire contresigner par le directeur de l'hôpital où il est envoyé la carte qui lui est délivrée par la Faculté, et se présenter muni de cette carte au chef du service auquel il est attaché.

7° La présence du stagiaire dans le service est attestée par sa signature. Il doit être présent dès le début de la visite et répondre aux appels.

8° Le stagiaire doit remplir toutes les fonctions auxquelles il peut être appelé par son chef de service, pour le service des malades, et la rédaction des observations, tant dans les salles qu'à la consultation.

9° L'exactitude et le degré de zèle des stagiaires sont attestés par des notes mensuelles données par le chef de service, transmises à la Faculté et soumises à la Commission scolaire.

10° Quatre absences non justifiées par mois rendent l'élève passible de la perte du stage et par conséquent de l'inscription.

11° En cas de maladie constatée, mais excédant quinze jours, l'élève devra faire à l'expiration de son temps de stage, un stage supplémentaire égal à la durée de son absence.

VII

RAPPORT SUR LE PROGRAMME SOMMAIRE

DE

RÉFORME DES ÉTUDES MÉDICALES

TRANSMIS PAR M. LE RECTEUR A LA FACULTÉ [1]

Messieurs,

Une lettre de M. le Recteur, en date du 11 mai dernier, a invité la Faculté à examiner la nature et la portée des réformes qu'il pourrait être utile d'apporter à l'organisation des études médicales, en vue du doctorat. Cette lettre indiquait sommairement les questions sur lesquelles devaient porter nos délibérations, mais elle spécifiait que toute liberté nous était laissée d'en examiner d'autres et que ce programme ne limitait en rien notre liberté.

La Faculté s'est réunie en Assemblée le 19 mai et, après un échange de vues entre plusieurs de ses membres, elle a cru nécessaire de confier à une commission l'étude préalable du difficile problème qui lui était soumis. Cette commission, après de nombreuses délibérations, a posé, quant à l'organisation des études médicales, quelques principes fondamentaux, et elle a bien voulu

---

(1) Au nom d'une commission composée de MM. les professeurs : Brouardel, doyen et président ; Baillon, Bouchard, Cornil, M. Duval, Gariel, Gautier, Lannelongue, Léon Le Fort, Potain, Tarnier, M. le Dr Poirier et M. le Dr Chauffard, agrégés de la Faculté, par M. le professeur Léon Le Fort, rapporteur. 1893.

me faire l'honneur de me charger de vous les exposer, en résumant les motifs qui ont dicté ses résolutions.

I

Le programme des études médicales et surtout la manière dont ce programme est rempli donnent lieu à des *desiderata* qui, par leur importance, justifieraient déjà la recherche d'améliorations nécessaires ; mais cette recherche s'impose par la nécessité de mettre l'organisation de ces études en harmonie avec les lois nouvelles qui règlent le service militaire, personnel et obligatoire pour tous. D'une part, tous nos élèves doivent passer une année entière sous les drapeaux et, d'autre part, l'étudiant doit avoir acquis, avant l'âge de vingt-six ans, le titre de docteur en médecine, ou celui d'interne des hôpitaux nommé au concours dans une ville où il existe une faculté de médecine, sous peine de devoir faire les deux années de service dont il avait été dispensé.

L'article 23 de la loi du 15 juillet 1889 sur le recrutement de l'armée est ainsi conçu : « En temps de paix, après un an de présence sous les drapeaux, sont envoyés en congé dans leurs foyers, sur leur demande, jusqu'à la date de leur passage dans la réserve : 1°..... 2° les jeunes gens qui ont obtenu ou qui poursuivent leurs études en vue d'obtenir le diplôme de docteur en médecine, etc.

L'article 24 de la même loi est ainsi rédigé : « Les jeunes gens qui n'auraient pas obtenu *avant l'âge de vingt-six ans*, les diplômes spécifiés aux alinéas du paragraphe 2 (le diplôme de docteur en médecine ou le titre d'interne des hôpitaux) seront tenus d'accomplir les deux années de service dont ils avaient été dispensés ».

Quelques divergences d'opinion se sont manifestées dans la Commission quant à la manière dont le ministre de la guerre interprétait cette expression : *avant l'âge de vingt-six ans.* Dans son sens strict et étroit, cette expression avant l'âge de vingt-six ans voulait-elle signifier qu'il fallait être docteur avant d'avoir atteint sa vingt-sixième année ? Ou bien, supposait-on comme sous-entendu : le mot « révolus », de telle sorte que la nécessité du doctorat était reportée à la fin de la vingt-sixième année, avant le commencement de la vingt-septième? Il était important d'être fixé sur ce point.

J'ai écrit à ce sujet à mon ami M. le général de Boisdeffre, sous-chef de l'État-Major de l'armée ; comme il était absent de Paris, il a chargé un des officiers attaché à l'État-Major général, M. le capitaine Sauffin, de me répondre à ce sujet et je crois devoir vous communiquer textuellement la lettre que j'en ai reçue.

« Vous avez bien voulu demander au général de Boisdeffre un renseignement relatif à l'interprétation de l'article 24 de la loi du 15 juillet 1889.

« Le général étant actuellement absent de Paris m'a chargé de m'enquérir auprès du bureau compétent, et voici la manière dont le recrutement interprète et applique ledit article.

« Pour reprendre votre exemple, un jeune homme est né le 1er août 1870, le recrutement ajoute 26, ce qui donne le 1er août 1896. *Le jeune homme ne fait qu'un an de service, s'il obtient son diplôme avant le 1er août 1896.*

« Veuillez agréer, etc. »

Il n'y a donc plus sur ce point aucune incertitude. Le ministère de la guerre interprète libéralement la loi, il suppose sous-entendu le mot « révolus » ajouté à l'expression « avant vingt-six ans ». L'élève échappe donc à l'application de l'article 24, s'il est reçu docteur à la fin de sa vingt-sixième année, avant d'entrer dans sa vingt-septième.

Nous avons maintenant à rechercher, si, avec l'organisation actuelle, cette période d'études, interrompue par une année de service et limitée à l'âge de vingt-six ans, donne à nos élèves le temps nécessaire pour acquérir des connaissances médicales suffisantes. Pour le savoir, nous ne pouvons mieux faire que d'examiner, en nous appuyant sur les faits, à quel âge nos élèves entrent dans nos facultés, à quel âge ils en sortent avec le titre de docteur, et quelle est la durée moyenne des études médicales. Grâce aux documents précieux rassemblés avec son zèle ordinaire par notre dévoué et éminent doyen M. Brouardel, documents mis par lui à la disposition de la Commission, nous pouvons, avec certitude, constater quel est sur tous ces points l'état réel des choses.

Pour les personnes étrangères à la pratique de l'enseignement médical, la question parait des plus faciles à résoudre. L'élève en cours régulier d'études quitte le lycée à l'âge de dix-huit ans, en possession de ses deux diplômes de bachelier ès lettres et de bachelier ès sciences ; il peut entrer de suite dans une faculté et comme la loi militaire ne l'oblige à être docteur qu'à vingt-six ans, même en retranchant l'année de service militaire obligatoire, il lui reste encore sept ans, ou tout au moins six ans pour faire ses études médicales.

La réalité ne correspond pas à cette conception théorique.

L'élève peut, il est vrai, avoir terminé ses études classiques et quitter le lycée à dix-huit ans, mais il ne s'ensuit pas qu'il puisse entrer de suite dans une faculté de médecine. Nos écoles ne lui sont ouvertes que s'il est en possession des deux diplômes de bachelier ès lettres et de bachelier ès sciences, et il trouve ainsi sur sa route un premier obstacle sérieux, puisque plus de la moitié de ces élèves, pour des motifs que nous n'avons pas à examiner, échouent une fois au moins à chacun des deux examens qui confèrent le diplôme de bachelier ès lettres [1]. La preuve de ce fait résulte des deux tableaux suivants :

(1) Tandis que nous avons, trop souvent le profond chagrin de voir nos fils ne pouvoir commencer leur médecine qu'à dix-neuf ans et demi ou vingt ans, parce qu'ils ont échoué aux examens du baccalauréat ; nous voyons, avec une irritation facile à comprendre, des étrangers entrer, à dix-sept ou dix-huit ans, dans nos facultés de médecine, parce qu'en équivalence de certificats plus ou moins sérieux, plus ou moins authentiques, on leur a donné les diplômes de bacheliers ès lettres et ès sciences. Quand nous disons qu'on leur a donné, nous pourrions dire qu'on leur a vendu, car l'Etat, si prodigue quand il s'agit de donner un titre scientifique et les avantages qu'il comporte, est rigoureux quant à la question pécuniaire et il fait payer au bénéficiaire l'argent qu'il aurait eu à payer s'il avait réellement passé les examens. Cela s'appelle administrativement : « *accorder à titre onéreux* ».

Pour qu'on puisse juger de la facilité étrange avec laquelle ces faveurs sont distribuées, je me borne à citer ce spécimen, pris parmi les nombreux dossiers dont j'ai pris copie pendant ces vingt dernières années.

« Le ministre, etc... vu les titres produits par M. N..., Alexandre, né au Caire le 24 mai, 1868 arrête : Les titres délivrés à M. N... Alexandre par les autorités scolaires du Caire sont déclarés équivalents aux diplômes français de bachelier ès lettres et ès sciences, 31 mars 1886. Signé *René Goblet*. »

Voici quels étaient ces titres.

M. le Ministre de l'Instruction publique certifie que Alexandre N..., fils de Joseph N..., né au Caire le 24 mai 1868, a fait des études complètes au *Collège des Frères* du Caire comme il est constaté par le certificat qu'il nous a présenté. Le Caire, 20 juillet 1885. Signé *Gacoub Artué Pacha*.

Ainsi, on donne à un jeune garçon de dix-sept ans les deux diplômes du bacca-

RÉSULTAT GÉNÉRAL DES EXAMENS DE BACCALAURÉAT

(Session de juillet-août 1889.)

BACCALAURÉAT ÈS LETTRES (1re Partie).

FACULTÉS	EXAMINÉS	ADMIS	PROPORTION des ADMIS p.100 examinés.
Paris	2,128	917	43
Aix	382	147	38
Besançon.	194	92	47
Bordeaux	474	188	39
Caen.	452	205	45
Clermont.	278	124	44
Dijon	164	67	40
Douai	191	70	41
Grenoble.	432	135	31
Lyon.	541	221	40
Montpellier	403	141	34
Nancy	176	94	53
Poitiers	501	224	44
Rennes	745	335	45
Toulouse.	595	219	36
Alger	100	32	32
Total.	7,756	3,211	41

lauréat ès lettres et ès sciences, parce que (sur le dire d'un certificat) il a fait des études complètes (?) au collège des Frères de la doctrine chrétienne ; mais, quand il s'agit de nos enfants, qui ont fait leurs études complètes et régulières dans nos lycées de France, on ne leur permet de commencer leur médecine que s'ils ont conquis ces deux diplômes, par des examens, où l'on refuse plus de la moitié des candidats, et la possession d'un de ces deux baccalauréats ne suffit même pas à titre provisoire.

Qu'on ouvre facilement aux étrangers les portes de nos facultés des lettres et des sciences, rien de mieux ; il est de l'intérêt de la France que ces étrangers rapportent dans leurs pays l'influence de la littérature et de la science françaises. Mais il en est tout autrement, quand il s'agit des facultés de médecine. Ce que ces étrangers, inscrits comme élèves réguliers, viennent y chercher, ce n'est pas l'instruction, c'est le titre professionnel de docteur, qui leur donne le droit non de pratiquer la médecine dans leur pays, mais de la pratiquer en France. Le plus grand nombre de ces étrangers usent de ce droit et beaucoup en abusent au détriment de nos concitoyens, aussi bien des médecins que des malades. En effet, non content de les exempter des baccalauréats, le gouvernement les exempte, trop souvent encore, de plusieurs examens de médecine, parfois malgré l'avis contraire de la Faculté ; et, si cette note n'était pas déjà trop longue, je montrerais par la copie de nombreux dossiers, que ces favorisés de l'État français sont, le plus souvent, de forts médiocres élèves.

(Note du rapporteur.)

BACCALAURÉAT ÈS LETTRES (2ᵉ Partie).

FACULTÉS	NOMBRE des CANDIDATS	NOMBRE des ADMIS	PROPORTION des ADMIS p. 100 examinés.
Paris.	1,439	742	51
Aix	212	95	44
Besançon	85	44	51
Bordeaux	269	106	39
Caen.	290	142	48
Clermont.	126	54	42
Dijon	59	37	62
Douai	138	74	53
Grenoble.	217	147	67
Lyon	294	153	52
Montpellier	268	95	35
Nancy.	125	55	44
Poitiers	313	99	31
Rennes	422	194	45
Toulouse.	340	132	38
Alger	41	11	26
Total.	4,638	2,180	47

Ainsi, 41 p. 100 seulement des candidats sont admis à la première partie et 47 p. 100, moins de la moitié, à la seconde partie du baccalauréat ès lettres. Ces échecs retardent nécessairement l'âge auquel le futur étudiant en médecine sera en possession de son diplôme de bachelier ès lettres. On peut s'en rendre compte facilement en examinant le tableau suivant qui nous indique à quel âge les étudiants en médecine, inscrits pour la première fois à la Faculté de médecine de Paris du 15 octobre 1891 au 15 janvier 1892, avaient obtenu le diplôme de bachelier ès lettres.

15 1/2	16	16 1/2	17	17 1/2	18	18 1/2	19	19 1/2	20	20 1/2	21	21 1/2	22	22 1/2	23	23 1/2	26	44
2	2	10	13	58	51	55	34	26	20	13	9	4	1	1	1	1	1	1
136									163									

Il résulte de l'examen de ces chiffres que plus de la moitié de ces élèves n'avaient obtenu le diplôme de bachelier ès lettres qu'à l'âge de dix-huit ans et demi ou après cet âge.

Ce diplôme ne suffit pas seul à ouvrir la porte de nos facultés, il faut encore que l'élève possède celui de bachelier ès sciences restreint. Ici encore, nous trouvons comme cause de retard les difficultés de l'examen, puisque la moitié seulement des candidats sont admis en moyenne (54 p. 100) à un premier examen.

BACCALAURÉAT ÈS SCIENCES RESTREINT (juillet-août 1889).

FACULTÉS	EXAMINÉS	ADMIS	PROPORTION des ADMIS p.100 examinés.
Paris	242	142	58
Besançon	22	18	81
Bordeaux	68	47	69
Caen.	31	18	58
Clermont	22	7	31
Dijon	24	17	70
Grenoble.	23	13	56
Lille.	35	11	31
Lyon	2	2	100
Marseille.	53	29	54
Montpellier	39	15	38
Nancy.	16	11	68
Poitiers	61	24	39
Rennes	44	15	34
Toulouse.	76	39	55
Alger	12	6	50
Total.	764	414	54

Ce n'est pas tout. Pour se présenter à un examen, il faut l'avoir préparé, de là un nouveau retard dans la terminaison des études classiques. Ce relevé des dossiers des élèves inscrits pour la première fois à notre Faculté du 5 octobre 1891 au 15 janvier 1892 montre quel est en moyenne l'intervalle entre les deux baccalauréats ès lettres et ès sciences.

INTERVALLE ENTRE LES DEUX BACCALAURÉATS

Même session	6 mois	1 an	1 1/2 an	2 ans	2 1/2 ans	3 ans	3 1/2 ans	4 ans	4 1/2 ans	5 ans	5 1/2 ans	7 ans	10 ans	12 1/2 ans	14 1/2 ans	16 ans	44 ans
150	22	77	5	22	3	8	2	4		2	1	2	1	1	1	1	1

Sur 303 élèves inscrits pour le doctorat, 150 ont passé les deux baccalauréats dans la même session. J'aurai à revenir plus loin

sur les conséquences de cette simultanéité; 99 reçus six mois ou un an après ont dû retarder d'une année le commencement de leurs études médicales; 27 ont dû le retarder de deux ans. Je ne parle pas des cas exceptionnels où l'intervalle entre les deux baccalauréats a été de quatre ans, de sept ans et même de quarante-quatre ans.

Toutes ces causes de retard ont pour résultat ce fait incontestable que si, un petit nombre d'élèves commencent leurs études médicales à dix-huit ans, la grande majorité ne les commence que de dix-huit ans et demi à vingt ans. Le fait est prouvé par le relevé de l'âge qu'avaient, lors de leur première inscription, les élèves entrés dans notre Faculté du 15 octobre 1891 au 15 janvier 1892.

AGE A L'ÉPOQUE DE LA PREMIÈRE INSCRIPTION POUR LE DOCTORAT

16 1/2 ans	17 ans	17 1/2 ans	18 ans	18 1/2 ans	19 ans	19 1/2 ans	20 ans	20 1/2 ans	21 ans	21 1/2 ans	22 ans	22 1/2 ans	23 ans	23 1/2 ans
2	3	18	32	58	27	55	15	17	13	10	5	23	3	1
55				155				45				26		

24 ans	24 1/2 ans	25 ans	26 1/2 ans	28 1/2 ans	29 1/2 ans	33 ans	34 ans	34 1/2 ans	35 1/2 ans	36 1/2 ans	40 1/2 ans	45 ans	64 ans
2	4	1	3	1	1	2	1	1	1	1	1	1	1

55 élèves seulement sur 303 ont commencé leurs études à dix-huit ans ou avant cet âge; 155 de dix-huit ans et demi à vingt ans; 45 de vingt à vingt-deux ans; 28 de vingt-deux à vingt-trois ans. Je laisse de côté les autres qui rentrent dans la classe des exceptions.

Ces recherches ayant porté sur les élèves inscrits du mois d'octobre 1891 au mois de janvier 1892, c'est-à-dire sur des jeunes gens soumis à la nouvelle loi militaire et n'ayant pu ni faire leur volontariat, ni devancer l'appel, il en résulte que ces élèves entrés à la Faculté, en moyenne, à l'âge de dix-neuf ans et demi, auront pendant la durée de leurs études à faire une année de service comme soldat. Cette année, perdue pour les études, équivaut à une année de retard, de telle sorte qu'on peut les regarder comme ne commençant leurs études médicales qu'à l'âge de vingt ans et demi. Les cinq ans et demi qui leur restent répondent-ils

à la durée du temps généralement employé pour les études médicales? C'est ce dont nous allons facilement nous rendre compte
en recherchant quel est l'âge moyen auquel les étudiants acquièrent le titre de docteur en médecine. Je prendrai pour exemple
les années 1850, 1877, 1888 et 1889.

FACULTÉ DE PARIS. — *Age de réception au doctorat.*

ANNÉES	NOMBRE DES DOCTEURS	22 ANS	23 ANS	24 ANS	25 ANS	26 ANS	APRÈS 26 ANS	PROPORTION p. 100 avant 26 ans	PROPORTION p. 100 après 26 ans
1850 . . .	244		2	18	18	32	174	28,7	71,3
1877 . . .	502	14	34	60	90	74	230	54,1	45,8
1887-88 . . 1888-89 . .	663	2	6	53	60	101	441	33,4	66,5
	1409	16	42	131	168	207	845	40,0	59,9

564

Si nous recherchons avec plus de détails l'âge de réception au
doctorat pour les docteurs reçus à Paris dans les deux années 1888
et 1889, nous verrons qu'un tiers seulement (33, 1) arrive au doctorat à vingt-six ans révolus ou avant cet âge; plus de la moitié
(54, 4) n'y arrive qu'entre vingt-sept et trente-un ans, les autres
après trente-deux ans.

AGE DE 663 ÉLÈVES DE NATIONALITÉ FRANÇAISE REÇUS DOCTEURS
A LA FACULTÉ DE MÉDECINE DE PARIS, DANS LES ANNÉES 1888 ET 1889

22 ans . .	2		32 ans. . .	17		
23 — . .	6		33 — . .	19		
24 — . .	53	222 = 33,16 0/0	34 — . .	8	59 = 8,89 0/0	
25 — . .	60		35 — . .	7		
26 — . .	101		36 — . .	8		
27 — . .	88		38 — . .	4		
28 — . .	72		39 — . .	5		
29 — . .	92	361 = 54,45 0/0	40 — . .	3	21 = 3,16 0/0	
30 — . .	69		41 — . .	3		
31 — . .	40		42 — . .	4		
			46 — . .	2		

Il résulte de ces relevés que, si, au lieu d'élèves ayant commencé et même terminé leurs études avant la promulgation de la loi du 15 juillet 1889 et qui par conséquent échappent aux dures conditions de cette loi, il s'agissait d'élèves actuellement en cours d'études, de ceux auxquels s'applique l'article 24 de cette loi, les deux tiers de ces élèves, avant leur réception au doctorat, seraient astreints, à l'âge de vingt-six ans révolus, à retourner au régiment comme soldats et à faire deux années complémentaires de service.

Les choses ne paraissent pas se passer partout de la même façon et dans quelques facultés les élèves arriveraient beaucoup plus jeunes au doctorat. Dans le rapport officiel lu devant la Faculté de médecine de Lille et adopté par elle le 21 juin 1890, à l'époque où M. le ministre consulta toutes les facultés sur la substitution d'une année de sciences à l'année de philosophie, se trouve ce passage :

« Déjà avec le système actuel un trop grand nombre de nos étudiants arrivent trop jeunes au grade de docteur en médecine, puisqu'en général ils abordent la carrière médicale dans le courant de leur vingt-troisième année... Or, avec le projet qui nous est soumis, l'âge moyen de nos jeunes docteurs serait sans doute encore abaissé. La loi exige, et avec raison, que le pharmacien ait vingt-cinq ans révolus au moment où il prend officine; pourquoi donc ces garanties d'âge seraient-elles jugées inutiles pour le médecin ? »

J'ai cru nécessaire de signaler cette contradiction, parce que des personnes incompétentes pourraient en inférer que, si nos élèves mettent si longtemps à s'instruire, c'est que nous dirigeons mal leurs études; mais je ne veux pas rechercher les raisons faciles à exposer de cette contradiction. Né à Lille, y ayant fait mes études, j'ignorais jusqu'à présent cette aptitude et cette précocité extraordinaires de mes concitoyens pour l'étude des sciences en général et de la médecine en particulier. Je ne l'ai pas remarqué non plus, lorsque j'ai eu, comme professeur de cette Faculté, à examiner des élèves ayant fait leurs études à la Faculté de médecine de Lille et venant à Paris subir leurs derniers examens, pour avoir le titre de docteur de la Faculté de Paris.

Si nous voulons réorganiser l'enseignement de manière à ce que nos élèves échappent aux conséquences si graves de la loi sur le recrutement, il faut que nous nous rendions un compte aussi exact que possible du nombre d'années qu'exigent en moyenne les études médicales. L'âge de réception au doctorat ne nous donne qu'approximativement la durée de ces études; mais nous pouvons avoir cette notion avec une précision absolue en faisant le relevé des dossiers des 663 élèves reçus docteurs dans les deux années 1888 et 1889.

DURÉE DES ÉTUDES DES DOCTEURS FRANÇAIS REÇUS A LA FACULTÉ
DE MÉDECINE DE PARIS DANS LES DEUX ANNÉES 1888 ET 1889

Moins de 5 ans. . .	61	9,2 0/0
De 5 à 6 — . .	113	17,2 —
6 à 7 — . .	142	21,4 —
7 à 8 — . .	91	13,7 —
8 à 9 . — . .	61	9,2 —
9 à 10 — . .	46	6,9 —
10 à 11 — . .	51	7,6 —
Plus de 11 — . .	98	14,7 —

Il résulte de ce relevé que sur ces 663 docteurs, plus de la moitié, soit 347, ont mis plus de sept ans à compléter leurs études médicales. Pour les personnes étrangères à la médecine, la longue durée des études indique des élèves peu intelligents ou peu travailleurs. Nous savons qu'il en est tout autrement. La poursuite de l'internat, de l'adjuvat, du prosectorat, situations qu'on n'acquiert que par le concours et par un travail assidu, retarde pour beaucoup d'entre eux, l'époque où l'on prend le titre de docteur. La légende de l'étudiant de dixième année n'est bonne que pour les gens du monde. Tous, et précisément parce que nous avons fait des études sérieuses, nous ne sommes arrivés docteurs que très tardivement et votre rapporteur, externe, interne, aide d'anatomie et prosecteur par voie de concours, n'a passé sa thèse de docteur que dix ans après avoir commencé sa médecine. La réalité, c'est que pour faire un bon médecin, il faut beaucoup de travail et de temps et, si nous laissons de côté les 98 élèves reçus docteurs après plus de onze ans, parce que beaucoup d'entre eux se trouvaient dans des conditions peu normales, il n'en résulte pas moins que la durée moyenne des études médicales est de six ans et demi.

Or, pour un élève reçu bachelier ès lettres et ès sciences à dix-neuf ans et demi, ce qui est la moyenne; pour un élève qui doit

faire une année de service comme soldat; pour un élève qui doit,
en vertu de la loi militaire, être reçu docteur avant vingt-six ans
révolus, il ne reste disponible que cinq ans et demi au maximum
pour faire ses études. Ce temps est insuffisant pour son instruction
et s'il a le malheur d'échouer à un examen, d'être atteint pendant
la durée de sa scolarité d'une fièvre typhoïde, d'une pneumonie,
d'une maladie de quelque gravité, il ne peut plus être docteur avant
vingt-six ans et il tombe alors sous l'application de l'article 24 de
la loi du recrutement, qui le condamne à faire encore deux ans de
service comme soldat.

Il m'est impossible, Messieurs, en présence des conséquences
de la loi sur le recrutement, de ne pas répéter ici ce que j'écrivais
dans la *Revue des Deux-Mondes* en examinant, au point de vue de
la médecine, la loi militaire, lorsqu'elle fut présentée au Parlement
par le général Boulanger, alors ministre de la guerre. Nous acceptons l'application générale et sans aucune exception d'une année
de service personnel et obligatoire; mais les auteurs de la loi ont
méconnu que l'éducation en médecine est dans des conditions toutes
différentes de celles où se trouvent les élèves se livrant à l'étude du
droit, des lettres, des sciences ou des beaux-arts. Ceux-ci, en temps
de guerre, n'apporteront pas à l'armée le concours direct des connaissances spéciales qu'ils auront acquises; les étudiants en médecine, au contraire, une fois reçus docteurs et jusqu'à l'âge de
quarante-cinq ans, figureront dans l'armée comme médecins, ils
lui constitueront un organe important, indispensable, et il serait
dans l'intérêt de l'armée, dans l'intérêt du pays, que l'étudiant en
médecine, classé à part, fît tout d'abord six mois de service
comme soldat, afin de se familiariser avec la discipline, à laquelle
on ne se soumet facilement que si l'on est encore jeune; mais le
complément de cette année de service, les six mois qui lui restent
à faire, il devrait après son doctorat et avant l'âge de vingt-sept
ans pouvoir les accomplir comme médecin militaire, puisque ce
sera comme médecin militaire et non comme soldat qu'il figurera
dans l'armée en cas de mobilisation.

Quoi qu'il en soit, et s'il n'est pas défendu d'espérer sur ce point
une amélioration de la loi, il faut prendre cette loi telle qu'elle
existe, telle qu'elle est appliquée; or, puisque nous ne pouvons
rien changer à l'époque où les études médicales doivent se terminer, puisque le temps laissé à ces études est trop court pour la

grande majorité de nos élèves, en raison de l'époque tardive où elles commencent, c'est en modifiant l'époque où elles pourront dorénavant commencer que nous trouverons la solution des difficultés qui s'opposent à une bonne organisation de notre enseignement médical.

II

Ces préliminaires établis, nous pouvons aborder maintenant l'étude du programme que M. le recteur soumet à nos méditations. La première proposition est ainsi formulée :

Organisation dans les facultés des sciences, après des études secondaires complètes, y compris la classe de philosophie, d'une année d'études théoriques et pratiques comprenant la physique, la chimie et les sciences naturelles, à la place du baccalauréat ès sciences restreint et de la première année du programme actuel des facultés de médecine.

Cette proposition n'est pas sans nous étonner beaucoup, surtout dans sa première partie. Il y a deux ans à peine, le 20 avril 1890, le ministre que nous avons encore l'honneur d'avoir pour Grand-maître de l'Université, nous soumettait un projet préparé par son administration et dans lequel on nous proposait : *la suppression du baccalauréat ès sciences restreint et la création d'un baccalauréat unique, dont la première partie, commune à tous les candidats, serait subie après la classe de rhétorique.* Quant à la seconde partie subie après la première, elle ne serait plus forcément la philosophie, mais elle pourrait porter au choix des candidats, sur des séries différentes de matières et le sixième paragraphe était ainsi conçu : 6° « *Parmi ces séries, création d'une série propre aux futurs étudiants en médecine et comprenant la physique, la chimie et l'histoire naturelle avec des épreuves pratiques.* » Enfin l'année d'études correspondant à ces matières serait organisée dans les facultés des sciences.

La Faculté de médecine consultée, après avoir entendu le rapport de M. Grancher, s'était rangée à l'opinion émise alors par M. le ministre, et elle avait voté le 12 juin 1890 les deux propositions suivantes :

1° « *Après le baccalauréat ès lettres* (réduit à la première partie), *les aspirants à la Faculté de médecine feront une année d'études de sciences préparatoires à la médecine.*

2° « *L'assemblée de la Faculté déclare qu'elle réserve son vote
sur le lieu où sera donné l'enseignement préparatoire (facultés
des sciences ou facultés de médecine), jusqu'à ce qu'elle connaisse
le programme et l'organisation de cet enseignement, annoncé
par le paragraphe 7 de la lettre ministérielle.* »

La proposition qui nous est soumise aujourd'hui est, sur un
point capital, en contradiction formelle avec la proposition de 1890.
Loin d'admettre la bifurcation des études après la rhétorique et
la première partie du baccalauréat ès lettres, elle spécifie nettement que rien ne sera changé à l'organisation actuelle, que l'élève
devra, comme par le passé, faire une année de philosophie et subir
les deux parties de l'examen du baccalauréat ès lettres.

Votre commission est restée fidèle au vote émis il y a deux ans.
Ce n'est qu'après un sérieux examen de la question que la Faculté
a accepté la proposition de 1890 ; elle n'a donc aucune raison
pour accepter la proposition contraire qui nous est faite en 1892.
La loi militaire oblige les étudiants en médecine à terminer leurs
études à vingt-six ans, et il faut coûte que coûte rendre à ces
études l'année perdue par le service militaire obligatoire. Il est
impossible d'abréger le temps de la scolarité médicale qui est
déjà insuffisant, il faut par conséquent que l'élève puisse commencer sa médecine une année plus tôt, et cette année on ne peut
la trouver que dans une modification au programme et à la durée
des études classiques.

La lettre de M. le Recteur veut, pour l'étudiant en médecine,
des études secondaires complètes. Nous le voulons aussi, mais il
s'agit de savoir quelle est la caractéristique de la perfection de
ces études. On pouvait facilement au siècle dernier remplir ce
programme et faire ce que l'on appelait : ses humanités. Le latin
était encore la langue des savants, le français celle des hommes
distingués de tous les pays ; la chimie n'existait pas, la physique
ignorait l'électricité et ne se doutait pas du rôle réservé à l'utilisation des vapeurs et des gaz.

Aujourd'hui il n'en est plus de même. Nul ne peut ignorer les
sciences physiques, chimiques et naturelles. Le médecin du
XVIII° siècle pouvait sans trop de dommage ignorer les langues
étrangères ; le médecin d'aujourd'hui doit de toute nécessité connaître au moins les trois langues scientifiques modernes, sous
peine d'ignorer les progrès faits autour de lui. Toutes ces études

demandent du temps et des efforts persévérants. Vouloir donner
à un jeune homme l'éducation complète telle qu'on la donnait au
xviii siècle et vouloir lui donner en même temps celle qui est
indispensable au xix, c'est se résoudre d'avance à ne lui donner
sur toutes choses que des notions superficielles, incomplètes et
insuffisantes. La proportion considérable des refusés aux examens
du baccalauréat, l'insuffisance des connaissances scientifiques
chez les élèves possédant à la fois le diplôme de bachelier ès lettres et celui de bachelier ès sciences en sont une éclatante démonstration.

Il faut faire un choix et savoir si l'on veut être l'homme du
passé, ou celui du présent et de l'avenir.

La lettre de M. le Recteur spécifie également que l'année de
philosophie devra être conservée ; votre Commission a pensé au
contraire qu'elle pourrait être supprimée, en ce qui concerne les
étudiants en médecine.

Votre Commission ne méconnaît pas l'importance de la philosophie, et l'utilité de l'année de philosophie a été chaudement
défendue par plusieurs de nos collègues. Si la Commission, comme
l'avait fait la Faculté, en 1890, sur l'invitation de M. le Ministre,
a cru devoir retrancher cette année spéciale du programme des
études classiques, c'est que d'une part, elle se retrouvait toujours
en face de cette nécessité inéluctable de gagner une année sur la
durée des études, et que, d'autre part, il lui a paru évident que
l'étudiant en médecine se trouve à l'égard de la philosophie dans
des conditions absolument différentes de celles où se trouvent
des jeunes gens terminant leurs études au sortir du lycée, ou les
continuant en vue d'une carrière comme le droit, les écoles spéciales, les arts, l'agriculture ou l'industrie. L'étudiant en médecine sera forcément appelé à étudier pendant la durée de ses
études médicales la plus grande partie des questions qui figurent
au programme de la classe de la philosophie et il les étudiera
avec plus de maturité et dans de meilleures conditions qu'il n'aurait pu le faire au lycée.

Au lieu de livrer sa jeune imagination à l'étude des problèmes
les plus difficiles de la psychologie, à rechercher l'origine des
idées, des sensations, les causes des illusions sensorielles, des
troubles intellectuels, des altérations du sens moral à un âge et
à une période de ses études où il ne connaît encore ni l'anatomie

ni la physiologie, ni la pathologie du cerveau, des nerfs et des organes des sens, ne vaut-il pas mieux pour lui remettre de quelques années le moment où il devra s'occuper de toutes ces questions, qu'il devra forcément étudier et qu'il étudiera avec une bien autre compétence à propos de l'anatomie et de la physiologie des centres nerveux, des affections nerveuses et de l'aliénation mentale sous toutes ses formes, dans toutes ses manifestations ? Plus tard encore, quand il connaîtra l'être humain dans son organisation matérielle et dans son fonctionnement physiologique et pathologique, quand, après avoir vu se dérouler autour de lui le spectacle des passions et des vices, il les retrouvera au lit de ses malades avec leurs conséquences morales ou pathologiques ; quand appelé comme médecin, dans l'intimité de la famille, il pénétrera les mystères et quelquefois les drames du foyer domestique, n'apprendra-t-il pas à bien connaître, par les faits, l'être moral tout entier ? L'enseignement de la logique apprend au lycéen philosophe les règles qui permettent de déduire les principes des faits d'observation, de remonter des effets aux causes ; l'étude des grandes découvertes faites dans les sciences expérimentales apprend à l'étudiant en médecine à ne conclure qu'avec la sanction des faits ; l'étude des phénomènes physico-chimiques, physiologiques et pathologiques lui donnera ces habitudes de raisonnement, de logique rigoureuse que la science donne forcément à tous ceux qui la cultivent. Si même on croit nécessaire d'apprendre aux élèves des lycées l'histoire des hypothèses, des systèmes et même des erreurs qui se sont succédé depuis l'antiquité jusqu'à nos jours, on peut exempter de cette étude l'étudiant en médecine, car l'histoire de la médecine et des sciences lui apprendra quelle a été la marche de l'esprit humain dans toutes ses vicissitudes, quel a été le développement successif des idées et des systèmes, toujours intimement lié au développement des sciences d'observation et d'expérimentation dont la médecine est en quelque sorte le résumé.

D'autres considérations viennent s'ajouter à celles que nous venons d'exposer. Si nous examinons les faits dans leur réalité, nous verrons que cette année de collège représentée comme consacrée à l'étude de la philosophie est employée à toute autre chose. L'élève qui, à la fin de la rhétorique, a passé avec succès la première partie du baccalauréat ès lettres, songe avant tout à subir avec succès la seconde partie de l'examen. Il étudie la philosophie, mais il étudie en même temps l'histoire, la géométrie, l'algèbre, la physique, la chimie, l'histoire naturelle et il embrasse tant de choses, qu'il n'en connaît bien aucune. S'il se destine à la médecine, comme il lui faut aussi posséder le baccalauréat ès sciences, il prépare à la fois les deux examens et il apprend, non pour savoir, mais pour pouvoir faire à ses juges une réponse suffisante. Nous avons dit plus haut que sur 303 élèves inscrits à la Faculté de médecine de Paris du 15 octobre 1891 au 15 janvier 1892, 150 c'est-à-dire la moitié avaient subi dans la même session le baccalauréat ès lettres et le baccalauréat ès sciences.

Le résultat de cette fâcheuse organisation, c'est que l'élève qui devrait arriver dans nos facultés en possessisn de connaissances sérieuses en physique, en chimie, en histoire naturelle générales, n'a que des connaissances très superficielles et insuffisantes, en ces matières, et, ce qu'il y a de plus grave, c'est que ces études incomplètes et faites à la hâte l'ont mis dans les plus mauvaises conditions pour profiter de sa première année de médecine. Pendant son année de philosophie on a eu la prétention de lui apprendre la chimie, sans lui faire faire de manipulations ; la physique, sans lui faire faire d'expériences ; l'histoire naturelle, sans même lui montrer les animaux, les plantes, les minéraux dont on l'entretenait. Il ne sait que ce qu'il a lu dans les livres, entendu dans les leçons du professeur et il est impossible que dans ces conditions il s'intéresse à des sciences qui ont avant tout besoin de démonstrations matérielles. C'est dans des conditions plus mauvaises encore qu'il se prépare au baccalauréat ès sciences, car cette préparation se fait le plus souvent en dehors du lycée ou de tout autre établissement d'instruction. L'élève a étudié dans ses livres et seulement de manière à pouvoir répondre aux questions indiquées au programme. Lorsqu'il a subi avec un très médiocre succès ces épreuves si aléatoires des deux baccalauréats et qu'il entre dans nos facultés, il ne sait en réalité ni la chimie, ni la physique, ni les sciences naturelles; mais il croit les savoir, et on l'a tellement fatigué, disons le mot, dégoûté de ces études pourtant si attrayantes, que lorsqu'il arrive dans nos écoles et qu'il retrouve encore dans le programme de la première année les sciences physico-chimiques, il éprouve pour elles une répulsion instinctive.

Quelques-uns de nos collègues se sont demandé si, tout en supprimant l'année de philosophie, on ne pourrait pas, dans la période préparatoire à l'étude de la médecine, adjoindre à l'étude des sciences physico-chimiques quelques notions de philosophie. La majorité par six voix contre quatre a repoussé cette adjonction; d'une part, parce qu'ainsi qu'on l'a dit plus haut, les sciences expérimentales portent avec elles leur enseignement de philosophie propre, de l'autre, parce qu'il lui a paru qu'il était impossible de donner, en une année, à un élève les connaissances scientifiques générales qui lui sont nécessaires, si son attention devait être distraite par d'autres études. La commission n'a pas cru qu'il fût dans son rôle de rechercher s'il n'était pas possible de donner aux élèves de rhétorique quelques notions de philosophie et de les ajouter au programme de la première partie du baccalauréat ès lettres. Aussi, sans se préoccuper de ce que pouvait ou devait être le programme de l'enseignement secondaire pour un jeune homme se destinant à une carrière autre que la médecine, guidée par la nécessité de retrouver par l'abréviation des études l'année perdue par le service militaire, proclamant hautement qu'il est absolument impossible d'abréger la durée déjà trop courte des études médicales, elle a, par neuf voix contre deux, émis le vœu, que pour les étudiants en médecine, l'année spéciale, dite de philosophie, soit complètement supprimée, ainsi que le proposait M. le ministre de l'Instruction publique en 1890; elle pense que, pour ces élèves, les études classiques doivent se terminer avec l'année de rhétorique, avec l'examen de la première partie du baccalauréat ès lettres.

En ce qui concerne les études scientifiques préparatoires à la médecine, la proposition qui nous est faite en 1892 diffère également ment beaucoup de celle qui nous avait été faite en 1890. Il y a deux ans, le projet qui nous était soumis, maintenait, telle qu'elle existe, la première année des études médicales; il ne s'occupait que de remplacer par une année passée dans une faculté des sciences les études scientifiques disséminées dans les programmes du baccalauréat ès sciences et de la seconde partie du baccalauréat ès lettres. Aujourd'hui, il n'en est plus de même. On ne veut plus rien retirer à l'enseignement secondaire; mais en revanche, on veut supprimer une année de l'enseignement médical en fusionnant, dans une seule année passée dans une faculté des sciences, l'enseignement donné dans les lycées en vue des baccalauréats ès lettres et ès sciences et l'enseignement de la chimie, de la physique et de l'histoire naturelle, donné jusqu'à présent dans nos facultés et écoles pendant la première année de médecine,

Il faut donc tout d'abord résoudre la question suivante : suffit-il d'une seule année spécialement consacrée à l'étude des sciences physico-chimiques et naturelles pour permettre aux élèves d'aborder avec fruit l'étude de la médecine ? Nous aurons ensuite à examiner si cet enseignement peut être donné dans les lycées, les facultés des sciences ou les facultés de médecine.

Cette question de l'enseignement des sciences physico-chimiques est une de celles qui compliquent le plus le programme de l'organisation de nos études, parce qu'elle est mal posée et en général mal résolue. Il faut, pour pouvoir comprendre les faits d'ordre chimique et physique qu'étudie la physiologie, pour pouvoir aborder l'étude de ces phénomènes compliqués, avoir une connaissance générale de la chimie et de la physique ; il en est de même en ce qui concerne la médecine, la chirurgie, la thérapeutique et l'hygiène. Si le professeur de physiologie ou de médecine doit faire allusion à la constitution chimique des tissus, aux excrétions et aux réactions dont ils sont le siège, à la réfraction de la lumière dans l'œil, à la production de la chaleur ou du travail musculaire, à l'organisation des animaux ou des plantes, il faut qu'il ait le droit de compter que l'élève sait ce qu'est tel acide ou tel sel, telle ou telle matière albuminoïde, tel principe constitutif, quelles sont les propriétés des lentilles, comment se produisent et se comportent les courants électriques dont il doit démontrer les actions physiologiques ou l'emploi thérapeutique. Cette étude élémentaire doit précéder l'étude des sciences médicales proprement dites.

Mais, si l'on veut aller plus loin, et enseigner aux élèves la chimie et la physique en les envisageant dans leurs rapports intimes avec la physiologie et la médecine, il est illogique de donner cet enseignement à des élèves de première année. Comment faire comprendre les phénomènes chimiques de la respiration et de la digestion à des élèves qui ne connaissent encore ni l'anatomie ni la physiologie du poumon et des organes digestifs ? Comment pourra-t-on s'intéresser à l'étude des parasites végétaux ou animaux, causes de tant de maladies, si l'on n'a pas déjà une connaissance étendue de la pathologie. Je pourrais étendre ces exemples à l'hygiène, à la thérapeutique et à la clinique. Si donc il est indispensable que l'étude de la médecine soit préparée par une année au moins, consacrée à faire connaître à nos futurs élèves les lois générales qui seront plus tard utilisées quand il leur faudra étudier les phénomènes de la vie, ce n'est qu'en troisième et en quatrième années que les professeurs de sciences chimiques, physiques et naturelles, dans une faculté de médecine, peuvent faire, avec fruit, la véritable application de ces sciences à la médecine théorique et clinique.

L'obstacle à une bonne organisation des études physico-chimiques et naturelles ne vient pas seulement de l'organisation défectueuse des programmes, de l'insuffisante préparation des élèves, il existe aussi, il faut bien le dire, du côté des professeurs. On ne peut demander à des collègues qui ont acquis dans la science la plus haute situation, qui par leurs travaux et leurs découvertes ont éclairé les problèmes les plus difficiles de la physiologie et de la pathologie, de se réduire au rôle de simples professeurs de chimie, de physique et d'histoire naturelle élémentaires. Ils sont professeurs de chimie, de physique *médicales* et ils revendiquent pour leur enseignement les droits que leur donne leur titre ; mais cet enseignement qui conviendrait à des élèves de troisième et de quatrième années, c'est à des élèves de première année qu'il s'adresse, en vertu de notre organisation universitaire. « Lorsque j'ai à parler de l'air, disait M. le professeur Gautier au sein de la commission, je ne m'occupe que des causes, de la nature et des effets de sa viciation, mais je ne puis que rappeler sommairement sa composition normale, car celle-là, l'élève doit la connaître. » Il devrait la connaître, cela est évident ; mais comme en fait nous reconnaissons tous que, pour des causes dont nous ne sommes pas responsables, l'élève de première année ignore ce qu'il devrait savoir, il est facile de tirer les conséquences de cette absence de concordance entre l'état réel des connaissances de l'élève et l'instruction préalable qu'on lui suppose à tort.

D'un autre côté, il est inadmissible que dans une faculté comme celle de Paris, la chimie biologique, la chimie dans ses rapports avec la physiologie et la pathologie ne soit pas enseignée ; aussi, le professeur consacre-t-il une des trois leçons qu'il fait par semaine à cet enseignement d'un ordre plus élevé. Mais, comme,

en vertu du programme officiel des études, le cours de chimie
relève de la première année, il est évident que l'élève qui dès son
arrivée dans une école de médecine entend parler du glycogène et
de la cellulose animale, de l'urée, des leucomaïnes, des microbes
de l'air et de leur influence, est absolument incapable d'y comprendre quelque chose, quelque claires et lucides que puissent
être les déductions pathologiques et les démonstrations du professeur.

Ce qui aggrave encore plus les défauts de cette organisation,
c'est que, ces leçons de chimie biologique rentrant dans le cadre
officiel du cours de chimie et figurant ainsi au programme de la
première année, un grand nombre d'élèves de troisième et de quatrième année, pour lesquels cet enseignement serait cependant de
la plus haute utilité, ne suivent pas ce cours qui n'a plus, à cette
époque des études, la consécration des examens.

Il faut donc nettement poser ce principe : l'élève, avant de commencer l'étude de la médecine, doit posséder la connaissance élémentaire des sciences physico-chimiques et naturelles; nous verrons tout à l'heure quelle direction spéciale doit être donnée à cet
enseignement. Quant aux cours de chimie, de physique et d'histoire naturelle directement appliquées à la thérapeutique et à la
pathologie, ils ne peuvent être suivis que conjointement avec les
cours de pathologie et de thérapeutique, c'est-à-dire pendant la
troisième et la quatrième années d'études. C'est à nos collègues,
titulaires de ces chaires, qu'il appartient de faire ces cours indispensables dans une faculté, cours d'un ordre élevé qui conviennent
seuls au rang que ces professeurs occupent dans la science ; mais
si l'on veut éviter la confusion actuelle, il faut reconnaître que
c'est à un autre ordre de professeurs qu'il faut confier l'éducation
préparatoire de nos élèves dans les sciences physico-chimiques et
naturelles étudiées dans leurs éléments.

Cette séparation si nécessaire entraîne avec elle une conséquence forcée. Actuellement cette première année, consacrée à
la physique, à la chimie, à l'histoire naturelle médicales entre
dans le cadre des quatre années des études médicales; il ne saurait en être de même à l'avenir. L'étude élémentaire de ces
sciences doit être absolument distincte, elle doit préparer aux
études médicales, et les précéder, elle ne doit donc pas figurer
dans les quatre années de scolarité qui doivent rester complètes,

et la commission a voté à l'unanimité cette résolution : « *Avant de commencer* sa médecine, l'élève devra consacrer une année au moins à étudier les sciences physico-chimiques et naturelles. Cette année préparatoire ne comptera pas dans la scolarité qui continuera à comprendre quatre années entières, comportant seize inscriptions trimestrielles. Quant à l'étude de ces sciences dans leurs applications à la pathologie, à la thérapeutique, à l'hygiène, etc., elle doit être reportée à une période plus avancée de l'éducation médicale. »

L'étude préliminaire des sciences préparatoires à la médecine peut-elle être faite en une seule année? On serait tenté de répondre négativement, puisqu'elle devra tenir lieu de l'année consacrée à la préparation scientifique de la deuxième partie du baccalauréat ès lettres, du baccalauréat ès sciences et en même temps de ce qui est aujourd'hui, la première année de médecine. Mais si l'on réfléchit que l'élève dans le cours de ces études au lycée aura déjà reçu quelques notions de ces sciences ; que, d'une part, pendant cette année qui remplacera l'année de préparation aux derniers examens du baccalauréat, l'élève au lieu de s'occuper à la fois de philosophie, de mathématiques, de géométrie et d'histoire, ne s'occupera que des sciences, surtout dans les parties qui seront utilisables un jour pour éclairer ses études médicales ; enfin, si l'on tient compte, d'autre part, que ce cours sera très simplifié, puisque l'examen des applications directes des sciences physico-chimiques et naturelles à la physiologie et à la pathologie sera reporté à une époque plus avancée de la scolarité, on peut affirmer qu'une seule année suffira à donner à l'élève les connaissances préliminaires qui lui sont nécessaires pour aborder l'étude de la médecine.

Cette année préparatoire peut-elle être faite dans un lycée, dans une faculté des sciences, ou doit-elle être passée dans une faculté de médecine? C'est ce qu'il nous faut maintenant examiner.

On pourrait songer à organiser dans les lycées cet enseignement préparatoire, analogue à l'enseignement spécial des mathématiques qui existe dans beaucoup de ces établissements, dans le but de préparer aux écoles Polytechnique et Saint-Cyr. Cela aurait au premier abord certains avantages : les élèves ne seraient pas livrés un peu prématurément, à l'âge de dix-sept ou dix-huit ans, aux dangers de la vie d'étudiants libres ; la vie du lycée se continuerait pour eux un an après la rhétorique, comme elle se continue aujourd'hui pendant l'année de philosophie ; enfin, les sacrifices pécuniaires imposés aux familles seraient moins considérables, la pension d'un lycéen coûtant beaucoup moins cher que l'entretien d'un jeune étudiant dans une ville où siège une faculté ou une école de médecine. Cette proposition, examinée de plus près est absolument inacceptable. L'entrée à l'école Polytechnique et à Saint-Cyr résulte d'un concours, le succès des élèves à ce concours est la preuve et la consécration de la bonne direction donnée aux classes de mathématiques élémentaires et spéciales. Il n'y a pas de concours pour l'entrée de nos écoles, par conséquent, il n'y aurait aucune consécration de la manière dont serait donné l'enseignement scientifique spécial dans les classes préparatoires à la médecine. De plus, cette situation ne serait que la continuation de l'état actuel dont l'insuffisance est démontrée et elle deviendrait un danger bien autrement grave encore, puisque cette année préparatoire doit remplacer la première année actuelle des études médicales. L'enseignement, ainsi que nous allons le démontrer, doit être donné dans un sens surtout médical et l'on peut affirmer que nos lycées ne possèdent pas et ne pourraient posséder un personnel enseignant, doué des connaissances médicales nécessaires. Il nous paraît donc impossible de songer à organiser dans les lycées cet enseignement préparatoire.

La lettre transmise par M. le recteur nous propose d'organiser cet enseignement dans les facultés des sciences.

Cela ne nous paraît pas acceptable. L'enseignement de ces facultés est, par sa nature, général et purement théorique, par ce fait qu'il s'adresse indistinctement à tous, quelle que soit la carrière future des auditeurs ; il n'est et ne peut être dirigé dans un sens conforme aux besoins des études médicales que l'élève doit bientôt commencer. La preuve en est facile à donner.

Un certain nombre de nos élèves n'ont commencé leurs études de médecine qu'après avoir obtenu le grade de licencié ès sciences. Ces élèves ont donc en sciences physiques, chimique et naturelles des connaissances générales beaucoup plus étendues que celles que possède l'étudiant en médecine de première année ; mais ces connaissances ne se sont pas spécialisées en vue de la médecine, et, lorsque ces licenciés subissent leur premier examen de doctorat, leurs notes d'examen sont trop souvent défectueuses. De 1884-85 à 1890-91, 66 licenciés ès sciences avaient à subir le premier examen de doctorat, 11 en ont été dispensés. Sur les 55 restants, 3 seulement ont eu la note : très satisfait, et 11 la note : bien satisfait; 17 n'ont eu que la note : satisfait; 13 la note : passable, et 11, soit un cinquième, ont été ajournés.

Si les facultés des sciences ne peuvent dans l'état actuel de leur organisation se charger de l'instruction spéciale de nos étudiants, on pourrait objecter que rien n'empêcherait de modifier cette organisation et d'y appeler un personnel spécial chargé de cet enseignement préparatoire.

Nous croyons les facultés des sciences tout à fait impropres à remplir ce rôle. Même lorsqu'il s'agit de l'étude élémentaire des sciences physiques, chimiques et naturelles, le professeur ne les enseigne pas de la même façon à de futurs industriels, à de futurs agronomes, à de futurs ingénieurs ou à de futurs médecins. Il traite avec plus de détails certaines parties de l'ensemble et il choisit parmi ses démonstrations et ses exemples ceux qui sont en rapport avec la carrière que doivent embrasser ses auditeurs. A ceux-ci, on parlera surtout des matières tinctoriales, des pétroles, du gaz d'éclairage, des corps gras, des savons, de la saccharification; à ceux-là, de l'influence de l'azote, de l'ammoniaque, des phosphates, de la marne et de la chaux sur le développement des végétaux; à d'autres, des alliages usuels, des minéraux, des matières textiles et des propriétés des métaux; mais c'est à un point de vue différent qu'on parlera à l'étudiant en médecine des fermentations, de l'alcool et du sucre, du rôle de l'azote, de l'ammoniaque, des phosphates et de la chaux, des alliages des métaux, et des tissus qui entrent dans la composition des plantes et des animaux, et quand on l'entretiendra de tout cela, ce sera toujours en vue d'une application immédiate ou future aux sciences médicales. Pour prévoir et viser ces applications il faut être médecin et ce n'est que dans les facultés ou écoles de médecine qu'on trouvera un personnel enseignant, en possession de ces connaissances spéciales, et tenu toujours au courant des applications médicales par l'influence même du milieu où il vit et où il professe.

Ce n'est pas tout encore ; supposons cette année préparatoire faite dans une faculté des sciences ; qu'arriverait-il, si, après avoir abandonné aux facultés des sciences l'instruction qu'elles donnent actuellement aux étudiants de première année, les facultés de médecine voyaient arriver dans leur sein des élèves, ne possédant pas l'éducation première spéciale et scientifique absolument nécessaire pour commencer des études médicales, soit parce que l'enseignement donné par la faculté des sciences n'aurait pas été suffisamment dirigé en vue de la médecine, soit parce que l'élève n'aurait pas suffisamment profité de l'enseignement qui lui a été donné. Aujourd'hui du moins, si la première éducation scientifique a été insuffisante, si l'élève n'a pas réparé cette insuffisance, par son travail pendant sa première année de médecine, le premier examen passé, après la quatrième inscription, nous donne à la fois la facilité du contrôle et la possibilité de forcer l'élève à acquérir ultérieurement les connaissances qui lui manquent.

Contrôler l'enseignement des facultés des sciences n'est ni dans notre rôle ni dans notre pensée. Mais en ce qui regarde nos futurs élèves, puisqu'il n'y a pas d'examen d'entrée dans nos facultés, il nous est impossible d'admettre une organisation qui chargerait les facultés des sciences de donner aux étudiants en médecine un enseignement qui, tout en étant élémentaire, comprendrait la plus grande partie du cours qui est fait actuellement dans nos facultés aux élèves de première année. Nous ne pouvons admettre une organisation qui ne nous permettrait pas de nous assurer si nos élèves possèdent les connaissances scientifiques élémentaires nécessaires pour aborder avec fruit l'étude de la médecine.

Ces difficultés seraient amoindries, si un examen d'entrée passé devant les professeurs des facultés ou des écoles de médecine était imposé à tous les élèves désirant se faire inscrire comme étudiants en médecine ; mais comme cet examen n'existe pas, nous ne pouvons renoncer à des garanties que nous jugeons absolument indispensables.

Ceci posé, une question secondaire se présente ; cet enseignement préparatoire sera-t-il donné exclusivement par les facultés de médecine ou le sera-t-il également par toutes les écoles de médecine. Il y aurait des inconvénients sérieux à ce que cet enseignement fût donné exclusivement par les facultés. Ce serait obliger les familles à envoyer dans de grandes villes des jeunes gens encore inexpérimentés, leur imposer des sacrifices pécuniaires fort pénibles, alors qu'aujourd'hui ces élèves peuvent passer une ou plusieurs années dans les écoles secondaires de médecine. De plus, une fois entrés dans une faculté de médecine, beaucoup de ces élèves y continueraient leurs études, ce qui équivaudrait à la suppression d'un grand nombre d'écoles secondaires. Mais, d'un autre côté, on ne peut confier cet enseignement préparatoire qu'à des écoles offrant, à ce point de vue, les ressources nécessaires. Comme nous le dirons plus loin, il faut que, pendant cette année, les élèves se livrent tous les jours à des travaux pratiques de physique, de chimie et d'histoire naturelle et par conséquent il faut que ces écoles possèdent des laboratoires convenablement organisés et le personnel enseignant nécessaire. Tout cela se trouve aujourd'hui dans les écoles de plein exercice et dans les écoles secondaires, dites réorganisées. Quant à celles qui n'ont pas ces ressources, elles devront se mettre en mesure de les posséder, si elles veulent participer à cet enseignement préparatoire.

La Commission vous propose donc la résolution suivante : *La Faculté de médecine de Paris réclame d'une manière formelle que l'enseignement préparatoire soit organisé dans les facultés de médecine, dans les écoles de plein exercice et les écoles préparatoires réorganisées. Il est bien entendu que cette année préparatoire ne comptera pas dans les quatre années de scolarité médicale.*

III

La seconde proposition contenue dans la lettre de M. le Recteur est ainsi conçue : « *Organisation de quatre années d'études médicales, y compris la physique et la chimie médicales.* » Je suppose que c'est par une simple omission que le mot.« histoire naturelle » n'est pas mentionné. Nous n'avons rien à dire sur cette proposition qui se combine avec la suivante :

3° *Remaniement des examens de façon à faire subir pendant la scolarité une partie de ceux qui, actuellement, ne peuvent être subis qu'après la seizième inscription.*

Avant de rechercher quelle doit être l'organisation de l'enseignement dans les facultés et écoles de médecine, par quels examens on peut s'assurer de l'aptitude des élèves, il faut se rendre un compte exact du but à poursuivre, car c'est de la solution de cette question, sur laquelle on ne s'entend pas toujours, que dépendra la solution du problème de l'organisation des cours, des études pratiques et des examens.

La plus grande confusion, ou si l'on préfère, la plus grande diversité règne dans la constitution et les attributions de nos établissements d'éducation médicale. Nous possédons en France des facultés de médecine, ayant à côté d'elles, avec leur autonomie, des Écoles supérieures de pharmacie. Nous avons de plus des facultés mixtes de médecine et de pharmacie, des écoles de plein exercice, des écoles secondaires dites réorganisées, et enfin des écoles préparatoires, soit sept facultés et seize écoles de médecine, au total vingt-trois écoles d'éducation médicale.

Tous ces établissements, y compris les facultés, sont avant tout des écoles professionnelles qui ont un but commun : donner à leurs élèves, soit en totalité, soit seulement en partie, une éducation suffisante pour leur permettre de devenir, avec le titre de docteur qu'ils reçoivent dans une faculté, des médecins praticiens dont la vie tout entière sera consacrée, non pas à faire progresser la science, ils n'ont pas cette prétention, mais à donner aux malades de leur clientèle des soins éclairés, et, lorsqu'il en sera besoin, de pratiquer sur eux les opérations ordinaires de la chirurgie. Pour remplir ce rôle avec sécurité et profit pour les malades, il faut que ces médecins possèdent une connaissance complète de l'anatomie descriptive et topographique, une connaissance suffisamment étendue de la physiologie, et ils ne peuvent rien comprendre à cette science, s'ils n'ont pas des notions précises et spéciales de physique et de chimie médicales. Ils doivent pouvoir donner à leur clientèle, et souvent à l'administration, des conseils autorisés sur l'hygiène publique et privée, mais ils doivent surtout et avant tout avoir une connaissance solide et complète de la médecine, de la chirurgie et de l'obstétrique et, comme en France, un quart du nombre des médecins pratique simultanément la pharmacie, ils doivent avoir également une expérience pratique de la pharmacologie.

Vouloir aller au delà, exiger que le médecin praticien ait des connaissances complètes en chimie, en physique, en histoire naturelle, en histologie, en physiologie, en bactériologie, c'est dépasser le but; car ce serait demander à un simple praticien la possession d'un ensemble de connaissances approfondies que ne possède pas un seul de ses professeurs. Les professeurs de chimie,

de physique, d'anatomie, de physiologie, d'histologie ou de pharmacologie n'ont pas la prétention d'être des cliniciens, et les professeurs de clinique ne sauraient se flatter de connaître la physique,
la chimie, l'histoire naturelle, ni même la physiologie et l'histologie comme leurs collègues qui enseignent ces sciences. Si donc
on veut donner à notre enseignement le caractère professionnel
qu'il doit posséder avant tout, il ne faut pas vouloir lui donner en
même temps un caractère trop scientifique. Il ne faut pas détourner
l'élève du but capital qu'il poursuit, et qui est de devenir un clinicien, c'est-à-dire un praticien instruit et expérimenté, en l'obli-
geant à acquérir à grand'peine des connaissances dont il ne
reconnaît pas la nécessité et dont il n'aura nul souci lorsqu'il pra-
tiquera le médecine.

Mais là ne se borne pas le rôle de nos facultés. Si la grande
majorité de nos élèves ne nous demande qu'une solide instruction
professionnelle, il en est d'autres qui, sans vouloir être autre chose
que des praticiens, veulent aussi avoir une éducation médicale
plus élevée et plus complète, être dignes par leur savoir d'occuper les situations qu'on ne donne qu'à l'élite des praticiens, devenir médecins ou chirurgiens de l'hôpital de la ville où ils exerce-
ront ; avoir les connaissances nécessaires pour pouvoir tirer des
cas curieux ou exceptionnels, que le hasard leur fournira, les
enseignements qu'ils comportent et contribuer ainsi, pour leur
part, aux progrès de la science. Ces élèves dans nos facultés constituent une élite, et dans la nôtre surtout, cette élite est assez
nombreuse. Il en est encore d'autres, ceux-là en nombre forcément restreint, qui veulent aller plus loin encore, qui veulent
acquérir les situations élevées que donnent les concours des hôpitaux et de l'agrégation, qui ont le désir de faire de la pratique,
mais aussi de la science et l'ambition légitime d'enseigner plus
tard ce qu'ils auront appris. Ceux-là viennent demander à l'enseignement de la Faculté des connaissances approfondies sur certaines parties de la science, non plus seulement sur la médecine
et la chirurgie, mais sur l'anatomie, la physiologie, la chimie,
la physique, etc. Il faut donc que dans nos facultés, à côté
de l'enseignement professionnel destiné à la généralité de nos
élèves, il y ait un enseignement scientifique, un haut enseignement, et c'est parce qu'on a voulu confondre ces deux enseignements distincts, parce qu'on a voulu les confier aux mêmes

professeurs qu'on a créé les difficultés contre lesquelles on se heurte quand on veut organiser l'enseignement dans nos facultés françaises et surtout dans la nôtre.

La Faculté de Paris constitue à la fois une école professionnelle de médecine et une école de haut enseignement médical. Pour le plus grand nombre de ses étudiants, elle est une école professionnelle dont le personnel enseignant est en quelque sorte représenté par nos agrégés. Pour un grand nombre d'élèves, elle est une école de haut enseignement, représentée par les professeurs titulaires de la Faculté. C'est auprès de ces professeurs que l'élite de nos jeunes gens, ceux qui se livrent à l'étude approfondie de la science, viennent demander le haut enseignement médical. Réduire ces professeurs au rôle d'éducateurs de futurs praticiens, les condamner à ne leur donner que ce qui est du ressort de l'enseignement professionnel, ce n'est pas seulement les amoindrir, c'est aller contre les intérêts les plus évidents de la science française, c'est vouloir que nulle part en France il n'y ait de chaire de haut enseignement médical. Je ne veux citer qu'un seul exemple, qu'un seul nom parce que c'est celui de mon maître, le nom d'un homme auquel me rattachent tant de liens de respect et d'affection.

Lorsque, dans sa chaire de médecine opératoire, Malgaigne consacrait vingt leçons à l'histoire des hernies, ou tout un semestre à celle des luxations, il dépassait de beaucoup les limites d'un enseignement professionnel, et l'élève qui aurait eu besoin d'apprendre, en deux semestres, l'ensemble de la thérapeutique chirurgicale dans ce qui est nécessaire à la pratique journalière de praticien, ne trouvait pas alors à la Faculté l'enseignement qui convenait à la nature de ses études. Mais qui oserait dire que ce cours si élevé, si suivi, non pas seulement par les élèves, mais par beaucoup de docteurs, n'était pas un bienfait pour le haut enseignement, un honneur pour la Faculté, une gloire pour la science française.

Il faut donc, dans notre faculté, que l'enseignement professionnel soit confié à nos agrégés, que son programme soit conçu de telle sorte que la totalité des connaissances nécessaires soit donnée dans le temps fixé pour les études. Il faut aussi que les professeurs titulaires n'ayant pas à se préoccuper de cet enseignement professionnel, toujours restreint et presque toujours élémentaire, soient libres d'exposer dans leurs leçons, avec les développements qu'ils comportent, les sujets qui ont fait plus particulièrement l'objet de leurs recherches et de leurs études personnelles.

Ce que je viens de dire de l'enseignement théorique, je le dirai également de l'enseignement pratique donné dans les laboratoires et les amphithéâtres. Une faculté de médecine doit à tous les élèves l'enseignement pratique complet de l'anatomie et de la médecine opératoire ; elle ne leur doit qu'un enseignement pratique partiel pour toutes les autres parties de la science et seulement en ce qui est nécessaire à l'exercice de la profession, pratiquée par un médecin sérieusement instruit. Vouloir faire faire à tous les élèves des exercices pratiques d'un ordre plus spécialement scientifique a des inconvénients multiples. On impose à tous les élèves des manipulations qu'ils ne font qu'à contre-cœur, dont ils ne retirent aucun profit et qui entraînent pour la Faculté des dépenses considérables. Comme ces élèves sont très nombreux, ils encombrent les laboratoires qui pourraient être beaucoup plus utilement occupés. Il faut en effet que l'élite de nos élèves, ceux qui veulent acquérir un degré plus élevé d'instruction et se livrer à des études scientifiques puissent être reçus dans nos laboratoires, y prolonger leur séjour pendant tout le temps qui est nécessaire à la poursuite de leurs travaux, travailler sous la direction du professeur et recevoir ses conseils.

Quelques principes généraux doivent aussi présider à l'organisation des études et des examens, et, si l'on veut ne pas se tromper, il ne faut pas avoir en vue un élève idéal, doué de toutes les qualités ; mais le prendre tel qu'il est avec les défauts qu'on lui connaît et dont on ne peut espérer le corriger. Le plus grande partie de nos élèves ne travaille que dans le but d'acquérir le diplôme qui leur donnera le droit d'exercer la profession. Satisfaire aux examens est la première de toutes leurs préoccupations; aussi est-il indispensable que l'examen qu'ils devront subir à la fin de l'année, soit en rapport direct avec les études qu'ils auront dû faire pendant cette année. C'est pour cette raison qu'il nous a paru nécessaire de terminer à la fin de la seconde année les études d'anatomie et de physiologie, pour que rien ne détourne l'élève de l'étude de la médecine proprement dite, pendant les deux années qu'il lui reste à faire.

La lettre de M. le recteur, demande qu'une partie des examens actuellement subis après la seixième inscription soient subis pendant la scolarité. On ne peut que très partiellement se rendre au désir qui nous est exprimé. Fixer l'époque de l'examen de pathologie à la douzième et même à la quatorzième inscription, alors que l'élève n'a subi qu'après la huitième inscription les examens d'anatomie, d'histologie et de physiologie, serait reconnaître comme possible que dix-huit mois d'études suffisent à apprendre la pathologie. Si l'on fixe la durée des études à seize trimestres, c'est parce qu'on croit que ce temps constitue un minimum ; ce n'est que lorsque les études sont terminées que l'examen doit intervenir. Les examens portant sur la pathologie ne doivent donc être subis qu'après la seizième inscription. On pourrait toutefois, après la douzième, intercaler un examen partiel, ne portant que sur les éléments de la pathologie, définis par un programme, et sur les notions physico-chimiques et naturelles médicales que l'élève doit posséder lorsqu'il arrive à la fin de sa troisième année d'études.

Ces examens partiels, en cours d'études, auraient l'avantage de toujours tenir l'élève en haleine, surtout ceux, malheureusement assez nombreux, qui ont comme principal stimulant non l'amour de l'étude, mais la crainte d'un échec aux examens.

Le plan d'organisation auquel votre Commission s'est arrêtée est le suivant :

L'élève, après avoir subi son examen du baccalauréat ès lettres, limité à la première partie, fait dans une faculté ou dans une école de médecine l'année préparatoire et subit à la fin de l'année son examen d'aptitude. Il se fait alors immatriculer comme étudiant en médecine et profitant de la faculté qui lui est laissée par la loi militaire, modifiée en 1892, pour les étudiants en médecine, il peut devancer l'appel et faire son année de service militaire. S'il n'a pas perdu de temps, s'il a travaillé, il peut dans sa vingtième année commencer les études médicales proprement dites. Dans la première année il prend les quatre premières inscriptions, suit les cours d'anatomie, d'histologie et de physiologie et passe à la fin de l'année son examen d'anatomie portant sur l'ostéologie, l'arthrologie, la myologie, l'angéiologie et l'histologie. Pendant l'hiver il a fait tous les matins le stage hospitalier et a passé trois heures de l'après-midi dans les amphithéâtres de dissection. Pendant l'été il a continué son stage hospitalier et s'est livré l'après-midi à des travaux pratiques d'histologie et de physiologie.

La seconde année, il continue à suivre les cours d'anatomie, de physiologie et d'histologie et commence à suivre les cours de pathologie interne et externe. Sans parler du stage hospitalier, que l'élève doit faire pendant toute la durée de ses études, en lui consacrant toutes ses matinées, il continue pendant l'hiver les travaux de dissection et pendant l'été ceux d'histologie et de physiologie. A la fin de l'année, il subit un examen pratique de dissection et d'histologie et un examen de théorie portant sur la physiologie et sur certaines parties de l'anatomie (système nerveux, organes des sens, splanchnologie).

Pendant sa troisième année, c'est-à-dire de la neuvième à la douzième inscription, l'étudiant continue à suivre les cours de pathologie interne et externe; il doit suivre en même temps ceux de physique, de chimie, d'histoire naturelle appliquées à la médecine et de médecine opératoire. Une partie de l'après-midi est consacrée aux travaux pratiques de physique et de chimie médicales pendant l'hiver, et pendant l'été à ceux d'histoire naturelle et aux exercices de médecine opératoire. A la fin de l'année l'élève subit un examen pratique de médecine opératoire et un examen théorique portant sur la pathologie externe (généralités, fractures, luxations, anévrismes) sur la chimie, la physique, l'histoire naturelle médicales et les éléments de la pathologie interne.

Pendant la quatrième année (13 à 16 inscriptions) l'élève doit suivre le cours de pathologie interne et externe, d'obstétrique, de médecine légale, d'hygiène, de pathologie générale, de thérapeutique et de pharmacologie. Il assiste pendant l'hiver aux démonstrations pratiques de médecine légale et d'anatomie pathologique; pendant l'été à celles d'hygiène et de pharmacologie. A la fin de l'année il subit l'examen théorique de pathologie externe et d'obstétrique.

A partir de cette époque il emploie son temps au mieux de ses études, suivant les connaissances qu'il lui reste à acquérir, fréquente les cliniques spéciales, fait son stage obstétrical et se prépare à subir ses derniers examens, qui se succèdent dans l'ordre suivant :

V. Pathologie interne, pathologie générale, anatomie pathologique.

VI. Thérapeutique et pharmacologie, médecine légale, hygiène.

VII. Clinique chirurgicale.

VIII. — obstétricale.

IX. — médicale.

X. Thèse.

Il nous reste à étudier comment et à quelle époque peuvent être subis ces divers examens. Ce qui augmente pour nous la difficulté de cette organisation c'est le grand nombre de nos élèves et par conséquent le grand nombre d'examens que doit leur faire subir un personnel restreint d'examinateurs. Si nous prenons la moyenne de la répartition de la population scolaire dans les Facultés de médecine françaises pendant une période triennale (1885 à 1888) nous trouvons les chiffres suivants pour les aspirants au doctorat :

Paris.	3,630	élèves.
Bordeaux	400	—
Lyon.	395	—
Montpellier.	330	—
Nancy	115	—
Lille.	115	—

La Faculté de médecine de Paris a donc, à elle seule, presque trois fois plus d'élèves que toutes les autres Facultés réunies ; elle ne compte que 68 examinateurs pour 3,630 élèves, tandis que l'ensemble des autres Facultés compte 169 examinateurs pour 1,355 élèves ; soit à Paris un examinateur pour 53 élèves et pour l'ensemble des Facultés provinciales un examinateur pour 8 élèves, chiffre qui pour certaines d'entre elles, Lille par exemple, descend à un examinateur pour 4 élèves. Nous n'avons pas de pareils loisirs et nous sommes obligés de limiter les périodes où pourront se passer les examens. Ceux qui sont à la fois des examens de doctorat et de scolarité, servant à constater si l'élève a profité de son année d'études, doivent forcément se passer à la fin de l'année, du 15 juin au 15 juillet. On est obligé de ne pas les prolonger jusqu'à la fin de l'année scolaire, car il faut réserver presque exclusivement la période terminale, qui commence au 15 juillet, pour satisfaire aux examens de clinique et surtout de thèse qui se passent alors par centaines.

TABLEAU DES ÉTUDES MÉDICALES

AGE de l'élève.	N° de l'inscription.	COURS	TRAVAUX PRATIQUES	EXAMENS	ÉPOQUE DE L'EXAMEN
18-19 19-20 20-21	1-4	Année préparatoire. Service militaire. Anatomie, histologie, physiologie.	Hiver : stage et dissections. Été : stage, histologie, physiologie.	1. Anatomie, ostéologie, arthrologie, myologie, angéiologie. Histologie.	15 juin au 15 juillet. 15 octobre au 15 novembre, ajournés.
21-22	5-8	Anatomie, physiologie. Histologie, pathologie interne et externe.	Hiver : stage, dissections. Été : stage, histologie, physiologie.	2. Epreuve pratique de dissection et d'histologie. 2 bis. Epreuve théorique, anatomie, physiologie.	15 mars au 15 mai. 15 juin au 1er juil., ajournés. 15 juin au 15 juillet. 15 oct. au 15 nov. ajournés.
22-23	9-12	Pathologie interne. — externe. Physique, chimie, hist. naturelle médicales, médecine opératoire	Hiver : stage. phys., chimie médicales. Été : stage, hist. nat. méd., médecine opératoire.	3. Médecine opératoire. Pathologie externe (fractures, luxations. anévrismes. généralités). Chimie, physique, histoire naturelle médicales. Pathol. interne (éléments).	15 mai au 15 juin. 15 juin au 15 juillet. 15 oct. au 15 nov., ajournés.
23-24	13-16	Pathologie interne, externe, médecine légale. Hygiène, obstétrique. Pathologie générale, thérapeutique, pharmacologie.	Hiver : stage, médecine légale, anat. patholog. Été : stage, hygiène, pharmacologie.	4. Pathologie externe, accouchements.	15 juin au 15 juillet.
		Facultatifs : Oculistique. Maladies des enfants. — syph. et cutanées. — des voies urinaires. — nerveuses et mentales.	EXAMENS.	5. Pathologie interne et générale, anatomie pathologique. 6 Thérapeutique et pharmacologie, médecine légale, hygiène. 7. Clinique chirurgicale. 8. — obstétricale. 9. — médicale. 10. Thèse.	Toute l'année, sauf du 15 juin à la fin de l'année scolaire. Toute l'an. jusqu'au 15 juil. Toute l'année.

De même il faut réserver une partie du mois de novembre pour l'examen des élèves ayant été refusés à la fin de juillet et ajournés à la session de novembre. Les examens de pathologie interne, de thérapeutique, de pharmacologie, de médecine légale, d'hygiène, de clinique obstétricale et chirurgicale seraient passés pendant toute la durée de l'année, mais cesseraient à partir du 15 juin. Les examens de clinique médicale pourraient être subis jusqu'au 15 juillet, car l'élève peut encore, du 15 juillet à la fermeture de la Faculté, passer sa thèse et terminer ses études par l'obtention du diplôme de docteur.

L'organisation des cours, des exercices pratiques et des examens peut se résumer par le tableau ci-contre :

Il résulte de cette organisation que l'élève sorti du lycée à l'âge de dix-huit ans avec le diplôme de bachelier ès lettres (rhétorique) ; après avoir consacré deux années à l'étude préparatoire des sciences et au service militaire, commence ses cours de médecine à l'âge de vingt ans et les termine à vingt-quatre ans.

Pendant sa vingt-cinquième année, il doit passer les cinq derniers examens et la thèse. Il lui reste donc la marge d'une année pour compléter ses études, réparer les échecs subis aux examens, regagner le temps qu'il aura pu perdre, soit par sa faute, soit par la maladie. Cette marge d'une année est indispensable si l'on ne veut pas exposer un grand nombre d'élèves à faire à vingt-sept ans deux années supplémentaires de service militaire.

IV

La quatrième question du programme qui nous est soumis est ainsi formulée : « *Création et organisation, au-dessus du grade professionnel de docteur en médecine, d'un grade supérieur d'ordre scientifique qui serait exigé pour certaines fonctions de l'enseignement et donné par collation à tout docteur remplissant actuellement une de ces fonctions.* »

Je laisse immédiatement de côté l'idée de donner « par collation » un titre scientifique à tous ceux qui actuellement remplissent les fonctions pour lesquelles, plus tard, ce titre scientifique serait exigé. Si tous ceux qui occupent ces fonctions sont dignes de ce titre, il est parfaitement inutile de le créer en vue de s'assurer d'une garantie, dont l'expérience montre qu'il n'est nul besoin. Si au

contraire, on croit utile de créer le titre, comme condition préalable
à l'obtention d'une fonction, exercée aujourd'hui par des médecins
dont la valeur scientifique est jugée au-dessous de la fonction à
laquelle ils ont été appelés par la faveur ministérielle ou administrative, attribuer par collation à ces médecins ce titre scientifique
dont ils ne sont pas dignes, c'est vouloir par avance discréditer le
titre que l'on veut créer. D'ailleurs nos mœurs sont absolument
opposées au don gracieux d'un titre scientifique que l'on n'obtient
d'ordinaire que par des exameus. Le docteur, *honoris causá*,
n'existe pas heureusement en France.

La question d'un grade scientifique, supérieur au doctorat, avait
déjà été soumise à la Faculté, il y a dix ans, et les conclusions suivantes avaient été votées par elle : 1° *la Faculté ne pense pas qu'il
soit nécessaire de créer un nouveau titre de docteur ès sciences
médicales comprenant l'universalité des connaissances médicales.*

2° *Elle ne pense pas davantage qu'il y ait lieu de créer un titre
de docteur ès sciences s'appliquant à des branches spéciales des
sciences médicales.*

Quoique cette question ait été largement exposée dans le remarquable rapport que fit alors M. Brouardel, et quoique la Faculté se
soit déjà prononcée à cet égard, le temps et l'expérience auraient
pu amener des modifications dans les idées ; aussi la Commission
a-t-elle de nouveau envisagé cette question. Les arguments produits en faveur de la proposition ont été : que l'obtention de ce
titre prouverait que celui qui le possède a des aptitudes à produire des travaux originaux ; qu'il y aurait avantage à faire en
quelque sorte une sélection préalable, en exigeant la possession
de ce titre, pour pouvoir être nommé agrégé, médecin ou chirurgien des hôpitaux, professeur dans une école préparatoire. Ces
raisons n'ont pu convaincre la majorité de la commission.

L'aptitude à produire des travaux originaux ne se prouve pas par
un examen, quel qu'il soit ; cette aptitude ne se prouve que d'une
seule manière et celle-là tout à fait probante : par la production
même de ces travaux originaux. La création de ce titre ne provo-
querait pas davantage l'éclosion de ces travaux. Si la présentation
d'un travail original était exigée, le candidat remplirait, il est vrai,
cette formalité, mais cela ne prouverait pas qu'il en produirait
d'autres plus tard. Ce serait une seconde édition de la thèse pour le
doctorat, qui parfois, assez souvent même, est un travail sérieux

et de plus original ; mais qui trop souvent est insignifiant et restera le seul écrit que publiera le candidat dans toute sa carrière.

Si l'on faisait du grade de docteur ès sciences médicales un titre sérieux, difficile à obtenir, on ne pourrait l'exiger des professeurs titulaires ou suppléants des écoles préparatoires, sans s'exposer à ne pouvoir recruter en nombre suffisant le personnel de ces écoles, personnel qu'on ne trouve que parmi les praticiens exerçant dans la ville où existent ces écoles.

Exiger la possession préalable de ce titre pour pouvoir acquérir la fonction de médecin ou de chirurgien des hôpitaux est tout au moins inutile. A Paris, à Lyon où l'on pourrait exiger la possession de ce titre avec la certitude de le voir possédé par un nombre suffisant de concurrents, cette garantie serait absolument inutile. Il y a là une garantie bien autrement sérieuse de savoir théorique et d'expérience pratique, c'est le concours et quoiqu'il soit de mode aujourd'hui de décrier cette magnifique institution, qui conserve à la France une pléiade de cliniciens, sans rivale dans aucun autre pays du monde, il faut reconnaître que le concours des hôpitaux exige, pour obtenir une nomination, la preuve qu'on possède une somme de connaissances théoriques et pratiques bien supérieure à tout ce qu'on pourrait exiger d'un candidat au titre de docteur ès sciences médicales.

D'après le programme qui nous est soumis, ce grade serait exigé pour remplir certaines fonctions de l'enseignement. Ici encore nous avons mieux que tout ce qu'on pourrait exiger en fait de diplôme. L'enseignement s'exerce par les aides d'anatomie, les prosecteurs et les agrégés, tous sont nommés par le concours et par conséquent après des épreuves multiples, publiquement soutenues, après un contrôle sérieux des qualités des candidats et il n'y a pas de diplôme qui puisse offrir de pareille garanties. Après avoir discuté longuement cette partie du programme qui nous est soumis, la commission consultée sur l'opportunité d'établir un titre supérieur unique, comprenant l'universalité des sciences médicales a répondu *non !* à l'unanimité.

La Commission continuant son examen a recherché s'il n'y avait pas utilité à créer d'autres titres spéciaux et à l'unanimité, moins une voix, elle a émis le vœu suivant : « *il y a lieu d'instituer un certificat spécial d'aptitude professionnelle pour l'hygiène publique, la médecine légale et l'aliénation mentale* ».

De puissantes considérations ont inspiré ce vote. Dans l'organisation actuelle de la justice en France, un docteur en médecine quelconque peut être, non seulement invité, mais requis par les magistrats à faire une expertise médico-légale. Même s'il a conscience de son insuffisance, il ne peut, sans s'exposer à des poursuites, refuser de remplir un rôle au-dessus de ses forces. On l'oblige, malgré sa résistance, à faire acte de médecin légiste.

Quelles que soient les améliorations qui, sous l'impulsion de notre doyen, aient été apportées depuis quelques années à l'enseignement pratique de la médecine légale, on peut dire que l'immense majorité des docteurs en médecine sont absolument incapables de faire une expertise judiciaire et même une autopsie médico-légale. Sans doute ces docteurs ont passé un examen qui porte sur la médecine légale et l'hygiène, mais cet examen est des plus sommaires et il ne saurait en être autrement. Notre enseignement médical a surtout pour but de faire des médecins capables de donner leurs soins à des malades et si l'on devait exiger des docteurs des connaissances approfondies dans toutes les parties de la médecine, ce n'est plus cinq, ce seraient huit ou dix années qui seraient nécessaires pour remplir le cadre de ces études. Nous pouvons dire la même chose de la médecine mentale, elle est ignorée de la plupart des médecins et cependant le certificat donné par un docteur en médecine suffit pour entraîner l'internement dans une maison de santé. D'ailleurs, en pareille matière, quelques connaissances acquises pendant la scolarité ne suffisent pas pour donner la compétence, il faut l'expérience d'une sérieuse pratique spéciale. Pour ma part, quoique j'étudie la médecine depuis quarante-cinq ans, quoique je sois professeur titulaire depuis vingt ans et chef d'un service chirurgical depuis trente ans, je me déclare incompétent pour juger certains cas de médecine légale, d'ordre particulièrement médical, et tout à fait incompétent pour donner un avis sérieux dans certains cas difficiles où il s'agit de décider si un malade a l'intégrité complète de ses facultés intellectuelles et dans quelles proportions il est responsable de ses actes. Il résulte de cette situation, qu'en France, l'honneur et la liberté d'un citoyen, l'honneur et la fortune d'une famille sont à la merci d'un rapport fait par un médecin, parfois absolument incapable de donner un avis sérieux et l'on peut à bon droit s'étonner qu'une pareille situation se soit si longtemps prolongée en France.

Ce n'est pas tout encore. Dans la plupart des États de l'Europe on a compris depuis longtemps l'importance considérable de l'hygiène publique. Des lois ont été édictées qui prescrivent dans beaucoup de circonstances des mesures prophylactiques dont la plupart ont pour effet de restreindre la liberté des citoyens ou de leur imposer des sacrifices pécuniaires. Ces mesures sont prescrites et leur exécution est poursuivie par des médecins ayant les attributions et le pouvoir d'officiers de police sanitaire. La France, on a le droit de l'espérer, sera bientôt dotée de ces institutions sanitaires qui lui font absolument défaut. Or, l'on ne saurait donner à un médecin pareille autorité, si l'on ne s'est pas assuré, par avance, qu'il est digne d'en être revêtu.

L'appréciation exacte des nécessités pratiques a, depuis de longues années, amené la création en Allemagne, en Autriche, de médecins chargés des expertises médico-légales, de la prescription et de la surveillance des mesures sanitaires; mais ils n'exercent ces difficiles fonctions qu'après avoir prouvé, par des examens, qu'ils possèdent en médecine légale, en aliénation mentale et en hygiène des connaissances sérieuses et étendues. La Commission a pensé qu'il était d'intérêt public d'imiter sur ce point ce qui se fait à l'étranger et de créer, avec un diplôme obtenu par des examens spéciaux, un ordre spécial de médecins répondant à ceux qui portent, suivant les pays, les titres de Kreis-physicus, Sanitäts, Staats, Bezirks, Gerichts ou Polizeiarzt; titres variables quant à la dénomination, mais répondant à des attributions presque partout les mêmes et donnés après des examens presque partout semblables.

Pour mieux faire apprécier l'étendue de ces garanties, je donnerai comme exemple la manière dont les examens pour le Physicat ont été réglés en Prusse par les derniers arrêtés ministériels du 18 mai 1875 et du 4 mars 1880.

Pour pouvoir se présenter aux examens, il faut posséder le titre de docteur et être en possession du titre de Artz (médecin praticien) depuis deux ans au moins, si la note de l'examen a été très bien ou bien; depuis trois ans, si la note n'a été que satisfait.

L'examen se passe devant la députation scientifique du ministère de l'Instruction publique, des cultes et des affaires médicales et a lieu à Berlin. Il consiste en épreuves écrites, pratiques et orales.

Pour l'épreuve écrite, le candidat doit rédiger deux mémoires scientifiques, l'un sur un sujet de médecine légale, l'autre sur un sujet d'hygiène publique, ou à la place de ce dernier, un travail sur un sujet de psychiatrie; six mois sont donnés pour la rédaction de ces travaux. Ils doivent être adressés au ministère accompagnés d'une lettre du candidat, attestant sur l'honneur qu'il ne s'est fait aider par personne pour leur rédaction.

Ces travaux lus et examinés par la députation scientifique sont renvoyés au ministre avec l'appréciation motivée du jury.

Le candidat refusé à cette épreuve est ajourné pour un intervalle de trois mois à deux ans. Un second refus lui enlève le droit à toute autre candidature.

Les épreuves pratiques et orales ont lieu à la Charité.

Le candidat doit examiner la situation d'un blessé et l'état moral d'un malade atteint d'une maladie mentale et rédiger immédiatement un rapport sur ces malades.

Il doit ensuite faire des préparations microscopiques, avec une pièce pathologique qui lui est remise, et donner oralement le résultat de ses investigations.

Il doit enfin pratiquer une autopsie et en dicter le procès-verbal. Les épreuves orales portent sur la totalité de la médecine publique, de l'hygiène et de la psychiatrie.

Le candidat insuffisant est ajourné à trois ou à six mois, un second refus empêche toute candidature ultérieure.

La Commission n'avait pas à s'occuper des conditions particulières dans lesquelles serait donné le grade de médecin légiste, de docteur en médecine légale, de docteur en médecine publique ou tout autre titre analogue; mais elle réclame la création d'un titre spécial, correspondant à une spécialité de fonctions analogues à celles que remplit le Kreis-physicus en Prusse, fonctions exercées par des médecins donnant à l'autorité administrative, à la justice, à la liberté et à la sécurité des citoyens des garanties que ne saurait donner aujourd'hui la possession du titre français de docteur en médecine.

En résumé, Messieurs, la Commission vous propose les conclusions suivantes en réponse aux quatre questions qui ont été soumises à l'examen de la Faculté par la lettre de M. le Recteur en date du 11 mai dernier.

Sur la première question : *Organisation dans les facultés des sciences, après des études secondaires complètes y compris la classe de philosophie, d'une année d'études théoriques et pratiques comprenant la physique, la chimie et l'histoire naturelle, à la place du baccalauréat ès sciences restreint et de la première année du programme actuel des facultés de médecine.*

La Commission, considérant : que l'obligation imposée à nos élèves par la loi militaire d'être docteur à l'âge de vingt-six ans, s'ajoutant à la perte d'une année d'études par suite de l'obligation du service militaire impose la nécessité de gagner une année sur la durée des études médicales ;

Que la durée déjà trop courte de ces études ne pouvant être abrégée, il est de toute nécessité de les faire commencer une année plus tôt ;

Se référant à la proposition qui lui a été soumise par M. le Ministre de l'instruction publique le 28 avril 1890 et au vote de la Faculté du 12 juin 1890, vous propose d'adopter les résolutions suivantes :

1° *Il y a lieu de supprimer, pour les étudiants en médecine, l'année spéciale dite de philosophie et de la remplacer par une année d'études des sciences physico-chimiques et naturelles, préparatoires à l'étude de la médecine.*

2° *Cette année d'études élémentaires ne saurait remplacer la première année du programme actuel des facultés de médecine, car les progrès des sciences médicales, les rapports intimes de ces sciences avec les sciences physico-chimiques et naturelles imposent la nécessité de reporter à la troisième année du programme des facultés de médecine, l'étude de la physique, de la chimie et de l'histoire naturelle appliquées à la médecine.*

La commission, considérant que l'étude des sciences physico-chimiques et naturelles, préparatoire à l'étude de la médecine, tout en devant être élémentaire et générale, doit être dirigée dans le sens des études spéciales que devra faire ultérieurement l'étudiant en médecine, est d'avis :

Que cet enseignement préparatoire, qu'il y a lieu d'organiser, exigeant du professeur la connaissance de la médecine, doit être rattaché aux facultés et écoles de médecine.

Elle est également d'avis formel et unanime que cette année d'études préparatoires ne doit pas entrer dans le cadre des années de scolarité médicale, dont la durée doit continuer à être de quatre années.

Sur la seconde et sur la troisième question ainsi formulées :
*Organisation de quatre années d'études médicales, y compris la
physique et la chimie médicales.*

*Remaniement des examens de façon à subir pendant la sco-
larité, une partie de ceux qui actuellement ne peuvent être subis
qu'après la seizième inscription.*

La Commission a réuni dans ses conclusion la réponse à ces
deux questions, l'organisation des examens devant être en rapport
avec l'organisation des études. En ce qui concerne l'organisation
des études : la Commission vous propose d'adopter les principes
suivants :

Les deux premières années sont consacrées à l'étude théorique
et pratique de l'anatomie, de la physiologie et de l'histologie.
Deux examens probatoires subis, l'un à la fin de la première, l'autre
à la fin de la seconde année, serviront à prouver le degré d'instruction des élèves.

L'étude des sciences physique, chimique et naturelles est reportée à la troisième année. Elle a pour consécration un examen
portant en même temps sur les éléments de la pathologie interne
et externe et sur la médecine opératoire.

L'étude de la pathologie doit commencer dès la seconde année,
mais elle ne fait l'objet d'examens probatoires qu'à la fin de la
troisième année et dans les conditions qui viennent d'être spécifiées.

La troisième et la quatrième années sont exclusivement consacrées à l'étude de la médecine dans toutes ses parties.

Les examens servant à constater que l'élève possède les connai-
sances médicales directement nécessaires à la pratique de la profession, ne peuvent être passés en cours d'études, mais seulement
lorsque ces études sont terminées ; la Commission propose de les
répartir ainsi :

L'examen de pathologie externe et d'obstétrique au cours de la
seizième inscription.

Sont passés après la seizième inscription :

L'examen de pathologie interne et générale et d'anatomie pathologique.

Celui de thérapeutique, de pharmacologie, de médecine légale
et d'hygiène.

Ceux de clinique chirurgicale, de clinique obstétricale, de clinique médicale et la thèse.

Le stage hospitalier est obligatoire pendant les quatre années d'études.

Les exercices pratiques sont également répartis pendant toute la durée de la scolarité.

En réponse à la quatrième question ainsi formulée :

« *Création et organisation au-dessus du grade professionnel de docteur en médecine, d'un grade supérieur d'ordre scientifique qui serait exigé pour certaines fonctions de l'enseignement et donné par collation à tout docteur remplissant actuellement une de ces fonctions.* »

La Commission à l'unanimité vous propose des conclusions conformes à celles qui ont été votées, il y a dix ans, par la Faculté.

La Faculté ne croit pas qu'il soit nécessaire de créer un nouveau titre de docteur ès sciences médicales comprenant l'universalité des connaissances médicales.

Elle ne pense pas davantage qu'il y ait lieu de créer un titre de docteur ès sciences s'appliquant à des branches spéciales des sciences médicales.

Elle repousse absolument le principe d'un titre scientifique donné par collation directe et en dehors d'examens spéciaux.

Toutefois, considérant que l'on peut espérer voir promulguer en France des lois de police sanitaire, existant depuis longtemps à l'étranger, où elles sont appliquées par des médecins investis du droit de les faire exécuter ;

Considérant que ces fonctions donnant le droit de prescrire des mesures prophylactiques ayant souvent pour effet de restreindre la liberté des citoyens ou de leur imposer des sacrifices pécuniaires, on ne saurait attribuer cette autorité qu'à des médecins possédant les connaissances spéciales qui doivent être en rapport avec la spécialité, l'étendue et la gravité de leurs fonctions ;

Considérant, d'autre part, que dans l'état actuel de la législation française, les autopsies judiciaires, les expertises médico-légales peuvent être non seulement confiées, mais même imposées à tous les docteurs en médecine et que la très grande majorité de ces médecins ne possède pas les connaissances indispensables à ces redoutables fonctions ;

Considérant également, que la très grande majorité des docteurs en médecine ne possède ni les connaissances théoriques ni l'expérience nécessaires pour apprécier l'existence et l'étendue des désordres intellectuels, et que cependant la loi confère à un docteur en médecine le droit de faire interner la personne que ce médecin juge aliénée, et celui de se prononcer en justice sur les faits les plus délicats de responsabilité, et qu'ainsi, l'honneur et la liberté d'un citoyen, l'honneur et la fortune d'une famille sont à la merci d'un rapport fait par un médecin qui peut être incompétent;

La Commission, sans rechercher actuellement s'il serait utile de créer, après des examens spéciaux subis par des docteurs en médecine, le titre de médecin sanitaire et celui de médecin légiste, *réclame la création d'un titre spécial, correspondant aux fonctions spéciales confiées aux médecins légistes et aux médecins sanitaires et assurant à l'autorité administrative, à la justice, à la liberté et à la sécurité des citoyens des garanties que ne sauraient donner aujourd'hui la possession du titre de docteur en médecine.*

La lettre de M. le Recteur invitait la Faculté à examiner, si elle le jugeait nécessaire, d'autres questions que celles portées au programme et spécifiait que ce programme ne limitait en rien notre liberté.

Votre Commission a pensé que, parmi ces questions, il en était une qui s'imposait à nos méditations : celle de l'agrégation. Il lui a paru qu'il serait utile d'examiner si l'agrégation ne devrait pas retrouver, comme dans le passé, son autonomie et ses concours spéciaux au siège de chaque Faculté ; s'il n'y aurait pas avantage à apporter quelques modifications à la nature des épreuves telles qu'elles sont actuellement réglées. N'ayant pas été saisie par vous de cette mission, la Commission n'a pas cru devoir discuter cette question, qui pourrait être jointe à notre réponse au questionnaire, qui nous a été adressé par M. le Recteur. Elle se borne donc à appeler sur ce point l'attention de l'Assemblée de la Faculté et à lui soumettre la question de l'opportunité de cette adjonction.

Le rapporteur,

LÉON LE FORT.

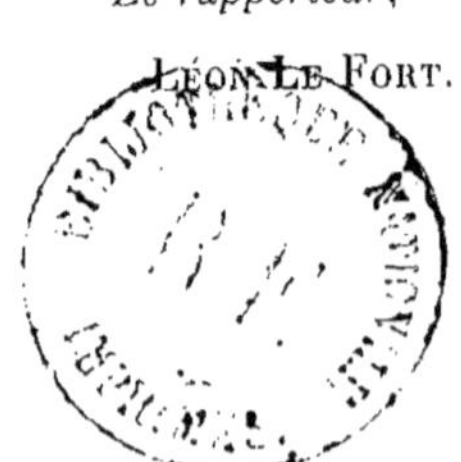

TABLE DES MATIÈRES

PREMIÈRE PARTIE
CHIRURGIE MILITAIRE

DEUXIÈME PARTIE
ENSEIGNEMENT

INDEX ALPHABÉTIQUE DES MATIÈRES